U0293929

"十四五"时期国家重点图书出版专项规划项目

外感热病临证金鉴
——古今名医名著名方

主 编

路志正 吴大真

执行主编

王明惠 曹东义 郭宏昌 杨建宇

中原出版传媒集团
中原传媒股份公司

河南科学技术出版社

郑 州

内容提要

本书分为绪论和上、中、下3篇。绪论具体介绍历代名医与中医外感热病发展历史。上篇名医名著,精选《黄帝内经》、张仲景《伤寒论》、吴又可《瘟疫论》、叶天士《温热论》、吴鞠通《温病条辨》、薛生白《湿热条辨》、杨栗山《伤寒瘟疫条辨》等外感热病名著,全面展现中医药治疗外感热病的系统理论和临床实践。中篇名医名方,从古今外感热病典籍及名医临床经验中精选有代表性和实用价值的方剂100余首,详细介绍其药物组成、功用治法、制用方法、适应病症及历代名医方论,最后加按语点评,着力体现中医辨证论治外感热病方从法出、方证相应之特色。下篇汇集部分当代医家论外感热病(新冠肺炎)的中医防治。本书可供中医理论研究人员、临床医师、中医院校师生阅读参考。

图书在版编目（CIP）数据

外感热病临证金鉴：古今名医名著名方/路志正，吴大真主编. —郑州：河南科学技术出版社，2022.5

ISBN 978-7-5725-0785-4

Ⅰ.①外⋯　Ⅱ.①路⋯ ②吴⋯　Ⅲ.①外感病—验方—汇编　Ⅳ.①R289.51

中国版本图书馆 CIP 数据核字（2022）第 053671 号

出版发行：河南科学技术出版社
　　　　　北京名医世纪文化传媒有限公司
　　　　　地址：北京市丰台区万丰路 316 号万开基地 B 座 1-115　　邮编：100161
　　　　　电话：010-63863186　010-63863168
策划编辑：赵东升
文字编辑：赵东升
责任审读：周晓洲
责任校对：龚利霞
封面设计：龙　岩
版式设计：崔刚工作室
责任印制：程晋荣
印　　刷：河南瑞之光印刷股份有限公司
经　　销：全国新华书店、医学书店、网店
开　　本：787 mm×1092 mm　1/16　　印张：32.75·彩页 4　　字数：820 千字
版　　次：2022 年 5 月第 1 版　　2022 年 5 月第 1 次印刷
定　　价：168.00 元

主编简介

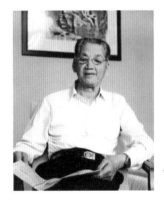

路志正　1920年12月出生，河北藁城人。全国首届国医大师，中国中医科学院学部委员，中国中医科学院资深研究员，博士生导师，全国老中医药专家学术经验继承工作指导老师，"首都国医名师"，国家级非物质文化遗产传统医药项目代表性传承人，中华中医药学会风湿病分会终身名誉主任委员。从事中医工作80余载。组建和领导中华中医药学会心病专业委员会和中华中医药学会风湿病专业委员会工作，曾担任中华中医药学会内科分会副主任委员、风湿病学会主任委员。历任全国政协第六、七、八届委员、国家卫生部药品评审委员会委员、国际交流中心理事，北京中医学会副理事长、顾问，北京老年康复医学研究会副会长，北京中医药大学名誉教授，马来西亚马中厦大中医学院名誉院长，伦敦中医学院名誉教授，长春中医学院客座教授，广东省中医研究所客座研究员等职。《中华中医药杂志》《世界中西医结合杂志》主编，国家中药品种保护评审委员会顾问。主编《中医内科急症》《路志正医林集腋》《痹病论治学》《实用中医风湿病学》等临床专著多部。

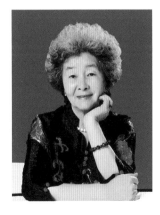

吴大真　1942年6月出生，上海人。教授，主任医师，著名中医学家，医药科普专家。早年毕业于北京中医学院（今北京中医药大学），师承中医泰斗秦伯未先生，孟河医派谦斋医学第二代传人。曾任北京市政协委员，历任中国医药科技出版社副社长、中国医药报社社长等。退休后，担任过多个保健协会及学会会长、医院院长。北京电视台《养生堂》中医养生专家，中央电视台《健康早班车》专家顾问团成员。受邀做客全国多家电视台进行养生类节目讲座和访谈，多次受国家行政机关、大型企事业单位及行业协会的邀请，举办近千场养生科普类专场讲座，曾多次赴日本、韩国、新加坡、马来西亚、菲律宾、美国、加拿大及欧洲多国讲学、会诊。著有《临床医师诊疗技巧》《中医肾脏病学》《临床方剂学》《本草备要讲解》《秦伯未谦斋中医学全书》等中医学专著及《家庭养生保健全书》《新编家庭卫生顾问》《50岁登上健康快车》《保健食品必读》《花养女人幸福一生》《常见病防治和食疗100法》等畅销科普读物。

编委会名单

主　编
路志正　吴大真

执行主编
王明惠　曹东义　郭宏昌　杨建宇

副主编
路喜善　高明超　宋世昌　王世民
易亚洲　孟鹏飞　王云峰

编　委
（以姓氏笔画为序）

于　成　刘　卫　刘　杰　孙晓娟
李　顺　李剑颖　邱　浩　张　岩
张念山　张耀圣　陈　军　郑黎明
赵中科　赵亚平　胡之纲　顾　玲
程　刚　温四林　谢新才　蒙　昕
雷贵仙

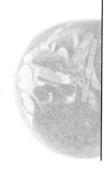

出版者的话

　　中医药是五千年中华文明之瑰宝,是中国对人类和世界特有的原创性生命科学体系的重大贡献。进入 20 世纪以来,无论是 1995 年抗击乙型脑炎疫情,还是 2003 年抗击非典疫情,以及 2020 年之后抗击新冠肺炎疫情,中医药都凭借其独特优势,发挥出显著作用。中医大家蒲辅周、国医大师邓铁涛、人民英雄张伯礼作为三个时期的杰出代表已载入中医抗疫史册。特别是 2020 年抗击新冠肺炎疫情以来,大规模的全国性社会医疗实践又进一步证明中医药在保障人民健康甚至生命安危方面所具有的重要价值。习近平总书记 2020 年 6 月 2 日在主持召开专家学者座谈会时明确指出:"中西医结合、中西药并用,是这次疫情防控的一大特点,也是中医药传承精华、守正创新的生动实践。"也如张伯礼院士所说:"三千年来中华民族历史上的每次瘟疫,中医都不曾缺席,而中医药是这次疫情防控的一大特色和亮点。"世界卫生组织在 2022 年 3 月 31 日发布的"关于中医药治疗新冠肺炎专家评估会的报告"也充分肯定了中医药救治新冠肺炎的安全性、有效性。报告明确指出:中医药能有效治疗新冠肺炎,有利于降低轻型、普通型病例转为重症的风险。尽早使用中医药可改善轻型和普通型患者的临床预后。

　　包括新冠肺炎在内的现代医学急性传染病在中医体系中属于"外感热病"的范畴。中医药学对外感热病有着系统完整的理论体系和行之有效的治法方剂。从古至今数千年来积累的临床经验与教训,通过历代医家著书立说,流传下来,值得后人探讨、思考及取鉴。《内经·热论》中详细讨论了热病的成因、证候分类、发展规律、治疗大法、禁忌和预后,以后有了"伤寒学派"和"温病学派",并在学术争鸣过程中逐渐积累了防治外感热病的丰富经验。以张仲景、吴又可、叶天士、吴鞠通、杨栗山等为代表的历代名医撰写的外感热病专著达900余部之多,为后世留下了白虎汤、葛根芩连汤、银翘散、清瘟败毒饮、升降散等不可胜数的传世名方,其理论、经验经过了千百年来的临床实践检验,对于我们今天防治新发传染性疾病有着重要的现实意义。

中医学传承当溯本求源,古为今用,守正创新,继承是基础。经典医籍经过了千百年临床实践的证明,是学习和研究中医学的必由门径。熟读经典可以启迪和拓宽治疗疾病的思路,提高临床治疗效果。本书由著名国医大师路志正教授领衔主编,分为绪论和上、中、下3篇。其中,绪论具体介绍历代名医与中医外感热病发展历史。上篇名医名著,按成书年代,精选《黄帝内经》、张仲景《伤寒论》、吴又可《瘟疫论》、叶天士《温热论》、吴鞠通《温病条辨》、薛生白《湿热条辨》、杨栗山《伤寒瘟疫条辨》等相关外感热病名著,全面展现中医药治疗外感热病的系统理论和临床实践。中篇名医名方,从古今外感热病典籍及名医临床经验中精选有代表性和实用价值的方剂100余首,详细介绍其药物组成、功用治法、制用方法、适应病症及历代名医方论,最后加按语点评。方证相应,药症结合,着力体现中医辨证论治外感热病之特色。下篇汇集了部分当代医家论外感热病(新冠肺炎)的中医防治。

本书集古今中医论治外感热病之大成,不仅可以让读者系统了解中医药防治外感热病的全貌,还将历代医家最经典的防治外感热病特色经验、灵丹妙法原始地呈现出来,帮助读者从经典古籍中汲取智慧、获得教诲,使之学有所得、学有所成,更加准确地认识外感热病,进而提高临床疗效,造福广大患者。

河南科学技术出版社

2022 年 4 月

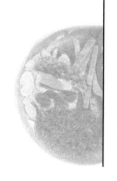

清肺排毒汤彰显中医药抗疫疗效与自信（代前言）

路志正

我自 1939 年从医以来，80 余年临床中诊治过不少急性热病。1954 年、1957 年分别以专家组成员的身份参加过石家庄乙脑防治、中医抗乙脑成果鉴定和血吸虫病的防治，2003 年参加了吴仪副总理在北京召开的抗击"非典"专家座谈会。实践和历史经验告诉我们，在重大疫情面前，中医是能够大有作为的，中医是一支不可或缺的主力军和生力军。

疫病是中医对外感疫毒邪气引发的具有强烈传染性的一类急性热病的统称。由于受历史条件和科技水平限制，在漫长的中医发展历史中，没有形成一门中医疫病学。但不可否认的是，无论是更早前的《黄帝内经》《伤寒论》，还是明清时代的温病学派，其著作里面都有疫病的身影。比如东汉时期张仲景在《伤寒杂病论》的序中讲到："余宗族素多，向余二百，建安纪年以来，犹未十稔，其死亡者，三分有二，伤寒十居其七。"从中不难看出，疫病具传染性的特点，而且在《伤寒论》和《金匮要略》中，把疫疠之邪作为传染病的发病原因之一、病因学之一。可以说，中医现在的疫病学，就是中医伤寒、温病学中极具传染性的一部分。

中医在防治疫病方面也有很多经验可以借鉴。20 世纪 50 年代的乙脑流行，病情很凶险。请了蒲辅周和几位儿科专家，进行分析后，都认为应该先进行西医诊断，也就是让传染病医院、儿科研究所先诊断，再进行中医药治疗。经过多方会诊之后，决定用苍术白虎汤加减治疗，疗效稳定。据统计，经中医药治疗后没有一个死亡病患，也没有并发后遗症。

在"非典"期间，有西医人士说中医连隔离都不懂，还能看传染病？然而在我国历史上，多严重的瘟疫都是用中药治疗的，所以在这方面，中医是主力军，是不可代替的。在坚持中西医并重发展的今天，我们要做的，就是让政策落实到具体工作当中,不能仅停留在口头上,要给中医决定权才行。

现在国家卫生健康委办公厅和国家中医药管理局办公室推广的清肺排毒汤,是经过临床验证、由经方演化而来的。清肺排毒汤由麻杏石甘汤、小柴胡汤、五苓散、射干麻黄汤4个方子组成,药物组方有宣、有清、有健脾、有和胃,方子涵盖面广,考虑到了寒、热、燥以及胃肠问题,经过临床验证疗效确切后加以推广。该方对主要症状都有效,对普通型、轻型和重型都很好。在湖北以外10省救治确诊患者1100多例,有效率达90%以上,有一半以上患者一剂起效,说明整体辨证思路正确,病因病机分析精准,堪称速效、特效方剂,体现了经方效如桴鼓的特点。利于快速大面积遏制扑灭疫情,相信必将对疫情防控和临床救治发挥重要的作用。

新冠肺炎病毒的重点防护是必要的。因为有的肺炎患者开始没有症状,潜伏期以后症状才表现出来。在这方面,我们既要借用现代的医学知识,又不能被其束缚,要充分发挥中医辨证思维。疫病虽然传染性强、波及面广,但引起疫病的病机是一样的。所以,一定要有一个针对本次疫病的核心处方来解决共性的问题。解决共性问题之后,就可以根据具体病情进行随症加减,各个击破以达到最佳治疗效果。

通过这次疫情,我们可以看出,中医治疗传染病在学术和临床方面仍然准备不足,需要通过临床实践来加大研究力度。中医还有很多宝藏没发掘出来。"非典"以后,我就提出建议,成立一个联合机构,根据"未病先防"的理念,建立一支中医治疗流感等传染病的人才队伍,可以在传染病到来之时起到有备无患的作用,更好地发挥中医特色和优势。我的建议是,每个省成立中医急性温热病研究院,同时开展有关理论和临床的实验研究工作,应对突发事件。在这些方面,中医不能按照西医的标准,要有中医自己的标准,这样才能不被束缚。中西医是两种不同的医学,中医是宏观的,西医是搞实验和微观研究的。病毒变化很快,每次都不一样,根本来不及准备,只能综合治疗。整体准备才能有备无患,所以我们建议成立中医急性温热病研究所、研究院。一定要发挥中医特色,真正认识到中医是不可战胜和不可替代的力量,是主力军。

2020 年 3 月

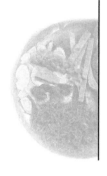

总目录

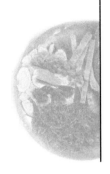

绪论
历代名医与中医外感热病学发展

以发热为重要特征的外感热病,几千年来一直是历代中医学家研究的重要课题,从《内经》中的"热病"、《伤寒论》中的"伤寒",到《瘟疫论》中的"瘟疫"、《温热论》《温病条辨》中的"温病"等,都是外感热病研究进展的重要标志体现。

中医学是在治疗传染病中发展起来的。东汉建安年间伤寒病大流行,张仲景总结临床经验,提出了《伤寒论》,有效制止了伤寒传播,从此奠定了中医诊断和治疗的理论基础。明永乐到崇祯年间多次大疫,吴又可的《瘟疫论》和清代叶天士的"卫气营血"辨证,形成和完善了温病学说,中华民族在制服传染病上又进了一大步。近几十年来,中医在一些重大疾病的防治作用也十分显著。1954年石家庄流行乙型脑炎,师仲景法用白虎汤,疗效超过世界水平;20世纪60年代广东麻疹流行,死婴不少,广东中医学院医疗队用透疹清热之法,所到之乡村死亡病例便被制止。20世纪90年代,美国疾病控制预防中心(CDC)对1988年上海以中医药为主治疗乙肝重叠甲肝与1983—1988年美国本土西医药治疗同类疾病的死亡率进行了统计对比,结果为"0.05%:11.7%",亦即中美的死亡率之比是"1:234"。2003年SARS防治期间,中医作用已为世界卫生组织承认并高度评价。在抗击新冠肺炎过程中,中医药已广泛深入到救治的诸多环节,不仅发挥重要作用,取得世人瞩目的成绩,

而且治疗费用也远远低于西医药。历史雄辩地证明,中医药防治传染病,有着巨大价值和独特的优势,其学术原理落在西医的目光之外。

一、春秋时代以前的热病认识

追溯古人对于外感热病的认识,从蒙昧的上古到产生语言、形成词汇,再到逐渐认识健康与疾病的不同状态,已经不知走过了多少万年。

1. 甲骨文对于疫和热病的认识

最早可信的对外感疾病的认识,只能远溯到文字记载的初期,河南安阳殷墟甲骨文的大量出土,使我们能够看到三四千年之前古人的认识。殷商甲骨文之中对于疾病的记载,多是很笼统的描述,比如"疾身""疾首""疾腹""疾目""疾齿"等,很少提到内在脏腑的疾病。即使这很笼统的描述,也不是零散、偶见的记载,已经成为了体系,甚至可以说已经构成了"殷商医学体系"。甲骨文对于传染病的记载多写作"役",或者叫作"疾役",已经发现的就有十几处以上。其中不仅有"疾疫"的描述,而且有"御疫"的记载,用祭祀的方法消灾除疫是一项重要的活动。

温少峰、袁庭栋所著《殷墟卜辞研究——科学技术篇》认为:"'祸风有疾'即重感冒之事,据《殷墟卜辞综类》所搜集的卜辞材料,记'祸风有疾'而系时者,仅此四例。四例系时均在一月、十二月。盖冬季天寒,风雪侵人,

最易伤风感冒也。"因此说,在殷商时代,古人已经把外感风寒作为疾病的诱因,并且已经把"杞侯热"与"祸风有疾"联系在了一起。《素问·热论》所说"今夫热病者,皆伤寒之类也"的认识,也与殷商时期古人认识有关。中医外感热病学说起源的历史是十分久远的。

2. 春秋时代的外感热病学说

《左传·昭公元年》记载,公元前541年秦国的医和在论述疾病的时候,就提到"天有六气,降生五味,发为五色,徵为五声。淫生六疾。六气曰阴、阳、风、雨、晦、明也。分为四时,序为五节,过则为灾:阴淫寒疾,阳淫热疾,风淫末疾,雨淫腹疾,晦淫惑疾,明淫心疾。"五声、五色、五味的提法也见于老子的《道德经》,虽然不是五行学说指导下对万物的划分,也许这种以"五"为单位的归类方法,会对五行学说的起源与形成具有重要影响。

医和对疾病进行归纳,按六气太过划分为六类,也就是"淫生六疾",这是现存最早按病因对疾病分类的方法,既突破了殷商甲骨文按发病部位命名疾病的原始医学记录,也与《周礼·医师》把治病的医生分成疾医、食医、疡医、兽医的医学分科方法不同。

《史记·扁鹊仓公列传》记载,仓公在公元前176年回答汉文帝的诏问时,提供的原始病例记录《诊籍》中,就记载了一例完整的外感热病的病例:齐中御府长信患病,是由于在冬季落入水中,感寒而病"身热如炎",病名确定为"热病气"。仓公根据古《脉法》"热病阴阳交者死"的理论进行判断,长信的热病不属于"阴阳交",是可以治愈的热病。他通过使用汤液火剂,服药后使病人出汗的"发汗"方法,驱逐了病人身体里的热气,使病人体温恢复正常,三剂而愈。这说明在汉代初年,中医的外感热病学说,承古创新,不仅理论上已经比较成熟,而且具有了比较成熟的治疗方法,已经远离了巫祝祛邪的原始方法。

3. 出土脉经对于热病的论述

长沙马王堆汉墓出土了下葬于公元前

168年的早期医学著作《足臂十一脉灸经》和《阴阳十一脉灸经》。通过比较研究,学术界一致认为这是比《素问》《灵枢》成书更早的古医籍,其理论更古朴、原始。书中记载了不少外感热病的证候,分散记载于手足三阴三阳的经脉之中,没有单独形成外感热病辨证的理论体系,其治疗措施,多为"灸某某脉"。

《足臂十一脉灸经》足太阳脉的病证脊痛、项痛、颜寒、鼻衄;足少阳脉的胁痛、耳聋;足阳明脉的鼻衄、数热汗出、大腿肌肉消瘦;足少阴病的足热、烦心、数渴、牧牧嗜卧;足太阴脉的腹痛、腹胀、不嗜食、善噫;足厥阴脉的嗜饮、跗肿等都与外感热病的证候有关,也与后世的六经辨证内容有关。手三阴三阳经的证候很少,这一特点影响到后世的六经辨证,人们只是用"足经长手经短,足经可以概括手经"来解释,而不了解这种学术特征继承自前面的时代。

在足厥阴脉之后,还有一段论述死症的文字,与外感热病也应当有关。其中提到:"皆有此五病者,又烦心,死。三阴之病乱,不过十日死。循脉如三人参舂,不过三日死。脉绝如食顷,不过三日死。烦心,又腹胀,死。不得卧,又烦心,死。溏泄恒出,死。三阴病杂以阳病,可治。阳病背如流汤,死。阳病折骨绝筋而无阴病,不死。"这些死症证候,不出现在外感热病过程之中的时候,有死亡的危险;如果继发于外感热病过程之中,就会更加危险。"阳病"应当是热病,背部因为发热而大汗出,而且像流汤一样,必然会大汗亡阳,或者亡阴,所以是死证。汤者,热水也。热病忌大汗,这一观点在张仲景的《伤寒论》里仍然有记载,即使是表证阶段,发汗退热,汗出也要"不可如水流漓",否则"病必不除"。

《阴阳十一脉灸经》所记载的证候更为丰富,足巨(太)阳脉补充了疟、痔;足少阳补充了振寒、汗出、疟;足阳明补充了洒洒恶寒、恶人与火、易惊悸、发狂、厥逆、鼻衄等与外感热病有关的证候,而且肩脉之中补充了咽痛、喉痹;耳脉之中补充了耳痛目痛、嗌肿耳聋;齿脉之中补充了齿痛、目黄、口干等与外感热病有关的证候。还说"大(太)阴脉,是胃脉也",它不正常就会产生向上走心的病,使人腹胀、善噫,食欲呕,得到大便与排气就可舒缓。与《足臂十一脉灸经》不同,《阴阳十一脉灸经》不是在足厥阴脉下列死证,而是在足太阴脉下列了几个死证:"心烦,死。心痛与腹胀,死。不能食,不能卧,强吹(欠),三者同则死。溏泻,死。水与闭同则死"。在足厥阴脉下补出了咽干、热中;足少阴脉下补出喝喝而喘、目盲无所见、心悸、咳则有血、咽干咽痛、瘅、咳嗽上气等与外感热病有关的证候。臂巨阴脉的胸痛、脘痛、心痛;臂少阴脉的心痛、咽渴欲饮等证候,也比《足臂十一脉灸经》的证候丰富得多。

湖北江陵张家山汉墓出土的《脉书》,下葬年代和书籍内容与马王堆汉墓医书十分接近,而且保存更为完好,外感热病的内容也更丰富,有着重要的借鉴价值。

张家山《脉书》的内容可分为三大部分,前面的内容相当于殷商甲骨文对于疾病的认识,对疾病在身体的不同部位的证候和相应的疾病名称进行了介绍,似一篇"疾病总论";中间的内容相当于马王堆出土的《足臂十一脉灸经》;后面的内容相当于马王堆帛书《脉法》和《阴阳脉死候》。在《脉书》的"疾病总论"部分,描述了外感热病的证候,称其为"火疢",而不叫热病。《脉书》说:疾病"在身,炙痛以行身,为火疢。火疢,赤气也。"赤气就是火热之气。许慎《说文解字》云:"疢,热疾"。《脉书》还说:"头身痛,汗不出而渴,为温。身寒热,渴,四节痛,为疟。"因此可以看出,名为"火疢"的热病,其突出的证候是全身的发热而且疼痛。温病则在这个基础上,再加上不出汗而且口渴。张仲景《伤寒论》对于温病和伤寒的认识,也是建立在这个基础之上的。疟病,是外感热病的一个特殊类型。《脉书》少阳脉的"其所产病"有"为十二病,及温"。

出土的古灸经,其对于外感热病虽然没有专篇论,也未见到"六经辨证"的记载,但是,其把热病与杂病的证候,都在经脉病证之中论述,已经为《素问·热论》用六经辨证外感热病,奠立了基础。古灸经对于外感病证候的治疗措施,都是"灸某某脉"。笔者认为,"灸某某脉"的前身,应当来源于古人的烤火发汗治热病。

4. 皮肤进化与烤火发汗方法

"烤火发汗"治疗热病的起源,应当十分久远,甚至可以追溯到远古时期,追溯到古人开始用火的时候;或者可以追溯到古猿变成人的"由毛虫变裸虫"的进化过程。

皮肤与汗腺的进化,是人类由相对变温的古猿,变成相对恒温的新人的必要条件,也是中医汗法起源、用发汗方法治疗外感热病的基础。也就是说,没有古人皮肤与汗腺的进化,发汗治病是不可能的。

传染性和感染性疾病,是古人经常患的疾病。这些疾病开始的时候,都可以有程度不同的怕冷恶寒、身体发热的现象。恶寒轻微的时候,也许不会有什么特殊的表现,但是当严重恶寒怕冷,或者出现寒战的时候,病人必然会蜷缩成一团,有衣物就要加厚衣物,有火源必然会靠近火源,以减轻恶寒的痛苦。在烤火减轻恶寒痛苦的时候,有的人就会皮肤出汗,而汗出之后发热就会消退,身体自然轻松舒适。即所谓"体若燔炭,汗出而散。"这种现象积累多了之后,就形成了经验,进一步可以口耳相传,长期流传下来。

因此我们认为,用烤火来发汗的方法,可以出现在旧石器时代的早期,而服汤药的发汗方法,只能出现在陶器和青铜器出现之后,甚至必须在人们普遍用器皿烹煮食物、将熬汤作为日常饮食之后,才会发明汤液治病、药物发汗。我们不可想象在还没有陶器的时代,人们已经发明了汤液治病。人们把用汤液治病的发明权,判给了"以饮食要汤"的伊尹,称商朝的宰相伊尹著成了《汤液经法》,发明了汤药,这是很合乎历史情节的推理。

在华佗的有关论述和张仲景的《伤寒论》里,火灸发汗的做法还可以见到,由于烤火或者火灸发汗不易掌握,容易造成过度发汗,形成继发的"变证""坏病",也由于有了服用汤药发汗的成熟方法,所以,张仲景把这种治疗方法称为"火逆""火邪"。

二、《素问》《灵枢》的热病成就

《素问》《灵枢》之中有丰富的外感热病思想,总结了汉之前的外感热病学成就,为后世的发展开辟了道路。人们已经习惯把《素问》《灵枢》称为《黄帝内经》,曹东义在《神医扁鹊之谜》《中医外感热病学史》二书之中,通过古籍制度和《汉书·艺文志》的篇卷体例,以及对于《素问》《灵枢》内容的考察和后人的引用情况,认为《黄帝内经》作为一种古籍已经散佚,但是其内容,以及《汉书·艺文志》的"医经七家"的内容精华,都被吸收进了《素问》《灵枢》之中,后者属于集大成之作,反映了汉代之前的医学成就。

1. 确立了热病的病因为"伤于寒","今夫热病者,皆伤寒之类也",为后世的广义伤寒病因学说打下了基础。

但是,我们必须辨识清楚的是,《素问》《灵枢》之中的"伤寒"是"伤于寒"的省称,而不同于后世的作为病名的伤寒。而在此之前,尽管殷商甲骨文中就有"祸风有疾"和"杞侯热,弗其祸风有疾"的记载,但未见以伤寒命名热病的记载。《左传》记述的医和论述"阴淫寒疾,阳淫热疾",也不是用伤寒命名外感热病。或许当时的人们只重视疾病的"蒸蒸而热",而对于病因的推求要晚得多。因为"发热"既可以是病人的主观症状,也可以很容易地被医生和家人客观地察知,所以"热病"应当较早地被古人了解,而对于引起发热的病因的了解,是在相当晚期逐渐认识的,并逐步"达成了共识"的。所以《素问》《灵枢》之中有"热论""热病篇""刺热论""评热论",而

没有一篇是以伤寒命名的专论。在证候描述比较完整的《素问·热论》中,也没有"恶寒"的记载与描述。这一特点,反映出"热病"名称的古老和雅正。

2. 提出了"冬伤于寒,春必温病""凡病伤寒而成温者,先夏至日者为病温,后夏至日者为病暑"的学说,为伏气温病说的滥觞。

温与热只是程度不同而没有本质的差异,张家山汉墓《脉书》关于温病与火疢的论述,都是证候的描述,没有将季节因素与发病情况结合起来叙述。"在身,炙痛以行身,为火疢。火疢,赤气也。"说明身体一团热气并伴有身体疼痛,是外感热病的主要特征。《脉书》说:"头身痛,汗不出而渴,为温。身寒热,渴,四节痛,为疟。"因此可以看出,温病的特点也是发热身痛,并且无汗口渴,张仲景《伤寒论》对于温病和伤寒的认识,也是重视证候而不强调季节因素。

《素问》与《灵枢》的作者在这里,并没有明说伤于寒的邪气可以伏藏在肌体的内部,而仅仅是说温病和暑病,可以有很遥远的原因,是在冬季伤了寒邪之后,就容易在春夏季节患温病、热病。因此可以有"藏于精者,春不病温"的情况。但是,当后世有了"伏气温病"学说之后,人们才进一步上溯并追认《素问》的"冬伤于寒,春必温病"说的就是伏气温病,其中确有强迫古人的嫌疑。

3. 提出外感热病按六经每日传一经的规律传变,这一认识影响深远。

以发热为主的疾病,此前人们往往只注意其发热的情况,也就是只抓住了发热是疾病的主要矛盾,而对于伴随症状或许并不重视。或者其他证候突出之后,比如咳嗽上气、呕吐腹痛、黄疸泻利成为突出证候的时候,就有可能另取一个病名,把它们与热病的联系切断了,另行论述,不能首尾一致地用一个总的病名概括全部的变化。《素问·热论》将所有与发热有关的证候都归集到一起,并指出其中的联系,甚至进一步归纳出这些证候可

以有"先后次第出现"的规律,大约一天一个样地变化不停。这深刻地解释了临床上外感热病为什么"或愈或死"以及"其死皆以六七日之间,其愈皆以十日以上"的疑问,也便于人们从总体上把握外感热病的证候与治疗。其中虽然有程式化的理想成分,不太符合临床实际的情况,却仍然不失为伟大的发现。这一发现为后世外感热病学者所遵循,并不断得到发展与完善。

4. 提出"两感伤寒"、阴阳交、发热不为汗衰等死证。

"两感伤寒"是《素问》作者的一大"理论创造",他们观察到外感热病"或愈或死,其死者皆以六七日之间,其愈皆以十日以上",这是什么原因呢?他们创造性地提出了"两感伤寒"学说,认为普通的外感热病"热虽甚不死,其两感于伤寒而病者,必不免于死"。因为两感伤寒是表里俱病,第一日除发热之外就"头痛口干而烦满",精神症状十分突出;第二日则有"不欲食谵言",已是神昏显露;第三日则进一步出现"水浆不入不知人",水浆不入比不能食还要严重,古人曾有"饿不死的伤寒,撑不死的痢疾"之说,也就是只要能够饮水,虽然不进食也可以给疾病的康复创立条件。当不能进水的"水浆不入"发生之后,发热消耗的大量阴液不能补充,不能作汗退热,再加上神志不清的"不知人",可见病情已经十分严重。大约相当于现代医学的菌血症毒血症,再加上脱水酸中毒,势必造成呼吸循环衰竭,这样凶险的证候在现在看来也存在生命危险,也要报"病危",在当时的历史背景下更是凶多吉少,在劫难逃。

"阴阳交"指的是一组外感热病中的危重证候:"汗出辄复热,而脉躁疾不为汗衰,狂言不能食"。在外感热病过程中,汗出热退是疾病好转或者痊愈的象征,如果经过发汗或者自汗之后,热势不减,或者热稍退不久又出现高热的情况,往往表示病情深重。"脉躁疾不为汗衰",代表的就是热势炽盛,难于逆转的

危重病情。

5. 提出可以用汗泄两法与"五十九刺"的方法治疗热病。

通过发汗可以缓解或者治愈热病,而发汗治疗热病与人类皮肤的进化分不开。发汗解表,经历过烤火发汗,到火灸、火针、针刺发汗,再到服发汗药发汗的逐渐摸索、积累。发汗药物也从热药发汗,到辛温发汗,再到辛凉发汗,不断进步的演变过程。每一点微小的进步,不知需要多少古人的探索与总结,才可以逐渐形成。《素问》《灵枢》的汗法,虽然不排除药物发汗,主要指的是针刺发汗。

《黄帝内经素问校释》引王玉川先生云:"可汗可泄,诸家注释多以发汗、攻下为解,然而与经文原意未必相符。须知《素问·热论》所谓可汗可泄,乃指针刺疗法而言。汗,谓用针补泻以出汗;泄,谓泄其气也。如《素问·刺热篇》有'刺手阳明太阴而汗出''刺项太阳而汗出''刺足阳明而汗出……'。是针刺既能发汗,又能止汗;邪在三阳者可汗,邪在手太阴经者亦可发汗。《灵枢·热病》云:'热病三日,而气口静、人迎躁者,取之诸阳,五十九刺,以泻其热而出其汗,实其阴以补其不足,……其可刺者,急取之,不汗出则泄。'又,程郊倩云:'汗泄二字,俱是刺法,刺法有浅深,故云可汗可泄'(见顾尚之《素问校勘记》引),这一点,对于正确理解《热论》是很重要的。"

华佗在《素问·热论》所提出的"其未满三日者,可汗而已;其满三日者,可泄而已"的基础上,提出用汗吐下三法治疗伤寒的学说,得到了王叔和等晋唐医家的推崇与遵循。仲景《伤寒论》在《素问》汗泄二法治疗伤寒的基础上,开创性地提出了许多新的治疗方法,后世将其概括为汗、吐、下、和、温、清、消、补等八法。

《素问·刺热篇》提出,治疗热病,"病甚者为五十九刺"。《灵枢·热病》云:"所谓五十九刺者,两手外内侧各三,凡十二痏;五指间

各一，凡八痏，足也如是；头入发一寸傍三分各三，凡六痏；更入发三寸边五，凡十痏；耳前后口下者各一，项中各一，凡六痏；巅上一，囟会一，发际一，廉泉一，风池二，天柱二。""五十九刺"后世较少应用，尤其是在仲景《伤寒论》问世之后，药物疗法空前丰富，用"五十九刺"取汗更为少见。

《灵枢·热病篇》云："热病三日，而气口静、人迎躁者，取之诸阳，五十九刺，以泻其热而出其汗，实其阴以补其不足者。身热甚，阴阳皆静者，勿刺也；其可刺者，急取之，不汗出则泄。"可见"五十九刺"是通过针刺达到出汗的"汗法"，而且还提出"热病七日八日，脉口动喘而短者，急刺之，汗且自出，浅刺手大指之间。热病七日八日，脉微小，病者溲血，口中干，一日半而死，脉代者，一日死。热病已得汗出，而脉尚躁，喘且复热，勿刺肤，喘甚者死。热病七日八日，脉不躁，躁不散数，后三日中有汗；三日不汗，四日死。未曾汗者，勿腠刺之。"

《灵枢·热病》认为，热病不可刺的情况有九种，即"所谓勿刺者有死征也。"这九种不可刺的情况是："一曰，汗不出，大颧发赤、哕者死；二曰，泄而腹满甚者死；三曰，目不明，热不已者死；四曰，老人婴儿，热而腹满者死；五曰，汗不出，呕下血者死；六曰，舌本烂，热不已者死；七曰，咳而衄，汗不出，出不至足者死；八曰，髓热者死；九曰，热而痉者死。腰折、瘛疭、齿噤齘也。凡此九者，不可刺也。"《灵枢·热病》所说有死征的九种热病，都是正气虚衰，邪气亢盛的危重证，在当时的条件下死亡率很高。仲景《伤寒论》和后世温病学，对这些热病的死症，都逐渐探索出了治疗的方法，体现出外感热病治法的进步。

6. 提出"发表不远热，攻里不远寒"的用药法则。

7.《素问·刺热篇》提出："诸治热病，以饮之寒水乃刺之，必寒衣之，居止寒处，身寒而止也。"注重物理降温。

8.《素问·刺热篇》用脏腑辨证而不是按六经论述热病证治，为后世三焦脏腑辨证开创先河。

《素问·刺热篇》说："肝热病者，小便先黄，腹痛多卧身热，热争则狂言及惊，胁满痛，手足躁，不得安卧，庚辛甚，甲乙大汗，气逆则庚辛死，刺足厥阴少阳，其逆则头痛员员，脉引冲头也。心热病者，先不乐，数日乃热，热争则卒心痛，烦闷善呕，头痛面赤，无汗，壬癸甚，丙丁大汗，气逆则壬癸死，刺手少阴太阳。脾热病者，先头重颊痛，烦心颜青，欲呕身热，热争则腰痛不可用俛仰，腹满泄，两颌痛，甲乙甚，戊己大汗，气逆则甲乙死，刺足太阴阳明。肺热病者，先淅然厥，起毫毛，恶风寒，舌上黄，身热。热争则喘咳，痛走胸膺背，不得大息，头痛不堪，汗出而寒，丙丁甚，庚辛大汗，气逆则丙丁死，刺手太阴阳明，出血如大豆，立已。肾热病者，先腰痛胻酸，苦渴数饮，身热，热争则项痛而强，胻寒且酸，足下热，不欲言，其逆则项痛员员澹澹然，戊己甚，壬癸大汗，气逆则戊己死。刺足少阴太阳。诸汗者，至其所胜日汗出也。肝热病者，左颊先赤；心热病者，颜先赤；脾热病者，鼻先赤；肺热病者，右颊先赤；肾热病者，颐先赤。病虽未发，见赤色者刺之，名曰治未病。"

其中记载了肝热病、心热病、脾热病、肺热病、肾热病的病状和治疗方法，可以说是外感热病脏腑辨证的先驱，有很高的学术价值。比如，其中对于肺热病的描述，就很像2003年流行于中国、大闹寰球的SARS。

其中提到五脏的热病共有的证候都有面色赤，而且能在热病的早期出现，甚至提到"见色赤者刺之"就是治未病，可见面色赤在外感热病早期诊断中的价值是很高的。既为"望而知之"的神医提供了基础，也说明了古人治未病的可行性。也就是说，像扁鹊望桓侯那样的"超前诊断"并非不可能，并且，中医预防用药的"先病而治"，也决不等于人人服药。

所有的热病尽管都发热,有的患者或者脏腑得热病的时候,先发热而后才有其他证候;有的患者或者脏腑得热病的时候,先有其他证候,然后才发热。心的热病甚至"数日乃热"。诊断热病,不能把发热作为唯一不可或缺的证候或者主证。张仲景就吸收古人这一经验,在《伤寒论》中说:"太阳病(即发病第一天),或已发热,或未发热,必恶寒、体痛、呕逆、脉阴阳俱紧者,名曰伤寒。"又说:"病有发热恶寒者,发于阳也;无热恶寒者,发于阴也"。也指出有的伤寒病初期并不发热,主要有恶寒。

《素问·评热病论》不仅引用了古代《热论》的"汗出而脉尚躁盛者死"的著名论断,而且还引用了古代《刺法》关于风水的学说,提出了"邪之所凑,其气必虚"的著名论点。也就是说,即使是外感热病,外来的邪气也必须在人体正气亏虚的时候,才能引起人体的发病。治疗结果的好与坏,更离不开人体正气的存亡。正气由何构成,值得我们进一步思考。紧紧依靠正气,这既是中医的出发点,也是中医的落脚点。

三、伤寒学派的崛起与繁荣

伤寒学派到底崛起于哪一具体的时代,颇难说清楚。因为殷商甲骨文时代就有不少"祸风有疾"的记载,而且"祸风有疾"四条带有日期的甲骨文,都出现于十二月与一月,全在冬末春初的季节,正是寒风凛冽的时候。但是,张仲景看到的《八十一难》与《阴阳大论》都是主张广义伤寒学说的,我们目前只能把伤寒学派的崛起追溯到这两部书的成书时期。

1.《难经》提出"伤寒有五"

《难经》与《素问》《灵枢》一样,是成书较早的传世中医经典。《难经》在外感热病方面的论述也非常突出。

《难经·五十八难》云:

难曰:伤寒有几?其脉有变不?然:伤寒有五,有中风,有伤寒,有湿温,有热病,有温病,其所苦各不同。

中风之脉,阳浮而滑,阴濡而弱;伤寒之脉,阴阳俱盛而紧涩;湿温之脉阳濡而弱,阴小而急;热病之脉,阴阳俱浮,浮之而滑,沉之散涩;温病之脉,行在诸经,不拘何经之动,各随其经之所在而取之。

伤寒有汗出而愈,下之而死者;有汗之则死,下之即愈者,何也? 然:阳虚阴盛,汗出而愈,下之即死;阳盛阴虚,汗之则死,下之即愈。

寒热之病,候之奈何? 然:皮寒热者,皮不可近席,毛发焦,鼻槁不得汗;肌寒热者,皮肤痛,唇舌齿槁,无汗;骨寒热者,病无所安,汗注不休,齿本槁痛。

《难经·四十九难》云:"何以知伤寒得之? 然:当谵言妄语也。经言'肺主声,入肝为呼,入脾为歌,入心为言,入肾为呻,入肺为哭。'故知肺邪入心为谵言妄语也。其病身热,洒洒恶寒,甚则喘咳,其脉浮大而涩。"根据《难经》的这段论述,可以看出其中在伤寒病的标准里,把"当谵言妄语"作为常见证候,可知其决非"感冒"之类的轻浅之证,而是热势很高的传染病。

《难经》外感热病的最大的特点,就是将各种外感热病总称为伤寒,不再全部列属在"热病"之下,这种学术见解影响了几千年。《素问》《灵枢》在学术上主张"今夫热病者,皆伤寒之类也,"虽然认为热病的病因是伤寒,但是在命名疾病的时候,却只重视病证之热,而对病因之寒没有放在主要地位上,或许不利于人们对于病因学说的探讨,也不利于外感热病治疗的深入发展和疾病的预防。所以,《素问》有"热论""评热论""刺热论",《灵枢》有"热病"篇,却没有一篇是以"伤寒"命名的专论。西汉初年仓公淳于意的《诊籍》中也是只呼热病,不称伤寒。这种"只称热病,不云伤寒"的学术特点,到了《难经》成书时,发生了明显的变化,乾坤一转,到了普天之下皆云伤寒的境界。

《难经》五十八难,明确指出了"伤寒有五",将热病与中风、温病、狭义伤寒、湿温一起,归属于广义伤寒之内,既体现出《难经》"审因论治"的思想,也反映了《难经》作者,在当时的历史条件下,试图区分外感热病的多样性。也即在探讨外感热病共有的证候和规律的同时,尽可能反映不同外感热病的特点。这一学说,在中医界一直影响了两千年,此后外感热病学说日渐丰富,寒温论争此起彼伏。论争之中,使中医外感热病的辨证体系、治疗法则、处方用药逐渐丰富起来。

值得注意的是,《难经·五十八难》所说的五种伤寒病,与后世的定义不完全相同。《难经》的定义完全根据脉证,其中并未提季节气候因素;后世命名外感热病,多数局限于季节气候因素。后世说伤寒、中风多在冬春;热病、暑病、湿温,发于夏季,或者发于秋初,都与季节的主气有关。《难经》按脉证命名,体现辨证论治精神;后世按季节命名,希望能够"审因论治"。然而,"病因之难求",曾经困扰了中医几千年。

由于《难经》的影响,汉以后,《素问》《灵枢》大力论述的热病,完全被广义伤寒所代替,不再被学术界所重视,"热病"证治,几乎成了绝学。《难经》的广义伤寒学说,得到汉末张仲景的推崇与遵循,他著成《伤寒杂病论》,使伤寒病证治空前丰富,也促使《素问》《灵枢》的热病学说逐渐淡出历史舞台。在金元医学争鸣中,寒凉派的开山大师刘河间,虽然大力倡导"伤寒即是热病",不能作寒医,但他的著作仍称作《伤寒直格》《伤寒标本心法类萃》,而不以热病名书。

2. 张仲景发扬《阴阳大论》

伤寒学派的创立,还与张仲景引用的《阴阳大论》有关。《阴阳大论》被张仲景引用之后,很快就散佚了,没有流传下来。唐代王焘管理国家图书,他在著作《外台秘要》的时候,引用的《阴阳大论》是从《伤寒例》转引的选

段。这个选段的《阴阳大论》还见于敦煌卷子之中,宋金之后的医学家,也很看重《伤寒例》之中引用的这个选段,原因就是其成就非常高。

张仲景在《伤寒例》里,开篇就说"《阴阳大论》云",把《阴阳大论》的有关文字,作为了他自己对于伤寒学说的总论。

《阴阳大论》云:春气温和,夏气暑热,秋气清凉,冬气冷冽,此则四时正气之序也。冬时严寒,万类深藏,君子固密,则不伤于寒。触冒之者,乃名伤寒耳。其伤于四时之气,皆能为病,以伤寒为毒者,以其最成杀厉之气也。中而即病者,名曰伤寒;不即病者,寒毒藏于肌肤,至春变为温病,至夏变为暑病。暑病者,热极重于温也。是以辛苦之人,春夏多温热病,皆由冬时触寒所致,非时行之气也。凡时行者,春时应暖,而反大寒;夏时应热,而反大凉;秋时应凉,而反大热;冬时应寒,而反大温。此非其时而有其气,是以一岁之中,长幼之病多相似者,此则时行之气也。

夫欲候知四时正气为病,及时行疫气之法,皆当按斗历占之。九月霜降节以后,宜渐寒,向冬大寒,至正月雨水节后,宜解也。所以谓之雨水者,以冰雪解而为雨水故也。至惊蛰二月节后,气渐和暖,向夏大热,至秋大凉。从霜降以后,至春分以前,凡有触冒霜露,体中寒即病者,谓之伤寒也。九月十月,寒气尚微,为病则轻;十一月十二月,寒冽已严,为病则重;正月二月,寒渐将解,为病亦轻。此以冬时不调,适有伤寒之人,即为病也。

其冬有非节之暖者,名曰冬温。冬温之毒与伤寒大异,冬温复有先后,更相重沓,亦有轻重,为治不同,证如后章。从立春节后,其中无暴大寒,又不冰雪,而有人壮热为病者,此属春时阳气发于(外),冬时伏寒,变为温病。

从春分以后,至秋分节前,天有暴寒者,皆为时行寒疫也。三月四月,或有暴寒,其时

阳气尚弱,为寒所折,病热犹轻;五月六月,阳气已盛,为寒所折,病热则重;七月八月,阳气已衰,为寒所折,病热亦微。其病与温及暑病相似,但治有殊耳。

十五日得一气,于四时之中,一时有六气,四六名为二十四气也。然气候亦有应至而不至,或有未应至而至者,或有至而太过者,皆成病气。但天地动静,阴阳鼓击者,各正一气耳。是以彼春之暖,为夏之暑;比秋之忿,为冬之怒。是故冬至之后,一阳爻升,一阴爻降也;夏至之后,一阳气下,一阴气上也。斯则冬夏二至,阴阳合也;春秋二分,阴阳离也。阴阳交易,人变病焉。此君子春夏养阳,秋冬养阴,顺天地之刚柔也。小人触冒,必婴暴疹。须知毒烈之气,留在何经而发何病,详而取之。是以春伤于风,夏必飧泄;夏伤于暑,秋必病疟;秋伤于湿,冬必咳嗽;冬伤于寒,春必温病。此必然之道,可不审明之?

被《外台》引为"阴阳大论云"的文字虽然见于第一自然段,此下的《伤寒例》文字是张仲景的论述,还是继续引用的《阴阳大论》的有关内容,我们现今是无法确知的。但是有一点,《阴阳大论》既然被张仲景看重,而且是一部专门的著作,似乎不应当只有这么几行字。下面的有关论述,有可能还是《阴阳大论》的思想。这样说,并没有贬损张仲景的意思,只是为了追本溯源,"把著作还先贤,把叙述给后人",尽量符合历史的本来面目。

即使是《外台》所引用的这一小段《阴阳大论》,也给我们传达了浓厚的外感热病学说的新思想。"伤于四时之气,皆能为病,以伤寒为毒者,以其最成杀厉之气也。"秋冬寒气主杀藏,其产生疾病的严重性,自然不同于主生长的春夏季节,用"寒毒"来形容寒邪的性质,这在此前是未见论述的,这是古人看重伤寒的主要原因,也是广义伤寒学说产生的理论基础。

《阴阳大论》还首次提出"寒毒藏于肌肤"的问题,既发展了《素问》"冬伤于寒,春必病温"的思想,也使《难经》所说的"伤寒有五"的五种外感热病之间,具有了相互转化的联系。同时也是后世伏气温病学说的真正奠基之作。

《阴阳大论》还首次明确提出了"时行病"的概念,它与古老的疫病学说一样,指的都是"长幼之病多相似者",是现代意义上的暴发性流行病。更进一步提出了流行的原因是"非其时而有其气",用自然界气候异常进行解释,既不同于古代的神鬼降灾说,也不是不可知论。这一观点,此后被广泛应用,《诸病源候论》还发挥成"时行诸候",与伤寒温病一起并列探讨。

《伤寒例》云:"九月十月,寒气尚微,为病则轻;十一月十二月,寒洌已严,为病则重;正月二月,寒渐将解,为病亦轻。此以冬时不调,适有伤寒之人,即为病也。"说明秋末至春初,长达近六个月的时间内,伤寒是主要的外感病。而且其他季节另六个月之中,也常见到感受寒邪的外感病,所以《伤寒例》又说:"三月四月,或有暴寒,其时阳气尚弱,为寒所折,病热犹轻;五月六月,阳气已盛,为寒所折,病热则重;七月八月,阳气已衰,为寒所折,病热亦微。其病与温及暑病相似,但治有殊耳。"四季都有伤寒,足见其为病的广泛性。

《阴阳大论》对于季节气候与外感病关系的重视,超越了《难经》的有关学说。它虽然有"君子固密,则不伤于寒"的思想,但是,仍然有"外邪决定论"的意蕴,是消极的预防思想的体现,对于人体正气在发病过程之中的作用,认识不足;或者只述其一,未云其二,有立论不周之嫌。我们不是为了苛责古人,而"吹毛求疵""鸡蛋里挑骨头",而是为了正确地对待前人的进步与不足,为了阐明外感热病学说的点滴进步或偏失。张仲景与此不同,他虽然引用了《难经》《阴阳大论》的有关论述,却不是完全照搬信条,而是十分重视人体正气在发病过程中的作用。他说:"夫人禀五常,因风气而生长,风气虽能生万物,亦能害万物,如水能浮舟,亦能覆舟。若五脏元真通畅,人即安和。客气邪风,中人多死,千般疢难,不越三条:一者,经络受邪入脏腑,为内所因也;二者,四肢九窍,血脉相传,壅塞不通,为外皮肤所中也;三者,房室、金刃、虫兽所伤。以此详之,病由都尽。"

张仲景在前人认识的基础上,既继承了"君子固密,则不伤于寒"的思想,而主张"若人能养慎,不令邪风干忤经络";又把外因与内因结合起来考虑,尤其突出了内因在发病过程中的作用。他认为,即使是外邪入里,也是"为内所因",有其内在的根据。

他强调生活养生的预防作用,所谓"无犯王法、禽兽灾伤",不只是避免皮肉之苦,更是预防心灵创伤,"精神内守"的基本保障。因为犯王法和遭受虫兽灾害的伤害,除了肉体要受伤之外,精神的创伤是不可避免的。"房室勿令竭乏"不是禁欲,也不是纵欲,而是要有节制,是防止精血耗伤、正气亏损的有效方法。所谓"服食节其冷热苦酸辛甘",讲的是饮食起居有常度,"不妄作劳",不偏嗜偏食,因为《素问》说"阴之所生,本在五味;阴之五宫,伤在五味"。处理好这些关系,就能够"不遗形体有衰,病则无由入其腠理。"此与《素问》"正气存内,邪不可干"完全一致。也极大地丰富和发展了《阴阳大论》"不伤于寒"的思想。

人们在发热之时,往往可以追溯到近期感受寒邪的情况,而且在发热的初期常可见到"恶寒"的表现,很容易认识到发热的诱因是伤于寒气或伤于寒邪,程度更甚者,也可以称之为"寒毒""寒疫"之气。对于那些既不是处于寒冷季节、又没有恶寒症状的发热病人,古人也推测是与伤寒有关,只是把伤于寒的时间大大地向前推移到冬季,称其为"伏气伤寒",或叫温病、暑病。故《伤寒例》云:冬季"中而即病者,名曰伤寒;不即病者,寒毒藏于肌肤,至春变为温病,至夏变为暑病。暑病者,热极重于温也。是以辛苦之人,春夏多温

热病,皆由冬时触寒所致,非时行之气也。"由此可以说明寒邪致病的严重性和广泛性。

张仲景在《伤寒论·自序》中说:"余宗族素多,向余二百,建安纪元以来,犹未十稔,其死亡者,三分有二,伤寒十居其七。"他在《伤寒例》中引《阴阳大论》之文云:"其伤于四时之气,皆能为病,以伤寒为毒者,以其最成杀厉之气也。中而即病者,名曰伤寒;不即病者,寒毒藏于肌肤,至春变为温病,至夏变为暑病。"张仲景因此将自己的著作命名为《伤寒杂病论》,使《难经》提出的广义伤寒学说,完成了向临床的过渡。

3. 伤寒学说的主要成就

伤寒学说所取得的主要成就,按照邓铁涛先生以发展的观点看待外感热病的思想进行总结,大概有以下几个方面。

(1)重视外邪致病因素的作用:《素问》《灵枢》之前的外感热病,虽然已经有了"今夫热病者皆伤寒之类也"的外因认识,但是,并没有在疾病的命名上予以突出体现,所以名热病而不云伤寒。伤寒学说崛起之后,改变了命名方法,把以证候命名的学术特征,转变为以外邪致病因素命名疾病。命名方法的转变,意味着学术着眼点的不同,意味着战略目标的转移,尽管这种"转移"的得失还有待于历史的验证,但是,自汉末一直到明末清初,伤寒学派新的命名方法,都得到了历代医家的遵循与继承,影响学术界一千多年。温病学家虽然谈论的是温病,但是命名方法上仍然借助伤寒学家的方法,而没有借助于热病学说以突出证候命名的特点。

重视外邪致病因素,在当时具有促进学术发展的积极意义。因为,《素问》《灵枢》只提到发热为主就是热病,那么,这种热病是如何产生的?是限定于"冬伤于寒"还是可以泛发于四季?伤寒学家的认识有了新的发展,《阴阳大论》首先提出来"寒毒"之说,强调了寒邪致病的严重性和广泛性,四季都可以有伤寒。这是明显不同于前人的观点。而且,

还提出来"时行寒疫"的学说,认为严重流行的传染病,大多与气候有寒潮有关。

《伤寒例》还提出来"更感异气,变为他病"的观点,把外感寒邪作为一切外感热病的基础因素。《伤寒例》说:"若更感异气,变为他病者,当依后坏证病而治之。若脉阴阳俱盛,重感于寒者,变为温疟;阳脉浮滑,阴脉濡弱者,更遇于风,变为风温;阳脉洪数,阴脉实大者,更遇温热,变为温毒。温毒为病最重也;阳脉濡弱,阴脉弦紧者,更遇温气,变为瘟疫。以此冬伤于寒,发为温病,脉之变证,方治如说。"在《难经·五十八难》中"脉阴阳俱盛"本来是伤寒的脉象,现在提出来"若脉阴阳俱盛,重感于寒者,变为温疟"显然不同于《难经》的观点;"阳脉浮滑,阴脉濡弱"是《难经》所说的"中风"的典型脉象,《伤寒例》却提出来"阳脉浮滑,阴脉濡弱者,更遇于风,变为风温",也与《难经》不同;《伤寒例》所说的"阳脉洪数,阴脉实大者,更遇温热,变为温毒",也应当脱胎于《难经·五十八难》所说的"热病之脉,阴阳俱浮,浮之而滑,沉之散涩";《伤寒例》所说的"阳脉濡弱,阴脉弦紧者,更遇温气,变为瘟疫",也是《难经》"湿温之脉阳濡而弱,阴小而急"的发展。

因此,经过《伤寒例》的再认识,《难经》的"伤寒有五"中的伤寒、中风、热病、湿温,已经通过"更感异气",都变成了温疟、风温、温毒、瘟疫,都变成了后世所说的温病,为瘟疫、温病学派的诞生开创了先河,完成了伤寒向温病转化的理论阐释。也就是说,伤寒与温病的界限,在《伤寒例》作者的眼里,是可以转化的,可以由伤寒转为温病,"以此冬伤于寒,发为温病,脉之变证,方治如说"。伤寒与温病的界限,并不像后世温病学家所说的那样如水火冰炭之别,不可逾越。《伤寒例》的伤寒"更感异气"可以向温病转化的观点,对于今天的寒温统一,仍然具有启迪意义。

(2)努力探索外感热病的多样性:"热病"是很笼统的说法,是众多疾病的总概括。都

是发热为主的热病,在不同的季节里,其临床过程是不一样的;即使是同一季节里,不同人所患的热病也是有所区别的,该怎样认识外感热病的这些区别呢?《难经》的"伤寒有五"学说,《伤寒例》的"更遇异气,变为他病"的学说,可以比较好地解释外感热病的复杂性,也可以为千变万化的临床现象,提出理论思考。

《伤寒例》关于外感热病的多样性的认识,启发了后世温病学家。吴鞠通《温病条辨》说:"温病者,有风温、有温热、有温疫、有温毒、有暑温、有湿温、有秋燥、有冬温、有温疟。"吴鞠通所说的这九种温病,几乎囊括了仲景时代的所有外感热病。所不同的是,《伤寒例》用广义伤寒来概括这九种温热病,并且"悉以治伤寒之法治之",而吴鞠通则用广义温病来概括。因此,吴鞠通说"此九条(温病),见于王叔和《伤寒例》中居多,叔和又牵引《难经》之文以神其说。按时(代)推病,实有是证,叔和治病时,亦实遇是证。但叔和不能别立治法,而叙于《伤寒例》中,实属蒙混,以《伤寒论》为外感之妙法,遂将一切外感,悉收入《伤寒例》中,而悉以治伤寒之法治之。"吴鞠通承认仲景时代也有他说的几种温病,其区别只是他用温病的治疗方法进行治疗,而仲景、叔和却是用伤寒的方法进行治疗的。

(3)辨证方法的进步与发展:华佗独创"伤寒六部传变"和以汗吐下三法治伤寒的学说,为我们留下了极为难得的学术见解。他还非常重视伤寒病过程中"胃烂斑出"的证治,实为后世温病学家辨治斑疹的先驱。他的学说深受王叔和、《诸病源候论》《千金》《外台》等医家的推崇,影响极为深远。

华佗论述伤寒病证治的著作,虽久已失传,但孙思邈《备急千金要方》引华佗曰:"夫伤寒始得,一日在皮,当摩膏火灸之即愈。若不解者,二日在肤,可依法针,服解肌散发汗,汗出即愈。若不解,至三日在肌,复一发汗即愈。若不解者,止,勿复发汗也。至四日在胸,宜服藜芦丸,微吐之则愈。若病困,藜芦

丸不能吐者,服小豆瓜蒂散,吐之则愈也。视病尚未醒醒者,复一法针之。五日在腹,六日入胃。入胃乃可下也。若热毒在外,未入于胃,而先下之者,其热乘虚入胃,即胃烂也。然热入胃,要须下去之,不可留于胃中也。胃若实热为病,三死一生,皆不愈。胃虚热入烂胃也,其热微者,赤斑出。此候五死一生;剧者黑斑出,此候十死一生。但论人有强弱,病有难易,得效相倍也"。

《外台》所引"华佗曰"此下还有"病者过日,不以时下之,热不得泄,亦胃烂斑出矣"。

《千金》与《外台》成书相差百年左右,皆引用华佗的伤寒学说,文字基本相同。是孙思邈、王焘都见到了华佗的著作,而分别引用,还是《外台》转引自《千金》?笔者倾向于是后者。如果是前者,说明唐代中叶华佗的著作还在流传;假如是后者,那就有可能说明华佗的著作当时已经失传。

华佗"六部传变"不同于《素问》六经,其只云伤寒而不称热病,由此也可推知其学术主张,应当受到《难经》与《阴阳大论》的影响。但也受到《素问·热论》影响,故云"日传一部"。然而,华佗"六部传变"学说,毕竟不同于《素问·热论》和仲景《伤寒杂病论》的六经辨证,自成一套辨证体系,体现出他对伤寒病的独特认识。"六部传变"的传变方式,与《素问·热论》一样,也是把发病日数作为一个非常重要的指标,当成临床治疗的依据,虽有整体把握伤寒病情变化的优点,但是验之于临床,难以完全相符。"日传一部"与《素问·热论》"日传一经"一样失之于拘泥。仲景《伤寒例》中"当一二日发""当三四日发"、《伤寒论》"伤寒三四日""太阳病四五日"等"或然之词"的应用,则更能切合临床实际,更符合辨证论治精神,而不是像《热论》那样强调"三日前后分汗泄",或像华佗那样按伤寒病的日期分别使用汗吐下三法,《伤寒论》不愧为辨证论治的典范。

《千金》引王叔和曰:"伤寒病者,起自风寒,入与腠理,与精气分争,荣卫痞隔,周行不通。病一日至二日气在孔窍皮肤之间,故病者头疼恶寒、腰背强重。此邪气在表,发汗则愈。三日以上气浮在上部,填塞胸心,故头痛心中满,当吐之则愈。五日以上气沉结在藏,故腹胀身重、骨节烦疼,当下之则愈。明当消息病之状候,不可乱投汤药,虚其胃气也"。王氏此论源于华佗,又有所阐发,使汗吐下三法更明晰易施,同时,论明邪气在胸与入腹,为气之浮沉所致。化引原文,十分简洁。

《伤寒例》正是体现出仲景遵经而不泥古的学术风格,如:"凡伤于寒则为热病,热虽甚不死。若两感于寒而病者,必死。尺寸俱浮者,太阳受病也,当一二日发,以其脉上连风府,故头项痛、腰脊强;尺寸俱长者,阳明受病也,当二三日发。以其脉侠鼻、络于目,故身热、目痛、鼻干、不得卧;尺寸俱弦者,少阳受病也,当三四日发。以其脉循胁络于耳,故胸胁痛而耳聋。此三经皆受病,未入于府者,可汗而已。尺寸俱沉细者,太阴受病也,当四五日发。以其脉布胃中,络于嗌,故腹满而嗌干;尺寸俱沉者,少阴受病也,当五六日发。以其脉贯肾,络于肺,系舌本,故口燥舌干而渴;尺寸俱微缓者,厥阴受病也,当六七日发。以其脉循阴器,络于肝,故烦满而囊缩。此三经受病,已入于府,可下而已。"在这段文字里,对《素问·热论》原文进行了改动和补充,涵义深远。《热论》"伤寒一日,巨阳受之"为限定之词,此则改为"当一、二日发"等或然之词,意寓不必"日传一经"。将"入脏"改为"入腑",因腑病多用通下之法,而脏病少有可下之证;将"可泄而已"改为"可下而已",《素问》用"泄"字与其多用针刺有关,改为"下"字则能与六经病篇诸承气汤相呼应。将六经病主脉增补在证候之前,与仲景重视脉诊的特点颇为一致,如仲景六经病各篇题均为"辨××病脉证并治";其自序云:"并平脉辨证";治坏病须"观其脉证,知犯何逆,随证治之"。等等,均为脉在证先,观脉识证。由此可知,《伤寒例》与《伤寒论》文字内容如神龙出没,前呼后应,实出仲景之手笔。

张仲景对于伤寒的辨证方法,虽然继承《素问·热论》六经辨证的思想,但是,在具体运用六经的时候,加进了自己独特的学术见解,使之更切于临床实际情况。其突出的表现,就是创立了半在表半在里的"半表半里"概念,阐明了三阴证的本质。

所谓"半表半里"证,是张仲景的创造,也是他善于观察临床实际病情得出的客观认识。本来,按照对立统一的观点认识问题,世界上的病情不是表就是里,表与里之间是不会出现"中间地带"的,出现了"中间地带",概念就容易模糊,就会让人们觉得不确定,不规范。但是,世界上的事物就是这么复杂,一切绝对的界限是不存在的。人体本身就是一个复杂有机体,疾病过程也是受各种因素影响而出现的十分复杂的临床现象。想当然地人为界定人体患病的状态,那是很不容易的。张仲景根据外感热病的实际过程,发展了《素问·热论》的有关认识,创造性地在里与表之间辟出一块地域,提出半表半里的概念。在临床工作中,根据患者寒热往来、默默不欲饮食、口苦咽干目眩的临床证候,选用小柴胡汤进行治疗,疗效非常之好。张仲景甚至告诉我们"凡有柴胡证,不必悉具,但见一证便是",这是多么可贵的经验!

明代外感热病学家吴又可,认真观察传染病的发病与传变过程,提出了外感邪气"从口鼻而入",先进入到皮里膜外的"膜原",然后再离开膜原,分别向表、向里传变,提出了"疫有九传"的学说。"膜原"的位置,虽然历代有不同的认识,但属于"半表半里"是没有争议的。吴又可创立的"达原饮",治疗邪在膜原的半表半里证,也是疗效卓著的。张仲景所提出的半表半里证,一直得到后世医家的尊重与遵循。

三阴证是张仲景发展《素问·热论》有关辨证理论的重要贡献,不仅是他看到了外感

热病的过程之中,可以直中三阴出现以虚寒为主要表现的临床证候,就是在一派热象的进程之中,也可能突然转变,由里实热,突然转为里虚寒,这种翻天覆地的大变局,没有足够的临床经验,没有过人的胆识是不会参透的。张仲景的可贵之处,就在于他能够从临证实际出发,而不是从概念出发,发现了外感热病的突变,这一点连清代的温病学家也要好好向他学习。因为虽然有"炉烟虽熄,不可就云虚寒,恐灰中有火"的现象,但一定要以临床证候为依据,不能以"恐"代"察",更不能想不到证候的突然转变。这一点,在抗击SARS的时候就有所表现,我们有的临床工作者,面对患者出现的虚寒证候不敢大胆使用温益药,思想被某些观念所束缚,就说明我们对于张仲景的学说还没有完全掌握。

(4)治疗方法的丰富与繁荣:代表外感热病学说成就的《素问》《灵枢》,其中提出的治疗方法,主要有《素问·热论》所提出的"其未满三日者,可汗而已;其满三日者,可泄而已"。"体若燔炭,汗出而散","热者寒之",《素问·刺热篇》提出:"诸治热病,以饮之寒水乃刺之,必寒衣之,居止寒处,身寒而止也。"注重物理降温。

由于时代和学术特长的关系,《素问·刺热篇》提出,治疗热病,"病甚者为五十九刺。""五十九刺"后世较少应用,尤其是在仲景《伤寒论》问世之后,药物疗法空前丰富,用"五十九刺"取汗更为少见。

华佗用汗吐下三法治疗伤寒,发汗的方法有摩膏、针刺、药物取汗,已经有所发展。

仲景《伤寒杂病论》,不仅注重外感病的发热,而且对发热的不同程度,发热的伴随症状,都进行了更为细致的区别,给予不同的治疗方法,即辨证论治的方法。比如发热的同时伴有恶寒,属于表证发热,需要发汗解表治疗。再进一步划分,在发热恶寒同时存在的时候,如果属于没有汗出,或有脉浮紧和呼吸喘促,可以使用麻黄汤;如果发热恶寒,伴有

汗出,或有鼻鸣干呕,应当使用桂枝汤;如果是素有咳喘,又新有外感表证,则须选用桂枝汤加厚朴、杏仁;如果外感表证,发热恶寒的同时,有饮邪停聚心下,则需要用小青龙汤进行治疗;如果发热恶寒的同时,兼有内热口渴,烦躁身痛,则需要用大青龙汤治疗。

临床上常常有误治之后,表证未去又添新的正气损伤的情况,如伤阴、伤阳、身痛、心悸、欲作奔豚等证,应当分别采用桂枝加葛根汤、桂枝加附子汤、桂枝加芍药生姜各一两人参三两新加汤、桂枝加蜀漆龙骨牡蛎汤、桂枝加桂汤等进行治疗。仲景还有桂枝加芍药汤、桂枝加大黄汤、桂枝麻黄各半汤、桂枝二麻黄一汤、麻黄杏仁甘草石膏汤、麻黄附子细辛汤、麻黄附子甘草汤、葛根汤、葛根芩连汤等与表证有关的方剂。

《伤寒论》对下法的使用也很细致:用大承气汤、小承气汤、调胃承气汤治热结于里;桃核承气汤、抵当汤、抵当丸治疗血热互结;十枣汤、大陷胸汤、大陷胸丸、小陷胸汤治疗水热互结,或是痰饮与热互结等。仲景治疗伤寒的法则、方药,细密如此,决非汗、泄二法,或汗、吐、下三法的几个药方所能简单概括。仲景六经辨证的内容,博大精深、丰富多彩,难怪王叔和《脉经序》说:"仲景明审,亦候形证,一毫有疑,则考校以求验。故伤寒有承气之戒,呕哕发下焦之问。而遗文远旨,代寡能用,旧经秘述,奥而不售。遂令末学,昧于原本,互滋偏见,各逞技能,至微疴成膏肓之变,滞固绝振起之望。良有以也。"唐代医学大家孙思邈也说:"伤寒热病,自古有之,名贤睿哲,多所防御,至于仲景特有神功。寻思旨趣,莫测其致,所以医人未能钻仰"。仲景六经辨证的学术特长,是在宋代之后才被认识的。

张仲景的《伤寒论》使外感热病具备了汗吐下和温清消补八法,常用治疗方剂达到113方。可用于治疗的方剂空前丰富,使临床选用"难于取舍",因此,才有了"辨证论治"

的必要。假如,对于外感热病,只有汗法与下法,而且是按日期使用,就不会有"辨证论治"的可能。

张仲景六经证候网罗之广泛,辨证治疗方法之空前丰富,促使外感热病形成专门的学科,外感热病学说由理论走向了临床实践。

邓铁涛先生说:"张仲景医学渊源于'医经家'与'经方家'。《伤寒论》以经方家之著作《平脉辨证》《汤液经》等)为蓝本,但以医经之理论为指导加以整理提高而成"。诚如邓老所言,张仲景医学成就之所以突出,原因就是对于前人经验的广泛深入的汲取,把汉代医学四大流派之中的主要精华,都吸收进他的著作之中了。

(5)伤寒学说留下未来发展空间:伤寒学说的不足,主要是没有明确提出辛凉解表的法则。《素问》认为"发表不远热",汗法以温热药为主;《神农本草经》《汤液经》都以温热药解表;出土的汉代医简也用温热药解表,说明汉代以前从理论到实践对辛凉解表还缺乏认识。仲景对伤寒表证并未言"当辛温解表",或"当散寒邪",而只云"当解表""当发汗"。并且对麻黄汤、桂枝汤发汗解表十分谨慎,除严格限定适应证之外,还嘱以少量多次服用,取微似汗出,中病即止,不必尽剂;并且要温覆,啜热稀粥以助药力。其不肯多用热药,慎用辛温发汗若此,说明辛温解表药虽可用,又难以应用,稍有不慎即成误治,变为坏病。仲景还对误汗后变证详加论述,多达60余条,也说明了这一问题。

北宋韩祗和有感于辛温解表难用,在《伤寒微旨论》中提出"伤寒热病乃郁阳为患"之说,避开了伤寒热病病因上的"寒"字,从郁阳为热着眼,发汗解表全不用仲景麻黄汤、桂枝汤等辛温解表方药,而是按不同季节分别创制辛凉解表方药,其组成药物多为柴胡、薄荷、葛根、黄芩、知母、石膏、前胡等寒凉之品。其后庞安常《伤寒总病论》、朱肱《南阳活人书》继承其学术经验,而且改进为在春夏之时于仲景麻桂方中加入黄芩、葛根、知母、石膏等寒凉药物,实乃变辛温发汗之方成为辛凉解表之剂,使古方得以新用,后世多予遵从。金代刘完素《伤寒直格》阐发《素问》热病理论,认为伤寒就是热病,"六经传受,自浅至深,皆是热证""只能作热治,不能作寒医"。旗帜鲜明地自制辛凉清解方剂,被后世尊为寒凉派的开山,影响深远。

金元时期特别值得提出的外感热病学家是张子和,他在《儒门事亲》中第一次明确提出了"辛凉解表法",他说:"发汗亦有数种,世俗只知惟温热者可为汗药,岂知寒凉亦能汗也。"并列举了各种不同性味的发汗解表药物。此外,还有许多医家强调伤寒、温病,其证不同,治有别法,反对以麻桂方等辛温解表法普治一切外感热病。

明清温热病学家对辛凉解表方药更加重视,王安道《医经溯洄集》有感于用辛温解表法普治一切外感病易生弊端,愤而提出"呜呼!法也,方也,仲景专为即病之伤寒设,不兼为不即病之温暑设也"。提出仲景方只能治疗冬季的伤寒,却不可以治疗春季温病、夏季暑病的观点。其后陶华《伤寒六书》也采前贤有关论述,认为不能用温热药治疗温病、暑病。吴又可著《温疫论》,专门阐发四季皆有温疫,反对以伤寒辛温解表法治疗温疫。对于辛凉解表法的重视,催生了温病学派的诞生。

邓铁涛先生说:"由于社会发展,人类生活日趋复杂,疾病也比较复杂。医学不能一成不变,所以金元学者在推崇张仲景学说时修正补充他之不足。如刘河间自定双解、益元散,这是从方药方面开始试图修正张仲景学说;而王安道则从立法方面修改张仲景学说,把《伤寒论》限制于'即病之伤寒'。至于张洁古认为古方不能疗新病,则连张仲景的方法亦怀疑,这些都为温病学说的产生埋下了种子"。

四、历代热病概念的转化与变迁

关于热病的最早记载,主要有长沙马王堆汉墓帛画"引温病",其中没有关于温病证候的描述。与马王堆医书成书年代比较接近的,湖北江陵张家山汉墓出土医书《脉书》,其中记载了温病的证候。《脉书》说:"头身痛,汗不出而渴,为温。身寒热,渴,四节痛,为疟。"因此可以看出,温病在发热的基础上,再加上不出汗而且口渴。应当不见恶寒的证候,因为,后边的疟病有"身寒热",也有口渴、四节痛。因此,温病如果有恶寒,就不容易与疟区分开。当然,后世所说的疟,是往来寒热。"往来寒热"这种现象当时是否已经认识到了,我们不能轻易下结论。《素问·疟论》的时代,已经明确认识到了疟病的"往来寒热"。

1. 古代温病发在春天,不恶寒

《素问》提到了"冬伤于寒,春必病温",只是限定了温病的季节,发生于春季,或者春末夏初。因为《素问·热论》说:"凡病伤寒而成温者,先夏至日者为病温,后夏至日者为病暑"。反映了《素问》的作者注重发病的季节,而对于证候表现,都以"热病"概之,并没有伤寒、热病、温病相互区别的含义。因此,才有"今夫热病者,皆伤寒之类也"的论述。

《素问·评热论篇》云:"黄帝问曰:有病温者,汗出辄复热,而脉躁疾不为汗衰,狂言不能食,病名为何?岐伯对曰:病名阴阳交,交者死也。"其中说的温病的证候,是发展到比较严重时的证候,对于温病的一般表现尚缺乏细致的描述。

《难经·五十八难》对于伤寒、中风、热病、湿温的脉象都有所描述,而对于温病的脉象,却给了一个这样的说法:"温病之脉,行在诸经,不拘何经之动,各随其经之所在而取之"。那么,温病的脉象到底如何,仍然不得要领。

张仲景对于温病和伤寒的认识,已经发

生了改变,他深受《难经》和《阴阳大论》的影响。张仲景在《伤寒例》中,对于温病有较多的论述,首先是对于伤寒与温病的关系的论述:"中而即病者,名曰伤寒;不即病者,寒毒藏于肌肤,至春变为温病,至夏变为暑病。"这是继承《素问·热论》的观点,又增加了寒邪伏藏的观点。他还提出了"冬温"的概念,这是前人所未提到的。《伤寒例》说:"其冬有非节之暖者,名曰冬温。冬温之毒与伤寒大异,冬温复有先后,更相重沓,亦有轻重,为治不同,证如后章。"

在温病的证候上,不仅冬温与伤寒不同,就是春天的温病也与伤寒有别,《伤寒例》说:"从立春节后,其中无暴大寒,又不冰雪,而有人壮热为病者,此属春时阳气发于(外),冬时伏寒,变为温病。"在春暖花开的时节,没有突然的寒流,人不可能感受寒邪,却突然出现"壮热为病",这是怎样发生的?张仲景联想到冬季的伤寒,冬季伤寒有恶寒表证,此时却没有经过恶寒的太阳病阶段,直接出现了阳明病阶段才有的"壮热为病",他因此提出来"伏寒"的理论假说,从此影响了几千年。

这些认识与张仲景在《伤寒论》中对于温病证候的描述是一样的:"太阳病,发热而渴,不恶寒者为温病"。"恶寒"是太阳表证必备的证候,恰如古人所云:"有一分恶寒,便有一分表证。"此处的"太阳病"因为"不恶寒",故与《素问·热论》"伤寒一日,巨阳受之"一样,只能是"发病第一天"之意。也就是说,此处"太阳病"三字不是太阳病的提纲证"脉浮、头项强痛而恶寒"的代称,而是发病第一天之意。仲景受《素问·热论》学术思想影响,也有"伤寒一日,太阳受之"的论述。同理,"阳明病,脉迟,汗出多,微恶寒者,表未解也,可发汗,宜桂枝汤。""阳明病,脉浮,无汗而喘者,发汗则愈,宜麻黄汤。"这两条经文中的"阳明病",也不是其提纲证的"胃家实"的代称,而是"发病第二天"之意。否则,我们就无法解释这三条原文。这也是仲景《伤寒论》受

《素问·热论》"日传一经"影响的有力例证。

在张仲景之前,温病只是发生于春季的"季节病",不是泛发于四季的广义外感病。在证候上,温病不恶寒而壮热,治疗上自然就没有使用麻黄汤、桂枝汤解表的问题,而是如何清解里热的问题。

张仲景在《伤寒例》中,还提出来一个"更感异气,变为他病"的问题,这个变为"他病",实际上是变为了"温病",也就是后世广义温病所说的温疟、风温、温毒、瘟疫。值得说明的是,这个变来的"他病",是在《难经》广义伤寒的基础上,发展而来的,不是一开始就自己患了这几种温病。外感疾病之间可以转化的学说,与后世每一种温病都对应着一种外邪,是有所区别的。值得我们进一步研究。

2. 热病概念在晋唐之间有混乱

热病概念的变化,在晋代已经出现了混乱的情况。葛洪《肘后方》说:"伤寒、时行、瘟疫,三名同一种耳,而源本小异。其冬月伤于寒,或疾行力作,汗出得风冷,至夏发,名为伤寒;其冬月不甚寒,多暖气及西风,使人骨节缓堕,受病,至春发,名为时行;其年岁中有疠气,兼挟鬼毒相注,名为温病。如此诊候并相似。又贵胜雅言,总名伤寒,世俗因号为时行,道术符刻言五温,亦复殊,大归终止是共途也。然自有阳明、少阴、阴毒、阳毒为异耳。少阴病例不发热,而腹满下痢,最难治也。"

很显然,葛洪的外感热病学说中,"冬伤于寒,伏气至夏发,名为伤寒"的论述,与《素问》《灵枢》所说的"冬伤于寒,春必温病"的热病学说不同;其"伤寒、时行、瘟疫,三名同一种"的学说,与《难经》的广义伤寒学说也不相符;其"冬月受风,至春发为时行","疠气兼加鬼毒相注为温病"的观点,与《阴阳大论》、仲景《伤寒例》的时行异气、温病等广义伤寒学说也不相符。是其别有师传独出新论,还是其记忆不确而误出谬说?笔者不敢妄下断言,但从其论述分析,葛洪主要受仲景伤寒学说的影响。他对仲景六经辨伤寒的学术特

色,有所认识,与王叔和崇尚华佗"伤寒六部传变学说"有着明显的区别。

葛洪在伤寒病的治疗上主张:"伤寒毒气所攻,故凡治伤寒方甚多,其有诸麻黄、葛根、桂枝、柴胡、青龙、白虎、四顺、四逆二十余方,并是至要者。而药难尽备,且诊候须明。悉别所在,撰(于)大方中。今唯载前四方,尤是急须者耳。其黄膏、赤散,在'辟病'条中。预合,初觉患,便服之。"又云:"伤寒有数种,人不能别之,令一药尽治之者,若初觉头疼肉热、脉洪起一二日,便做葱豉汤。用葱白一虎口、豉一升,以水三升,煮取一升,顿服取汗。不汗,复更作,加葛根二两、升麻三两,五升水,煎取二升,分再服,必得汗。若不汗,更加麻黄二两。又用葱汤研米二合,水一升,煮之。少时下盐豉,后内(纳)葱白四物,令火煎,取三升,分服取汗也。"

葛洪虽然在外感热病理论方面,缺乏深刻的认识,但在临床治疗上,却积累了许多有效、实用的单方、验方,深受历代医家与士人的珍爱。陶弘景《补阙肘后百一方序》云:"伤寒、中风,诊候最难分别,皆应取之于脉。岂凡庸能究?"也许,正是因为葛洪《肘后方》面对的,是对医学了解不够深入的广大群众,所以他才说"伤寒有数种,人不能别,令一药尽治之"。这种放弃理论论争,面向临床治疗的务实精神,正是他的可贵之处。

《小品方》的作者,东晋著名医家陈延之,对葛洪在外感热病辨别上的模糊认识持不同观点,并据《伤寒例》中的广义伤寒学说,论述了伤寒与温病、时气的区别。他说:"古今相传,称伤寒为难疗之疾,时行瘟疫是毒病之气,而论治者不判伤寒与时行瘟疫为疫气耳。云伤寒是雅士之辞,天行瘟疫是田舍间号耳,不说病之异同也。考之众经,其实殊矣。所宜不同,方说宜辨,是以略述其要。《经》言:春气温和,夏气暑热,秋气清凉,冬气冰冽,此四时正气之序也。冬时严寒,万类深藏,君子周密,则不伤于寒。或触冒之者,乃为伤寒耳。其伤于四时之气,皆能为病,而以伤寒为毒者,以其最为杀厉之气也。中而即病,名曰伤寒;不即病者,其寒毒藏于肌骨中,至春变为温病,至夏变为暑病。暑病热极,重于温也。是以辛苦之人,春夏多温热病者,皆由冬时触冒寒冷之所致,非时行之气也。凡时行者,是春时应暖,而反大寒;夏时应热,而反大冷;秋时应凉,而反大热;冬时应寒,而反大温。此非其时而有其气,是以一岁之中,长幼之病多相似者,则时行之气也。伤寒之病,逐日深浅,以施方治。今世人得伤寒,或始不早治,或治不主病,或日数久淹,困乃告师。师苟(不)依方次第而疗,则不中病。皆宜临时消息制方,乃有效也。"

《小品方》为东晋陈延之所撰,在宋代之时就已失传。但在晋唐时期,《小品方》的影响很大。宋代林亿校正孙思邈《备急千金方》"后序"中云:"尝读《唐令》,见其制,为医者,皆习张仲景《伤寒》、陈延之《小品》。张仲景书今尚存于世,得以迹寻其法,莫不有起死之功焉。以类推之,则《小品》亦仲景之比也。常痛其遗逸无余,及观陶隐居《百一方》、王焘(焘)《外台秘要》,多显方之所由来。乃得反覆二书,究寻于《千金方》中,则仲景之法,十居其二三;《小品》十居其五六。粹乎哉,孙真人之为书也!既备有《汉志》四种之事,又兼载《唐令》二家之学。其术精而博,其道深而通,以今知古,由后视今,信其百世可行之法也。"

3. 宋代提出新感、有恶寒的温病

北宋名医朱肱关于温病的观点,深受同时代医家庞安常的影响,所以《类证活人书》也云:"其即时而病者,头痛身疼,肌肤热而恶寒,名曰伤寒。其不即时而病者,寒毒藏于肌肤之间,至春夏阳气发生,则寒毒与阳气相搏于荣卫之间,其病与冬时即病候无异。但因春温气而变,名曰温病。因夏热气而变,名曰热病。温热二名,直以热之多少为义,阳热未盛,为寒所制,病名为温;阳热已盛,寒不能

制,病名为热。故大医均谓之伤寒也。"这段引文之中,"温热二名"以上文字,完全引自庞安常《伤寒总病论》,仅有个别字做了改动。"温热二名"以下文字,是朱肱所做的解释性说明。所以,朱肱与庞安常一样,也认为温病的证候"其病与冬时即病候无异。但因春温气而变,名曰温病。"是有表证的温病。此观点虽与清代温病学家的观点完全一致,但与仲景"发热而渴不恶寒者为温病"的传统定义,大不相同,为寒温关系的复杂化,写下了伏笔。

朱肱《类证活人书》云:"夏至以前发热恶寒,头疼身体痛,其脉浮紧,此名温病也。春月伤寒谓之温病。冬伤于寒,轻者夏至以前发为温病。"这里朱肱将庞安常的温病"其病与冬时即病候无异",明确表示为"发热恶寒,头疼身体痛,其脉浮紧,此名温病也。春月伤寒谓之温病。"是直接提出温病有恶寒表证的最早记述,寒温关系复杂化约从此发端。清初名医汪琥的《伤寒论辨证广注》认为朱氏不解仲景书旨,误出谬说。他说:"此直是春月伤寒,何得云冬伤于寒,至春始为温病邪?其言不顺。"

朱肱还吸收了庞安常将仲景《伤寒论》的麻黄汤、桂枝汤、青龙汤中加上寒凉药,变辛温解表之方为辛凉解表之剂的经验,他在《类证活人书》中说:"桂枝汤,自西北二方居人,四时行之,无不应验。自江淮间地偏暖处,唯冬及春初可行。自春末及夏至以前,桂枝证可加黄芩半两(原文小注:阳旦汤是也)。夏至后,有桂枝证,可加知母一两、石膏二两,或加升麻半两。若病人素虚寒者,正用古方,不再加减也。"

南宋名医郭雍既继承了《伤寒例》的"伏寒温病"说,又将春时新感风寒温气和春季的时行疫气引起的病证命名为温病,从而将温病分为三种不同病因,突破了传统的"冬伤于寒,春必病温"的"伏气温病"学说,与清代温病学观点一致。因此,也可以说郭雍发展了

温病学说。他在《仲景伤寒补亡论》中说:"医家论温病多误者,盖以温病为别一种。不思冬伤于寒,至春发者谓之温病;不伤寒而春自感风寒温气而病者,亦谓之温;及春有非常之气中人为疫者,亦谓之温。三者之温自有不同也。"他认为春时自感风寒温气的新感温病,病情最轻。时行疫气之温病稍重于新感温病。伏气温病比冬时伤寒和夏时热病为轻。但郭氏所谓新感温病,有恶寒发热表证,与冬季伤寒病证无别。这种新感温病与伤寒的区别,仅仅是发病季节不同,而非发病证候不同。

郭氏新感温病有恶寒表证的观点,与后世温病学的温病证候是一致的。他说:"假令春时有触冒,自感风寒而病,发热恶寒、头痛、身体痛者,既非伤寒,又非疫气,不因春时温气而名温病,当何名也?如夏月之疾,由冬感者为热病,不由冬感者为暑、为暍,春时亦如此也。"郭氏将伤寒病局限于冬季,而春时感受风寒,其病证与冬时无异却名温病,这种只重视发病季节的区别,而不是从临床证候的不同来划分伤寒与温病的观点,为寒温关系的复杂化留下了伏笔,也为后世称伤寒只在冬季,暑期的外感病分阴暑、阳暑提供了先例。此与仲景"观其脉证,知犯何逆,随证治之"的辨证论治思想,是完全不同的。

4. 清代热病进一步扩展范围

清代温病学家在前人有关认识的基础上,对仲景关于温病的定义进行了很大程度的修改,只在"伏气温病"项下,保留仲景关于温病的思想。

首先,关于温病的名称,清代温病学家认为除了冬季的伤寒之外,四时皆有热病,它们总称温病而不是总称伤寒或广义伤寒。其中最具代表性的观点是吴鞠通的《温病条辨》,其上焦篇云:"温病者,有风温、有温热、有温疫、有温毒、有暑温、有湿温、有秋燥、有冬温、有温疟。"吴鞠通所说的这九种温病,几乎囊括了仲景时代的所有外感热病。所

不同的是：仲景《伤寒例》用广义伤寒来概括这九种温热病，而吴鞠通则用广义温病来概括。

叶天士在《温热论》和《三时伏气外感篇》中，将春温、风温、暑温、湿温、秋燥等四时温热病，都归为广义温病之中，反映了叶天士的广义温病思想。

吴鞠通云："此九条（温病），见于王叔和《伤寒例》中居多，叔和又牵引《难经》之文以神其说。按时（代）推病，实有是证，叔和治病时，亦实遇是证。但叔和不能别立治法，而叙于《伤寒例》中，实属蒙混，以《伤寒论》为外感之妙法，遂将一切外感，悉收入《伤寒例》中，而悉以治伤寒之法治之。"

吴鞠通承认仲景时代也有他说的几种温病，其区别只是他用温病的治疗方法进行治疗，而仲景、叔和却是用伤寒的方法进行治疗的。他的这一观点，与叶天士《温热论》所说如出一辙。

叶天士《温热论》云：温病"辨卫气营血虽与伤寒同，若论治法则与伤寒大异也。"其实，事实上仲景伤寒与后世温病的区别，并不是像叶天士所说的那样水火不容。叶天士的卫气营血辨证，与仲景伤寒的六经辨证大致相似，都是表述外感热病由表入里、自轻而重的发展规律。所不同的是它们的治疗方法，尤其是表证的治疗方法表现为辛温与辛凉。当然，这种区别的形成，经历了一千多年的不懈探索。

由上述论述不难看出，清代温病学家关于温病的定义，基本上不取仲景的观点，都认为温病大多是从表起病，逐渐深传入里，而不是里热外发；温病可以发于四季的任何季节，而不局限于春季；温病的概念可以包罗很多外感热病，而不仅仅是春季的伏气温病一种；因为大多温病初起有表证，所以必须发汗解表，而不是仲景所做的直清里热。

五、温病学派的主要成就

温病学是在研究外感染病方面很有成就的学术流派，也是在张仲景伤寒学派基础上发展起来的新学派，有很突出的学术贡献，其主要的方面，一是确立了外感温热病邪的病因学说，使表证的辛凉解表治法与之完全切合，摆脱了辛温解表的束缚；其二，创立了卫气营血辨证和三焦辨证方法，使辨证方法趋于简化，也使外感热病的诊治规律更加简明扼要，摆脱了伤寒六经辨证的 397 法、113 方的束缚；其三，温病学家创制了众多安全有效的新型法则、方剂，极大地丰富了外感热病的临床治疗措施，提高了治疗效果。也就是说，在理论与实践的不同角度，温病学家都做出了超越前人的优异成绩，体现了中医学术的巨大进步。

当然，温病学的学术贡献，是不同医学家，在不同时期逐渐完善的。

1. 卫气营血辨证提纲挈领

叶天士《温热论》云："大凡看法，卫之后方言气，营之后方言血。在卫汗之可也，到气才可清气，入营犹可透热转气，如犀角、玄参、羚羊角等物，入血就恐耗血动血，直须凉血散血，如生地、丹皮、阿胶、赤芍等物。否则前后不循缓急之法，虑其动手便错，反致慌张矣。"

从上述引文中可以看出，叶天士所说的卫分证，就是需要发汗解表的表证，也就是张仲景所说的太阳病，只是治疗方法上有所不同，表现为辛温与辛凉的区别，这也是清以前医家反复指明了的观点。

叶天士云："盖伤寒之邪留恋在表，然后化热入里；温邪则热变最速，未传心包，邪尚在肺，肺主气其合皮毛，故云在表。"在叶天士的眼里，伤寒与温病都是由表入里，其传变过程是相同的；而不是仲景所说的伤寒与温病，一为由表入里，一为由里出表。叶天士认为"温邪则热变最速"，需要"热变"的温邪，与能够"化热"的寒邪，都存在需要入里、升温化热的问题，只是升得速度有所不同罢了；而不是仲景所说的伤寒之邪，初病在表，然后化热入里，温病之邪，早已在体内蛰伏多时，发作之际就壮热烦渴，无须发汗解表。

叶天士云："在表初用辛凉轻剂，"轻清解表，的确是温病学的代表思想，吴鞠通将其概括为："治上焦如羽，非轻不举"。如前所述，经过宋金元明历代医家的检验，辛温解表难用的问题，已逐渐被人们所公认，辛凉解表从创立之后日益深入人心。在清代，医家治疗外感热病，弃辛温用辛凉已成定局。然而，最为著名的温病学家吴鞠通，却在他的《温病条辨》之中，将桂枝汤列为第一方，招致后人十分猛烈的批评。

吴鞠通云："太阴风温、温热、温疫、冬温，初起恶寒者，桂枝汤主之。"王孟英批评说："夫鞠通既宗叶氏，当详考叶氏论案以立言。如《指南·温热门》第三案云：'温邪上受，内入乎肺，肺主周身之气，气窒不化，外寒似战栗，其温邪内郁必从热化'；《指南·风温门》第五案云：'风温入肺，气不肯降，形寒内热，乃郁之象，'用药皆是辛凉轻剂。至《幼科要略》，论三时伏气外感，尤为详备。于春温证，因外邪引动伏热者，必先辛凉以解新邪，自注用葱豉汤。垂训昭然，何甘违悖。意欲绍述仲圣乎？则祖上之门楣，不可夸为自己之阀阅也。在泾先生云：'温病伏寒变热，少阴之精已被劫夺，虽有新旧合邪，不可更用桂枝汤助热而绝其本也。'岂吴氏皆未之闻乎？"

2. 不同解表方法的临床意义

吴鞠通用桂枝汤治疗有恶寒表证的温病，应当是来自于临床经验，而不会是单纯的尊崇仲景。这就给我们以下启示：有恶寒表证的外感热病，可以用辛温解表，以取暂时之效；如果否认辛温解表具有实用性，就全盘否定了仲景《伤寒论》的历史功绩；从温病可以暂用辛温解表取效，可以认为有恶寒表证的温病，与仲景所说的伤寒是一类相同的病症；广义温病既然多数从恶寒表证起病，那么，广

义温病所包括的病症，实际上是向仲景所说的广义伤寒进行回归。温病学家这样因其实，而易其名的做法，实在是怕获离经叛道的罪名，又不得不面对临床实际的委曲求全的"变法"。

吴鞠通不仅用辛温解表的桂枝汤，治疗有恶寒表证的温病，而且认为仲景所说的温病"发热而渴，不恶寒"，未必皆然。他说："仲景所云（温病）不恶风寒者，非全不恶风寒也。其先亦恶风寒，迨既热之后，乃不恶风寒耳。古文质简，且对太阳中风，热时亦恶风寒言之，故不暇详耳。"吴鞠通这样直接否定仲景关于温病初起"不恶风寒"的观点，实际上是不承认温病有里热外发的类型，不承认伏气温病学说。看不到温病概念的变迁，就无法正确理解仲景《伤寒论》的贡献，既无法正确理解仲景是如何治疗广义伤寒的，也无法理解仲景是怎样治疗温病的。

薛生白《湿热病篇》也认为湿热证是有表证的外感病，他说："湿热证，始恶寒，后但热不寒，汗出胸痞，舌白，口渴不引饮"。

余师愚《疫病篇》云："疫证初起，有似伤寒太阳、阳明证者"。也说明瘟疫可以从表起病。他在"论治疫"之中说："（吴）又可辨疫甚析，如头痛发热恶寒，不可认为伤寒表证，强发其汗，徒伤表气；热不退又不可下，徒伤胃气。斯语已得奥妙，奈何以疫气从口鼻而入，不传于胃而传于膜原，此论似有语病。至用达原饮、三消、诸承气犹有附会表里之意。"吴又可《瘟疫论》对有恶风寒的温热病，主张不用辛温解表，确有见地，但他将瘟疫分表里论治，并非附会仲景《伤寒论》，而是一切热病都不能越出表里的分界之外。因此，叶天士《温热论》虽倡导用卫气营血辨证，也不否认温热病有表里证，叶天士说："再论三焦不得从外解，必成里结。里结为何？在阳明胃与肠也。亦须用下法，不可以气血之分，就不可下也。"

张仲景《伤寒杂病论》虽然是外感热病治疗上的里程碑，但在唐代之前流传不广，孙思

邀称之为"江南诸师秘仲景方不传"。张仲景《伤寒杂病论》，经过晋唐若隐若现的流传，到宋代出现了空前繁荣的局面，涌现出大量的伤寒学家和许多著名的伤寒著作。在深入学习和验证伤寒学说的同时，对使用辛温解表不当所造成的坏病、变证，有了更为深刻的认识，提出了许多新的学说和方法，为辛凉解表法的创立奠立了基础。

北宋韩祗和有感于辛温解表难用，在《伤寒微旨论》中提出"伤寒热病乃郁阳为患"之说，避开了伤寒热病病因上的"寒"字，从郁阳为热着眼，发汗解表全不用仲景麻桂方药，而是按不同季节分别创制辛凉解表方药，其组成多为柴胡、薄荷、葛根、黄芩、知母、石膏、前胡等寒凉之品。其后庞安常、朱肱继承其学术经验，改进为在春夏之时于仲景麻桂方中加入黄芩、葛根、知母、石膏等寒凉药物，变辛温发汗之方为辛凉解表之剂，使古方得以新用，后世多予遵从。

金代刘完素阐发《素问》热病理论，认为伤寒就是热病，"六经传受，自浅至深，皆是热证""只能作热治，不能作寒医"。旗帜鲜明地自制辛凉清解方剂，被后世尊为寒凉派的开山，影响深远。

金元时期特别值得提出的外感热病学家是张子和，他在《儒门事亲》中第一次明确提出了"辛凉解表法"，他说："发汗亦有数种，世俗只知惟温热者可为汗药，岂知寒凉亦能汗也。"并列举了各种不同性味的发汗解表药物。

此外，还有许多医家强调伤寒、温病，其证不同，治有别法，反对以麻桂方等辛温解表法普治一切外感热病。

明清温热病学家对辛凉解表方药更加重视，王安道有感于用辛温解表法普治一切外感病易生弊端，愤而提出仲景方不可以治温病的观点。其后陶华也采前贤有关论述，认为不能用温热药治疗温病、暑病。吴又可著《瘟疫论》，专门阐发瘟疫证治，反对以伤寒辛温解表法治疗瘟疫。但他与王履一样，也承认仲景清泻里热的方药是有效的。

民国时期，著名医学家张锡纯创制"阿司匹林石膏汤"，解表清热、退热更容易实现，这一立足于临床效果的新成果，也得到了很多人的赞赏与遵循。

3. 温热病传变规律有新说

吴又可论述瘟疫的传变时，虽然强调"疫有九传"，但是"九传"皆不离表里。既然瘟疫也有表证和里证，那么它的治疗就与伤寒也会有某些相同之处，尤其是伤寒的阳明证作为里证的代表，其清下二法就会被借用于瘟疫病的治疗，事实上吴又可对仲景三承气汤，运用得最为纯熟。吴又可回答瘟疫为何借用伤寒方时说："伤寒时疫，皆能传胃，至是同归于一，故用承气汤辈，导邪而出。要之，伤寒时疫，始异而终同也。""但以驱逐为功，何论邪之同异也。""推而广之，是知疫邪传胃，（与伤寒）治法无异也"。吴又可这些论述与王安道的自相矛盾有些相同。

清初的伤寒学家如喻嘉言、汪友苓等，也强调不用麻黄汤、桂枝汤治疗温病。到温病学学说成熟之后，便把辛凉解表作为外感热病表证的基本治法。吴鞠通所创制的银翘散、桑菊饮等辛凉解表方药，至今仍十分盛行。

在强调辛凉解表方药解表法优点的同时，温病学家也没有忘记外感热病初期病邪在表，用药不可过用寒凉，否则寒凉之气使毛窍闭塞，而致"表闭不解"，病亦不去。恰如孙思邈所说"汤药虽行，百无一效"。叶天士云："在卫汗之可也，到气才可清气"。章虚谷注云："邪在卫分，汗之宜辛平表散，不可用凉。清气热不可寒滞，反使邪不外达而内闭，则病重矣。"吴鞠通《温病条辨》将桂枝汤列为第一方，虽遭后世之讥，但其立方当有临床依据。

温热病因学说，使以发热为主的外感温热病，从病因到病症都统一于温热性质之上，比较好地解决了外感热病初期的辛凉解表的问题,对阐发温热病易于伤津耗液的病理机转,解释治疗过程中的清热解毒、育阴潜阳学说,也有重要的贡献。

相比之下,"伤寒病因说"容易引导人们不加限制地使用热药,比如唐初著名的医学家孙思邈就说过:"尝见太医疗伤寒,惟以大青、知母等诸冷物投之,极与仲景本意相反,汤药虽行,百无一效。"北宋大文豪苏轼对以温热药为主组成的方剂"圣散子",大加推崇,使许多患温热病的服用者深受其害。元末明初的王安道也曾错误地倡导:"寒邪在表,闭其腠理,故非辛甘温之剂,不足以散之"。因为伤寒不是寒病,而是郁热在里的热病,肆用或过用温热药,往往会导致不良后果,历代医家曾经为避免大剂辛温发汗,提出过许多不同的学说,这种以历史经验教训得出的宝贵认识,值得我们珍视与借鉴。另外,伤寒病因学说也不利于重视外感热病过程中的育阴保阴学说的形成。

六、当代中医外感热病诊治新实践

中医外感热病学说,一直处于发展创新的过程之中。当代中医学家运用中医热病理论,指导传染性、感染性疾病的诊治,都取得了很好的疗效,其中既有实践方面的发展,也有理论上的进步。

1. 郭可明创造流行性乙型脑炎治疗奇迹

中医古籍中虽然不曾有"流行性乙型脑炎"的记载,但书中对"暑温""暑风""伏暑""暑厥"等病的描述,与"乙脑"的发病季节和临床表现极为相似,中医温热病里所说的暑温,虽然不能指定就是流行性乙型脑炎,但至少流行性乙型脑炎应该包括在中医的暑温之中。中医治疗温病的丰富经验是值得借鉴的。但是这一点开始并没有引起人们的注意,中医师们听到"乙脑"这种从未听说过的烈性传染病,也不敢用治疗温病的传统方法进行治疗,只是在中西医结合方针得到初步

落实后,中医被请进公立医院,才有机会在西医明确诊断和配合治疗的情况下,征服"乙脑"这种烈性传染病,从而大显了自己的身手。

时任卫生部部长助理郭子化在1956年中华医学会第十届会员代表大会上介绍说:"1952年8月济南市山东省立医院曾有6例流行性乙型脑炎由中医治愈,但当时并未引起各方面的注意。而有组织有领导的在中西医密切配合下由中医主治流行性乙型脑炎则是在1954年毛主席对中医工作指示后从石家庄市传染病医院首先开始的。"

石家庄市传染病院中医郭可明,在"乙脑"流行期间,开展了中医药治疗"乙脑"的工作。其治疗方法主要是解毒、清热、养阴,并忌发汗、忌泻下、忌利尿、忌用辛燥刺激等兴奋药、忌用冰袋冷敷等;所用方药则是以白虎汤为主,重要药物有石膏、全蝎、蜈蚣、犀角、羚羊角、安宫牛黄丸等,一般患者服药后都能在短期内退热,1至2周痊愈出院,很少留有后遗症,半数以上属极重型病例的34例"乙脑"患者,经用中药治疗竟然全部获愈!这一消息在"乙脑"死亡率高达30%～50%的当时,对整个医学界犹如一声惊雷!

1955年9月2日,中华人民共和国卫生部召开扩大部务会议,听取关于石家庄中医治疗流行性"乙型"脑炎疗效的工作汇报。被邀请参加会议的有苏联专家、在京的中西医学专家和北京各医院的负责人等。会议确认了中医治疗流行性乙型脑炎的显著疗效,并做出决定:卫生部责成凡是有流行性乙型脑炎发生的地区的卫生部门及医院必须学习和推行这种疗法。此后,河北省卫生厅组织编写的《流行性乙型脑炎中医治疗法》印行,郭可明也专门撰写了回答许多中医同道询问石膏用法诸问题的文章在《中医杂志》上发表,先生还曾经受到毛泽东主席的接见。石家庄中医治疗"乙脑"的经验开始在全国"乙脑"流行地区推广。

2. 蒲辅周再次创新,依靠辨证治乙脑

1956 年 7 月至 8 月初,北京市发现了少数流行性乙型脑炎患者,北京市儿童医院在此期间共收治"乙脑"患者 25 人,结果 23 人治愈。但是,8 月 5 日以后,发病人数骤然增多,2/3 以上患者为 10 岁以下儿童,病势比较急重。有人忽视了随证施治的原则,生搬硬套石家庄市过去使用的成方来治,结果,治疗效果较差。有些患者服药后,高热不退,甚至病势加重,或产生腹泻症状。在这种新的情况下,卫生部和北京市卫生局立即采取紧急措施,从中医研究院(中国中医科学院)抽调 10 余位经验丰富的中西医师组成治疗脑炎工作组,支援北京市的治疗工作。著名中医蒲辅周也参加了工作组的治疗和研究。

中医研究院脑炎工作组对"乙脑"的中医辨证施治问题做了具体详细的分析,指出:"根据历代医家的大法,石家庄把治疗流行性'乙型'脑炎的经验归纳为清热、解毒、养阴三个方策,随证施治,灵活处方,这个方法是正确的。这些方法,是以历代中医治'温病'的方法为根据的。温病有不同的类型。流行性'乙型'脑炎虽然病原相同,但因患者体质不同以及气温、季节等对患者影响的不同,患者的病变也有差异。其中有'偏湿''偏热'之分。'偏湿'的即'湿胜于热'的,病状的特征是高热无汗、渴不思饮、舌苔白腻或黄腻,脉象沉濡弦数,腹泻。'偏热'即'热胜于湿',特征是高热有汗、大渴引饮、舌苔黄燥、脉浮滑洪大。对这两种病型,治疗步骤也应有不同。今年立秋前后,北京地区阴雨较多,天气湿热,这也影响到流行性'乙型'脑炎患者,大多数患者有'偏湿'的现象。而根据记录来看,石家庄过去一两年所治的流行性'乙型'脑炎病例,'偏热'的较多。因此,今年北京某些中医沿用石家庄的成方来治疗病情'偏湿'的患者,过早地使用清凉苦寒药物,结果是'湿遏热伏',效果不好,甚至造成患者外闭内脱的现象。至于其中有一部分患者,初起时有脉浮洪、舌黄燥、高热有汗、大渴引饮等这些'偏热'的现象,用清凉苦寒药来治疗,效果仍是很好的"。总之,并"不是'石家庄经验灵不灵'的问题,而是运用这些经验得当不得当的问题"。工作组指出:"对北京市今年的流行性'乙型'脑炎患者,必须认真研究病情的特点,随证施治。对'偏湿'现象的患者,首先要服用宣解湿热和芳香透窍的药物(如鲜藿香、郁金、佩兰、香薷、川连、鲜荷叶等)"。采用这种方法治疗了一部分"乙脑"患者,效果显著,不少危重病人转危为安,有的患者最初连服大量石膏、犀角、羚羊角等寒凉药物,反而高热不退,病势不减,而当及时改用宣化利湿、芳香透窍的药物后,病情则很快好转。

蒲辅周先生撰文指出:"两三年来,中医对于流行性乙型脑炎,已经有了一定的认识,也能够掌握在治疗上的一些基本方法,即是了解了脑炎是一种热性病,属于中医温病的范畴,运用中医治疗温病的方法来治疗脑炎,就能够取得效果,从 1954 年起,石家庄传染病医院的中医师们所取得的经验和去年各地吸取这个经验的效果来看,都非常正确。但是,如果我们运用不得当,掌握不确实,任何好的经验都会发生毛病,因此我体会到:石家庄的经验,既然出于温病学,我们就不该不揣其本而齐其末的只在验方、效方上着眼,而是应该从温病学里面来研讨"。蒲辅周指出,明清两代温病学名家的温病学著作对流行性、传染性疾病的治疗树立了规范,当代中医遵循这些规范能够找出治疗流行性乙型脑炎的途径,"但是不等于说已经具备了治疗脑炎的特效方或者已经有了特效药(这一点不是办不到,也正是我们所追求的,不过目前还不可能)。即以辛凉重剂的白虎汤而论,有它的适应证,也有它的禁忌证,一切方药都是如此,全在于用之得当与不得当。至于如何才是得当,就必须掌握中医治疗上的一些原则了,我们处理任何疾病,都离不开三因、四诊、八纲、八法,处理脑炎更应仔细,不如此不能认辨错

综复杂的病情;不掌握病情,不能发挥治疗上的效果。中医治病的特点,是要根据不同的具体情况,做到同病异治,异病同治。各种不同的气候环境会产生各种不同的发病因素。各人不同的禀赋体质,会产生各个不同的感受,若干不同的方药,供我们运用来分别处理。说来很复杂,其实很简单,能够掌握辨证施治的原则,就能够执简驭繁。根据病的表里虚实,来确定药的先后缓急,是一切治疗上的关键问题,吴鞠通说他的《温病条辨》:'是书着眼处,全在认证无差,用药先后缓急得宜'。数十年来的临床工作,使我深刻地体会到:要做到认证无差,还需要不断地钻研和学习。"

在中医治疗"乙脑"的临床研究工作中,突出地显现了依据西医诊断的"病"来肯定和总结中医疗效的方法与中医传统的辨证施治原则之间的矛盾,也从而显现了西医辨病与中医辨证相结合的必要性和重要性,为后来的中西医结合临床研究工作提出了一个重大课题。

3. 流行性出血热中医疗效显著

20世纪70年代末,流行性出血热肆虐整个欧亚大陆,其中我国是发病最多、流行最严重的国家之一,全国除青海省外,无一幸免。当年在举国恐慌、人人为之色变的情况下,著名中医学家、南京中医药大学周仲瑛教授身先士卒,深入疫区,通过对上千例出血热患者的治疗摸索,率先在国内提出该病"病理中心在气营"的全新论点,并创造性地提出了"三毒"(热毒、瘀毒、水毒)学说;同时针对该病不同病期及主症特点,制定相应的治法和系列专方,充分发挥了中医辨治急重症的优势,使野鼠型出血热患者病死率从当时的7.66%,降至1.11%;特别是对死亡率最高的出血热少尿期急性肾衰病人,通过采用泻下通瘀、滋阴利水方药,使病死率降为4%,明显优于西医对照组的22%,为应用中医中药早日控制出血热的流行进行了富有成效的探索。本项研究1988年获国家卫生部科技进步一等奖,并送往苏联代表我国出血热中医治疗最高水平进行国际交流,同时被国家科委和国家经贸部选入1979—1989年中华人民共和国重大科技成果项目。

周仲瑛教授认为,流行性出血热主要表现为卫气营血的传变经过,并见三焦、六经形证,因此他既综合温病、伤寒等各家学说,针对出血热各个病期的病理特点,制订相应的治法和方药,并通过实践提出其"病理中心在气营"的新论点。创研具有清气凉营作用的新药,使疗效得到显著的提高;对某些感染性高热重症有卫气营血传变者,主张到气就可气营两清,阻断病情发展,邪热入里者应早予通利,从而明显提高了病毒性高热重症的疗效;对厥脱证(休克)的研究提出"气滞血瘀、正虚欲脱"为其基本病理特点,从而首创气血同治,行气活血与扶正固脱合法,其创制的辨证系列注射剂,已列为国家新药开发项目;对急性肾功能衰竭的研究提出"三毒"(热毒、血毒、水毒)学说,认为"瘀热水结、阴津耗伤"是其病机、病证特点,确立泻下通瘀、滋阴生津治法,研制成泻下通瘀合剂,疗效明显高于西药对照组。在科研中重视应用现代科学方法进行较为系统的实验研究,阐明其理论实质及药物的作用机制,从而对中医理论有所创新和发展,也有助于提高中医药学术水平和临床应急能力。

著名中医学家、江西中医学院万友生教授认为,我国流行性出血热病的中西医结合临床研究证明:某些地区多见瘟疫的温热病毒证,采用清热解毒法的寒凉方药,疗效卓著,死亡率极低;某些地区多见瘟疫的湿热病毒证,当用祛湿清热解毒法的温清并用的方药取效,若误投以清热解毒法的寒凉方药,不但无效,反致冰伏其邪,加重病情。尤其是呈现寒疫的风寒病毒证和寒湿病毒证,当用祛风散寒燥湿解毒的温热方药取效,若反投以清热解毒法的寒凉方药,那就有如雪上加霜,势必促致病情的危亡。

万教授说,试以清热解毒治法的研究为例说明,西体中用的结合者认为,清热解毒治法的清瘟败毒饮等方具有抗病原微生物等作用,能弥补西医学的不足,对急性传染病(尤其是病毒性的)有良好的疗效,因而被广泛地应用于临床。但由于只辨病,不辨证,所以有时有效,有时无效,甚至恶化病情。因为中医诊治急性传染病虽然也注重解毒(中医所谓病毒包括西医所谓滤过性病毒和细菌等在内),但中体西用的结合者认为其解毒是辨证的,即应针对不同的病毒,采取不同的解毒方法,如风寒病毒证之用荆防败毒散等方温散以解毒;风温病毒证之用普济消毒饮等方清散以解毒;湿热病毒证之用甘露消毒丹等方祛湿清热以解毒;温热病毒证之用清瘟败毒饮等方清热以解毒等,这些辨证解毒方剂,虽都含有抗病原微生物等作用,但并非着眼于某一特定病原体的原因疗法,而是着眼于病人整体的辨证疗法。必须指出,属于清热解毒法的清瘟败毒饮等方,只对瘟疫的温热病毒证有良效,而不适宜于湿热(尤其是湿偏重的)病毒证;只有辨证使用,才能有利无弊。

由此可以很清楚地看出,上述两种中西医结合的根本区别在于:前者着眼于病原个体的只辨病不辨证的原因疗法;后者着眼于病人整体的既辨病更辨证的辨证疗法。因此,现今通行的西体中用的中西医结合,虽能弥补西医学的不足,从而丰富、发展西医学,但不符合发展中医学的要求。而只有中体西用的中西医结合,才是符合发展中医学的要求,也才是符合真正的中医现代化的要求。

时隔20余年后,邓铁涛先生在《论中医防治非典》这一篇文章中总结到:"1956年石家庄流行乙型脑炎,师仲景法用白虎汤疗效超世界水平,并不因为中医无微生物学说而束手无策。1957年北京乙脑流行,白虎汤效果不明显,蒲辅周用温病之法,疗效又达90%。1958年广州流行乙型脑炎,我曾参加救治,为暑热伏湿之证,凡舌苔转厚者必不死,暑湿得外达故也,统计中医之疗效亦达90%,且无后遗症。20世纪60年代广东麻疹流行,番禺等地麻疹肺炎死婴不少,我校医疗队所到之乡村,用透疹清热之法,死亡病例便被制止。广州20世纪60年代亦曾流行流感。用吴又可法'达原饮'又收到良好的效果。国家'七五'攻关科研项目'流行性出血热之研究',亦显示了中医在治疗急性热性传染病的成果:南京周仲瑛研究组治疗1127例流行性出血热,中医药组治疗812例,病死率为1.11%;西医药对照组治疗315例,病死率为5.08%($P<0.01$),明显优于对照组。江西万有生研究组治疗413例,中医药组273例,病死率为3.7%;西医药对照组140例,病死率为10.7%($P<0.01$);疗效优于对照组。由于时、地、人等有关条件不同,周氏、万氏的辨证论治完全不同,周氏治疗以清气凉营为主,万氏则以治湿毒法为主。此病西医同辨为病毒性疾病。按西医理论,病原相同,治法必同;但中医治疗如果两者对换,则很难取得良好的效果。所以病原体只能作为中医辨证论治的根据之一,诊治的关键在于辨证论治。"

4. 抗击非典,中医药发挥重要作用

传染性非典型肺炎,是由SARS冠状病毒引起的一种具有明显传染性,可累及多个脏器系统的特殊肺炎。世界卫生组织将其命名为严重急性呼吸综合征。临床上以发热、乏力、头痛、肌肉关节酸痛等全身症状为首发症状,随后出现干咳、胸闷、呼吸困难等呼吸道症状。严重者导致急性低氧性呼吸衰竭,并可迅速发展成为急性呼吸窘迫综合征。

2002年11月16日广东佛山发现国内第一个非典型肺炎病例。截至2003年2月9日,广东全省已经报告非典型肺炎病例305例。进入3月份,北京等地相继出现病例,并迅速蔓延至全国大部分地区,出现非常严峻局面。3月12日和15日,WHO两次向全球发出警告：正式提出 SARS 的概念，以及 SARS 疑似病例和可能病例的定义。呼吁全球提高对 SARS 的警惕，提醒医务人员和旅行者注意 SARS 的症状，并建议立即报告病例。4 月 23 日，我国将非典列入《传染病防治法》。以吕炳奎先生、路志正教授、焦树德教授、邓铁涛教授等为代表的著名老中医专家纷纷呼吁，发挥中医药善治瘟疫优势，运用中医药防治非典。

根据传统中医药学的理论，这类疾病属于伏气温病。正所谓"冬伤于寒，春必病温"。全国名老中医焦树德、朱良春、周仲瑛、路志正、陆广莘、晁恩祥等组成会诊智囊团。2 月 24 日，一位克罗恩病合并肠梗阻的急腹症患者外科手术后高热不退，肺部病变迅速扩大，是"非典"而且是重症患者！专家们集中床前，紧急抢救。患者出现了手撒口开、四肢冰冷的阴厥症状。"用苏合香丸！"老中医专家朱良春一语道破，患者四肢回温了。3 月 20日，这名 77 岁患者在医务人员的努力下，奇迹般地康复出院了。而就在这种抢救的过程当中，现代医学与传统的医药学之间也仿佛骤然打开了相互交通的大门。一例患者抢救中出现心动过缓，注射几种强心药物未能奏效。"上参附注射液！"而此时的患者不正符合中医辨证的阳脱吗？参附汤合并血府逐瘀汤适合，专家果断下令，随即用药，果然取得效果。中西医专家共同制定治疗方案，积极开展抢救。中医也不断对症下药及时处理：呼吸衰竭，五虎汤加葶苈子泻肺平喘；四肢冰冷，大剂量的参附汤回阳救逆；热入营血，采用犀角地黄汤（犀角以水牛角代）清热凉血。中医的辨证论治与现代医学最先进的设备与技术紧密结合，共同抢救危重患者。邓铁涛先生根据广东省中医院收治本病患者 112 例的临床观察和初步总结，认为该病属于中医春温病伏湿之证，病机以湿热蕴毒，阻遏中上二焦，并易耗气挟瘀，甚则内闭喘脱为特点，拟订了非典中医治疗方案。

北京市中医管理局进一步组织专家在借鉴广东经验的基础上，针对北京疫情特点制定了"北京地区非典型肺炎中医药防治方案"。至 5 月 31 日，北京已有半数以上的非典患者采用了中西医结合的治疗方法。经过不同对照组对照，采用中西医结合治疗非典的优势已初步显示，一是可以缩短病人的发热时间；二是有利于病毒排泄，减轻炎症反应；三是可以促进肺部炎症的吸收；四是降低重症患者病死率；五是减少激素用量及缩短减量时间、降低并发感染率、改善呼吸困难等症。

此后，世界卫生组织（WHO）和国家中医药管理局在北京联合召开了"中医、中西医结合治疗 SARS 国际研讨会"，来自 WHO 总部的 17 名国际专家听取了中医药参与 SARS 防治的科研报告。与会专家一致认为，中医药防治 SARS 是安全的，诸多方面具有潜在效益。

5. 治疗新冠肺炎，中医"清肺排毒汤"再创奇迹

2020 年 1 月前后，由新型冠状病毒引发的肺炎在武汉及全国各地迅速蔓延。在抗击新冠疫情中，以中药"清肺排毒汤"为代表的中医"三方三药"大显身手，临床证明总有效率达 90% 以上，成为中医战"疫"利器。

"清肺排毒汤"的创建者——中国中医科学院特聘研究员葛又文先生根据此次疫情发病的时间特点、人群的共性、区域等三因制宜，对湖北尤其是武汉的气候进行分析，2019年 11 月，我国南方突来寒潮且阴雨绵绵，湿气更盛，再加上武汉地处汉江平原湖泊河流众多，初步判定新冠肺炎主要是因寒湿而起的寒湿疫，继而依据前期有关资料，综合分析本次疫情特点，统筹考虑汉代张仲景《伤寒杂病论》这一治疗寒湿疫的经典医籍里的处方，最终决定将麻杏石甘汤、射干麻黄汤、小柴胡汤、五苓散四个方剂 21 味药有机组合在一起，化裁为一个新的方剂——清肺排毒汤，这

个方剂不以药为单位,而以方剂为单位去作战,方与方协同配合,使其在同等药量的情况下产生几倍量的效果,寒湿热毒排出的速度就更快。

对此,中国工程院院士、中央文史馆馆员王永炎指出,300年来,传染病一直是以温病为主,而新冠肺炎是"寒湿疫",因此是对中医药的挑战、大考,也是创新的机遇。在武汉一线,中国科学院院士、中国中医科学院首席研究员仝小林通过接诊患者,同样认为新冠肺炎为"寒湿疫"。国医大师、中国中医科学院广安门医院主任医师薛伯寿一直关注新冠肺炎的防控和救治,建议将"湿疫"改为"寒湿疫"。

2021年2月6日,国家中医药管理局与国家卫生健康委联合发文推荐在全国中西医结合救治新冠肺炎中使用"清肺排毒汤",并将其作为唯一一个通用方剂纳入第六版、第七版新冠肺炎诊疗方案。王永炎院士、国医大师路志正、金世元、薛伯寿、张大宁、孙光荣等专家也对这个处方充分肯定,并分别撰文向公众解读推荐。

据统计,截至4月12日0时,清肺排毒汤治疗新冠肺炎患者1262例中,有1253例治愈出院,占99.28%。这1262例病例中,未发生轻症转为重型、普通型转为危重型的情况,阻断了患者向危重方面发展。

4月17日,北京中医药大学副校长王伟在国务院应对新冠肺炎疫情联防联控机制发布会上信心十足地说:"各项临床观察和基础研究表明,'清肺排毒汤'是适用于轻型、普通型、重型新冠肺炎治疗的通用方剂,具有速效、高效、安全可靠的特点,因此是治疗此次新冠肺炎的特效药。"

"清肺排毒汤"大规模成功案例,把中医经方传承开辟了新的方式。过去强调辨证论治,用张仲景的经方要原方不动,剂量不变,原汁原味使用。但是,清肺排毒汤21味药,剂量也不是张仲景的大剂量,而是大多在10克以下。这实际上是从张仲景治疗伤寒的方剂,向着温病学小用量、多味药组方的模式"兼容",是一个时代的创新。

七、寒温统一热病辨治体系初探

中医的外感热病学说,已有两千多年的历史,是先人们不断探索、不断发展演变的历史,《内经》热病、仲景伤寒、清代温病,在证候上基本相似,都是论述以发热为主要证候的疾病,包括了现代大部分传染性、感染性疾病,积累了相当丰富的经验。但是,伤寒与温病学派形成于不同的历史时期,对于外感热病的病因、病证、传变规律和治疗方法的论述,存在着明显的分歧,长期论争未能统一。自从叶天士提出温病的卫气营血辨证,吴鞠通倡导温病按上中下三焦辨证的学说之后,温病学说就与仲景的伤寒六经辨证学说分道扬镳,成为外感热病辨证的一套新体系,被广大医学家所接受,并很快被应用到临床治疗之中,使外感热病的诊治水平有了很大程度的提高。当然,温病学说的卫气营血与三焦辨证,也有不完善之处,受到后世医家的批评,甚至被伤寒学家诋毁,也不足为怪。伤寒与温病学派的分歧虽然有可能是病种、病证不同,但更主要的是认识方法的不同造成的;历代外感热病的理论与治法方药的继承远远大于相互的区别,都是古人经验的结晶,因此存在着可以统一的基础。在现代中西医结合的背景之下,我们借助于科学的慧眼,看到了古人所看不到的戾气、病邪,知道了多种传染性、感染性疾病的感染过程、病理变化规律、治疗的关键环节。既然《内经》热病、仲景伤寒、清代温病,在证候上基本相似,都是论述以发热为主要证候的疾病,包括了现代大部分传染性、感染性疾病,那他们所阐述的理论,就存在着共性,就有统一起来的可能。

在临床现实中,当我们面对各种发热性疾病,无论是暴发的大面积疫情,还是散发的以发热为突出症状的病例,都面临着一个抉择:这是伤寒,还是温病,还是瘟疫?应该用哪些理论作为指导?面对非常尖锐的矛盾与困惑,很有必要厘清伤寒与温病的关系,建立统一的诊治体系,这个统一的新体系,能够包容历代伤寒与温病的学术经验,并能为未来的学术发展预留足够的空间。

邓铁涛先生认为应辨证看待伤寒与温病的关系,知其长,也识其短。因此,主张将伤寒与温病统一起来,融合为热病。这是一个具有战略意义的构想。为完善中医外感热病理论体系,提供了新的思路和方法。这一观点具体体现在《邓铁涛医集》和《实用中医诊断学》等著作中。

1. 伤寒、温病都是研究共有规律

外感热病是一大类病症,它包括了现代医学所说的大部分传染性和感染性疾病,比如感冒、扁桃体炎、流行性脑脊髓膜炎、流行性乙型脑炎、细菌性和病毒性肺炎、白喉、猩红热、脑脊髓灰质炎、麻疹、天花、水痘、病毒性肝炎、痢疾、肠炎、阑尾炎、胆囊炎、胸膜炎、流行性出血热、鼠疫、霍乱、疟疾、斑疹伤寒、肠伤寒、黑热病等,这么多的病症,除了都有发热症状之外,不仅临床表现各不相同,其发展变化与转归及其治疗,都是不尽相同的。

古人限于当时的历史条件,不能一一细加区别。另一方面,他们在当时遇到的疾病流行的病种和病情表现可能互不相同,只能根据自己所见到的情况,总结它们病理过程之中所表现出的共性,总结出一套或几套辨治规律。那么,这种"共性规律"必然会有这种或那种缺陷,不能深入指导到每个疾病的具体细节,而医疗过程应当是非常个体化的。

现代医学所说的某个传染病,在不同的人的身上,因为体质强弱、精神状态、发病季节、有无并发症等不同条件,其表现也是千差万别的,不可一概而论,更不用说将众多外感病归纳在一起论述了,其复杂性是可想而知的。

伤寒的六经辨证、温病的卫气营血辨证、三焦辨证,都反映了外感热病由表入里,由轻而重的发展变化过程,有其合理的因素。但它们又有所区别,六经辨证,大多数病症集中在"足三阳"的太阳、少阳、阳明阶段,属于腑的病症。外感热病传播到极盛的阳明阶段,治疗时除了可以用白虎汤清泄里热之外,如果热邪深结在里,出现便秘神昏时,可以用三承气汤泻下攻逐在里之瘀热,往往能使病情得到迅速缓解,是其学说的长处,吴又可、叶天士、吴鞠通等都学习其承气汤法。"三阴死证",多属于外感热病最后阶段的表现,仲景回阳救逆方药有其独特之处。

卫气营血辨证,只不过代表了外感热病的四个阶段,按照传统的中医理论分析,存有不少问题,也引起了陆九芝等传统伤寒学家的反对。叶天士云:"肺主气属卫,心主血属营。"因此看来,卫气营血似乎只与心肺二脏有关。中医学认为,五脏主贮藏精气而不能输泻,所以五脏的病症与六腑不同,由于"邪无出路"而病重。温热邪气陷入营血,出现神志昏迷时,只好清心开窍,而不应使用三承气汤,使自古以来行之有效的攻下逐邪的方法,受到理论上的限制,是其缺点。

叶天士也知道下法在温热病过程中的重要性,所以他说:"再论三焦不得从外解,必成里结。里结于何?在阳明胃与肠也。亦须用下法,不可以气血之分,就不可下也。"

另外,叶天士的观点乃后人整理而成,其中辞不达意者,也许不少。比如,叶天士虽然主张温病按卫气营血传变,却又说湿温"其病有类伤寒,其验之之法:伤寒多有变证,温热虽久,在一经不移,以此为辨。"湿温不传变吗?在卫气营血的哪"一经"不移?又比如,"肺主气属卫,心主血属营。辨卫气营血,虽与伤寒同,若论治法,则与伤寒大异也。"肺的病只属于卫分吗?肺病不可以有营血分的证候吗?桂枝汤主调营卫不和,伤寒病的营卫与温病的营卫,概念完全不同,怎么能说"辨卫气营血虽与伤寒同"呢？

叶天士关于温热病过程中神昏属于心营，传变多与心肺有关的论述，遭到了陆九芝《世补斋医书》的强烈批评，陆氏云："夫人病之热，惟胃为甚。胃热之甚，神为之昏。从来神昏之类属胃家。"当然，除了阳明腑实的神昏之外，仲景还有热入血室的"独语如见鬼状"、下焦蓄血的"其人如狂"证，这似乎更支持叶天士的邪入营血而发神昏谵语的观点，陆氏之说似非全面。

陆氏又云："夫胃者，腑也，肺与心，脏也，本是腑病，而偏要说成脏病，遂乃舍腑治脏。夫岂有脏腑而可以不分者？人病腑为轻而脏为重，此时一治其腑，病无不除，亦何至领邪入脏，死于非命哉！"陆氏此论，确为至当。

叶天士的卫气营血辨证，非常强调外感热病后期，热邪深入营血而见斑疹隐隐，或见斑疹透露。其实许多热病是不发斑疹的，即使到了最后阶段也见不到"斑疹隐隐"。而发疹的风疹、麻疹病，在临床上证候多数并不严重，甚至发热很轻微就"斑疹透露"了。这时的营血证，反而不如伤寒的阳明证深重和凶险。

吴鞠通《温病条辨》的三焦辨证，认为温病传变"始上焦，终下焦"，受到王孟英、叶子雨的批评。柳宝诒《温热逢源》也批评说："试观温邪初发者，其果悉见上焦肺经之见证乎？即或见上焦之证，其果中下焦能丝毫无病乎？鞠通苟虚心诊视，应亦自知其说之不可通矣"。

叶天士的"初用辛凉轻剂"，吴鞠通的"治上焦如羽，非轻不举"的学说，也受到后世医家的批评，柳宝诒说："叶香岩之辛凉清解，则失之肤浅。"认为辛凉轻剂轻描淡写，治不了温热病。陆九芝对于温病学家用药轻浅的弊端，十分不满。认为医家不应仅仅看到病邪会按照卫气营血的顺序逐渐深入，更重要的是切断它们发展的趋势，治愈疾病。使温热病的传变"本可以不若此（按卫气营血逐步深入）也。"不应当医者虽层层设防，病邪却步步深入。

陆九芝对叶天士《临证指南·温热门》中"席姓医案"，逐句逐项进行了批点，陆氏认为叶天士对此病人诊断虽然正确，但用药却轻描淡写，无济于事，致使病情因为失治而逐渐深重。陆氏云："凡此所用药后，种种变相，皆《指南》所自言，何以用其法者皆不一问：其药之取效，固有如是者乎？"

人所共知，在抗击 SARS 和新冠肺炎的过程中，中医药发挥了极为重要的作用，然而，在理论上应当如何阐述中医治疗的指导思想、如何让西医看得明白、如何被世界承认，却不是一件容易的事。这首先是因为中医内部在看法上的不统一所造成的。以 SARS 为例，有的说是伏暑，有的说是冬瘟，有的说是湿温，有的说是春温、风温，有的说是温病，有的说是瘟疫，有的说是肺毒疫、肺痹疫、肺湿疫。虽然是同一种 SARS，由于发病季节的不同，可以形成几个中医病名，让人莫衷一是；而不同的病名对应着不同的辨证体系，所以有的主张按邪伏膜原论治，有的主张按卫气营血辨证，有的主张按三焦辨证，有的主张按六经辨证，临床实际应用颇难选择。[中国中医研究院主编. 中医药防治非典型肺炎（SARS）研究. 中医古籍出版社，2003.]

所有这些旧的、新的理论问题的缺憾，都必须给予时代的新解释，做出我们的新答案，推动学术进步。

2. 温热病因"尺有所短"

温热邪气致病的病因学说，虽然避免了滥用温热药解表，防止疾病发展之后"火上浇油"。但是，它容易引导人们过用寒凉，甚至在表证阶段就使用寒凉药，致使如孙思邈所说"汤药虽行，百无一效"，或者在外感热病的病程之中，过用寒凉，导致伤阳害胃。

比如著名的金元四大家之一的刘河间，就曾经因为过用寒凉，而致病情缠绵难愈：

《金史·张元素传》云："河间刘完素病伤寒八日，头痛脉紧，呕逆不食，不知所为。元素往候，完素面壁不顾。元素曰：'何见待之卑如此哉？'既为(刘完素)诊脉，谓之曰：'脉病云云'。曰：'然'。'初服某药，用某味乎？'曰：'然'。元素曰：'子误矣！某味性寒，下降走太阴，阳亡，汗不能出。今脉如此，当服某药则效矣。'完素大服，如其言，遂愈。"这则医案，虽然简短，但是张元素批评刘完素自己处方之中的药味过于寒凉，导致"汗不能出"，可见是一个表证不解，误用清里热凉药的案例，切中刘氏之弊。

温病学说对于温热病后期阳气衰微缺乏法则。卫气营血辨证，把外感热病最后阶段预设为热入营血，治疗上重视清营凉血，有其长处。但是，很多热病发展到垂危阶段，都会出现阳气衰竭、阴阳离决的复杂病情，卫气营血辨证缺少应对休克前期、脓毒血症休克期的证治法则。

叶天士《温热论》也云："湿热一去，阳亦衰微"。如果治疗过程中，过分强调温热病邪，不加节制地使用寒凉药物，就有可能损伤阳气，导致坏病变证。

在外感热病的危重期，阴阳格拒离绝，进入休克状态，参照《伤寒论》对三阴死证的论述，无疑具有十分重要的价值；而外感热病过程中出现的热极生风、吐衄出血，按照温热病因说的观点，则更有利于清热镇肝息风、凉血止血。另外，外感热病过程中出现的微循环障碍，需要用活血化瘀治疗方法，在理论上与温病的血分证也比较接近。

3. 统一热病理论与伤寒、温病的关系

新的统一热病理论，不是简单地向《素问》《灵枢》热病学说的回归，而是充分考虑了伤寒学说、瘟疫学说、温病学说的成就之后，建立新的开放体系，旧有的伤寒、温病、瘟疫理论，可以在新的体系里占有自己的位置。

为了兼容新旧学说的所有精华内容，新的"热病"实际上是一个"分级诊疗体系"，也

就是说，热病作为第一级疾病名称，伤寒、温病、瘟疫是第二级病名；太阳病、阳明病、风温、湿温、大头瘟、温毒等可以作为第三级疾病名称。其下的古今典型证候，如麻黄汤证、柴胡汤证、银翘散证、达原饮证、清营汤证等可以作为第四级疾病诊断名称。

在历史上，中医就有分级病名的做法。

《素问》说："今夫热病者，皆伤寒之类也"。其中"类"的说法，已经为"热病"统辖其他具体疾病打下了基础。

《难经·五十八难》说："伤寒有五，有中风，有伤寒，有湿温，有热病，有温病，其所苦各不同。"其中的广义伤寒，就是第一级疾病名称，其下的五种具体疾病中风、温病、热病、湿温与狭义伤寒一起，构成了第二级的疾病名称。

张仲景《伤寒论》之中，除了有伤寒、中风、温病、风温等第二级疾病名称之外，还有太阳病、阳明病、少阳病、太阴病、少阴病、厥阴病的"六经病"名称。

叶天士的卫气营血阶段，也是二级病名，因为卫分、气分、营分、血分之下，还有许多证候类型，不是简单的一个证候。

同样，吴鞠通《温病条辨》的三焦辨证，其三焦的上焦、中焦、下焦都包含着许多证候，不是单一证候，三焦也是二级疾病名称。

由此可见，分级疾病名称是中医的传统特色，与现代医学的病理病灶的、具有"诊断与鉴别诊断"的疾病划分，是完全不同的。

那么，中医疾病命名的原则是什么呢？中医抓住了什么，进行疾病的命名？

中医重视的是疾病的过程，而不是疾病的具体结构形态。整个外感热病是一个由发病到痊愈，或者到死亡的不断变化的过程，这个全过程可以命名为"热病"，是对整个过程的总概括，因此，可以作为第一级的疾病名称。

外感热病的总过程，又可以根据其不同阶段，划分出六经、三焦、卫气营血的不同阶

段名称,可以作为第二级名称。

再根据不同阶段里边的细微差距,进一步细化,就可以划分出不同的证候类型。因此,在疾病的过程里,证候是中医描述的基本临床单位,是进行治疗的着眼点,也是中医抓住的"瞬间状态"。

那么,伤寒与温病的区别在哪里?

我们知道,伤寒与温病学说,描述的都是众多的传染性、感染性疾病,它们都不是单一疾病的具体细节,而是一大类疾病的总的规律。因此,伤寒与温病的区别,只是发病类型和临床证候的区别,是不同时代诊治方法的差异。

用现代的目光来看,我们可以说,中医外感热病学理论是通过调整疾病的瞬间状态,来影响整个疾病的过程的;中医所倡导的病与证的结合,是过程与瞬间的结合。通过治疗,帮助患者顺利度过疾病的过程,恢复健康状态。这个过程,在中医的帮助下,尽量不要太久,避免曲折,防止意外,是治疗的意义所在。

4. 万友生曾主张八纲统寒温

1988年出版的万友生著《寒温统一论》中,他主张伤寒与温病统一起来。万氏说:"民国以后,主张寒温合论渐多。新中国成立以来,寒温统一的趋势,已日渐成为中医学界的主要动向之一。不少中医学者认为,伤寒六经体系和温病三焦、卫气营血体系,虽然各有其特点,但都属于外感病辨证论治的范畴,应该冶于一炉,熔为一体。"

但是,对于如何使伤寒与温病学派统一起来,前人一直没有找到好的方法。所以万氏说:"近时中医学界,在寒温如何统一这个问题上主张不一,有的主张用伤寒六经来统温病三焦和卫气营血;有的主张用温病卫气营血和三焦,来统伤寒六经;有的主张用西医对急性热病分期方法,来统一中医的寒温两说等。我之所以主张用八纲来统伤寒六经和温病三焦、卫气营血,是因八纲乃中医对疾病

尤其是对外感病辨证论治的总纲。"然而,万友生先生的《寒温统一论》,实际上属于寒温合论,也就是在八纲的旗帜下,把伤寒六经与温病卫气营血和三焦辨证的内容都纳入进去,其实质是一道用加法做出来的"统一战线"。

因此,万氏的《寒温统一论》有"太阳表寒实证治""太阳表寒虚证治""卫分表热实证治""卫分表热虚证治"等,似乎不偏不倚,是寒温共熔一炉的"统一战线"。这种承认既成事实,"说合"伤寒与温病的努力,并不能促使伤寒与温病学说的融合。

万友生教授《寒温统一论》发表之后,他在著作的跋语中写到:"《寒温统一论》写成,我在继承祖国医学上一个主要的心愿得偿,这虽是一件值得欣慰的事;但随着一波刚平的寒温统一而来的内外统一的一波复起,又不禁使我心情难以平静。"他苦心探索多年,用八纲辨证统一伤寒与温病,似乎不偏不倚,起到了集大成的作用。但在学术界似乎并未引起期盼的反响和震动,伤寒依旧还是伤寒,温病也还是原来的温病。在下斗胆以为,这样的统一就像国共合作的统一战线,各有各的番号、军队武器,只能是貌合神离,最终难于形成一个合唱。如果将《内经》热病、仲景伤寒、吴又可瘟疫、清代温病,实质性的合并,形成一个包容古今的"外感热病",那该多么理想!这也是多少代人的理想。但是,谈何容易!

5. 杨麦青希望用伤寒统温病

1992年,杨麦青著作《伤寒论现代临床研究》出版。杨先生1960年11月至1961年2月与老中医合作,在中国医科大学儿科病房用《伤寒论》的方药治疗小儿肺炎116例,同时以温病法治疗25例做对照,都取得了很好的疗效,而伤寒法更为突出。他又于1983年9月至1984年4月与他人合作,在沈阳市传染病医院,用伤寒法治疗流行性出血热112例,也取得了非常好的疗效。

杨麦青教授说:"笔者早年爱读先秦诸子、历史、文学,一个纯属偶然的机遇,跻身于中西医结合的行列,触到了伟大宝库中的灿烂明珠《伤寒论》"。他认为,《伤寒论》六经辨证是疾病演进、转归的共同规律,对于个体来说,病名无何意义,应是何证、何方,即"观其脉证,知犯何逆,随证治之"。此与温病学的认识有所不同,温病学认为,温病学是《伤寒论》的发展与补充,并认为温病与现代的传染病、感染性疾病有对应关系。比如,风温与流感、急性支气管炎;春温与重流感、流脑;暑温与乙脑、钩端螺旋体病;湿温与肠伤寒、副伤寒、流感;伏暑与流感、乙脑、流行性出血热等,似乎都有对应关系。这样就"将温病上联病机,下联诸病,六经辨证,存而不用"。

"《伤寒论》是从临证观察症状连锁的关联关系,通过方证反馈找出机体基本病理过程的变化规律,以及系统间病理生理变化的相关性,即六经传经过程。由于微生物因子种属、数量与流行期间毒力之差异,作用于机体的抵抗力降低情况、易感性、敏感性增高,季节因素等诱因,机体则以不同反应形式发病。其发于阳者,表现为抗害反应;其发于阴者,表现为损害反应。若机体抵抗力较强,则为抗害反应,仅限于三阳病,但在疾病因果转化连锁中,抗害反应亦可转化为损害反应,如阳盛灼阴的阳明病。若机体敏感性强,强烈毒素侵袭,则表现为损害反应,逗入三阴,或为毒陷营血之四逆散证;或为真阳欲脱之四逆辈证。其间由于病种不同,作用部位不同,器官、系统受损害程度不同,机体反应也有多种变化,这些错综复杂的病理生理变化,都被赅括《伤寒论》中,且已远超过现代病理生理学已了解的范围,而为有效治疗重、危证开辟新途径"。因此可见,杨先生是用现代科学研究《伤寒论》,而且又不以现代病理生理为"最正确"的标准,而是认为《伤寒论》的科学性,是我们现代还没有充分发掘、认识到的。

杨先生说,20世纪50年代末沈阳麻疹流行,其合并肺炎、心血管型(并发症),用温病法抢救无效,经沈阳名老中医陈会心老师指导,用真武汤回阳托邪,抢救重危患儿数以千计,从此我们才认清了"少阴寒化"证是心血管衰竭综合征。20世纪80年代初,沈阳市传染病医院中西医结合诊治流行性出血热时,多见"热结膀胱,其人如狂"之"蓄血证"。《伤寒论》说:"其外不解者,当先解其外,外解矣,但少腹急结者,乃可攻之"。解外用柴胡桂枝汤,攻下用桃核承气汤,临床疗效极为明显。经检测,凡"蓄血"几为急性肾功能衰竭合并弥散性血管内凝血;其合并肺水肿、高血容量综合征为"结胸"证者,用大陷胸汤逐水显效。"如是,历来称为温病、伏暑之流行性出血热重危证,用伤寒法治疗更获著效,故伤寒、温病,实为同病"。可以设想,使用现代医学科学手段,进行临床监测机体发病不同时期的微循环、出凝血机制、各种炎症介质的数值变化,以及细胞免疫和体液免疫功能变化等,当能取得六经之科学涵义,三焦、营卫气血亦应如此。再以临床数据提供病理生理,制造动物实验模型,以现代医学为中介,进行伤寒、温病统一规范,完成"证"的科学化。

杨先生认为,"卫之后方言气,营之后方言血,乃是用卫气营血代替了《伤寒论》中太阳温病、阳明温病、少阴热化、厥阴热证之间的传经关系,亦即出现概率极大的一段发热反应症候群,相当于伤寒传经短路而已"。笔者赞同此论,然而,历史的发展是不以人们的意志为转移的,外感热病的治疗也不会止步于张仲景的113方。这可能大多数人都赞同,问题的关键是怎样"开放"外感热病领域,让更多的新成果融会进来。笔者提出"病是河流,证是舟",就是力图解决这一问题的一种假说。笔者期待着海内方家的赐教。

6. 邓铁涛倡导先实现寒温统一辨证

邓铁涛先生长期致力于外感热病学说的研究,20世纪50年代起就主张寒温统一,并提出了统一辨证的方案。后来又提出将伤寒与温病，逐渐融合为外感热病的宏伟理论构想，确属远见卓识。事实上，在现代医学的背景之下，伤寒与温病的区别，不是感冒与脑炎、肺炎、肠炎等不同疾病之间的差异，而是同一类疾病在发病类型、证候表现上的不同。也就是说，SARS 既属于伤寒，也属于温病，同时也符合《素问》对于热病、吴又可对于瘟疫的定义。《内经》热病、张仲景伤寒、吴又可的瘟疫、清代的温病，论述的都是传染性和感染性疾病，有几十种之多，比如 SARS、禽流感、新冠肺炎及将来发生的各种瘟疫，它们都有发热的证候，故可以总称为外感热病。我们不能说《伤寒论》论述的只是冬季的感冒，而吴又可说的瘟疫、清代论述的温病，是流脑、乙脑、猩红热。所以，《内经》热病、张仲景伤寒、吴又可的瘟疫、清代的温病存在着统一起来的基础。

邓铁涛先生指出："其实《难经》说'伤寒有五'，已经把温病归属于伤寒，张仲景继承《素问·热论》及《难经》之精神而作《伤寒论》。所以《伤寒论》中有'太阳病，发热而渴，不恶寒者，为温病。若发汗已，身灼热者，为风温'等有关温病的论述。但是由于时代所限，仲景之论确实详于伤寒而略于温热，温热病的辨证论治确为后世温病学家之所长。实际上他们各有所长，所以把两派之所长，首先结合临床实际，在外感病的范围，从辨证上加以统一，实属必要。"邓教授主编的《实用中医诊断学》收载了"六经、卫气营血、三焦病机比较图"和"外感病综合辨证示意图"。

7. 外感热病"河舟码头"学说

曹东义先生在其主编的《热病新论》提出，外感热病是一个过程，是一群疾病的共同规律，而不是一个具体的现代的传染病，或一个具体的感染病。《素问·热论》、张仲景、温病学家，都是针对一群发热类疾病的共有规律，提出了自己的观点。由于他们着手认识的具体疾病可能有所不同，个人的观察的侧重点不同，因而产生了不同的辨证治疗体系。

《素问·热论》认为，外感热病虽然由伤寒引起，但是在他们描述的六经体系之中，既没有恶寒表证，也没有三阴的虚寒证候。发热类疾病，按每日传一经的速度传变。"两感于寒"者，其死亡多在六七日之间；死亡的原因，多是"热不为汗衰""狂言不能食""脉躁急"等热甚而死。其愈合的"多在十日以上"，是逐渐恢复的过程。治疗主张三日以内用汗法，三日以上用泄法。

张仲景六经辨证，首先强调分表里证，汗法只适用于表证；外感热病既有热势很盛的阳证，也有虚寒内盛的阴证；阳盛太过，阴盛不能纠正，都会造成病人的死亡；阳证阳热太盛，可以逐渐衰竭，转化为虚寒内盛的阴证。朱肱说伤寒"病不必起于太阳"，王好古、尚从善都认为伤寒有"太阳六传"现象；张仲景说"发热而渴，不恶寒者为温病"，温病起病没有恶寒的表证；香港陶大花园的 SARS 以腹泻为主，就好像是起病于太阴。三阴病除了与本脏腑经络的证候有关之外，多属于外感热病后期休克期的阴阳离绝的死证。

温病学派认为，温病初期可以有恶寒，与张仲景对温病的认识不同，只是他们认为温病恶寒很轻，不妨使用辛凉解表治疗；温病整个病程之中都以阳热伤阴为主，可以见到热邪内陷，闭阻窍道，或者出现出疹发斑，高热惊风，而很少提及阴证，也许战汗前后可以见到"寒象"，只是阳气内伏的外在假象，所以不能使用热药，更不需回阳。所以对外感热病的后期会出现阳气衰竭的危重证候，缺乏认识；对于外感热病，总结出许多很有疗效的新的治疗经验，发展了张仲景的学术思想。

外感热病是一个过程，《素问·热论》、张仲景、叶天士、吴鞠通都试图把握它们的变化规律。六经、卫气营血、三焦辨证，都是分阶段治疗。实际上,热病既有阶段,也有瞬间的状态,这瞬间的状态就是证候。阶段是有限的,而瞬间的状态是无限的。这就如同线段与点的关系,线段是由无数个点组成的。这些点是不停变化的,像九曲黄河水流上的小舟,我们不能刻舟求剑式地希望舟不动,证不变。我们的治疗,都是对应着一定的点,也就是病人相对稳定的证候。对应得越准确,治疗效果就越好。所以历代医家,都在总结,都在找点(证候)。把张仲景对于外感热病认识的示意图折叠起来,稍加整理,就可以看出人体在外感热病过程中的阴阳之气的变化、转归,大热的时候,进行治疗有可能会出现"脉静身凉",豁然而愈的过程;也可以逐渐转化,由阳证逐渐转为阴证;也可以逐渐消耗,阴损及阳,阴竭阳脱,阴阳离绝而死。

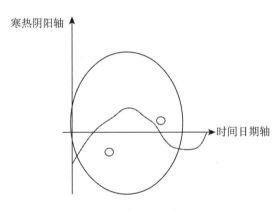

外感热病综合示意图

远远地看去,外感热病的示意图就像一个太极图,一个由阴阳之气互相转化、消长组成的太极图。当然,每一个轮回,都不是简单的重复,而是生命过程的螺旋式运动变化。历史唯物地看,任何过程都是由时空组成的,是唯一的。比如,今天我坐在这里,写我们的外感热病规律,我此时的状态、我的思考,都是唯一的。即使我本人再一次做这样的工作,已经不是现在了,而是另外的一个时空。我们永远都不可能真正地回到从前,不可能回到当初。因此说,任何过程都是唯一的,是

不可重复的。当然,这样绝对下去,就没有必要寻找规律了。很多现象,都可以在一定的条件下"重现",这就是规律。这就是我们学习古人经验的前提。如果,每一个病人的病证都是不会重复的,那也就不会有规律被总结出来。只是病证的"重复",受着许多因素的影响,比如致病因素、患者体质、年龄、季节、气候、饮食、性格、社会环境等因素的影响,其重复出来的证候就会有所不同,差异性也就表现出来,治疗措施也会因此而有所变化,这就是中医辨证论治思想的意义所在。这是非常客观的、辩证的思想方法,是正确认识疾病,正确治疗疾病的先进原则,是人类的宝贵财富。

病证结合,就是阶段与瞬间的有机结合,是线段与点的结合,也是河流与舟的结合,结合得好就能比较理想地帮助患者恢复健康;结合不好,就可能影响、阻碍患者恢复健康。为此,笔者试图用"外感发热类疾病五级病证结合的诊治体系",来包容古人的认识经验,并且为后来的探索留下足够的空间,使人类对于外感热病的认识不断深化、治疗措施不断完善,而不是永远停留在某一水平上。所以,新的外感热病理论体系,是一个开放系统,一个不断发展完善的系统。它不取消经典,而是让人们站在一个全新的立场上,重新认识经典、发展经典。

伤寒与温病论争了几百年,现在我们充分发挥想象力,让它们转向九十度,变成目标一致的平行体系,与瘟疫学说一起,共同组成外感热病的支撑体系,就好像"长征三号"捆绑式火箭,瞄准外感热病,发挥威力,攻向瘟神。

外感热病"河舟码头"学说,形象地把外感热病的整个过程加以概括:病像河流,证似舟,系列方药如码头。其认为外感发热类疾病统一辨证,可以粗略地分为五级病证结合的诊治体系,第一级的病就是热病,它包括所有以发热为主要表现的疾病。第二级的病,根据古人的认识的不同,分成广义伤寒、广义

瘟疫、广义温病三大体系。第三级体系的病，包括以六经、三焦、卫气营血和邪伏膜原概括出来的病。第四级是用治法概括的病证，第五级是古人有效方剂认识、概括的疾病。笔者试图用这样一个大筐子，囊括所有符合体系的古今认识，并为未来预留空间，可以在各个不同的级别上发挥、创新。

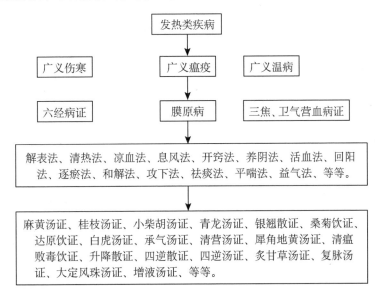

五级病证结合诊断治疗体系示意图

8. 寒温统一才能相得益彰

外感热病的寒温病因学说，形成于不同历史时期，是由不同医家的不同认识形成的，它们各有自己的优缺点，"法无完法"，分则两失，合则两利。所以，寒温病因说的互相排斥，是在一定的历史条件下形成的，而进入到现代，中西医学互相结合，外感温热病的病因已完全有可能得以阐明。其实"审证求因"，是为"审因论治"服务的，也就是说"审因"是为了更好的"论治"，解释病因并不是目的，有利于治疗才是中医推求病因的意义所在。

建立一套能够包容古今外感热病学说的新理论，能够统辖历史上早已形成的伤寒、温病、瘟疫理论，汲取其精华；使"热病"成为第一级的疾病名称，这就抓住了最主要的临床特征，兼顾了病人主诉和医生的客观指征两方面的因素，为辨证论治奠立了坚实的基础。

统一的外感热病理论，能促使外感热病学说不断发展，不限于已有的伤寒、温病、瘟疫学说，为未来的发展预留空间，使中医外感热病变成一个开放的体系，能够不断融入新的学术内容。

统一的外感热病理论，能够更有效地指导广大中医药人员临床治疗，在应对诸如SRAS之类的中医外感热病的时候，能够形成比较统一的认识，而不至于众说纷纭，不必人人再从头探讨各种学说的起源，时时比较各个辨证理论的优劣，起到执简驭繁的作用。

新的外感热病理论在病名、病因、辨证、治疗等方面充分吸收了现代医学成果，以利于和西医的沟通，便于中医外感热病学说走向世界。

参 考 文 献

[1] 山东中医学院,河北医学院.黄帝内经素问校释.北京:人民卫生出版社,1982:410.

[2] 曹东义.华佗"六部三法"伤寒学说的历史意义.中华医史杂志,2002(3):159-162.

[3] 邓铁涛.邓铁涛医集.北京:人民卫生出版社,1995:211.

[4] 曹东义,等.辛凉解表法的历史形成过程研究.河北中医药学报,2000,15(4):9

[5] 葛洪.肘后备急方.北京:人民卫生出版社,1982:37.

[6] 孙思邈.备急千金要方.北京:人民卫生出版社,1995:174.

[7] 曹东义,贾春生.温病概念古今不同.中国中医基础医学杂志,2001(1):64-66.

[8] 曹东义,王文智,贾春生.辛凉解表法的历史形成过程研究.河北中医药学报,2000(4):9.

[9] 吴鞠通.温病条辨.北京:人民卫生出版社,1978:15.

[10] 郭可明.关于临床应用石膏的一点经验介绍.中医杂志,1956(3):148-149.

[11] 蒲辅周.参加治疗流行性乙型脑炎的一些体会.中医杂志,1956(10):506.

[12] 单书健,陈子华.古今名医临证金鉴·外感热病卷(上).北京:中医古籍出版社,1995:102.

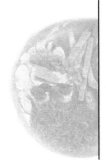

上篇
名医名著

《黄帝内经》(节选)

目　录

生气通天论篇第三

因于寒，欲如运枢，起居如惊，神气乃浮。因于暑，汗，烦则喘喝，静则多言，体若燔炭，汗出而散。因于湿，首如裹，湿热不攘，大筋緛短，小筋弛长，緛短为拘，弛长为痿。因于气，为肿，四维相代，阳气乃竭。

因于露风，乃生寒热。是以春伤于风，邪气留连，乃为洞泄。夏伤于暑，秋为痎疟。秋伤于湿，上逆而咳，发为痿厥。冬伤于寒，春必温病。四时之气，更伤五脏。

金匮真言论篇第四

黄帝问曰：天有八风，经有五风，何谓？岐伯对曰：八风发邪，以为经风，触五脏，邪气发病。所谓得四时之胜者，春胜长夏，长夏胜冬，冬胜夏，夏胜秋，秋胜春，所谓四时之胜也。

东风生于春，病在肝，俞在颈项；南风生于夏，病在心，俞在胸胁；西风生于秋，病在肺，俞在肩背；北风生于冬，病在肾，俞在腰股；中央为土，病在脾，俞在脊。故春气者病在头,夏气者病在脏,秋气者病在肩背,冬气者病在四肢。故春善病鼽衄,仲夏善病胸胁,长夏善病洞泄寒中,秋善病风疟,冬善病痹厥。故冬不按跷,春不鼽衄,春不病颈项、仲夏不病胸胁,长夏不病洞泄寒中,秋不病风疟,冬不病痹厥、飧泄,而汗出也。

夫精者,身之本也。故藏于精者,春不病温。夏暑汗不出者,秋成风疟。此平人脉法也。

阴阳应象大论篇第五

风胜则动,热胜则肿,燥胜则干,寒胜则浮,湿胜则濡泻。

天有四时五行,以生长收藏,以生寒暑燥湿风。人有五脏化五气,以生喜怒悲忧恐。故喜怒伤气,寒暑伤形。暴怒伤阴,暴喜伤阳。厥气上行,满脉去形。喜怒不节,寒暑过度,生乃不固。故重阴必阳,重阳必阴。故曰:冬伤于寒,春必温病;春伤于风,夏生飧泄;夏伤于暑,秋必痎疟;秋伤于湿,冬生咳嗽。

热论篇第三十一

黄帝问曰:今夫热病者,皆伤寒之类也,或愈或死,其死皆以六七日之间,其愈皆以十日以上者何也?不知其解,愿闻其故。岐伯对曰:巨阳者,诸阳之属也,其脉连于风府,故为诸阳主气也。人之伤于寒也,则为病热,热虽甚不死;其两感于寒而病者,必不免于死。

帝曰:愿闻其状。岐伯曰:伤寒一日,巨阳受之,故头项痛腰脊强。二日阳明受之,阳明主肉,其脉挟鼻络于目,故身热目疼而鼻干,不得卧也。三日少阳受之,少阳主胆,其脉循胁络于耳,故胸胁痛而耳聋。三阳经络皆受其病,而未入于脏者,故可汗而已。四日太阴受之,太阴脉布胃中络于嗌,故腹满而嗌干。五日少阴受之,少阴脉贯肾络于肺,系舌本,故口燥舌干而渴。六日厥阴受之,厥阴脉循阴器而络于肝,故烦满而囊缩。三阴三阳,五脏六腑

皆受病,荣卫不行,五脏不通,则死矣。

其不两感于寒者,七日巨阳病衰,头痛少愈;八日阳明病衰,身热少愈;九日少阳病衰,耳聋微闻;十日太阴病衰,腹减如故,则思饮食;十一日少阴病衰,渴止不满,舌干已而嚏;十二日厥阴病衰,囊纵少腹微下,大气皆去,病日已矣。帝曰:治之奈何?岐伯曰:治之各通其脏脉,病日衰已矣。其未满三日者,可汗而已;其满三日者,可泄而已。

帝曰:热病已愈,时有所遗者何也?岐伯曰:诸遗者,热甚而强食之,故有所遗也。若此者,皆病已衰而热有所藏,因其谷气相薄,两热相合,故有所遗也。帝曰:善。治遗奈何?岐伯曰:视其虚实,调其逆从,可使必已矣。帝曰:病热当何禁之?岐伯曰:病热少愈,食肉则复,多食则遗,此其禁也。

帝曰:其病两感于寒者,其脉应与其病形何如?岐伯曰:两感于寒者,病一日则巨阳与少阴俱病,则头痛口干而烦满;二日则阳明与太阴俱病,则腹满身热,不欲食谵言;三日则少阳与厥阴俱病,则耳聋囊缩而厥,水浆不入,不知人,六日死。帝曰:五脏已伤,六腑不通,荣卫不行,如是之后,三日乃死何也?岐伯曰:阳明者,十二经脉之长也,其血气盛,故不知人,三日其气乃尽,故死矣。凡病伤寒而成温者,先夏至日者为病温,后夏至日者为病暑,暑当与汗皆出,勿止。

刺热篇第三十二

肝热病者,小便先黄,腹痛多卧身热,热争则狂言及惊,胁满痛,手足躁,不得安卧,庚辛甚,甲乙大汗,气逆则庚辛死,刺足厥阴少阳,其逆则头痛员员,脉引冲头也。

心热病者,先不乐,数日乃热,热争则卒心痛,烦闷善呕,头痛面赤无汗,壬癸甚,丙丁大汗,气逆则壬癸死,刺手少阴太阳。

脾热病者,先头重颊痛,烦心颜青,欲呕身热,热争则腰痛不可用俯仰,腹满泄,两颌痛,甲乙甚,戊己大汗,气逆则甲乙死,刺足太

阴阳明。

肺热病者，先淅然厥，起毫毛，恶风寒，舌上黄身热。热争则喘咳，痛走胸膺背，不得大息，头痛不堪，汗出而寒，丙丁甚，庚辛大汗，气逆则丙丁死，刺手太阴阳明，出血如大豆，立已。

肾热病者，先腰痛胻痠，苦渴数饮，身热，热争则项痛而强，胻寒且痠，足下热，不欲言，其逆则项痛员员淡淡然，戊己甚，壬癸大汗，气逆则戊己死，刺足少阴太阳，诸汗者，至其所胜日汗出也。

肝热病者左颊先赤；心热病者颜先赤；脾热病者鼻先赤；肺热病者右颊先赤；肾热病者颐先赤。病虽未发，见赤色者刺之，名曰治未病。热病从部所起者，至期而已；其刺之反者，三周而已；重逆则死。诸当汗者，至其所胜日，汗大出也。

诸治热病，以饮之寒水乃刺之，必寒衣之，居止寒处，身寒而止也。

热病先胸胁痛，手足躁，刺足少阳，补足太阴，病甚者为五十九刺。热病始手臂痛者，刺手阳明太阴而汗出止。热病始于头首者，刺项太阳而汗出止。热病始于足胫者，刺足阳明而汗出止。热病先身重骨痛，耳聋好瞑，刺足少阴，病甚为五十九刺。热病先眩冒而热，胸胁满，刺足少阴少阳。

太阳之脉，色荣颧骨，热病也，荣未交，曰今且得汗，待时而已。与厥阴脉争见者，死期不过三日，其热病内连肾，少阳之脉色也。少阳之脉，色荣颊前，热病也，荣未交，曰今且得汗，待时而已，与少阴脉争见者，死期不过三日。

热病气穴：三椎下间主胸中热，四椎下间主膈中热，五椎下间主肝热，六椎下间主脾热，七椎下间主肾热，荣在骶也。项上三椎，陷者中也。颊下逆颧为大瘕，下牙车为腹满，颧后为胁痛，颊上者膈上也。

评热病论篇第三十三

黄帝问曰：有病温者，汗出辄复热，而脉躁疾不为汗衰，狂言不能食，病名为何？岐伯对曰：病名阴阳交，交者死也。帝曰：愿闻其说。岐伯曰：人所以汗出者，皆生于谷，谷生于精，今邪气交争于骨肉而得汗者，是邪却而精胜也，精胜则当能食而不复热。复热者邪气也，汗者精气也，今汗出而辄复热者，是邪胜也，不能食者，精无俾也，病而留者，其寿可立而倾也。且夫《热论》曰：汗出而脉尚躁盛者死。今脉不与汗相应，此不胜其病也，其死明矣。狂言者是失志，失志者死。今见三死，不见一生，虽愈必死也。

帝曰：有病身热汗出烦满，烦满不为汗解，此为何病？岐伯曰：汗出而身热者风也，汗出而烦满不解者厥也，病名曰风厥。帝曰：愿卒闻之。岐伯曰：巨阳主气，故先受邪，少阴与其为表里也，得热则上从之，从之则厥也。帝曰：治之奈何？岐伯曰：表里刺之，饮之服汤。

帝曰：劳风为病何如？岐伯曰：劳风法在肺下，其为病也，使人强上冥视，唾出若涕，恶风而振寒，此为劳风之病。帝曰：治之奈何？岐伯曰：以救俯仰。巨阳引精者三日，中年者五日，不精者七日，咳出青黄涕，其状如脓，大如弹丸，从口中若鼻中出，不出则伤肺，伤肺则死也。

帝曰：有病肾风者，面胕痝然壅，害于言，可刺不？岐伯曰：虚不当刺，不当刺而刺，后五日其气必至。帝曰：其至何如？岐伯曰：至必少气时热，时热从胸背上至头，汗出手热，口干苦渴，小便黄，目下肿，腹中鸣，身重难以行，月事不来，烦而不能食，不能正偃，正偃则咳甚，病名曰风水，论在《刺法》中。

帝曰：愿闻其说。岐伯曰：邪之所凑，其气必虚，阴虚者阳必凑之，故少气时热而汗出也。小便黄者，少腹中有热也。不能正偃者，胃中不和也。正偃则咳甚，上迫肺也。诸有水气者，微肿先见于目下也。帝曰：何以言？岐伯曰：水者阴也，目下亦阴也，腹者至阴之所居，故水在腹者，必使目下肿也。真气上逆,故口苦舌干,卧不得正偃,正偃则咳出清水也。诸水病者,故不得卧,卧则惊,惊则咳甚也。腹中鸣者,病本于胃也。薄脾则烦不能食,食不下者,胃脘隔也。身重难以行者,胃脉在足也。月事不来者,胞脉闭也,胞脉者属心而络于胞中,今气上迫肺,心气不得下通,故月事不来也。帝曰:善。

逆调论篇第三十四

黄帝问曰:人身非常温也,非常热也,为之热而烦满者何也?岐伯对曰:阴气少而阳气胜,故热而烦满也。帝曰:人身非衣寒也,中非有寒气也,寒从中生者何?岐伯曰:是人多痹气也,阳气少,阴气多,故身寒如从水中出。

帝曰:人有四肢热,逢风寒如炙如火者何也?岐伯曰:是人者,阴气虚,阳气盛,四肢者阳也,两阳相得而阴气虚少,少水不能灭盛火,而阳独治,独治者不能生长也,独胜而止耳,逢风而如炙如火者,是人当肉烁也。帝曰:人有身寒,汤火不能热,厚衣不能温,然不冻栗,是为何病?岐伯曰:是人者,素肾气胜,以水为事,太阳气衰,肾脂枯不长,一水不能胜两火,肾者水也,而生于骨,肾不生则髓不能满,故寒甚至骨也。所以不能冻栗者,肝一阳也,心二阳也,肾孤脏也,一水不能胜二火,故不能冻栗,病名曰骨痹,是人当挛节也。

帝曰:人之肉苛者,虽近衣絮,犹尚苛也,是谓何疾?岐伯曰:荣气虚,卫气实也,荣气虚则不仁,卫气虚则不用,荣卫俱虚,则不仁且不用,肉如故也,人身与志不相有,曰死。

帝曰:人有逆气不得卧而息有音者,有不得卧而息无音者,有起居如故而息有音者,有得卧行而喘者,有不得卧不能行而喘者,有不得卧卧而喘者,皆何脏使然?愿闻其故。岐伯曰:不得卧而息有音者,是阳明之逆也,足三阳者下行,今逆而上行,故息有音也。阳明者胃脉也,胃者六腑之海,其气亦下行,阳明逆不得从其道,故不得卧也。《下经》曰:胃不

和则卧不安。此之谓也。夫起居如故而息有音者,此肺之络脉逆也,络脉不得随经上下,故留经而不行,络脉之病人也微,故起居如故而息有音也。夫不得卧卧则喘者,是水气之客也,夫水者循津液而流也,肾者水脏,主津液,主卧与喘也。帝曰:善。

疟论篇第三十五

黄帝问曰:夫痎疟皆生于风,其蓄作有时者何也?岐伯对曰:疟之始发也,先起于毫毛,伸欠乃作,寒栗鼓颔,腰脊俱痛,寒去则内外皆热,头痛如破,渴欲冷饮。帝曰:何气使然?愿闻其道。岐伯曰:阴阳上下交争,虚实更作,阴阳相移。阳并于阴,则阴实而阳虚,阳明虚则寒栗鼓颔也;巨阳虚则腰背头项痛;三阳俱虚则阴气胜,阴气胜则骨寒而痛;寒生于内,故中外皆寒;阳盛则外热,阴虚则内热,外内皆热则喘而渴,故欲冷饮也。此皆得之夏伤于暑,热气盛,藏于皮肤之内,肠胃之外,此荣气之所舍也。此令人汗空疏,腠理开,因得秋气,汗出遇风,及得之以浴,水气舍于皮肤之内,与卫气并居。卫气者,昼日行于阳,夜行于阴,此气得阳而外出,得阴而内薄,内外相薄,是以日作。

帝曰:其间日而作者何也?岐伯曰:其气之舍深,内薄于阴,阳气独发,阴邪内著,阴与阳争不得出,是以间日而作也。帝曰:善。其作日晏与其日早者,何气使然?岐伯曰:邪气客于风府,循膂而下,卫气一日一夜大会于风府,其明日日下一节,故其作也晏,此先客于脊背也,每至于风府则腠理开,腠理开则邪气入,邪气入则病作,以此日作稍益晏也。其出于风府,日下一节,二十五日下至骶骨,二十六日入于脊内,注于伏膂之脉,其气上行,九日出于缺盆之中,其气日高,故作日益早也。其间日发者,由邪气内薄于五脏,横连募原也,其道远,其气深,其行迟,不能与卫气俱行,不得皆出,故间日乃作也。

帝曰:夫子言卫气每至于风府,腠理乃

发,发则邪气入,入则病作。今卫气日下一节,其气之发也不当风府,其日作者奈何?岐伯曰:此邪气客于头项循膂而下者也,故虚实不同,邪中异所,则不得当其风府也。故邪中于头项者,气至头项而病;中于背者,气至背而病;中于腰脊者,气至腰脊而病;中于手足者,气至手足而病。卫气之所在,与邪气相合,则病作。故风无常府,卫气之所发,必开其腠理,邪气之所合,则其府也。帝曰:善。夫风之与疟也,相似同类,而风独常在,疟得有时而休者何也?岐伯曰:风气留其处,故常在;疟随经络沉以内薄,故卫气应乃作。

帝曰:疟先寒而后热者何也?岐伯曰:夏伤于大暑,其汗大出,腠理开发,因遇夏气凄沧之水寒,藏于腠理皮肤之中,秋伤于风,则病成矣。夫寒者阴气也,风者阳气也,先伤于寒而后伤于风,故先寒而后热也,病以时作,名曰寒疟。帝曰:先热而后寒者何也?岐伯曰:此先伤于风而后伤于寒,故先热而后寒也,亦以时作,名曰温疟。其但热而不寒者,阴气先绝,阳气独发,则少气烦冤,手足热而欲呕,名曰瘅疟。

帝曰:夫经言有余者泻之,不足者补之。今热为有余,寒为不足。夫疟者之寒,汤火不能温也,及其热,冰水不能寒也,此皆有余不足之类。当此之时,良工不能止,必须其自衰乃刺之,其故何也?愿闻其说。岐伯曰:经言无刺熇熇之热,无刺浑浑之脉,无刺漉漉之汗,故为其病逆,未可治也。夫疟之始发也,阳气并于阴,当是之时,阳虚而阴盛,外无气,故先寒栗也。阴气逆极,则复出之阳,阳与阴复并于外,则阴虚而阳实,故先热而渴。夫疟气者,并于阳则阳胜,并于阴则阴胜,阴胜则寒,阳胜则热。疟者,风寒之气不常也,病极则复。至病之发也,如火之热,如风雨不可当也。故经言曰:方其盛时必毁,因其衰也,事必大昌。此之谓也。夫疟之未发也,阴未并阳,阳未并阴,因而调之,真气得安,邪气乃亡,故工不能治其已发,为其气逆也。

帝曰:善。攻之奈何?早晏何如?岐伯曰:疟之且发也,阴阳之且移也,必从四末始也。阳已伤,阴从之,故先其时坚束其处,令邪气不得入,阴气不得出,审候见之,在孙络盛坚而血者皆取之,此真往而未得并者也。

帝曰:疟不发,其应何如?岐伯曰:疟气者,必更盛更虚,当气之所在也,病在阳,则热而脉躁;在阴,则寒而脉静;极则阴阳俱衰,卫气相离,故病得休;卫气集,则复病也。

帝曰:时有间二日或至数日发,或渴或不渴,其故何也?岐伯曰:其间日者,邪气与卫气客于六腑,而有时相失,不能相得,故休数日乃作也。疟者,阴阳更胜也,或甚或不甚,故或渴或不渴。

帝曰:《论》言夏伤于暑,秋必病疟,今疟不必应者何也?岐伯曰:此应四时者也。其病异形者,反四时也。其以秋病者寒甚,以冬病者寒不甚,以春病者恶风,以夏病者多汗。

帝曰:夫病温疟与寒疟而皆安舍?舍于何脏?岐伯曰:温疟者,得之冬中于风,寒气藏于骨髓之中,至春则阳气大发,邪气不能自出,因遇大暑,脑髓烁,肌肉消,腠理发泄,或有所用力,邪气与汗皆出,此病藏于肾,其气先从内出之于外也。如是者,阴虚而阳盛,阳盛则热矣,衰则气复反入,入则阳虚,阳虚则寒矣,故先热而后寒,名曰温疟。

帝曰:瘅疟何如?岐伯曰:瘅疟者,肺素有热气盛于身,厥逆上冲,中气实而不外泄,因有所用力,腠理开,风寒舍于皮肤之内、分肉之间而发,发则阳气盛,阳气盛而不衰则病矣。其气不及于阴,故但热而不寒,邪气内藏于心,而外舍于分肉之间,令人消烁脱肉,故命曰瘅疟。帝曰:善。

刺疟篇第三十六

足太阳之疟,令人腰痛头重,寒从背起,先寒后热,熇熇暍暍然,热止汗出,难已,刺郄中出血。

足少阳之疟,令人身体解㑊,寒不甚,热

不甚,恶见人,见人心惕惕然,热多汗出甚,刺足少阳。

足阳明之疟,令人先寒,洒淅洒淅,寒甚久乃热,热去汗出,喜见日月光火气乃快然,刺足阳明跗上。

足太阴之疟,令人不乐,好大息,不嗜食,多寒热汗出,病至则善呕,呕已乃衰,即取之。

足少阴之疟,令人呕吐甚,多寒热,热多寒少,欲闭户牖而处,其病难已。

足厥阴之疟,令人腰痛少腹满,小便不利如癃状,非癃也,数便,意恐惧,气不足,腹中悒悒,刺足厥阴。

肺疟者,令人心寒,寒甚热,热间善惊,如有所见者,刺手太阴阳明。心疟者,令人烦心甚,欲得清水,反寒多,不甚热,刺手少阴。肝疟者,令人色苍苍然,太息,其状若死者,刺足厥阴见血。脾疟者,令人寒,腹中痛,热则肠中鸣,鸣已汗出,刺足太阴。肾疟者,令人洒洒然,腰脊痛宛转,大便难,目眴眴然,手足寒,刺足太阳少阴。胃疟者,令人且病也,善饥而不能食,食而支满腹大,刺足阳明、太阴横脉出血。

疟发身方热,刺跗上动脉,开其空,出其血,立寒。疟方欲寒,刺手阳明太阴、足阳明太阴。疟脉满大,急刺背俞,用中针,旁伍胠俞各一,适肥瘦出其血也。疟脉小实,急灸胫少阴,刺指井。疟脉满大,急刺背俞,用五胠俞背、俞各一,适行至于血也。

疟脉缓大虚,便宜用药,不宜用针。凡治疟先发,如食顷乃可以治,过之则失时也。诸疟而脉不见,刺十指间出血,血去必已,先视身之赤如小豆者尽取之。十二疟者,其发各不同时,察其病形,以知其何脉之病也。先其发时如食顷而刺之,一刺则衰,二刺则知,三刺则已,不已刺舌下两脉出血,不已刺郄中盛经出血,又刺项以下夹脊者必已。舌下两脉者,廉泉也。

刺疟者,必先问其病之所先发者,先刺之。先头痛及重者,先刺头上及两额两眉间出血。先项背痛者,先刺之。先腰脊痛者,先刺郄中出血。先手臂痛者,先刺手少阴阳明十指间。先足胫痠痛者,先刺足阳明十指间出血。

风疟,疟发则汗出恶风,刺三阳经背俞之血者。骭痠痛甚,按之不可,名曰胕髓病,以镵针针绝骨出血,立已。身体小痛,刺至阴,诸阴之井无出血,间日一刺。疟不渴,间日而作,刺足太阳。渴而间日作,刺足少阳。温疟汗不出,为五十九刺。

六元正纪大论篇第七十一

黄帝问曰:六化六变,胜复淫治,甘苦辛咸酸淡先后,余知之矣。夫五运之化,或从天气,或逆天气,或从天气而逆地气,或从地气而逆天气,或相得,或不相得,余未能明其事。欲通天之纪,从地之理,和其运,调其化,使上下合德,无相夺伦,天地升降,不失其宜,五运宣行,勿乖其政,调之正味,从逆奈何?岐伯稽首再拜对曰:昭乎哉问也,此天地之纲纪,变化之渊源,非圣帝孰能穷其至理欤!臣虽不敏,请陈其道,令终不灭,久而不易。

帝曰:愿夫子推而次之,从其类序,分其部主,别其宗司,昭其气数,明其正化,可得闻乎?岐伯曰:先立其年以明其气,金木水火土运行之数,寒暑燥湿风火临御之化,则天道可见,民气可调,阴阳卷舒,近而无惑,数之可数者,请遂言之。

凡此太阳司天之政,气化运行先天,天气肃,地气静,寒临太虚,阳气不令,水土合德,上应辰星镇星。其谷玄黅。其政肃,其令徐。寒政大举,泽无阳焰,则火发待时。少阳中治,时雨乃涯,止极雨散,还于太阴,云朝北极,湿化乃布,泽流万物,寒敷于上,雷动于下,寒湿之气,持于气交。民病寒湿,发肌肉萎,足痿不收,濡泻血溢。初之气,地气迁,气乃大温,草乃早荣,民乃厉,温病乃作,身热头痛呕吐,肌腠疮疡。二之气,大凉反至,民乃惨,草乃遇寒,火气遂抑,民病气郁中满,寒乃始。三之气，天政布，寒气行，雨乃降。民病寒，反热中，痈疽注下，心热瞀闷，不治者死。四之气，风湿交争，风化为雨，乃长乃化乃成。民病大热少气，肌肉萎足痿，注下赤白。五之气，阳复化，草乃长乃化乃成，民乃舒。终之气，地气正，湿令行，阴凝太虚，埃昏郊野，民乃惨凄，寒风以至，反者孕乃死。故岁宜苦以燥之温之，必折其郁气，先资其化源，抑其运气，扶其不胜，无使暴过而生其疾，食岁谷以全其真，避虚邪以安其正。适气同异，多少制之，同寒湿者燥热化，异寒湿者燥湿化，故同者多之，异者少之，用寒远寒，用凉远凉，用温远温，用热远热，食宜同法。有假者反常，反是者病，所谓时也。

凡此阳明司天之政，气化运行后天，天气急，地气明，阳专其令，炎暑大行，物燥以坚，淳风乃治，风燥横运，流于气交，多阳少阴，云趋雨府，湿化乃敷。燥极而泽，其谷白丹，间谷命太者，其耗白甲品羽，金火合德，上应太白荧惑。其政切，其令暴，蛰虫乃见，流水不冰，民病咳嗌塞，寒热发，暴振溧癃闷，清先而劲，毛虫乃死，热后而暴，介虫乃殃，其发躁，胜复之作，扰而大乱，清热之气，持于气交。初之气，地气迁，阴始凝，气始肃，水乃冰，寒雨化。其病中热胀，面目浮肿，善眠，鼽衄嚏欠呕，小便黄赤，甚则淋。二之气，阳乃布，民乃舒，物乃生荣。厉大至，民善暴死。三之气，天政布，凉乃行，燥热交合，燥极而泽，民病寒热。四之气，寒雨降，病暴仆，振栗谵妄，少气嗌干引饮，及为心痛，痈肿疮疡，疟寒之疾，骨痿血便。五之气，春令反行，草乃生荣，民气和。终之气，阳气布，候反温，蛰虫来见，流水不冰，民乃康平，其病温。故食岁谷以安其气，食间谷以去其邪，岁宜以咸以苦以辛，汗之清之散之，安其运气，无使受邪，折其郁气，资其化源。以寒热轻重少多其制，同热者多天化，同清者多地化，用凉远凉，用热远热，用寒远寒，用温远温，食宜同法。有假者反之，此其道也。反是者，乱天地之经，扰阴阳

之纪也。

凡此少阳司天之政，气化运行先天，天气正，地气扰，风乃暴举，木偃沙飞，炎火乃流，阴行阳化，雨乃时应，火木同德，上应荧惑岁星。其谷丹苍，其政严，其令扰。故风热参布，云物沸腾，太阴横流，寒乃时至，凉雨并起。民病寒中，外发疮疡，内为泄满。故圣人遇之，和而不争。往复之作，民病寒热疟泄，聋瞑呕吐，上怫肿色变。

初之气，地气迁，风胜乃摇，寒乃去，候乃大温，草木早荣。寒来不杀，温病乃起，其病气怫于上，血溢目赤，咳逆头痛，血崩胁满，肤腠中疮。二之气，火反郁，白埃四起，云趋雨府，风不胜湿，雨乃零，民乃康。其病热郁于上，咳逆呕吐，疮发于中，胸嗌不利，头痛身热，昏愦脓疮。三之气，天政布，炎暑至，少阳临上，雨乃涯。民病热中，聋瞑血溢，脓疮咳呕，鼽衄渴嚏欠，喉痹目赤，善暴死。四之气，凉乃至，炎暑间化，白露降，民气和平，其病满身重。五之气，阳乃去，寒乃来，雨乃降，气门乃闭，刚木早凋，民避寒邪，君子周密。

终之气，地气正，风乃至，万物反生，霜雾以行。其病关闭不禁，心痛，阳气不藏而咳。抑其运气，赞所不胜，必折其郁气，先取化源，暴过不生，苛疾不起。故岁宜咸辛宜酸，渗之泄之，渍之发之，观气寒温以调其过，同风热者多寒化，异风热者少寒化，用热远热，用温远温，用寒远寒，用凉远凉，食宜同法，此其道也。有假者反之，反是者病之阶也。

凡此太阴司天之政，气化运行后天，阴专其政，阳气退辟，大风时起，天气下降，地气上腾，原野昏霜，白埃四起，云奔南极，寒雨数至，物成于差夏。民病寒湿，腹满身䐜愤胕肿，痞逆寒厥拘急。湿寒合德，黄黑埃昏，流行气交，上应镇星辰星。其政肃，其令寂，其谷黅玄。故阴凝于上，寒积于下，寒水胜火，则为冰雹，阳光不治，杀气乃行。故有余宜高，不及宜下，有余宜晚，不及宜早，土之利，气之化也，民气亦从之，间谷命其太也。

初之气,地气迁,寒乃去,春气正,风乃来,生布万物以荣,民气条舒,风湿相薄,雨乃后。民病血溢,筋络拘强,关节不利,身重筋痿。二之气,大火正,物承化,民乃和,其病温厉大行,远近咸若,湿蒸相薄,雨乃时降。三之气,天政布,湿气降,地气腾,雨乃时降,寒乃随之。感于寒湿,则民病身重胕肿,胸腹满。四之气,畏火临,溽蒸化,地气腾,天气痞隔,寒风晓暮,蒸热相薄,草木凝烟,湿化不流,则白露阴布,以成秋令。民病腠理热,血暴溢疟,心腹满热,胪胀,甚则胕肿。五之气,惨令已行,寒露下,霜乃早降,草木黄落,寒气及体,君子周密,民病皮腠。

终之气,寒大举,湿大化,霜乃积,阴乃凝,水坚冰,阳光不治。感于寒,则病人关节禁固,腰脽痛,寒湿推于气交而为疾也。必折其郁气,而取化源,益其岁气,无使邪胜,食岁谷以全其真,食间谷以保其精。故岁宜以苦燥之温之,甚者发之泄之。不发不泄,则湿气外溢,肉溃皮拆而水血交流。必赞其阳火,令御甚寒,从气异同,少多其判也,同寒者以热化,同湿者以燥化,异者少之,同者多之,用凉远凉,用寒远寒,用温远温,用热远热,食宜同法。假者反之,此其道也,反是者病也。

凡此少阴司天之政,气化运行先天,地气肃,天气明,寒交暑,热加燥,云驰雨府,湿化乃行,时雨乃降,金火合德,上应荧惑太白。其政明,其令切,其谷丹白。水火寒热持于气交而为病始也,热病生于上,清病生于下,寒热凌犯而争于中,民病咳喘,血溢血泄鼽嚏,目赤眦疡,寒厥入胃,心痛腰痛,腹大嗌干肿上。

初之气,地气迁,暑将去,寒乃始,蛰复藏,水乃冰,霜复降,风乃冽,阳气郁,民反周密,关节禁固,腰脽痛,炎暑将起,中外疮疡。二之气,阳气布,风乃行,春气以正,万物应荣,寒气时至,民乃和。其病淋,目瞑目赤,气郁于上而热。三之气,天政布,大火行,庶类番鲜,寒气时至。民病气厥心痛,寒热更作,

咳喘目赤。四之气,溽暑至,大雨时行,寒热互至。民病寒热,嗌干黄瘅,鼽衄饮发。五之气,畏火临,暑反至,阳乃化,万物乃生乃长荣,民乃康,其病温。

终之气,燥令行,余火内格,肿于上,咳喘,甚则血溢。寒气数举,则霿雾翳,病生皮腠,内舍于胁,下连少腹而作寒中,地将易也。必抑其运气,资其岁胜,折其郁发,先取化源,无使暴过而生其病也。食岁谷以全真气,食间谷以辟虚邪。岁宜咸以软之,而调其上,甚则以苦发之;以酸收之,而安其下,甚则以苦泄之。适气同异而多少之,同天气者以寒清化,同地气者以温热化,用热远热,用凉远凉,用温远温,用寒远寒,食宜同法。有假则反,此其道也,反是者病作矣。

凡此厥阴司天之政,气化运行后天,诸同正岁,气化运行同天,天气扰,地气正,风生高远,炎热从之,云趋雨府,湿化乃行,风火同德,上应岁星荧惑。其政挠,其令速,其谷苍丹,间谷言太者,其耗文角品羽。风燥火热,胜复更作,蛰虫来见,流水不冰,热病行于下,风病行于上,风燥胜复形于中。

初之气,寒始肃,杀气方至,民病寒于右之下。二之气,寒不去,华雪水冰,杀气施化,霜乃降,名草上焦,寒雨数至,阳复化,民病热于中。三之气,天政布,风乃时举,民病泣出耳鸣掉眩。四之气,溽暑湿热相薄,争于左之上,民病黄瘅而为胕肿。五之气,燥湿更胜,沉阴乃布,寒气及体,风雨乃行。

终之气,畏火司令,阳乃大化,蛰虫出见,流水不冰,地气大发,草乃生,人乃舒,其病温厉。必折其郁气,资其化源,赞其运气,无使邪胜。岁宜以辛调上,以咸调下,畏火之气,无妄犯之。用温远温,用热远热,用凉远凉,用寒远寒,食宜同法。有假反常,此之道也,反是者病。

帝曰:善。夫子言可谓悉矣,然何以明其应乎?岐伯曰:昭乎哉问也!夫六气者,行有次,止有位,故常以正月朔日平旦视之,睹其

位而知其所在矣。运有余,其至先,运不及,其至后,此天之道,气之常也。运非有余非不足,是谓正岁,其至当其时也。帝曰:胜复之气,其常在也,灾眚时至,候也奈何?岐伯曰:非气化者,是谓灾也。

帝曰:天地之数,终始奈何?岐伯曰:悉乎哉问也!是明道也。数之始,起于上而终于下,岁半之前,天气主之,岁半之后,地气主之,上下交互,气交主之,岁纪毕矣。故曰:位明,气月可知乎,所谓气也。帝曰:余司其事,则而行之,不合其数何也?岐伯曰:气用有多少,化治有盛衰,衰盛多少,同其化也。帝曰:愿闻同化何如?岐伯曰:风温春化同,热曛昏火夏化同,胜与复同,燥清烟露秋化同,云雨昏暝埃长夏化同,寒气霜雪冰冬化同,此天地五运六气之化,更用盛衰之常也。

帝曰:五运行同天化者,命曰天符,余知之矣。愿闻同地化者何谓也?岐伯曰:太过而同天化者三,不及而同天化者亦三,太过而同地化者三,不及而同地化者亦三,此凡二十四岁也。帝曰:愿闻其所谓也。岐伯曰:甲辰甲戌太宫下加太阴,壬寅壬申太角下加厥阴,庚子庚午太商下加阳明,如是者三。癸巳癸亥少徵下加少阳,辛丑辛未少羽下加太阳,癸卯癸酉少徵下加少阴,如是者三。戊子戊午太徵上临少阴,戊寅戊申太徵上临少阳,丙辰丙戌太羽上临太阳,如是者三。丁巳丁亥少角上临厥阴,乙卯乙酉少商上临阳明,己丑己未少宫上临太阴,如是者三。除此二十四岁,则不加不临也。帝曰:加者何谓?岐伯曰:太过而加同天符,不及而加同岁会也。帝曰:临者何谓?岐伯曰:太过不及,皆曰天符,而变行有多少,病形有微甚,生死有早晏耳。

帝曰:夫子言用寒远寒,用热远热,余未知其然也,愿闻何谓远?岐伯曰:热无犯热,寒无犯寒,从者和,逆者病,不可不敬畏而远之,所谓时兴六位也。帝曰:温凉何如?岐伯曰:司气以热,用热无犯,司气以寒,用寒无犯,司气以凉,用凉无犯,司气以温,用温无犯,

间气同其主无犯,异其主则小犯之,是谓四畏,必谨察之。帝曰:善。其犯者何如?岐伯曰:天气反时,则可依时,及胜其主则可犯,以平为期,而不可过,是谓邪气反胜者。故曰:无失天信,无逆气宜,无翼其胜,无赞其复,是谓至治。

帝曰:六位之气盈虚何如?岐伯曰:太少异也,太者之至徐而常,少者暴而亡。帝曰:天地之气,盈虚何如?岐伯曰:天气不足,地气随之,地气不足,天气从之,运居其中而常先也。恶所不胜,归所同和,随运归从而生其病也。故上胜则天气降而下,下胜则地气迁而上,多少而差其分,微者小差,甚者大差,甚则位易气交易,则大变生而病作矣。《大要》曰:甚纪五分,微纪七分,其差可见。此之谓也。

帝曰:善。论言热无犯热,寒无犯寒。余欲不远寒,不远热奈何?岐伯曰:悉乎哉问也!发表不远热,攻里不远寒。帝曰:不发不攻而犯寒犯热何如?岐伯曰:寒热内贼,其病益甚。帝曰:愿闻无病者何如?岐伯曰:无者生之,有者甚之。帝曰:生者何如?岐伯曰:不远热则热至,不远寒则寒至,寒至则坚痞腹满,痛急下利之病生矣,热至则身热,吐下霍乱,痈疽疮疡,瞀郁注下,瞤瘛肿胀,呕鼽衄头痛,骨节变肉痛,血溢血泄,淋闷之病生矣。帝曰:治之奈何?岐伯曰:时必顺之,犯者治以胜也。

刺法论篇第七十二(补遗)

帝曰:五运之至,有前后与升降往来,有所承抑之,可得闻乎刺法?岐伯曰:当取其化源也。是故太过取之,不及资之。太过取之,次抑其郁,取其运之化源,令折郁气。不及扶资,以扶运气,以避虚邪也。资取之法令出《密语》。

黄帝问曰:刚柔二干,失守其位,使天运之气皆虚乎?与民为病,可得平乎?岐伯曰:深乎哉问!明其奥旨,天地迭移,三年化疫,

是谓根之可见,必有逃门。

假令甲子,刚柔失守,刚未正,柔孤而有亏,时序不令,即音律非从,如此三年,变大疫也。详其微甚,察其浅深,欲至而可刺,刺之,当先补肾俞,次三日,可刺足太阴之所注。又有下位己卯不至,而甲子孤立者,次三年作土疬,其法补泻,一如甲子同法也。其刺以毕,又不须夜行及远行,令七日洁,清净斋戒。所有自来肾有久病者,可以寅时面向南,净神不乱,思闭气不息七遍,以引颈咽气顺之,如咽甚硬物,如此七遍后,饵舌下津令无数。

假令丙寅,刚柔失守,上刚干失守,下柔不可独主之,中水运非太过,不可执法而定之,布天有余,而失守上正,天地不合,即律吕音异,如此即天运失序,后三年变疫。详其微甚,差有大小,徐至即后三年,至甚即首三年,当先补心俞,次五日,可刺肾之所入。又有下位地甲子,辛巳柔不附刚,亦名失守,即地运皆虚,后三年变水疬,即刺法皆如此矣。其刺如毕,慎其大喜欲情于中,如不忌,即其气复散也,令静七日,心欲实,令少思。

假令庚辰,刚柔失守,上位失守,下位无合,乙庚金运,故非相招,布天未退,中运胜来,上下相错,谓之失守,姑洗林钟,商音不应也,如此则天运化易,三年变大疫。详其天数,差有微甚,微即微,三年至,甚即甚,三年至,当先补肝俞,次三日,可刺肺之所行。刺毕,可静神七日,慎勿大怒,怒必真气却散之。又或在下地甲子乙未失守者,即乙柔干,即上庚独治之,亦名失守者,即天运孤主之,三年变疬,名曰金疬,其至待时也。详其地数之等差,亦推其微甚,可知迟速尔。诸位乙庚失守,刺法同,肝欲平,即勿怒。

假令壬午,刚柔失守,上壬未迁正,下丁独然,即虽阳年,亏及不同,上下失守,相招其有期,差之微甚,各有其数也,律吕二角,失而不和,同音有日,微甚如见,三年大疫,当刺脾之俞,次三日,可刺肝之所出也。刺毕,静神七日,勿大醉歌乐,其气复散,又勿饱食,勿食生物,欲令脾实,气无滞饱,无久坐,食无太酸,无食一切生物,宜甘宜淡。又或地下甲子,丁酉失守其位,未得中司,即气不当位,下不与壬奉合者,亦名失守,非名合德,故柔不附刚,即地运不合,三年变疬,其刺法一如木疫之法。

假令戊申,刚柔失守,戊癸虽火运,阳年不太过也,上失其刚,柔地独主,其气不正,故有邪干,迭移其位,差有浅深,欲至将合,音律先同,如此天运失时,三年之中,火疫至矣,当刺肺之俞。刺毕,静神七日,勿大悲伤也,悲伤即肺动,而真气复散也,人欲实肺者,要在息气也。又或地下甲子,癸亥失守者,即柔失守位也,即上失其刚也,即亦名戊癸不相合德者也,即运与地虚,后三年变疬,即名火疬。

是故立地五年,以明失守,以穷法刺,于是疫之与疬,即是上下刚柔之名也,穷归一体也,即刺疫法,只有五法,即总其诸位失守,故只归五行而统之也。

黄帝曰:余闻五疫之至,皆相染易,无问大小,病状相似,不施救疗,如何可得不相移易者?岐伯曰:不相染者,正气存内,邪不可干,避其毒气,天牝从来,复得其往,气出于脑,即不邪干。气出于脑,即室先想心如日。欲将入于疫室,先想青气自肝而出,左行于东,化作林木。次想白气自肺而出,右行于西,化作戈甲。次想赤气自心而出,南行于上,化作焰明。次想黑气自肾而出,北行于下,化作水。次想黄气自脾而出,存于中央,化作土。五气护身之毕,以想头上如北斗之煌煌,然后可入于疫室。

又一法,于春分之日,日未出而吐之。又一法,于雨水日后,三浴以药泄汗。又一法,小金丹方:辰砂二两,水磨雄黄一两,叶子雌黄一两,紫金半两,同入合中,外固了,地一尺筑地实,不用炉,不须药制,用火二十斤煅之也,七日终,候冷七日取,次日出合子,埋药地中七日,取出顺日研之三日,炼白沙蜜为丸,如梧桐子大,每日望东吸日华气一口,冰水下一丸,和气咽之,服十粒,无疫干也。

黄帝问曰:人虚即神游失守位,使鬼神外干,是致夭亡,何以全真?愿闻刺法。岐伯稽首再拜曰:昭乎哉问!谓神移失守,虽在其体,然不致死,或有邪干,故令夭寿。只如厥阴失守,天以虚,人气肝虚,感天重虚,即魂游于上,邪干厥大气,身温犹可刺之,刺其足少阳之所过,次刺肝之俞。人病心虚,又遇君相二火司天失守,感而三虚,遇火不及,黑尸鬼犯之,令人暴亡,可刺手少阳之所过,复刺心俞。人脾病,又遇太阴司天失守,感而三虚,又遇土不及,青尸鬼邪犯之于人,令人暴亡,可刺足阳明之所过,复刺脾之俞。人肺病,遇阳明司天失守,感而三虚,又遇金不及,有赤尸鬼干人,令人暴亡,可刺手阳明之所过,复刺肺俞。人肾病,又遇太阳司天失守,感而三虚,又遇水运不及之年,有黄尸鬼干犯人正气,吸人神魂,致暴亡,可刺足太阳之所过,复刺肾俞。

黄帝问曰:十二脏之相使,神失位,使神彩之不圆,恐邪干犯,治之可刺,愿闻其要。岐伯稽首再拜曰:悉乎哉,问至理,道真宗,此非圣帝,焉究斯源,是谓气神合道,契符上天。心者,君主之官,神明出焉,可刺手少阴之源。肺者,相傅之官,治节出焉,可刺手太阴之源。肝者,将军之官,谋虑出焉,可刺足厥阴之源。胆者,中正之官,决断出焉,可刺足少阳之源。膻中者,臣使之官,喜乐出焉,可刺心包络所流。脾为谏议之官,知周出焉,可刺脾之源。胃为仓廪之官,五味出焉,可刺胃之源。大肠者,传道之官,变化出焉,可刺大肠之源。小肠者,受盛之官,化物出焉,可刺小肠之源。肾者,作强之官,伎巧出焉,刺其肾之源。三焦者,决渎之官,水道出焉,刺三焦之源。膀胱者,州都之官,精液藏焉,气化则能出矣,刺膀胱之源。凡此十二官者,不得相失也。是故刺法有全神养真之旨,亦法有修真之道,非治疾也,故要修养和神也。道贵常存,补神固根,精气不散,神守不分,然即神守而虽不去,

亦能全真,人神不守,非达至真,至真之要,在乎天玄,神守天息,复入本元,命曰归宗。

本病论篇第七十三(补遗)

黄帝问曰:天元九室,余已知之,愿闻气交,何名失守?岐伯曰:谓其上下升降,迁正退位,各有经论,上下各有不前,故名失守也。是故气交失易位,气交乃变,变易非常,即四时失序,万化不安,变民病也。

帝曰:升降不前,愿闻其故,气交有变,何以明知?岐伯曰:昭乎问哉!明乎道矣。气交有变,是为天地机,但欲降而不得降者,地室刑之。又有五运太过,而先天而至者,即交不前,但欲升而不得其升,中运抑之,但欲降而不得其降,中运抑之。于是有升之不前,降之不下者,有降之不下,升而至天者,有升降俱不前,作此之分别,即气交之变,变之有异,常各各不同,灾有微甚者也。

帝曰,愿闻气交遇会胜抑之由,变成民病,轻重何如?岐伯曰:胜相会,抑伏使然。是故辰戌之岁,木气升之,主逢天柱,胜而不前。又遇庚戌,金运先天,中运胜之,忽然不前。木运升天,金乃抑之,升而不前,即清生风少,肃杀于春,露霜复降,草木乃萎。民病温疫早发,咽嗌乃干,四肢满,肢节皆痛。久而化郁,即大风摧拉,折陨鸣紊。民病卒中偏痹,手足不仁。

是故巳亥之岁,君火升天,主室天蓬,胜之不前。又厥阴木迁正,则少阴未得升天,水运以至其中者。君火欲升,而中水运抑之,升之不前,即清寒复作,冷生旦暮。民病伏阳,而内生烦热,心神惊悸,寒热间作。日久成郁,即暴热乃至,赤风肿翳,化疫,温疠暖作,赤气彰而化火疫,皆烦而燥渴,渴甚治之以泄之可止。

是故子午之岁,太阴升天,主室天冲,胜之不前。又或遇壬子,木运先天而至者,中木遇抑之也。升天不前,即风埃四起,时举埃昏,雨湿不化。民病风厥涎潮,偏痹不随,胀

满。久而伏郁，即黄埃化疫也，民病夭亡，脸肢胕，黄疸满闭，湿令弗布，雨化乃微。

是故丑未之年，少阳升天，主室天蓬，胜之不前。又或遇太阴未迁正者，即少阳未升天也，水运以至者。升天不前，即寒雾反布，凛冽如冬，水复涸，冰再结，暄暖乍作，冷复布之，寒暄不时。民病伏阳在内，烦热生中，心神惊骇，寒热间争。以成久郁，即暴热乃生，赤风气瞳翳，化成郁疠，乃化作伏热内烦，痹而生厥，甚则血溢。

是故寅申之年，阳明升天，主室天英，胜之不前。又或遇戊申戊寅，火运先天而至。金欲升天，火运抑之，升之不前，即时雨不降，西风数举，咸卤燥生。民病上热，喘嗽血溢。久而化郁，即白埃翳雾，清生杀气，民病胁满悲伤，寒鼽嚏嗌干，手拆皮肤燥。

是故卯酉之年，太阳升天，主室天芮，胜之不前。又遇阳明未迁正者，即太阳未升天也，土运以至。水欲升天，土运抑之，升之不前，即湿而热蒸，寒生两间。民病注下，食不及化。久而成郁，冷来客热，冰雹卒至。民病厥逆而哕，热生于内，气痹于外，足胫疫疼，反生心悸懊热，暴烦而复厥。

黄帝曰：升之不前，余已尽知其旨。愿闻降之不下，可得明乎？岐伯曰：悉乎哉问！是之谓天地微旨，可以尽陈斯道，所谓升已必降也。至天三年，次岁必降，降而入地，始为左间也。如此升降往来，命之六纪者矣。是故丑未之岁，厥阴降地，主室地晶，胜而不前。又或遇少阴未退位，即厥阴未降下，金运以至中。金运承之，降之未下，抑之变郁，木欲降下，金承之，降而不下，苍埃远见，白气承之，风举埃昏，清躁行杀，霜露复下，肃杀布令。久而不降，抑之化郁，即作风躁相伏，暄而反清，草木萌动，杀霜乃下，蛰虫未见，惧清伤脏。

是故寅申之岁，少阴降地，主室地玄，胜之不入。又或遇丙申丙寅，水运太过，先天而至。君火欲降，水运承之，降而不下，即彤云

才见，黑气反生，暄暖如舒，寒常布雪，凛冽复作，天云惨凄。久而不降，伏之化郁，寒胜复热，赤风化疫，民病面赤心烦，头痛目眩也，赤气彰而温病欲作也。

是故卯酉之岁，太阴降地，主室地苍，胜之不入。又或少阳未退位者，即太阴未得降也，或木运以至。木运承之，降而不下，即黄云见而青霞彰，郁蒸作而大风，雾翳埃胜，折损乃作。久而不降也，伏之化郁，天埃黄气，地布湿蒸，民病四肢不举，昏眩肢节痛，腹满填臆。

是故辰戌之岁，少阳降地，主室地玄，胜之不入。又或遇水运太过，先天而至也。水运承之，水降不下，即彤云才见，黑气反生，暄暖欲生，冷气卒至，甚即冰雹也。久而不降，伏之化郁，冷气复热，赤风化疫，民病面赤心烦，头痛目眩也，赤气彰而热病欲作也。

是故巳亥之岁，阳明降地，主室地彤，胜而不入。又或遇太阴未退位，即少阳未得降，即火运以至之。火运承之不下，即天清而肃，赤气乃彰，暄热反作。民皆昏倦，夜卧不安，咽干引饮，懊热内烦，天清朝暮，暄还复作。久而不降，伏之化郁，天清薄寒，远生白气。民病掉眩，手足直而不仁，两胁作痛，满目㬅㬅。

是故子午之年，太阳降地，主室地阜胜之，降而不入。又或遇土运太过，先天而至。土运承之，降而不入，即天彰黑气，瞑暗凄惨，才施黄埃而布湿，寒化令气，蒸湿复令。久而不降，伏之化郁，民病大厥，四肢重怠，阴痿少力，天布沉阴，蒸湿间作。

帝曰：升降不前，晰知其宗，愿闻迁正，可得明乎？岐伯曰：正司中位，是谓迁正位，司天不得其迁正者，即前司天以过交司之日。即遇司天太过有余日也，即仍旧治天数，新司天未得迁正也。厥阴不迁正，即风暄不时，花卉萎瘁，民病淋溲，目系转，转筋喜怒，小便赤。风欲令而寒由不去，温暄不正，春正失时。少阴不迁正，即冷气不退，春冷后寒，暄

暖不时。民病寒热，四肢烦痛，腰脊强直。木气虽有余，位不过于君火也。太阴不迁正，即云雨失令，万物枯焦，当生不发。民病手足肢节肿满，大腹水肿，填臆不食，飧泄胁满，四肢不举。雨化欲令，热犹治之，温煦于气，亢而不泽。少阳不迁正，即炎灼弗令，苗莠不荣，酷暑于秋，肃杀晚至，霜露不时。民病痎疟骨热，心悸惊骇，甚时血溢。阳明不迁正，则暑化于前，肃杀于后，草木反荣。民病寒热鼽嚏，皮毛折，爪甲枯焦，甚则喘嗽息高，悲伤不乐。热化乃布，燥化未令，即清劲未行，肺金复病。太阳不迁正，即冬清反寒，易令于春，杀霜在前，寒冰于后，阳光复治，凛冽不作，雾云待时。民病温疠至，喉闭溢干，烦燥而渴，喘息而有音也。寒化待燥，犹治天气，过失序，与民作灾。

帝曰：迁正早晚，以命其旨，愿闻退位，可得明哉？岐伯曰：所谓不退者，即天数未终，即天数有余，名曰复布政，故名曰再治天也，即天令如故而不退位也。厥阴不退位，即大风早举，时雨不降，湿令不化，民病温疫，疵废风生，民病皆肢节痛，头目痛，伏热内烦，咽喉干引饮。少阴不退位，即温生春冬，蛰虫早至，草木发生，民病膈热咽干，血溢惊骇，小便赤涩，丹瘤瘖疮疡留毒。太阴不退位，而取寒暑不时，埃昏布作，湿令不去，民病四肢少力，食饮不下，泄注淋满，足胫寒，阴痿闭塞，失溺小便数。少阳不退位，即热生于春，暑乃后化，冬温不冻，流水不冰，蛰虫出见，民病少气，寒热更作，便血上热，小腹坚满，小便赤沃，甚则血溢。阳明不退位，即春生清冷，草木晚荣，寒热间作，民病呕吐暴注，食饮不下，大便干燥，四肢不举，目瞑掉眩。

帝曰：天岁早晚，余以知之，愿闻地数，可得闻乎？岐伯曰：地下迁正升天及退位不前之法，即地土产化，万物失时之化也。

帝曰：余闻天地二甲子，十干十二支。上下经纬天地，数有迭移，失守其位，可得昭乎？岐伯曰：失之迭位者，谓虽得岁正，未得正位

之司，即四时不节，即生大疫。

假令甲子阳年，土运太窒，如癸亥天数有余者，年虽交得甲子，厥阴犹尚治天，地已迁正，阳明在泉，去岁少阳以作右间，即厥阴之地阳明，故不相和奉者也。癸巳相会，土运太过，虚反受木胜，故非太过也，何以言土运太过，况黄钟不应太窒，木既胜而金还复，金既复而少阴如至，即木胜如火而金复微，如此则甲己失守，后三年化成土疫，晚至丁卯，早至丙寅，土疫至也，大小善恶，推其天地，详乎太一。又只如甲子年，如甲至子而合，应交司而治天，即下己卯未迁正，而戊寅少阳未退位者，亦甲己下有合也，即土运非太过，而木乃乘虚而胜土也，金次又行复胜之，即反邪化也。阴阳天地殊异尔，故其大小善恶，一如天地之法旨也。

假令丙寅阳年太过，如乙丑天数有余者，虽交得丙寅，太阴尚治天也，地已迁正，厥阴司地，去岁太阳以作右间，即天太阴而地厥阴，故地不奉天化也。乙辛相会，水运太虚，反受土胜，故非太过，即太簇之管，太羽不应，土胜而雨化，水复即风，此者丙辛失守其会，后三年化成水疫，晚至己巳，早至戊辰，甚即速，微即徐，水疫至也，大小善恶推其天地数，乃太乙游宫。又只如丙寅年，丙至寅且合，应交司而治天，即辛巳未得迁正，而庚辰太阳未退位者，亦丙辛不合德也，即水运亦小虚而小胜，或有复，后三年化疠，名曰水疠，其状如水疫，治法如前。

假令庚辰阳年太过，如己卯天数有余者，虽交得庚辰年也，阳明犹尚治天，地已迁正，太阴司地，去岁少阴以作右间，即天阳明而地太阴也，故地下奉天也。乙巳相会，金运太虚，反受火胜，故非太过也，即姑洗之管，太商不应，火胜热化，水复寒刑，此乙庚失守，其后三年化成金疫也，速至壬午，徐至癸未，金疫至也，大小善恶，推本年天数及太一也。又只如庚辰，如庚至辰，且应交司而治天，即下乙未未得迁正者，即地甲午少阴未退位者，且乙

庚不合德也，即下乙未，干失刚，亦金运小虚也，有小胜或无复，后三年化疠，名曰金疠，其状如金疫也，治法如前。

假令壬午阳年太过，如辛巳天数有余者，虽交后壬午年也，厥阴犹尚治天，地已迁正，阳明在泉，去岁丙申少阳以作右间，即天厥阴而地阳明，故地不奉天者也。丁辛相合会，木运太虚，反受金胜，故非太过也，即蕤宾之管，太角不应，金行燥胜，火化热复，甚即速，微即徐，疫至大小善恶，推疫至之年天数及太一。又只如壬至午，且应交司而治之，即下丁酉未得迁正者，即地下丙申少阳未得退位者，见丁壬不合德也，即丁柔干失刚，亦木运小虚也，有小胜小复。后三年化疠，名曰木疠，其状如风疫，法治如前。

假令戊申阳年太过，如丁未天数太过者，虽交得戊申年也，太阴犹尚治天，地已迁正，厥阴在泉，去岁壬戌太阳以退位作右间，即天丁未，地癸亥，故地不奉天化也。丁癸相会，火运太虚，反受水胜，故非太过也，即夷则之管，上太徵不应，此戊癸失守其会，后三年化疫也，速至庚戌，大小善恶，推疫至之年天数及太一。又只如戊申，如戊至申，且应交司而治天，即下癸亥未得迁正者，即地下壬戌太阳未退位者，即戊癸未合德也，即下癸柔干失刚，见火运小虚也，有小胜或无复也，后三年化疠，名曰火疠也，治法如前，治之法可寒之泄之。

黄帝曰：人气不足，天气如虚，人神失守，神光不聚，邪鬼干人，致有夭亡，可得闻乎？岐伯曰：人之五脏，一脏不足，又会天虚，感邪之至也。人忧愁思虑即伤心，又或遇少阴司天，天数不及，太阴作接间至，即谓天虚也，此即人气天气同虚也。又遇惊而夺精，汗出于心，因而三虚，神明失守，心为君主之官，神明出焉，神失守位，即神游上丹田，在帝太一帝君泥丸宫下，神既失守，神光不聚，却遇火不及之岁，有黑尸鬼见之，令人暴亡。人饮食劳倦即伤脾，又或遇太阴司天，天数不及，即少

阳作接间至，即谓之虚也，此即人气虚而天气虚也。又遇饮食饱甚，汗出于胃，醉饱行房，汗出于脾，因而三虚，脾神失守，脾为谏议之官，智周出焉，神既失守，神光失位而不聚也，却遇土不及之年，或己年或甲年失守，或太阴天虚，青尸鬼见之，令人卒亡。人久坐湿地，强力入水即伤肾，肾为作强之官，伎巧出焉，因而三虚，肾神失守，神志失位，神光不聚，却遇水不及之年，或辛不会符，或丙年失守，或太阳司天虚，有黄尸鬼至，见之令人暴亡。人或恚怒，气逆上而不下，即伤肝也。又遇厥阴司天，天数不及，即少阴作接间至，是谓天虚也，此谓天虚人虚也。又遇疾走恐惧，汗出于肝，肝为将军之官，谋虑出焉，神位失守，神光不聚，又遇木不及年，或丁年不符，或壬年失守，或厥阴司天虚也，有白尸鬼见之，令人暴亡也。以上五失守者，天虚而人虚也，神游失守其位，即有五尸鬼干人，令人暴亡也，谓之曰尸厥。人犯五神易位，即神光不圆也，非但尸鬼，即一切邪犯者，皆是神失守位故也。此谓得守者生，失守者死，得神者昌，失神者亡。

至真要大论篇第七十四

黄帝问曰：五气交合，盈虚更作，余知之矣。六气分治，司天地者，其至何如？岐伯再拜对曰：明乎哉问也！天地之大纪，人神之通应也。帝曰：愿闻上合昭昭，下合冥冥奈何？岐伯曰：此道之所主，工之所疑也。

帝曰：愿闻其道也。岐伯曰：厥阴司天，其化以风；少阴司天，其化以热；太阴司天，其化以湿；少阳司天，其化以火；阳明司天，其化以燥；太阳司天，其化以寒。以所临脏位，命其病者也。

帝曰：地化奈何？岐伯曰：司天同候，间气皆然。帝曰：间气何谓？岐伯曰：司左右者，是谓间气也。帝曰：何以异之？岐伯曰：主岁者纪岁，间气者纪步也。帝曰：善。岁主奈何？岐伯曰：厥阴司天为风化，在泉为酸化，司气为苍化，间气为动化。少阴司天为热

化,在泉为苦化,不司气化,居气为灼化。太阴司天为湿化,在泉为甘化,司气为黅化,间气为柔化。少阳司天为火化,在泉为苦化,司气为丹化,间气为明化。阳明司天为燥化,在泉为辛化,司气为素化,间气为清化。太阳司天为寒化,在泉为咸化,司气为玄化,间气为藏化。故治病者,必明六化分治,五味五色所生,五脏所宜,乃可以言盈虚病生之绪也。

帝曰:厥阴在泉而酸化先,余知之矣。风化之行也何如?岐伯曰:风行于地,所谓本也,余气同法。本乎天者,天之气也,本乎地者,地之气也,天地合气,六节分而万物化生矣。故曰:谨候气宜,无失病机。此之谓也。

帝曰:其主病何如?岐伯曰:司岁备物,则无遗主矣。帝曰:先岁物何也?岐伯曰:天地之专精也。帝曰:司气者何如?岐伯曰:司气者主岁同,然有余不足也。帝曰:非司岁物何谓也?岐伯曰:散也,故质同而异等也,气味有薄厚,性用有躁静,治保有多少,力化有浅深,此之谓也。

帝曰:岁主藏害何谓?岐伯曰:以所不胜命之,则其要也。帝曰:治之奈何?岐伯曰:上淫于下,所胜平之,外淫于内,所胜治之。帝曰:善。平气何如?岐伯曰:谨察阴阳所在而调之,以平为期,正者正治,反者反治。

帝曰:夫子言察阴阳所在而调之,论言人迎与寸口相应,若引绳小大齐等,命曰平,阴之所在寸口何如?岐伯曰:视岁南北,可知之矣。帝曰:愿卒闻之。岐伯曰:北政之岁,少阴在泉,则寸口不应;厥阴在泉,则右不应;太阴在泉,则左不应。南政之岁,少阴司天,则寸口不应;厥阴司天,则右不应;太阴司天,则左不应。诸不应者,反其诊则见矣。帝曰:尺候何如?岐伯曰:北政之岁,三阴在下,则寸不应;三阴在上,则尺不应;南政之岁,三阴在天,则寸不应;三阴在泉,则尺不应。左右同。故曰:知其要者,一言而终,不知其要,流散无穷。此之谓也。

帝曰:善。天地之气,内淫而病何如?岐

伯曰:岁厥阴在泉,风淫所胜,则地气不明,平野昧,草乃早秀。民病洒洒振寒,善伸数欠,心痛支满,两胁里急,饮食不下,膈咽不通,食则呕,腹胀善噫,得后与气,则快然如衰,身体皆重。

岁少阴在泉,热淫所胜,则焰浮川泽,阴处反明。民病腹中常鸣,气上冲胸,喘不能久立,寒热皮肤痛,目瞑齿痛颊肿,恶寒发热如疟,少腹中痛腹大,蛰虫不藏。

岁太阴在泉,草乃早荣,湿淫所胜,则埃昏岩谷,黄反见黑,至阴之交。民病饮积,心痛,耳聋浑浑焞焞,嗌肿喉痹,阴病血见,少腹痛肿,不得小便,病冲头痛,目似脱,项似拔,腰似折,髀不可以回,腘如结,踹如别。

岁少阳在泉,火淫所胜,则焰明郊野,寒热更至。民病注泄赤白,少腹痛溺赤,甚则血便。少阴同候。

岁阳明在泉,燥淫所胜,则霿雾清暝。民病喜呕,呕有苦,善太息,心胁痛不能反侧,甚则嗌干面尘,身无膏泽,足外反热。

岁太阳在泉,寒淫所胜,则凝肃惨慄。民病少腹控睾,引腰脊,上冲心痛,血见,嗌痛颔肿。

帝曰:善。治之奈何?岐伯曰:诸气在泉,风淫于内,治以辛凉,佐以苦,以甘缓之,以辛散之。热淫于内,治以咸寒,佐以甘苦,以酸收之,以苦发之。湿淫于内,治以苦热,佐以酸淡,以苦燥之,以淡泄之。火淫于内,治以咸冷,佐以苦辛,以酸收之,以苦发之。燥淫于内,治以苦温,佐以甘辛,以苦下之。寒淫于内,治以甘热,佐以苦辛,以咸泻之,以辛润之,以苦坚之。

帝曰:善。天气之变何如?岐伯曰:厥阴司天,风淫所胜,则太虚埃昏,云物以扰,寒生春气,流水不冰。民病胃脘当心而痛,上支两胁,膈咽不通,饮食不下,舌本强,食则呕,冷泄腹胀,溏泄,瘕水闭,蛰虫不去,病本于脾。冲阳绝,死不治。

少阴司天,热淫所胜,怫热至,火行其政。

民病胸中烦热,嗌干,右胠满,皮肤痛,寒热咳喘,大雨且至,唾血血泄,鼽衄嚏呕,溺色变,甚则疮疡胕肿,肩背臂臑及缺盆中痛,心痛肺䐜,腹大满,膨膨而喘咳病本于肺。尺泽绝,死不治。

太阴司天,湿淫所胜,则沉阴且布,雨变枯槁,胕肿骨痛,阴痹,阴痹者,按之不得,腰脊头项痛,时眩,大便难,阴气不用,饥不欲食,咳唾则有血,心如悬,病本于肾。太溪绝,死不治。

少阳司天,火淫所胜,则温气流行,金政不平。民病头痛,发热恶寒而疟,热上皮肤痛,色变黄赤,传而为水,身面胕肿,腹满仰息,泄注赤白,疮疡咳唾血,烦心,胸中热,甚则鼽衄,病本于肺。天府绝,死不治。

阳明司天,燥淫所胜,则木乃晚荣,草乃晚生,筋骨内变,民病左胠胁痛,寒清于中,感而疟,大凉革候,咳,腹中鸣,注泄鹜溏,名木敛,生菀于下,草焦上首,心胁暴痛,不可反侧,嗌干面尘,腰痛,丈夫㿉疝,妇人少腹痛,目昧眦,疡疮痤痈,蛰虫来见,病本于肝。太冲绝,死不治。

太阳司天,寒淫所胜,则寒气反至,水且冰,血变于中,发为痈疡,民病厥心痛,呕血血泄鼽衄,善悲,时眩仆。运火炎烈,雨暴乃雹,胸腹满,手热肘挛,掖肿①,心澹澹大动,胸胁胃脘不安,面赤目黄,善噫嗌干,甚则色炲,渴而欲饮,病本于心。神门绝,死不治。所谓动气,知其藏也。

帝曰:善。治之奈何?岐伯曰:司天之气,风淫所胜,平以辛凉,佐以苦甘,以甘缓之,以酸泻之。热淫所胜,平以咸寒,佐以苦甘,以酸收之。湿淫所胜,平以苦热,佐以酸辛,以苦燥之,以淡泄之。湿上甚而热,治以苦温,佐以甘辛,以汗为故而止。火淫所胜,平以酸冷,佐以苦甘,以酸收之,以苦发之,以酸复之,热淫同。燥淫所胜,平以苦温,佐以

酸辛,以苦下之。寒淫所胜,平以辛热,佐以甘苦,以咸泻之。

帝曰:善。邪气反胜,治之奈何?岐伯曰:风司于地,清反胜之,治以酸温,佐以苦甘,以辛平之。热司于地,寒反胜之,治以甘热,佐以苦辛,以咸平之。湿司于地,热反胜之,治以苦冷,佐以咸甘,以苦平之。火司于地,寒反胜之,治以甘热,佐以苦辛,以咸平之。燥司于地,热反胜之,治以平寒,佐以苦甘,以酸平之,以和为利。寒司于地,热反胜之,治以咸冷,佐以甘辛,以苦平之。

帝曰:其司天邪胜何如?岐伯曰:风化于天,清反胜之,治以酸温,佐以甘苦。热化于天,寒反胜之,治以甘温,佐以苦酸辛。湿化于天,热反胜之,治以苦寒,佐以苦酸。火化于天,寒反胜之,治以甘热,佐以苦辛。燥化于天,热反胜之,治以辛寒,佐以苦甘。寒化于天,热反胜之,治以咸冷,佐以苦辛。

帝曰:六气相胜奈何?岐伯曰:厥阴之胜,耳鸣头眩,愦愦欲吐,胃膈如寒,大风数举,倮虫不滋,胠胁气并,化而为热,小便黄赤,胃脘当心而痛,上支两胁,肠鸣飧泄,少腹痛,注下赤白,甚则呕吐,膈咽不通。

少阴之胜,心下热善饥,脐下反动,气游三焦,炎暑至,木乃津,草乃萎,呕逆躁烦,腹满痛溏泄,传为赤沃。

太阴之胜,火气内郁,疮疡于中,流散于外,病在胠胁,甚则心痛热格,头痛喉痹项强,独胜则湿气内郁,寒迫下焦,痛留顶,互引眉间,胃满,雨数至,燥化乃见,少腹满,腰脽重强,内不便,善注泄,足下温,头重足胫胕肿,饮发于中,胕肿于上。

少阳之胜,热客于胃,烦心心痛,目赤欲呕,呕酸善饥,耳痛溺赤,善惊谵妄,暴热消烁,草萎水涸,介虫乃屈,少腹痛,下沃赤白。

阳明之胜,清发于中,左胠胁痛溏泄,内为嗌塞,外发癫疝,大凉肃杀,华英改容,毛虫

---

①肿:原作"冲",据《甲乙经》改。掖:通腋。

乃殊,胸中不便,嗌塞而咳。

太阳之胜,凝溧且至,非时水冰,羽乃后化,痔疟发,寒厥入胃,则内生心痛,阴中乃疡,隐曲不利,互引阴股,筋肉拘苛,血脉凝泣,络满色变,或为血泄,皮肤痞肿,腹满食减,热反上行,头项囟顶脑户中痛,目如脱,寒入下焦,传为濡泻。

帝曰:治之奈何? 岐伯曰:厥阴之胜,治以甘清,佐以苦辛,以酸泻之。少阴之胜,治以辛寒,佐以苦咸,以甘泻之。太阴之胜,治以咸热,佐以辛甘,以苦泻之。少阳之胜,治以辛寒,佐以甘咸,以甘泻之。阳明之胜,治以酸温,佐以辛甘,以苦泄之。太阳之胜,治以甘热,佐以辛酸,以咸泻之。

帝曰:六气之复何如? 岐伯曰:悉乎哉问也! 厥阴之复,少腹坚满,里急暴痛,偃木飞沙,倮虫不荣,厥心痛,汗发呕吐,饮食不入,入而复出,筋骨掉眩清厥,甚则入脾,食痹而吐。冲阳绝,死不治。

少阴之复,燠热内作,烦躁鼽嚏,少腹绞痛,火见燔焫,嗌燥,分注时止,气动于左,上行于右,咳,皮肤痛,暴喑心痛,郁冒不知人,乃洒淅恶寒,振栗谵妄,寒已而热,渴而欲饮,少气骨痿,隔肠不便,外为浮肿哕噫,赤气后化,流水不冰,热气大行,介虫不复,病痱胗疮疡,痈疽痤痔,甚则入肺,咳而鼻渊。天府绝,死不治。

太阴之复,湿变乃举,体重中满,食饮不化,阴气上厥,胸中不便,饮发于中,咳喘有声,大雨时行,鳞见于陆,头顶痛重,而掉瘈尤甚,呕而密默,唾吐清液,甚则入肾,窍泻无度。太溪绝,死不治。

少阳之复,大热将至,枯燥燔焫,介虫乃耗,惊瘈咳衄,心热烦躁,便数憎风,厥气上行,面如浮埃,目乃𥉂瘈,火气内发,上为口糜呕逆,血溢血泄,发而为疟,恶寒鼓栗,寒极反热,嗌络焦槁,渴引水浆,色变黄赤,少气脉萎,化而为水,传为胕肿,甚则入肺,咳而血泄。尺泽绝,死不治。

阳明之复,清气大举,森木苍干,毛虫乃厉,病生胠胁,气归于左,善太息,甚则心痛否满,腹胀而泄,呕苦咳哕烦心,病在膈中头痛,甚则入肝,惊骇筋挛。太冲绝,死不治。

太阳之复,厥气上行,水凝雨冰,羽虫乃死,心胃生寒,胸膈不利,心痛否满,头痛善悲,时眩仆,食减,腰脽反痛,屈伸不便,地裂冰坚,阳光不治,少腹控睾,引腰脊,上冲心,唾出清水,及为哕噫,甚则入心,善忘善悲。神门绝,死不治。

帝曰:善。治之奈何? 岐伯曰:厥阴之复,治以酸寒,佐以甘辛,以酸泻之,以甘缓之。少阴之复,治以咸寒,佐以苦辛,以甘泻之,以酸收之,辛苦发之,以咸软之。太阴之复,治以苦热,佐以酸辛,以苦泻之,燥之,泄之。少阳之复,治以咸冷,佐以苦辛,以咸软之,以酸收之,辛苦发之。发不远热,无犯温凉,少阴同法。阳明之复,治以辛温,佐以苦甘,以苦泄之,以苦下之,以酸补之。太阳之复,治以咸热,佐以甘辛,以苦坚之。

治诸胜复,寒者热之,热者寒之,温者清之,清者温之,散者收之,抑者散之,燥者润之,急者缓之,坚者软之,脆者坚之,衰者补之,强者泻之,各安其气,必清必静,则病气衰去,归其所宗,此治之大体也。

帝曰:善。气之上下何谓也? 岐伯曰:身半以上,其气三矣,天之分也,天气主之。身半以下,其气三矣,地之分也,地气主之。以名命气,以气命处,而言其病。半,所谓天枢也。故上胜而下俱病者,以地名之。下胜而上俱病者,以天名之。所谓胜至,报气屈伏而未发也。复至则不以天地异名,皆如复气为法也。

帝曰:胜复之动,时有常乎? 气有必乎? 岐伯曰:时有常位,而气无必也。帝曰:愿闻其道也。岐伯曰:初气终三气,天气主之,胜之常也。四气尽终气,地气主之,复之常也。有胜则复,无胜则否。帝曰:善。复已而胜何如? 岐伯曰:胜至则复,无常数也,衰乃止耳。

外感热病临证金鉴——古今名医名著名方

复已而胜,不复则害,此伤生也。帝曰:复而反病何也?岐伯曰:居非其位,不相得也。大复其胜则主胜之,故反病也。所谓火燥热也。

帝曰:治之何如?岐伯曰:夫气之胜也,微者随之,甚者制之。气之复也,和者平之,暴者夺之。皆随胜气,安其屈伏,无问其数,以平为期,此其道也。

帝曰:善。客主之胜复奈何?岐伯曰:客主之气,胜而无复也。帝曰:其逆从何如?岐伯曰:主胜逆,客胜从,天之道也。

帝曰:其生病何如?岐伯曰:厥阴司天,客胜则耳鸣掉眩,甚则咳;主胜则胸胁痛,舌难以言。少阴司天,客胜则鼽嚏,颈项强,肩背瞀热,头痛少气,发热耳聋目瞑,甚则胕肿血溢,疮疡咳喘;主胜则心热烦躁,甚则胁痛支满。太阴司天,客胜则首面胕肿,呼吸气喘;主胜则胸腹满,食已而瞀。少阳司天,客胜则丹胗外发,及为丹熛疮疡,呕逆喉痹,头痛嗌肿,耳聋血溢,内为瘛疭;主胜则胸满咳仰息,甚而有血,手热。阳明司天,清复内余,则咳衄嗌塞,心膈中热,咳不止而白血出者死。太阳司天,客胜则胸中不利,出清涕,感寒则咳;主胜则喉嗌中鸣。

厥阴在泉,客胜则大关节不利,内为痉强拘瘛,外为不便;主胜则筋骨繇并,腰腹时痛。少阴在泉,客胜则腰痛,尻股膝髀腨胻足病,瞀热以酸,胕肿不能久立,溲便变;主胜则厥气上行,心痛发热,膈中,众痹皆作,发于胠胁,魄汗不藏,四逆而起。太阴在泉,客胜则足痿下重,便溲不时,湿客下焦,发而濡泻,及为肿隐曲之疾;主胜则寒气逆满,食饮不下,甚则为疝。少阳在泉,客胜则腰腹痛而反恶寒,甚则下白溺白;主胜则热反上行而客于心,心痛发热,格中而呕。少阴同候。阳明在泉,客胜则清气动下,少腹坚满而数便泻;主胜则腰重腹痛,少腹生寒,下为鹜溏,则寒厥于肠,上冲胸中,甚则喘不能久立。太阳在泉,寒复内余,则腰尻痛,屈伸不利,股胫足膝中痛。

帝曰:善。治之奈何?岐伯曰:高者抑之,下者举之,有余折之,不足补之,佐以所利,和以所宜,必安其主客,适其寒温,同者逆之,异者从之。

帝曰:治寒以热,治热以寒,气相得者逆之,不相得者从之,余已知之矣。其于正味何如?岐伯曰:木位之主,其泻以酸,其补以辛。火位之主,其泻以甘,其补以咸。土位之主,其泻以苦,其补以甘。金位之主,其泻以辛,其补以酸。水位之主,其泻以咸,其补以苦。厥阴之客,以辛补之,以酸泻之,以甘缓之。少阴之客,以咸补之,以甘泻之,以咸收之。太阴之客,以甘补之,以苦泻之,以甘缓之。少阳之客,以咸补之,以甘泻之,以咸软之。阳明之客,以酸补之,以辛泻之,以苦泄之。太阳之客,以苦补之,以咸泻之,以苦坚之,以辛润之。开发腠理,致津液通气也。

帝曰:善。愿闻阴阳之三也何谓?岐伯曰:气有多少,异用也。帝曰:阳明何谓也?岐伯曰:两阳合明也。帝曰:厥阴何也?岐伯曰:两阴交尽也。

帝曰:气有多少,病有盛衰,治有缓急,方有大小,愿闻其约奈何?岐伯曰:气有高下,病有远近,证有中外,治有轻重,适其至所为故也。大要曰:君一臣二,奇之制也;君二臣四,偶之制也;君二臣三,奇之制也;君二臣六,偶之制也。故曰:近者奇之,远者偶之,汗者不以奇,下者不以偶,补上治上制以缓,补下治下制以急,急则气味厚,缓则气味薄,适其至所,此之谓也。病所远而中道气味之者,食而过之,无越其制度也。是故平气之道,近而奇偶,制小其服也。远而奇偶,制大其服也。大则数少,小则数多。多则九之,少则二之。奇之不去则偶之,是谓重方。偶之不去,则反佐以取之,所谓寒热温凉,反从其病也。

帝曰:善。病生于本,余知之矣。生于标者,治之奈何?岐伯曰:病反其本,得标之病,治反其本,得标之方。

帝曰:善。六气之胜,何以候之?岐伯

曰:乘其至也,清气大来,燥之胜也,风木受邪,肝病生焉。热气大来,火之胜也,金燥受邪,肺病生焉。寒气大来,水之胜也,火热受邪,心病生焉。湿气大来,土之胜也,寒水受邪,肾病生焉。风气大来,木之胜也,土湿受邪,脾病生焉。所谓感邪而生病也。乘年之虚,则邪甚也。失时之和,亦邪甚也。遇月之空,亦邪甚也。重感于邪,则病危矣。有胜之气,其必来复也。

帝曰:其脉至何如?岐伯曰:厥阴之至其脉弦,少阴之至其脉钩,太阴之至其脉沉,少阳之至大而浮,阳明之至短而涩,太阳之至大而长。至而和则平,至而甚则病,至而反者病,至而不至者病,未至而至者病,阴阳易者危。

帝曰:六气标本,所从不同奈何?岐伯曰:气有从本者,有从标本者,有不从标本者也。帝曰:愿卒闻之。岐伯曰:少阳太阴从本,少阴太阳从本从标,阳明厥阴,不从标本从乎中也。故从本者化生于本,从标本者有标本之化,从中者以中气为化也。帝曰:脉从而病反者,其诊何如?岐伯曰:脉至而从,按之不鼓,诸阳皆然。帝曰:诸阴之反,其脉何如?岐伯曰:脉至而从,按之鼓甚而盛也。

是故百病之起,有生于本者,有生于标者,有生于中气者,有取本而得者,有取标而得者,有取中气而得者,有取标本而得者,有逆取而得者,有从取而得者。逆,正顺也。若顺,逆也。故曰:知标与本,用之不殆,明知逆顺,正行无问。此之谓也。不知是者,不足以言诊,足以乱经。故《大要》曰:粗工嘻嘻,以为可知,言热未已,寒病复始,同气异形,迷诊乱经。此之谓也。夫标本之道,要而博,小而大,可以言一而知百病之害,言标与本,易而勿损,察本与标,气可令调,明知胜复,为万民式,天之道毕矣。

帝曰:胜复之变,早晏何如?岐伯曰:夫所胜者,胜至已病,病已愠愠,而复已萌也。夫所复者,胜尽而起,得位而甚,胜有微甚,复

有少多,胜和而和,胜虚而虚,天之常也。帝曰:胜复之作,动不当位,或后时而至,其故何也?岐伯曰:夫气之生,与其化衰盛异也。寒暑温凉盛衰之用,其在四维。故阳之动,始于温,盛于暑;阴之动,始于清,盛于寒。春夏秋冬,各差其分。故《大要》曰:彼春之暖,为夏之暑,彼秋之忿,为冬之怒,谨按四维,斥候皆归,其终可见,其始可知。此之谓也。帝曰:差有数乎?岐伯曰:又凡三十度也。帝曰:其脉应皆何如?岐伯曰:差同正法,待时而去也。脉要曰:春不沉,夏不弦,冬不涩,秋不数,是谓四塞。沉甚曰病,弦甚曰病,涩甚曰病,数甚曰病,参见曰病,复见曰病,未去而去曰病,去而不去曰病,反者死。故曰:气之相守司也,如权衡之不得相失也。夫阴阳之气,清静则生化治,动则苛疾起,此之谓也。

帝曰:幽明何如?岐伯曰:两阴交尽故曰幽,两阳合明故曰明,幽明之配,寒暑之异也。帝曰:分至何如?岐伯曰:气至之谓至,气分之谓分,至则气同,分则气异,所谓天地之正纪也。

帝曰:夫子言春秋气始于前,冬夏气始于后,余已知之矣。然六气往复,主岁不常也,其补泻奈何?岐伯曰:上下所主,随其攸利,正其味,则其要也,左右同法。《大要》曰:少阳之主,先甘后咸,阳明之主,先辛后酸,太阳之主,先咸后苦;厥阴之主,先酸后辛;少阴之主,先甘后咸;太阴之主,先苦后甘。佐以所利,资以所生,是谓得气。

帝曰:善。夫百病之生也,皆生于风寒暑湿燥火,以之化之变也。经言盛者泻之,虚者补之,余锡以方士,而方士用之尚未能十全,余欲令要道必行,桴鼓相应,犹拔刺雪污,工巧神圣,可得闻乎?岐伯曰:审察病机,无失气宜,此之谓也。帝曰:愿闻病机何如?岐伯曰:诸风掉眩,皆属于肝。诸寒收引,皆属于肾。诸气膹郁,皆属于肺。诸湿肿满,皆属于脾。诸热瞀瘛,皆属于火。诸痛痒疮,皆属于心。诸厥固泄,皆属于下。诸痿喘呕,皆属于

上。诸禁鼓栗,如丧神守,皆属于火。诸痉项强,皆属于湿。诸逆冲上,皆属于火。诸胀腹大,皆属于热。诸躁狂越,皆属于火。诸暴强直,皆属于风。诸病有声,鼓之如鼓,皆属于热。诸病胕肿疼酸惊骇,皆属于火。诸转反戾,水液浑浊,皆属于热。诸病水液,澄彻清冷,皆属于寒。诸呕吐酸,暴注下迫,皆属于热。故《大要》曰:谨守病机,各司其属,有者求之,无者求之,盛者责之,虚者责之,必先五胜,疏其血气,令其调达,而致和平。此之谓也。

帝曰:善。五味阴阳之用何如?岐伯曰:辛甘发散为阳,酸苦涌泄为阴,咸味涌泄为阴,淡味渗泄为阳。六者或收或散,或缓或急,或燥或润,或软或坚,以所利而行之,调其气使其平也。帝曰:非调气而得者,治之奈何?有毒无毒,何先何后?愿闻其道。岐伯曰:有毒无毒,所治为主,适大小为制也。帝曰:请言其制。岐伯曰:君一臣二,制之小也;君一臣三佐五,制之中也;君一臣三佐九,制之大也。寒者热之,热者寒之,微者逆之,甚者从之,坚者削之,客者除之,劳者温之,结者散之,留者攻之,燥者濡之,急者缓之,散者收之,损者温之,逸者行之,惊者平之,上之下之,摩之浴之,薄之劫之,开之发之,适事为故。帝曰:何谓逆从?岐伯曰:逆者正治,从者反治,从少从多,观其事也。帝曰:反治何谓?岐伯曰:热因寒用,寒因热用,塞因塞用,通因通用,必伏其所主,而先其所因,其始则同,其终则异,可使破积,可使溃坚,可使气和,可使必已。帝曰:善。气调而得者何如?岐伯曰:逆之从之,逆而从之,从而逆之,疏气令调,则其道也。

帝曰:善。病之中外何如?岐伯曰:从内之外者,调其内;从外之内者,治其外;从内之外而盛于外者,先调其内而后治其外;从外之内而盛于内者,先治其外而后调其内;中外不相及,则治主病。

帝曰:善。火热复,恶寒发热,有如疟状,或一日发,或间数日发,其故何也?岐伯曰:胜复之气,会遇之时,有多少也。阴气多而阳气少,则其发日远;阳气多而阴气少,则其发日近。此胜复相薄,盛衰之节,疟亦同法。

帝曰:论言治寒以热,治热以寒,而方士不能废绳墨而更其道也。有病热者寒之而热,有病寒者热之而寒,二者皆在,新病复起,奈何治?岐伯曰:诸寒之而热者取之阴,热之而寒者取之阳,所谓求其属也。

帝曰:善。服寒而反热,服热而反寒,其故何也?岐伯曰:治其王气,是以反也。帝曰:不治王而然者何也?岐伯曰:悉乎哉问也!不治五味属也。夫五味入胃,各归所喜,故酸先入肝,苦先入心,甘先入脾,辛先入肺,咸先入肾,久而增气,物化之常也。气增而久,夭之由也。

帝曰:善。方制君臣何谓也?岐伯曰:主病之谓君,佐君之谓臣,应臣之谓使,非上下三品之谓也。帝曰:三品何谓?岐伯曰:所以明善恶之殊贯也。

帝曰:善。病之中外何如?岐伯曰:调气之方,必别阴阳,定其中外,各守其乡,内者内治,外者外治,微者调之,其次平之,盛者夺之,汗之下之,寒热温凉,衰之以属,随其攸利,谨道如法,万举万全,气血正平,长有天命。帝曰:善。

汉·张仲景《伤寒论》

宋刻《伤寒论》序

夫《伤寒论》，盖祖述大圣人之意，诸家莫其伦拟，故晋·皇甫谧序《甲乙针经》云：伊尹以元圣之才，撰用神农本草，以为汤液；汉·张仲景论广汤液，为十数卷，用之多验。近世太医令王叔和，撰次仲景遗论甚精，皆可施用。是仲景本伊尹之法，伊尹本神农之经，得不谓祖述大圣人之意乎！

张仲景，《汉书》无传，见《名医录》云：南阳人，名机，仲景乃其字也。举孝廉，官至长沙太守，始受术于同郡张伯祖，时人言，识用精微过其师。所著论，其言精而奥，其法简而详，非浅闻寡见者所能及。自仲景于今八百余年，惟王叔和能学之，其间如葛洪、陶（弘）景、胡洽、徐之才、孙思邈辈，非不才也，但各自名家，而不能修明之。开宝中，节度使高继冲，曾编录进上，其文理舛错，未尝考正。历代虽藏之书府，亦阙于雠校，是使治病之流，举天下无或知者。国家诏儒臣，校正医书，臣奇续被其选，以为百病之急，无急于伤寒。

今先校定张仲景《伤寒论》十卷，总二十二篇，证外合三百九十七法，除复重，定有一百一十二方，今请颁行。

太子右赞善大夫臣　高保衡
尚书屯田员外郎臣　孙　奇
尚书司封郎中秘阁校理臣　林亿等谨上

张仲景自序

论曰：余每览越人入虢之诊，望齐侯之色，未尝不慨然叹其才秀也！怪当今居世之士，曾不留神医药，精究方术，上以疗君亲之疾，下以救贫贱之厄，中以保身长全，以养其生，但竞逐荣势，企踵权豪，孜孜汲汲，惟名利是务；崇饰其末，忽弃其本，华其外而悴其内。皮之不存，毛将安附焉？卒然遭邪风之气，婴非常之疾，患及祸至，而方震栗；降志屈节，钦望巫祝，告穷归天，束手受败，赍百年之寿命，持至贵之重器，委付凡医，恣其所措。咄嗟呜呼！厥身已毙，神明消灭，变为异物，幽潜重泉，徒为啼泣，痛夫！举世昏迷，莫能觉悟，不惜其命，若是轻生，彼何荣势之云哉？而进不能爱人知人，退不能爱身知己，遇灾值祸，身居厄地，蒙蒙昧昧，蠢若游魂。哀乎！趋世之士，驰竞浮华，不固根本，忘躯徇物，危若冰谷，至于是也。

余宗族素多，向余二百，建安纪年以来，犹未十稔，其死亡者，三分有二，伤寒十居其七。感往昔之沦丧，伤横夭之莫救，乃勤求古训，博采众方，撰用《素问》《九卷》《八十一难》《阴阳大论》《胎胪药录》，并平脉辨证，为《伤寒杂病论》合十六卷，虽未能尽愈诸病，庶可以见病知源，若能寻余所集，思过半矣。

夫天布五行，以运万类，人禀五常，以有五藏，经络府俞，阴阳会通，玄冥幽微，变化难极，自非才高识妙，岂能探其理致哉！上古有神农、黄帝、岐伯、伯高、雷公、少俞、少师、仲文，中世有长桑、扁鹊，汉有公乘阳庆及仓公，下此以往，未之闻也。

观今之医，不念思求经旨，以演其所知，各承家技，始终顺旧。省疾问病，务在口给，相对斯须，便处汤药；按寸不及尺，握手不及足，人迎、趺阳，三部不参，动数发息，不满五十，短期未知决诊，九候曾无仿佛；明堂阙庭，

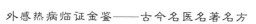

尽不见察,所谓窥管而已。夫欲视死别生,实为难矣。孔子云:生而知之者上,学则亚之,多闻博识,知之次也。余宿尚方术,请事斯语。

目　录

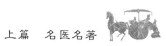

卷第一

辨脉法第一

问曰：脉有阴阳，何谓也？答曰：凡脉大、浮、数、动、滑，此名阳也。脉沉、涩、弱、弦、微，此名阴也。凡阴病见阳脉者生，阳病见阴脉者死。

问曰：脉有阳结、阴结者，何以别之？答曰：其脉浮而数，能食，不大便者，此为实，名曰阳结也，期十七日当剧。其脉沉而迟，不能食，身体重，大便反鞕，名曰阴结也，期十四日当剧。

问曰：病有洒淅恶寒，而复发热者何？答曰：阴脉不足，阳往从之，阳脉不足，阴往乘之。曰：何谓阳不足？答曰：假令寸口脉微，名曰阳不足，阴气上入阳中，则洒淅恶寒也。曰：何谓阴不足？答曰：尺脉弱，名曰阴不足，阳气下陷入阴中，则发热也。

阳脉浮一作微，阴脉弱者，则血虚，血虚则筋急也。

其脉沉者，荣气微也。其脉浮，而汗出如流珠者，卫气衰也。荣气微者，加烧针，则血留不行，更发热而躁烦也。

脉蔼蔼如车盖者，名曰阳结也。一云秋脉。

脉累累如循长竿者，名曰阴结也。一云夏脉。

脉瞥瞥如羹上肥者，阳气微也。

脉萦萦如蜘蛛丝者，阳气衰也。一云阴气。

脉绵绵如泻漆之绝者，亡其血也。

脉来缓，时一止复来者，名曰结。脉来数，时一止复来者，名曰促。一作纵。脉阳盛则促，阴盛则结，此皆病脉。

阴阳相抟，名曰动。阳动则汗出，阴动则发热。形冷恶寒者，此三焦伤也。若数脉见于关上，上下无头尾，如豆大，厥厥动摇者，名曰动也。

阳脉浮大而濡,阴脉浮大而濡,阴脉与阳脉同等者,名曰缓也。

脉浮而紧者,名曰弦也。弦者,状如弓弦,按之不移也。脉紧者,如转索无常也。

脉弦而大,弦则为减,大则为芤,减则为寒,芤则为虚,寒虚相抟,此名为革,妇人则半产漏下,男子则亡血失精。

问曰:病有战而汗出,因得解者,何也?答曰:脉浮而紧,按之反芤,此为本虚,故当战而汗出也。其人本虚,是以发战,以脉浮,故当汗出而解也。若脉浮而数,按之不芤,此人本不虚,若欲自解,但汗出耳,不发战也。

问曰:病有不战而汗出解者,何也?答曰:脉大而浮数,故知不战汗出而解也。

问曰:病有不战不汗出而解者,何也?答曰:其脉自微,此以曾发汗、若吐、若下、若亡血,以内无津液,此阴阳自和,必自愈,故不战不汗出而解也。

问曰:伤寒三日,脉浮数而微,病人身凉和者,何也?答曰:此为欲解也,解以夜半。脉浮而解者,濈然汗出也;脉数而解者,必能食也;脉微而解者,必大汗出也。

问曰:脉病欲知愈未愈者,何以别之?答曰:寸口、关上、尺中三处,大小浮沉迟数同等,虽有寒热不解者,此脉阴阳为和平,虽剧当愈。

师曰:立夏得洪一作浮。大脉,是其本位,其人病身体苦疼重者,须发其汗。若明日身不疼不重者,不须发汗。若汗濈濈自出者,明日便解矣。何以言之?立夏脉洪大,是其时脉,故使然也。四时仿此。

问曰:凡病欲知何时得,何时愈。答曰:假令夜半得病者,明日日中愈;日中得病者,夜半愈。何以言之?日中得病夜半愈者,以阳得阴则解也;夜半得病,明日日中愈者,以阴得阳则解也。

寸口脉浮为在表,沉为在里,数为在腑,迟为在脏。假令脉迟,此为在脏也。

趺阳脉浮而涩,少阴脉如经者,其病在脾,法当下利。何以知之?若脉浮大者,气实血虚也。今趺阳脉浮而涩,故知脾气不足,胃气虚也。以少阴脉弦而浮一作沉。才见,此为调脉,故称如经也。若反滑而数者,故知当屎脓也。《玉函》作溺。

寸口脉浮而紧,浮则为风,紧则为寒。风则伤卫,寒则伤荣,荣卫俱病,骨节烦疼,当发其汗也。

趺阳脉迟而缓,胃气如经也。趺阳脉浮而数,浮则伤胃,数则动脾,此非本病,医特下之所为也。荣卫内陷,其数先微,脉反但浮,其人必大便鞕,气噫而除。何以言之?本以数脉动脾,其数先微,故知脾气不治,大便鞕,气噫而除。今脉反浮,其数改微,邪气独留,心中则饥,邪热不杀谷,潮热发渴,数脉当迟缓,脉因前后度数如法,病者则饥,数脉不时,则生恶疮也。

师曰:病人脉微而涩者,此为医所病也。大发其汗,又数大下之,其人亡血,病当恶寒,后乃发热,无休止时。夏月盛热,欲著复衣;冬月盛寒,欲裸其身。所以然者,阳微则恶寒,阴弱则发热,此医发其汗,使阳气微,又大下之,令阴气弱。五月之时,阳气在表,胃中虚冷,以阳气内微,不能胜冷,故欲著复衣。十一月之时,阳气在里,胃中烦热,以阴气内弱,不能胜热,故欲裸其身。又阴脉迟涩,故知亡血也。

脉浮而大,心下反鞕,有热,属脏者,攻之,不令发汗;属腑者,不令溲数,溲数则大便鞕。汗多则热愈,汗少则便难,脉迟尚未可攻。

脉浮而洪,身汗如油,喘而不休,水浆不下,形体不仁,乍静乍乱,此为命绝也。又未知何脏先受其灾,若汗出发润,喘不休者,此为肺先绝也。阳反独留,形体如烟熏,直视摇头者,此为心绝也。唇吻反青,四肢漐习者,此为肝绝也。环口黧黑,柔汗发黄者,此为脾绝也。溲便遗失,狂言,目反直视者,此为肾绝也。又未知何脏阴阳前绝,若阳气前绝,阴气后竭者,其人死,身色必青;阴气前绝,阳气后竭者,其人死,身色必赤,腋下温,心下热也。

寸口脉浮大,而医反下之,此为大逆。浮则无血,大则为寒,寒气相抟,则为肠鸣。医乃不知,而反饮冷水,令汗大出,水得寒气,冷必相抟,其人即饲①。

趺阳脉浮,浮则为虚,浮虚相抟,故令气饲,言胃气虚竭也。脉滑则为哕,此为医咎,责虚取实,守空迫血。脉浮,鼻中燥者,必衄也。

诸脉浮数,当发热,而洒淅恶寒,若有痛处,饮食如常者,蓄积有脓也。

脉浮而迟,面热赤而战惕者,六七日当汗出而解,反发热者,差迟。迟为无阳,不能作汗,其身必痒也。

寸口脉阴阳俱紧者,法当清邪中于上焦,浊邪中于下焦。清邪中上,名曰洁也;浊邪中下,名曰浑也。阴中于邪,必内栗也。表气微虚,里气不守,故使邪中于阴也。阳中于邪,必发热头痛,项强颈挛,腰痛胫酸,所为阳中雾露之气,故曰清邪中上,浊邪中下。阴气为栗,足膝逆冷,便溺妄出。表气微虚,里气微急,三焦相溷②,内外不通。上焦怫郁,脏气相熏,口烂食龂③也。中焦不治,胃气上冲,脾气不转,胃中为浊,荣卫不通,血凝不流。若卫气前通者,小便赤黄,与热相抟,因热作使,游于经络,出入脏腑,热气所过,则为痈脓。若阴气前通者,阳气厥微,阴无所使,客气内入,嚏而出之,声嗢咽塞。寒厥相逐,为热所拥,血凝自下,状如豚肝。阴阳俱厥,脾

气孤弱,五液注下。下焦不阖④,清便下重,令便数难,脐⑤筑湫痛,命将难全。

脉阴阳俱紧者,口中气出,唇口干燥,蜷卧足冷,鼻中涕出,舌上胎滑,勿妄治也。到七日以来,其人微发热,手足温者,此为欲解;或到八日以上,反大发热者,此为难治。设使恶寒者,必欲呕也;腹内痛者,必欲利也。

脉阴阳俱紧,至于吐利,其脉独不解;紧去人安,此为欲解。若脉迟,至六七日不欲食,此为晚发,水停故也,为未解;食自可者,为欲解。病六七日,手足三部脉皆至,大烦而口噤不能言,其人躁扰者,必欲解也。若脉和,其人大烦,目重,睑⑥内际黄者,此欲解也。

脉浮而数,浮为风,数为虚,风为热,虚为寒,风虚相抟,则洒淅恶寒也。

脉浮而滑,浮为阳,滑为实,阳实相抟,其脉数疾,卫气失度。浮滑之脉数疾,发热汗出者,此为不治。

伤寒欬逆上气,其脉散者死,谓其形损故也。

平脉法第二

问曰:脉有三部,阴阳相乘,荣卫血气,在人体躬。呼吸出入,上下于中,因息游布,津液流通。随时动作,效象形容。春弦秋浮,冬沉夏洪。察色观脉,大小不同,一时之间,变无经常。尺寸参差,或短或长,上下乖错,或存或亡。病辄改易,进退低昂,心迷意惑,动失纪纲。愿为具陈,令得分明。师曰:子之所问,道之根源。脉有三部,尺寸及关,荣卫流行,不失衡铨。肾沉心洪,肺浮肝弦,此自经

①饲:音噎。下同。
②溷:音混,混乱也。
③龂:音龈,牙龈糜烂。"食"通"蚀"。"龂"通"龈"。
④阖:原作"盍",据《注解伤寒论》改。
⑤脐:原作"齐",据《注解伤寒论》改。
⑥睑:原作"脸",据《伤寒论条辨》改。

常,不失铢分。出入升降,漏刻周旋,水下二①刻,一周循环。当复寸口,虚实见焉,变化相乘,阴阳相干。风则浮虚,寒则牢坚,沉潜水滀,支饮急弦。动则为痛,数则热烦,设有不应,知变所缘。三部不同,病各异端,太过可怪,不及亦然。邪不空见,终必有奸,审察表里,三焦别焉。知其所舍,消息②诊看,料度腑脏,独见若神。为子条纪,传与贤人。

师曰:呼吸者,脉之头也。初持脉,来疾去迟,此出疾入迟,名曰内虚外实也。初持脉,来迟去疾,此出迟入疾,名曰内实外虚也。

问曰:上工望而知之,中工问而知之,下工脉而知之,愿闻其说。师曰:病家人请云,病人苦发热,身体疼,病人自卧,师到诊其脉,沉而迟者,知其差也。何以知之?若表有病者,脉当浮大,今脉反沉迟,故知愈也。假令病人云腹内卒痛,病人自坐,师到脉之,浮而大者,知其差也。何以知之?若里有病者,脉当沉而细,今脉浮大,故知愈也。

师曰:病家人来请云,病人发热烦极。明日师到,病人向壁卧,此热已去也。设令脉不和,处言已愈。设令向壁卧,闻师到,不惊起而盼视,若三言三止,脉之咽唾者,此诈病也。设令脉自和,处言此病大重,当须服吐下药,针灸数十百处乃愈。

师持脉,病人欠者,无病也。脉之呻者,病也。言迟者,风也。摇头言者,里痛也。行迟者,表强也。坐而伏者,短气也。坐而下一脚③者,腰痛也。里实护腹,如怀卵物者,心痛也。

师曰:伏气之病,以意候之。今月之内,欲有伏气,假令旧有伏气,当须脉之。若脉微弱者,当喉中痛似伤,非喉痹也。病人云:实咽中痛。虽尔,今复欲下利。

问曰:人病④恐怖者,其脉何状?师曰:脉形如循丝累累然,其面白脱色也。

问曰:人不饮,其脉何类?师曰:脉自涩,唇口干燥也。

问曰:人愧者,其脉何类?师曰:脉浮而面色乍白乍赤。

问曰:经说脉有三菽六菽重者,何谓也?师曰:脉人以指按之,如三菽之重者,肺气也;如六菽之重者,心气也;如九菽之重者,脾气也;如十二菽之重者,肝气也;按之至骨者,肾气也。菽者,小豆也。

假令下利,寸口、关上、尺中,悉不见脉,然尺中时一小见,脉再举头一云按投者,肾气也。若见损脉来至,为难治。肾为脾所胜,脾胜不应时。

问曰:脉有相乘,有纵有横,有逆有顺,何谓也?师曰:水行乘火,金行乘木,名曰纵;火行乘水,木行乘金,名曰横;水行乘金,火行乘木,名曰逆;金行乘水,木行乘火,名曰顺也。

问曰:脉有残贼,何谓也?师曰:脉有弦、紧、浮、滑、沉、涩,此六脉名曰残贼,能为诸脉作病也。

问曰:脉有灾怪,何谓也?师曰:假令人病,脉得太阳,与形证相应,因为作汤,比还送汤,如食顷,病人乃大吐,若下利,腹中痛。师曰:我前来不见此证,今乃变异,是名灾怪。又问曰:何缘作此吐利?答曰:或有旧时服药,今乃发作,故为灾怪耳。

问曰:东方肝脉,其形何似?师曰:肝者,木也,名厥阴,其脉微弦,濡弱而长,是肝脉也。肝病自得濡弱者,愈也。假令得纯弦脉者,死。何以知之?以其脉如弦直,此是肝脏伤,故知死也。

南方心脉,其形何似?师曰:心者,火也,名少阴,其脉洪大而长,是心脉也。心病自得

---

①二:原作"百",据《脉经》《注解伤寒论》改。

②消息:进退、斟酌之意。消:减;息:增。

③脚:小腿。

④病:原无此字,据《脉经》《注解伤寒论》加。

洪大者，愈也。假令脉来微去大，故名反，病在里也。脉来头小本大，故名覆，病在表也。上微头小者，则汗出。下微本大者，则为关格不通，不得尿。头无汗者，可治，有汗者死。

西方肺脉，其形何似？师曰：肺者，金也，名太阴，其脉毛浮也。肺病自得此脉，若得缓迟者，皆愈。若得数者则剧。何以知之？数者，南方火，火克西方金，法当痈肿，为难治也。

问曰：二月得毛浮脉，何以处言至秋当死？师曰：二月之时，脉当濡弱，反得毛浮者，故知至秋死。二月肝用事，肝属木，脉应濡弱，反得毛浮脉者，是肺脉也。肺属金，金来克木，故知至秋死。他皆仿此。

师曰：脉肥人责浮，瘦人责沉。肥人当沉，今反浮，瘦人当浮，今反沉，故责之。

师曰：寸脉下不至关，为阳绝；尺脉上不至关，为阴绝，此皆不治，决死也。若计其余命生死之期，期以月节克之也。

师曰：脉病人不病，名曰行尸，以无旺气，卒眩仆不识人者，短命则死。人病脉不病，名曰内虚，以无谷神，虽困无苦。

问曰：翕奄沉，名曰滑，何谓也？师曰：沉为纯阴，翕为正阳，阴阳和合，故令脉滑，关尺自平。阳明脉微沉，食饮自可。少阴脉微滑，滑者，紧之浮名也：此为阴实，其人必股内汗出，阴下湿也。

问曰：曾为人所难，紧脉从何而来？师曰：假令亡汗，若吐，以肺里寒，故令脉紧也。假令欬者，坐饮冷水，故令脉紧也。假令下利，以胃虚冷，故令脉紧也。

寸口卫气盛，名曰高。高者，暴狂而肥。荣气盛，名曰章。章者，暴泽而光。高章相抟，名曰纲。纲者，身筋急，脉强直故也。卫气弱，名曰惵。惵者，心中气动迫怯。荣气弱，名曰卑。卑者，心中常自羞愧。惵卑相抟，名曰损。损者，五脏六腑俱乏气虚惙故

也。卫气和，名曰缓。缓者，四肢不能自收。荣气和，名曰迟。迟者，身体俱重，但欲眠也。缓迟相抟，名曰沉。沉者，腰中直，腹内急痛，但欲卧，不欲行。

寸口脉缓而迟，缓则阳气长，其色鲜，其颜光，其声商，毛发长。迟则阴气盛，骨髓生，血满，肌肉紧薄鲜鞕，阴阳相抱，营卫俱行，刚柔相得，名曰强也。

趺阳脉滑而紧，滑者胃气实，紧者脾气强。持实击强，痛还自伤，以手把刃，坐作疮也。

寸口脉浮而大，浮为虚，大为实，在尺为关，在寸为格，关则不得小便，格则吐逆。

趺阳脉伏而涩，伏则吐逆，水谷不化，涩则食不得人，名曰关格。

脉浮而大，浮为风虚，大为气强，风气相抟，必成隐疹，身体为痒。痒者，名泄风，久久为痂癞。眉少发稀，身有干疮而腥臭也。

寸口脉弱而迟，弱者卫气微，迟者荣中寒。荣为血，血寒则发热。卫为气，气微者心内饥，饥而虚满，不能食也。

趺阳脉大而紧者，当即下利，为难治。

寸口脉弱而缓，弱者阳气不足，缓者胃气有余，噫而吞酸，食卒不下，气填于膈上也。一作下。

趺阳脉紧而浮，浮为气，紧为寒，浮为腹满，紧为绞痛，浮紧相抟，肠鸣而转，转即气动，膈气乃下，少阴脉不出，其阴肿大而虚也。

寸口脉微而涩，微者卫气不行，涩者荣气不足[1]，荣卫不能相将，三焦无所仰，身体痹不仁。荣气不足，则烦疼口难言。卫气虚者，则恶寒数欠。三焦不归其部，上焦不归者，噫而酢吞；中焦不归者，不能消谷引食；下焦不归者，则遗溲。

趺阳脉沉而数，沉为实，数消谷，紧者病难治。

寸口脉微而涩，微者卫气衰，涩者荣气不

① 足：原作："逮"，据《注解伤寒论》改。

足。卫气衰，面色黄，荣气不足，面色青。荣为根，卫为叶，荣卫俱微，则根叶枯槁而寒慄、欬逆、唾腥、吐涎沫也。

趺阳脉浮而芤，浮者卫气虚，芤者荣气伤，其身体瘦，肌肉甲错，浮芤相抟，宗气衰微①，四属断绝。四属者，谓皮、肉、脂、髓。俱竭，宗气则衰矣。

寸口脉微而缓，微者卫气疏，疏则其肤空；缓者胃气实，实则谷消而水化也。谷入于胃，脉道乃行，水入于经，其血乃成。荣盛则其肤必疏，三焦绝经，名曰血崩。

趺阳脉微而紧，紧则为寒，微则为虚，微紧相抟，则为短气。

少阴脉弱而涩，弱者微烦，涩者厥逆。

趺阳脉不出，脾不上下，身冷肤鞕。

少阴脉不至，肾气微，少精血，奔气促迫，上入胸膈，宗气反聚，血结心下，阳气退下，热归阴股，与阴相动，令身不仁，此为尸厥，当刺期门、巨阙。宗气者，三焦归气也，有名无形，气之神使也。下荣玉茎，故宗筋聚缩之也。

寸口脉微，尺脉紧，其人虚损多汗，知阴常在，绝不见阳也。

寸口诸微亡阳，诸濡亡血，诸弱发热，诸紧为寒。诸乘寒者，则为厥，郁冒不仁，以胃无谷气，脾涩不通，口急不能言，战而慄也。

问曰：濡弱何以反适十一头②？师曰：五脏六腑相乘，故令十一。

问曰：何以知乘腑？何以知乘脏？师曰：诸阳浮数为乘腑。诸阴迟涩为乘脏也。

卷第二

伤寒例第三

四时八节二十四气七十二候决病法：

立春正月节斗指艮　雨水正月中指寅
惊蛰二月节指甲　春分二月中指卯
清明三月节指乙　谷雨三月中指辰
立夏四月节指巽　小满四月中指巳
芒种五月节指丙　夏至五月中指午
小暑六月节指丁　大暑六月中指未
立秋七月节指坤　处暑七月中指申
白露八月节指庚　秋分八月中指酉
寒露九月节指辛　霜降九月中指戌
立冬十月节指乾　小雪十月中指亥
大雪十一月节指壬　冬至十一月中指子
小寒十二月节指癸　大寒十二月中指丑

二十四气，节有十二，中气有十二，五日为一候，气亦同，合有七十二候，决病生死，此须洞解之也。

《阴阳大论》云：春气温和，夏气暑热，秋气清凉，冬气冷冽③，此则四时正气之序也。冬时严寒，万类深藏，君子固密，则不伤于寒，触冒之者，乃名伤寒耳。其伤于四时之气，皆能为病，以伤寒为毒者，以其最成杀厉之气也。中而即病者，名曰伤寒。不即病者，寒毒藏于肌肤，至春变为温病，至夏变为暑病。暑病者，热极重于温也。是以辛苦之人，春夏多温热病者，皆由冬时触寒所致，非时行之气也。凡时行者，春时应暖而反大寒，夏时应热而反大凉，秋时应凉而反大热，冬时应寒而反大温，此非其时而有其气。是以一岁之中，长幼之病多相似者，此则时行之气也。

夫欲候知四时正气为病及时行疫气之法，皆当按斗历占之。

九月霜降节后宜渐寒，向冬大寒，至正月雨水节后宜解也。所以谓之雨水者，以冰雪解而为雨水故也。至惊蛰二月节后，气渐和暖，向夏大热，至秋便凉。

从霜降以后至春分以前，凡有触冒霜露，体中寒即病者，谓之伤寒也。九月十月，寒气尚微，为病则轻。十一月十二月，寒冽已严，

---

① 衰微：原作"微衰"，据《注解伤寒论》改。
② 十一头：十一种，此指五脏六腑脉象。
③ 冷冽：原作"冰列"，据《注解伤寒论》改。

为病则重。正月二月，寒渐将解，为病亦轻。此以冬时不调，适有伤寒之人，即为病也。其冬有非节之暖者，名为冬温。冬温之毒，与伤寒大异。冬温复有先后，更相重沓，亦有轻重，为治不同，证如后章。

从立春节后，其中无暴大寒，又不冰雪，而有人壮热为病者，此属春时阳气发于冬时伏寒，变为温病。

从春分以后至秋分节前，天有暴寒者，皆为时行寒疫也。三月四月，或有暴寒，其时阳气尚弱，为寒所折，病热犹轻。五月六月，阳气已盛，为寒所折，病热则重。七月八月，阳气已衰，为寒所折，病热亦微，其病与温及暑病相似，但治有殊耳。

十五日得一气，于四时之中，一时有六气，四六名为二十四气。然气候亦有应至仍不至，或有未应至而至者，或有至而太过者，皆成病气也。

但天地动静，阴阳鼓击者，各正一气耳。是以彼春之暖，为夏之暑，彼秋之忿，为冬之怒。

是故冬至之后，一阳爻升，一阴爻降也；夏至之后，一阳气下，一阴气上也。斯则冬夏二至，阴阳合也；春秋二分，阴阳离也。阴阳交易，人变病焉。此君子春夏养阳，秋冬养阴，顺天地之刚柔也。小人触冒，必婴暴疹。须知毒烈之气，留在何经，而发何病，详而取之。是以春伤于风，夏必飧泄；夏伤于暑，秋必病疟；秋伤于湿，冬必咳嗽；冬伤于寒，春必病温。此必然之道，可不审明之。伤寒之病，逐日浅深，以施方治。今世人伤寒，或始不早治，或治不对病，或日数久淹，困乃告医，医人又不依次第而治之，则不中病，皆宜临时消息制方，无不效也。今搜采仲景旧论，录其证候诊脉声色对病真方有神验者，拟防世急也。

又土地温凉，高下不同；物性刚柔，餐①居亦异。是故黄帝兴四方之问，岐伯举

四治之能，以训后贤，开其未悟者。临病之工，宜须两审也。

凡伤于寒，则为病热，热虽甚，不死。若两感于寒而病者，必死。

尺寸俱浮者，太阳受病也，当一二日发。以其脉上连风府，故头项痛，腰脊强。

尺寸俱长者，阳明受病也，当二三日发。以其脉夹鼻络于目，故身热目疼鼻干，不得卧。

尺寸俱弦者，少阳受病也，当三四日发。以其脉循胁络于耳，故胸胁痛而耳聋。此三经皆受病，未入于府者，可汗而已。

尺寸俱沉细者，太阴受病也，当四五日发。以其脉布胃中，络于嗌，故腹满而嗌干。

尺寸俱沉者，少阴受病也，当五六日发。以其脉贯肾络于肺，系舌本，故口燥舌干而渴。

尺寸俱微缓者，厥阴受病也，当六七日发。以其脉循阴器络于肝，故烦满而囊缩。此三经皆受病，已入于腑，可下而已。

若两感于寒者，一日太阳受之，即与少阴俱病，则头痛口干，烦满而渴。二日阳明受之，即与太阴俱病，则腹满，身热，不欲食，谵语。三日少阳受之，即与厥阴俱病，则耳聋，囊缩而厥，水浆不入，不知人者，六日死。若三阴三阳五脏六腑皆受病，则荣卫不行，脏腑不通，则死矣。

其不两感于寒，更不传经，不加异气者，至七日太阳病衰，头痛少愈也。八日阳明病衰，身热少歇也。九日少阳病衰，耳聋微闻也。十日太阴病衰，腹减如故，则思饮食。十一日少阴病衰，渴止舌干，已而嚏也。十二日厥阴病衰，囊纵，少腹微下，大气皆去，病人精神爽慧也。若过十三日以上不间，寸尺陷者，大危。若更感异气，变为它病者，当依后坏病证而治之。若脉阴阳俱盛，重感于寒者，变成温疟。阳脉浮滑，阴脉濡弱者，更遇于风，变

---

①餐：原作"湌"，据《太平圣惠方》改。

为风温。阳脉洪数，阴脉实大者，更遇温热，变为温毒，温毒为病最重也。阳脉濡弱，阴脉弦紧者，更遇温气，变为温疫。一本作疟。以此冬伤于寒，发为温病，脉之变证，方治如说。

凡人有疾，不时即治，隐忍冀差，以成痼疾。小儿女子，益以滋甚。时气不和，便当早言。寻其邪由，及在腠理，以时治之，罕有不愈者。患人忍之，数日乃说，邪气入脏，则难可制。此为家有患，备虑之要。凡作汤药，不可避晨夜，觉病须臾，即宜便治，不等早晚，则易愈矣。如或差迟，病即传变，虽欲除治，必难为力。服药不如方法，纵意违师，不须治之。

凡伤寒之病，多从风寒得之。始表中风寒，入里则不消矣，未有温覆而当不消散者。不在证治，拟欲攻之，犹当先解表，乃可下之。若表已解，而内不消，非大满，犹生寒热，则病不除。若表已解，而内不消，大满大实坚有燥屎，自可除下之，虽四五日，不能为祸也。若不宜下，而便攻之，内虚热入，协热遂利，烦躁诸变，不可胜数，轻者困笃，重者必死矣。

夫阳盛阴虚，汗之则死，下之则愈。阳虚阴盛，汗之则愈，下之则死。夫如是，则神丹安可以误发，甘遂何可以妄攻？虚盛之治，相背千里，吉凶之机，应若影响，岂容易哉！况桂枝下咽，阳盛即毙；承气入胃，阴盛以亡。死生之要，在乎须臾，视身之尽，不暇计日，此阴阳虚实之交错，其候至微，发汗吐下之相反，其祸至速。而医术浅狭，懵然不知病源，为治乃误，使病者殒没，自谓其分。至令冤魂塞于冥路，死尸盈于旷野，仁者鉴此，岂不痛欤！

凡两感病俱作，治有先后。发表攻里，本自不同，而执迷妄①意者，乃云神丹、甘遂合而饮之，且解其表，又除其里。言巧似是，其理实违。夫智者之举错②也，常审以慎；愚者之动作也，必果而速。安危之变，岂可诡哉？世上之士，但务彼翕习③之荣，而莫见此倾危之败。惟明者居然能护其本，近取诸身，夫何远之有焉？

凡发汗温服④汤药，其方虽言日三服，若病剧不解，当促其间，可半日中尽三服。若与病相阻，即便有所觉。病重者，一日一夜当晬时观之。如服一剂，病证犹在，故当复作本汤服。至有不肯汗出，服三剂乃解。若汗不出者，死病也。

凡得时气病，至五六日，而渴欲饮水，饮不能多不当与也。何者？以腹中热尚少，不能消之，便更与人作病也。至七八日，大渴欲饮水者，犹当依证而与之。与之常令不足，勿极意也，言能饮一斗，与五升。若饮而腹满，小便不利，若喘若哕，不可与之也。忽然大汗出，是为自愈也。

凡得病，反能饮水，此为欲愈之病。其不晓病者但闻病饮水自愈，小渴者乃强与饮之，因其成祸，不可复数也。

凡得病，厥⑤脉动数，服汤药更迟，脉浮大减小，初躁后静，此皆愈证也。

凡治温病，可刺五十九穴。又身之穴，三百六十有五，其三十九⑥穴，灸之有害，七十九穴，刺之为灾，并中髓也。

脉四损，三日死。平人四息，病人脉一至，名曰四损。

脉五损，一日死。平人五息，病人脉一至，名曰五损。

脉六损，一时死。平人六息，病人脉一

---

① 妄：原作"用"，据《注解伤寒论》改。
② 错："错"通"措"。
③ 翕习：盛貌，此喻显赫的荣华。
④ 服：原作"暖"，据《注解伤寒论》改。
⑤ 厥：其。
⑥ 九：原无此字，据《注解伤寒论》补。

至,名曰六损。

脉盛身寒,得之伤寒;脉虚身热,得之伤暑。脉阴阳俱盛,大汗出不解者死。脉阴阳俱虚,热不止者死。脉至乍数乍疏者死。脉至如转索,其日死。谵言妄语,身微热,脉浮大,手足温者生;逆冷,脉沉细者,不过一日死矣。此以前是伤寒热病证候也。

辨痉湿暍脉证第四
痉音炽,又作痓,巨郢切,下同。

伤寒所致太阳病痉湿暍,此三种宜应别论,以为与伤寒相似,故此见之。

太阳病,发热无汗,反恶寒者,名曰刚痉。

太阳病,发热汗出,而不恶寒①名曰柔痉。

太阳病,发热,脉沉而细者,名曰痉。

太阳病,发汗太多,因致痉。

病身热足寒,颈项强急,恶寒,时头热面赤,目脉赤,独头面摇,卒口噤,背反张者,痉病也。

太阳病,关节疼痛而烦,脉沉而细一作缓者,此名湿痹一云中湿。湿痹之候,其人小便不利,大便反快,但当利其小便。湿家之为病,一身尽疼,发热,身色如似熏黄。湿家其人但头汗出,背强,欲得被覆向火,若下之早则哕。胸满,小便不利,舌上如胎者,以丹田有热,胸中有寒,渴欲得水,而不能饮,口燥烦也。

湿家下之,额上汗出,微喘,小便利一云不利者死,若下利不止者亦死。

问曰:风湿相搏,一身尽疼痛,法当汗出而解。值天阴雨不止,医云此可发汗,汗之病不愈者,何也?答曰:发其汗,汗大出者,但风气去,湿气在,是故不愈也。若治风湿者,发其汗,但微微似欲出汗者,风湿俱去也。

湿家病,身上疼痛,发热,面黄而喘,头痛鼻塞而烦,其脉大,自能饮食,腹中和无病,病

在头中寒湿,故鼻塞,内药鼻中则愈。

病者一身尽疼,发热,日晡所剧者,此名风湿。此病伤于汗出当风,或久伤取冷所致也。

太阳中热者,暍是也。其人汗出恶寒,身热而渴也。

太阳中暍者,身热疼重,而脉微弱,此以夏月伤冷水,水行皮中所致也。

太阳中暍者,发热,恶寒,身重而疼痛,其脉弦细芤迟,小便已,洒洒然毛耸,手足逆冷,小有劳,身即热,口开,前板齿燥。若发汗,则恶寒甚;加温针,则发热甚;数下之,则淋甚。

辨太阳病脉证并治(上)第五
合一十六法,方一十四首。

太阳中风,阳浮阴弱,热发汗出,恶寒,鼻鸣干呕者,桂枝汤主之。第一。五味。前有太阳病一十一证。

太阳病,头痛发热,汗出恶风者,桂枝汤主之。第二。用前第一方。

太阳病,项背强几几,反汗出恶风者,桂枝加葛根汤主之。第三。七味。

太阳病,下之后,其气上冲,桂枝汤主之。第四。用前第一方。下有太阳坏病一证。

桂枝本为解肌,若脉浮紧,发热汗不出者,不可与之。第五。下有酒客不可与桂枝一证。

喘家作桂枝汤,加厚朴杏子。第六。下有服汤吐脓血一证。

太阳病,发汗遂漏不止,恶风,小便难,四肢急,难以屈伸,桂枝加附子汤主之。第七。六味。

太阳病,下之后,脉促胸满者,桂枝去芍药汤主之。第八。四味。

若微寒者,桂枝去芍药加附子汤主之。第九。五味。

---

① 不恶寒:《医原》作"恶寒"。

太阳病,八九日如疟状,热多寒少,不呕,清便自可,宜桂枝麻黄各半汤。第十。七味。

太阳病,服桂枝汤,烦不解,先刺风池、风府,却与桂枝汤。第十一。用前第一方。

服桂枝汤,大汗出,脉洪大者,与桂枝汤。若形似疟,一日再发者,宜桂枝二麻黄一汤。第十二。七味。

服桂枝汤,大汗出,大烦渴不解,脉洪大者,白虎加人参汤主之。第十三。五味。

太阳病,发热恶寒,热多寒少,脉微弱者,宜桂枝二越婢一汤。第十四。七味。

服桂枝,或下之,头项强痛,发热无汗,心下满痛,小便不利者,桂枝去桂加茯苓白术汤主之。第十五。六味。

伤寒脉浮,自汗出,小便数,心烦,微恶寒,脚挛急,与桂枝,得之便厥,咽干,烦躁,吐逆,作甘草干姜汤与之。厥愈,更作芍药甘草汤与之,其脚伸。若胃气不和,与调胃承气汤。若重发汗,加烧针者,四逆汤主之。第十六。甘草干姜汤、芍药甘草汤并二味。调胃承气汤、四逆汤并三味。

太阳之为病,脉浮,头项强痛而恶寒。

太阳病,发热,汗出,恶风,脉缓者,名为中风。

太阳病,或已发热,或未发热,必恶寒,体痛,呕逆,脉阴阳俱紧者,名为伤寒。

伤寒一日,太阳受之,脉若静者,为不传;颇欲吐,若躁烦,脉数急者,为传也。

伤寒二三日,阳明少阳证不见者,为不传也。

太阳病,发热而渴,不恶寒者为温病。

若发汗已,身灼热者,名风温。风温为病,脉阴阳俱浮,自汗出,身重,多眠睡,鼻息必鼾,语言难出。若被下者,小便不利,直视失溲;若被火者,微发黄色,剧则如惊痫,时瘛疭;若火熏之,一逆尚引日,再逆促命期。

病有发热恶寒者,发于阳也;无热恶寒者,发于阴也。发于阳,七日愈,发于阴,六日愈,以阳数七,阴数六故也。

太阳病,头痛至七日以上自愈者,以行其经尽故也。若欲作再经者,针足阳明,使经不传则愈。

太阳病欲解时,从巳至未上①。

风家,表解而不了了者,十二日愈。

病人身大热,反欲得近②衣者,热在皮肤,寒在骨髓也;身大寒,反不欲近衣者,寒在皮肤,热在骨髓也。

太阳中风,阳浮而阴弱。阳浮者,热自发;阴弱者,汗自出。啬啬恶寒,淅淅恶风,翕翕发热,鼻鸣干呕者,桂枝汤主之。

桂枝汤方③

桂枝(去皮)三两　芍药三两　甘草(炙)二两　生姜(切)三两　大枣(擘)十二枚

上五味,㕮咀④三味。以水七升,微火煮取三升,去滓,适寒温,服一升。服已须臾,啜热稀粥一升余,以助药力,温覆令一时许,遍身漐漐微似有汗者益佳,不可令如水流漓,病必不除。若一服汗出病差,停后服,不必尽剂;若不汗,更服依前法。又不汗,后服小促其间,半日许,令三服尽。若病重者,一日一夜服,周时观之。服一剂尽,病证犹在者,更作服。若汗不出者,乃服至二三剂。禁生冷、黏滑、肉面、五辛⑤、酒酪、臭恶等物。

太阳病,头痛,发热,汗出,恶风者,桂枝汤主之。方二。用前第一方。

太阳病,项背强,反汗出恶风者,桂枝加葛根汤主之。方三。

---

①从巳至未上:从上午九时至下午三时前。上:前也。

②近:据《注解伤寒论》新加。

③桂枝汤方:原无,据文义新加,下同。

④㕮咀:本意咀嚼,引申为捣碎。

⑤五辛:五种辛味调味品,泛指刺激性食物。

桂枝加葛根汤方

葛根四两　麻黄(去节)三两　芍药二两　生姜(切)三两　甘草(炙)二两　大枣(擘)十二枚　桂枝(去皮)二两

上七味,以水一斗,先煮麻黄、葛根,减二升,去上沫,内诸药,煮取三升,去滓。温服一升,覆取微似汗,不须啜粥,余如桂枝法将息①及禁忌。臣亿等谨按,仲景本论,太阳中风自汗用桂枝,伤寒无汗用麻黄,今证云汗出恶风,而方中有麻黄,恐非本意也。第三卷有葛根汤证,云无汗,恶风,正与此方同,是合用麻黄也。此云桂枝加葛根汤,恐是桂枝中但加葛根耳。

太阳病,下之后,其气上冲者,可与桂枝汤。方用前法。若不上冲者,不得与之。四。

太阳病三日,已发汗,若吐、若下、若温针,仍不解者,此为坏病,桂枝②不中与之也。观其脉证,知犯何逆,随证治之。桂枝本为解肌,若其人脉浮紧,发热汗不出者,不可与之也。常须识此,勿令误也。五。

若酒客病,不可与桂枝汤,得之则呕,以酒客不喜甘故也。

喘家作,桂枝汤加厚朴杏子,佳。六。

凡服桂枝汤吐者,其后必吐脓血也。

太阳病,发汗,遂漏③不止,其人恶风,小便难,四肢微急,难以屈伸者,桂枝加附子汤主之。方七。

桂枝加附子汤方

桂枝(去皮)三两　芍药三两　甘草(炙)三两　生姜(切)三两　大枣(擘)十二枚　附子(炮,去皮,破八片)一枚

上六味,以水七升,煮取三升,去滓,温服一升。本云,桂枝汤今加附子。将息如前法。

太阳病,下之后,脉促胸满者,桂枝去芍药汤主之。方八。促,一作纵。

桂枝去芍药汤方

桂枝(去皮)三两　甘草(炙)二两　生姜(切)三两　大枣(擘)十二枚

上四味,以水七升,煮取三升,去滓,温服一升。本云,桂枝汤今去芍药。将息如前法。

若微寒者,桂枝去芍药加附子汤主之。方九。

桂枝去芍药加附子汤方

桂枝(去皮)三两　甘草(炙)二两　生姜(切)三两　大枣(擘)十二枚　附子(炮,去皮,破八片)一枚

上五味,以水七升,煮取三升,去滓,温服一升。本云,桂枝汤今去芍药加附子。将息如前法。

太阳病,得之八九日,如疟状,发热恶寒,热多寒少,其人不呕,清便欲自可④,一日二三度发,脉微缓者,为欲愈也;脉微而恶寒者,此阴阳俱虚,不可更发汗、更下、更吐也;面色反有热色者,未欲解也,以其不能得小汗出,身必痒,宜桂枝麻黄各半汤。方十。

桂枝麻黄各半汤方

桂枝(去皮)一两十六铢　芍药、生姜(切)、甘草(炙)、麻黄(去节)各一两　大枣(擘)四枚　杏仁(汤浸,去皮尖及两仁者)二十四枚

上七味,以水五升,先煮麻黄一二沸,去上沫,内诸药,煮取一升八合,去滓,温服六合。本云,桂枝汤三合,麻黄汤三合,并为六合,顿服。将息如上法。臣亿等谨按:桂枝汤方,桂枝、芍药、生姜各三两,甘草二两,大枣十二枚。麻黄汤方,麻黄三两,桂枝二两,甘草一两,杏仁七十个。今以算法约之,二汤各取三分之一,即得桂枝一两十六铢,芍药、生姜、甘草各一两,大枣四枚,杏仁二十三个零

---

① 将息:调养,休息。
② 桂枝:指桂枝汤。
③ 漏:形容汗出不断。
④ 欲自可:自调。

三分枚之一,收之得二十四个,合方。详此方乃三分之一,非各半也。宜云合半汤。

太阳病,初服桂枝汤,反烦不解者,先刺风池、风府,却与桂枝汤则愈。十一。用前第一方。

服桂枝汤,大汗出,脉洪大者,与桂枝汤如前法。若形如疟,一日再发者,汗出必解,宜桂枝二麻黄一汤。方十二。

桂枝二麻黄一汤方

桂枝一两十七铢　芍药一两六铢　麻黄(去节)十六铢　生姜一两六铢　杏仁(去皮尖)十六个　甘草(炙)一两二铢　大枣(擘)五枚

上七味,以水五升,先煮麻黄一二沸,去上沫,内诸药,煮取二升,去滓,温服一升,日再服。本云桂枝汤二分,麻黄汤一分,合为二升,分再服。今合为一方,将息如前法。臣亿等谨按:桂枝汤方,桂枝、芍药、生姜各三两,甘草二两,大枣十二枚。麻黄汤方,麻黄三两,桂枝二两,甘草一两,杏仁七十个。今以算法约之,桂枝汤取十二分之五,即得桂枝、芍药、生姜各一两六铢,甘草二十铢,大枣五枚。麻黄汤取九分之二,即得麻黄十六铢,桂枝十铢三分铢之二,收之得十一铢,甘草五铢三分铢之一,收之得六铢,杏仁十五个九分枚之四,收之得十六个。二汤所取相合,即共得桂枝一两十七铢,麻黄十六铢,生姜、芍药各一两六铢,甘草一两一铢,大枣五枚,杏仁十六个,合方。

服桂枝汤,大汗出后,大烦渴不解,脉洪大者,白虎加人参汤主之。方十三。

白虎加人参汤方

知母六两　石膏(碎,绵裹)一斤　甘草(炙)二两　粳米六合　人参三两

上五味,以水一斗,煮米熟汤成,去滓,温服一升,日三服。

太阳病,发热恶寒,热多寒少,脉微弱者,

此无阳也,不可发汗,宜桂枝二越婢一汤。方十四。

桂枝二越婢一汤方

桂枝去皮　芍药、麻黄、甘草(炙)各十八铢　大枣(擘)四枚　生姜(切)一两二铢　石膏(碎,绵裹)二十四铢

上七味,以水五升,煮麻黄一二沸,去上沫,内诸药,煮取二升,去滓,温服一升。本云,当裁为越婢汤桂枝汤,合之饮一升。今合为一方,桂枝汤二分,越婢汤一分。臣亿等谨按:桂枝汤方,桂枝、芍药、生姜各三两,甘草二两,大枣十二枚。越婢汤方,麻黄二两,生姜三两,甘草二两,石膏半斤,大枣十五枚。今以算法约之,桂枝汤取四分之一,即得桂枝、芍药、生姜各十八铢,甘草十二铢,大枣三枚。越婢汤取八分之一,即得麻黄十八铢,生姜九铢,甘草六铢,石膏二十四铢,大枣一枚八分之七,弃之。二汤所取相合,即共得桂枝、芍药、甘草、麻黄各十八铢,生姜一两三铢,石膏二十四铢,大枣四枚,合方。旧云:桂枝三,今取四分之一,即当云桂枝二也。越婢汤方,见仲景杂方中,《外台秘要》一云起脾汤。

服桂枝汤,或下之,仍头项强痛,翕翕发热,无汗,心下满微痛,小便不利者,桂枝去桂加茯苓白术汤主之。方十五。

桂枝去桂加茯苓白术汤方

芍药三两　甘草(炙)二两　生姜(切)、白术、茯苓各三两　大枣(擘)十二枚

上六味,以水八升,煮取三升,去滓,温服一升,小便利则愈。本云,桂枝汤今去桂枝,加茯苓,白术。

伤寒脉浮,自汗出,小便数,心烦,微恶寒,脚挛急,反与桂枝汤[①],欲攻其表,此误也。得之便厥,咽中干,烦躁,吐逆者,作甘草干姜汤与之,以复其阳;若厥愈足温者,更作芍药甘草汤与之,其脚即伸;若胃气不和,谵

---

① 桂枝汤:原无"汤"字,据《注解伤寒论》加。

语者,少与调胃承气汤;若重发汗,复加烧针者,四逆汤主之。方十六。

甘草干姜汤方

甘草(炙)四两　干姜二两

上二味,以水三升,煮取一升五合,去滓,分温再服。

芍药甘草汤方

白芍药、甘草(炙)各四两

上二味,以水三升,煮取一升五合,去滓,分温再服。

调胃承气汤方

大黄(去皮,清酒洗)四两　甘草(炙)二两　芒硝半升

上三味,以水三升,煮取一升,去滓,内芒硝,更上火微煮令沸。少少温服之。

四逆汤方

甘草(炙)二两　干姜一两半　附子(生用,去皮,破八片)一枚

上三味,以水三升,煮取一升二合,去滓,分温再服。强人可大附子一枚,干姜三两。

问曰:证象阳旦①,按法治之而增剧,厥逆,咽中干,两胫拘急而谵语。师曰:言夜半手足当温,两脚当伸,后如师言。何以知此?答曰:寸口脉浮而大,浮为风,大为虚,风则生微热,虚则两胫挛。病形象桂枝,因加附子参其间,增桂令汗出,附子温经,亡阳故也。厥逆,咽中干,烦躁,阳明内结,谵语,烦乱,更饮甘草干姜汤。夜半阳气还,两足当热,胫尚微拘急,重与芍药甘草汤,尔乃胫伸,以承气汤微溏,则止其谵语,故知病可愈。

卷第三

辨太阳病脉证并治(中)第六

合六十六法,方三十九首。并见太阳阳明合病法。

---

① 阳旦:指阳旦汤,即桂枝汤。

太阳病,项背强几几,无汗恶风,葛根汤主之。第一。七味。

太阳阳明合病,必自利,葛根汤主之。第二。用前第一方。一云,用后第四方。

太阳阳明合病,不下利,但呕者,葛根加半夏汤主之。第三。八味。

太阳病,桂枝证,医反下之,利不止,葛根黄芩黄连汤主之。第四。四味。

太阳病,头痛发热,身疼,恶风,无汗而喘者,麻黄汤主之。第五。四味。

太阳阳明合病,喘而胸满,不可下,宜麻黄汤主之。第六。用前第五方。

太阳病,十日以去,脉浮细而嗜卧者,外已解。设胸满痛,与小柴胡汤。脉但浮者,与麻黄汤。第七。用前第五方。小柴胡汤,七味。

太阳中风,脉浮紧,发热恶寒,身疼痛,不汗出而烦躁者,大青龙汤主之。第八。七味。

伤寒,脉浮缓,身不疼,但重,乍有轻时,无少阴证,大青龙汤发之。第九。用前第八方。

伤寒表不解,心下有水气,干呕,发热而咳,小青龙汤主之。第十。八味,加减法附。

伤寒心下有水气,咳而微喘,小青龙汤主之。第十一。用前第十方。

太阳病,外证未解,脉浮弱者,当以汗解,宜桂枝汤。第十二。五味。

太阳病,下之微喘者,表未解,桂枝加厚朴杏子汤主之。第十三。七味。

太阳病,外证未解,不可下也,下之为逆,解外宜桂枝汤。第十四。用前第十二方。

太阳病,先发汗不解,复下之,脉浮者,当解外,宜桂枝汤。第十五。用前第十二方。

太阳病,脉浮紧无汗,发热身疼痛,八九日不解,表证在,发汗已,发烦,必衄,麻黄汤主之。第十六。用前第五方,下有太阳病,并二阳并病四证。

脉浮者,病在表,可发汗,宜麻黄汤。第十七。用前第五方。一法用桂枝汤。

脉浮数者,可发汗,宜麻黄汤。第十八。用前第五方。

病常自汗出,荣卫不和也,发汗则愈,宜桂枝汤。第十九。用前第十二方。

病人藏无他病,时自汗出,卫气不和也,宜桂枝汤。第二十。用前第十二方。

伤寒脉浮紧,不发汗,因衄,麻黄汤主之。第二十一。用前第五方。

伤寒不大便,六七日,头痛,有热,与承气汤。小便清者,知不在里,当发汗,宜桂枝汤。第二十二。用前第十二方。

伤寒发汗解半日许,复热烦,脉浮数者,可更发汗,宜桂枝汤。第二十三。用前第十二方。下别有三病证。

下之后,复发汗,昼日烦躁不得眠,夜而安静,不呕不渴,无表证,脉沉微者,干姜附子汤主之。第二十四。二味。

发汗后,身疼痛,脉沉迟者,桂枝加芍药生姜各一两,人参三两新加汤主之。第二十五。六味。

发汗后,不可行桂枝汤。汗出而喘,无大热者,可与麻黄杏子甘草石膏汤。第二十六。四味。

发汗过多,其人叉手自冒心,心悸欲得按者,桂枝甘草汤主之。第二十七。二味。

发汗后,脐下悸,欲作奔豚,茯苓桂枝甘草大枣汤主之。第二十八。四味。下有作甘烂水法。

发汗后,腹胀满者,厚朴生姜半夏甘草人参汤主之。第二十九。五味。

伤寒吐下后,心下逆满,气上冲胸,头眩,脉沉紧者,茯苓桂枝白术甘草汤主之。第三十。四味。

发汗病不解,反恶寒者,虚故也,芍药甘草附子汤主之。第三十一。三味。

发汗若下之,不解,烦躁者,茯苓四逆汤主之。第三十二。五味。

发汗后,恶寒,虚故也;不恶寒,但热者,实也,与调胃承气汤。第三十三。三味。

太阳病,发汗后,大汗出,胃中干燥,不能眠,欲饮水,小便不利者,五苓散主之。第三十四。五味,即猪苓散是。

发汗已,脉浮数,烦渴者,五苓散主之。第三十五。用前第三十四方。

伤寒汗出而渴者,五苓散;不渴者,茯苓甘草汤主之。第三十六。四味。

中风发热,六七日不解而烦,有表里证,渴欲饮水,水入则吐,名曰水逆,五苓散主之。第三十七。用前第三十四方。下别有三病证。

发汗吐下后,虚烦不得眠,心中懊憹,栀子豉汤主之。若少气者,栀子甘草豉汤主之。若呕者,栀子生姜豉汤主之。第三十八。栀子豉汤二味。栀子甘草豉汤、栀子生姜豉汤,并三味。

发汗,若下之,烦热,胸中窒者,栀子豉汤主之。第三十九。用上初方。

伤寒五六日,大下之,身热不去,心中结痛者,栀子豉汤主之。第四十。用上初方。

伤寒下后,心烦腹满,卧起不安者,栀子厚朴汤主之。第四十一。三味。

伤寒,医以丸药下之,身热不去,微烦者,栀子干姜汤主之。第四十二。二味。下有不可与栀子汤一证。

太阳病,发汗不解,仍发热,心下悸,头眩,身瞤,真武汤主之。第四十三。五味。下有不可汗五证。

汗家重发汗、必恍惚心乱,禹余粮丸主之。第四十四。方本阙。下有吐蚘、先汗下二证。

伤寒,医下之,清谷不止,身疼痛,急当救里。后身疼痛,清便自调,急当救表。救里宜四逆汤,救表宜桂枝汤。第四十五。桂枝汤用前第十二方。四逆汤三味。

太阳病未解,脉阴阳俱停,阴脉微者,下之解,宜调胃承气汤。第四十六。用前第三十三方。一云,用大柴胡汤。前有太阳病一证。

太阳病,发热汗出,荣弱卫强,故使汗出。

欲救邪风,宜桂枝汤。第四十七。用前第十二方。

伤寒五六日,中风,往来寒热,胸胁满,不欲食。心烦喜呕者,小柴胡汤主之。第四十八。再见柴胡汤,加减法附。

血弱气尽,腠理开,邪气因入,与正气分争,往来寒热,休作有时,小柴胡汤主之。第四十九。用前方。渴者属阳明证附,下有柴胡不中与一证。

伤寒四五日,身热恶风,项强,胁下满,手足温而渴者,小柴胡汤主之。第五十。用前方。

伤寒阳脉涩,阴脉弦,法当腹中急痛,先与小建中汤。不差者,小柴胡汤主之。第五十一。用前方。小建中汤六味。下有呕家不可用建中汤,并服小柴胡一证。

伤寒二三日,心中悸而烦者,小建中汤主之。第五十二。用前第五十一方。

太阳病,过经十余日,反二三下之,后四五日,柴胡证仍在,微烦者,大柴胡汤主之。第五十三。加大黄,八味。

伤寒十三日不解,胸胁满而呕,日晡发潮热,柴胡加芒消汤主之。第五十四。八味。

伤寒十三日,过经谵语者,调胃承气汤主之。第五十五。用前第三十二方。

太阳病不解,热结膀胱,其人如狂,宜桃核承气汤。第五十六。五味。

伤寒八九日,下之,胸满烦惊,小便不利,谵语,身重者,柴胡加龙骨牡蛎汤主之。第五十七。十二味。

伤寒腹满谵语,寸口脉浮而紧,此肝乘脾也,名曰纵,刺期门。第五十八。

伤寒发热,啬啬恶寒,大渴,欲饮水,其腹必满,自汗出,小便利,此肝乘肺也,名曰横,刺期门。第五十九。下有太阳病二证。

伤寒脉浮,医火劫之,亡阳,必惊狂,卧起不安者,桂枝去芍药加蜀漆牡蛎龙骨救逆汤主之。第六十。七味。下有不可火五证。

烧针被寒,针处核起,必发奔豚气,桂枝加桂汤主之。第六十一。五味。

火逆下之,因烧针烦躁者,桂枝甘草龙骨牡蛎汤主之。第六十二。四味。下有太阳四证。

太阳病,过经十余日,温温欲吐,胸中痛,大便微溏,与调胃承气汤。第六十三。用前第三十三方。

太阳病,六七日,表证在,脉微沉,不结胸,其人发狂,以热在下焦,少腹满,小便自利者,下血乃愈,抵当汤主之。第六十四。四味。

太阳病,身黄,脉沉结,少腹鞕,小便自利,其人如狂者,血证谛也,抵当汤主之。第六十五。用前方。

伤寒有热,少腹满,应小便不利,今反利者,有血也,当下之,宜抵当丸。第六十六。四味。下有太阳病一证。

太阳病,项背强,无汗,恶风,葛根汤主之。方一。

葛根汤方

葛根四两　麻黄(去节)三两　桂枝(去皮)二两　生姜(切)三两　甘草二两　炙芍药二两　大枣(擘)十二枚

上七味,以水一斗,先煮麻黄葛根,减二升,去白沫,内诸药。煮取三升,去滓,温服一升,覆取微似汗,余如桂枝法将息及禁忌。诸汤皆仿此。

太阳与阳明合病者,必自下利,葛根汤主之。方二。用前第一方

太阳与阳明合病,不下利但呕者,葛根加半夏汤主之。方三。

葛根加半夏汤方

葛根四两　麻黄(去节)三两　甘草(炙)二两　芍药二两　桂枝(去皮)二两　生姜(切)二两　半夏(洗)半升　大枣(擘)十二枚

上八味,以水一斗,先煮葛根麻黄,减二升,去白沫,内诸药,煮取三升,去滓,温服一升。覆取微似汗。

太阳病,桂枝证,医反下之,利遂不止,脉促者,表未解也。喘而汗出者,葛根黄芩黄连汤主之。方四。促,一作纵。

葛根黄芩黄连汤方

葛根半斤　甘草(炙)二两　黄芩三两　黄连三两

上四味,以水八升,先煮葛根,减二升,内诸药,煮取二升,去滓,分温再服。

太阳病,头痛发热,身疼,腰痛,骨节疼痛,恶风,无汗而喘者,麻黄汤主之。五。

麻黄汤方

麻黄(去节)三两　桂枝(去皮)二两　甘草(炙)一两　杏仁(去皮尖)七十个

上四味,以水九升,先煮麻黄,减二升,去上沫,内诸药,煮取二升半,去滓,温服八合,覆取微似汗,不须啜粥,余如桂枝法将息。

太阳与阳明合病,喘而胸满者,不可下,宜麻黄汤。六。用前第五方。

太阳病,十日以去①,脉浮细而嗜卧者,外已解也。设胸满胁痛者,与小柴胡汤。脉但浮者,与麻黄汤。七。用前第五方。

小柴胡汤方

柴胡半斤　黄芩、人参、甘草(炙)、生姜(切)各三两　大枣(擘)十二枚　半夏(洗)半升

上七味,以水一斗二升,煮取六升,去滓,再煎取三升,温服一升,日三服。

太阳中风,脉浮紧,发热恶寒,身疼痛,不汗出而烦躁者,大青龙汤主之。若脉微弱,汗出恶风者,不可服之。服之则厥逆,筋惕肉睏②,此为逆也。大青龙汤方。八。

大青龙汤方

麻黄(去节)六两　桂枝(去皮)二两　甘草(炙)二两　杏仁(去皮尖)四十枚　生姜(切)三两　大枣(擘)十枚　石膏(碎)如鸡子大

上七味,以水九升,先煮麻黄,减二升,去上沫,内诸药,煮取三升,去滓,温服一升,取微似汗。汗出多者,温粉③粉之④。一服汗者,停后服。若复服,汗多亡阳,遂虚,恶风烦躁,不得眠也。

伤寒脉浮缓,身不疼但重,乍有轻时,无少阴证者,大青龙汤发之。九。用前第八方。

伤寒表不解,心下有水气,干呕发热而咳,或渴,或利,或噎,或小便不利,少腹满,或喘者,小青龙汤主之。方十。

小青龙汤方

麻黄(去节)、芍药、细辛、干姜、甘草(炙)、桂枝(去皮)各三两　五味子半升　半夏(洗)半升

上八味,以水一斗,先煮麻黄减二升,去上沫,内诸药,煮取三升,去滓。温服一升。

若渴,去半夏,加栝楼根三两;若微利者,去麻黄,加荛花(如一鸡子,熬令赤色)。若噎者,去麻黄,加附子一枚(炮);若小便不利,少腹满者,去麻黄,加茯苓四两;若喘者,去麻黄加杏仁半升(去皮尖)。且荛花不治利,麻黄主喘,今此语反之,疑非仲景意。臣亿等谨按:小青龙汤,大要治水。又按《本草》,荛花下十二水。水若去,利则止也。又按《千金》,形肿者,应内麻黄,乃内杏仁者,以麻黄发其阳故也。以此证之,岂非仲景意也。

伤寒,心下有水气,咳而微喘,发热不渴。服汤已渴者,此寒去欲解也。小青龙汤主之。十一。用前第十方。

太阳病,外证未解,脉浮弱者,当以汗解,宜桂枝汤。方十二。

---

① 以:《玉函》卷二、《千金翼》卷九作"已"。去:犹过也。
② 筋惕肉睏:肌肉痉挛。
③ 温粉:炒温之末粉。引自《伤寒论校注》。
④ 粉之:扑、撒。作动词。

太阳病,下之微喘者,表未解故也。桂枝加厚朴杏子汤主之。方十三。

桂枝加厚朴杏子汤方

桂枝(去皮)三两　甘草(炙)二两　生姜(切)三两　芍药三两　大枣(擘)十二枚　厚朴(炙,去皮)二两　杏仁(去皮尖)五十枚

上七味。以水七升。微火煮取三升,去滓,温服一升,覆取微似汗。

太阳病,外证未解,不可下也,下之为逆。欲解外者,宜桂枝汤。十四。用前第十二方。

太阳病,先发汗不解,而复下之,脉浮者不愈。浮为在外,而反下之,故令不愈。今脉浮,故在外,当须解外则愈,宜桂枝汤。十五。用前第十二方。

太阳病,脉浮紧,无汗,发热,身疼痛,八九日不解,表证仍在,此当发其汗。服药已微除,其人发烦目瞑。剧者必衄,衄乃解,所以然者,阳气重故也。麻黄汤主之。十六。用前第五方。

太阳病,脉浮紧,发热,身无汗,自衄者愈。

二阳并病,太阳初得病时,发其汗,汗先出不彻,因转属阳明,续自微汗出,不恶寒。若太阳病证不罢者,不可下,下之为逆,如此可小发汗。设面色缘缘正赤者,阳气怫郁在表,当解之熏之;若发汗不彻,不足言,阳气怫郁不得越,当汗不汗,其人躁烦,不知痛处,乍在腹中,乍在四肢,按之不可得,其人短气,但坐,以汗出不彻故也,更发汗则愈。何以知汗出不彻?以脉涩故知也。

脉浮数者,法当汗出而愈。若下之,身重心悸者,不可发汗,当自汗出乃解。所以然者,尺中脉微,此里虚,须表里实,津液自和,便自汗出愈。

脉浮紧者,法当身疼痛,宜以汗解之。假令尺中迟者,不可发汗。何以知之然?以荣气不足,血少故也。

脉浮者,病在表,可发汗,宜麻黄汤。十七。用前第五方。法用桂枝汤。

脉浮而数者,可发汗,宜麻黄汤。十八。用前第五方。

病常自汗出者,此为荣气和。荣气和者,外不谐,以卫气不共荣气谐和故尔。以荣行脉中,卫行脉外,复发其汗,荣卫和则愈,宜桂枝汤。十九。用前第十二方。

病人脏无他病,时发热,自汗出而不愈者,此卫气不和也。先其时发汗则愈,宜桂枝汤。二十。用前第十二方。

伤寒脉浮紧,不发汗,因致衄者,麻黄汤主之。二十一。用前第五方。

伤寒不大便六七日,头痛有热者,与承气汤。其小便清,一云大便清,知不在里,仍在表也,当须发汗;若头痛者,必衄,宜桂枝汤。二十二。用前第十二方。

伤寒发汗已解,半日许复烦,脉浮数者,可更发汗,宜桂枝汤。用前第十二方。

凡病,若发汗、若吐、若下、若亡血、亡津液,阴阳自和者,必自愈。

大下之后,复发汗,小便不利者,亡津液故也,勿治之,得小便利,必自愈。

下之后,复发汗,必振寒,脉微细。所以然者,以内外俱虚故也。

下之后,复发汗,昼日烦躁不得眠,夜而安静,不呕,不渴,无表证,脉沉微,身无大热者,干姜附子汤主之。方二十四。

干姜附子汤方

干姜一两　附子(生用,去皮,切八片)一枚

上二味,以水三升,煮取一升,去滓,顿服。

发汗后,身疼痛,脉沉迟者,桂枝加芍药生姜各一两人参三两新加汤主之。方二十五。

桂枝加芍药生姜各一两人参三两新加汤方

桂枝(去皮)三两　芍药四两　甘草(炙)二两　人参三两　大枣(擘)十二枚　生姜四两

上六味,以水一斗二升,煮取三升,去滓,

温服一升。本云,桂枝汤,今加芍药生姜人参。

发汗后,不可更行①桂枝汤。汗出而喘,无大热者,可与麻黄杏仁甘草石膏汤。方二十六。

麻黄杏仁甘草石膏汤方

麻黄(去节)四两　杏仁(去皮尖)五十个　甘草(炙)二两　石膏(碎,绵裹)半斤

上四味,以水七升,煮麻黄,减二升,去上沫,内诸药,煮取二升,去滓,温服一升。

发汗过多,其人叉手自冒心,心下悸,欲得按者,桂枝甘草汤主之。方二十七。

桂枝甘草汤方

桂枝四两(去皮)　甘草(炙)二两

上二味,以水三升,煮取一升,去滓,顿服。

发汗后,其人脐下悸者,欲作奔豚,茯苓桂枝甘草大枣汤主之。方二十八。

茯苓桂枝甘草大枣汤方

茯苓半斤　桂枝(去皮)四两　甘草(炙)二两　大枣(擘)十五枚

上四味,以甘澜水一斗,先煮茯苓,减二升,内诸药,煮取三升,去滓,温服一升,日三服。

甘澜水做法:取水二斗,置大盆内,以杓扬之,水上有珠子五六千颗相逐,取用之。

发汗后,腹胀满者,厚朴生姜半夏甘草人参汤主之。方二十九。

厚朴生姜半夏甘草人参汤方

厚朴(炙,去皮)半斤　生姜(切)半斤　半夏(洗)半升　甘草二两　人参一两

上五味,以水一斗,煮取三升,去滓,温服一升,日三服。

伤寒,若吐若下后,心下逆满,气上冲胸,起则头眩,脉沉紧,发汗则动经,身为振振摇者,茯苓桂枝白术甘草汤主之。方三十。

茯苓桂枝白术甘草汤方

茯苓四两　桂枝(去皮)三两　白术　甘草(炙)各二两

上四味,以水六升,煮取三升,去滓,分温三服。

发汗,病不解,反恶寒者,虚故也,芍药甘草附子汤主之。方三十一。

芍药甘草附子汤方

芍药、甘草(炙)各三两　附子(炮,去皮,破八片)一枚

上三味,以水五升,煮取一升五合,去滓,分温三服。疑非仲景方。

发汗,若下之,病仍不解,烦躁者,茯苓四逆汤主之。方三十二。

茯苓四逆汤方

茯苓四两　人参一两　附子(生用,去皮,破八片)一枚　甘草(炙)二两　干姜一两半

上五味,以水五升,煮取三升,去滓,温服七合,日二服。

发汗后,恶寒者,虚故也;不恶寒,但热者,实也。当和胃气,与调胃承气汤②。方三十三。

太阳病,发汗后,大汗出,胃中干,烦躁不得眠,欲得饮水者,少少与饮之,令胃气和则愈。若脉浮,小便不利,微热消渴者,五苓散主之。方三十四。即猪苓散是。

五苓散方

猪苓(去皮)十八铢　泽泻一两六铢　白术十八铢　茯苓十八铢　桂枝(去皮)半两

上五味,捣为散,以白饮③和服方寸匕,日三服,多饮暖水,汗出愈。

如法将息。

发汗已,脉浮数,烦渴者,五苓散主之。

---

① 更行:重复再用。

② 与调胃承气汤:后世注家作"宜小承气汤"。供参考。

③ 白饮:据《千金要方》猪肝条,应指白米稀粥。

三十五。用前第三十四方。

伤寒汗出而渴者,五苓散主之;不渴者,茯苓甘草汤主之。方三十六。

茯苓甘草汤方

茯苓二两　桂枝(去皮)二两　甘草(炙)一两　生姜(切)三两

上四味,以水四升,煮取二升,去渣,分温三服。

中风发热,六七日不解而烦,有表里证,渴欲饮水,水入则吐者,名曰水逆。五苓散主之。三十七。用前第三十四方。

未持脉时,病人手叉自冒心,师因教试令咳而不咳者,此必两耳聋无闻也。所以然者,以重发汗,虚故如此。发汗后,饮水多必喘,以水灌之,亦喘。

发汗后,水药不得入口为逆,若更发汗,必吐下不止。发汗吐下后,虚烦不得眠,若剧者,必反复颠倒,心中懊憹,栀子豉汤主之;若少气者,栀子甘草豉汤主之;若呕者,栀子生姜豉汤主之。三十八。

栀子豉汤方

栀子(擘)十四个　香豉(绵裹)四合

上二味,以水四升,先煮栀子,得二升半,内豉,煮取一升半,去滓,分为二服,温进一服,得吐者止后服。

栀子甘草豉汤方

栀子(擘)十四个　甘草(炙)二两　香豉(绵裹)四合

上三味,以水四升,先煮栀子、甘草,取二升半,内豉,煮取一升半,去滓,分二服,温进一服,得吐者止后服。

栀子生姜豉汤方

栀子(擘)十四个　生姜五两　香豉(绵裹)四合

上三味,以水四升,先煮栀子、生姜,取二升半,内豉,煮取一升半,去滓,分二服,温进一服,得吐者止后服。

发汗若下之,而烦热,胸中窒者,栀子豉汤主之。三十九。用上初方。

伤寒五六日,大下之后,身热不去,心中结痛者,未欲解也,栀子豉汤主之。四十。用上初方。

伤寒下后,心烦腹满、卧起不安者,栀子厚朴汤主之。方四十一。

栀子厚朴汤方

栀子(擘)十四个　厚朴(炙,去皮)四两　枳实(水浸,炙令黄)四枚

上三味,以水三升半,煮取一升半,去滓,分二服,温进一服,得吐者,止后服。

伤寒,医以丸药大下之,身热不去,微烦者,栀子干姜汤主之。方四十二。

栀子干姜汤方

栀子(擘)十四个　干姜二两

上二味,以水三升半,煮取一升半,去滓,分二服,温进一服,得吐者止后服。

凡用栀子汤,病人旧微溏者,不可与服之。

太阳病发汗,汗出不解,其人仍发热,心下悸,头眩,身瞤动,振振欲擗地者,真武汤主之。方四十三。

真武汤方

茯苓、芍药、生姜(切)各三两　白术二两　附子(炮,去皮,破八片)一枚

上五味,以水八升,煮取三升,去滓,温服七合,日三服。

咽喉干燥者,不可发汗。

淋家不可发汗,发汗必便血。

疮家,虽身疼痛,不可发汗,汗出则痉。

衄家不可发汗,汗出必额上陷,脉急紧,直视不能,不得眠。

亡血家,不可发汗,发汗则寒慄而振。

汗家,重发汗,必恍惚心乱,小便已阴疼,与禹余粮丸。四十四。方本阙。

病人有寒,复发汗,胃中冷,必吐蛔。一作逆。

本发汗而复下之,此为逆也;若先发汗,治不为逆。本先下之,而反汗之,为逆;若先下之,治不为逆。

伤寒,医下之,续得下利,清谷不止,身疼痛者,急当救里;后身疼痛,清便自调者,急当救表。救里宜四逆汤;救表宜桂枝汤。四十五。用前第十二方。

病发热头痛,脉反沉,若不差,身体疼痛,当救其里,四逆汤方。

四逆汤方

甘草(炙)二两　干姜一两半　附子(生用,去皮,破八片)一枚

上三味,以水三升,煮取一升二合,去滓,分温再服。强人可大附子一枚,干姜三两。

太阳病,先下而不愈,因复发汗,以此表里俱虚,其人因致冒,冒家汗出自愈。所以然者,汗出表和故也。里未和,然后复下之。

太阳病未解,脉阴阳俱停,一作微。必先振慄汗出而解。但阳脉微者一作尺脉实者,先汗出而解。但阴脉微,下之而解。若欲下之,宜调胃承气汤。

四十六。用前第二十三方。一云用大柴胡汤。

太阳病,发热汗出者,此为荣弱卫强,故使汗出,欲救邪风者,宜桂枝汤。四十七。方用前法。

伤寒五六日,中风,往来寒热,胸胁苦满,默默①不欲饮食,心烦喜呕,或胸中烦而不呕,或渴,或腹中痛,或胁下痞硬,或心下悸,小便不利,或不渴,身有微热,或咳者,小柴胡汤主之。方四十八。

小柴胡汤方

柴胡半斤　黄芩三两　人参三两　半夏(洗)半升　甘草(炙)、生姜(切)各三两　大枣(擘)十二枚

上七味,以水一斗二升,煮取六升,去滓,再煎,取三升,温服一升,日三服。若胸中烦而不呕者,去半夏、人参,加栝楼实一枚。若渴,去半夏,加人参,合前成四两半,栝楼根四两。若腹中痛者,去黄芩,加芍药三两。若胁下痞硬,去大枣,加牡蛎四两。若心下悸,小便不利者,去黄芩,加茯苓四两。若不渴,外有微热者,去人参,加桂枝三两,温覆微汗愈。若咳者,去人参、大枣、生姜,加五味子半升,干姜二两。

血弱气尽,腠理开,邪气因入,与正气相搏,结于胁下,正邪分争,往来寒热,休作有时,默默不欲饮食。脏腑相连,其痛必下,邪高痛下,故使呕也,小柴胡汤主之。服柴胡汤已,渴者,属阳明也,以法治之。四十九。同前方。

得病六七日,脉迟浮弱,恶风寒,手足温,医二三下之,不能食,而胁下满痛,面目及身黄,颈项强,小便难者,与柴胡汤,后必下重,本渴饮水而呕者,柴胡汤不中与也。食谷者哕。

伤寒四五日,身热恶风,颈项强,胁下满,手足温而渴者,小柴胡汤主之。五十。用前方。

伤寒,阳脉涩,阴脉弦,法当腹中急痛,先与小建中汤;不差者,小柴胡汤主之。五十一。用前方。

小建中汤方

桂枝(去皮)三两　甘草(炙)二两　大枣(擘)十二枚　芍药六两　生姜(切)胶饴一升三两

上六味,以水七升,煮取三升,去滓,内饴,更上微火消解,温服一升,日三服。呕家不可用建中汤,以甜故也。

伤寒中风,有柴胡证,但见一证便是,不必悉具。凡柴胡汤病证而下之,若柴胡证不罢者,复与柴胡汤,必蒸蒸而振,却复发热汗出而解。

伤寒二三日,心中悸而烦者,小建中汤主之。五十二。用前第五十一方。

太阳病,过经十余日,反二三下之,后四五日,柴胡证仍在者,先与小柴胡。呕不止,心下急,郁郁微烦者,为未解也,与大柴胡汤,

---

① 默默:据《注解伤寒论》当指郁闷不爽貌。

下之则愈。方五十三。

大柴胡汤方

柴胡半斤　黄芩三两　芍药三两　半夏
(洗)半升　生姜(切)五两　枳实(炙)四枚
大枣(擘)十二枚

上七味,以水一斗二升,煮取六升,去滓
再煎,温服一升,日三服。一方加大黄二两。
若不加,恐不为大柴胡汤。

伤寒十三日不解,胸胁满而呕,日晡所发
潮热,已而微利。此本柴胡证,下之以不得
利,今反利者,知医以丸药下之,此非其治也。
潮热者,实也,先宜服小柴胡汤以解外,后以
柴胡加芒硝汤主之。五十四。

柴胡加芒硝汤方

柴胡二两十六铢　黄芩一两　人参一两
甘草(炙)一两　生姜(切)一两　半夏(本云
五枚,洗)二十铢　大枣(擘)四枚　芒硝二两

上八味,以水四升,煮取二升,去滓,内芒
硝,更煮微沸,分温再服,不解更作。

伤寒十三日,过经,谵语者,以有热也,当
以汤下之。若小便利者,大便当硬,而反下
利,脉调和者,知医以丸药下之,非其治也。
若自下利者,脉当微厥,今反和者,此为内实
也,调胃承气汤主之。五十五。用前第三十
三方。

太阳病不解,热结膀胱,其人如狂,血自
下,下者愈。其外不解者,尚未可攻,当先解
其外。外解已,但少腹急结者,乃可攻之,宜
桃核承气汤。方五十六。后云,解外宜桂
枝汤。

桃核承气汤方

桃仁(去皮尖)五十个　大黄四两　桂枝
(去皮)二两　甘草(炙)二两　芒硝二两

上五味,以水七升,煮取二升半,去滓,内
芒硝,更上火,微沸下火,先食温服五合,日三
服,当微利。

伤寒八九日,下之,胸满烦惊,小便不利,

谵语,一身尽重,不可转侧者,柴胡加龙骨牡
蛎汤主之。方五十七。

柴胡加龙骨牡蛎汤方

柴胡四两　龙骨、黄芩、生姜(切)、铅丹、
人参、桂枝(去皮)、茯苓各一两半　半夏(洗)
二合半　大黄二两　牡蛎(熬)一两半　大枣
(擘)六枚

上十二味,以水八升,煮取四升,内大黄,
切如棋子,更煮一两沸,去滓,温服一升。本
云柴胡汤,今加龙骨等。

伤寒,腹满谵语,寸口脉浮而紧,此肝乘
脾也,名曰纵,刺期门。五十八。

伤寒发热,啬啬恶寒,大渴欲饮水,其腹
必满,自汗出,小便利,其病欲解,此肝乘肺
也,名曰横,刺期门。五十九。

太阳病二日,反躁,反熨其背,而大汗出,
火气入胃,胃中水竭,躁烦,必发谵语,十余
日,振栗,自下利者,此为欲解也。故其汗从
腰以下不得汗,欲小便不得,反呕,欲失溲,足
下恶风,大便硬,小便当数而反不数,及不多,
大便已,头卓然而痛,其人足心必热,谷气下
流故也。

太阳病中风,以火劫发汗,邪风被火热,
血气流溢,失其常度,两阳相熏灼,其身发
黄。阳盛则欲衄,阴虚小便难,阴阳俱虚竭,
身体则枯燥。但头汗出,剂①颈而还,腹满
微喘,口干咽烂,或不大便,久则谵语,甚者
至哕,手足躁扰,捻衣摸床,小便利者,其人
可治。

伤寒脉浮,医以火迫劫之,亡阳必惊狂,
卧起不安者,桂枝去芍药加蜀漆牡蛎龙骨救
逆汤主之。方六十。

桂枝去芍药加蜀漆牡蛎龙骨救逆汤方

桂枝(去皮)三两　甘草(炙)二两　生姜
(切)三两　大枣(擘)十二枚　牡蛎(熬)五两
蜀漆(洗去腥)三两　龙骨四两

上七味,以水一斗二升,先煮蜀漆,减二

---

①剂:通"齐"。

升,内诸药,煮取三升,去滓,温服一升。本云,桂枝汤今去芍药,加蜀漆牡蛎龙骨。

形作伤寒,其脉不弦紧而弱。弱者必渴,被火者必谵语。弱者发热、脉浮,解之,当汗出愈。

太阳病,以火熏之,不得汗,其人必躁,到经不解,必清血,名为火邪。

脉浮热甚,而反灸之,此为实。实以虚治,因火而动,必咽燥吐血。

微数之脉,慎不可灸,因火为邪,则为烦逆,追虚逐实,血散脉中,火气虽微,内攻有力,焦骨伤筋,血难复也。脉浮,宜以汗解,用火灸之,邪无从出,因火而盛,病从腰以下必重而痹,名火逆也。欲自解者,必当先烦,烦乃有汗而解。何以知之?脉浮,故知汗出解。

烧针令其汗,针处被寒,核起而赤者,必发奔豚。气从少腹上冲心者,灸其核上各一壮,与桂枝加桂汤,更加桂二两也。方六十一。

桂枝加桂汤方

桂枝(去皮)五两　芍药三两　生姜(切)三两　甘草(炙)二两　大枣(擘)十二枚

上五味,以水七升,煮取三升,去滓,温服一升。本云桂枝汤,今加桂满五两,所以加桂者,以能泄奔豚气也。

火逆下之,因烧针烦躁者,桂枝甘草龙骨牡蛎汤主之。方六十二。

桂枝甘草龙骨牡蛎汤方

桂枝(去皮)一两　甘草(炙)二两　牡蛎(熬)二两　龙骨二两

上四味,以水五升,煮取二升半,去滓,温服八合,日三服。

太阳伤寒者,加温针必惊也。

太阳病,当恶寒发热,今自汗出,反不恶寒发热,关上脉细数者,以医吐之过也。一二日吐之者,腹中饥,口不能食;三四日吐之者,不喜糜粥,欲食冷食,朝食暮吐,以医吐之所致也,此为小逆。

太阳病吐之,但太阳病当恶寒,今反不恶寒,不欲近衣,此为吐之内烦也。

病人脉数,数为热,当消谷引食,而反吐者,此以发汗,令阳气微,膈气虚,脉乃数也。数为客热,不能消谷,以胃中虚冷,故吐也。

太阳病,过经十余日,心下温温欲吐,而胸中痛,大便反溏,腹微满,郁郁微烦。先此时自极吐下者,与调胃承气汤。若不尔者,不可与。但欲呕,胸中痛,微溏者,此非柴胡汤证,以呕,故知极吐下也。调胃承气汤。六十三。用前第三十三方。

太阳病六七日,表证仍在,脉微而沉,反不结胸,其人发狂者,以热在下焦,少腹当硬满,小便自利者,下血乃愈,所以然者,以太阳随经,瘀热在里故也。抵当汤主之。方六十四。

抵当汤方

水蛭(熬)、虻虫(去翅足,熬)各三十个桃仁(去皮尖)二十个　大黄(酒洗)三两

上四味,以水五升,煮取三升,去滓,温服一升。不下更服。

太阳病身黄,脉沉结,少腹硬,小便不利者,为无血也。小便自利,其人如狂者,血证谛也,抵当汤主之。六十五。用前方。

伤寒有热,少腹满,应小便不利。今反利者,为有血也,当下之,不可余药,宜抵当丸。方六十六。

抵当丸方

水蛭(熬虻虫二十个,去翅足,熬)二十个桃仁(去皮尖)二十五个　大黄三两

上四味,捣分四丸,以水一升,煮一丸,取七合服之,晬时当下血,若不下者更服。

太阳病,小便利者,以饮水多,必心下悸。小便少者,必苦里急也。

卷第四

辨太阳病脉证并治(下)第七

合三十九法。方三十首。
并见太阳少阳合病法。

结胸,项强,如柔痉状,下则和,宜大陷胸丸。第一。六味。前后有结胸藏结病六证。

太阳病,心中懊恼,阳气内陷,心下鞭,大

陷胸汤主之。第二。三味。

伤寒六七日，结胸热实，脉沉紧，心下痛，大陷胸汤主之。第三。用前第二方。

伤寒十余日，热结在里，往来寒热者，与大柴胡汤。第四。八味。水结附。

太阳病，重发汗，复下之，不大便五六日，舌燥而渴，潮热，从心下至少腹满痛，不可近者，大陷胸汤主之。第五。用前第二方。

小结胸病，正在心下，按之痛，脉浮滑者，小陷胸汤主之。第六。三味。下有太阳病二证。

病在阳，应以汗解，反以水潠，热不得去，益烦不渴，服文蛤散，不差，与五苓散。寒实结胸，无热证者，与三物小陷胸汤，白散亦可服。第七。文蛤散一味。五苓散五味。小陷胸汤用前第六方。白散三味。

太阳少阳并病，头痛，眩冒，心下痞者，刺肺俞、肝俞，不可发汗，发汗则谵语，谵语不止，当刺期门。第八。

妇人中风，经水适来，热除脉迟，胁下满，谵语，当刺期门。第九。

妇人中风，七八日，寒热，经水适断，血结如疟状，小柴胡汤主之。第十。七味。

妇人伤寒，经水适来，谵语，无犯胃气，及上二焦，自愈。第十一。

伤寒六七日，发热，微恶寒，支节疼，微呕，心下支结，柴胡桂枝汤主之。第十二。九味。

伤寒五六日，已发汗，复下之，胸胁满，小便不利，渴而不呕，头汗出，往来寒热，心烦，柴胡桂枝干姜汤主之。第十三。七味。

伤寒五六日，头汗出，微恶寒，手足冷，心下满，不欲食，大便鞕，脉细者，为阳微结，非少阴也，可与小柴胡汤。第十四。用前第十方。

伤寒五六日，呕而发热，以他药下之，柴胡证仍在，可与柴胡汤，蒸蒸而振，却发热汗出解。心满痛者，为结胸。但满而不痛为痞，宜半夏泻心汤。第十五。七味。下有太阳并病并气痞二证。

太阳中风，下利呕逆，表解，乃可攻之，十枣汤主之。第十六。三味。下有太阳一证。

心下痞，按之濡者，大黄黄连泻心汤主之。第十七。二味。

心下痞，而复恶寒汗出者，附子泻心汤主之。第十八。四味。

心下痞，与泻心汤，不解者，五苓散主之。第十九。用前第七证方。

伤寒汗解后，胃中不和，心下痞，生姜泻心汤主之。第二十。八味。

伤寒中风，反下之，心下痞，医复下之，痞益甚，甘草泻心汤主之。第二十一。六味。

伤寒服药，利不止，心下痞，与理中，利益甚，宜赤石脂禹余粮汤。第二十二。二味。下有痞一证。

伤寒发汗，若吐下，心下痞，噫不除者，旋覆代赭汤主之。第二十三。七味。

下后，不可更行桂枝汤，汗出而喘，无大热者，可与麻黄杏子甘草石膏汤。第二十四。四味。

太阳病，外未除，数下之，遂协热而利，桂枝人参汤主之。第二十五。五味。

伤寒大下后，复发汗，心下痞，恶寒者，不可攻痞，先解表，表解乃可攻痞。解表宜桂枝汤，攻痞宜大黄黄连泻心汤。第二十六。泻心汤用前第十七方。

伤寒发热，汗出不解，心中痞，呕吐下利者，大柴胡汤主之。第二十七。用前第四方。

病如桂枝证，头不痛，项不强，寸脉浮，胸中痞，气上冲不得息，当吐之，宜瓜蒂散。第二十八。三味。下有不可与瓜蒂散证。

病胁下素有痞，连脐痛，引少腹者，此名藏结。第二十九。

伤寒，若吐下后，不解，热结在里，恶风，大渴，白虎加人参汤主之。第三十。五味。下有不可与白虎证。

伤寒无大热，口燥渴，背微寒者，白虎加人参汤主之。第三十一。用前方。

伤寒脉浮,发热无汗,表未解,不可与白虎汤。渴者,白虎加人参汤主之。第三十二。用前第三十方。

太阳少阳并病,心下鞭,颈项强而眩者,刺大椎、肺俞、肝俞,慎勿下之。第三十三。

太阳少阳合病,自下利,黄芩汤;若呕,黄芩加半夏生姜汤主之。第三十四。黄芩汤四味,加半夏生姜汤六味。

伤寒胸中有热,胃中有邪气,腹中痛,欲呕者,黄连汤主之。第三十五。七味。

伤寒八九日,风温相抟,身疼烦,不能转侧,不呕、不渴,脉浮虚而涩者,桂枝附子汤主之。大便鞕,一云脐下心下硬。小便自利者,去桂加白术汤主之。第三十六。桂附汤、加术汤并五味。

风湿相抟,骨节疼烦,掣痛不得屈伸,汗出短气,小便不利,恶风,或身微肿者,甘草附子汤主之。第三十七。四味。

伤寒脉浮滑,此表有热,里有寒,白虎汤主之。第三十八。四味。

伤寒脉结代,心动悸,炙甘草汤主之。第三十九。九味。

问曰:病有结胸,有藏结,其状何如?答曰:按之痛,寸脉浮,关脉沉,名曰结胸也。

何谓脏结?答曰:如结胸状,饮食如故,时时下利,寸脉浮,关脉小细沉紧,名曰脏结。舌上白胎滑者,难治。

脏结无阳证,不往来寒热,一云,寒而不热,其人反静,舌上胎滑者,不可攻也。

病发于阳,而反下之,热入因作结胸;病发于阴,而反下之,一作汗出,因作痞也。所以成结胸者,以下之太早故也。结胸者,项亦强,如柔痉状。

下之则和,宜大陷胸丸。方一。

大陷胸丸方

大黄半斤　葶苈子(熬)半升　芒硝半升　杏仁(去皮尖,熬黑)半升

上四味,捣筛二味,内杏仁、芒硝,合研如脂,和散,取如弹丸一枚,别捣甘遂末一

钱匕,白蜜二合,水二升,煮取一升,温顿服之,一宿乃下,如不下,更服,取下为效,禁如药法。

结胸证,其脉浮大者,不可下,下之则死。

结胸证悉具,烦躁者亦死。

太阳病,脉浮而动数,浮则为风,数则为热,动则为痛,数则为虚,头痛发热,微盗汗出,而反恶寒者,表未解也。医反下之,动数变迟,膈内拒痛,一云头痛即眩,胃中空虚,客气动膈,短气躁烦,心中懊侬,阳气内陷,心下因硬,则为结胸,大陷胸汤主之。若不结胸,但头汗出,余处无汗,剂颈而还,小便不利,身必发黄。宜大陷胸汤。方二。

大陷胸汤方

大黄(去皮)六两　芒硝一升　甘遂一钱匕

上三味,以水六升,先煮大黄取二升,去滓,内芒硝,煮一两沸,内甘遂末,温服一升,得快利止后服。

伤寒六七日,结胸热实,脉沉而紧,心下痛,按之石硬者,大陷胸汤主之。三。用前第二方。

伤寒十余日,热结在里,复往来寒热者,与大柴胡汤。但结胸,无大热者,此为水结在胸胁也,但头微汗出者,大陷胸汤主之。四。用前第二方。

太阳病,重发汗而复下之,不大便五六日,舌上燥而渴,日晡所小有潮热,一云日晡所发,心胸大烦。从心下至少腹硬满而痛,不可近者,大陷胸汤主之。五。用前第二方。

小结胸病,正在心下,按之则痛,脉浮滑者,小陷胸汤主之。方六。

小陷胸汤方

黄连一两　半夏(洗)半升　栝楼实大者一枚

上三味,以水六升,先煮栝楼,取三升,去滓,内诸药,煮取二升,去滓,分温三服。

太阳病二三日,不能卧,但欲起,心下必

结,脉微弱者,此本有寒分①也。反下之,若利止,必作结胸;未止者,四日复下之,此作协热利②也。

太阳病下之,其脉促一作纵,不结胸者,此为欲解也。脉浮者,必结胸;脉紧者,必咽痛;脉弦者,必两胁拘急;脉细数者,头痛未止;脉沉紧者,必欲呕;脉沉滑者,协热利;脉浮滑者,必下血。

病在阳,应以汗解之,反以冷水潠之,若灌之,其热被劫不得去,弥更益烦③,肉④出上粟起,意欲饮水,反不渴者,服文蛤散。若不差者,与五苓散。寒实结胸,无热证者,与三物小陷胸汤。用前第六方。

白散亦可服。七。一云与三物小白散。

文蛤散方

文蛤五两

上一味为散。以沸汤和一方寸匕服,汤用五合。

五苓散方

猪苓(去黑皮)十八铢　白术十八铢　泽泻一两六铢　茯苓十八铢　桂枝(去皮)半两

上五味为散,更于臼中杵之,白饮和方寸匕服之,日三服,多饮暖水汗出愈。

白散方

桔梗三分　巴豆(去皮心,熬黑研如脂)一分　贝母三分

上三味为散,内巴豆,更于臼中杵之,以白饮和服,强人半钱匕,羸者减之。病在膈上必吐,在膈下必利,不利,进热粥一杯,利过不止,进冷粥一杯。身热皮粟不解,欲引衣自覆。若以水潠之、洗之,益令热却不得出。当汗而不汗则烦。假令汗出已,腹中痛,与芍药三两如上法。

太阳与少阳并病,头项强痛,或眩冒,时如结胸,心下痞硬者,当刺大椎第一间、肺俞、肝俞,慎不可发汗,发汗则谵语。脉弦,五日谵语不止,当刺期门。八。

妇人中风,发热恶寒,经水适来,得之七八日,热除而脉迟身凉,胸胁下满,如结胸状,谵语者,此为热入血室也,当刺期门,随其实而泻⑤之。九。

妇人中风,七八日续得寒热,发作有时,经水适断者,此为热入血室,其血必结,故使如疟状,发作有时,小柴胡汤主之。方十。

妇人伤寒,发热,经水适来,昼日明了,暮则谵语,如见鬼状者,此为热入血室。无犯胃气及上二焦,必自愈。十一。

伤寒六七日,发热微恶寒,肢节烦疼,微呕,心下支结,外证未去者,柴胡桂枝汤主之。方十二。

柴胡桂枝汤方

桂枝去皮　黄芩一两半　人参一两半　甘草(炙)一两　半夏(洗)二合半　芍药一两半　大枣(擘)六枚　生姜(切)一两半　柴胡四两

上九味,以水七升,煮取三升,去滓,温服一升,本云人参汤,作如桂枝法,加半夏、柴胡、黄芩,复如柴胡法,今用人参作半剂。

伤寒五六日,已发汗而复下之,胸胁满微结,小便不利,渴而不呕,但头汗出,往来寒热,心烦者,此为未解也,柴胡桂枝干姜汤主之。方十三。

柴胡桂枝干姜汤方

柴胡半斤　桂枝(去皮)三两　干姜二两　栝楼根四两　黄芩三两　牡蛎(熬)二两　甘草(炙)二两

上七味,以水一斗二升,煮取六升,去滓,再煎取三升,温服一升,日三服,初服微烦,复

---

①寒分:指寒饮。

②协热利:协,作"挟",下同。

③弥更益烦:烦热更重。

④肉:作"皮"。

⑤泻:原作"取",据《注解伤寒论》改。

服汗出便愈。

伤寒五六日,头汗出,微恶寒,手足冷,心下满,口不欲食,大便硬,脉细者,此为阳微结,必有表,复有里也。脉沉,亦在里也。汗出为阳微,假令纯阴结,不得复有外证,悉入在里,此为半在里半在外也。脉虽沉紧,不得为少阴病,所以然者,阴不得有汗,今头汗出,故知非少阴也,可与小柴胡汤。设不了了者,得屎而解。十四。用前第十方。

伤寒五六日,呕而发热者,柴胡汤证具,而以他药下之,柴胡证仍在者,复与柴胡汤。此虽已下之,不为逆,必蒸蒸而振,却发热汗出而解。若心下满而硬痛者,此为结胸也,大陷胸汤主之;但满而不痛者,此为痞,柴胡不中与之,宜半夏泻心汤。方十五。

半夏泻心汤方

半夏(洗)半升　黄芩、干姜、人参、甘草(炙)各三两　黄连一两　大枣(擘)十二枚

上七味,以水一斗,煮取六升,去滓,再煎取三升,温服一升,日三服。须大陷胸汤者,方用前第二法。一方用半夏一升。

太阳少阳并病,而反下之,成结胸,心下硬,下利不止,水浆不下,其人心烦。

脉浮而紧,而复下之,紧反入里,则作痞。按之自濡,但气痞耳。

太阳中风,下利呕逆,表解者,乃可攻之。其人漐漐汗出,发作有时,头痛,心下痞硬满,引胁下痛,干呕短气,汗出不恶寒者,此表解里未和也,十枣汤主之。方十六。

十枣汤方

芫花熬　甘遂　大戟

上三味等分,各别捣为散,以水一升半,先煮大枣肥者十枚,取八合,去滓,内药末,强人服一钱匕,羸人服半钱,温服之,平旦服。若下少,病不除者,明日更服,加半钱,得快下利后,糜粥自养。

太阳病,医发汗,遂发热恶寒,因复下之,心下痞,表里俱虚,阴阳气并竭,无阳则阴独,复加烧针,因胸烦,面色青黄,肤瞤者,难治;

今色微黄,手足温者,易愈。

心下痞,按之濡,其脉关上浮者,大黄黄连泻心汤主之。方十七。

大黄黄连泻心汤方

大黄二两　黄连一两

上二味,以麻沸汤二升渍之,须臾绞去滓,分温再服。臣亿等看详大黄黄连泻心汤,诸本皆二味,又后附子泻心汤,用大黄、黄连、黄芩、附子,恐是前方中亦有黄芩,后但加附子也,故后云附子泻心汤。本云加附子也。

心下痞,而复恶寒汗出者,附子泻心汤主之。方十八。

附子泻心汤方

大黄二两　黄连一两　黄芩一两　附子(炮,去皮,破,别煮取汁)一枚

上四味,切三味,以麻沸汤二升渍之,须臾绞去滓,纳附子汁,分温再服。

本以下之,故心下痞,与泻心汤。痞不解,其人渴而口躁烦,小便不利者,五苓散主之。十九。

伤寒汗出,解之后,胃中不和,心下痞硬,干噫食臭,胁下有水气,腹中雷鸣,下利者,生姜泻心汤主之。方二十。

生姜泻心汤方

生姜(切)四两　甘草(炙)三两　人参三两　干姜一两　黄芩三两　半夏(洗)半升　黄连一两　大枣(擘)十二枚

上八味,以水一斗,煮取六升,去滓,再煎取三升,温服一升,日三服。附子泻心汤,本云加附子。半夏泻心汤,甘草泻心汤,同体别名耳。生姜泻心汤,本云理中人参黄芩汤,去桂枝、术,加黄连并泻肝法。

伤寒中风,医反下之,其人下利日数十行,谷不化,腹中雷鸣,心下痞硬而满,干呕心烦不得安。医见心下痞,谓病不尽,复下之,其痞益甚,此非结热,但以胃中虚,客气上逆,故使硬也,甘草泻心汤主之。方二十一。

甘草泻心汤方

甘草(炙)四两　黄芩三两　干姜三两　半夏(洗)半升　大枣(擘)十二枚　黄连一两

上六味,以水一斗,煮取六升,去滓,再煎取三升,温服一升,日三服。

伤寒服汤药,下利不止,心下痞硬。服泻心汤已,复以他药下之,利不止,医以理中与之,利益甚。理中者,理中焦,此利在下焦,赤石脂禹余粮汤主之。复利①不止者,当利其小便。

赤石脂禹余粮汤方

赤石脂(碎)一斤　禹余粮(碎)一斤

上二味,以水六升,煮取二升,去滓,分温三服。

伤寒吐下后,发汗,虚烦,脉甚微。八九日心下痞硬,胁下痛,气上冲咽喉,眩冒。经脉动惕者,久而成痿。

伤寒发汗,若吐若下,解后,心下痞硬,噫气不除者,旋覆代赭汤主之。方二十三。

旋覆代赭汤方

旋覆花三两　人参二两　生姜五两　代赭一两　甘草(炙)三两　半夏(洗)半升　大枣(擘)十二枚

上七味,以水一斗,煮取六升,去滓,再煎取三升。温服一升,日三服。

下后不可更行桂枝汤。若汗出而喘,无大热者,可与麻黄杏子甘草石膏汤。方二十四。

麻黄杏子甘草石膏汤方

麻黄四两　杏仁(去皮尖)五十个　甘草(炙)二两　石膏(碎,绵裹)半斤

上四味,以水七升,先煮麻黄,减二升,去白沫,内诸药,煮取三升,去滓,温服一升。本云:黄耳杯。

太阳病,外证未除,而数下之,遂协热而利,利下不止,心下痞硬,表里不解者,桂枝人

参汤主之。方二十五。

桂枝人参汤方

桂枝(另切)四两　甘草(炙)四两　白术三两　人参三两　干姜三两

上五味,以水九升,先煮四味,取五升,内桂,更煮取三升,去滓,温服一升,日再夜一服。

伤寒大下后,复发汗,心下痞,恶寒者,表未解也,不可攻痞,当先解表,表解乃可攻痞。解表宜桂枝汤,攻痞宜大黄黄连泻心汤。二十六。泻心汤用前第十七方。

伤寒,发热,汗出不解,心中痞硬,呕吐而下利者,大柴胡汤主之。二十七。用前第四方。

病如桂枝证,头不痛,项不强,寸脉微浮,胸中痞硬,气上冲喉咽,不得息者,此为胸有寒②也,当吐之,宜瓜蒂散。方二十八。

瓜蒂散方

瓜蒂(熬黄)一分　赤小豆一分

上二味,各别捣筛,为散已,合治之,取一钱匕,以香豉一合,用热汤七合,煮作稀糜,去滓,取汁和散,温顿服之。不吐者,少少加,得快吐乃止。诸亡血虚家,不可与瓜蒂散。

病胁下素有痞,连在脐旁,痛引少腹,入阴筋者,此名脏结。死。二十九。

伤寒若吐、若下后,七八日不解,热结在里,表里俱热,时时恶风,大渴,舌上干燥而烦,欲饮水数升者,白虎加人参汤主之。方三十。

白虎加人参汤方

知母六两　石膏(碎)一斤　甘草(炙)二两　人参二两　粳米六合

上五味,以水一斗,煮米熟汤成,去滓,温服一升,日三服。此方立夏后立秋前乃可服,立秋后不可服。正月、二月、三月尚凛冷,亦不可与服之。与之则呕利而腹痛。诸亡血虚

---

①利:原无,据《注解伤寒论》加。

②胸有寒:指有痰饮。

家,亦不可与,得之则腹痛利者,但可温之,当愈。

伤寒无大热,口燥渴,心烦,背微恶寒者,白虎加人参汤主之。三十一。用前方。

伤寒脉浮,发热无汗,其表不解,不可与白虎汤。渴欲饮水,无表证者,白虎加人参汤主之。三十二。用前方。

太阳少阳并病,心下硬,颈项强而眩者,当刺大椎、肺俞、肝俞,慎勿下之。三十三。

太阳与少阳合病,自下利者,与黄芩汤;若呕者,黄芩加半夏生姜汤主之。三十四。

黄芩汤方
黄芩三两　芍药二两　甘草(炙)二两　大枣(擘)十二枚

上四味,以水一斗,煮取三升,去滓,温服一升,日再夜一服。

黄芩加半夏生姜汤方
黄芩三两　芍药二两　甘草(炙)二两　大枣(擘)十二枚　半夏(洗)半升　生姜一两半,一方(切)三两

上六味,以水一斗,煮取三升,去滓,温服一升,日再夜一服。

伤寒胸中有热,胃中有邪气,腹中痛,欲呕吐者,黄连汤主之。方三十五。

黄连汤方
黄连三两　甘草(炙)三两　干姜三两　桂枝(去皮)三两　人参二两　半夏(洗)半升　大枣(擘)十二枚

上七味,以水一斗,煮取六升,去滓,温服,昼三夜二。疑非仲景方。

伤寒八九日,风湿相搏,身体疼烦,不能自转侧,不呕,不渴,脉浮虚而涩者,桂枝附子汤主之。若其人大便硬,一云脐下心下硬,小便自利者,去桂加白术汤主之。三十六。

桂枝附子汤方
桂枝(去皮)四两　附子(炮,去皮,破)三枚　生姜(切)三两　大枣(擘)十二枚　甘草(炙)二两

上五味,以水六升,煮取二升,去滓,分温三服。

去桂加白术汤方
附子(炮,去皮,破)三枚　白术四两　生姜(切)三两　甘草(炙)二两　大枣(擘)十二枚

上五味,以水六升,煮取二升,去滓,分温三服。初一服,其人身如痹,半日许复服之。三服都尽,其人如冒状,勿怪,此以附子、术,并走皮内,逐水气未得除,故使之耳,法当加桂四两。此本一方二法,以大便硬,小便自利,去桂也。以大便不硬,小便不利,当加桂,附子三枚恐多也。虚弱家及产妇,宜减服之。

风湿相搏,骨节疼烦,掣痛不得屈伸,近之则痛剧,汗出短气,小便不利,恶风不欲去衣,或身微肿者,甘草附子汤主之。方三十七。

甘草附子汤方
甘草(炙)二两　附子(炮,去皮,破)二枚　白术二两　桂枝(去皮)四两

上四味,以水六升,煮取三升,去滓,温服一升,日三服。初服得微汗则解,能食,汗止复烦者,将服五合,恐一升多者,宜服六七合为始。

伤寒脉浮滑,此以表有热、里有寒,白虎汤主之。方三十八。

白虎汤方
知母六两　石膏(碎)一斤　甘草(炙)二两　粳米六合

上四味,以水一斗,煮米熟汤成,去滓,温服一升,日三服。臣亿等谨按:前篇云,热结在里,表里俱热者,白虎汤主之。又云其表不解,不可与白虎汤。此云脉浮滑,表有热,里有寒者,必表里字差矣。又阳明一证云,脉浮迟,表热里寒,四逆汤主之。又少阴一证云,里寒外热,通脉四逆汤主之,以此表里自差明矣。《千金翼》云白通汤,非也。

伤寒脉结代,心动悸,炙甘草汤主之。方三十九。

炙甘草汤方

甘草（炙）四两　生姜（切）三两　人参二两　生地黄一斤　桂枝（去皮）三两　阿胶二两　麦门冬（去心）半升　麻仁半升　大枣（擘）三十枚

上九味，以清酒七升，水八升，先煮八味，取三升，去滓，内胶，烊消尽，温服一升，日三服。一名复脉汤。

脉按之来缓，时一止复来者，名曰结。又脉来动而中止，更来小数，中有还者反动，名曰结，阴也；脉来动而中止，不能自还，因而复动者，名曰代，阴也。得此脉者，必难治。

卷第五

辨阳明病脉证并治第八

合四十四法，方一十首，一方附，
并见阳明少阳合病法。

阳明病，不吐不下，心烦者，可与调胃承气汤。第一。三味，前有阳明病二十七证。

阳明病，脉迟，汗出不恶寒，身重短气，腹满潮热，大便鞕，大承气汤主之。若腹大满不通者，与小承气汤。第二。大承气四味，小承气三味。

阳明病，潮热，大便微鞕者，可与大承气汤。若不大便六七日，恐有燥屎，与小承气汤。若不转矢气，不可攻之。后发热复鞕者，小承气汤和之。第三。用前第一方，下有二病证。

伤寒若吐下不解，至十余日，潮热，不恶寒，如见鬼状，微喘直视，大承气汤主之。第四。用前第二方。

阳明病，多汗，胃中燥，大便鞕，谵语，小承气汤主之。第五。用前第二方。

阳明病，谵语，潮热，脉滑疾者，小承气汤主之。第六。用前第二方。

阳明病，谵语，潮热，不能食，胃中有燥屎，宜大承气汤下之。第七。用前第二方。下有阳明病一证。

汗出谵语，有燥屎在胃中，过经乃可下之，宜大承气汤。第八。用前第二方，下有伤寒病一证。

三阳合病，腹满身重，谵语遗尿，白虎汤主之。第九。四味。

二阳并病，太阳证罢，潮热汗出，大便难，谵语者，宜大承气汤。第十。用前第二方。

阳明病，脉浮紧，咽燥口苦，腹满而喘，发热汗出，恶热身重。若下之，则胃中空虚，客气动膈，心中懊憹，舌上胎者，栀子豉汤主之。第十一。二味。

若渴欲饮水，舌燥者，白虎加人参汤主之。第十二。五味。

若脉浮发热，渴欲饮水，小便不利者，猪苓汤主之。第十三。五味。下有不可与猪苓汤一证。

脉浮迟，表热里寒，下利清谷者，四逆汤主之。第十四。三味。下有二病证。

阳明病，下之，外有热，手足温，不结胸，心中懊憹，不能食，但头汗出，栀子豉汤主之。第十五。用前第十一方。

阳明病，发潮热，大便溏，胸满不去者，与小柴胡汤。第十六。七味。

阳明病，胁下满，不大便而呕，舌上胎者，与小柴胡汤。第十七。用上方。

阳明中风，脉弦浮大，短气腹满，胁下及心痛，鼻干不得汗，嗜卧，身黄，小便难，潮热而哕，与小柴胡汤。第十八。用上方。

脉但浮，无余证者，与麻黄汤。第十九。四味。

阳明病，自汗出，若发汗，小便利，津液内竭，虽鞕，不可攻之。须自大便，蜜煎导而通之，若土瓜根，猪胆汁。第二十。一味猪胆方附。二味。

阳明病，脉迟，汗出多，微恶寒，表未解，宜桂枝汤。第二十一。五味。

阳明病，脉浮，无汗而喘，发汗则愈，宜麻黄汤。第二十二。用前第十九方。

阳明病，但头汗出，小便不利，身必发黄，

茵陈蒿汤主之。第二十三。三味。

阳明证,喜忘,必有蓄血,大便黑,宜抵当汤下之。第二十四。四味。

阳明病,下之,心中懊憹而烦,胃中有燥屎者,宜大承气汤。第二十五。用前第二方。下有一病证。

病人烦热,汗出解,如疟状,日晡发热。脉实者,宜大承气汤;脉浮虚者,宜桂枝汤。第二十六。大承气汤,用前第二方。桂枝汤,用前第二十一方。

大下后,六七日不大便,烦不解,腹满痛,本有宿食,宜大承气汤。第二十七。用前第二方。

病人小便不利,大便乍难乍易,时有微热,宜大承气汤。第二十八。用前第二方。

食谷欲呕,属阳明也,吴茱萸汤主之。第二十九。四味。

太阳病,发热,汗出恶寒,不呕,心下痞,此以医下之也。如不下,不恶寒而渴,属阳明,但以法救之,宜五苓散。第三十。五味。下有二病证。

跌阳脉浮而涩,小便数,大便鞕,其脾为约,麻子仁丸主之。第三十一。六味。

太阳病三日,发汗不解,蒸蒸热者,调胃承气汤主之。第三十二。用前第一方。

伤寒吐后,腹胀满者,与调胃承气汤。第三十三。用前第一方。

太阳病,若吐下发汗后,微烦,大便鞕,与小承气汤和之。第三十四。用前第二方。

得病二三日,脉弱,无太阳柴胡证,烦躁,心下鞕,小便利,屎定鞕,宜大承气汤。第三十五。用前第二方。

伤寒六七日,目中不了了,睛不和,无表里证,大便难,宜大承气汤。第三十六。用前第二方。

阳明病,发热汗多者,急下之,宜大承气汤。第三十七。用前第二方。

发汗不解,腹满痛者,急下之,宜大承气汤。第三十八。用前第二方。

腹满不减,减不足言,当下之,宜大承气汤。第三十九。用前第二方。

阳明少阳合病,必下利脉滑而数,有宿食也,当下之,宜大承气汤。第四十。用前第二方。

病人无表里证,发热七八日,脉数,可下之。假令已下,不大便者,有瘀血,宜抵当汤。第四十一。用前第二十四方,下有二病证。

伤寒七八日,身黄如橘色,小便不利,茵陈蒿汤主之。第四十二。用前第二十三方。

伤寒身黄发热,栀子柏皮汤主之。第四十三。三味。

伤寒瘀热在里,身必黄,麻黄连轺赤小豆汤主之。第四十四。八味。

问曰:病有太阳阳明,有正阳阳明,有少阳阳明,何谓也?答曰:太阳阳明者,脾约一云络是也。正阳阳明者,胃家实是也。少阳阳明者,发汗利小便已,胃中燥烦实,大便难是也。

阳明之为病,胃家实一作寒是也。

问曰:何缘得阳明病?答曰:太阳病,若发汗,若下、若利小便,此亡津液,胃中干燥,因转属阳明。不更衣①,内实,大便难者,此名阳明也。

问曰:阳明病外证云何?答曰:身热,汗自出,不恶寒,反恶热也。

问曰:病有得之一日,不发热而恶寒者,何也?答曰:虽得之一日,恶寒将自罢,即自汗出而恶热也。

问曰:恶寒何故自罢?答曰:阳明居中,主土也,万物所归,无所复传。始虽恶寒,二日自止,此为阳明病也。

本太阳初得病时,发其汗,汗先出不彻,因转属阳明也。伤寒发热,无汗,呕不能食,

——————————
①更衣:解大便也。

而反汗出濈濈然①者,是转属阳明也。

伤寒三日,阳明脉大。

伤寒脉浮而缓,手足自温者,是为系在太阴。太阴者,身当发黄;若小便自利者,不能发黄。至七八日大便硬者,为阳明病也。

伤寒转系阳明者,其人濈然微汗出也。

阳明中风,口苦咽干,腹满微喘,发热恶寒,脉浮而紧,若下之,则腹满小便难也。

阳明病,若能食,名中风;不能食,名中寒。

阳明病,若中寒者,不能食,小便不利,手足濈然汗出,此欲作固瘕②,必大便初硬后溏。所以然者,以胃中冷,水谷不别故也。

阳明病,初欲食,小便反不利,大便自调,其人骨节疼,翕翕如有热状,奄然③发狂,濈然汗出而解者,此水不胜谷气,与汗共并,脉紧则愈。

阳明病欲解时,从申至戌上。

阳明病,不能食,攻其热必哕。所以然者。胃中虚冷故也。以其人本虚,攻其热必哕。

阳明病脉迟,食难用饱,饱则微烦头眩,必小便难,此欲作谷瘅,虽下之,腹满如故。所以然者,脉迟故也。

阳明病,法多汗,反无汗,其身如虫行皮中状者,此以久虚故也。

阳明病,反无汗,而小便利,二三日呕而咳,手足厥者,必苦头痛。若不咳不呕,手足不厥者,头不痛。一云冬阳明。

阳明病,但头眩,不恶寒,故能食而咳,其人咽必痛;若不咳者,咽不痛。一云冬阳明。

阳明病无汗,小便不利,心中懊恢者,身必发黄。

阳明病,被火,额上微汗出,而小便不利者,必发黄。

阳明病,脉浮而紧者,必潮热,发作有时。但浮者,必盗汗出。

阳明病,口燥,但欲漱水不欲咽者,此必衄。

阳明病,本自汗出,医更重发汗,病已差,尚微烦不了了者,此必大便硬故也。以亡津液,胃中干燥,故令大便硬。当问其小便日几行,若本小便日三四行,今日再行,故知大便不久出;今为小便数少,以津液当还入胃中,故知不久必大便也。

伤寒呕多,虽有阳明证,不可攻之。

阳明病,心下硬满者,不可攻之。攻之,利遂不止者死,利止者愈。

阳明病,面合色赤,不可攻之,必发热,色黄者,小便不利也。

阳明病,不吐不下,心烦者,可与调胃承气汤。方一。

调胃承气汤方

甘草(炙)二两　芒硝半升　大黄(清酒洗)四两

上三味,切,以水三升,煮二物至一升,去滓,内芒硝,更上微火一二沸,温顿服之,以调胃气。

阳明病脉迟,虽汗出,不恶寒者,其身必重,短气,腹满而喘,有潮热者,此外欲解,可攻里也,手足濈然汗出者,此大便已硬也,大承气汤主之;若汗多,微发热恶寒者,外未解也,一法与桂枝汤,其热不潮,未可与承气汤;若腹大满不通者,可与小承气汤,微和胃气,勿令至大泄下。大承气汤。方二。

大承气汤方

大黄(酒洗)四两　厚朴(炙,去皮)半斤　枳实(炙)五枚　芒硝三合

上四味,以水一斗,先煮二物,取五升,去

---

①汗出濈濈然:形容汗出连续不断。

②固瘕:《伤寒溯源集》注:"大便初硬后溏,因成瘕泄,即溏泄也,久而不止,则为固瘕"。

③奄然:忽然。

滓,内大黄,更煮取二升,去滓,内芒硝,更上微火一两沸,分温再服,得下余勿服。

小承气汤方

大黄(酒洗)四两　厚朴(炙,去皮)二两　枳实(大者,炙)三枚

上三味,以水四升,煮取一升二合,去滓,分温二服。初服汤当更衣,不尔者,尽饮之,若更衣者,勿服之。

阳明病,潮热,大便微硬者,可与大承气汤。不硬者,不可与之。若不大便六七日,恐有燥屎,欲知之法,少与小承气汤,汤入腹中,转矢气者,此有燥屎也,乃可攻之;若不转矢气者,此但初头硬,后必溏,不可攻之,攻之必胀满不能食也。欲饮水者,与水则哕。其后发热者,必大便复硬而少也,以小承气汤和之。不转矢气者,慎不可攻。小承气汤。三。用前第二方。

夫实则谵语,虚则郑声。郑声者,重语也。直视谵语,喘满者死。下利者亦死。

发汗多,若重发汗者,亡其阳,谵语。脉短者死,脉自和者不死。

伤寒若吐若下后不解,不大便五六日,上至十余日,日晡所发潮热,不恶寒,独语如见鬼状。若剧者,发则不识人,循衣摸床,惕而不安,一云顺衣妄撮,怵惕不安。微喘直视,脉弦者生,涩者死,微者,但发热谵语者,大承气汤主之,若一服利,则止后服。四。用前第二方。

阳明病,其人多汗,以津液外出,胃中燥,大便必硬,硬则谵语,小承气汤主之。若一服谵语止者,更莫复服。五。用前第二方。

阳明病,谵语发潮热,脉滑而疾者,小承气汤主之。因与承气汤一升,腹中转气者,更服一升;若不转气者,勿更与之。明日又不大便,脉反微涩者,里虚也,为难治,不可更与承气汤也。六。用前第二方。

阳明病,谵语有潮热,反不能食者,胃中必有燥屎五六枚也。若能食者,但硬耳,宜大承气汤下之。七。用前第二方。

阳明病,下血谵语者,此为热入血室。但头汗出者,刺期门,随其实而泻之,濈然汗出则愈。

汗一作卧出谵语者,以有燥屎在胃中,此为风也,须下者,过经乃可下之。下之若早,语言必乱,以表虚里实故也。下之愈,宜大承气汤。八。用前第二方。云大柴胡汤。

伤寒四五日,脉沉而喘满。沉为在里,而反发其汗,津液越出,大便为难,表虚里实,久则谵语。

三阳合病,腹满身重,难以转侧,口不仁①,面垢,又作枯,一云向经,谵语遗尿。发汗则谵语,下之则额上生汗,手足逆冷。若自汗出者,白虎汤主之。方九。

白虎汤方

知母六两　石膏(碎)一斤　甘草(炙)二两　粳米六合

上四味,以水一斗,煮米熟,汤成去滓。温服一升,日三服。

二阳并病,太阳证罢,但发潮热,手足漐漐汗出,大便难而谵语者,下之则愈,宜大承气汤。十。用前第二方。

阳明病,脉浮而紧,咽燥口苦,腹满而喘,发热汗出,不恶寒,反恶热,身重。若发汗则躁,心愦愦,反谵语。若加温针,必怵惕,烦躁不得眠;若下之,则胃中空虚,客气动膈,心中懊侬,舌上苔者,栀子豉汤主之。方十一。

栀子豉汤方

肥栀子(擘)十四枚　香豉(绵裹)四合

上二味,以水四升,煮栀子,取二升半,去滓,内豉,更煮取一升半,去滓。分二服,温进一服,得快吐者,止后服。

若渴欲饮水,口干舌燥者,白虎加人参汤

---

①口不仁:口中知觉减退。

主之。方十二。

白虎加人参汤方

知母六两　石膏(碎)一斤　甘草(炙)二两　粳米六合　人参三两

上五味,以水一斗,煮米熟,汤成去滓。温服一升,日三服。

若脉浮发热,渴欲饮水,小便不利者,猪苓汤主之。方十三。

猪苓汤方

猪苓(去皮)、茯苓、泽泻、阿胶、滑石(碎)各一两

上五味,以水四升,先煮四味,取二升,去滓,内阿胶烊消,温服七合,日三服。

阳明病,汗出多而渴者,不可与猪苓汤,以汗多胃中燥,猪苓汤复利其小便故也。

脉浮而迟,表热里寒,下利清谷者,四逆汤主之。方十四。

四逆汤方

甘草(炙)二两　干姜一两半　附子(生用,去皮,破八片)一枚

上三味,以水三升,煮取一升二合,去滓,分温二服。强人可大附子一枚,干姜三两。

若胃中虚冷,不能食者,饮水则哕。

脉浮发热,口干鼻燥,能食者则衄。

阳明病,下之,其外有热,手足温,不结胸,心中懊憹,饥不能食,但头汗出者,栀子豉汤主之。十五。用前第十一方。

阳明病,发潮热,大便溏,小便自可,胸胁满不去者,与小柴胡汤。方十六。

小柴胡汤

柴胡半斤　黄芩三两　人参三两　半夏(洗)半升　甘草(炙)三两　生姜(切)三两　大枣(擘)十二枚

上七味,以水一斗二升,煮取六升,去滓,再煎取三升。温服一升,日三服。

阳明病,胁下硬满,不大便而呕,舌上白胎者,可与小柴胡汤。上焦得通,津液得下,胃气因和,身濈然汗出而解。十七。用上方。

阳明中风,脉弦浮大而短气,腹都满,胁下及心痛,久按之气不通,鼻干,不得汗,嗜卧,一身及目悉黄,小便难,有潮热,时时哕,耳前后肿,刺之小差。外不解,病过十日,脉续浮者,与小柴胡汤。十八。用上方。

脉但浮,无余证者,与麻黄汤;若不尿,腹满加哕者,不治。麻黄汤。方十九。

麻黄汤

麻黄(去节)三两　桂枝(去皮)二两　甘草(炙)一两　杏仁(去皮尖)七十个

上四味,以水九升,煮麻黄,减二升,去白沫,内诸药,煮取二升半,去滓。温服八合,覆取微似汗。

阳明病,自汗出,若发汗,小便自利者,此为津液内竭,虽硬不可攻之,当须自欲大便,宜蜜煎导而通之。若土瓜根及大猪胆汁,皆可为导。二十。

蜜煎导方

食蜜七合

上一味,于铜器内,微火煎,当须凝如饴状,搅之勿令焦著,欲可丸,并手捻作挺,令头锐,大如指,长二寸许。当热时急作,冷则硬。以内谷道中,以手急抱,欲大便时乃去之。疑非仲景意,已试甚良。

土瓜根方(附方佚)

猪胆汁方(附方)

大猪胆一枚,泻汁,和少许法醋,以灌谷道内,如一食顷,当大便出宿食恶物,甚效。

阳明病,脉迟,汗出多,微恶寒者,表未解也,可发汗,宜桂枝汤。二十一。

桂枝汤

桂枝(去皮)三两　芍药三两　生姜三两　甘草(炙)二两　大枣(擘)十二枚

上五味,以水七升,煮取三升,去滓,温服一升,须臾啜热稀粥一升,以助药力取汗。

阳明病,脉浮,无汗而喘者,发汗则愈,宜麻黄汤。二十二。用前第十九方。

阳明病,发热汗出者,此为热越,不能发黄也。但头汗出,身无汗,剂颈而还,小便不

利,渴引水浆者,此为瘀热在里,身必发黄,茵陈蒿汤主之。方二十三。

茵陈蒿汤方

茵陈蒿六两　栀子(擘)十四枚　大黄(去皮)二两

上三味,以水一斗二升,先煮茵陈,减六升,内二味,煮取三升,去滓,分三服。小便当利,尿如皂荚汁状,色正赤,一宿腹减,黄从小便去也。

阳明证,其人喜忘者,必有蓄血。所以然者,本有久瘀血,故令喜忘。屎虽硬,大便反易,其色必黑者,宜抵当汤下之。方二十四。

抵当汤

水蛭(熬)、虻虫(去翅足,熬)各三十个　大黄(酒洗)三两　桃仁(去皮尖及两仁者)二十个

上四味,以水五升,煮取三升,去滓,温服一升,不下更服。

阳明病,下之,心中懊恼而烦,胃中有燥屎者,可攻。腹微满,初头硬,后必溏,不可攻之。若有燥屎者,宜大承气汤。二十五。用前第二方。

病人不大便五六日,绕脐痛,烦躁,发作有时者,此有燥屎,故使不大便也。

病人烦热,汗出则解,又如疟状,日晡所发热者,属阳明也。脉实者,宜下之。脉浮虚者,宜发汗。下之与大承气汤,发汗宜桂枝汤。二十六。大承气汤用前第二方。桂枝汤用前第二十二方。

大下后,六七日不大便,烦不解,腹满痛者,此有燥屎也。所以然者,本有宿食故也,宜大承气汤。二十七。用前第二方。

病人小便不利,大便乍难乍易,时有微热,喘冒,一作怫郁,不能卧者,有燥屎也,宜大承气汤。二十八。用前第二方。

食谷欲呕,属阳明也,吴茱萸汤主之。得汤反剧者,属上焦也。吴茱萸汤。方二十九。

吴茱萸汤方

吴茱萸(洗)一升　人参三两　生姜(切)六两　大枣(擘)十二枚

上四味,以水七升,煮取二升,去滓,温服七合,日三服。

太阳病,寸缓关浮尺弱,其人发热汗出,复恶寒,不呕,但心下痞者,此以医下之也。如其不下者,病人不恶寒而渴者,此转属阳明也。小便数者,大便必硬,不更衣十日,无所苦也。渴欲饮水,少少与之,但以法救之。渴者,宜五苓散。方三十。

五苓散

猪苓(去皮)、白术、茯苓各十八铢　泽泻一两六铢　桂枝(去皮)半两

上五味,为散,白饮和服方寸匕,日三服。

脉阳微而汗出少者,为自和一作如。也;汗出多者,为太过。阳脉实,因发其汗,出多者,亦为太过。太过者,为阳绝于里,亡津液,大便因硬也。

脉浮而芤,浮为阳,芤为阴,浮芤相搏,胃气生热,其阳则绝。

趺阳脉浮而涩,浮则胃气强,涩则小便数,浮涩相搏,大便则难,其脾为约,麻子仁丸主之。方三十一。

麻子仁丸方

麻子仁二升　芍药半斤　枳实(炙)半斤　大黄(去皮)一斤　厚朴(炙,去皮)一尺　杏仁(去皮尖,熬,别作脂)一升

上六味,蜜和丸如梧桐子大,饮服十丸,日三服,渐加,以知为度。

太阳病三日,发汗不解,蒸蒸发热者,属胃也,调胃承气汤主之。三十二。用前第一方。

伤寒吐后,腹胀满者,与调胃承气汤。三十三。用前第二方。

太阳病,若吐若下若发汗后,微烦,小便数,大便因硬者,与小承气汤和之愈。三十四。用前第二方。

得病二三日,脉弱,无太阳、柴胡证,烦躁,心下硬。至四五日,虽能食,以小承气汤少少与,微和之,令小安。至六日,与承气汤

一升。若不大便六七日，小便少者，虽不受食一云不大便，但初头硬，后必溏，未定成硬，攻之必溏。须小便利，屎定硬，乃可攻之，宜大承气汤。三十五。用前第二方。

伤寒六七日，目中不了了，睛不和，无表里证，大便难，身微热者，此为实也。急下之，宜大承气汤。三十六。用前第二方。

阳明病，发热，汗多者，急下之，宜大承气汤。三十七。用前第二方。一云大柴胡汤。

发汗不解，腹满痛者，急下之，宜大承气汤。三十八。用前第二方。

腹满不减，减不足言，当下之，宜大承气汤。三十九。用前第二方。

阳明少阳合病，必下利。其脉不负者，为顺也。负者，失也。互相克贼，名为负也。脉滑而数者，有宿食也，当下之，宜大承气汤。四十。用前第二方。

病人无表里证，发热七八日，虽脉浮数者，可下之。假令已下，脉数不解，合热则消谷喜饥，至六七日不大便者，有瘀血，宜抵当汤。四十一。用前第二十四方。

若脉数不解，而下不止，必协热便脓血也。

伤寒发汗已，身目为黄，所以然者，以寒湿一作温在里不解故也。以为不可下也，于寒湿中求之。

伤寒七八日，身黄如橘子色，小便不利，腹微满者，茵陈蒿汤主之。四十二。用前第二十三方。

伤寒身黄发热，栀子柏皮汤主之。方四十三。

栀子柏皮汤方
肥栀子（擘）十五个　甘草（炙）一两　黄柏二两

上三味，以水四升，煮取一升半，去滓，分温再服。

伤寒瘀热在里，身必黄，麻黄连轺赤小豆汤主之。方四十四。

麻黄连轺赤小豆汤方
麻黄（去节）二两　连轺（连翘根是）二两　杏仁（去皮尖）四十个　赤小豆一升　大枣（擘）十二枚　生梓白皮（切）一升　生姜（切）二两　甘草（炙）二两

上八味，以潦水一斗，先煮麻黄，再沸，去上沫，内诸药，煮取三升，去滓，分温三服，半日服尽。

辨少阳病脉证并治第九
方一首，并见三阳合病法。

太阳病不解，转入少阳，胁下鞕满，干呕，不能食，往来寒热，尚未吐下，脉沉紧者，与小柴胡汤。第一。七味。

少阳之为病，口苦、咽干、目眩也。

少阳中风，两耳无所闻，目赤、胸中满而烦者，不可吐下，吐下则悸而惊。

伤寒脉弦细，头痛发热者，属少阳。少阳不可发汗，发汗则谵语，此属胃，胃和则愈，胃不和，烦而悸。一云燥。

本太阳病不解，转入少阳者，胁下硬满，干呕不能食，往来寒热，尚未吐下，脉沉紧者，与小柴胡汤。方一。

小柴胡汤方
柴胡八两　人参三两　黄芩三两　甘草（炙）三两　半夏（洗）半升　生姜（切）三两　大枣（擘）十二枚

上七味，以水一斗二升，煮取六升，去滓，再煎取三升。温服一升，日三服。

若已吐下、发汗、温针，谵语，柴胡汤证罢，此为坏病，知犯何逆，以法治之。

三阳合病，脉浮大，上关上，但欲眠睡，目合则汗。

伤寒六七日，无大热，其人躁烦者，此为阳去入阴故也。

伤寒三日，三阳为尽，三阴当受邪。其人反能食而不呕，此为三阴不受邪也。

伤寒三日，少阳脉小者，欲已也。

少阳病欲解时，从寅至辰上。

外感热病临证金鉴——古今名医名著名方

卷第六

辨太阴病脉证并治第十

合三法,方三首。

太阴病,脉浮,可发汗,宜桂枝汤。第一。五味。前有太阴病三证。

自利不渴者,属太阴,以其脏寒故也,宜服四逆辈。第二。下有利自止一证。

本太阳病,反下之,因腹满痛,属太阴,桂枝加芍药汤主之;大实痛者,桂枝加大黄汤主之。第三。桂枝加芍药汤,五味。加大黄汤,六味。减大黄、芍药法附。

太阴之为病,腹满而吐,食不下,自利益甚,时腹自痛。若下之,必胸下结硬。

太阴中风,四肢烦疼,脉阳微阴涩而长者,为欲愈。

太阴病欲解时,从亥至丑上。

太阴病,脉浮者,可发汗,宜桂枝汤。方一。

桂枝汤

桂枝(去皮)三两　芍药三两　甘草(炙)二两　生姜(切)三两　大枣(擘)十二枚

上五味,以水七升,煮取三升,去滓,温服一升。须臾啜热稀粥一升,以助药力,温覆取汗。

自利不渴者,属太阴,以其藏有寒故也。当温之,宜服四逆辈。二。

伤寒脉浮而缓,手足自温者,系在太阴。太阴当发身黄,若小便自利者,不能发黄。至七八日,虽暴烦下利日十余行,必自止,以脾家实,腐秽当去故也。

本太阳病,医反下之,因尔腹满时痛者,属太阴也,桂枝加芍药汤主之。大实痛者,桂枝加大黄汤主之。三。

桂枝加芍药汤方

桂枝(去皮)三两　芍药六两　甘草(炙)二两　大枣(擘)十二枚　生姜(切)三两

上五味,以水七升,煮取三升,去滓,温分三服。本云桂枝汤,今加芍药。

桂枝加大黄汤方

桂枝(去皮)三两　大黄二两　芍药六两　生姜(切)三两　甘草(炙)二两　大枣(擘)十二枚

上六味,以水七升,煮取三升,去滓。温服一升,日三服。

太阴为病,脉弱,其人续自便利,设当行大黄芍药者,宜减之,以其人胃气弱,易动故也。下利者,先煎芍药二沸。

辨少阴病脉证并治第十一

合二十三法,方一十九首。

少阴病,始得之,发热脉沉者,麻黄细辛附子汤主之。第一。三味,前有少阴病二十证。

少阴病,二三日,麻黄附子甘草汤微发汗。第二。三味。

少阴病,二三日以上,心烦不得卧,黄连阿胶汤主之。第三。五味。

少阴病,一二日口中和,其背恶寒,附子汤主之。第四。五味。

少阴病,身体痛,手足寒,骨节痛,脉沉者,附子汤主之。第五。用前第四方。

少阴病,下利便脓血者,桃花汤主之。第六。三味。

少阴病,二三日至四五日,腹痛,小便不利,便脓血者,桃花汤主之。第七。用前第六方,下有少阴病一证。

少阴病,吐利,手足逆冷,烦躁欲死者,吴茱萸汤主之。第八。四味。

少阴病,下利咽痛,胸满心烦者,猪肤汤主之。第九。三味。

少阴病,二三日,咽痛,与甘草汤;不差,与桔梗汤。第十。甘草汤一味,桔梗汤二味。

少阴病,咽中生疮,不能语言,声不出者,苦酒汤主之。第十一。三味。

少阴病,咽痛,半夏散及汤主之。第十二。三味。

少阴病，下利，白通汤主之。第十三。三味。

少阴病，下利，脉微，与白通汤；利不止，厥逆无脉，干呕者，白通加猪胆汁汤主之。第十四。白通汤用前第十三方，加猪胆汁汤，五味。

少阴病，至四五日，腹痛，小便不利，四肢沉重疼痛，自下利，真武汤主之。第十五。五味，加减法附。

少阴病，下利清谷，里寒外热，手足厥逆，脉微欲绝，恶寒，或利止，脉不出，通脉四逆汤主之。第十六。三味，加减法附。

少阴病，四逆，或咳，或悸，四逆散主之。第十七。四味，加减法附。

少阴病，下利六七日，咳而呕，渴烦不得眠，猪苓汤主之。第十八。五味。

少阴病，二三日，口燥咽干者，宜大承气汤，第十九。四味。

少阴病，自利清水，心下痛，口干者，宜大承气汤。第二十。用前第十九方。

少阴病，六七日，腹满不大便，宜大承气汤。第二十一。用前第十九方。

少阴病，脉沉者，急温之，宜四逆汤。第二十二。三味。

少阴病，食入则吐，心中温温欲吐，手足寒，脉弦迟，当温之，宜四逆汤。第二十三。用前第二十二方，下有少阴病一证。

少阴之为病，脉微细，但欲寐也。

少阴病，欲吐不吐，心烦，但欲寐。五六日自利而渴者，属少阴也，虚故引水自救。若小便色白者，少阴病形悉具。小便白者，以下焦虚有寒，不能制水，故令色白也。

病人脉阴阳俱紧，反汗出者，亡阳也，此属少阴。法当咽痛而复吐利。

少阴病，咳而下利谵语者，被火气劫故也，小便必难，以强责少阴汗也。

少阴病，脉细沉数，病为在里，不可发汗。

少阴病，脉微，不可发汗，亡阳故也。阳已虚，尺脉弱涩者，复不可下之。

少阴病，脉紧，至七八日，自下利，脉暴微，手足反温，脉紧反去者，为欲解也。虽烦下利，必自愈。

少阴病，下利，若利自止，恶寒而蜷卧，手足温者，可治。

少阴病，恶寒而蜷，时自烦，欲去衣被者，可治。

少阴中风，脉阳微阴浮者，为欲愈。

少阴病欲解时，从子至寅上。

少阴病，吐利，手足不逆冷，反发热者，不死。脉不至者，灸少阴七壮。

少阴病，八九日，一身手足尽热者，以热在膀胱，必便血也。

少阴病，但厥无汗，而强发之，必动其血，未知从何道出，或从口鼻，或从目出者，是名下厥上竭，为难治。

少阴病，恶寒身蜷而利，手足逆冷者，不治。

少阴病，吐利，躁烦，四逆者，死。

少阴病，下利止而头眩，时时自冒者，死。一作吐利而躁逆者死。

少阴病，四逆，恶寒而身蜷，脉不至，不烦而躁者，死。

少阴病，六七日，息高①者，死。

少阴病，脉微细沉，但欲卧，汗出不烦，自欲吐，至五六日，自利，复烦躁，不得卧寐者，死。

少阴病，始得之，反发热，脉沉者，麻黄细辛附子汤主之。方一。

麻黄细辛附子汤方

麻黄（去节）二两　细辛二两　附子（炮，去皮，破八片）一枚

上三味，以水一斗，先煮麻黄，减二升，去上沫，内诸药，煮取三升，去滓，温服一升，日三服。

---

①息高：指呼吸急促、喘息。

少阴病,得之二三日,麻黄附子甘草汤,微发汗。以二三日无里证,故微发汗也。方二。

麻黄附子甘草汤方

麻黄(去节)二两　甘草(炙)二两　附子(炮,去皮,破八片)一枚

上三味,以水七升,先煮麻黄一两沸,去上沫,内诸药,煮取三升,去滓,温服一升,日三服。

少阴病,得之二三日以上,心中烦,不得卧,黄连阿胶汤主之。方三。

黄连阿胶汤方

黄连四两　黄芩二两　芍药二两　鸡子黄二枚　阿胶三两

上五味,以水六升,先煮三物,取二升,去滓,内胶烊尽,小冷,内鸡子黄,搅令相得,温服七合,日三服。

少阴病,得之一二日,口中和,其背恶寒者,当灸之,附子汤主之。方四。

附子汤方

附子(炮,去皮,破八片)二枚　茯苓三两人参二两　白术四两　芍药三两

上五味,以水八升,煮取三升,去滓,温服一升,日三服。

少阴病,身体痛,手足寒,骨节痛,脉沉者,附子汤主之。五。用前第四方。

少阴病,下利,便脓血者,桃花汤主之。方六。

桃花汤方

赤石脂一斤(一半全用,一半筛末)　干姜一两　粳米一升

上三味,以水七升,煮米令熟,去滓,温服七合,内赤石脂末方寸匕,日三服。若一服愈,余勿服。

少阴病,二三日至四五日,腹痛,小便不利,下利不止,便脓血者,桃花汤主之。七。

用前第六方。

少阴病,下利便脓血者,可刺。

少阴病,吐利,手足逆冷,烦躁欲死者,吴茱萸汤主之。方八。

吴茱萸汤

吴茱萸一升　人参二两　生姜(切)六两大枣(擘)十二枚

上四味,以水七升,煮取二升,去滓,温服七合,日三服。

少阴病,下利,咽痛,胸满,心烦,猪肤汤主之。方九。

猪肤汤方

猪肤一斤

上一味,以水一斗,煮取五升,去滓,加白蜜一升,白粉①五合熬香,和令相得,温分六服。

少阴病,二三日,咽痛者,可与甘草汤。不差,与桔梗汤。十。

甘草汤方

甘草二两

上一味,以水三升,煮取一升半,去滓,温服七合,日二服。

桔梗汤方

桔梗一两　甘草二两

上二味,以水三升,煮取一升,去滓,温分再服。

少阴病,咽中伤,生疮,不能语言,声不出者,苦酒②汤主之。方十二。

苦酒汤方

半夏(洗,破如枣核)十四枚　鸡子(去黄,内上苦酒,着鸡子壳中)一枚

上二味,内半夏,著苦酒中,以鸡子壳置刀环中,安火上,令三沸,去滓,少少含咽之,不差,更作三剂。

少阴病,咽中痛,半夏散及汤主之。方十二。

①白粉:大米粉。
②苦酒:米醋。

半夏散及汤方

半夏(洗)　桂枝(去皮)　甘草(炙)

上三味,等分,各别捣筛已,合治之,白饮和服方寸匕,日三服。若不能散服者,以水一升,煎七沸,内散两方寸匕,更煮三沸,下火,令小冷,少少咽之。半夏有毒,不当散服。

少阴病,下利,白通汤主之。方十三。

白通汤方

葱白四茎　干姜一两　附子(生,去皮,破八片)一枚

上三味,以水三升,煮取一升,去滓,分温再服。

少阴病,下利脉微者,与白通汤。利不止,厥逆无脉,干呕烦者,白通加猪胆汁汤主之。服汤,脉暴出者死,微续者生。方十四。白通汤用上方。

白通加猪胆汤方

葱白四茎　干姜一两　附子(生,去皮,破八片)一枚　人尿五合　猪胆汁一合

上五味,以水三升,煮取一升,去滓,内胆汁、人尿,和令相得。分温再服。若无胆,亦可用。

少阴病,二三日不已,至四五日,腹痛,小便不利,四肢沉重疼痛,自下利者,此为有水气,其人或咳,或小便利,或下利,或呕者,真武汤主之。方十五。

真武汤方

茯苓三两　芍药三两　白术二两　生姜(切)三两　附子(炮,去皮,破八片)一枚

上五味,以水八升,煮取三升,去滓,温服七合,日三服。若咳者,加五味子半升,细辛一两,干姜一两。若小便利者,去茯苓。若下利者,去芍药,加干姜二两。若呕者,去附子,加生姜,足前为半斤。

少阴病,下利清谷,里寒外热,手足厥逆,脉微欲绝,身反不恶寒,其人面色赤,或腹痛,或干呕,或咽痛,或利止脉不出者,通脉四逆汤主之。方十六。

通脉四逆汤方

甘草(炙)二两　附子大者(生用,去皮,破八片)一枚　干姜三两(强人可四两)

上三味,以水三升,煮取一升二合,去滓,分温再服。其脉即出者愈。面色赤者,加葱九茎;腹中痛者,去葱,加芍药二两;呕者,加生姜二两;咽痛者,去芍药,加桔梗一两;利止脉不出者,去桔梗,加人参二两。病皆与方相应者,乃服之。

少阴病,四逆,其人或咳,或悸,或小便不利,或腹中痛,或泄利下重者,四逆散主之。方十七。

四逆散方

甘草炙　枳实(破,水渍,炙干)　柴胡　芍药

上四味,各十分,捣筛,白饮和服方寸匕,日三服。咳者,加五味子、干姜各五分,并主下利;悸者,加桂枝五分;小便不利者,加茯苓五分。腹中痛者,加附子一枚,炮令坼[①]。泄利下重者,先以水五升煮薤白三升,煮取三升,去滓,以散三方寸匕,内汤中,煮取一升半,分温再服。

少阴病,下利六七日,咳而呕渴,心烦不得眠者,猪苓汤主之。方十八。

猪苓汤方

猪苓(去皮)、茯苓、阿胶、泽泻、滑石各一两

上五味,以水四升,先煮四物,取二升,去滓,内阿胶烊尽,温服七合,日三服。

少阴病,得之二三日,口燥咽干者,急下之,宜大承气汤。方十九。

大承气汤

枳实(炙)五枚　厚朴(去皮,炙)半斤　大黄(酒洗)四两　芒硝三合

上四味,以水一斗,先煮二味,取五升,去

---

①坼:音沏,裂开之意。

滓,内大黄,更煮取二升,去滓,内芒消,更上火令一两沸,分温再服。一服得利,止后服。

少阴病,自利清水,色纯青,心下必痛,口干燥者,可下之,宜大承气汤。二十。用前第十九方,一法用大柴胡汤。

少阴病,六七日,腹胀不大便者,急下之,宜大承气汤。二十一。用前十九方。

少阴病,脉沉者,急温之,宜四逆汤。方二十二。

四逆汤

甘草(炙)二两　干姜一两半　附子(生用,去皮,破八片)一枚

上三味,以水三升,煮取一升二合,去滓,分温再服。强人可大附子一枚。干姜三两。

少阴病,饮食入口则吐,心中温温欲吐,复不能吐,始得之,手足寒,脉弦迟者,此胸中实,不可下也,当吐之。若膈上有寒饮,干呕者,不可吐也,当温之,宜四逆汤。二十三。方依上法。

少阴病,下利,脉微涩,呕而汗出,必数更衣,反少者,当温其上,灸之。《脉经》云:灸厥阴可五十壮。

辨厥阴病脉证并治第十二

厥利呕哕附。合一十九法,方一十六首。

伤寒病,蛔厥,静而时烦,为脏寒。蛔上入膈,故烦。得食而呕吐蛔者,乌梅丸主之。第一。十味。前后有厥阴病四证,哕逆一十九证。

伤寒,脉滑而厥,里有热,白虎汤主之。第二。四味。

手足厥寒,脉细欲绝者,当归四逆汤主之。第三。七味。

若内有寒者,宜当归四逆加吴茱萸生姜汤。第四。九味。

大汗出,热不去,内拘急,四肢疼,下利厥逆,恶寒者,四逆汤主之。第五。三味。

大汗,若大下利而厥冷者,四逆汤主之。第六。用前第五方。

病人手足厥冷,脉乍紧,心下满而烦,宜瓜蒂散。第七。三味。

伤寒厥而心下悸,宜先治水,当服茯苓甘草汤。第八。四味。

伤寒六七日,大下后,寸脉沉迟,手足厥逆,麻黄升麻汤主之。第九。十四味。下有欲自利一证。

伤寒本自寒下,医复吐下之,若食入口即吐,干姜黄芩黄连人参汤主之。第十。四味。下有下利一十病证。

下利清谷,里寒外热,汗出而厥者,通脉四逆汤主之。第十一。三味。

热利下重者,白头翁汤主之。第十二。四味。

下利腹胀满,身疼痛者,先温里,乃攻表。温里宜四逆汤,攻表宜桂枝汤。第十三。四逆汤用前第五方。桂枝汤五味。

下利欲饮水者,以有热也,白头翁汤主之。第十四。用前第十二方。

下利谵语者,有燥屎也,宜小承气汤。第十五。三味。

下利后更烦,按之心下濡者,虚烦也,宜栀子豉汤。第十六。二味。

呕而脉弱,小便利,身有微热,见厥者难治,四逆汤主之。第十七。用前第五方。前有呕脓一证。

干呕,吐涎沫,头痛者,吴茱萸汤主之。第十八。四味。

呕而发热者,小柴胡汤主之。第十九。七味,下有哕二证。

厥阴之为病,消渴,气上撞心,心中疼热,饥而不欲食,食则吐蛔,下之利不止。

厥阴中风,脉微浮为欲愈;不浮为未愈。

厥阴病,欲解时,从丑至卯上。

厥阴病,渴欲饮水者,少少与之愈。

诸四逆厥者,不可下之,虚家亦然。

伤寒先厥,后发热而利者,必自止。见厥复利。

伤寒始发热六日,厥反九日而利。凡厥

利者,当不能食,今反能食者,恐为除中①,一云消中,食以索饼,不发热者,知胃气尚在,必愈,恐暴热来出而复去也。后三日脉之,其热续在者,期之旦日夜半愈。所以然者,本发热六日,厥反九日,复发热三日,并前六日,亦为九日,与厥相应,故期之旦日夜半愈。后三日脉之而脉数,其热不罢者,此为热气有余,必发痈脓也。

伤寒脉迟六七日,而反与黄芩汤彻其热。脉迟为寒,今与黄芩汤,复除其热,腹中应冷,当不能食;今反能食,此名除中,必死。

伤寒先厥后发热,下利必自止,而反汗出,咽中痛者,其喉为痹。发热无汗,而利必自止,若不止,必便脓血。便脓血者,其喉不痹。

伤寒一二日至四五日,厥者,必发热,前热者后必厥,厥深者热亦深,厥微者热亦微,厥应下之,而反发汗者,必口伤烂赤。

伤寒病,厥五日,热亦五日,设六日当复厥。不厥者自愈。厥终不过五日,以热五日,故知自愈。

凡厥者,阴阳气不相顺接,便为厥。厥者,手足逆冷者是也。

伤寒,脉微而厥,至七八日肤冷,其人躁无暂安时者,此为脏厥,非蛔厥也。蛔厥者,其人当吐蛔。令病者静,而复时烦者,此为脏寒。蛔上入其膈,故烦,须臾复止,得食而呕,又烦者,蛔闻食臭出,其人常自吐蛔。蛔厥者,乌梅丸主之。又主久利。方一。

乌梅丸方

乌梅三百枚　细辛六两　干姜十两　黄连十六两　当归四两　附子(炮,去皮)六两　蜀椒(出汗)四两　桂枝(去皮)六两　人参六两　黄柏六两

上十味,异捣筛,合治之,以苦酒渍乌梅一宿,去核,蒸之五斗米下,饭熟捣成泥,和药令相得,内臼中,与蜜杵二千下,丸如梧桐子

大,先食饮服十丸,日三服,稍加至二十丸,禁生冷滑物臭食等。

伤寒,热少厥微,指头寒,嘿嘿不欲食,烦躁,数日小便利,色白者,此热除也,欲得食,其病为愈。若厥而呕,胸胁烦满者,其后必便血。

病者手足厥冷,言我不结胸,小腹满,按之痛者,此冷结在膀胱关元也。

伤寒发热四日,厥反三日,复热四日,厥少热多者,其病当愈。四日至七日,热不除者,必便脓血。

伤寒厥四日,热反三日,复厥五日,其病为进,寒多热少,阳气退,故为进也。

伤寒六七日,脉微,手足厥冷,烦躁,灸厥阴,厥不还者,死。

伤寒发热,下利厥逆,躁不得卧者,死。

伤寒发热,下利至甚,厥不止者,死。

伤寒六七日,不利,便发热而利,其人汗出不止者,死。有阴无阳故也。

伤寒五六日,不结胸,腹濡,脉虚复厥者,不可下,此亡血,下之,死。

发热而厥,七日下利者,为难治。

伤寒脉促,手足厥逆者,可灸之。

伤寒脉滑而厥者,里有热,白虎汤主之。方二。

白虎汤方

知母六两　石膏(碎,绵裹)一斤　甘草(炙)二两　粳米六合

上四味,以水一斗,煮米熟汤成,去滓,温服一升,日三服。

手足厥寒,脉细欲绝者,当归四逆汤主之。方三。

当归四逆汤方

当归三两　桂枝(去皮)三两　芍药三两　细辛三两　甘草(炙)二两　通草二两　大枣(擘,一法,十二枚)二十五枚

上七味,以水八升,煮取三升,去滓,温服

---

①除中:为中气败绝之危象。表现为病危而饮食突然增加。

一升,日三服。

若其人内有久寒者,宜当归四逆加吴茱萸生姜汤。方四。

当归四逆加吴茱萸生姜汤方

当归三两　芍药三两　甘草(炙)二两　通草二两　桂枝(去皮)三两　细辛三两　生姜(切)半斤　吴茱萸二升　大枣(擘)二十五枚

上九味,以水六升,清酒六升和,煮取五升,去滓,温分五服。

大汗出,热不去,内拘急,四肢疼,又下利厥逆而恶寒者,四逆汤主之。方五。

四逆汤方

甘草(炙)二两　干姜一两半　附子(生用,去皮,破八片)一枚

上三味,以水三升,煮取一升二合,去滓,分温再服。若强人可用大附子一枚,干姜三两。

大汗,若大下利而厥冷者,四逆汤主之。六。用前第五方。

病人手足厥冷,脉乍紧者,邪结在胸中。心下满而烦,饥不能食者,病在胸中,当须吐之,宜瓜蒂散。方七。

瓜蒂散方

瓜蒂　赤小豆

上二味,各等分,异捣筛,合内臼中,更治之,别以香豉一合,用热汤七合,煮作稀糜,去滓,取汁,和散一钱匕,温顿服之。不吐者,少少加,得快吐乃止。诸亡血虚家,不可与瓜蒂散。

伤寒厥而心下悸,宜先治水,当服茯苓甘草汤,却治其厥。不尔,水渍入胃,必作利也。宜茯苓甘草汤。方八。

茯苓甘草汤方

茯苓二两　甘草(炙)一两　生姜(切)三两　桂枝(去皮)二两

上四味,以水四升,煮取二升,去滓,分温三服。

伤寒六七日,大下后,寸脉沉而迟,手足厥逆,下部脉不至,喉咽不利,唾脓血,泄利不止者,为难治。麻黄升麻汤主之。方九。

麻黄升麻汤方

麻黄(去节)二两半　升麻一两一分　当归一两一分　知母十八铢　黄芩十八铢　萎蕤十八铢　芍药六铢　天门冬(去心)六铢　桂枝(去皮)六铢　茯苓六铢　甘草(炙)六铢　石膏(碎,绵裹)六铢　白术六铢　干姜六铢

上十四味,以水一斗,先煮麻黄一两沸,去上沫,内诸药,煮取三升,去滓,分温三服,相去如炊三斗米顷,令尽汗出愈。

伤寒四五日,腹中痛,若转气下趋少腹者,此欲自利也。

伤寒本自寒下,医复吐下之,寒格,更逆吐下;若食入口即吐,干姜黄芩黄连人参汤主之。方十。

干姜黄芩黄连人参汤方

干姜、黄芩、黄连、人参各三两

上四味,以水六升,煮取二升,去滓,分温再服。

下利,有微热而渴,脉弱者,今自愈。

下利,脉数,有微热汗出,今自愈。设复紧,为未解。一云,没脉浮复紧。

下利,手足厥冷,无脉者,灸之不温,若脉不还,反微喘者,死。少阴负趺阳者,为顺也。

下利,寸脉反浮数,尺中自涩者,必清脓血。

下利清谷,不可攻表,汗出必胀满。

下利,脉沉弦者,下重也;脉大者,为未止;脉微弱数者,为欲自止,虽发热,不死。

下利,脉沉而迟,其人面少赤,身有微热,下利清谷者,必郁冒汗出而解,病人必微厥。所以然者,其面戴阳,下虚故也。

下利,脉数而渴者,今自愈;设不差,必清脓血,以有热故也。

下利后脉绝,手足厥冷,晬时①脉还,手足温者生,脉不还者死。

伤寒下利,日十余行,脉反实者,死。

下利清谷,里寒外热,汗出而厥者,通脉四逆汤主之。方十一。

通脉四逆汤方

甘草(炙)二两　附子大者(生,去皮,破八片)一枚　干姜三两(强人可四两)

上三味,以水三升,煮取一升二合,去滓,分温再服,其脉即出者愈。

热利,下重者,白头翁汤主之。方十二。

白头翁汤方

白头翁二两　黄柏三两　黄连三两　秦皮三两

上四味,以水七升,煮取二升,去滓,温服一升,不愈,更服一升。

下利腹胀满,身体疼痛者,先温其里,乃攻其表。温里,宜四逆汤,攻表,宜桂枝汤。十三。四逆汤,用前第五方。

桂枝汤方

桂枝(去皮)三两　芍药三两　甘草(炙)二两　生姜(切)三两　大枣(擘)十二枚

上五味,以水七升,煮取三升,去滓,温服一升,须臾啜热稀粥一升,以助药力。

下利,欲饮水者,以有热故也,白头翁汤主之。十四。用前第十二方。

下利,谵语者,有燥屎也,宜小承气汤。方十五。

小承气汤

大黄(酒洗)四两　枳实(炙)三枚　厚朴(去皮,炙)二两

上三味,以水四升,煮取一升二合,去滓,分二服。初一服,谵语止,若更衣者,停后服,不尔尽服之。

下利后更烦,按之心下濡者,为虚烦也,宜栀子豉汤。方十六。

栀子豉汤

肥栀子(擘)十四个　香豉(绵裹)四合

上二味,以水四升,先煮栀子,取二升半,内豉,更煮取一升半,去滓,分再服。一服得吐,止后服。

呕家,有痈脓者,不可治呕,脓尽自愈。

呕而脉弱,小便复利,身有微热,见厥者难治,四逆汤主之。十七。用前第五方。

干呕,吐涎沫,头痛者,吴茱萸汤主之。方十八。

吴茱萸汤

吴茱萸(汤洗七遍)一升　人参三两　大枣(擘)十二枚　生姜(切)六两

上四味,以水七升,煮取二升,去滓,温服七合,日三服。

呕而发热者,小柴胡汤主之。方十九。

小柴胡汤

柴胡八两　黄芩三两　人参三两　甘草(炙)三两　生姜(切)三两　半夏(洗)半升　大枣(擘)十二枚

上七味,以水一斗二升,煮取六升,去滓,更煎取一三升,温服一升,日三服。

伤寒,大吐大下之,极虚,复极汗者,其人外气怫郁,复与之水,以发其汗,因得哕。所以然者,胃中寒冷故也。

伤寒,哕而腹满,视其前后,知何部不利,利之即愈。

卷第七

辨霍乱病脉证并治第十三
合六法,方六首。

恶寒脉微而利,利止者,亡血也,四逆加人参汤主之。第一。四味,前有吐利三证。

霍乱,头痛,发热,身疼,热多饮水者,五苓散主之。寒多不用水者,理中丸主之。第二。五苓散,五味。理中丸,四味。作加减法附。

---

①晬时:一昼夜。

吐利止,身痛不休,宜桂枝汤,小和之。第三。五味。

吐利汗出,发热恶寒,四肢拘急,手足厥冷者,四逆汤主之。第四。三味。

吐利,小便利,大汗出,下利清谷,内寒外热,脉微欲绝,四逆汤主之。第五。用前第四方。

吐已下断,汗出而厥,四肢不解,脉微绝,通脉四逆加猪胆汤主之。第六。四味。下有不胜谷气一证。

问曰:病有霍乱者何?答曰:呕吐而利,此名霍乱。

问曰:病发热,头痛,身疼,恶寒,吐利者,此属何病?答曰:此名霍乱。霍乱自吐下,又利止,复更发热也。

伤寒,其脉微涩者,本是霍乱,今是伤寒,却四五日,至阴经上,转入阴必利,本呕下利者,不可治也。欲似大便,而反矢气,仍不利者,此属阳明也,便必硬,十三日愈,所以然者,经尽故也。下利后,当便硬,硬则能食者愈。今反不能食,到后经中,颇能食,复过一经能食,过之一日当愈。不愈者,不属阳明也。

恶寒脉微一作缓而复利,利止,亡血也,四逆加人参汤主之。方一。

四逆加人参汤方

甘草(炙)二两　附子(生,去皮,破八片)一枚　干姜一两半　人参一两

上四味,以水三升,煮取一升二合,去滓,分温再服。

霍乱,头痛发热,身疼痛,热多欲饮水者,五苓散主之。寒多不用水者,理中丸主之。二。

五苓散方

猪苓去皮　白术　茯苓各十八铢　桂枝(去皮)半两　泽泻一两六铢

上五味,为散,更治之,白饮和服方寸匕,日三服,多饮暖水,汗出愈。

理中丸方

人参、干姜、甘草炙、白术各三两

上四味,捣筛,蜜和为丸,如鸡子黄许大。以沸汤数合,和一丸,研碎,温服之,日三四,夜二服。腹中未热,益至三四丸,然不及汤。汤法,以四物依两数切,用水八升,煮取三升,去滓,温服一升,日三服。若脐上筑者,肾气动也,去术,加桂四两;吐多者,去术,加生姜三两;下多者,还用术;悸者,加茯苓二两;渴欲得水者,加术,足前成四两半;腹中痛者,加人参,足前成四两半;寒者,加干姜,足前成四两半;腹满者,去术,加附子一枚。服汤后如食顷,饮热粥一升许,微自温,勿发揭衣被。

吐利止,而身痛不休者,当消息和解其外,宜桂枝汤小和之。方三。

桂枝汤

桂枝(去皮)三两　芍药三两　生姜三两　甘草(炙)二两　大枣(擘)十二枚

上五味,以水七升,煮取三升,去滓,温服一升。

吐利汗出,发热恶寒,四肢拘急,手足厥冷者,四逆汤主之。方四。

四逆汤

甘草(炙)二两　干姜一两半　附子(生,去皮,破八片)一枚

上三味,以水三升,煮取一升二合,去滓,分温再服强人可大附子一枚、干姜三两。

既吐且利,小便复利,而大汗出,下利清谷,内寒外热,脉微欲绝者,四逆汤主之。五。用前第四方。

吐已下断,汗出而厥,四肢拘急不解,脉微欲绝者,通脉四逆加猪胆汤主之。方六。

通脉四逆加猪胆汤方

甘草(炙)二两　干姜三两(强人可四两)附子大者(生,去皮,破八片)一枚　猪胆汁半合

上四味,以水三升,煮取一升二合,去滓,内猪胆汁,分温再服,其脉即来,无猪胆,以羊

胆代之。

吐利发汗，脉平，小烦者，以新虚不胜谷气故也。

辨阴阳易差后劳复病脉证并治第十四
合六法，方六首。

伤寒阴易病，身重，少腹里急，热上冲胸，头重不欲举，眼中生花，烧裈散主之。第一。一味。

大病差后劳复者，枳实栀子汤主之。第二。三味。下有宿食，加大黄法附。

伤寒差以后，更发热，小柴胡汤主之。第三。七味。

大病差后，从腰以下有水气者，牡蛎泽泻散主之。第四。七味。

大病差后，喜唾，久不了了，胸上有寒，当以丸药温之，宜理中丸。第五。四味。

伤寒解后，虚羸少气，气逆欲吐，竹叶石膏汤主之。第六。七味。下有病新差一证。

伤寒，阴阳易①之为病，其人身体重，少气，少腹里急，或引阴中拘挛，热上冲胸，头重不欲举，眼中生花，一作眵，膝胫拘急者，烧裈散主之。方一。

烧裈散方
妇人中裈②近隐处，取烧作灰。

上一味，水服方寸匕，日三服，小便即利，阴头微肿，此为愈矣。妇人病，取男子裈烧服。

大病差后，劳复者，枳实栀子豉汤主之。方二。

枳实栀子豉汤方
枳实（炙）三枚　栀子（擘）十四个　豉（绵裹）一升

上三味，以清浆水七升，空煮取四升，内枳实、栀子，煮取二升，下豉，更煮五六沸，去滓，温分再服，覆令微似汗。若有宿食者，内大黄如博棋子五六枚，服之愈。

伤寒差以后，更发热，小柴胡汤主之。脉浮者，以汗解之。脉沉实者一作紧，以下解之。方三。

小柴胡汤
柴胡八两　人参二两　黄芩二两　甘草（炙）二两　生姜二两　半夏（洗）半升　大枣（擘）十二枚

上七味，以水一斗二升，煮取六升，去滓，再煎取三升，温服一升，日三服。

大病差后，从腰以下有水气者，牡蛎泽泻散主之。方四。

牡蛎泽泻散方
牡蛎（熬）、泽泻、蜀漆（暖水洗，去腥）、葶苈子（熬）、商陆根（熬）、海藻（洗，去皮）、栝楼根各等分

上七味，异捣，下筛为散，更于臼中治之，白饮和，服方寸匕，日三服。小便利，止后服。

大病差后，喜唾，久不了了，胸上有寒，当以丸药温之，理中丸。方五。

理中丸方
人参、白术、甘草（炙）、干姜各三两

上四味，捣筛，蜜和为丸，如鸡子黄许大，以沸汤数合，和一丸，研碎，温服之，日三服。

伤寒解后，虚羸少气，气逆欲吐，竹叶石膏汤主之。方六。

竹叶石膏汤方
竹叶二把　石膏一斤　半夏（洗）半升　麦门冬（去心）一升　人参二两　甘草（炙）二两　粳米半升

上七味，以水一斗，煮取六升，去滓，内粳米，煮米熟，汤成去米，温服一升，日三服。

病人脉已解，而日暮微烦，以病新差，人强与谷，脾胃气尚弱，不能消谷，故令微烦，损谷则愈。

---

①阴阳易：指伤寒初愈，因房事传给对方的疾病。
②中裈：内裤。裈：音昆。

辨不可发汗病脉证并治第十五
一法,方本阙。

夫以为疾病至急,仓卒寻按,要者难得,故重集诸可与不可方治,比之三阴三阳篇中,此易见也。又时有不止是三阳三阴,出在诸可与不可中也。

少阴病,脉细沉数,病为在里,不可发汗。

脉浮紧者,法当身疼痛,宜以汗解之。假令尺中迟者,不可发汗。何以知然?以荣气不足,血少故也。

少阴病,脉微,不可发汗,亡阳故也。

脉濡而弱,弱反在关,濡反在巅,微反在上,涩反在下。微则阳气不足,涩则无血,阳气反微,中风汗出,而反躁烦,涩则无血,厥而且寒,阳微发汗,躁不得眠。

动气在右,不可发汗,发汗则衄而渴,心苦烦,饮即吐水。

动气在左,不可发汗。发汗则头眩,汗不止,筋惕肉瞤。

动气在上,不可发汗。发汗则气上冲,正在心端。

动气在下,不可发汗。发汗则无汗,心中大烦,骨节苦疼,目运[1]恶寒,食则反吐,谷不得前。

咽中闭塞,不可发汗。发汗则吐血,气微绝,手足厥冷,欲得蜷卧,不能自温。

诸脉得数,动微弱者,不可发汗。发汗则大便难,腹中干一云小便难胞中干,胃燥而烦,其形相象,根本异源。

脉濡而弱,弱反在关,濡反在巅,弦反在上,微反在下。弦为阳运,微为阴寒,上实下虚,意欲得温。微弦为虚,不可发汗,发汗则寒栗,不能自还。

咳者则剧,数吐涎沫,咽中必干,小便不利,心中饥烦,晬时而发,其形似疟,有寒无热,虚而寒栗。咳而发汗,蜷而苦满,腹中复坚。

厥,脉紧,不可发汗。发汗则声乱,咽嘶舌萎,声不得前[2]。

诸逆发汗,病微者难差,剧者言乱,目眩者死一云谵言目眩睛乱者死,命将难全。

太阳病,得之八九日,如疟状,发热恶寒,热多寒少,其人不呕,清便续自可,一日二三度发,脉微而恶寒者,此阴阳俱虚,不可更发汗也。

太阳病,发热恶寒,热多寒少,脉微弱者,无阳也,不可发汗。

咽喉干燥者,不可发汗。

亡血不可发汗,发汗则寒栗而振。

衄家不可发汗,汗出必额上陷,脉急紧,直视不能胸,不得眠。音见上。

汗家不可发汗,发汗必恍惚心乱,小便已,阴疼,宜禹余粮丸。一。方本阙。

淋家不可发汗,发汗必便血。

疮家虽身疼痛,不可发汗,汗出则痓。

下利不可发汗,汗出必胀满。

咳而小便利,若失小便者,不可发汗,汗出则四肢厥逆冷。

伤寒一二日至四五日厥者,必发热。前厥者,后必热;厥深者,热亦深;厥微者,热亦微。厥应下之,而反发汗者,必口伤烂赤。

伤寒脉弦细,头痛发热者,属少阳,少阳不可发汗。

伤寒头痛,翕翕发热,形象中风,常微汗出。自呕者,下之益烦,心懊憹如饥;发汗则致痓,身强,难以伸屈;熏之则发黄,不得小便,久则发咳唾。

太阳与少阳并病,头项强痛,或眩冒,时如结胸,心下痞硬者,不可发汗。

太阳病发汗,因致痓。

少阴病,咳而下利,谵语者,此被火气劫

故也。小便必难，以强责少阴汗也。

少阴病，但厥无汗，而强发之，必动其血，未知从何道出，或从口鼻，或从目出者，是名下厥上竭，为难治。

辨可发汗病脉证并治第十六
合四十一法，方一十四首。

太阳病，外证未解，脉浮弱，当以汗解，宜桂枝汤。第一。五味，前有四法。

脉浮而数者，可发汗，属桂枝汤证。第二。用前第一方。一法用麻黄汤。

阳明病，脉迟，汗出多，微恶寒，表未解也，属桂枝汤证。第三。用前第一方。下有可汗二证。

病人烦热，汗出解，又如疟状，脉浮虚者，当发汗，属桂枝汤证。第四。用前第一方。

病常自汗出，此荣卫不和也，发汗则愈，属桂枝汤证。第五。用前第一方。

病人脏无他病，时发热汗出，此卫气不和也，先其时发汗则愈，属桂枝汤证。第六。用前第一方。

脉浮紧，浮为风，紧为寒，风伤卫，寒伤荣，荣卫俱病，骨节烦疼，可发汗，宜麻黄汤。第七。四味。

太阳病不解，热结膀胱，其人如狂，血自下，愈。外未解者，属桂枝汤证。第八。用前第一方。

太阳病，下之微喘者，表未解，宜桂枝加厚朴杏子汤。第九。七味。

伤寒脉浮紧，不发汗，因衄者，属麻黄汤证。第十。用前第七方。

阳明病，脉浮无汗而喘者，发汗愈，属麻黄汤证。第十一。用前第七方。

太阴病，脉浮者，可发汗，属桂枝汤证。第十二。用前第一方。

太阳病，脉浮紧，无汗，发热身疼痛，八九日表证在，当发汗，属麻黄汤证。第十三。用前第七方。

脉浮者，病在表，可发汗，属麻黄汤证。第十四。用前第七方。一法用桂枝汤。

伤寒不大便六七日，头痛有热者，与承气汤。其小便清者，知不在里，续在表，属桂枝汤证。第十五。用前第一方。

下利，腹胀满，身疼痛者，先温里，乃攻表，温里宜四逆汤，攻表宜桂枝汤。第十六。四逆汤三味。桂枝汤用前第一方。

下利后，身疼痛，清便自调者，急当救表，宜桂枝汤。第十七。用前第一方。

太阳病，头痛发热，汗出，恶风寒者，属桂枝汤证。第十八。用前第一方。

太阳中风，阳浮阴弱，热发汗出，恶寒恶风，鼻鸣干呕者，属桂枝汤证。第十九。用前第一方。

太阳病，发热汗出，此为荣弱卫强，属桂枝汤证。第二十。用前第一方。

太阳病下之，气上冲者，属桂枝汤证。第二十一。用前第一方。

太阳病，服桂枝汤反烦者，先刺风池、风府，却与桂枝汤愈。第二十二。用前第一方。

烧针被寒，针处核起者，必发奔豚气，与桂枝加桂汤。第二十三。五味。

太阳病，项背强几几，汗出恶风者，宜桂枝加葛根汤。第二十四。七味。注见第二卷中。

太阳病，项背强几几，无汗恶风者，属葛根汤证。第二十五。用前方。

太阳阳明合病，自利，属葛根汤证。第二十六。用前方。一云，用后第二十八方。

太阳阳明合病，不利，但呕者，属葛根加半夏汤。第二十七。八味。

太阳病，桂枝证，反下之，利遂不止，脉促者，表未解也，喘而汗出，属葛根黄芩黄连汤。第二十八。四味。

太阳病，头痛发热，身疼，恶风无汗，属麻黄汤证。第二十九。用前第七方。

太阳阳明合病，喘而胸满者，不可下，属麻黄汤证。第三十。用前第七方。

太阳中风，脉浮紧，发热恶寒，身疼不汗

而烦躁者,大青龙汤主之。第三十一。七味。下有一病证。

阳明中风,脉弦浮大,短气,腹满,胁下及心痛,鼻干不得汗,嗜卧,身黄,小便难,潮热,外不解,过十日,脉浮者,与小柴胡汤。脉但浮,无余证者,与麻黄汤。第三十二。小柴胡汤七味。麻黄汤用前第七方。

太阳病,十日以去,脉浮细嗜卧者,外解也;设胸满胁痛者,与小柴胡汤;脉但浮,与麻黄汤。第三十三。并用前方。

伤寒脉浮缓,身不疼但重,乍有轻时,无少阴证,可与大青龙汤发之。第三十四。用前第三十一方。

伤寒表不解,心下有水气,干呕发热而咳,或渴,或利,或噎,或小便不利,或喘,小青龙汤主之。第三十五。八味。加减法附。

伤寒心下有水气,咳而微喘,发热不渴,属小青龙汤证。第三十六。用前方。

伤寒五六日中风,往来寒热,胸胁苦满,不欲饮食,心烦喜呕者,属小柴胡汤证。第三十七。用前第三十二方。

伤寒四五日,身热恶风,颈项强,胁下满,手足温而渴,属小柴胡汤证。第三十八。用前第三十二方。

伤寒六七日,发热,微恶寒,支节烦疼,微呕,心下支结,外证未去者,柴胡桂枝汤主之。第三十九。九味。

少阴病,得之二三日,麻黄附子甘草汤,微发汗。第四十。三味。

脉浮,小便不利,微热消渴者,与五苓散。第四十一。五味。

大法,春夏宜发汗。

凡发汗,欲令手足俱周,时出似絷絷然,一时间①许益佳,不可令如水流离。若病不解,当重发汗,汗多者必亡阳,阳虚不得重发汗也。

凡服汤发汗,中病便止,不必尽剂也。

凡云可发汗,无汤者,丸散亦可用,要以

汗出为解,然不如汤随证良验。

太阳病,外证未解,脉浮弱者,当以汗解,宜桂枝汤。方一。

桂枝汤

桂枝(去皮)三两　芍药三两　甘草(炙)二两　生姜(切)三两　大枣(擘)十二枚

上五味,以水七升,煮取三升,去滓,温服一升,啜粥将息,如初法。

脉浮而数者,可发汗,属桂枝汤证。二。用前第一方,一法用麻黄汤。

阳明病,脉迟,汗出多,微恶寒者,表未解也,可发汗,属桂枝汤证。三。用前第一方。

夫病脉浮大,问病者,言但便鞕耳。设利者,为大逆。鞕为实,汗出而解。何以故?脉浮当以汗解。

伤寒,其脉不弦紧而弱,弱者必渴,被火必谵语,弱者发热脉浮,解之,当汗出愈。

病人烦热,汗出即解,又如疟状,日晡所发热者,属阳明也。脉浮虚者,当发汗,属桂枝汤证。四。用前第一方。

病常自汗出者,此为荣气和,荣气和者,外不谐,以卫气不共荣气谐和故尔。以荣行脉中,卫行脉外,复发其汗,荣卫和则愈,属桂枝汤证。五。用前第一方。

病人脏无他病,时发热,自汗出而不愈者,此卫气不和也,先其时发汗则愈,属桂枝汤证。六。用前第一方。

脉浮而紧,浮则为风,紧则为寒,风则伤卫,寒则伤荣,荣卫俱病,骨节烦疼,可发其汗,宜麻黄汤。方七。

麻黄汤

麻黄(去节)三两　桂枝二两　甘草(炙)一两　杏仁(去皮尖)七十个

上四味,以水八升,先煮麻黄,减二升,去上沫,内诸药,煮取二升半,去滓,温服八合。温覆取微似汗,不须啜粥,余如桂枝将息。

①一时间:古代一个时辰左右。即现在的两个小时左右。

太阳病不解,热结膀胱,其人如狂,血自下,下者愈。其外未解者,尚未可攻,当先解其外,属桂枝汤证。八。用前第一方。

太阳病,下之微喘者,表未解也,宜桂枝加厚朴杏子汤。方九。

桂枝加厚朴杏子汤

桂枝(去皮)三两　芍药三两　生姜(切)三两　甘草(炙)二两　厚朴(炙,去皮)二两　杏仁(去皮尖)五十个　大枣(擘)十二枚

上七味,以水七升,煮取三升,去滓,温服一升。

伤寒脉浮紧,不发汗,因致衄者,属麻黄汤证。十。用前第七方。

阳明病,脉浮无汗而喘者,发汗则愈,属麻黄汤证。十一。用前第七方。

太阴病,脉浮者,可发汗,属桂枝汤证。十二。用前第一方。

太阳病,脉浮紧,无汗,发热,身疼痛,八九日不解,表证仍在,当复发汗。服汤已,微除,其人发烦目瞑,剧者必衄,衄乃解。所以然者,阳气重故也。属麻黄汤证。十三。用前第七方。

脉浮者,病在表,可发汗,属麻黄汤证。十四。用前第七方。一法用桂枝汤。

伤寒不大便六七日,头痛有热者,与承气汤。其小便清者一云大便青,知不在里,续在表也,当须发汗。若头痛者,必衄,属桂枝汤证。十五。用前第一方。

下利腹胀满,身体疼痛者,先温其里,乃攻其表。温里宜四逆汤,攻表宜桂枝汤。十六。用前第一方。

四逆汤方

甘草(炙)二两　干姜一两半　附子(生,去皮,破八片)一枚

上三味,以水三升,煮取一升二合,去滓,分温再服。强人可大附子一枚,干姜三两。

下利后,身疼痛,清便自调者,急当救表,宜桂枝汤发汗。十七。用前第一方。

太阳病,头痛发热,汗出恶风寒者,属桂枝汤证。十八。用前第一方。

太阳中风,阳浮而阴弱。阳浮者,热自发;阴弱者,汗自出。啬啬恶寒,淅淅恶风,翕翕发热,鼻鸣干呕者,属桂枝汤证。十九。用前第一方。

太阳病,发热汗出者,此为荣弱卫强,故使汗出,欲救邪风,属桂枝汤证。二十。用前第一方。

太阳病,下之后,其气上冲者,属桂枝汤证。二十一。用前第一方。

太阳病,初服桂枝汤,反烦不解者,先刺风池、风府,却与桂枝汤则愈。二十二。用前第一方。

烧针令其汗,针处被寒,核起而赤者,必发奔豚。气从少腹上撞心者,灸其核上各一壮,与桂枝加桂汤。方二十三。

桂枝加桂汤

桂枝(去皮)五两　甘草(炙)二两　大枣(擘)十二枚　芍药三两　生姜(切)三两

上五味,以水七升,煮取三升,去滓,温服一升。本云桂枝汤,今加桂,满五两。所以加桂者,以能泄奔豚气也。

太阳病,项背强几几,反汗出恶风者,宜桂枝加葛根汤。方二十四。

桂枝加葛根汤

葛根四两　麻黄(去节)三两　甘草(炙)二两　芍药三两　桂枝二两　生姜三两　大枣(擘)十二枚

上七味,以水一斗,煮麻黄、葛根,减二升,去上沫,内诸药,煮取三升,去滓,温服一升,覆取微似汗,不须啜粥助药力,余将息依桂枝法。注见第二卷中。

太阳病,项背强几几,无汗恶风者,属葛根汤证。二十五。用前第二十四方。

太阳与阳明合病,必自下利,不呕者,属葛根汤证。二十六。用前方。一云,用后第二十八方。

太阳与阳明合病,不下利,但呕者,宜葛根加半夏汤。方二十七。

葛根加半夏汤

葛根四两　半夏(洗)半升　大枣(擘)十二枚　桂枝(去皮)二两　芍药二两　甘草(炙)二两　麻黄(去节生姜三两)三两

上八味,以水一斗,先煮葛根、麻黄,减二升,去上沫,内诸药,煮取三升,去滓,温服一升,覆取微似汗。

太阳病,桂枝证,医反下之,利遂不止,脉促者,表未解也,喘而汗出者,宜葛根黄芩黄连汤。方二十八。促作纵。

葛根黄芩黄连汤

葛根八两　黄连三两　黄芩三两　甘草(炙)二两

上四味,以水八升,先煮葛根,减二升,内诸药,煮取二升,去滓,分温再服。

太阳病,头痛发热,身疼腰痛,骨节疼痛,恶风无汗而喘者,属麻黄汤证。二十九。用前第七方。

太阳与阳明合病,喘而胸满者,不可下,属麻黄汤证。三十。用前第七方。

太阳中风,脉浮紧,发热恶寒,身疼痛,不汗出而烦躁者,大青龙汤主之。若脉微弱,汗出恶风者,不可服之,服之则厥逆,筋惕肉瞤,此为逆也。大青龙汤方。三十一。

大青龙汤方

麻黄(去节)六两　桂枝(去皮)二两　杏仁(去皮尖)四十枚　甘草(炙)二两　石膏如鸡子大,碎　生姜(切)三两　大枣(擘)十二枚

上七味,以水九升,先煮麻黄,减二升,去上沫,内诸药,煮取三升,温服一升,覆取微似汗。汗出多者,温粉粉之。一服汗者,勿更服。若复服,汗出多者,亡阳,遂一作逆虚,恶风烦躁,不得眠也。

阳明中风,脉弦浮大而短气,腹都满,胁下及心痛,久按之,气不通,鼻干不得汗,嗜卧,一身及目悉黄,小便难,有潮热,时时哕,耳前后肿,刺之小差,外不解,过十日,脉续浮者,与小柴胡汤。脉但浮,无余证者,与麻黄汤用前第七方不溺,腹满加哕者,不治。三十二。

小柴胡汤方

柴胡八两　黄芩三两　人参三两　甘草(炙)三两　生姜(切)三两　半夏(洗)半升　大枣(擘)十二枚

上七味,以水一斗二升,煮取六升,去滓,再煎取三升,温服一升,日三服。

太阳病,十日以去,脉浮而细,嗜卧者,外已解也。设胸满胁痛者,与小柴胡汤;脉但浮者,与麻黄汤。三十三。并用前方。

伤寒脉浮缓,身不疼,但重,乍有轻时,无少阴证者,可与大青龙汤发之。三十四。用前第三十一方。

伤寒表不解,心下有水气,干呕,发热而咳,或渴,或利,或噎,或小便不利、少腹满,或喘者,宜小青龙汤。方三十五。

小青龙汤

麻黄(去节)二两　芍药二两　桂枝(去皮)二两　甘草(炙)二两　细辛二两　五味子半升　半夏(洗)半升　干姜三两

上八味,以水一斗,先煮麻黄,减二升,去上沫内诸药,煮取三升,去滓,温服一升。若渴,去半夏加栝楼根三两。若微利,去麻黄,加荛花如一鸡子,熬令赤色。若噎,去麻黄,加附子一枚,炮。若小便不利,少腹满,去麻黄,加茯苓四两。若喘,去麻黄,加杏仁半升,去皮尖。且荛花不治利,麻黄主喘,今此语反之。疑非仲景意。注见第三卷中。

伤寒,心下有水气,欬而微喘,发热不渴,服汤已渴者,此寒去欲解也,属小青龙汤证。三十六。用前方。

中风往来寒热,伤寒五六日以后,胸胁苦满,嘿嘿不欲饮食,烦心喜呕,或胸中烦而不呕,或渴,或腹中痛,或胁下痞鞕,或心下悸,小便不利,或不渴,身有微热,或欬者,属小柴胡汤证。三十七。用前第三十二方。

伤寒四五日,身热恶风,颈项强,胁下满,手足温而渴者,属小柴胡汤证。三十八。用前第三十二方。

伤寒六七日,发热微恶寒,支节烦疼,微呕,心下支结,外证未去者,柴胡桂枝汤主之。方三十九。

柴胡桂枝汤

柴胡四两　黄芩一两半　人参一两半　桂枝(去皮)一两半　生姜(切)一两半　半夏(洗)二合半　芍药一两半　大枣(擘)六枚　甘草(炙)一两

上九味,以水六升,煮取三升,去滓,温服一升,日三服。本云人参汤,作如桂枝法,加半夏柴胡黄芩,如柴胡法,今著人参,作半剂。

少阴病,得之二三日,麻黄附子甘草汤微发汗,以二三日无证,故微发汗也。四十。

麻黄附子甘草汤

麻黄(去根节)二两　甘草(炙)二两　附子(炮,去皮,破八片)一枚

上三味,以水七升,先煮麻黄一二沸,去上沫,内诸药,煮取二升半,去滓,温服八合,日三服。

脉浮,小便不利,微热消渴者,与五苓散,利小便,发汗。四十一。

五苓散

猪苓(去皮)十八铢　茯苓十八铢　白术十八铢　泽泻一两六铢　桂枝(去皮)半两

上五味,捣为散,以白饮和服方寸匕,日三服。多饮暖水,汗出愈。

卷第八

辨发汗后病脉证并治第十七
合二十五法,方二十四首。

太阳病,发汗遂漏不止,恶风,小便难,四肢急,难以屈伸者,属桂枝加附子汤。第一。六味。前有八病证。

太阳病,服桂枝汤,烦不解,先刺风池风府,却与桂枝汤。第二。五味。

服桂枝汤,汗出,脉洪大者,与桂枝汤。若形似疟,一日再发者,属桂枝二麻黄一汤。第三。七味。

服桂枝汤,汗出后,烦渴不解,脉洪大者,属白虎加人参汤。第四。五味。

伤寒,脉浮,自汗出,小便数,心烦,恶寒,脚挛急,与桂枝攻表,得之便厥,咽干,烦躁吐逆,作甘草干姜汤;厥愈,更作芍药甘草汤,其脚即伸。若胃气不和,与调胃承气汤。若重发汗,加烧针者,与四逆汤。第五。甘草干姜汤,芍药甘草汤,并二味。调胃承气汤,四逆汤,并三味。

太阳病,脉浮紧,无汗发热,身疼,八九日不解,服汤已,发烦必衄,宜麻黄汤。第六。四味。

伤寒发汗已解,半日复烦,脉浮数者,属桂枝汤证。第七。用前第二方。

发汗后,身疼,脉沉迟者,属桂枝加芍药生姜各一两人参三两新加汤。第八。六味。

发汗后,不可行桂枝汤,汗出而喘,无大热者,可与麻黄杏子甘草石膏汤。第九。四味。

发汗过多,其人叉手自冒心,心下悸,欲得按者,属桂枝甘草汤。第十。二味。

发汗后,脐下悸,欲作奔豚,属茯苓桂枝甘草大枣汤。第十一。四味。甘澜水法附。

发汗后,腹胀满者,属厚朴生姜半夏甘草人参汤。第十二。五味。

发汗,病不解,反恶寒者,虚也,属芍药甘草附子汤。第十三。三味。

发汗后,不恶寒,但热者,实也,当和胃气,属调胃承气汤证。第十四。用前第五方。

太阳病,发汗后,大汗出,胃中干,烦躁,不得眠。若脉浮,小便不利,渴者,属五苓散。第十五。五味。

发汗已,脉浮数,烦渴者,属五苓散证。第十六。用前第十五方。

伤寒汗出而渴者,宜五苓散,不渴者,属茯苓甘草汤。第十七。四味。

太阳病,发汗不解,发热,心悸,头眩身睏动,欲擗一作僻地者,属真武汤。第十八。五味。

伤寒汗出,解之后,胃中不和,心下痞,干噫,腹中雷鸣下利者,属生姜泻心汤。第十九。八味。

伤寒汗出不解,心中痞,呕吐下利者,属大柴胡汤。第二十。八味。

阳明病,自汗,若发其汗,小便自利,虽鞕不可攻,须自欲大便,宜蜜煎,若土瓜根,猪胆汁为导。第二十一。蜜煎一味,猪胆方二味。

太阳病三日,发汗不解,蒸蒸发热者,属调胃承气汤证。第二十二。用前第五方。

大汗出,热不去,内拘急,四肢疼,又下利厥逆恶寒者,属四逆汤证。第二十三。用前方第五方。

发汗后不解,腹满痛者,急下之,宜大承气汤。第二十四。四味。

发汗多,亡阳谵语者,不可下,与柴胡桂枝汤和其荣卫,后自愈。第二十五。九味。

二阳并病,太阳初得病时,发其汗,汗先出不彻,因转属阳明,续自微汗出,不恶寒。若太阳病证不罢者,不可下,下之为逆,如此可小发汗。设面色缘缘正赤者,阳气怫郁在表,当解之熏之。若发汗不彻,不足言,阳气怫郁不得越,当汗不汗,其人烦躁,不知痛处,乍在腹中,乍在四肢,按之不可得,其人短气,但坐以汗出不彻故也,更发汗则愈。何以知汗出不彻,以脉涩故知也。

未持脉时,病人叉手自冒心,师因教试令欬,而不即欬者,此必两耳聋无闻也。所以然者,以重发汗虚故如此。

发汗后,饮水多必喘,以水灌之亦喘。

发汗后,水药不得入口为逆。若更发汗,必吐下不止。

阳明病,本自汗出,医更重发汗,病已差,尚微烦不了了者,必大便鞕故也。以亡津液,胃中干燥,故令大便鞕。当问小便日几行,若本小便日三四行,今日再行,故知大便不久

出。今为小便数少,以津液当还入胃中,故知不久必大便也。

发汗多,若重发汗者,亡其阳,谵语。脉短者死,脉自和者不死。

伤寒发汗已,身目为黄,所以然者,以寒湿一作温在里不解故也。以为不可下也,于寒湿中求之。

病人有寒,复发汗,胃中冷,必吐蛔。

太阳病,发汗,遂漏不止,其人恶风,小便难,四肢微急,难以屈伸者,属桂枝加附子汤。方一。

桂枝加附子汤

桂枝(去皮)三两　芍药三两　甘草(炙)二两　生姜(切)三两　大枣(擘)十二枚　附子(炮)一枚

上六味,以水七升,煮取三升,去滓,温服一升。本云桂枝汤,今加附子。

太阳病,初服桂枝汤,反烦不解者,先刺风池、风府,却与桂枝汤则愈。方二。

桂枝汤

桂枝(去皮)三两　芍药三两　生姜(切)三两　甘草(炙)二两　大枣(擘)十二枚

上五味,以水七升,煮取三升,去滓,温服一升。须臾啜热稀粥一升,以助药力。

服桂枝汤,大汗出,脉洪大者,与桂枝汤,如前法。若形似疟,一日再发者,汗出必解,属桂枝二麻黄一汤。方三。

桂枝二麻黄一汤

桂枝一两十七铢　芍药一两六铢　麻黄(去节)十六铢　生姜一两六铢　杏仁(去皮尖)十六个　甘草(炙)一两二铢　大枣(擘)五枚

上七味,以水五升,先煮麻黄一二沸,去上沫,内诸药,煮取二升,去滓,温服一升,日再服。本云桂枝汤二分,麻黄汤一分,合为二升,分再服,今合为一方。

服桂枝汤,大汗出后,大烦渴不解,脉洪大者,属白虎加人参汤。方四。

白虎加人参汤

知母六两　石膏(碎,绵裹)一斤　甘草(炙)二两　粳米六合　人参二两

上五味,以水一斗,煮米熟,汤成去滓,温服一升,日三服。

伤寒脉浮,自汗出,小便数,心烦,微恶寒,脚挛急,反与桂枝,欲攻其表,此误也。得之便厥,咽中干,烦躁吐逆者,作甘草干姜汤与之,以复其阳;若厥愈足温者,更作芍药甘草汤与之,其脚即伸;若胃气不和,谵语者,少与调胃承气汤;若重发汗,复加烧针者,与四逆汤。方五。

甘草干姜汤方

甘草(炙)四两　干姜二两

上二味,以水三升,煮取一升五合,去滓,分温再服。

芍药甘草汤方

白芍药四两　甘草(炙)四两

上二味;以水三升,煮取一升五合,去滓,分温再服。

调胃承气汤方

大黄(去皮,清酒洗)四两　甘草(炙)二两　芒硝半升

上三味,以水三升,煮取一升,去滓,内芒硝,更上微火,煮令沸,少少温服之。

四逆汤方

甘草(炙)二两　干姜一两半　附子(生用,去皮,破八片)一枚

上三味,以水三升,煮取一升二合,去滓,分温再服。强人可大附子一枚,干姜三两。

太阳病,脉浮紧,无汗,发热,身疼痛,八九日不解,表证仍在,此当复发汗。服汤已,微除,其人发烦目瞑,剧者必衄,衄乃解。所以然者,阳气重故也,宜麻黄汤。方六。

麻黄汤

麻黄(去节)三两　桂枝(去皮)二两　甘草(炙)一两　杏仁(去皮尖)七十个

上四味,以水九升,先煮麻黄减二升,去上沫,内诸药,煮取二升半,去滓,温服八合,覆取微似汗,不须啜粥。

伤寒发汗,已解半日许,复烦,脉浮数者,可更发汗,属桂枝汤证。七。用前第二方。

发汗后,身疼痛,脉沉迟者,属桂枝加芍药生姜各一两人参三两新加汤。方八。

桂枝新加汤

桂枝(去皮)三两　芍药四两　生姜四两　甘草(炙)二两　人参三两　大枣(擘)十二枚

上六味,以水一斗二升,煮取三升,去滓,温服一升。本云桂枝汤,今加芍药生姜人参。

发汗后,不可更行桂枝汤,汗出而喘,无大热者,可与麻黄杏子甘草石膏汤。方九。

麻黄杏子甘草石膏汤

麻黄(去节)四两　杏仁(去皮尖)五十个　甘草(炙)二两　石膏(碎)半斤

上四味,以水七升,先煮麻黄,减二升,去上沫,内诸药,煮取二升,去滓,温服一升。本云,黄耳杯。

发汗过多,其人叉手自冒心,心下悸,欲得按者,属桂枝甘草汤。方十。

桂枝甘草汤

桂枝(去皮)二两　甘草(炙)二两

上二味,以水三升,煮取一升,去滓,顿服。

发汗后,其人脐下悸者,欲作奔豚,属茯苓桂枝甘草大枣汤。方十一。

茯苓桂枝甘草大枣汤

茯苓半斤　桂枝(去皮)四两　甘草(炙)二两　大枣(擘)十五枚

上四味,以甘澜水一斗,先煮茯苓减二升,内诸药,煮取三升,去滓,温服一升,日三服。

作甘澜水法:取水二斗,置大盆内,以杓扬之,水上有珠子五六千颗相逐,取用之。

发汗后,腹胀满者,属厚朴生姜半夏甘草人参汤。方十二。

厚朴生姜半夏甘草人参汤

厚朴(炙)半斤　生姜半斤　半夏(洗)半升　甘草(炙)二两　人参一两

上五味,以水一斗,煮取三升,去滓,温服一升,日三服。

发汗,病不解,反恶寒者,虚故也,属芍药甘草附子汤。方十三。

芍药甘草附子汤

芍药三两 甘草三两 附子(炮,去皮,破六片)一枚

上三味,以水三升,煮取一升二合,去滓,分温三服。疑非仲景方。

发汗后,恶寒者,虚故也;不恶寒,但热者,实也,当和胃气,属调胃承气汤证。十四。用前第五方,一法用小承气汤。

太阳病,发汗后,大汗出,胃中干,烦躁不得眠,欲得饮水者,少少与饮之,令胃气和则愈。若脉浮,小便不利,微热消渴者,属五苓散。方十五。

五苓散

猪苓(去皮)十八铢 泽泻一两六铢 白术十八铢 茯苓十八铢 桂枝(去皮)半两

上五味,捣为散,以白饮和服方寸匕,日三服,多饮暖水,汗出愈。

发汗已,脉浮数,烦渴者,属五苓散证。十六。用前第十五方。

伤寒汗出而渴者,宜五苓散;不渴者,属茯苓甘草汤。方十七。

茯苓甘草汤

茯苓二两 桂枝二两 甘草(炙)一两 生姜一两

上四味,以水四升,煮取二升,去滓,分温三服。

太阳病发汗,汗出不解,其人仍发热,心下悸,头眩,身𥆧动,振振欲擗一作僻地者,属真武汤。方十八。

真武汤

茯苓三两 芍药三两 生姜(切)三两 附子(炮,去皮,破八片)一枚 白术二两

上五味,以水八升,煮取三升,去滓,温服七合,日三服。

伤寒汗出解之后,胃中不和,心下痞鞕,干噫食臭,胁下有水气,腹中雷鸣下利者,属生姜泻心汤。方十九。

生姜泻心汤

生姜四两 甘草(炙)三两 人参三两 干姜一两 黄芩三两 半夏(洗)半升 黄连一两 大枣(擘)十二枚

上八味,以水一斗,煮取六升,去滓,再煎取三升,温服一升,日三服。生姜泻心汤,本云理中人参黄芩汤,去桂枝、术,加黄连,并泻肝法。

伤寒发热,汗出不解,心中痞鞕,呕吐而下利者,属大柴胡汤。方二十。

大柴胡汤

柴胡半斤 枳实(炙)四枚 生姜五两 黄芩三两 芍药三两 半夏(洗)半升 大枣(擘)十二枚

上七味,以水一斗二升,煮取六升,去滓,再煎取三升,温服一升,日三服。一方加大黄二两,若不加,恐不名大柴胡汤。

阳明病,自汗出,若发汗,小便自利者,此为津液内竭,虽鞕不可攻之。须自欲大便,宜蜜煎导而通之,若土瓜根及大猪胆汁,皆可为导。二十一。

蜜煎方

食蜜七合

上一味,于铜器内,微火煎,当须凝如饴状,搅之勿令焦著,欲可丸,并手捻作挺,令头锐,大如指许,长二寸。当热时急作,冷则鞕,以内谷道中,以手急抱,欲大便时,乃去之。疑非仲景意,已试甚良。

又大猪胆一枚,泻汁,和少许法醋,以灌谷道内,如一食顷,当大便,出宿食恶物,甚效。

太阳病,三日发汗不解,蒸蒸发热者,属胃也,属调胃承气汤证。二十二。用前第五方。

大汗出,热不去,内拘急,四肢疼,又下利厥逆而恶寒者,属四逆汤证。二十三。用前第五方。

发汗后不解,腹满痛者,急下之,宜大承气汤。方二十四。

大承气汤

大黄(酒洗)四两 厚朴(炙)半斤 枳实(炙)五枚 芒硝三合

上四味,以水一斗,先煎二物,取五升,内大黄,更煮取二升,去滓,内芒硝,更一二沸,分再服。得利者,止后服。

发汗多,亡阳谵语者,不可下,与柴胡桂枝汤,和其荣卫,以通津液,后自愈。方二十五。

柴胡桂枝汤

柴胡四两 桂枝(去皮)一两半 黄芩一两半 芍药一两半 生姜一两半 大枣(擘)六个 人参一两半 半夏(洗)二合半 甘草(炙)一两

上九味,以水六升,煮取三升,去滓,温服一升,日三服。

辨不可吐第十八

合四证。

太阳病,当恶寒发热,今自汗出,反不恶寒发热,关上脉细数者,以医吐之过也。若得病一二日吐之者,腹中饥,口不能食;三四日吐之者,不喜糜粥,欲食冷食,朝食暮吐。以医吐之所致也,此为小逆。

太阳病,吐之,但太阳病当恶寒,今反不恶寒,不欲近衣者,此为吐之内烦也。

少阴病,饮食入口则吐,心中温温欲吐,复不能吐。始得之,手足寒,脉弦迟者,此胸中实,不可下也。若膈上有寒饮干呕者,不可吐也,当温之。

诸四逆厥者,不可吐之,虚家亦然。

辨可吐第十九

合二法,五证。

大法,春宜吐。

凡用吐,汤中病便止,不必尽剂也。

病如桂枝证,头不痛,项不强,寸脉微浮,胸中痞鞕,气上撞咽喉,不得息者,此为有寒,当吐之。一云,此以内有久痰,宜吐之。

病胸上诸实一作寒,胸中郁郁而痛,不能食,欲使人按之,而反有涎唾,下利日十余行,其脉反迟,寸口脉微滑,此可吐之。吐之,利则止。

少阴病,饮食入口则吐,心中温温欲吐复不能吐者,宜吐之。

宿食在上脘①者,当吐之。

病手足逆冷,脉乍结,以客气在胸中,心下满而烦,欲食不能食者,病在胸中,当吐之。

卷第九

辨不可下病脉证并治第二十

合四法,方六首。

阳明病,潮热,大便微鞕,与大承气汤。若不大便六七日,恐有燥屎,与小承气汤和之。第一。大承气四味,小承气三味。前有四十病证。

伤寒中风,反下之,心下痞,医复下之,痞益甚,属甘草泻心汤。第二。六味。

下利脉大者,虚也,以强下之也。设脉浮革,肠鸣者,属当归四逆汤。第三。七味。下有阳明病二证。

阳明病,汗自出,若发汗,小便利,津液内竭,虽鞕不可攻,须自大便,宜蜜煎,若土瓜根,猪胆汁导。第四。蜜煎一味,猪胆汁二味。

脉濡而弱,弱反在关,濡反在巅,微反在上,涩反在下。微则阳气不足,涩则无血,阳气反微,中风汗出,而反躁烦;涩则无血,厥而且寒。阳微则不可下,下之则心下痞鞕。

动气在右,不可下,下之则津液内竭,咽燥鼻干,头眩心悸也。

---

① 脘:原作"管",据《注解伤寒论》改。

动气在左，不可下，下之则腹内拘急，食不下，动气更剧，虽有身热，卧则欲蜷。

动气在上，不可下，下之则掌握热烦，身上浮冷，热汗自泄，欲得水自灌。

动气在下，不可下，下之则腹胀满，卒起头眩，食则下清谷，心下痞也。

咽中闭塞，不可下，下之则上轻下重，水浆不下，卧则欲蜷，身急痛，下利日数十行。

诸外实者，不可下，下之则发微热。亡脉厥者，当齐握[①]热。

诸虚者，不可下，下之则大渴。求水者易愈，恶水者剧。

脉濡而弱，弱反在关，濡反在巅，弦反在上，微反在下。弦为阳运，微为阴寒，上实下虚，意欲得温。微弦为虚，虚不可下也。微则为欬，欬则吐涎，下之则欬止，而利因不休。利不休，则胸中如虫啮，粥入则出，小便不利，两胁拘急，喘息为难，颈背相引，臂则不仁。极寒反汗出，身冷若冰，眼睛不慧，语言不休，而谷气多入，此为除中亦云消中，口虽欲言，舌不得前。

脉濡而弱，弱反在关，濡反在巅，浮反在上，数反在下。浮为阳虚，数为无血。浮为虚，数为[②]热。浮为虚，自汗出而恶寒；数为痛，振而寒栗。微弱在关，胸下为急，喘汗而不得呼吸。呼吸之中，痛在于胁，振寒相抟，形如疟状。医反下之，故令脉数发热，狂走见鬼，心下为痞，小便淋漓，少腹甚鞕，小便则尿血也。

脉濡而紧，濡则卫气微，紧则荣中寒。阳微卫中风，发热而恶寒，荣紧胃气冷，微呕心内烦。医谓有大热，解肌而发汗，亡阳虚烦躁，心下苦痞坚，表里俱虚竭，卒起而头眩，客热在皮肤，怅怏不得眠。不知胃气冷，紧寒在关元，技巧无所施，汲水灌其身。客热应时罢，栗栗而振寒，重被而覆之，汗出而冒巅。

体惕而又振，小便为微难，寒气因水发，清谷不容间。呕变反肠出，颠倒不得安，手足为微逆，身冷而内烦，迟欲从后救，安可复追还。

脉浮而大，浮为气实，大为血虚。血虚为无阴，孤阳独下阴部者，小便当赤而难，胞中当虚。今反小便利，而大汗出，法应卫家当微，今反更实，津液四射，荣竭血尽，干烦而不眠，血薄肉消，而成暴一云黑液。医复以毒药攻其胃，此为重虚，客阳去有期，必下如污泥而死。

脉浮而紧，浮则为风，紧则为寒，风则伤卫，寒则伤荣，荣卫俱病，骨节烦疼，当发其汗，而不可下也。

趺阳脉迟而缓，胃气如经也。趺阳脉浮而数，浮则伤胃，数则动脾，此非本病，医特下之所为也。荣卫内陷，其数先微，脉反但浮，其人必大便鞕，气噫而除。何以言之，本以数脉动脾，其数先微，故知脾气不治，大便鞕，气噫而除。今脉反浮，其数改微，邪气独留，心中则饥，邪热不杀谷，潮热发渴，数脉当迟缓，脉因前后度数如法，病者则饥。数脉不时，则生恶疮也。

脉数者，久数不止。止则邪结，正气不能复，正气却结于藏，故邪气浮之，与皮毛相得。脉数者，不可下，下之必烦，利不止。

少阴病，脉微，不可发汗，亡阳故也。阳已虚，尺中弱涩者，复不可下之。

脉浮大，应发汗，医反下之，此为大逆也。

脉浮而大，心下反鞕，有热。属脏者，攻之，不令发汗；属腑者，不令溲数。溲数则大便鞕，汗多则热愈，汗少则便难，脉迟尚未可攻。

二阳并病，太阳初得病时，而发其汗，汗先出不彻，因转属阳明，续自微汗出，不恶寒。若太阳证不罢者，不可下，下之为逆。

结胸证，脉浮大者，不可下，下之即死。

---

①齐握：脐腹的中部。"齐"通"脐"；"握"：中心。

②为：原作"生"，据《注解伤寒论》改。

太阳与阳明合病,喘而胸满者,不可下。

太阳与少阳合病者,心下鞕,颈项强而眩者,不可下。

诸四逆厥者,不可下之,虚家亦然。

病欲吐者,不可下。

太阳病,有外证未解,不可下,下之为逆。

病发于阳,而反下之,热人因作结胸;病发于阴,而反下之,因作痞。

病脉浮而紧,而复下之,紧反入里,则作痞。

夫病阳多者热,下之则鞕。

本虚,攻其热必哕。

无阳阴强,大便鞕者,下之必清谷腹满。

太阴之为病,腹满而吐,食不下,自利益甚,时腹自痛,下之必胸下结鞕。

厥阴之为病,消渴,气上撞心,心中疼热,饥而不欲食,食则吐蛔,下之利不止。

少阴病,饮食入口则吐,心中温温欲吐,复不能吐。始得之,手足寒,脉弦迟者,此胸中实,不可下也。

伤寒五六日,不结胸,腹濡,脉虚,复厥者,不可下。此亡血,下之死。

伤寒发热,头痛,微汗出,发汗则不识人;熏之则喘,不得小便,心腹满;下之则短气,小便难,头痛背强;加温针则衄。

伤寒,脉阴阳俱紧,恶寒发热,则脉欲厥。厥者,脉初来大,渐渐小,更来渐大,是其候也。如此者,恶寒甚者,翕翕汗出,喉中痛;若热多者,目赤脉多,睛不慧。医复发之,咽中则伤;若复下之,则两目闭。寒多便清谷,热多便脓血;若熏之,则身发黄;若熨之,则咽燥。若小便利者,可救;若小便难者,为危殆。

伤寒发热,口中勃勃气出,头痛目黄,衄不可制,贪水者,必呕,恶水者,厥。若下之,咽中生疮。假令手足温者,必下重,便脓血。头痛目黄者,若下之,则目闭。贪水者,若下之,其脉必厥,其声嘤,咽喉塞;若发汗,则战栗,阴阳俱虚。恶水者,若下之,则里冷,不嗜

食,大便完谷出;若发汗,则口中伤,舌上白胎,烦躁。脉数实,不大便六七日,后必便血;若发汗,则小便自利也。

得病二三日,脉弱,无太阳柴胡证,烦躁心下痞,至四日,虽能食,以承气汤,少少与微和之,令小安。至六日,与承气汤一升。若不大便六七日,小便少,虽不大便,但头鞕,后必溏,未定成鞕,攻之必溏;须小便利,屎定鞕,乃可攻之。

脏结无阳证,不往来寒热,其人反静,舌上胎滑者,不可攻也。

伤寒呕多,虽有阳明证,不可攻之。

阳明病,潮热,大便微鞕者,可与大承气汤;不鞕者,不可与之。若不大便六七日,恐有燥屎,欲知之法,少与小承气汤,汤入腹中,转矢气者,此有燥屎也,乃可攻之。若不转矢气者,此但初头鞕,后必溏,不可攻之,攻之必胀满,不能食也,欲饮水者,与水则哕。其后发热者,大便必复鞕而少也,宜小承气汤和之。不转矢气者,慎不可攻也。大承气汤。方一。

大承气汤

大黄四两　厚朴(炙)八两　枳实(炙)五枚　芒硝三合

上四味,以水一斗,先煮二味,取五升,下大黄,煮取二升,去滓,下芒硝,再煮一二沸,分二服,利则止后服。

小承气汤方

大黄(酒洗)四两　厚朴(炙,去皮)二两　枳实(炙)三枚

上三味,以水四升,煮取一升二合,去滓,分温再服。

伤寒中风,医反下之,其人下利日数十行,谷不化,腹中雷鸣,心下痞鞕而满,干呕,心烦不得安。医见心下痞,谓病不尽,复下之,其痞益甚。此非结热,但以胃中虚,客气上逆,故使鞕也,属甘草泻心汤。方二。

甘草泻心汤

甘草(炙)四两　黄芩三两　干姜三两

大枣(擘)十二枚　半夏(洗)半升　黄连一两

上六味,以水一斗,煮取六升,去滓,再煎,取三升,温服一升,日三服。有人参,见第四卷中。

下利脉大者,虚也,以强下之故也。设脉浮革,因尔肠鸣者,属当归四逆汤。方三。

当归四逆汤

当归三两　桂枝(去皮)三两　细辛三两　甘草(炙)二两　通草二两　芍药三两　大枣(擘)二十五枚

上七味,以水八升,煮取三升,去滓,温服一升半,日三服。

阳明病,身合色赤,不可攻之,必发热色黄者,小便不利也。

阳明病,心下鞭满者,不可攻之。攻之,利遂不止者,死;利止者,愈。

阳明病,自汗出,若发汗,小便自利者,此为津液内竭,虽鞭,不可攻之。须自欲大便,宜蜜煎导而通之,若土瓜根,及猪胆汁,皆可为导。方四。

蜜煎导

食蜜七合

右一味,于铜器内,微火煎,当须凝如饴状,搅之,勿令焦著,欲可丸,并手捻作挺,令头锐,大如指,长二寸许。当热时急作,冷则鞭,以内谷道中。以手急抱,欲大便时,乃去之。疑非仲景意,已试甚良。又大猪胆一枚,泻汁,和少许法醋,以灌谷道内。如一食顷,当大便,出宿食恶物,甚效。

辨可下病脉证并治第二十一

合四十四法,方一十一首。

阳明病,汗多者,急下之,宜大柴胡汤。第一。加大黄八味。一法用小承气汤。前别有二法。

少阴病,得之二三日,口燥咽干者,急下之,宜大承气汤。第二。四味。

少阴病,六七日腹满不大便者,急下之,宜大承气汤。第三。用前第二方。

少阴病,下利清水,心下痛,口干者,可下之,宜大柴胡、大承气汤。第四。大柴胡汤用前第一方,大承气汤用前第二方。

下利,三部脉平,心下鞭者,急下之,宜大承气汤。第五。用前第二方。

下利,脉迟滑者,内实也。利未止,当下之,宜大承气汤。第六。用前第二方。

阳明少阳合病,下利,脉不负者,顺也。脉滑数者,有宿食,当下之,宜大承气汤。第七。用前第二方。

寸脉浮大反涩,尺中微而涩,故知有宿食。当下之,宜大承气汤。第八。用前第二方。

下利,不欲食者,以有宿食,当下之,宜大承气汤。第九。用前第二方。

下利,差,至其年月日时复发者,以病不尽,当下之,宜大承气汤。第十。用前第二方。

病腹中满痛,此为实,当下之,宜大承气、大柴胡汤。第十一。大承气用前第二方。大柴胡用前第一方。

下利,脉反滑,当有所去,下乃愈,宜大承气汤。第十二。用前第二方。

腹满不减,减不足言,当下之,宜大柴胡、大承气汤。第十三。大柴胡用前第一方。大承气用前第二方。

伤寒后,脉沉。沉者,内实也,下之解,宜大柴胡汤。第十四。用前第一方。

伤寒六七日,目中不了了,睛不和,无表里证。大便难,身微热者,实也,急下之。宜大承气、大柴胡汤。第十五。大柴胡汤用前第一方,大承气用前第二方。

太阳病未解,脉阴阳俱停,先振栗汗出而解。阴脉微者,下之解,宜大柴胡汤。第十六。用前第一方。一法,用调胃承气汤。

脉双弦而迟者,心下鞭,脉大而紧者,阳中有阴也,可下之,宜大承气汤。第十七。用前第二方。

结胸者,项亦强,如柔痉状,下之和。第

十八。结胸门用大陷胸丸。

病人无表里证，发热七八日，虽脉浮数者，可下之，宜大柴胡汤。第十九。用前第一方。

太阳病，表证仍在，脉微而沉，不结胸，发狂，少腹满，小便利，下血愈，宜下之，以抵当汤。第二十。四味。

太阳病，身黄脉沉结，少腹鞕，小便自利，其人如狂，血证谛，属抵当汤证。第二十一。用前第二十方。

伤寒有热，少腹满，应小便不利，今反利，为有血。当下之，宜抵当丸。第二十二。四味。

阳明病，但头汗出，小便不利，身必发黄。宜下之，茵陈蒿汤。第二十三。三味。

阳明证，其人喜忘，必有蓄血，大便色黑，宜抵当汤下之，第二十四。用前第二十方。

汗出谵语，以有燥屎，过经可下之，宜大柴胡、大承气汤。第二十五。大柴胡用前第一方、大承气用前第二方。

病人烦热，汗出，如疟状，日晡发热，脉实者，可下之，宜大柴胡、大承气汤。第二十六。大柴胡用前第一方、大承气用前第二方。

阳明病，谵语，潮热，不能食，胃中有燥屎。若能食，但鞕耳，属大承气汤证。第二十七。用前第二方。

下利谵语者，有燥屎也，属小承气汤。第二十八。三味。

得病二三日，脉弱，无太阳柴胡证，烦躁，心下痞。小便利，屎定鞕，宜大承气汤。第二十九。用前第二方，一云大柴胡汤。

太阳中风，下利呕逆，表解，乃可攻之。属十枣汤。第三十。二味。

太阳病不解，热结膀胱，其人如狂，宜桃核承气汤。第三十一。五味。

伤寒七八日，身黄如橘子色，小便不利，腹微满者，属茵陈蒿汤证。第三十二。用前第二十三方。

伤寒发热，汗出不解，心中痞鞕，呕吐下

利者，属大柴胡汤证。第三十三。用前第一方。

伤寒十余日，热结在里，往来寒热者，属大柴胡汤证。第三十四。用前第一方。

但结胸，无大热，水结在胸胁也，头微汗出者，属大陷胸汤。第三十五。三味。

伤寒六七日，结胸热实，脉沉紧，心下痛者，属大陷胸汤证。第三十六。用前第三十五方。

阳明病，多汗，津液外出，胃中燥，大便必鞕，谵语，属小承气汤证。第三十七。用前第二十八方。

阳明病不吐下，心烦者，属调胃承气汤。第三十八。三味。

阳明病脉迟，虽汗出不恶寒，身必重，腹满而喘，有潮热，大便鞕，大承气汤主之；若汗出多，微发热恶寒，桂枝汤主之。热不潮，腹大满不通，与小承气汤。第三十九。大承气汤用前第二方，小承气汤用前第二十八方，桂枝汤五味。

阳明病，潮热，大便微鞕，与大承气汤。若不大便六七日，恐有燥屎，与小承气汤。若不转气，不可攻之。后发热，大便复鞕者，宜以小承气和之。第四十。并用前方。

阳明病，谵语，潮热，脉滑疾者，属小承气汤证。第四十一。用前第二十八方。

二阳并病，太阳证罢，但发潮热，汗出，大便难，谵语者，下之愈，宜大承气汤。第四十二。用前第二方。

病人小便不利，大便乍难乍易，微热喘冒者，属大承气汤证。第四十三。用前第二方。

大下，六七日不大便，烦不解，腹满痛者，属大承气汤证。第四十四。用前第二方。

大法，秋宜下。

凡可下者，用汤胜丸散，中病便止，不必尽剂也。

阳明病，发热，汗多者，急下之，宜大柴胡汤。方一。一法用小承气汤。

大柴胡汤

柴胡八两　枳实(炙)四枚　生姜五两　黄芩三两　芍药三两　大枣(擘)十二枚　半夏(洗)半升

上七味,以水一斗二升,煮取六升,去滓,更煎取三升,温服一升,日三服。一方云,加大黄二两,若不加,恐不成大柴胡汤。

少阴病,得之二三日,口燥咽干者,急下之,宜大承气汤。方二。

大承气汤

大黄(酒洗)四两　厚朴(炙,去皮)半斤　枳实(炙)五枚　芒硝三合

上四味,以水一斗,先煮二物,取五升,内大黄,更煮取二升,去滓,内芒硝,更上微火一两沸,分温再服。得下,余勿服。

少阴病,六七日腹满不大便者,急下之,宜大承气汤。三。用前第二方。

少阴病,下利清水,色纯青,心下必痛,口干燥者,可下之,宜大柴胡大承气汤。四。用前第二方。

下利,三部脉皆平,按之心下鞭者,急下之,宜大承气汤。五。用前第二方。

下利,脉迟而滑者,内实也,利未欲止,当下之,宜大承气汤。六。用前第二方。

阳明少阳合病,必下利,其脉不负者,为顺也。负者,失也,互相克贼,名为负也。脉滑而数者,有宿食,当下之,宜大承气汤。七。用前第二方。

问曰:人病有宿食,何以别之?师曰:寸口脉浮而大,按之反涩,尺中亦微而涩,故知有宿食。当下之,宜大承气汤。八。用前第二方。

下利,不欲食者,以有宿食故也,当下之,宜大承气汤。九。用前第二方。

下利差,至其年月日时复发者,以病不尽故也,当下之,宜大承气汤。十。用前第二方。

病腹中满痛者,此为实也,当下之,宜大承气、大柴胡汤。十一。用前第一第二方。

下利,脉反滑,当有所去,下乃愈,宜大承气汤。十二。用前第二方。

腹满不减,减不足言,当下之,宜大柴胡、大承气汤。十三。用前第一第二方。

伤寒后脉沉,沉者,内实也,下之解,宜大柴胡汤。十四。用前第一方。

伤寒六七日,目中不了了,睛不和,无表里证,大便难,身微热者,此为实也,急下之,宜大承气、大柴胡汤。十五。用前第一、第二方。

太阳病未解,脉阴阳俱停一作微,必先振栗汗出而解。但阴脉微一作尺脉实者,下之而解,宜大柴胡汤。十六。用前第一方。一法用调胃承气汤。

脉双弦而迟者,必心下鞭;脉大而紧者,阳中有阴也,可下之,宜大承气汤。十七。用前第二方。

结胸者,项亦强,如柔痉状,下之则和。十八。结胸门用大陷胸丸。

病人无表里证,发热七八日,虽脉浮数者,可下之,宜大柴胡汤。十九。用前第一方。

太阳病,六七日表证仍在,脉微而沉,反不结胸,其人发狂者,以热在下焦,少腹当鞭满,而小便自利者,下血乃愈。所以然者,以太阳随经,瘀热在里故也,宜下之,以抵当汤。方二十。

抵当汤

水蛭(熬)三十枚　桃仁(去皮尖)二十枚　虻虫(去翅足,熬)三十枚　大黄(去皮,破六片)三两

上四味,以水五升,煮取三升,去滓,温服一升。不下者,更服。

太阳病,身黄,脉沉结,少腹鞭满,小便不利者,为无血也;小便自利,其人如狂者,血证谛,属抵当汤证。二十一。用前第二十方。

伤寒有热,少腹满,应小便不利,今反利者,为有血也,当下之,宜抵当丸。方二十二。

抵当丸

大黄三两　桃仁(去皮尖)二十五个　蛀虫(去翅足,熬)、水蛭(熬)各二十个

上四味,捣筛,为四丸,以水一升,煮一丸,取七合服之,晬时当下血,若不下者,更服。

阳明病,发热汗出者,此为热越,不能发黄也;但头汗出,身无汗,剂颈而还,小便不利,渴引水浆者,以瘀热在里,身必发黄,宜下之,以茵陈蒿汤。方二十三。

茵陈蒿汤

茵陈蒿六两　栀子(擘)十四个　大黄(破)二两

上三味,以水一斗二升,先煮茵陈,减六升,内二味,煮取三升,去滓,分温三服,小便当利,尿如皂荚汁状,色正赤。一宿腹减,黄从小便去也。

阳明证,其人喜忘者,必有蓄血。所以然者,本有久瘀血,故令喜忘。屎虽鞕,大便反易,其色必黑,宜抵当汤下之。二十四。用前第二十方。

汗一作卧出谵语者,以有燥屎在胃中,此为风也。须下者,过经乃可下之。下之若早者,语言必乱,以表虚里实故也。下之愈,宜大柴胡、大承气汤。二十五。用前第一第二方。

病人烦热,汗出则解,又如疟状,日晡所发热者,属阳明也。脉实者,可下之,宜大柴胡、大承气汤。二十六。用前第一第二方。

阳明病,谵语,有潮热,反不能食者,胃中有燥屎五六枚也;若能食者,但鞕耳,属大承气汤证。二十七。用前第二方。

下利谵语者,有燥屎也,属小承气汤。方二十八。

小承气汤

大黄四两　厚朴(炙,去皮)二两　枳实(炙)三枚

上三味,以水四升,煮取一升二合,去滓,分温再服。若更衣者,勿服之。

得病二三日,脉弱,无太阳柴胡证,烦躁,心下痞,至四五日,虽能食,以承气汤少少与微和之,令小安,至六日,与承气汤一升。若不大便六七日,小便少者,虽不大便,但初头鞕,后必溏,此未定成鞕也,攻之必溏,须小便利,屎定鞕,乃可攻之,宜大承气汤。二十九。用前第二方。一云大柴胡汤。

太阳病中风,下利,呕逆,表解者,乃可攻之。其人絷絷汗出,发作有时,头痛,心下痞鞕满,引胁下痛,干呕则短气,汗出不恶寒者,此表解里未和也,属十枣汤。方三十。

十枣汤

芫花(熬)、赤甘遂、大戟各等分。

上三味,各异捣筛秤已,合治之,以水一升半,煮大肥枣十枚,取八合,去枣,内药末,强人服重一钱匕,羸人半钱,温服之,平旦服。若下少,病不除者,明日更服,加半钱,得快下利后,糜粥自养。

太阳病不解,热结膀胱,其人如狂,血自下,下者愈。其外未解者,尚未可攻,当先解其外;外解已,但少腹急结者,乃可攻之,宜桃核承气汤。方三十一。

桃核承气汤

桃仁(去皮尖)五十枚　大黄四两　甘草(炙)二两　芒硝二两　桂枝(去皮)二两

上五味,以水七升,煮四物,取二升半,去滓,内芒硝,更上火煎微沸,先食温服五合,日三服,当微利。

伤寒七八日,身黄如橘子色,小便不利,腹微满者,属茵陈蒿汤证。三十二。用前第二十三方。

伤寒发热,汗出不解,心中痞鞕,呕吐而下利者,属大柴胡汤证。三十三。用前第一方。

伤寒十余日,热结在里,复往来寒热者,属大柴胡汤证。三十四。用前第一方。

但结胸,无大热者,以水结在胸胁也,但头微汗出者,属大陷胸汤。方三十五。

大陷胸汤

大黄六两　芒硝一升　甘遂末一钱匕

上三味，以水六升，先煮大黄，取二升，去滓，内芒硝，更煮一二沸，内甘遂末，温服一升。

伤寒六七日，结胸热实，脉沉而紧，心下痛，按之石鞕者，属大陷胸汤证。三十六。用前第三十五方。

阳明病，其人多汗，以津液外出，胃中燥，大便必鞕，鞕则谵语，属小承气汤证。三十七。用前第二十八方。

阳明病，不吐不下，心烦者，属调胃承气汤。方三十八。

调胃承气汤

大黄（酒洗）四两　甘草（炙）二两　芒硝半升

上三味，以水三升，煮取一升，去滓，内芒硝，更上火微煮令沸，温顿服之。

阳明病，脉迟，虽汗出，不恶寒者，其身必重，短气，腹满而喘，有潮热者，此外欲解，可攻里也。手足濈然汗出者，此大便已鞕也，大承气汤主之。若汗出多，微发热恶寒者，外未解也，桂枝汤主之。其热不潮，未可与承气汤；若腹大满不通者，与小承气汤，微和胃气，勿令至大泄下。三十九。大承气汤用前第二方，小承气用前第二十八方。

桂枝汤方

桂枝（去皮）　芍药　生姜（切）各三两甘草（炙）二两　大枣（擘）十二枚

上五味，以水七升，煮取三升，去滓，温服一升。服汤后，饮热稀粥一升余，以助药力，取微似汗。

阳明病，潮热，大便微鞕者，可与大承气汤；不鞕者，不可与之。若不大便六七日，恐有燥屎，欲知之法，少与小承气汤，汤入腹中，转矢气者，此有燥屎也，乃可攻之。若不转矢气者，此但初头鞕，后必溏，不可攻之，攻之必胀满不能食也，欲饮水者，与水则哕。其后发热者，大便必复鞕而少也，宜以小承气汤和之。不转矢气者，慎不可攻也。四十。并用前方。

阳明病，谵语，发潮热，脉滑而疾者，小承气汤主之。因与承气汤一升，腹中转气者，更服一升；若不转气者，勿更与之。明日又不大便，脉反微涩者，里虚也，为难治，不可更与承气汤。四十一。用前第二十八方。

二阳并病，太阳证罢，但发潮热，手足漐漐汗出，大便难，而谵语者，下之则愈，宜大承气汤。四十二。用前第二方。

病人小便不利，大便乍难乍易，时有微热，喘冒不能卧者，有燥屎也，属大承气汤证。四十三。用前第二方。

大下后，六七日不大便，烦不解，腹满痛者，此有燥屎也。所以然者，本有宿食故也，属大承气汤证。四十四。用前第二方。

卷第十

辨发汗吐下后病脉证并治第二十二
合四十八法，方三十九首。

太阳病，八九日，如疟状，热多寒少，不呕，清便，脉微而恶寒者，不可更发汗吐下也，以其不得小汗，身必痒，属桂枝麻黄各半汤。第一。七味。前有二十二病证。

服桂枝汤，或下之，仍头项强痛，发热，无汗，心下满痛，小便不利，属桂枝去桂加茯苓白术汤。第二。六味。

太阳病，发汗不解，而下之，脉浮者，为在外，宜桂枝汤。第三。五味。

下之后，复发汗，昼日烦躁，夜安静，不呕，不渴，无表证，脉沉微者，属干姜附子汤。第四。二味。

伤寒，若吐下后，心下逆满，气上冲胸，起则头眩，脉沉紧，发汗则身为振摇者，属茯苓桂枝白术甘草汤。第五。四味。

发汗若下之，病不解，烦躁者，属茯苓四逆汤。第六。五味。

发汗吐下后，虚烦不眠，若剧者，反覆颠

倒,心中懊侬,属栀子豉汤。少气者,栀子甘草豉汤;呕者,栀子生姜豉汤。第七。栀子豉汤二味;栀子甘草豉汤、栀子生姜豉汤,并三味。

发汗下之而烦热,胸中窒者,属栀子豉汤证。第八。用上初方。

太阳病,过经十余日,心下欲吐,胸中痛,大便溏,腹满,微烦,先此时极吐下者,与调胃承气汤。第九。三味。

太阳病,重发汗,复下之,不大便五六日,舌上燥而渴,日晡潮热,心腹鞕满痛;不可近者,属大陷胸汤。第十。三味。

伤寒五六日,发汗复下之,胸胁满,微结,小便不利,渴而不呕,头汗出,寒热心烦者,属柴胡桂枝干姜汤。第十一。七味。

伤寒发汗、吐下解后,心下痞鞕,噫气不除者,属旋覆代赭汤。第十二。七味。

伤寒下之,复发汗,心下痞,恶寒,表未解也。表解乃可攻痞,解表宜桂枝汤;攻痞宜大黄黄连泻心汤。第十三。桂枝汤用前第三方;大黄泻心汤二味。

伤寒吐下后,七八日不解,热结在里,表里俱热,恶风,大渴,舌上燥而烦,欲饮水数升者,属白虎加人参汤。第十四。五味。

伤寒吐下后,不解,不大便至十余日,日晡发潮热,不恶寒,如见鬼状。剧者不识人,循衣摸床,惕而不安,微喘直视,发热谵语者,属大承气汤。第十五。四味。

三阳合病,腹满身重,口不仁,面垢,谵语遗尿。发汗则谵语,下之则额上汗,手足逆冷,自汗出者,属白虎汤。第十六。四味。

阳明病,脉浮紧,咽燥口苦,腹满而喘,发热汗出,反恶热,身重。

若发汗则谵语;加温针必怵惕,烦躁不眠;若下之,心中懊侬,舌上苔者,属栀子豉汤证。第十七。用前第七方。

阳明病,下之,心中懊侬而烦,胃中有燥屎,可攻,宜大承气汤。第十八。用前第十五方。

太阳病,吐下发汗后,微烦,小便数,大便鞕者,与小承气汤和之。第十九。三味。

大汗大下而厥者,属四逆汤。第二十。三味。

太阳病,下之,气上冲者,与桂枝汤。第二十一。用前第三方。

太阳病,下之后,脉促胸满者,属桂枝去芍药汤。第二十二。四味。

若微寒者,属桂枝去芍药加附子汤。第二十三。五味。

太阳桂枝证,反下之,利不止,脉促,喘而汗出者,属葛根黄芩黄连汤。第二十四。四味。

太阳病,下之微喘者,表未解也,属桂枝加厚朴杏子汤。第二十五。七味。

伤寒,不大便六七日,头痛有热者,与承气汤。小便清者,一云大便青。知不在里,当发汗,宜桂枝汤。第二十六。用前第三方。

伤寒五六日,下之后,身热不去,心中结痛者,属栀子豉汤证。第二十七。用前第七方。

伤寒下后,心烦腹满。卧起不安,属栀子厚朴汤。第二十八。三味。

伤寒,以丸药下之,身热不去,微烦者,属栀子干姜汤。第二十九。二味。

伤寒下之,续得下利不止。身疼痛,急当救里,后身疼痛,清便自调者,急当救表。救里宜四逆汤,救表宜桂枝汤。第三十。并用前方。

太阳病,过经十余日,二三下之,柴胡证仍在,与小柴胡。呕止小安,郁郁微烦者,可与大柴胡汤。第三十一。八味。

伤寒十三日不解,胸胁满而呕,日晡发潮热,微利。潮热者,实也,先服小柴胡汤以解外,后以柴胡加芒消汤主之。第三十二。八味。

伤寒十三日,过经谵语,有热也。若小便利,当大便鞕,而反利者,知以丸药下之也。脉和者,内实也,属调胃承气汤证。第三十三。用前第九方。

伤寒八九日，下之，胸满烦惊，小便不利，谵语，身重，不可转侧者，属柴胡加龙骨牡蛎汤。第三十四。十二味。

火逆下之，因烧针烦躁者，属桂枝甘草龙骨牡蛎汤。第三十五。四味。

太阳病，脉浮而动数，头痛发热，盗汗，恶寒，反下之，膈内拒痛，短气躁烦，心中懊憹，心下因鞕，则为结胸，属大陷胸汤证。第三十六。用前第十方。

伤寒五六日，呕而发热者，小柴胡汤证具，以他药下之，柴胡证仍在者，复与柴胡汤，必蒸蒸而振，却发热汗出而解。若心满而鞕痛者，此为结胸，大陷胸汤主之。但满而不痛者，为痞，属半夏泻心汤。第三十七。七味。

本以下之，故心下痞，其人渴而口燥烦，小便不利者，属五苓散。第三十八。五味。

伤寒中风，下之，其人下利日数十行，腹中雷鸣，心下痞鞕，干呕，心烦，复下之，其痞益甚，属甘草泻心汤。第三十九。六味。

伤寒服药，下利不止，心下痞鞕，复下之，利不止，与理中，利益甚，属赤石脂禹余粮汤。第四十。二味。

太阳病，外证未除，数下之，遂协热而利，利不止，心下痞鞕，表里不解，属桂枝人参汤。第四十一。五味。

下后，不可更行桂枝汤，汗出而喘，无大热者，属麻黄杏子甘草石膏汤。第四十二。四味。

阳明病，下之，外有热，手足温，心中懊憹，饥不能食，但头汗出，属栀子豉汤证。第四十三。用前第七方。

伤寒吐后，腹胀满者，属调胃承气汤证。第四十四。用前第九方。

病人无表里证，发热七八日，脉虽浮数，可下之。假令已下，脉数不解，不大便者，有瘀血，属抵当汤。第四十五。四味。

本太阳病，反下之，腹满痛，属太阴也，属桂枝加芍药汤。第四十六。五味。

伤寒六七日，大下，寸脉沉而迟，手足厥，下部脉不至，喉咽不利，唾脓血者，属麻黄升麻汤。第四十七。十四味。

伤寒本自寒下，复吐下之，食入口即吐，属干姜黄芩黄连人参汤。第四十八。四味。

师曰：病人脉微而涩者，此为医所病也。大发其汗，又数大下之，其人亡血，病当恶寒，后乃发热，无休止时。夏月盛热，欲著复衣，冬月盛寒，欲裸其身。所以然者，阳微则恶寒，阴弱则发热，此医发其汗，使阳气微，又大下之，令阴气弱。五月之时，阳气在表，胃中虚冷，以阳气内微，不能胜冷，故欲著复衣；十一月之时，阳气在里，胃中烦热，以阴气内弱，不能胜热，故欲裸其身。又阴脉迟涩，故知亡血也。

寸口脉浮大，而医反下之，此为大逆。浮则无血，大则为寒，寒气相抟，则为肠鸣。医乃不知，而反饮冷水，令汗大出，水得寒气，冷必相抟，其人则𩏐。

太阳病三日，已发汗，若吐，若下，若温针，仍不解者，此为坏病，桂枝不中与之也。观其脉证，知犯何逆，随证治之。

脉浮数者，法当汗出而愈，若下之，身重，心悸者，不可发汗，当自汗出乃解。所以然者，尺中脉微，此里虚，须表里实，津液和，便自汗出愈。

凡病若发汗，若吐，若下，若亡血，无津液，阴阳脉自和者，必自愈。

大下之后，复发汗，小便不利者，亡津液故也。勿治之，得小便利，必自愈。

下之后，复发汗，必振寒，脉微细。所以然者，以内外俱虚故也。

本发汗，而复下之，此为逆也；若先发汗，治不为逆。本先下之，而反汗之，为逆；若先下之，治不为逆。

太阳病，先下而不愈，因复发汗，以此表里俱虚，其人因致冒，冒家汗出自愈。所以然者，汗出表和故也。得表和，然后复下之。

得病六七日，脉迟浮弱，恶风寒，手足温，

医二三下之,不能食,而胁下满痛,面目及身黄,颈项强,小便难者,与柴胡汤,后必下重。本渴饮水而呕者,柴胡不中与也,食谷者哕。

太阳病,二三日不能卧,但欲起,心下必结,脉微弱者,此本有寒分也。反下之,若利止,必作结胸,未止者,四日复下之,此作协热利也。

太阳病,下之,其脉促一作纵,不结胸者,此为欲解也。脉浮者,必结胸;脉紧者,必咽痛;脉弦者,必两胁拘急;脉细数者,头痛未止;脉沉紧者,必欲呕;脉沉滑者,协热利;脉浮滑者,必下血。

太阳少阳并病,而反下之,成结胸,心下鞭,下利不止,水浆不下,其人心烦。

脉浮而紧,而复下之,紧反入里,则作痞,按之自濡,但气痞耳。

伤寒吐下发汗后,虚烦,脉甚微,八九日心下痞鞭,胁下痛,气上冲咽喉,眩冒,经脉动惕者,久而成痿。

阳明病,能食,下之不解者,其人不能食,若攻其热必哕。所以然者,胃中虚冷故也,以其人本虚,攻其热必哕。

阳明病,脉迟,食难用饱,饱则发烦,头眩,必小便难,此欲作谷疸①。虽下之,腹满如故,所以然者,脉迟故也。

夫病,阳多者热,下之则鞭;汗多,极发其汗,亦鞭。

太阳病,寸缓关浮尺弱,其人发热,汗出,复恶寒,不呕,但心下痞者,此以医下之也。

太阴之为病,腹满而吐,食不下,自利益甚,时腹自痛,若下之,必胸下结鞭。

伤寒大吐大下之,极虚,复极汗者,其人外气怫郁,复与之水,以发其汗,因得哕。所以然者,胃中寒冷故也。

吐利发汗后,脉平,小烦者,以新虚,不胜谷气故也。

太阳病,医发汗,遂发热恶寒,因复下之,

心下痞,表里俱虚,阴阳气并竭。无阳则阴独,复加烧针,因胸烦,面色青黄,肤瞤者,难治;今色微黄,手足温者,易愈。

太阳病,得之八九日,如疟状,发热恶寒,热多寒少,其人不呕,清便欲自可,一日二三度发,脉微缓者,为欲愈也。脉微而恶寒者,此阴阳俱虚,不可更发汗更下更吐也。面色反有热色者,未欲解也,以其不能得小汗出,身必痒,属桂枝麻黄各半汤。方一。

桂枝麻黄各半汤

桂枝一两十六铢 芍药一两 生姜(切)一两 甘草(炙)一两 麻黄(去节)一两 大枣(擘)四枚 杏仁(汤浸,去皮尖及两人者)二十四个

上七味,以水五升,先煮麻黄一二沸,去上沫,内诸药,煮取一升八合,去滓,温服六合。本云桂枝汤三合,麻黄汤三合,并为六合,顿服。

服桂枝汤,或下之,仍头项强痛,翕翕发热,无汗,心下满微痛,小便不利者,属桂枝去桂加茯苓白术汤。方二。

桂枝去桂加茯苓白术汤

芍药三两 甘草(炙)二两 生姜(切)三两 白术三两 茯苓三两 大枣(擘)十二枚

上六味,以水八升,煮取三升,去滓,温服一升,小便利则愈。本云桂枝汤,今去桂枝加茯苓、白术。

太阳病,先发汗不解,而下之,脉浮者不愈。浮为在外,而反下之,故令不愈。今脉浮,故在外,当须解外则愈,宜桂枝汤。方三。

桂枝汤

桂枝(去皮)三两 芍药三两 生姜(切)三两 甘草(炙)二两 大枣(擘)十二枚

上五味,以水七升,煮取三升,去滓,温服一升,须臾啜热稀粥一升,以助药力,取汗。

下之后,复发汗,昼日烦躁不得眠,夜而安静,不呕,不渴,无表证,脉沉微,身无大热

---

① 疸:原作"疽",据《注解伤寒论》改。

者,属干姜附子汤。方四。

干姜附子汤

干姜一两　附子(生用,去皮,破八片)一枚

上二味,以水三升,煮取一升,去滓,顿服。

伤寒若吐若下后,心下逆满,气上冲胸,起则头眩,脉沉紧,发汗则动经,身为振振摇者,属茯苓桂枝白术甘草汤。方五。

茯苓桂枝白术甘草汤

茯苓四两　桂枝(去皮)三两　白术二两　甘草(炙)二两

上四味,以水六升,煮取三升,去滓,分温三服。

发汗若下之后,病仍不解,烦躁者,属茯苓四逆汤。方六。

茯苓四逆汤

茯苓四两　人参一两　附子(生用,去皮,破八片)一枚　甘草(炙)二两　干姜一两半

上五味,以水五升,煮取二升,去滓,温服七合,日三服。

发汗吐下后,虚烦不得眠,若剧者,必反覆颠倒,心中懊憹,属栀子豉汤。若少气者,栀子甘草豉汤;若呕者,栀子生姜豉汤。七。

栀子豉汤

肥栀子(擘)十四枚　香豉(绵裹)四合

上二味,以水四升,先煮栀子,得二升半,内豉,煮取一升半,去滓,分为二服,温进一服。得吐者,止后服。

栀子甘草豉汤方

肥栀子(擘)十四个　甘草(炙)二两　香豉(绵裹)四合

上三味,以水四升,先煮二味,取二升半,内豉,煮取一升半,去滓,分二服,温进一服。得吐者,止后服。

栀子生姜豉汤方

肥栀子(擘)十四个　生姜(切)五两　香豉(绵裹上三味,以水四升,先煮二味,取二升

半,内豉,煮取一升半,去滓,分二服,温进一服,得吐者,止后服。)四合

发汗若下之,而烦热,胸中窒者,属栀子豉汤证。八。用前初方。

太阳病,过经十余日,心下温温欲吐,而胸中痛,大便反溏,腹微满,郁郁微烦,先此时极吐下者,与调胃承气汤。若不尔者,不可与。但欲呕,胸中痛,微溏者,此非柴胡汤证,以呕,故知极吐下也,调胃承气汤。方九。

调胃承气汤

大黄(酒洗)四两　甘草(炙)二两　芒硝半升

上三味,以水三升,煮取一升,去滓,内芒硝,更上火令沸,顿服之。

太阳病,重发汗,而复下之,不大便五六日,舌上燥而渴,日晡所,小有潮热一云,日晡所发,心胸大烦,从心下至少腹鞕满而痛,不可近者,属大陷胸汤。方十。

大陷胸汤

大黄(去皮,酒洗)六两　芒硝一升　甘遂末一钱匕

上三味,以水六升,煮大黄,取二升,去滓,内芒硝,煮两沸,内甘遂末,温服一升,得快利,止后服。

伤寒五六日,已发汗,而复下之,胸胁满,微结,小便不利,渴而不呕,但头汗出,往来寒热,心烦者,此为未解也,属柴胡桂枝干姜汤。方十一。

柴胡桂枝干姜汤

柴胡半斤　桂枝(去皮)三两　干姜二两　栝楼根四两　黄芩三两　甘草(炙)二两　牡蛎(熬)二两

上七味,以水一斗二升,煮取六升,去滓,再煎取三升,温服一升,日三服。初服微烦,后汗出便愈。

伤寒发汗,若吐若下,解后,心下痞鞕,噫气不除者,属旋覆代赭汤。方十二。

旋覆代赭汤

旋覆花三两　人参二两　生姜五两　代

赭一两 甘草(炙)三两 半夏(洗)半升 大枣(擘)十二枚

上七味,以水一斗,煮取六升,去滓,再煎取三升,温服一升,日三服。

伤寒大下之,复发汗,心下痞,恶寒者,表未解也,不可攻痞。当先解表,表解乃攻痞。解表宜桂枝汤,用前方;攻痞宜大黄黄连泻心汤。方十三。

大黄黄连泻心汤

大黄(酒洗)二两 黄连一两

上二味,以麻沸汤二升渍之,须臾绞去滓,分温再服。有黄芩,见第四卷中。

伤寒若吐下后,七八日不解,热结在里,表里俱热,时时恶风,大渴,舌上干燥而烦,欲饮水数升者,属白虎加人参汤。方十四。

白虎加人参汤

知母六两 石膏一斤,碎 甘草(炙)二两 粳米六合 人参三两

上五味,以水一斗,煮米熟,汤成去滓,温服一升,日三服。

伤寒若吐若下后,不解,不大便五六日,上至十余日,日晡所发潮热,不恶寒,独语如见鬼状。若剧者,发则不识人,循衣摸床,惕而不安一云,顺衣妄撮,怵惕不安,微喘直视,脉弦者生,涩者死。微者,但发热,谵语者,属大承气汤。方十五。

大承气汤

大黄(去皮,酒洗)四两 厚朴(炙)半斤 枳实(炙)五枚 芒硝三合

上四味,以水一斗,先煮二味,取五升,内大黄,煮取二升,去滓,内芒硝,更煮令一沸,分温再服。得利者,止后服。

三阳合病,腹满身重,难以转侧,口不仁,面垢。又作枯,一云向经。

谵语遗尿,发汗则谵语,下之则额上生汗,若手足逆冷,自汗出者,属白虎汤。方十六。

白虎汤

知母六两 石膏一斤,碎 甘草(炙)二两 粳米六合

上四味,以水一斗,煮米熟,汤成去滓,温服一升,日三服。

阳明病,脉浮而紧,咽燥口苦,腹满而喘,发热汗出,不恶寒,反恶热,身重。若发汗则躁,心愦愦而反谵语;若加温针,必怵惕烦躁不得眠;若下之,则胃中空虚,客气动膈,心中懊憹,舌上胎者,属栀子豉汤证。十七。用前第七方。

阳明病,下之,心中懊憹而烦,胃中有燥屎者,可攻。腹微满,初头鞕,后必溏,不可攻之。若有燥屎者,宜大承气汤。第十八。用前第十五方。

太阳病,若吐若下若发汗后,微烦,小便数,大便因鞕者,与小承气汤和之愈。方十九。

小承气汤

大黄(酒洗)四两 厚朴(炙)二两 枳实(炙)三枚

上三味,以水四升,煮取一升二合,去滓,分温二服。

大汗,若大下而厥冷者,属四逆汤。方二十。

四逆汤

甘草(炙)二两 干姜一两半 附子(生用,去皮,破八片)一枚

上三味,以水三升,煮取一升二合,去滓,分温再服,强人可大附子一枚,干姜四两。

太阳病,下之后,其气上冲者,可与桂枝汤。若不上冲者,不得与之。二十一。用前第三方。

太阳病,下之后,脉促胸满者,属桂枝去芍药汤。方二十二。促,一作纵。

桂枝去芍药汤

桂枝(去皮)三两 甘草(炙)二两 生姜三两 大枣(擘)十二枚

上四味,以水七升,煮取三升,去滓,温服一升。本云桂枝汤,今去芍药。

若微寒者,属桂枝去芍药加附子汤。方

二十三。

桂枝去芍药加附子汤

桂枝(去皮)三两　甘草(炙)二两　生姜(切)三两　大枣(擘)十二枚　附子(炮)一枚

上五味,以水七升,煮取三升,去滓,温服一升,本云桂枝汤,今去芍药加附子。

太阳病桂枝证,医反下之,利遂不止,脉促者,表未解也;喘而汗出者,属葛根黄芩黄连汤。方二十四。促,一作纵。

葛根黄芩黄连汤

葛根半斤　甘草(炙)二两　黄芩三两黄连三两

上四味,以水八升,先煮葛根,减二升,内诸药,煮取二升,去滓,温分再服。

太阳病,下之微喘者,表未解故也,属桂枝加厚朴杏子汤。方二十五。

桂枝加厚朴杏子汤

桂枝(去皮)三两　芍药三两　生姜(切)三两　甘草(炙)二两　厚朴(炙,去皮)二两大枣(擘)十二枚　杏仁(去皮尖)五十个

上七味,以水七升,煮取三升,去滓,温服一升。

伤寒,不大便六七日,头痛有热者,与承气汤。其小便清者一云,大便青,知不在里,仍在表也,当须发汗。若头痛者,必衄,宜桂枝汤。二十六。用前第三方。

伤寒五六日,大下之后,身热不去,心中结痛者,未欲解也,属栀子豉汤证。二十七。用前第七方。

伤寒下后,心烦腹满,卧起不安者,属栀子厚朴汤。方二十八。

栀子厚朴汤

栀子(擘)十四枚　厚朴(炙)四两　枳实(水浸,炙令赤)四个

上三味,以水三升半,煮取一升半,去滓,分二服,温进一服。得吐者,止后服。

伤寒,医以丸药大下之,身热不去,微烦者,属栀子干姜汤。方二十九。

栀子干姜汤

栀子(擘)十四个　干姜二两

上二味,以水三升半,煮取一升半,去滓,分二服。一服得吐者,止后服。

凡用栀子汤,病人旧微溏者,不可与服之。

伤寒,医下之,续得下利清谷不止,身疼痛者,急当救里;后身疼痛,清便自调者,急当救表。救里宜四逆汤,救表宜桂枝汤。三十。并用前方。

太阳病,过经十余日,反二三下之,后四五日,柴胡证仍在者,先与小柴胡。呕不止,心下急一云,呕止小安,郁郁微烦者,为未解也,可与大柴胡汤,下之则愈。方三十一。

大柴胡汤

柴胡半斤　黄芩三两　芍药三两　半夏(洗)半升　生姜五两　枳实(炙)四枚　大枣(擘)十二枚

上七味,以水一斗二升,煮取六升,去滓,再煎取三升,温服一升,日三服。一方加大黄二两,若不加,恐不为大柴胡汤。

伤寒十三日不解,胸胁满而呕,日晡所发潮热,已而微利,此本柴胡,下之不得利,今反利者,知医以丸药下之,此非其治也。潮热者,实也,先服小柴胡汤以解外,后以柴胡加芒消汤主之。方三十二。

柴胡加芒硝汤

柴胡二两十六铢　黄芩一两　人参一两甘草(炙)一两　生姜一两　半夏(旧云,五枚,洗)二十铢　大枣(擘)四枚　芒硝二两

上八味,以水四升,煮取二升,去滓,内芒硝,更煮微沸,温分再服,不解更作。

伤寒十三日,过经谵语者,以有热也,当以汤下之。若小便利者,大便当鞕,而反下利,脉调和者,知医以丸药下之,非其治也。若自下利者,脉当微厥,今反和者,此为内实也,属调胃承气汤证。三十三。用前第九方。

伤寒八九日,下之胸满烦惊,小便不利,谵语,一身尽重,不可转侧者,属柴胡加龙骨

牡蛎汤。方三十四。

柴胡加龙骨牡蛎汤

柴胡四两　龙骨一两半　黄芩一两半　生姜(切)一两半　铅丹一两半　人参一两半　桂枝(去皮)一两半　茯苓一两半　半夏(洗)二合半　大黄二两　牡蛎(熬)一两半　大枣(擘)六枚

上十二味，以水八升，煮取四升，内大黄，切如棋子，更煮一两沸，去滓，温服一升。本云柴胡汤，今加龙骨等。

火逆下之，因烧针烦躁者，属桂枝甘草龙骨牡蛎汤。方三十五。

桂枝甘草龙骨牡蛎汤

桂枝(去皮)一两　甘草(炙)二两　龙骨二两　牡蛎(熬)二两

上四味，以水五升，煮取二升半，去滓，温服八合，日三服。

太阳病，脉浮而动数，浮则为风，数则为热，动则为痛，数则为虚。头痛发热，微盗汗出，而反恶寒者，表未解也。医反下之，动数变迟，膈内拒痛一云，头痛即眩，胃中空虚，客气动膈，短气躁烦，心中懊侬，阳气内陷，心下因鞕，则为结胸，属大陷胸汤证。若不结胸，但头汗出，余处无汗，剂颈而还，小便不利，身必发黄。三十六。用前第十方。

伤寒五六日，呕而发热者，柴胡汤证具，而以他药下之，柴胡证仍在者，复与柴胡汤。此虽已下之，不为逆，必蒸蒸而振，却发热汗出而解。若心下满而鞕痛者，此为结胸也，大陷胸汤主之，用前方。但满而不痛者，此为痞，柴胡不中与之，属半夏泻心汤。方三十七。

半夏泻心汤

半夏(洗)半升　黄芩三两　干姜三两　人参三两　甘草(炙)三两　黄连一两　大枣(擘)十二枚

上七味，以水一斗，煮取六升，去滓，再煎，取三升，温服一升，日三服。

本以下之，故心下痞，与泻心汤。痞不

解，其人渴而口躁烦，小便不利者，属五苓散。方三十八。一方云，忍之一日乃愈。

五苓散

猪苓(去黑皮)十八铢　白术十八铢　茯苓十八铢　泽泻一两六铢　桂心(去皮)半两

上五味，为散，白饮和服方寸匕，日三服。多饮暖水，汗出愈。

伤寒中风，医反下之，其人下利日数十行，谷不化，腹中雷鸣，心下痞鞕而满，干呕，心烦不得安。医见心下痞，谓病不尽，复下之，其痞益甚。此非结热，但以胃中虚，客气上逆，故使鞕也，属甘草泻心汤。方三十九。

甘草泻心汤

甘草(炙)四两　黄芩三两　干姜三两　半夏(洗)半升　大枣(擘)十二枚　黄连一两

上六味，以水一斗，煮取六升，去滓，再煎，取三升，温服一升，日三服。有人参。见第四卷中。

伤寒服汤药，下利不止，心下痞鞕，服泻心汤已，复以他药下之，利不止，医以理中与之，利益甚。理中，理中焦，此利在下焦，属赤石脂禹余粮汤。复不止者，当利其小便。方四十。

赤石脂禹余粮汤

赤石脂(碎)一斤　太一禹余粮(碎)一斤

上二味，以水六升，煮取二升，去滓，分温三服。

太阳病，外证未除，而数下之，遂协热而利，利下不止，心下痞鞕，表里不解者，属桂枝人参汤。方四十一。

桂枝人参汤

桂枝(别切，去皮)四两　甘草(炙)四两　白术三两　人参三两　干姜三两

上五味，以水九升，先煮四味，取五升，内桂，更煮取三升，去滓，温服一升，日再，夜一服。

下后，不可更行桂枝汤，汗出而喘，无大热者，属麻黄杏子甘草石膏汤。方四十二。

麻黄杏子甘草石膏汤

麻黄(去节)四两　杏仁(去皮尖)五十个　甘草(炙)二两　石膏(碎)半斤

上四味,以水七升,先煮麻黄,减二升,去上沫,内诸药,煮取三升,去滓,温服一升。本云黄耳杯。

阳明病,下之,其外有热,手足温,不结胸,心中懊恼,饥不能食,但头汗出者,属栀子豉汤证。四十三。用前第七初方。

伤寒吐后,腹胀满者,属调胃承气汤证。四十四。用前第九方。

病人无表里证,发热七八日,脉虽浮数者,可下之。假令已下,脉数不解,今热则消谷,喜饥,至六七日,不大便者,有瘀血,属抵当汤。方四十五。

抵当汤

大黄(酒洗)三两　桃仁(去皮尖)二十枚　水蛭(熬蛀虫去翅足,三十枚,熬)三十枚

上四味,以水五升,煮取三升,去滓,温服一升,不下更服。

本太阳病,医反下之,因尔腹满,时痛者,属太阴也,属桂枝加芍药汤。方四十六。

桂枝加芍药汤

桂枝(去皮)三两　芍药六两　甘草(炙)二两　大枣(擘)十二枚　生姜(切)三两

上五味,以水七升,煮取三升,去滓,分温三服。本云桂枝汤,今加芍药。

伤寒六七日,大下,寸脉沉而迟,手足厥逆,下部脉不至,喉咽不利,唾脓血,泄利不止者,为难治,属麻黄升麻汤。方四十七。

麻黄升麻汤

麻黄(去节)二两半　升麻一两六铢　当归一两六铢　知母十八铢　黄芩十八铢　萎蕤(一作菖蒲)十八铢　芍药六铢　天门冬(去心)六铢　桂枝(去皮)六铢　茯苓六铢　甘草(炙)六铢　石膏(碎,绵裹)六铢　白术六铢　干姜六铢

上十四味,以水一斗,先煮麻黄一两沸,去上沫,内诸药,煮取三升,去滓,分温三服,相去如炊三斗米顷,令尽,汗出愈。

伤寒本自寒下,医复吐下之,寒格更逆吐下,若食入口即吐,属干姜黄芩黄连人参汤。方四十八。

姜黄芩黄连人参汤

干姜、黄芩、黄连、人参各三两

上四味,以水六升,煮取二升,去滓,分温再服。

也属桂枝加芍药汤。方四十六。

桂枝加芍药汤

桂枝(去皮)三两　芍药六两　甘草(炙)二两　大枣(擘)十二枚　生姜(切)三两

上五味,以水七升,煮取三升,去滓,分温三服。本云桂枝汤,今加芍药。

伤寒六七日,大下,寸脉沉而迟,手足厥逆,下部脉不至,喉咽不利,唾脓血,泄利不止者,为难治,属麻黄升麻汤。方四十七。

麻黄升麻汤

麻黄(去节)二两半　升麻一两六铢　当归一两六铢　知母十八铢　黄芩十八铢　萎蕤(一作菖蒲)十八铢　芍药六铢　天门冬(去心)六铢　桂枝(去皮)六铢　茯苓六铢　甘草(炙)六铢　石膏(碎,绵裹)六铢　白术六铢　干姜六铢

上十四味,以水一斗,先煮麻黄一两沸,去上沫,内诸药,煮取三升,去滓,分温三服,相去如炊三斗米顷,令尽,汗出愈。

伤寒本自寒下,医复吐下之,寒格更逆吐下,若食入口即吐,属干姜黄芩黄连人参汤。方四十八。

干姜黄芩黄连人参汤

干姜、黄芩、黄连、人参各三两

上四味,以水六升,煮取二升,去滓,分温再服。

明·吴又可《温疫论》

自　序

夫温疫之为病，非风、非寒、非暑、非湿，乃天地间别有一种异气所感。其传有九，此治疫紧要关节。奈何自古迄今，从未有发明者。仲景虽有《伤寒论》，然其法始自太阳，或传阳明，或传少阳，或三阳竟自传胃。盖为外感风寒而设，故其传法与温疫自是迥别。嗣后论之者纷纷，不止数十家，皆以伤寒为辞。其于温疫证则甚略之。是以业医者所记所诵，连篇累牍俱系伤寒，及其临证，悉见温疫，求其真伤寒百无一二。不知屠龙之艺虽成而无所施，未免指鹿为马矣。余初按诸家咸谓：春、夏、秋皆是温病，而伤寒必在冬时。然历年较之，温疫四时皆有。及究伤寒，每至严寒，虽有头疼、身痛、恶寒、无汗、发热，总似太阳证，至六七日失治，未尝传经。每用发散之剂，一汗即解。间有不药亦自解者，并未尝因失汗以致发黄、谵语、狂乱、苔刺等症。此皆感冒肤浅之病，非真伤寒也。伤寒，感冒，均系风寒，不无轻重之殊。究竟感冒居多，伤寒希有。况温疫与伤寒，感受有霄壤之隔。今鹿马攸分，益见伤寒世所绝少。仲景以伤寒为急病，仓卒失治，多致伤生，因立论以济天下后世，用心可谓仁矣。然伤寒与温疫均急

病也。以病之少者，尚谆谆告世，至于温疫多于伤寒百倍，安忍反置勿论？或谓温疫之证，仲景原别有方论，历年既久，兵火湮没，即《伤寒论》乃称散亡之余，王叔和立方造论，谬称全书。温疫之论，未必不由散亡也明矣。崇祯辛巳，疫气流行，山东、浙省、南北两直，感者尤多，至五六月益甚，或至阖门传染。始发之际，时师误以伤寒法治之，未尝见其不殆也。或病家误听七日当自愈，不尔，十四日必瘳，因而失治，有不及期而死者；或有妄用峻剂，攻补失序而死者；或遇医家见解不到，心疑胆怯，以急病用缓药，虽不即受其害，然迁延而致死比比皆是。所感轻者，尚获侥幸；感之重者，更加失治，枉死不可胜记。嗟乎！守古法不合今病，以今病简古书，原无明论，是以投剂不效，医者彷徨无措，病者日近危笃。病愈急，投药愈乱，不死于病，乃死于医，不死于医，乃死于圣经之遗亡也。吁！千载以来，何生民不幸如此。余虽固陋，静心穷理，格其所感之气，所入之门，所受之处，及其传变之体，平日所用历验方法，详述于下，以俟高明者正之。

时崇祯壬午仲秋姑苏洞庭吴有性书于淡淡斋

目　录

上　卷

原　病

病疫之由，昔以为非其时有其气，春应温而反大寒，夏应热而反大凉，秋应凉而反大热，冬应寒而反大温，得非时之气，长幼之病相似以为疫。余论则不然。夫寒热温凉用四时之常，因风雨阴晴，稍为损益，假令秋热必多晴，春寒因多雨，较之亦天地之常事，未必多疫也。伤寒与中暑感天地之常气，疫者感天地之疠气。在岁有多寡；在方隅有厚薄；在四时有盛衰。此气之来，无论老少强弱，触之者即病。邪自口鼻而入，则其所客，内不在脏腑，外不在经络，舍于伏脊之内，去表不远，附近于胃，乃表里之分界，是为半表半里，即《针经》所谓横连膜原是也。

胃为十二经之海，十二经皆都会于胃。

故胃气能敷布于十二经中，而荣养百骸，毫发之间，弥所不贯。凡邪在经为表，在胃为里，今邪在膜原者，正当经胃交关之所，故为半表半里，其热淫之气浮越于某经，即能显某经之证。如浮越于太阳，则有头项痛、腰痛如折；如浮越于阳明，则有目痛、眉棱骨痛、鼻干；如浮越于少阳，则有胁痛、耳聋、寒热、呕而口苦。大概观之，邪越太阳居多，阳明次之，少阳又其次也。

邪之所着，有天受，有传染，所感虽殊，其病则一。凡入口鼻之气，通乎天气，本气充满，邪不易入，本气适逢亏欠，呼吸之间，外邪因而乘之。昔有三人，冒雾早行，空腹者死，饮酒者病，饱食者不病。疫邪所着，又何异耶？若其年气来盛厉，不论强弱，正气稍衰者，触之即病，则又不拘于此矣。其感之深者，中而即发；感之浅者，邪不胜正，未能顿发，或遇饥饱劳碌、忧思气怒，正气被伤，邪气始得张溢,营卫营运之机乃为之阻,吾身之阳气,因而屈曲,故为病热。

其始也,格阳于内,不及于表,故先凛凛恶寒,甚则四肢厥逆。阳气渐积,郁极而通,则厥回而中外皆热。至是但热而不恶寒者,因其阳气之周也。此际应有汗,或反无汗者,存乎邪结之轻重也。即便有汗,乃肌表之汗。若外感在经之邪,一汗而解。今邪在半表半里,表虽有汗,徒损真气,邪气深伏,何能得解?必俟其伏邪渐退,表气潜行于内,乃作大战,精气自内由膜中以达表,振战止而复热。此时表里相通,故大汗淋漓,衣被湿透,邪从汗解,此名战汗。当即脉静身凉,神清气爽,划然而愈。然有自汗而解者,但出表为顺,即不药亦自愈也。伏邪未退,所有之汗,止得卫气渐通,热亦暂减,超时复热。午后潮热者,至是郁甚,阳气与时消息也。自后加热而不恶寒者,阳气之积也。其恶寒或微或甚,因其人之阳气盛衰也;其发热或久或不久,或昼夜纯热,或黎明稍减,因其感邪之轻重也。

疫邪与疟仿佛,但疟不传胃,惟疫乃传胃。始则皆先凛凛恶寒,既而发热,又非若伤寒发热而兼恶寒也。至于伏邪动作,方有变证。其变或从外解,或从内陷。从外解者顺,从内陷者逆。更有表里先后不同:有先表而后里者,有先里而后表者,有但表而不里者,有但里而不表者,有表里偏胜者,有表里分传者,有表而再表者,有里而再里者,有表里分传而再分传者。

从外解者,或发斑,或战汗、狂汗、自汗、盗汗;从内陷者,胸膈痞闷,心下胀满,或腹中痛,或燥结便秘,或热结旁流,或协热下利,或呕吐、恶心、谵语、舌黄、舌黑、苔刺等证。因证而知变,因变而知治。此言其大略,详见脉证治法诸条。

温疫初起

温疫初起,先憎寒而后发热,日后但热而无憎寒也。初得之二三日,其脉不浮不沉而数,昼夜发热,日晡益甚,头疼身痛。其时邪在伏脊之前,肠胃之后,虽有头疼身痛,此邪热浮越于经,不可认为伤寒表证,辄用麻黄、桂枝之类强发其汗。此邪不在经,汗之徒伤表气,热亦不减。又不可下,此邪不在里,下之徒伤胃气,其渴愈甚。宜达原饮。

达原饮

槟榔二钱　厚朴一钱　草果仁五分　知母一钱　芍药一钱　黄芩一钱　甘草五分

上用水二盅,煎八分,午后温服。

按:槟榔能消能磨,除伏邪,为疏利之药,又除岭南瘴气;厚朴破戾气所结;草果辛烈气雄,除伏邪盘踞;三味协力,直达其巢穴,使邪气溃败,速离膜原,是以为达原也。热伤津液,加知母以滋阴;热伤营血,加白芍以和血;黄芩清燥热之余;甘草为和中之用;以后四味,不过调和之剂,如渴与饮,非拔病之药也。

凡疫邪游溢诸经,当随经引用,以助升泄,如胁痛、耳聋、寒热、呕而口苦,此邪热溢于少阳经也,本方加柴胡一钱;如腰背项痛,此邪热溢于太阳经也,本方加羌活一钱;如目痛、眉棱骨痛、眼眶痛、鼻干不眠,此邪热溢于阳明经也,本方加干葛一钱。证有迟速轻重不等,药有多寡缓急之分,务在临时斟酌,所定分两大略而已,不可执滞。间有感之轻者,舌上白苔亦薄,热亦不甚,而无数脉,其不传里者,一二剂自解。稍重者,必从汗解,如不能汗,乃邪气盘踞于膜原,内外隔绝,表气不能通于内,里气不能达于外,不可强汗。或者见加发散之药,便欲求汗,误用衣被壅遏,或将汤火熨蒸,甚非法也。然表里隔绝,此时无游溢之邪在经,三阳加法不必用,宜照本方可也。

感之重者,舌上苔如积粉,满布无隙,服汤后不从汗解,而从内陷者,舌根先黄,渐至中央,邪渐入胃,此三消饮证。若脉长洪而数,大汗多渴,此邪气适离膜原,欲表未表,此白虎汤证。如舌上纯黄色,兼之里证,为邪已入胃,此又承气汤证也。有二三日即溃而离膜原者,有半月十数日不传者,有初得之四五日,淹淹摄摄,五六日后陡然势张者。凡元气胜者毒易传化,元气薄者邪不易化,即不易传。设遇他病久亏,适又染疫能感不能化,安望其传?不传则邪不去,邪不去则病不瘳,延缠日久,愈沉愈伏,多致不起,时师误认怯证,日进参芪,愈壅愈固,不死不休也。

传变不常

疫邪为病,有从战汗而解者;有从自汗、盗汗、狂汗而解者;有无汗竟传入胃者;有自汗淋漓,热渴反甚,终得战汗方解者;有胃气壅郁,必因下乃得战汗而解者;有表以汗解,里有余邪,不因他故,越三五日前证复发者;有发黄因下而愈者;有发黄因下而斑出者;有竟从发斑而愈者;有里证急,虽有斑,非下不愈者。此虽传变不常,亦疫之常变也。

有局外之变者,男子适逢淫欲,或向来下元空虚,邪热乘虚陷于下焦,气道不施,以致小便闭塞,小腹胀满,每至夜即发热,以导赤散、五苓、五皮之类,分毫不效,得大承气一服,小便如注而愈者。或里有他病,一隅之亏,邪乘宿昔所损而传者,如失血崩带,经水适来适断,心痛疝气,痰火喘急,凡此皆非常变。大抵邪行如水,惟注者受之,传变不常,皆因人而使,盖因疫而发旧病,治法无论某经某病,但治其疫而旧病自愈。

急证急攻

温疫发热一二日,舌上白苔如积粉,早服达原饮一剂,午前舌变黄色,随现胸膈满痛,大渴烦躁,此伏邪即溃,邪毒传胃也。前方加大黄下之,烦渴少减,热去六七。午后复加烦躁发热,通舌变黑生刺,鼻如烟煤,此邪毒最重,复瘀到胃,急投大承气汤。傍晚大下,至夜半热退,次早鼻黑苔刺如失。此一日之间而有三变,数日之法一日行之。因其毒甚,传变亦速,用药不得不紧。设此证不服药,或投缓剂,羁迟二三日,必死。设不死,服药亦无及矣。尝见温疫二三日即毙者,乃其类也。

表里分传

温疫舌上白苔者,邪在膜原也。舌根渐黄至中央,乃邪渐入胃。设有三阳现证,用达原饮三阳加法。因有里证,复加大黄,名三消饮。三消者,消内消外消不内外也。此治疫之全剂,以毒邪表里分传,膜原尚有余结者宜之。

三消饮

槟榔　草果　厚朴　白芍　甘草　知母　黄芩　大黄　葛根　羌活　柴胡

姜、枣煎服。

热邪散漫

温疫脉长洪而数,大渴复大汗,通身发热,宜白虎汤。

白虎汤

石膏一两　知母五钱　甘草五钱　炒米一撮

加姜煎服。

按:白虎汤辛凉发散之剂,清肃肌表气分药也。盖毒邪已溃,中结渐开,邪气分离膜原,尚未出表,然内外之气已通,故多汗,脉长洪而数。白虎辛凉解散,服之或战汗,或自汗而解。若温疫初起,脉虽数未至洪大,其时邪气盘踞于膜原,宜达原饮。误用白虎,既无破结之能,但求清热,是犹扬汤止沸也。若邪已入胃,非承气不愈,误用白虎,既无逐邪之能,徒以刚悍而伐胃气,反抑邪毒,致脉不行,因而细小。又认阳证得阴脉,妄言不治。医见脉微欲绝,益不敢议下。日惟杂进寒凉,以为稳当,愈投愈危,至死无悔。此当急投承气缓缓下之,六脉自复。

内壅不汗

邪发于半表半里,一定之法也。至于传

变，或出表，或入里，或表里分传，医见有表复有里，乃引经论，先解其表，乃攻其里，此大谬也。尝见以大剂麻黄连进，一毫无汗，转见烦躁者何耶？盖发汗之理，自内由中以达表。今里气结滞，阳气不能敷布于外，即四肢未免厥逆，又安能气液蒸蒸以达表？譬如缚足之鸟，乃欲飞升，其可得乎？盖鸟之将飞，其身必伏，先足纵而后扬翅，方得升举，此与战汗之义同。又如水注，闭其后窍，则前窍不能涓滴，与发汗之义同。凡见表里分传之证，务宜承气先通其里，里气一通，不待发散，多有自能汗解。

下后脉浮

里证下后，脉浮而微数，身微热，神思或不爽，此邪热浮于肌表，里无壅滞也。虽无汗，宜白虎汤，邪从汗解。若大下后或数下后，脉空浮而数，按之豁然如无，宜白虎汤加人参，覆杯则汗解。下后脉浮而数，原当汗解，迁延五六日脉证不改，仍不得汗者，以其人或自利经久，或素有他病先亏，或本病日久不痊，或反复数下，以致周身血液枯涸，故不得汗，白虎辛凉除肌表散漫之热邪，加人参以助周身之血液，于是经络润泽，元气鼓舞，腠理开发，故得汗解。

下后脉复沉

里证脉沉而数，下后脉浮者，当得汗解。今不得汗，后二三日，脉复沉者，膜原余邪复瘀到胃也，宜更下之。更下后，脉再浮者，仍当汗解，宜白虎汤。

邪气复聚

里证下后，脉不浮，烦渴减，身热退，越四五日复发热者，此非关饮食劳复，乃膜原尚有余邪隐匿，因而复发，此必然之理。不知者每每归咎于病患，误也。宜再下之即愈。但当少与，慎勿过剂，以邪气微也。

下后身反热

应下之证，下后当脉静身凉，今反发热者，此内结开，正气通，郁阳暴伸也。即如炉中伏火，拨开虽焰，不久自息，此与下后脉反数义同。若温疫将发，原当日渐加热，胃本无邪，误用承气，更加发热，实非承气使然，乃邪气方张，分内之热也。但嫌下早之误，徒伤胃气耳。日后传胃，再当下之。又有药烦者，与此悬绝，详载本条。

下后脉反数

应下失下，口燥舌干而渴，身反热减，四肢时厥，欲得近火壅被，此阳气伏也。既下厥回，去炉减被，脉大而加数，舌上生津，不思水饮，此里邪去，郁阳暴伸也，宜柴胡清燥汤去花粉、知母，加葛根，随其性而升泄之。此证类近白虎，但热渴既除，又非白虎所宜也。

因证数攻

温疫下后二三日，或一二日，舌上复生苔刺，邪未尽也。再下之，苔刺虽未去，已无锋芒而软，然热渴未除，更下之，热渴减，苔刺脱，日后更复热，又生苔刺，更宜下之。余里周因之者，患疫月余，苔刺凡三换，计服大黄二十两，始得热不复作，其余脉证方退也。所以凡下不以数计，有是证则投是药。医家见理不透，经历未到，中道生疑，往往遇此证，反致耽搁。但其中有间日一下者，有应连下三四日者，有应连下二日间一日者。其中宽缓之间，有应用柴胡清燥汤者，有应用犀角地黄汤者。至投承气，某日应多与，某日应少与，其间不能得法，亦足以误事，此非可以言传，贵乎临时斟酌。

朱海畴者，年四十五岁，患疫得下证，四肢不举，身卧如塑，目闭口张，舌上苔刺。问其所苦不能答，因问其子，两三日所服何药？云进承气汤三剂，每剂投大黄两许不效，更无他策,惟待日而已,但不忍坐视,更祈一诊。余诊得脉尚有神,下证悉具,药浅病深也。先投大黄一两五钱,目有时而小动;再投,舌刺无芒,口渐开能言;三剂舌苔少去,神思稍爽。四日服柴胡清燥汤,五日复生芒刺,烦热又加,再下之。七日又投承气养荣汤,热少退。八日仍用大承气,肢体自能少动。计半月,共服大黄十二两而愈。又数日,始进糜粥,调理两月平复。凡治千人,所遇此等,不过三四人而已,姑存案以备参酌耳。

病愈结存

温疫下后,脉证俱平,腹中有块,按之则疼,自觉有所阻而膨闷,或时有升降之气,往来不利,常作蛙声,此邪气已尽,其宿结尚未除也。此不可攻,攻之徒损元气。气虚益不能传送,终无补于治结。须饮食渐进,胃气稍复,津液流通,自能润下也。尝遇病愈后食粥半月,结块方下,坚黑如石。

下　格

温疫愈后,脉证俱平,大便二三旬不行,时时作呕,饮食不进。虽少与汤水,呕吐愈加,此下格。然下既不通,必返于上。设误认翻胃,乃与牛黄、狗宝,及误作寒气,而以藿香、丁香、二陈之类,误也。宜调胃承气热服,顿下宿结及溏粪、黏胶恶物,臭不可当者,呕吐立止。所谓欲求南风,须开北牖是也。呕止慎勿骤补,若少与参,则下焦复闭,呕吐仍作也。此与病愈结存仿佛,彼则妙在往来蛙声一证,故不呕而能食。可见毫厘之差,遂有千里之异。按二者大便俱闭,脉静身凉,一安一危者,在乎气通气塞之间而已矣。

注意逐邪勿拘结粪

温疫可下者,约三十余证,不必悉具,但见舌黄、心腹痞满,便于达原饮加大黄下之。设邪在膜原者,已有行动之机,欲离未离之际,得大黄促之而下,实为开门驱贼之法,即

使未愈,邪亦不能久羁。二三日后,余邪入胃,仍用小承气彻其余毒。大凡客邪贵乎早治,乘人气血未乱,肌肉未消,津液未耗,病患不至危殆,投剂不至掣肘,愈后亦易平复。欲为万全之策者,不过知邪之所在,早拔去病根为要耳。但要谅人之虚实,度邪之轻重,察病之缓急,揣邪气离膜原之多寡,然后药不空投,投药无太过不及之弊。是以仲景自大柴胡以下,立三承气,多与少与,自有轻重之殊,勿拘于下不厌迟之说。应下之证,见下无结粪,以为下之早,或以为不应下之证,误投下药,殊不知承气本为逐邪而设,非专为结粪而设也。必俟其粪结,血液为热所搏,变证迭起,是犹养虎遗患,医之咎也。况多有溏粪失下,但蒸作极臭如败酱,或如藕泥,临死不结者,但得秽恶一去,邪毒从此而消,脉证从此而退,岂徒孜孜粪结而后行哉!假如经枯血燥之人,或老人血液衰少,多生燥结;或病后血气未复,亦多燥结。在经所谓不更衣十日无所苦,有何妨害?是知燥结不致损人,邪毒之为殒命也。要知因邪热致燥结,非燥结而致邪热也。但有病久失下,燥结为之壅闭,瘀邪郁热,益难得泄,结粪一行,气通而邪热乃泄,此又前后之不同。总之,邪为本,热为标,结粪又其标也。能早去其邪,安患燥结耶!

假令滞下,本无结粪,初起质实,频数窘急者,宜芍药汤加大黄下之。此岂亦因结粪而然耶?乃为逐邪而设也。或曰:得毋为积滞而设欤?余曰:非也,邪气客于下焦,气血壅滞,泣而为积。若去积以为治,已成之积方去,未成之积复生,须用大黄逐去其邪,是乃断其生积之源,营卫流通,其积不治而自愈矣。更有虚痢,又非此论。或问:脉证相同,其粪有结有不结者何也?曰:原其人病至大便当即不行,续得蕴热,益难得出,蒸而为结也。一者其人平素大便不实,虽胃家热甚,但蒸作极臭,状如黏胶,至死不结。应下之证,设引经论初硬后必溏不可攻之句,诚为千古之弊。

大承气汤

大黄五钱　厚朴一钱　积实一钱　芒硝三钱

水姜煎服。弱人减半,邪微者各复减半。

小承气汤

大黄五钱　厚朴一钱　积实一钱

水姜煎服。

调胃承气汤

大黄五钱　芒硝二钱五分　甘草一钱

水姜煎服。

按:三承气汤,功用仿佛。热邪传里,但上焦痞满者,宜小承气汤;中有坚结者,加芒硝软坚,惟存宿结而有瘀热者,调胃承气宜之。三承气功效俱在大黄,余皆治标之品也。不奈汤药者,或呕或畏,当为细末,蜜丸汤下。

蓄　血

大小便蓄血、便血,不论伤寒时疫,盖因失下,邪热久羁,无由以泄,血为热搏,留于经络,败为紫血,溢于肠胃,腐为黑血,便色如漆。大便反易者,虽结粪得瘀而润下,结粪虽行,真元已败,多至危殆。其有喜忘如狂者,此胃热波及于血分,血乃心之属,血中留火延蔓心家,宜其有是证矣。仍从胃治。

发黄一证,胃实失下,表里壅闭,郁而为黄,热更不泄,搏血为瘀。凡热,经气不郁,不致发黄,热不干血分,不致蓄血,同受其邪,故发黄而兼蓄血,非蓄血而致发黄也。但蓄血一行,热随血泄,黄因随减。尝见发黄者,原无瘀血,有瘀血者,原不发黄。所以发黄,当咎在经瘀热,若专治瘀血误也。

胃移热于下焦气分,小便不利,热结膀胱也;移热于下焦血分,膀胱蓄血也。小腹硬满,疑其小便不利,今小便自利者,责之蓄血也。小便不利亦有蓄血者,非小便自利便为蓄血也。胃实失下,至夜发热者,热留血分,更加失下,必致瘀血。初则昼夜发热,日晡益甚,既投承气,昼日热减,至夜独热者,瘀血未行也,宜桃仁承气汤。服汤后热除为愈。或

热时前后缩短,再服再短,蓄血尽而热亦尽。大势已去,亡血过多,余焰尚存者,宜犀角地黄汤调之。至夜发热,亦有瘅疟,有热入血室,皆非蓄血,并未可下,宜审。

桃仁承气汤

大黄　芒硝　桃仁　当归　芍药　丹皮

照常煎服。

犀角地黄汤

地黄一两　白芍三钱　丹皮二钱　犀角(研碎)二钱

上先将地黄温水润透,铜刀切作片,石臼内捣烂,再加水如糊,绞汁听用,其滓入药同煎,药成去滓,入前汁合服。

按:伤寒太阳病不解,从经传腑,热结膀胱,其人如狂,血自下者愈。血结不行者,宜抵当汤。今温疫起无表证,而惟胃实,故肠胃蓄血多,膀胱蓄血少。然抵当汤行瘀逐蓄之最者,无分前后二便,并可取用。然蓄血结甚者,在桃仁力所不及,宜抵当汤。盖非大毒猛厉之剂,不足以抵当,故名之。然抵当证,所遇亦少,此以备万一之用。

抵当汤

大黄五钱　蛀虫(炙干,研末)二十枚　桃仁(研加酒)五钱　水蛭(炙干为末)五分

照常煎服。

发　黄

发黄疸是腑病,非经病也。疫邪传里,遗热下焦,小便不利,邪无输泄,经气郁滞,其传为疸,身目如金者,宜茵陈汤。

茵陈汤

茵陈一钱　山栀二钱　大黄五钱

水姜煎服。

按:茵陈为治疸退黄之专药。今以病证较之,黄因小便不利,故用山栀除小肠屈曲之火,瘀热既除,小便自利。当以发黄为标,小便不利为本。及论小便不利,病原不在膀胱,乃系胃家移热,又当以小便不利为标,胃实为本。是以大黄为专功,山栀次之,茵陈又其次

也。设去大黄而服山栀、茵陈，是忘本治标，鲜有效矣。或用茵陈五苓，不惟不能退黄，小便间亦难利。

邪在胸膈

温疫胸膈满闷，心烦喜呕，欲吐不吐，虽吐而不得大吐，腹不满，欲饮不能饮，欲食不能食，此疫邪留于胸膈。宜瓜蒂散吐之。

瓜蒂散

甜瓜蒂一钱　赤小豆（研碎）二钱　生山栀仁二钱

上用水二盅，煎一盅，后入赤豆，煎至八分。先服四分，一时后不吐，再服尽。吐之未尽，烦满尚存者，再煎服。如无瓜蒂，以淡豆豉二钱代之。

辨明伤寒时疫

或曰：子言伤寒与时疫有霄壤之隔，今用三承气及桃仁承气、抵当、茵陈诸汤，皆伤寒方也。既用其方，必同其证，子何言之异也？

曰：夫伤寒必有感冒之因，或单衣风露，或强力入水，或临风脱衣，或当檐出浴，当觉肌肉粟起，既而四肢拘急，恶风恶寒，然后头疼身痛，发热恶寒，脉浮而数。脉紧无汗为伤寒，脉缓有汗为伤风。时疫初起，原无感冒之因，忽觉凛凛，以后但热而不恶寒。然亦有所触因而发者，或饥饱劳碌，或焦思气郁，皆能触动其邪，是促其发也。不因所触无故自发者居多，促而发者，十中之一二耳。且伤寒投剂，一汗而解；时疫发散，虽汗不解。伤寒不传染于人，时疫能传染于人。伤寒之邪，自毫窍而入；时疫之邪，自口鼻入。伤寒感而即发，时疫感久而后发。伤寒汗解在前，时疫汗解在后。伤寒投剂可使立汗；时疫汗解，俟其内溃，汗出自然，不可以期。伤寒解以发汗，时疫解以战汗。伤寒发斑则病笃，时疫发斑则病衰。伤寒感邪在经，以经传经；时疫感邪在内，内溢于经，经不自传。伤寒感发甚暴；时疫多有淹缠二三日，或渐加重，或淹缠五六

日，忽然加重。伤寒初起，以发表为先；时疫初起，以疏利为主。种种不同。其所同者，伤寒时疫皆能传胃，至是同归于一，故用承气汤辈，导邪而出。要之，伤寒时疫，始异而终同也。

夫伤寒之邪，自肌表一径传里，如浮云之过太虚，原无根蒂。惟其传法，始终有进而无退，故下后皆能脱然而愈。时疫之邪，始则匿于膜原，根深蒂固。发时与营卫交并，客邪经由之处，营卫未有不被其所伤者。因其伤，故名曰溃。然不溃则不能传，不传邪不能出，邪不出而疾不瘳。时疫下后，多有未能顿解者，何耶？盖疫邪每有表里分传者，因有一半向外传，则邪留于肌肉，一半向内传，则邪留于胃家。邪留于胃，故里气结滞，里气结，表气因而不通，于是肌肉之邪，不能即达于肌表。下后里气一通，表气亦顺，向者郁于肌肉之邪，方能尽发于肌表，或斑或汗，然后脱然而愈，伤寒下后无有此法。虽曰终同，及细较之，而终又有不同者矣。

或曰：伤寒感天地之正气，时疫感天地之戾气，气既不同，俱用承气，又何药之相同也？

曰：风寒疫邪，与吾身之真气，势不两立。一有所着，气壅火积，气也、火也、邪也，三者混一，与之俱化，失其本然之面目，至是均为之邪矣。但以驱逐为功，何论邪之同异也！假如初得伤寒为阴邪，主闭藏而无汗；伤风为阳邪，主开发而多汗，始有桂枝、麻黄之分，原其感而未化也。传至少阳，并用柴胡；传至胃家，并用承气，至是亦无复有风寒之分矣。推而广之，是知疫邪传胃，治法无异也。

发斑战汗合论

凡疫邪留于气分，解以战汗；留于血分，解以发斑。气属阳而轻清，血属阴而重浊。是以邪在气分则易疏透，邪在血分恒多胶滞，故阳主速而阴主迟。所以从战汗者，可使顿解；从发斑者，当图渐愈。

战 汗

疫邪先传表后传里,忽得战汗,经气输泄,当即脉静身凉,烦渴顿除。三五日后,阳气渐积,不待饮食劳碌,或有反复者,盖表邪已解,里邪未去,才觉发热,下之即解。疫邪表里分传,里气壅闭,非汗下不可。汗下之未尽,日后复热,当复下复汗。温疫下后,烦渴减,腹满去,或思食而知味,里气和也。身热未除,脉近浮,此邪气怫郁于经,表未解也,当得汗解。如未得汗,以柴胡清燥汤和之,复不得汗者,从渐解也,不可求求其汗。

应下失下,气消血耗,既下欲作战汗,但战而不汗者危。以中气亏微,但能降陷,不能升发也。次日当期复战,厥回汗出者生,厥不回,汗不出者死。以正气脱,不胜其邪也。战而厥回无汗者,真阳尚在,表气枯涸也,可使渐愈。凡战而不复,忽痉者必死。痉者身如尸,牙关紧,目上视。

凡战不可扰动,但可温覆,扰动则战而中止,次日当期复战。战汗后复下,后越二三日反腹痛不止者,欲作滞下也,无论已见积未见积,宜芍药汤。

芍药汤

白芍一钱　当归一钱　槟榔二钱　厚朴一钱　甘草七分

水姜煎服。里急后重,加大黄三钱;红积,倍芍药;白积,倍槟榔。

自 汗

自汗者,不因发散,自然汗出也。伏邪中溃,气通得汗,邪欲去也。若脉长洪而数,身热大渴,宜白虎汤,得战汗方解。里证下后,续得自汗,虽二三日不止,甚则四五日不止,身微热,热甚则汗甚,热微汗亦微,此属实,乃表有留邪也,邪尽汗止。汗不止者,宜柴胡以佐之,表解则汗止。设有三阳经证,当用三阳随经加减法,与协热下利投承气同义。表里虽殊,其理则一。若误认为表虚自汗,辄用黄芪实表及止汗之剂则误矣。有里证,时当盛暑,多作自汗,宜下之。白虎证自汗详见前。若面无神色,唇口刮白,表里无阳证,喜热饮,稍冷则畏,脉微欲绝,忽得自汗,淡而无味者为虚脱。夜发则昼死,昼发则夜亡。急当峻补,补不及者死。大病愈后数日,每饮食及惊动即汗,此表里虚怯,宜人参养荣汤倍黄芪。

盗 汗

里证下后,续得盗汗者,表有微邪也;若邪甚竟作自汗;伏邪中溃则作战汗矣。凡人目张,则卫气行于阳;目瞑,则卫气行于阴。行阳谓升发于表,行阴谓敛降于内。今内有伏热,而又遇卫气,两阳相搏,热蒸于外则腠理开而盗汗出矣。若内伏之邪一尽,则盗汗自止。设不止者,宜柴胡汤以佐之。

时疫愈后,脉静身凉,数日后反得盗汗及自汗者,此属表虚,宜黄芪汤。

柴胡汤

柴胡三钱　黄芩一钱　陈皮一钱　甘草一钱　生姜一钱　大枣二枚

古方用人参、半夏。今表里实,故不用人参;无呕吐,不加半夏。

黄芪汤

黄芪三钱　五味子三钱　当归一钱　白术一钱　甘草五分

照常煎服。如汗未止,加麻黄净根一钱五分,无有不止者。然属实常多,属虚常少,邪气盛为实,正气夺为虚。虚实之分,在乎有热无热,有热为实,无热为虚。若颠倒误用,未免实实虚虚之误,临证当慎。

狂 汗

狂汗者,伏邪中溃,欲作汗解,因其人禀赋充盛,阳气冲击,不能顿开。故忽然坐卧不安,且狂且躁,少顷大汗淋漓,狂躁顿止,脉静身凉,霍然而愈。

发　斑

邪留血分，里气壅闭，则伏邪不得外透而为斑。若下之，内壅一通，则卫气亦从而疏畅，或出表为斑，则毒邪亦从而外解矣。若下后斑渐出，不可更大下。设有下证，少与承气缓缓下之。若复大下，中气不振，斑毒内陷则危，宜托里举斑汤。

托里举斑汤

白芍　当归各一钱　升麻五分　白芷柴胡各七分　穿山甲二钱，炙黄

水姜煎服。下后斑渐出，复大下，斑毒复隐，反加循衣摸床，撮空理线，脉渐微者危，本方加人参一钱，补不及者死。若未下而先发斑者，设有下证，少与承气，须从缓下。

数下亡阴

下证以邪未尽，不得已而数下之，间有两目加涩、舌反枯干、津不到咽、唇口燥裂，缘其人所禀阳脏，素多火而阴亏。今重亡津液，宜清燥养荣汤。设热渴未除，里证仍在，宜承气养荣汤。

解后宜养阴忌投参术

夫疫乃热病也，邪气内郁，阳气不得宣布，积阳为火，阴血每为热搏，暴解之后，余焰尚在，阴血未复，大忌参、芪、白术，得之反助其壅郁，余邪留伏，不惟目下淹缠，日后必变生异证。或周身痛痹，或四肢挛急，或流火结痰，或遍身疮疡，或两腿攒痛，或劳嗽涌痰，或气毒流注，或痰核穿漏，皆骤补之为害也。凡有阴枯血燥者，宜清燥养荣汤。若素多痰，及少年平时肥盛者，投之恐有腻膈之弊，亦宜斟酌。大抵时疫愈后，调理之剂，投之不当，莫如静养节饮食为第一。

清燥养荣汤

知母　天花粉　当归身　白芍　地黄汁陈皮　甘草

加灯心煎服。

表有余热，宜柴胡养荣汤。

柴胡养荣汤

柴胡　黄芩　陈皮　甘草　当归　白芍生地　知母　天花粉

姜枣煎服。

里证未尽，宜承气养荣汤。

承气养荣汤

知母　当归　芍药　生地　大黄　枳实厚朴

水姜煎服。

痰涎涌甚，胸膈不清者，宜蒌贝养荣汤。

蒌贝养荣汤

知母　花粉　贝母　瓜蒌实　橘红　白芍　当归　紫苏子

水姜煎服。

用参宜忌有前利后害之不同

凡人参所忌者里证耳。邪在表及半表半里者，投之不妨。表有客邪者，古方如参苏饮、小柴胡汤、败毒散是也。半表半里者，如久疟挟虚，用补中益气，不但无碍，而且得效。即使暴疟，邪气正盛，投之不当，亦不至胀，为无里证也。夫里证者，不特伤寒温疫传胃，至如杂证，气郁、血郁、火郁、湿郁、痰郁、食郁之类，皆为里证，投之即胀者，盖以实填实也。今温疫下后，适有临时之通，即投人参，因而不胀，医者、病者以为用参之后虽不见佳处，然不为祸，便为是福，乃恣意投之。不知参乃行血里之补药，下后虽通，余邪尚在，再四服之，则助邪填实，前证复起，祸害随至矣。间有失下以致气血虚耗者，有因邪盛数下，及大下而挟虚者，遂投人参，当觉精神爽慧。医者、病者皆以为得意，明后日再三投之，即加变证。盖下后始则胃家乍虚，沾其补益而快，殊弗思余邪未尽，恣意投之，则渐加壅闭，邪火复炽，愈投而变证愈增矣。所以下后邪缓虚急，是以补性之效速而助邪之害缓，故前后利害之不同者有如此。

下后间服缓剂

下后或数下,膜原尚有余邪未尽传胃,邪热与卫气相并,故热不能顿除,当宽缓两日,俟余邪聚胃,再下之,宜柴胡清燥汤缓剂调理。

柴胡清燥汤

柴胡　黄芩　陈皮　甘草　花粉　知母　姜枣煎服。

下后反痞

疫邪留于心胸,令人痞满。下之痞应去,今反痞者,虚也。以其人或因他病先亏,或因新产后气血两虚,或禀赋娇怯,因下益虚,失其健运,邪气留止,故令痞满。今愈下而痞愈甚,若更用行气破气之剂,转成坏证,宜参附养营汤。

参附养营汤

当归一钱　白芍一钱　生地三钱　人参一钱　附子(炮)七分　干姜(炒)一钱

照常煎服。果如前证,一服痞如失。倘有下证,下后脉实,痞未除者,再下之。此有虚实之分,一者有下证,下后痞即减者为实;一者表虽微热,脉不甚数,口不渴,下后痞反甚者为虚。若潮热口渴,脉数而痞者,投之祸不旋踵。

下后反呕

疫邪留于心胸,胃口热甚,皆令呕不止。下之呕当去,今反呕者,此属胃气虚寒,少进粥饮,便欲吞酸者,宜半夏藿香汤,一服呕立止,谷食渐加。

半夏藿香汤

半夏一钱五分　真藿香一钱　干姜(炒)一钱　白茯苓一钱　广陈皮一钱　白术(炒)一钱　甘草五分

水姜煎服。有前后一证首尾两变者,有患时疫,心下胀满,口渴发热而呕,此应下之证也。下之诸证减去六七,呕亦减半。再下之胀除热退渴止,向则数日不眠,今则少寐,呕独转甚,此疫毒去而诸证除,胃续寒而呕甚,与半夏藿香汤一剂,而呕即止。

夺液无汗

温疫下后,脉沉,下证未除,再下之。下后脉浮者,法当汗解,三五日不得汗者,其人预亡津液也。时疫得下证,日久失下,日逐下利纯臭水,昼夜十数行,乃致口燥唇干,舌裂如断。医者误按仲景协热下利法,因与葛根黄连黄芩汤,服之转剧。邀予诊视,乃热结旁流,急与大承气一服,去宿粪甚多,色如败酱,状如黏胶,臭恶异常,是晚利顿止。次日服清燥汤一剂,脉尚沉,再下之,脉始浮,下证减去,肌表仅存微热,此应汗解,虽不得汗,然里邪先尽,中气和平,所以饮食渐进。半月后忽作战汗,表邪方解。盖缘下利日久,表里枯燥之极,饮食半月,津液渐回,方可得汗,所谓积流而渠自通也。可见脉浮身热,非汗不解,血燥津枯,非液不汗。昔人以夺血无汗,今以夺液无汗,血液虽殊,枯燥则一也。

补泻兼施

证本应下,耽搁失治,或为缓药羁迟,火邪壅闭,耗气搏血,精神殆尽,邪火独存,以致循衣摸床,撮空理线,筋惕肉瞤,肢体振战,目中不了了,皆缘应下失下之咎。邪热一毫未除,元神将脱,补之则邪毒愈甚,攻之则几微之气不胜其攻。攻不可,补不可,补泻不及,两无生理。不得已勉用陶氏黄龙汤。此证下亦死,不下亦死,与其坐以待毙,莫如含药而亡,或有回生于万一。

黄龙汤

大黄　厚朴　枳实　芒硝　人参　地黄　当归

照常煎服。

按:前证实为庸医耽搁,及今投剂,补泻不及。然大虚不补,虚何由以回;大实不泻,邪何由以去?勉用参、地以回虚,承气以逐实,此补泻兼施之法也。或遇此证,纯用承气,下证稍减,神思稍苏,续得肢体振战,怔忡惊悸,心内如人将捕之状,四肢反厥,眩晕郁冒,项背强直,并前循衣摸床撮空等症,此皆大虚之候,将危之证也,急用人参养营汤。虚候少退,速可撒去。盖伤寒温疫俱系客邪,为火热燥证,人参固为益元气之神品,偏于益阳,有助火固邪之弊,当此又非良品也,不得已而用之。

人参养营汤

人参八分 麦冬七分 辽五味一钱 地黄五分 归身八分 白芍药一钱五分 知母七分 陈皮六分 甘草五分

照常煎服。

如人方肉食而病适来,以致停积在胃,用大小承气连下,惟是臭水稀粪而已。于承气汤中但加人参一味服之,虽三四十日所停之完谷及完肉于是方下。盖承气藉人参之力鼓舞胃气,宿物始动也。

药 烦

应下失下,真气亏微。及投承气,下咽少顷,额上汗出,发根燥痒,邪火上炎,手足厥冷,甚则振战心烦,坐卧不安,如狂之状。此中气素亏,不能胜药,名为药烦。凡遇此证,急投姜汤即已,药中多加生姜煎服,则无此状矣。更宜均两三次服,以防呕吐不纳。

停 药

服承气腹中不行,或次日方行,或半日仍吐原药。此因病久失下,中气大亏,不能运药,名为停药,乃天元几绝,大凶之兆也。宜生姜以和药性,或加人参以助胃气,更有邪实病重剂轻,亦令不行。

虚烦似狂

时疫坐卧不安,手足不定,卧未稳则起坐,才着坐即乱走,才抽身又欲卧,无有宁刻。

或循衣摸床,撮空捻指。师至才诊脉,将手缩去。六脉不甚显,尺脉不至。此平时斫丧,根源亏损,因不胜其邪,元气不能主持,故烦躁不宁,固非狂证,其危有甚于狂也,法当大补。然有急下者,或下后厥回,尺脉至,烦躁少定,此因邪气少退,正气暂复,微阳少伸也。不二时,邪气复聚,前症复起。勿以前下得效,今再下之,下之速死。急宜峻补,补不及者死。此证表里无大热,下证不备者,庶几可生。譬如城郭空虚,虽残寇而能直入,战不可,守不可,其危可知。

神虚谵语

应下稽迟,血竭气耗,内热烦渴谵语,诸下证具,而数下之,渴热并减,下证悉去,五六日后,谵语不止者,不可以为实,此邪气去,元神未复,宜清燥养荣汤,加辰砂一钱。郑声谵语,态度无二,但有虚实之分,不应两立名色。

夺气不语

时疫下后,气血俱虚,神思不清,惟向里床睡,似寐非寐,似寤非寤,呼之不应。此正气夺,与其服药不当,莫如静守虚回,而神思自清,语言渐朗。若攻之,脉必反数,四肢渐厥,此虚虚之祸,危在旦夕。凡见此症,表里无大热者,宜人参养荣汤补之。能食者,自然虚回,而前症自除;设不食者,正气愈夺,虚证转加,法当峻补。

老少异治

三春旱草,得雨滋荣;残腊枯枝,虽灌弗泽。凡年高之人,最忌剥削,设投承气,以一当十;设用参术,十不抵一。盖老年荣卫枯涩,几微之元气易耗而难复也。不比少年气血生机甚捷,其势浡然,但得邪气一除,正气随复。所以老年慎泻,少年慎补,何况误用耶!万有年高禀厚,年少赋薄者,又当从权,勿以常论。

妄投破气药论

温疫心下胀满,邪在里也。若纯用青皮、枳实、槟榔诸香燥破气之品,冀其宽胀,此大谬也。不知内壅气闭,原有主客之分。假令根于七情郁怒,肝气上升,饮食过度,胃气填实,本无外来邪毒、客气相干,止不过自身之气壅滞,投木香、砂仁、豆蔻、枳壳之类,上升者即降,气闭者即通,无不见效。今疫毒之气,传于胸胃,以致升降之气不利,因而胀满,实为客邪累及本气。但得客气一除,本气自然升降,胀满立消。若专用破气之剂,但能破正气,毒邪何自而泄?胀满何由而消?治法非用小承气弗愈。既而肠胃燥结,下既不通,中气郁滞,上焦之气不能下降,因而充积,即膜原或有未尽之邪,亦无前进之路,于是表里上中下三焦皆阻,故为痞满燥实之证。得大承气一行,所谓一窍通,诸窍皆通,大关通而百关尽通也。向所郁于肠胃之邪,由此而下。肠胃既舒,在膜原设有所传不尽之余邪,方能到胃,乘势而下也。譬若河道阻塞,前舟既行,余舟连尾而下矣。至是邪结并去,胀满顿除,皆藉大黄之力。大黄本非破气药,以其润而最降,故能逐邪拔毒,破结导滞,加以枳、朴者,不无佐使云尔。若纯用破气之品,津液愈耗,热结愈固,滞气无门而出,疫毒无路而泄,乃望其宽胸利膈,惑之甚矣。

妄投补剂论

有邪不除,淹缠日久,必至尪羸。庸医望之,辄用补剂,殊不知无邪不病,邪去,而正气得通,何患乎虚之不复也?今投补剂,邪气益固,正气日郁,转郁转热,转热转瘦,转瘦转补,转补转郁,循环不已,乃至骨立而毙,犹言服参几许,补之不及,天数也。病家止误一人,医者终身不悟,不知杀人无算。

妄投寒凉药论

疫邪结于膜原,与卫气并固,而昼夜发热,五更稍减,日晡益甚,此与痎疟相类。痎疟热短,过时如失,明日至期复热。今温疫热长,十二时中首尾相接,寅卯之间,乃其热之首尾也。即二时余焰不清,似乎日夜发热。且其始也,邪结膜原,气并为热,胃本无病,误用寒凉,妄伐生气,此其误者一;及邪传胃,烦渴口燥,舌干苔刺,气喷如火,心腹痞满,午后潮热,此应下之证。若用大剂芩连栀柏,专务清热,竟不知热不能自成其热,皆由邪在胃家,阻碍正气,郁而不通,火亦留止,积火成热。但知火与热,不知因邪而为火热。智者必投承气,逐去其邪,气行火泄,而热自已。若概用寒凉,何异扬汤止沸。每见今医好用黄连解毒汤、黄连泻心汤,盖本《素问》热淫所胜,治以寒凉。以为圣人之言必不我欺,况热病用寒药,最是捷径,又何疑乎?每遇热甚,反指大黄能泻,而损元气;黄连清热,且不伤元气,更无下泄之患。且得病家无有疑虑,守此以为良法。由是凡遇热证,大剂与之,二三钱不已,增至四五钱,热又不已,昼夜连进,其病转剧。至此技穷力竭,反谓事理当然。又见有等日久,腹皮贴背,乃调胃承气证也,况无痞满,益不敢议承气,惟类聚寒凉,专务清热。又思寒凉之最者莫如黄连,因而再倍之,日近危笃,有邪不除,耽误至死,犹言服黄连至几两,热不能清,非药之不到,或言不治之证,或言病者之数也。他日凡遇此证,每每如是,虽父母妻子,不过以此法毒之。盖不知黄连苦而性滞,寒而气燥,与大黄均为寒药,大黄走而不守,黄连守而不走,一燥一润,一通一塞,相去甚远。且疫邪首尾以通行为治,若用黄连,反招闭塞之害,邪毒何由以泻?病根何由以拔?既不知病原,焉能以愈疾耶?

问曰:间有进黄连而得效者,何也?

曰:其人正气素胜,又因所受之邪本微,此不药自愈之证。医者误投温补,转补转郁,转郁转热,此以三分客热,转加七分本热也。客热者,因客邪所郁,正分之热也,此非黄连可愈;本热者,因误投温补,正气转郁,反致热极,故续加烦渴、不眠、谵语等症,此非正分之热,乃庸医添造分外之热也。因投黄连,于是烦渴、不眠、谵语等症顿去。要之黄连,但可清去七分无邪本热,又因热减而正气即回,所存三分有邪客热,气行即已也。医者不解,遂以为黄连得效,他日藉此,概治客热,则无效矣。必以昔效而今不效,疑其病原本重,非药之不到也,执迷不悟,所害更不可胜计矣。

问曰:间有未经温补之误,进黄连而疾愈者何也?

曰:凡元气胜病为易治,病胜元气为难治。元气胜病者,虽误治,未必皆死;病胜元气者,稍误未有不死者。此因其人元气素胜,所感之邪本微。是正气有余,足以胜病也,虽少与黄连,不能抑郁正气,此为小逆,以正气犹胜而疾幸愈也。医者不解,窃自邀功,他日设遇邪气胜者,非导邪不能瘳其疾,误投黄连,反招闭塞之害,未有不危者。

大　便

热结旁流,协热下利,大便闭结,大肠胶闭,总之邪在里,其证不同者,在乎通塞之间耳。

协热下利者,其人大便素不调,邪气忽乘于胃,便作烦渴,一如平时泄泻稀粪而色不败,其色但焦黄而已。此伏邪传里,不能稽留于胃,至午后潮热,便作泄泻,子后热退,泄泻亦减,次日不作潮热,利亦止,为病愈。潮热未除,利不止者,宜小承气汤,以彻其余邪,而利自止。

利止二三日后,午后忽加烦渴,潮热下泄,仍如前证,此伏邪未尽,复传到胃也,治法同前。

大便闭结者,疫邪传里,内热壅郁,宿粪不行,蒸而为结,渐至更硬。下之,结粪一行,瘀热自除,诸症悉去。

热结旁流者,以胃家实,内热壅闭,先大便闭结,续得下利纯臭水,全然无粪,日三四度,或十数度,宜大承气汤。得结粪而利立止。服汤不得结粪,仍下利并臭水及所进汤药,因大肠邪胜,失其传送之职,知邪犹在也,病必不减,宜更下之。

大肠胶闭者,其人平素大便不实,设遇疫邪传里,但蒸作极臭,然如黏胶,至死不结。但愈蒸愈闭,以致胃气不能下行,疫毒无路而出。不下即死,但得黏胶一去,下证自除,霍然而愈。

温疫愈后三五日,或数日,反腹痛里急者,非前病原也,此下焦别有伏邪所发,欲作滞下也。发于气分则为白积;发于血分则为红积;气血俱病,红白相兼。邪尽利止,未止者,宜芍药汤。方见前战汗条。

愈后大便数日不行,别无他症,此足三阴不足,以致大肠虚燥,此不可攻,饮食渐加,津液流通,自能润下也。觉谷道夯闷,宜作蜜煎导,甚则宜六成汤。

病愈后,脉迟细而弱,每至黎明,或夜半后,便作泄泻。此命门真阳不足,宜七成汤。或亦有杂证属实者,宜大黄丸,下之立愈。

六成汤

当归一钱五分　白芍药一钱　地黄五钱　天门冬一钱　肉苁蓉三钱　麦门冬一钱

照常煎服。日后更燥者,宜六味丸,少减泽泻。

七成汤

破故(纸炒,锤碎)三钱　熟附子一钱　辽五味八分　白茯苓一钱　人参一钱　甘草(炙)五分

照常煎服。愈后更发者,宜八味丸,倍加附子。

小　便

热到膀胱,小便赤色;邪到膀胱,干于气分,小便胶浊;干于血分,溺血蓄血,留邪欲出,小便数急;膀胱不约,小便自遗;膀胱热结,小便闭塞。

热到膀胱者,其邪在胃,胃热灼于下焦,在膀胱但有热而无邪,惟令小便赤色而已,其

治在胃。

邪到膀胱者,乃疫邪分布下焦,膀胱实有之邪,不一于热也。从胃家来,治在胃,兼治膀胱。若纯治膀胱,胃气乘势涌入膀胱,非其治也。若肠胃无邪,独小便急数,或白膏如马遗,其治在膀胱,宜猪苓汤。

猪苓汤

邪干气分者宜之。

猪苓二钱　泽泻一钱　滑石五分　甘草八分　木通一钱　车前二钱

灯心煎服。

桃仁汤

邪干血分者宜之。

桃仁(研如泥)三钱　丹皮一钱　当归一钱　赤芍一钱　阿胶二钱　滑石二钱

照常煎服。小腹痛,按之硬痛,小便自调,有蓄血也,加大黄三钱,甚则抵当汤。药分三等,随其病之轻重而施治。

前后虚实

病有先虚后实者,宜先补而后泻;先实而后虚者,宜先泻而后补。假令先虚后实者,或因他病先亏,或因年高血弱,或因先有劳倦之极,或因新产下血过多,或旧有吐血及崩漏之证。时疫将发,即触动旧疫,或吐血,或崩漏,以致亡血过多,然后疫气渐渐加重,以上并宜先补而后泻。泻者谓疏导之剂,并承气下药,概而言之也。凡遇先虚后实者,此万不得已而投补剂一二帖后,虚证少退,便宜治疫。若补剂连进,必助疫邪,祸害随至。

假令先实而后虚者,疫邪应下失下,血液为热搏尽,原邪尚在,宜急下之。邪退六七,急宜补之,虚回五六,慎勿再补。多服则前邪复起。下后必竟加添虚证者方补,若以意揣度其虚,不加虚证,误用补剂,贻害不浅。

脉厥

温疫得里证,神色不败,言动自如,别无怪症。忽然六脉如丝,沉细而软,甚至于无,或两手俱无,或一手先伏,察其人不应有此脉,今有此脉者,皆缘应下失下,内结壅闭,营气逆于内,不能达于四末,此脉厥也。亦多有过用黄连石膏诸寒之剂,强遏其热,致邪愈结,脉愈不行。医见脉微欲绝,以为阳证得阴脉为不治,委而弃之,以此误人甚众。若更用人参、生脉散辈,祸不旋踵,宜承气缓缓下之,六脉自复。

脉证不应

表证脉不浮者,可汗而解,以邪气微,不能牵引正气,故脉不应。里证脉不沉者,可下而解,以邪气微,不能抑郁正气,故脉不应。阳证见阴脉,有可生者,神色不败,言动自如,乃禀赋脉也。再问前日无此脉,乃脉厥也。下后脉实,亦有病愈者,但得证减,复有实脉,乃天年脉也。夫脉不可一途而取,须以神气形色病证相参,以决安危为善。

张昆源室,年六旬,得滞下。后重窘急,日三四十度,脉常歇止,诸医以为雀啄脉,必死之候,咸不用药。延予诊视,其脉参伍不调,或二动一止,或三动一止,而复来,此涩脉也。年高血弱,下利脓血,六脉短涩,固非所能任,询其饮食不减,形色不变,声音烈烈,言语如常,非危证也。遂用芍药汤加大黄三钱,大下纯脓成块者两碗许,自觉舒快,脉气渐续,而利亦止。数年后又得伤风,咳嗽,痰涎涌甚,诊之又得前脉,与杏桔汤二剂,嗽止脉调。乃见其妇,凡病善作此脉。大抵治病,务以形色脉证参考,庶不失其大体,方可定其吉凶也。

体厥

阳证阴脉,身冷如冰,为体厥。

施幼声,卖卜颇行,年四旬,禀赋肥甚。六月患时疫,口燥舌干,苔刺如锋,不时太息,咽喉肿痛,心腹胀满,按之痛甚,渴思冰水,日晡益甚,小便赤涩,得涓滴则痛甚。此下证悉备,但通身肌表如冰,指甲青黑,六脉如丝,寻

146

之则有，稍按则无。医者不究里证热极，但引《陶氏全生集》，以为阴证。但手足厥逆，若冷过乎肘膝，便是阴证，今已通身冰冷，比之冷过肘膝更甚，宜其为阴证一也。且陶氏以脉分阴阳二证，全在有力无力中分，今已脉微欲绝，按之如无，比之无力更甚，宜其为阴证二也。阴证而得阴脉之至，有何说焉？以内诸阳证竟置不问，遂投附子理中汤。未服，延予至，以脉相参，表里正较，此阳证之最者，下证悉具，但嫌下之晚耳。盖因内热之极，气道壅闭，乃至脉微欲绝，此脉厥也。阳郁则四肢厥逆，若素禀肥盛，尤易壅闭，今亢阳已极，以至通身冰冷，此体厥也。六脉如无者，群龙无首之象，证亦危矣。急投大承气汤，嘱其缓缓下之，脉至厥回，便得生矣。其妻闻一曰阴证，一曰阳证，天地悬隔，疑而不服。更请一医，指言阴毒，须灸丹田，其兄迭延三医续至，皆言阴证，妻乃惶惑。病者自言：何不卜之神明。遂卜得从阴则吉，从阳则凶，更惑于医之议阴证者居多，乃进附子汤，下之如火，烦躁顿加。乃叹曰：吾已矣，药之所误也。言未已，更加踯躅，不超时乃卒。嗟乎！向以卜谋生，终以卜致死，欺人还自误，可为医巫之戒。

乘　除

病有纯虚纯实，非补即泻，何有乘除？设遇既虚，且实者，补泻间用，当详孰先孰后，从少从多，可缓可急，随其证而调之。

医案

吴江沈青来室，少寡，素多郁怒，而有吐血证，岁三四发，吐后即已，无有他症，盖不以为事也。三月间，别无他故，忽有小发热，头疼身痛，不恶寒而微渴。恶寒不渴者，感冒风寒。今不恶寒微渴者，疫也。至第二日，旧证大发，吐血胜常，更加眩晕，手振烦躁，种种虚躁，饮食不进，且热渐加重。医者、病者，但见吐血，以为旧证复发，不知其为疫也，故以发热认为阴虚，头疼身痛，认为血虚，不察未吐血前一日，已有前证，非吐血后所加之证也。

诸医议补，问予可否？余曰：失血补虚，权宜则可。盖吐血者内有结血，正血不归经，所以吐也。结血牢固，岂能吐乎？能去其结，于中无阻，血自归经，方冀不发。若吐后专补，内则血满，既满不归，血从上溢也。设用寒凉尤误。投补剂者，只顾目前之虚，用参暂效，不能拔去病根，日后又发。况又兼疫，今非昔比，今因疫而发，血脱为虚，邪在为实，是虚中有实。若投补剂，始则以实填虚，沾其补益，既而以实填实，灾害并至。于是暂用人参二钱，以茯苓、归、芍佐之。两剂后，虚证咸退，热减六七。医者病者皆谓用参得效，均欲速进，余禁之不止，乃恣意续进，便觉心胸烦闷，腹中不和，若有积气，求哕不得。此气不时上升，便欲作呕，心下难过，遍体不舒，终夜不寐，喜按摩捶击，此皆外加有余之变证也。所以然者，止有三分之疫，只应三分之热。适有七分之虚，经络枯涩，阳气内陷，故有十分之热。分而言之，其间是三分实热，七分虚热也。向则本气空虚，不与邪搏，故无有余之证。但虚不任邪，惟懊、郁冒、眩晕而已。今投补剂，是以虚证减去，热减六七，所余三分之热者，实热也，乃是病邪所致，断非人参可除者。今再服之，反助疫邪，邪正相搏，故加有余之变证，因少与承气微利之而愈。按此病设不用利药，宜静养数日亦愈。以其人大便一二日一解，则知胃气通行，邪气在内，日从胃气下趋，故自愈。间有大便自调而不愈者，内有湾粪，隐曲不得下。下得宿粪极臭者病始愈。设邪未去，恣意投参，病乃益固，日久不除。医见形体渐瘦，便指为怯证，愈补愈危，死者多矣。要之，真怯证世间从来罕有，今患怯证者，皆是人参造成。近代参价若金，服者不便，是以此证不死于贫家，多死于富室也。

下　卷

杂气论

日月星辰，天之有象可睹；水火土石，地

之有形可求；昆虫草木，动植之物可见；寒热温凉，四时之气往来可觉。至于山岚瘴气，岭南毒雾，咸得地之浊气，犹或可察。而惟天地之杂气，种种不一，亦犹天之有日月星辰，地之有水火土石，气交之中有昆虫、草木之不一也。草木有野葛、巴豆，星辰有罗、计、荧惑，昆虫有毒蛇猛兽，土石有雄、硫、硇、信，万物各有善恶不等，是知杂气之毒有优劣也。

然气无所可求，无象可见，况无声复无臭，何能得睹得闻？人恶得而知气？又恶得而知其气之不一也？是气也，其来无时，其着无方，众人有触之者，各随其气而为诸病焉。其为病也，或时众人发颐；或时众人头面浮肿，俗名为大头瘟是也；或时众人咽痛，或时音哑，俗名为是虾蟆瘟是也；或时众人疟痢，或为痹气，或为痘疮，或为斑疹，或为疮疥疔肿，或时众人目赤肿痛；或时众人呕血暴下，俗名为瓜瓤瘟，探头瘟是也；或时众人瘿痎，俗名为疙瘩瘟是也。为病种种，难以枚举。大约病偏于一方，延门阖户，众人相同，皆时行之气，即杂气为病。为病种种，是知气之不一也。盖当时适有某气专入某脏腑、某经络，专发为某病，故众人之病相同，是知气之不一，非关脏腑经络或为之证也。夫病不可以年岁四时为拘，盖非五运六气所即定者，是知气之所至无时也。或发于城市，或发于村落，他处安然无有，是知气之所着无方也。疫气者亦杂气中之一，但有甚于他气，故为病颇重，因名之疠气。虽有多寡不同，然无岁不有。至于瓜瓤瘟、疙瘩瘟，缓者朝发夕死，急者顷刻而亡，此在诸疫之最重者。幸而几百年来罕有之证，不可以常疫并论也。至于发颐、咽痛、目赤、斑疹之类，其时村落中偶有一二人所患者，虽不与众人等，然考其证，甚合某年某处众人所患之病，纤悉相同，治法无异。此即当年之杂气，但目今所钟不厚，所患者稀少耳。此又不可以众人无有，断为非杂气也。

况杂气为病最多，然举世皆误认为六气。假如误认为风者，如大麻风、鹤膝风、痛风、历节风、老人中风、肠风、疠风、痈风之类，概用风药，未尝一效，实非风也，皆杂气为病耳。至又误认为火者，如疔疮发背、痈疽肿毒、气毒流注、流火丹毒，与夫发斑、痘疹之类，以为痛痒疮疡皆属心火，投芩、连、栀、柏未尝一效，实非火也，亦杂气之所为耳。至于误认为暑者，如霍乱、吐、泻、疟、痢、暴注、腹痛、绞肠痧之类，皆误认为暑，因作暑证治之，未尝一效，与暑何与焉！至于一切杂证，无因而生者，并皆杂气所成。从古未闻者何耶？盖因诸气来而不知，感而不觉，惟向风寒暑湿所见之气求之。是舍无声无臭，不睹不闻之气推察。既错认病原，未免误投他药。《大易》所谓：或系之牛，行人之得，邑人之灾也。刘河间作《原病式》，盖祖五运六气，百病皆原于风、寒、暑、湿、燥、火，是无出此六气为病。实不知杂气为病，更多于六气为病者百倍，不知六气有限，现下可测，杂气无穷，茫然不可测也。专务六气，不言杂气，焉能包括天下之病欤！

论气盛衰

其年疫气盛行，所患皆重，最能传染，即童稚皆知言其为疫。至于微疫，反觉无有，盖毒气所钟有厚薄也。

其年疫气衰少，闾里所患者不过几人，且不能传染，时师皆以伤寒为名，不知者固不言疫，知者亦不便言疫。然则何以知其为疫？盖脉证与盛行之年所患之证纤悉相同，至于用药取效，毫无差别。是以知温疫四时皆有，常年不断，但有多寡轻重耳。

疫气不行之年，微疫转有，众人皆以感冒为名，实不知为疫也。设用发散之剂，虽不合病，然亦无大害。疫自愈，实非药也，即不药亦自愈。至有稍重者，误投发散，其害尚浅，若误用补剂及寒凉，反成痼疾，不可不辨。

论气所伤不同

所谓杂气者,虽曰天地之气,实由方土之气也。盖其气从地而起,有是气则有是病,譬如所言天地生万物,然亦由方土之产也。但植物藉雨露而滋生,动物藉饮食而颐养。盖先有是气,然后有是物。推而广之,有无限之气,因有无限之物也。但二五之精,未免生克制化,是以万物各有宜忌,宜者益而忌者损,损者制也。故万物各有所制,如猫制鼠,如鼠制象之类。既知以物制物,即知以气制物矣。以气制物者,蟹得雾则死,枣得雾则枯之类,此有形之气,动植之物皆为所制也。至于无形之气,偏中于动物者,如牛瘟、羊瘟、鸡瘟、鸭瘟,岂但人疫而已哉?然牛病而羊不病,鸡病而鸭不病,人病而禽兽不病,究其所伤不同,因其气各异也。知其气各异,故谓之杂气。夫物者气之化也,气者物之变也,气即是物,物即是气,知气可以知物,则知物之可以制气矣。夫物之可以制气者药物也,如蜒蚰解蜈蚣之毒,猫肉治鼠瘘之溃,此受物气之为病,是以物之气制物之气,犹或可测。至于受无形杂气为病,莫知何物之能制矣。惟其不知何物之能制,故勉用汗、吐、下三法以决之。嗟乎!即三法且不能尽善,况乃知物乎?能知以物制气,一病只有一药之到病已,不烦君臣佐使品味加减之劳矣。

蛔厥

疫邪传里,胃热如沸,蛔动不安,下既不通,必反于上,蛔因呕出,此常事也。但治其胃,蛔厥自愈。每见医家,妄引经论,以为脏寒,蛔上入膈,其人当吐蛔,又云:胃中冷必吐蛔之句。便用乌梅丸,或理中安蛔汤,方中乃细辛、附子、干姜、桂枝、川椒皆辛热之品,投之如火上添油,殊不知疫证表里上下皆热,始终从无寒证者。不思现前事理,徒记纸上文辞,以为依经傍注,坦然用之无疑,因此误人甚众。

呃逆

胃气逆则为呃逆,吴中称为冷呃,以冷为名,遂指为胃寒,不知寒热皆令呃逆,且不以本证相参,专执俗语为寒,遂投丁、茱、姜、桂,误人不少,此与执辞害义者,尤为不典。

治法各从其本证而消息之,如见白虎证则投白虎,见承气证则投承气,膈间痰闭,则宜导痰。如果胃寒,丁香柿蒂散宜之,然不若四逆汤功效殊捷。要之,但治本证,呃自止,其他可以类推矣。

似表非表,似里非里

时疫初起,邪气盘踞于中,表里阻隔,里气滞而为闷,表气滞而为头疼身痛。因见头疼身痛,往往误认为伤寒表证,因用麻黄、桂枝、香苏、葛根、败毒、九味羌活之类,此皆发散之剂,强求其汗,妄耗津液,经气先虚,邪气不损,依然发热。更有邪气传里,表气不能通于内,必壅于外,每至午后潮热,热甚则头胀痛,热退即已,此岂表实者耶?以上似表,误为表证,妄投升散之剂,经气愈实,火气上升,头疼转甚。须下之,里气一通,经气降而头疼立止。若果感冒头疼,无时不痛,为可辨也。且有别证相参,不可一途而取。若汗若下后,脉静身凉,浑身肢节反加痛甚,一如被杖,一如坠伤,少动则痛苦号呼,此经气虚营卫行涩也。三四日内,经气渐回,其痛渐止,虽不药必自愈,设妄引经论,以为风湿相搏,一身尽痛,不可转侧,遂投疏风胜湿之剂,身痛反剧,似此误人甚众。

伤寒传胃,即便潮热谵语,下之无辞。今时疫初起,便作潮热,热甚亦能谵语,误认为里证,妄用承气,是为诛伐无辜。不知伏邪附近于胃,邪未入腑,亦能潮热;午后热甚,亦能谵语,不待胃实而后能也。假令常疟,热甚亦作谵语。痎疟不恶寒,但作潮热,此岂胃实者耶?以上似里,误投承气,里气先虚,及邪陷胃,转见胸腹胀满,烦渴益甚,病家见势危笃,以致更医,医见下药病甚,乃指大黄为砒毒,或投泻心,或投柴胡枳桔,留邪在胃,变证日增,神脱气尽而死。向则不应下而反下之,今则应下而反失下,盖因表里不明,用药前后失序之误。

论 食

时疫有首尾能食者,此邪不传胃。切不可绝其饮食,但不宜过食耳。有愈后数日,微渴、微热不思食者,此微邪在胃,正气衰弱,强与之,即为食复。有下后一日,便思食,食之有味,当与之。先与米饮一小杯,加至茶瓯,渐进稀粥,不可尽意,饥则再与。如忽加吞酸,反觉无味,乃胃气伤也。当停谷一日,胃气复,复思食也,仍如渐进法。有愈后十数日,脉静身凉,表里俱和,但不思食者,此中气不苏。当与粥饮迎之,得谷后即思食觉饥。久而不思食者,一法以人参一钱,煎汤与之,少唤胃气,忽觉思食,余勿服。

论 饮

烦渴思饮,酌量与之。若引饮过多,自觉水停心下,名停饮,宜四苓散最妙。如大渴思饮冰水及冷饮,无论四时皆可量与。盖内热之极,得冷饮相救甚宜。能饮一升,止与半升,宁使少顷再饮。至于梨汁、藕汁、蔗浆、西瓜皆可备不时之需。如不欲饮冷,当易百滚汤与之,乃至不思饮,则知胃和矣。

四苓汤

茯苓二钱　泽泻一钱五分　猪苓一钱五分　陈皮一钱

取长流水煎服。古方有五苓散,用桂枝者,以太阳中风,表证未罢,并入膀胱,用四苓以利小便,加桂枝以解表邪,为双解散。即如少阳并于胃,以大柴胡通表里而治之。今人但见小便不利,便用桂枝,何异聋者之听宫商。胃本无病,故用白术以健中。今不用白术者,疫邪传胃而渴,白术性壅,恐以实填实也。加陈皮者,和中利气也。

损 复

邪之伤人也,始而伤气,继而伤血,继而伤肉,继而伤筋,继而伤骨。邪毒既退,始而复气,继而复血,继而复肉,继而复筋,继而复骨。以柔脆者易损,亦易复也。天倾西北,地陷东南,故男先伤右,女先伤左。及其复也,男先复左,女先复右。以素亏者易损,以素实者易复也。

严正甫,年三十,时疫后,脉证俱平,饮食渐进。忽然肢体浮肿,别无所苦,此即气复也。盖大病后,血未盛,气暴复,血乃气之依归,气无所依,故为浮肿。嗣后饮食渐加,浮肿渐消。若误投行气利水药则谬矣。

张德甫,年二十,患噤口痢,昼夜无度,肢体仅有皮骨,痢虽减,毫不进谷。以人参一钱煎汤,入口不一时,身忽浮肿,如吹气球。自后饮食渐进,浮肿渐消,肿间已有肌肉矣。

若大病后,三焦受伤,不能通调水道,下输膀胱,肢体浮肿。此水气也,与气复悬绝,宜《金匮》肾气丸及肾气煎,若误用行气利水药必剧。凡水气,足冷、肢体常重;气复,足不冷、肢体常轻为异。

俞桂玉室,年四十,时疫后四肢脱力,竟若瘫痪,数日后右手始能动,又三日左手方动。又俞桂岗子室所患皆然。

标 本

诸窍乃人身之户牖也。邪自窍而入,未有不由窍而出。经曰:未入于腑者,可汗而已;已入于腑者,可下而已。麻微君复增汗、吐、下三法,总是导引其邪打从门户而出,可为治法之大纲,舍此皆治标云尔。今时疫首尾一于为热,独不言清热者,是知因邪而发热,但能治其邪,不治其热,而热自已。夫邪之与热,犹形影相依,形亡而影未有独存者。若以黄连解毒汤、黄连泻心汤,纯乎类聚寒凉,专务清热,既无汗、吐、下之能,焉能使邪从窍而出!是忘其本徒治其标,何异于小儿捕影？

行邪伏邪之别

凡邪所客，有行邪有伏邪，故治法有难有易，取效有迟有速。假令行邪者，如正伤寒始自太阳，或传阳明，或传少阳，或自三阳入胃，如行人经由某地，本无根蒂。因其漂浮之势，病形虽重，若果在经，一汗而解，若果传胃，一下而愈，药到便能获效。先伏而后行者，所谓温疫之邪，伏于膜原，如鸟栖巢，如兽藏穴，营卫所不关，药石所不及。至其发也，邪毒渐张，内侵于腑，外淫于经，营卫受伤，诸症渐显，然后可得而治之。方其浸淫之际，邪毒尚在膜原，此时但可疏利，使伏邪易出。邪毒既离膜原，乃观其变，或出表，或入里，然后可导邪而去，邪尽方愈。初发之时，毒势渐张，莫之能御，其时不惟不能瘳其疾，而病证日惟加重。病家见证反增，即欲更医，医家不解，亦自惊疑。竟不知先时感受邪甚则病甚，邪微则病微。病之轻重非关于医，人之生死全赖药石。故谚有云：伤寒莫治头，劳怯莫治尾。若果止伤寒初受于肌表，不过在经之浮邪，一汗即解，何难治之有？不知盖指温疫而言也。所以疫邪方张之际，势不可遏，但使邪毒速离膜原便是，治法全在后段工夫，识得表里虚实，更详轻重缓急，投剂不致差谬，如是可以万举万全。即使感受之最重者，按法治之，必无殒命之理。若夫久病枯极，酒色耗竭，耆耄风烛，此等已是天真几绝，更加温疫，自是难支，又不可同日而语。

应下诸证

舌白苔渐变黄苔

邪在膜原，舌上白苔；邪在胃家，舌上黄苔。苔老变为沉香色也。白苔未可下，黄苔宜下。

舌黑苔

邪毒在胃，熏腾于上，而生黑苔。有黄苔老而变焦色者，有津液润泽作软黑苔者，有舌上干燥作硬黑苔者，下后二三日，黑皮自脱。又有一种舌俱黑而无苔，此经气，非下证也。妊娠多见此，阴证亦有此，并非下证。下后里证去，舌尚黑者，苔皮未脱也，不可再下，务在有下证方可下。舌上无苔，况无下证，误下舌反见离离黑色者危，急当补之。

舌芒刺

热伤津液，此疫毒之最重者，急当下。老人微疫无下证，舌上干燥易生苔刺，用生脉散，生津润燥，芒刺自去。

舌裂

日久失下，血液枯极，多有此证。又热结旁流，日久不治，在下则津液消亡，在上则邪火毒炽，亦有此证，急下之，裂自满。

舌短、舌硬、舌卷

皆邪气胜，真气亏。急下之，邪毒去，真气回，舌自舒。

白砂苔

舌上白苔，干硬如砂皮，一名水晶苔，乃自白苔之时，津液干燥，邪虽入胃，不能变黄，宜急下之。白苔润泽者，邪在膜原也，邪微苔亦微，邪气盛，苔如积粉，满布其舌，未可下，久而苔色不变，别有下证，服三消饮，次早舌即变黄。

唇燥裂、唇焦色、唇口皮起、口臭、鼻孔如烟煤

胃家热，多有此证，固当下。唇口皮起，仍用别证互较。鼻孔煤黑，疫毒在胃，下之无辞。

口燥渴

更有下证者，宜下之，下后邪去胃和渴自减。若服花粉、门冬、知母，冀其生津止渴殊谬。若大汗，脉长洪而渴，未可下，宜白虎汤，汗更出，身凉渴止。

目赤、咽干、气喷如火、小便赤黑涓滴作痛、大便极臭、扬手踯足、脉沉而数皆为内热之极，下之无辞。

潮热

邪在胃有此证，宜下。然又有不可下者，

详载似里非里条下,热入血室条下,神虚谵语条下。

善太息

胃家实,呼吸不利,胸膈痞闷,每欲引气下行故然。

心下满、心下高起如块、心下痛、腹胀满、腹痛按之愈痛、心下胀痛。

以上皆胃家邪实,内结气闭,宜下之,气通则已。

头胀痛

胃家实,气不下降,下之头痛立止。若初起头痛,别无下证,未可下。

小便闭

大便不通,气结不舒,大便行,小便立解。误服行气利水药无益。

大便闭,转屎气极臭

更有下证,下之无辞。有血液枯竭者,无表里证,为虚燥,宜蜜煎导及胆导。

大肠胶闭

其人平日大便不实,设遇疫邪传里,但蒸作极臭,状如黏胶,至死不结,但愈蒸愈黏,愈黏愈闭,以致胃气不能下行,疫毒无路而出,不下即死。但得黏胶一去,下证自除而愈。

协热下利、热结旁流

并宜下。详见大便条下。

四逆、脉厥、体厥

并属气闭,阳气郁内,不能四布于外,胃家实也,宜下之。下后反见此证者,为虚脱,宜补。

发狂

胃家实,阳气盛也,宜下之。有虚烦似狂,有因欲汗作狂,并详见本条,忌下。

应补诸证

向谓伤寒无补法者,盖伤寒时疫,均是客邪,然伤于寒者,不过风寒,乃天地之正气,尚嫌其填实而不可补。今感疫气者,乃天地之毒气,补之则壅裹其毒,邪火愈炽。是以误补之,为害尤甚于伤寒,此言其常也。及言其变,然又有应补者:或日久失下,形神几脱,或久病先亏,或先受大劳,或老人枯竭,皆当补泻兼施。设独行而增虚证者,宜急峻补虚证散在诸篇,此不再赘,补之虚证稍退,切忌再补详见前虚后实。补后虚证不退,反加变证者危。下后虚证不见,乃臆度其虚,辄用补剂,法所大忌。凡用补剂,本日不见佳处,即非应补。盖人参为益元气之极品,开胃气之神丹,下咽之后,其效立见。若用参之后,元气不回,胃气不转者,勿谓人参之功不捷,盖因投之不当耳。急宜另作主张,若恣意投之,必加变证,如加而更投之者死。

论阴证世间罕有

伤寒阴阳二证,方书皆以对待言之。凡论阳证,即继之阴证,读者以为阴阳二证世间均有之病。所以临诊之际,先将阴阳二证在于胸次,往来踌躇,最易牵入误揣。甚有不辨脉证,但窥其人多蓄少艾,或适在妓家,或房事后得病,或病适至行房。医问及此,便疑为阴证。殊不知病之将至,虽僧尼寡妇,室女童男,旷夫阉宦,病势不可遏,与房欲何与焉?即便多蓄少艾,频宿娼妓,房事后适病,病适至行房,此际偶值病邪发行膜原,气壅火郁,未免发热,到底终是阳证,与阴证何与焉?况又不知阴证实乃世间非常有之证,而阳证似阴者何日无之?究其所以然者,盖不论伤寒、温疫传入胃家,阳气内郁,不能外布,即便四逆,所谓阳厥是也。又曰,厥微热亦微,厥深热亦深。其厥深者,甚至冷过肘膝,脉沉而微,剧则通身冰冷,脉微欲绝。虽有轻重之分,总之为阳厥。因其触目皆是,苟不得其要领,于是误认者良多。况且温疫每类伤寒,又不得要领,最易混淆。夫温疫热病也,从无感寒,阴自何来,一也;治温疫数百人,才遇二三正伤寒,二也;及治正伤寒数百人,才遇二三真阴证,三也。前后统论,苟非历治多人,焉能一见?阴证岂世间常有之病耶?观今伤寒科盛行之医,历数年间,或者得遇一真阴证者有之。又何必才见伤寒，便疑阴证，况多温疫，又非伤寒者乎？

论阳证似阴

凡阳厥，手足厥冷，或冷过肘膝，甚至手足指甲皆青黑，剧则遍身冰冷如石，血凝青紫成片，或六脉无力，或脉微欲绝。以上脉证，悉见纯阴，犹以为阳证何也？及审内证，气喷如火、龈烂口臭、烦渴谵语、口燥舌干、舌苔黄黑或生芒刺、心腹痞满、小腹疼痛、小便赤色、涓滴作痛，非大便燥结，即大肠胶闭；非协热下利，即热结旁流。以上内三焦悉见阳证，所以为阳厥也。粗工不察，内多下证，但见表证，脉体纯阴，误投温剂，祸不旋踵。

凡阳证似阴者，温疫与正伤寒通有之；其有阴证似阳者，此系正伤寒家事，在温疫无有此证，故不附载。详见《伤寒实录》。

温疫阳证似阴者，始必由膜原，以渐传里，先几日发热，以后四逆。伤寒阳证似阴者，始必由阳经发热，脉浮而数，邪气自外渐次传里，里气壅闭，脉体方沉，乃至四肢厥逆，盖非一日矣。其真阴者，始则恶寒而不发热，其脉沉细，当即四逆，急投附子回阳，二三日失治即死。

捷要辨法，凡阳证似阴，外寒而内必热，故小便血赤；凡阴证似阳者，格阳之证也，上热下寒，故小便清白。但以小便赤白为据，以此推之，万不失一。

舍病治药

尝遇微疫，医者误进白虎汤数剂，续得四肢厥逆，脉势转剧，更医谬指为阴证，投附子汤病愈。此非治病，实治药也。虽误认病原，药则偶中。医者之庸，病者之福也。盖病本不药自愈之证，因连进白虎寒凉悍，抑遏胃气，以致四肢厥逆，疫邪强伏，故病增剧。今投温剂，胃气通行，微邪流散故愈。若果直中，无阳阴证，误投白虎一剂立毙，岂容数剂耶？

舍病治弊

一人感疫，发热烦渴，思饮冰水，医者以为凡病须忌生冷，禁止甚严。病者苦索勿与，遂致两目火迸，咽喉焦燥，不时烟焰上腾，昼夜不寐，目中见鬼无数，病剧苦甚，自谓但得冷饮一滴下咽，虽死无恨。于是乘隙匍匐窃取井水一盆，置之枕旁。饮一杯，目顿清亮；二杯，鬼物潜消；三杯，咽喉声出；四杯，筋骨舒畅。饮至六杯，不知盏落枕旁，竟尔熟睡，俄而大汗如雨，衣被湿透，脱然而愈。盖因其人瘦而多火，素禀阳脏，始则加之以热，经络枯燥，既而邪气传表，不能作正汗而解，误投升散，则病转剧。今得冷饮，表里和润，所谓除弊便是兴利，自然汗解宜矣。更有因食、因痰、因寒剂而致虚陷疾不愈者，皆当舍病求弊，以此类推，可以应变于无穷矣。

论轻疫误治每成痼疾

凡客邪皆有轻重之分，惟疫邪感受轻者，人所不识，往往误治而成痼疾。假令患痢，昼夜无度，水谷不进，人皆知其危痢也。其有感之轻者，昼夜虽行四五度，饮食如常，起居如故，人亦知其轻痢，未尝误以他病治之者，凭有积滞耳。至如温疫感之重者，身热如火、头疼身痛、胸腹胀满、苔刺、谵语、斑黄、狂躁，人皆知其危疫也。其有感之浅者，微有头疼身痛，午后稍有潮热，饮食不甚减，但食后或觉胀满，或觉恶心，脉微数。如是之疫，最易误认。即医家素以伤寒、温疫为大病，今因证候不显，多有不觉其为疫也。且人感疫之际，来而不觉，既感不知，最无凭据。又因所感之气薄，今发时故现证不甚，虽有头疼身痛，况饮食不绝，力可徒步，又焉得而知其疫也？病患无处追求，每每妄诉病原，医家不善审察，未免随情错认。

有如病前适遇小劳，病患不过以此道其根由。医家不辨是非，便引东垣劳倦伤脾，元气下陷，乃执甘温除大热之句，随用补中益气汤,壅补其邪,转壅转热,转热转瘦,转瘦转补,多至危殆。或有妇人患此,适逢产后,医家便认为阴虚发热,血虚发痛,遂投四物汤及地黄丸,泥滞其邪。迁延日久,病邪益固,邀遍女科,无出滋阴养血,屡投不效。复更凉血通瘀,不知原邪仍在,积热自是不除,日渐尪羸,终成废痿。

凡人未免七情劳郁,医者不知为疫,乃引丹溪五火相煽之说,或指为心火上炎,或指为肝火冲击,乃惟类聚寒凉,冀其直折而反凝泣其邪,徒伤胃气。疫邪不去,瘀热何清?延至骨立而毙。

或尚有宿病淹缠,适逢微疫,未免身痛发热,医家、病家同认为原病加重,仍用前药加减,有妨于疫,病益加重,至死不觉者。如是种种,难以尽述,聊举一二,推而广之,可以应变于无穷矣。

肢体浮肿

时疫潮热而渴,舌黄身痛,心下满闷,腹时痛,脉数,此应下之症也。外有通身及面目浮肿,喘急不已,小便不利。此疫兼水肿,因三焦壅闭,水道不行也。但治在疫,水肿自已,宜小承气汤。向有单腹胀而后疫者,治在疫。若先年曾患水肿,因疫而发者,治在疫,水肿自愈。病患通身浮肿,下体益甚,脐凸,阴囊及阴茎肿大色白,小便不利,此水肿也,继又身大热,午后益甚,烦渴,心下满闷,喘急,大便不调,此又加疫也。因下之,下后胀不除,反加腹满,宜承气加甘遂二分,弱人量减。盖先肿胀,续得时疫,此水肿兼疫,大水在表,微疫在里也,故并治之。时疫愈后数日,先自足浮肿,小便不利,肿渐至心腹而喘,此水气也,宜治在水。时疫愈后数日,先自足浮肿,小便如常,虽至通身浮肿而不喘,别无所苦,此气复也。盖血乃气之依归,夫气先血而生,无所归依,故暂浮肿。但静养节饮食,不药自愈。时疫身体羸弱,言不足以听,气不足以息,得下证少与承气,下证稍减,更与之。

眩晕欲死,盖不胜其攻也。绝谷期月,稍补则心腹满闷,攻不可,补不可,守之则元气不鼓,余邪沉匿膜原,日惟水饮而已,以后心腹忽加肿满烦冤者,向来沉匿之邪,方悉分传于表里也,宜承气养荣汤,一服病已。设表肿未除,宜微汗之自愈。时疫得里证失下,以致面目浮肿及肢体微肿,小便自利。此表里气滞,非兼水肿也,宜承气下之。里气一疏,表气亦顺,浮肿顿除。或见绝谷期月,指为脾虚发肿,误补必剧,妊娠更多此证,治法同前,则子母俱安,但当少与,慎无过剂。(共七法)

服寒剂反热

阳气通行,温养百骸。阳气壅闭,郁而为热。且夫人身之火,无处不有,无时不在,但喜通达耳。不论脏腑经络,表里上下,血分气分,一有所阻,即便发热。是知百病发热,皆由于壅郁。然火郁而又根于气,气常灵而火不灵,火不能自运,赖气为之运。所以气升火亦升,气降火亦降,气行火亦行。气若阻滞,而火屈曲,惟是屈曲热斯发矣,是气为火之舟楫也。今疫邪透出于膜原,气为之阻,时欲到胃,是求伸而未能遽达也。今投寒剂,抑遏胃气,气益不伸,火更屈曲,所以反热也。往往服芩、连、知、柏之类,病患自觉反热。其间偶有灵变者,但言我非黄连证,亦不知其何故也。窃谓医家终以寒凉清热,热不能清,尚信弗疑;服之反热,全然不悟,虽至白首,终不究心,悲夫!

知 一

邪之着人,如饮酒然。凡人醉酒,脉必洪而数,气高身热,面目俱赤,乃其常也。及言其变,各有不同:有醉后妄言妄动,醒后全然不知者;有虽沉醉而神思终不乱者;醉后应面赤而反刮白者;应痿弱而反刚强者;应壮热而反恶寒战栗者;有易醉而易醒者;有难醉而难醒者;有发呵欠及嚏喷者;有头晕眼花及头痛者。因其气血虚实之不同,脏腑禀赋之各异,更兼过饮少饮之别,考其情状,各自不同。至论醉酒一也,及醒一时诸态如失。

凡人受邪,始则昼夜发热,日晡益甚,头疼身痛,舌上白苔,渐加烦渴,乃众人之常也。及言其变,各自不同者,或呕,或吐,或咽喉干燥,或痰涎涌甚;或纯纯发热;或发热而兼凛凛;或先凛凛而后发热;或先恶寒而后发热;或先一日恶寒而后发热,以后即纯纯发热;或先恶寒而后发热,以后渐渐寒少而热多,以至纯热者;或昼夜发热者;或但潮热,余时热稍缓者。有从外解者:或战汗,或狂汗、自汗、盗汗,或发斑;有潜消者。有从内传者:或胸膈痞闷,或心腹胀满,或心痛腹痛,或胸胁痛,或大便不通,或前后癃闭,或协热下利,或热结旁流。有黄苔黑苔者,有口燥舌裂者,有舌生芒刺、舌色紫赤者。有鼻孔如烟煤之黑者。有发黄及蓄血、吐血、衄血、大小便血、汗血、嗽血、齿衄血。有发颐疙瘩疮者。有首尾能食者;有绝谷一两月者;有无故最善反复者;有愈后渐加饮食如旧者;有愈后饮食胜常二三倍者;有愈后退爪脱发者。至论恶证,口噤不能张,昏迷不识人,足屈不能伸,唇口不住牵动,手足不住振战,直视,上视,圆睁,目瞑,口张,声哑,舌强,遗尿,遗粪,项强发痉,手足俱痉,筋惕,循衣摸床,撮空理线等症。种种不同,因其气血虚实之不同,脏腑禀赋之有异,更兼感重感轻之别。考其证候,各自不同,至论受邪则一也,及邪尽一任诸症如失。所谓知其一,万事毕;知其要者,一言而终;不知其要者,流散无穷。此之谓也。

以上止举一气,因人而变。至有岁气稍有不同者,有其年众人皆从自汗而解者,更有其年众人皆从战汗而解者。此又因气而变,余证大同小异,皆疫气也。至又杂气为病,一气自成一病,每病各又因人而变。统而言之,其变不可胜言矣,医者能通其变,方为尽善。

四损不可正治

凡人大劳、大欲,及大病、久病后,气血两虚,阴阳并竭,名为四损。当此之际,忽又加疫,邪气虽轻,并为难治,以正气先亏,邪气自陷。故谚有云:伤寒偏死下虚人,正谓此也。

盖正气不胜者,气不足以息,言不足以听,或欲言而不能。感邪虽重,反无胀满痞塞之症。误用承气,不剧即死。以正气愈损,邪气愈伏也。

若真血不足者,面色萎黄,唇口刮白,或因吐血崩漏,或因产后亡血过多,或因肠风脏毒所致。感邪虽重,面目反无阳色。误用承气速死,以营血愈消,邪气益加沉匿也。

若真阳不足者,或四肢厥逆,或下利清谷,肌体恶寒,恒多泄泻,至夜益甚,或口鼻冷气。感邪虽重,反无发热燥渴苔刺等症。误用承气,阳气愈消,阴凝不化,邪气留而不行,轻则渐加委顿,重则下咽立毙。

若真阴不足者,自然五液干枯,肌肤甲错。感邪虽重,应汗无汗,应厥不厥。误用承气,病益加重,以津液枯涸,邪气涩滞,无能输泄也。

凡遇此等,不可以常法正治,当从其损而调之。调之不愈者,稍以常法治之。治之不及者,损之至也。是故一损二损,轻者或可挽回,重者治之无益。乃至三损四损,虽卢、扁亦无所施矣。更以老少参之,少年遇损,或可调治;老年遇损,多见治之不及者。以枯魄独存,化源已绝,不复滋生也。

劳复、食复、自复

疫邪已退,脉证俱平,但元气未复,或因梳洗沐浴,或因多言妄动,遂致发热,前证复起,惟脉不沉实为辨,此为劳复。盖气为火之舟楫,今则真气方长,劳而复折,真气既亏,火亦不前,如人欲济,舟楫已坏,其可渡乎?是火也,某经气陷,则火随陷于某经,陷于经络则为表热,陷于脏腑则为里热,虚甚热甚,虚微热微。治法:轻则静养可复,重则大补气血。候真气一回,血脉融合,表里通畅,所陷之火,随气输泄,自然热退,而前证自除矣。

若误用承气及寒凉剥削之剂,变证蜂起,卒至殒命,宜服安神养血汤。

若因饮食所伤者,或吞酸作噫,或心腹满闷而加热者,此名食复,轻则损谷自愈,重则消导方愈。

若无故自复者,以伏邪未尽,此名自复,当问前得某证,所发亦某证,稍与前药,以彻其余邪,自然获愈。

安神养血汤

茯神　枣仁　当归　远志　桔梗　芍药
地黄　陈皮　甘草

加龙眼肉,水煎服。

感冒兼疫

疫邪伏而未发,因感冒风寒,触动疫邪,相继而发也,既有感冒之因由,复有风寒之脉证,先投发散,一汗而解。一二日续得头疼身痛,潮热烦渴,不恶寒,此风寒去,疫邪发也,以疫法治之。

疟疫兼证

疟疾二三发,或七八发后,忽然昼夜发热,烦渴不恶寒,舌生苔刺,心腹痞满,饮食不进,下证渐具。此温疫著,疟疾隐也,以疫法治之。

温疫昼夜纯热,心腹痞满,饮食不进,下后脉静身凉,或间日,或每日,时恶寒而后发热如期者,此温疫解,疟邪未尽也,以疟法治之。

温　疟

凡疟者寒热如期而发,余时脉静身凉,此常疟也,以疟法治之。设传胃者,必现里证,名为温疟,以疫法治者生,以疟法治者死。里证者,下证也。下后里证除,寒热独存者,是温疫减,疟证在也。疟邪未去者,宜疏;邪去而疟势在者,宜截;势在而挟虚者,宜补。疏以清脾饮,截以不二饮,补以四君子。方见疟门,仍恐杂乱,此不附载。

疫痢兼证

下利脓血,更加发热而渴,心腹痞满,呕而不食,此疫痢兼证,最为危急。夫疫者,胃家事也,盖疫邪传胃十常八九。既传入胃,必从下解。疫邪不能自出,必藉大肠之气传送而下而疫方愈。夫痢者,大肠内事也,大肠既病,失其传送之职,故正粪不行,纯乎下利脓血而已。所以向来谷食停积在胃,直须大肠邪气将退,胃气通行,正粪自此而下。今大肠失职,正粪尚自不行,又何能与胃载毒而出?毒既不前,羁留在胃,最能败坏真气。在胃一日,有一日之害,一时有一时之害,耗气搏血,神脱气尽而死。凡遇疫痢兼证者,在痢尤为吃紧,疫痢俱急者,宜槟芍顺气汤,诚为一举两得。

槟芍顺气汤

专治下利频数,里急后重。

槟榔　芍药　枳实　厚朴　大黄
生姜煎服。

妇人时疫

妇人伤寒时疫,与男子无二,惟经水适断适来,及崩漏产后,与男子稍有不同。夫经水之来,乃诸经血满,归注于血室,下泄为月水。血室者,一名血海,即冲任脉也,为诸经之总任。经水适来,疫邪不入于胃,乘势入于血室,故夜发热谵语。盖卫气昼行于阳,不与阴争,故昼则明了,夜行于阴,与邪相搏,故夜则发热谵语。至夜止发热而不谵语者,亦为热入血室,因有轻重之分,不必拘于谵语也。经曰:无犯胃气及上二焦,必自愈。胸膈并胃无邪,勿以谵语为胃实而妄攻之,但热随血下,故自愈。若有如结胸状者,血因邪结也,当刺期门以通其结,治之以柴胡汤。治之不若刺者功捷。

经水适断,血室空虚,其邪乘虚传入,邪胜正亏,经气不振,不能鼓散其邪,为难治。且不从血泄,邪气何由即解?与适来之义,有血虚、血实之分,宜柴胡养荣汤。新产后亡血过多,冲任空虚,与夫素善崩漏,经气久虚,皆能受邪,与经水适断同法。

妊娠时疫

孕妇时疫,设应用三承气汤,须随证施治,切不可过虑,慎毋惑于参、术安胎之说。病家见用承气,先自惊疑,或更左右嘈杂,必致医家掣肘,为子母大不祥。若应下之证反用补剂,邪火壅郁,热毒愈炽,胎愈不安,转气传血,胞胎何赖?是以古人有悬钟之喻,梁腐而钟未有不落者。惟用承气,逐去其邪,火毒消散,炎熇顿为清凉,气回而胎自固。当此证候,反见大黄为安胎之圣药,历治历当,子母俱安。若腹痛如锥,腰痛如折,此时未堕欲堕之候,服药亦无及矣,虽投承气但可愈疾而全母。昧者以为胎堕,必反咎于医也。

或诘余曰:孕妇而投承气,设邪未逐,先损其胎,当如之何?余曰:结粪瘀热,肠胃间事也;胎附于脊,肠胃之外,子宫内事也。药先到胃,瘀热才通,胎气便得舒养,是以兴利除害于顷刻之间,何虑之有?但毒药治病,衰去七八,余邪自愈,慎勿过剂耳。

凡孕娠时疫,万一有四损者,不可正治,当从其损而调之,产后同法。非其损而误补,必死。四损详见前应补诸证条后。

小儿时疫

凡小儿感冒风寒疟痢等证,人所易知。一染时疫,人所难窥,所以耽误者良多。何也?盖由幼科专于痘、疹、吐、泻、惊、疳并诸杂证,在伤寒时疫甚略之,一也;古人称幼科为哑科,盖不能尽罄所苦以告师,师又安能悉乎问切之义?所以但知其身热,不知其头疼身痛也,但知不思乳食、心胸膨胀,疑其内伤乳食,安知其疫邪传胃也?但见呕吐恶心口渴下利,以小儿吐泻为常事,又安知其协热下痢也?凡此,何暇致思为时疫,二也。小儿神气娇怯,筋骨柔脆,一染时疫,延捱失治,即便

二目上吊,不时惊搐,肢体发痉,十指钩曲,甚则角弓反张,必延幼科,正合渠平日学习见之证,是多误认为慢惊风,遂投抱龙丸,安神丸,竭尽惊风之剂,转治转剧。因见不啼不语,又将神门眉心乱灸,艾火虽微,内攻甚急,两阳相拂,如火加油,红炉添炭,死者不可胜记,深为痛悯。今凡遇疫毒流行,大人可染,小儿岂独不可染耶?但所受之邪则一,因其气血筋骨柔脆,故所现之症为异耳,务宜求邪以治,故用药与大人仿佛。凡五六岁以上者,药当减半;二三岁往来者,四分之一可也。又肠胃柔脆,少有差误,为祸更速,临证尤宜加慎。

小儿太极丸

天竺黄五钱　胆星五钱　大黄三钱　麝香三分　冰片三分　僵蚕三钱

上为细末,端午日午时修合,糯米饭杵为丸,如芡实大,朱砂为衣。凡遇疫证,姜汤化下一丸,神效。

主客交

凡人向有他病尪羸,或久疟,或内伤瘀血,或吐血、便血、咳血,男子遗精、白浊,精气枯涸,女人崩漏、带下、血枯经闭之类,以致肌肉消烁,邪火独存,故脉近于数也。此际稍感疫气,医家、病家,见其谷食暴绝,更加胸膈痞闷,身疼发热,彻夜不寐,指为原病加重,误以绝谷为脾虚,以身痛为血虚,以不寐为神虚,遂投参、术、归、地、茯神、枣仁之类,愈进愈危。知者稍以疫法治之,发热减半,不时得睡,谷食稍进,但数脉不去,肢体时疼,胸胁锥痛,过期不愈。医以杂药频试,补之则邪火愈炽,泻之则损脾坏胃,滋之则胶邪愈固,散之则经络益虚,疏之则精气愈耗,守之则日消近死。盖但知其伏邪已溃,表里分传,里证虽除,不知正气衰微,不能托出,表邪留而不去,因与血脉合而为一,结为痼疾也。肢体时疼者,邪与荣气搏也;脉数身热不去者,邪火并郁也;胁下锥痛者,火邪结于膜膈也;过期不愈者,凡疫邪交卸,近在一七,远在二七,甚至

三七,过此不愈者,因非其治,不为坏证即为痼疾也。夫痼疾者,所谓客邪胶固于血脉,主客交浑,最难得解,且愈久益固,治法当乘其大肉未消,真元未败,急用三甲散,多有得生者。更附加减法,随其平素而调之。

三甲散

鳖甲 龟甲并用酥炙黄,为末,各一钱。如无酥,各以醋炙代之 穿山甲土炒黄,为末,五分 蝉蜕洗净,炙干,五分 僵蚕白硬者,切断,生用,五分 牡蛎煅为末,五分。咽燥者斟酌用 䗪虫三个。干者擘碎;鲜者捣烂和酒少许,取汁入汤药同服,其渣入诸药同煎 白芍药酒炒,七分 当归五分 甘草三分

水二盅,煎八分,沥渣温服。若素有老疟或瘅疟者,加牛膝一钱,何首乌一钱。胃弱欲作泻者,宜九蒸九晒。若素有郁痰者,加贝母一钱。有老痰者,加瓜蒌霜五分。善呕者,勿用。若咽干作痒者,加花粉、知母各五分。若素燥咳者,加杏仁捣烂,一钱五分。若素有内伤瘀血者,倍䗪虫,如无䗪虫,以干漆炒,烟尽为度,研末。五分,及桃仁捣烂,一钱代之。服后病减半勿服,当尽调理法。

调 理 法

凡人胃气强盛,可饥可饱。若久病之后,胃气薄弱,最难调理。盖胃体如灶,胃气如火,谷食如薪,合水谷之精微,升散为血脉者如焰,其糟粕下转为粪者如烬。是以灶大则薪多火盛,薪断而余焰犹存,虽薪从续而火亦燃。若些小铛锅,正宜薪数茎,稍多则壅灭,稍断则火绝。死灰而求复燃,不亦难乎?若夫大病之后,盖客邪新去,胃口方开,几微之气,所以多与、早与、迟与皆不可也。宜先与粥饮,次糊饮,次糜粥,次软饭,尤当循序渐进,毋先后其时。当设炉火,昼夜勿令断绝,以备不时之用,思谷即与,稍缓则胃饥如刲,再缓则胃气伤,反不思食矣。既不思食,若照前与之,虽食而弗化,弗化则伤之又伤。不为

食复者,当如初进法。若更多与,及黏硬之物,胃气壅甚,必胀满难支。若气绝谷存,乃致反复颠倒,形神俱脱而死矣。

统论疫有九传治法

夫疫之传有九,然亦不出乎表里之间而已矣。所谓九传者,病患各得其一,非谓一病而有九传也。盖温疫之来,邪自口鼻而入,感于膜原,伏而未发者,不知不觉。已发之后,渐加发热,脉洪而数,此众人相同,宜达原饮疏之。继而邪气一离膜原,察其传变,众人不同者,以其表里各异耳。有但表而不里者,有但里而不表者,有表而再表者,有里而再里者,有表里分传者,有表里分传而再分传者,有表胜于里者,有里胜于表者,有先表而后里者,有先里而后表者。凡此九传,其去病一也。医者不知九传之法,不知邪之所在,如盲者之不任杖,聋者之听宫商,无音可求,无路可适,未免当汗不汗,当下不下,或颠倒误用,或寻枝摘叶,但治其证,不治其邪,同归于误一也。

所言但表而不里者,其症头疼身痛,发热,而复凛凛,内无胸满腹胀等症,谷食不绝,不烦不渴。此邪气外传,由肌表而出,或自斑消,或从汗解。斑者有斑疹、桃花斑、紫云斑;汗者有自汗、盗汗、狂汗、战汗之异。此病气之使然,不必较论,但求得斑得汗为愈疾耳。凡自外传者为顺,勿药亦能自愈。间有汗出不彻,而热不退者,宜白虎汤;斑出不透,而热不退者,宜举斑汤;有斑汗并行而愈者。若斑出不透,汗出不彻而热不除者,宜白虎合举斑汤。

间有表而再表者,所发未尽,膜原尚有隐伏之邪,或二三日后,四五日后,依前发热,脉洪而数。及其解也,斑者仍斑,汗者仍汗愈。未愈者,仍如前法治之,然亦稀有。至于三表者,更稀有也。

若但里而不表者,外无头疼身痛,而后亦无三斑四汗。惟胸膈痞闷,欲吐不吐,虽得少

吐而不快,此邪传里之上者。宜瓜蒂散吐之,邪从吐减,邪尽病已。邪传里之中下者,心腹胀满,不呕不吐,或燥结便闭,或热结旁流,或协热下利,或大肠胶闭,并宜承气辈导去其邪,邪减病减,邪尽病已。上中下皆病者,不可吐,吐之为逆,但宜承气导之,则在上之邪,顺流而下,呕吐立止,胀满渐除。

有里而再里者,愈后二三日或四五日,依前之证复发,在上者仍吐之,在下者仍下之。再里者常事,甚有三里者,稀有也。虽有上中下之分,皆为里证。

若表里分传者,始则邪气伏于膜原。膜原者,即半表半里也。此传法以邪气平分,半入于里,则现里证,半出于表,则现表证,此疫家之常事。然表里俱病,内外壅闭,既不得汗,而复不得下。此不可汗,强求其汗必不可得,宜承气先通其里。里邪先去,邪去则里气通,中气方能达表。向者郁于肌肉之邪,乘势尽发于肌表矣,或斑或吐,盖随其性而升泄之也。诸症悉去,既无表里证而热不退者,膜原尚有已发之邪未尽也,宜三消饮调之。

若表里分传而再分传者,照前表里俱病,宜三消饮,复下复汗如前而愈,此亦常事。至有三发者,亦稀有也。

若表胜于里者,膜原伏邪发时,传表之邪多,传里之邪少,何以治之? 表证多而里证少,当治其表,里证兼之;若里证多而表证少者,但治其里,表证自愈。

若先表而后里者,始则但有表证而无里证,宜达原饮。有经证者,当用三阳加法。经证不显,但发热者不用加法。继而脉洪大而数,自汗而渴,邪离膜原未能出表耳,宜白虎汤辛凉解散,邪从汗解,脉静身凉而愈。愈后二三日,或四五日后,依前发热,宜达原饮。至后反加胸满腹胀、不思谷食、烦渴、舌上苔刺等症,加大黄微利之。久而不去,在上者宜瓜蒂散吐之;如在下者,宜承气汤导之。

若先里而后表者,始则发热,渐加里证。下之里证除,二三日内复发热,反加头疼身痛

脉浮者,宜白虎汤。若下后热减不甚,三四日后,精神不慧,脉浮者宜白虎汤汗之。服汤后不得汗者,因精液枯竭也,加人参覆卧则汗解。此近表里分传之证,不在此例。

若大下后,大汗后,表里之证悉去,继而一身尽痛,身如被杖,甚则不可反侧,周身骨寒而痛,非表证也,此不必治,二三日内阳气自回,身痛自愈。

凡疫邪再表再里,或再表里分传者,医家不解,反责病家不善调理,以致反复。病家不解,每责医家用药有误,致病复起。彼此归咎,胥失之矣! 殊不知病势之所当然,盖气性如此,一者不可为二,二者不可为一,绝非医家、病家之过也,但得病者向赖精神完固,虽再三反复,随复随治,随治随愈。

间有延挨失治,或治之不得其法,日久不除,精神耗竭,嗣后更医,投药固当,现下之邪拔去,因而得效。殊不知膜原尚有伏邪,在一二日内,前证复起,反加循衣摸床,神思昏愦,目中不了了等症,且脉起渐萎,大凶之兆也。譬如行人,日间趱行,未晚投宿,何等从容? 今则日间绕道,日暮途长,急难及矣。病家不咎于前医耽误时日,反咎于后医既生之而又杀之,良可叹也! 当此之际,攻之则元气几微,是求速死;补之则邪火益炽,精气枯燥;守之则正不胜邪,必无生理矣。

正 名

《伤寒论》曰:发热而渴,不恶寒者为温病,后人省"氵"加"疒"为瘟,即温也。

如病證之"證",后人省文作"证",嗣后省"言"加"疒"为症。又如滞下,古人为下利脓血,盖以泻为下利,后人加"疒"为"痢"。要之,古无瘟、痢、症三字,皆后人之自为变易耳。不可因易其文,以温、瘟为两病,各指受病之原,乃指冬之伏寒,至春至夏发为温热,又以非节之暖为温疫。果尔,又当异证异脉,不然临治之际,何以知受病之原不同也。设使脉病不同,病原各异,又当另立方论治法,

然则脉证治法,又何立哉?所谓枝节愈繁,而意愈乱,学人未免有多歧之惑矣。夫温者热之始,热者温之终,温热首尾一体,故又为热病即温病也。又名疫者,以其延门阖户,如徭役之役,众人均等之谓也。今省文作"殳"加"疒"为疫。又为时疫时气者,因其感时行戾气所发也,因其恶厉,又为之疫疠,终有得汗而解,故燕冀名为汗病。此外,又有风温、湿温,即温病挟外感之兼证,名各不同,究其病则一。然近世称疫者众,书以温疫者,弗遗其言也。后以伤寒例及诸家所议,凡有关于温疫,其中多有误者,恐致惑于来学,悉采以正焉。

《伤寒例》正误

《阴阳大论》云:春气温和,夏气暑热,秋气清凉,冬气冷冽,此则四时正气之序也。冬时严寒,万类深藏,君子固密,则不伤于寒。触冒之者,乃名伤寒耳。其伤于四时之气,皆能为病,以伤寒为毒者,以其最成杀厉之气也。中而即病者,名曰伤寒,不即病者,寒毒藏于肌肤,至春变为温病,至夏变为暑病,暑病者,热极重于温也。成注:《内经》曰:先夏至为温病,后夏至为暑病,温暑之病,本于伤寒而得之。

按:十二经络,与夫奇经八脉,无非营卫气血,周布一身而营养百骸。是以天真元气,无往不在,不在则麻木不仁。造化之机,无刻不运,不运则颠倒仆绝。然风、寒、暑、湿之邪,与吾身之营卫,势不两立,一有所干,疾苦作矣,苟或不除,不危即毙。上文所言冬时严寒所伤,中而即病者为伤寒,不即病者,至春变为温病,至夏变为暑病。然风寒所伤,轻则感冒,重则伤寒,即感冒一证,风寒所伤之最轻者,尚尔头疼身痛、四肢拘急、鼻塞声重、痰嗽喘急、恶寒发热,当即为病,不能容隐。今冬时严寒所伤,非细事也,反能藏伏过时而发耶?更问何等中而即病?何等中而不即病?何等中而即病者头痛如破,身痛如杖,恶寒项强,发热如炙,或喘或呕,甚则发痉,六脉疾

数,烦躁不宁,至后传变,不可胜言,仓卒失治,乃致伤生?何等中而不即病者,感则一毫不觉,既而延至春夏,当其已中之后,未发之前,饮食起居如常,神色声气,纤毫不异,其已发之证,势不减于伤寒?况风寒所伤,未有不由肌表而入,所伤皆营卫。所感均系风寒,一者何其懔懵,中而不觉,藏而不知;一者何其灵异,感而即发。发而根属同源而异流,天壤之隔,岂无说耶?既无其说,则知温热之原,非风寒所中矣。且言寒毒藏于肌肤之间。肌为肌表,肤为皮之浅者,其间一毫一窍,无非营卫经行所摄之地。即感冒些小风寒,尚不能稽留,当即为病,何况受严寒杀厉之气,且感于皮肤最浅之处,反能容隐者耶?以此推之,必无是事矣。凡治客邪大法,要在表里分明,所谓未入于腑者,邪在经也,可汗而已;既入于腑者,邪在里也,可下而已。果系寒毒藏于肌肤,虽过时而发,邪气犹然在表,治法不无发散,邪从汗解。后世治温热病者,若执肌肤在表之邪,一投发散,是非徒无益,而又害之矣!

凡病先有病因,方有病证,因证相参,然后始有病名,稽之以脉,而后可以言治。假令伤寒、中暑,各以病邪而立名。今热病以病证而立名,上文所言暑病,反不若言热病者,尚可模糊。若以暑病为名,暑为病邪,非感盛之暑,不可以言暑病。若言暑病,乃是香薷饮之证,彼此岂可相混?凡客病感邪之重,则病甚,其热亦甚;感邪之轻,则病轻,其热亦微。热之微甚,存乎感邪之轻重也。二三月及八九月,其时亦有病重,大热不止,失治而死者。五、六月亦有病轻热微不药而愈者。凡温病四时皆有,但仲夏感者多,春秋次之,冬时又次之,但可以时令分病之多寡,不可以时令分热之轻重也。

是以辛苦之人,春夏多温热病者,皆由冬时触寒所致,非时行之气也。凡时行者,春应暖而反大寒,夏应大热而反大凉,秋时应凉而反大热,冬时应寒而反大温,此非其时有其

气,是以一岁之中,长幼之病多相似者,此则时行之气也。

然气候亦有应至而不至,或有至而太过者,或未应至而至者,此成病气也。

按:春温、夏热、秋凉、冬寒乃四时之常,因风雨阴晴稍为损益。假令春应暖而反多寒,其时必多雨;秋应凉而热不去者,此际必多晴;夫阴晴旱潦之不测,寒暑损益安可以为拘?此天地四时之常事,未必为疫。夫疫者,感天地之戾气也。戾气者,非寒、非暑、非暖、非凉,亦非四时交错之气,乃天地别有一种戾气,多见于兵荒之岁,间岁亦有之,但不甚耳。上文所言,长幼之病多相似者,此则为时行之气,虽不言疫,疫之意寓是矣。殊不知四时之气,虽损益于其间,及其所感之病,终不离其本源。假令正、二月应暖,偶因风雨交集,天气不能温暖,而多春寒。所感之病,轻则为感冒,重则为伤寒,原从感冒、伤寒法治之。但春寒之气,终不若冬时严寒杀厉之气为重,投剂不无有轻重之分,此即应至而不至,至而不去二事也。又如八九月,适多风雨,偶有暴寒之气先至,所感之病,大约与春寒仿佛。深秋之寒,终不若冬时杀厉之气为重,此即未应至而至。即冬时严寒倍常,是为至而太过,所感亦不过即病之伤寒耳。假令夏时多风雨,炎威少息,为至而不及。时多亢旱,烁石流金,为至而太过。太过则病甚,不及则病微,至于伤暑一也,其病与四时正气之序何异耶?治法无出于香薷饮而已。

其冬时有非节之暖,名曰冬温。

按:此即未应至而至也。按冬伤于寒,至春变为温病,今又以冬时非节之暖为冬温。一感于冬寒,一感于冬温,一病两名,寒温悬绝,然则脉证治法又何似耶?夫四气乃二气之离合也,二气即一气之升降也。升极则降,降极则升;升降之极,为阴阳离,离则亢,亢气致病。亢气者,冬之大寒,夏之大暑也。将升不升,将降不降,为阴阳合,合则气和,气和则不致病。和气者,即春之温暖,秋之清凉也。

是以阴极而阳气来和,为温暖;阳极而阴气来和,为清凉,斯有既济之道焉。《易》曰:一阴一阳为之道。偏阴偏阳为之疾。得其道,未有反致其疾者。若夫春寒秋热,为冬夏之偏气,倘有触冒之者,固可以为疾;亦无出于感寒伤暑,未可以言疫。若夏凉冬暖,转得春秋之和气,岂有因其和而反致疾者?所以但见伤寒、中暑,未尝见伤温和而中清凉也。温暖清凉,未必为病,又乌可以言疫?

从春分以后至秋分节,天有暴寒者,此皆时行寒疫也。三月、四月,或有暴寒,其时阳气尚弱,为寒所折,病热犹轻。五月、六月,阳气已盛,为寒所折,病热为重。七月、八月,阳气已衰,为寒所折,病热亦微,其病与温暑相似,但有殊耳。

按:四时皆有暴寒,但冬时感严寒杀厉之气,名伤寒,为病最重,其余三时寒微,为病亦微。又以三时较之,盛夏偶有些小风寒,所感之病更微矣。此则以感寒之重,病亦重而热亦重;感寒之轻,病亦轻而热亦轻。是重于冬而略于三时,至夏而又略之,此必然之理也。上文所言,三月、四月,阳气尚弱,为寒所折,病热犹轻;五月、六月,以其时阳气已盛,为寒所折,病热为重;七月、八月其时阳气已衰,为寒所折,病热亦微。由是言之,在冬时阳气潜藏,为寒所折,病热更微。此则反见夏时感寒为重,冬时感寒为轻,前后矛盾,于理大违。交春夏秋三时,偶有暴寒所着,与冬时感冒相同,治法无二,但可名感冒,不当另立寒疫之名。若又以疫为名,殊类画蛇添足。

诸家温疫正误

云岐子:伤寒汗下不愈,过经其证尚在而不除者,亦为温疫病也。如太阳证,汗下过经不愈,诊得尺寸俱浮者,太阳温病也。如身热目痛不眠,汗下过经不愈,诊得尺寸俱长者,阳明温病也;如胸胁胀满,汗下过经不愈,诊得尺寸俱弦者,少阳温病也;如腹满咽干,诊得尺寸俱沉细,过经不愈者,太阴温病也;如口燥舌干而渴,诊得尺寸俱沉细,过经不愈者,少阴温病也;如烦满囊缩,诊得尺寸俱微缓,过经不愈者,厥阴温病也。是故随其经而取之,随其证而治之。如发斑,乃温毒也。

按:《伤寒》叙一日太阳、二日阳明、三日少阳、四日太阴、五日少阴、六日厥阴,为传经尽,七日后传太阳,为过经。云岐子所言伤寒过经不愈者,便指为温病,竟不知伤寒、温病,自是两途。

汪云:愚谓温与热,有轻重之分。故仲景云:若遇温气,则为温病此叔和之言,非仲景论。更遇温热气,即为温毒,热比温尤重故也。但冬伤于寒,至春而发,不感异气,名曰温病,此病之稍轻者也。温病未已,更遇温气,变为温病,此病之稍重者也。《伤寒例》以再遇温气名曰温疫,又有不因冬伤于寒,至春而病温者,此特感春温之气,可名春温。如冬之伤寒,秋之伤湿,夏之中暑相同也。

按:《阴阳大论》四时正气之序:春温、夏暑、秋凉、冬寒。今特感春温之气,可名春温。若感秋凉之气,可名秋凉病矣。春温可以为温病,秋凉独不可为凉病乎?以凉病似觉难言,勉以湿证搪塞。既知秋凉病有碍,反而思之,则知春温病殊为谬妄矣。以此观之,是春之温病,有三种不同。有冬伤于寒,至春变为温病者;有温病未已,再遇温气,而为温病者;有重感温气,相杂而为温病者;有不因冬伤于寒,不因更遇温气,只于春时,感春温之气而病者。若此三者,皆可名为温病,不必各立名目,只要知其病原之不同也。

凡病各有病因。如伤寒自觉触冒风寒,如伤食自觉饮食过度,各有所责。至于温病,乃伏邪所发,多有安居静养,别无他故,倏焉而病。询其所以然之故,无处寻思,况求感受之际,且自不觉。故立论者或言冬时非节之暖,或言春之温气,或言伤寒过经不解,或言冬时伏寒,至春夏乃发。

按:冬伤于寒春必病温,出自《素问》,此汉人所撰,晋王叔和又以述《伤寒例》,盖顺文

之误也。或指冬不藏精,春必病温此亦汉人所撰,但言斫丧致病,不言因邪致病,即使寓意邪气乘虚,实不言何气使然。夫邪气乘虚,最是切当,然又有童男室女,以无漏之体,富贵享逸,以幽闲之志,在疫亦未能免,事有不可执滞。又见冬时之温病,与春夏之温疫,脉证相同,治法无异。据云:冬时即病为伤寒。今发于冬时,应作正伤寒,且又实是温病,既是温病,当发于春夏而何又发于冬时?思之至此,不能无疑,乃觉前人所论难凭,务求其所以然之故。既不可言伤寒,又不可言伏寒,即得以冬时非节之暖,牵合而为病原。不思严寒酷暑,因其锋利,人所易犯,故为病最重。至于温暖,乃天地中和之气,万物得之而发育,气血得之而融和,当其肃杀之令,权施仁政,未有因其仁政而反蒙其害者。窃尝较之,冬时未尝温暖,亦有温病,或遇隆冬,临时温暖,虽有温病感温之由,亦无确据,此不过猜疑之说,乌足以为定论。或言感三春当令之温气为温病,夫春时自应温暖,责之尤其无谓;或言温病复感温气,而为温病,正如头上安头;或言伤寒汗下过经不愈者为温病,则指鹿为马。《活人》又以夏应暑而寒气折之,责邪在心,为夏温;秋应凉而大热折之,责邪在肺,为秋温,转属支离。陶氏又以秋感温气而为秋温。明是杂证,叙温者络绎,议论者各别,言愈繁杂,而本源愈失,使学人反增亡羊之感,与医道何补。

《活人书》云:夏月发热恶寒头疼,身体肢节痛重,其脉洪盛者,热也。冬伤于寒,因暑气而发为热病。治热病与伤寒同,有汗宜桂枝汤,无汗宜麻黄汤,如烦躁宜大青龙汤,然夏月药性须带凉,不可太温,桂枝、麻黄、大青龙须用加减,夏至前桂枝加黄芩,夏至后桂枝、麻黄、大青龙加知母、石膏或加升麻,盖桂枝、麻黄性热。地暖处,非西北之比,夏月服之,必有发黄斑出之失。热病三日外,与前汤不瘥,脉势仍数,邪气犹在经络,未入脏腑者,桂枝石膏汤主之。此方夏至后,代桂枝证用,

若加麻黄,可代麻黄、青龙汤证也。若三月至夏,为晚发伤寒,栀子升麻汤,亦暂用之。王宇泰述万历癸卯,李氏一婿,应举南下,时方盛暑,伤寒。一太学生,新读仲景书,自谓知医,投以桂枝汤,入腹即毙。大抵麻黄、桂枝二汤,隆冬正伤寒之药,施之于温病不可,况于热病乎?

按:《活人》以温热病,用桂枝、麻黄,虽加凉药,终未免发散之误。不危幸也,岂止三日前汤不瘥、脉势仍数而已哉?至此尚然不悟为半里之证,且言邪气犹在经络,仍用桂枝石膏汤,至死无悔。王宇泰及王履非之甚当,是以不用麻黄、桂枝,贤于《活人书》远矣。究竟不识温热之源,是以不知用药耳。

春温:《活人书》曰:春应温而清气折之,责邪在肝。或身热头疼,目眩呕吐,长幼率相似,升麻葛根汤、解肌汤、四时通用败毒散。

陶氏曰:交春后至夏至前,不恶寒而渴者为温病,用辛凉之药微解,不可大发汗。急证现者,用寒凉之药急攻之,不可误汗误下,当须识此,表证不与正伤寒同法,里证同。

夏温:《活人书》曰:夏应暑而寒气折之,责邪在心,或身热头疼、腹满自利,长幼率相似,理中汤、射干汤、半夏桂枝汤。

陶氏曰:交夏至,有头疼发热,不恶寒而渴,此名温病,愈加热者为热病,止用辛凉之药解肌,不宜大汗。里证见者,急攻下,表证不与正伤寒同法,里证治法同。

秋温:《活人书》曰:秋应凉而大热折之,责邪在肺,湿热相搏,民病咳嗽,金沸草散、白虎加苍术汤;病疸发黄,茵陈五苓散。

陶氏曰:交秋至霜降前,有头疼发热、不恶寒、身体痛小便短者,名湿病,亦用辛凉之药,加疏利以解肌,亦不宜汗。里证见者,宜攻下,表证不与正伤寒同法。

冬温:《活人书》曰:冬应寒而反大温折之,责邪在肾,宜葳蕤汤。

丹溪曰:冬温为病,非其时有其气者,冬时严寒,君子当闭藏而反发泄于外,专用补药带表药。

按:西北高厚之地,风高气燥,湿证稀有。南方卑湿之地,更遇久雨淋漓,时有感湿者,在天或时久雨,或时亢旱,盖非时令所拘。故伤湿之证,随时有之,不待交秋而后能也。推节庵之意,以至春为温病,至夏为热病,至秋似不可复言温热。然至秋冬,又未免温病,只得勉以湿证抵搪。且湿热杂证,更不得借此混淆。惟其不知温病四时皆有,故说到冬时,遂付之不言。宇泰因见陶氏不言,乃引丹溪述非其时有其气,以补冬温之缺。然则冬时交错之气,又不可以为冬温也。《活人书》但言四时之温,盖不知温之源,故春责清气,夏责寒气,秋责热气,冬责温气,殊不知清、温、寒、热,总非温病之源。复以四时令之脏而受伤,不但胶柱鼓瑟,且又罪及无辜矣。

清·叶天士《温热论》

温邪上受,首先犯肺,逆传心包。肺主气属卫;心主血属营。辨营卫气血虽与伤寒同;若论治法,则与伤寒大异。盖伤寒之邪,留恋在表,然后化热入里。温邪则化热最速,未传心包,邪尚在肺。肺合皮毛而主气,故云在表。初用辛凉轻剂,挟风,加薄荷、牛蒡之属;挟湿,加芦根、滑石之流。或透风于热外,或渗湿于热下。不与热相抟,势必孤矣。不尔,风挟温热而燥生,清窍必干,谓水主之气,不能上荣,两阳相劫也。湿与温合,蒸郁而蒙蔽于上,清窍为之壅塞,浊邪害清也。其病有类伤寒,验之之法,伤寒多有变症,温热虽久,总在一经为辨。

前言辛凉散风,甘淡驱湿,若病仍不解,是渐欲入营也。营分受热,则血液受劫,心神不安,夜甚无寐,或斑点隐隐,即撤去气药。如从风热陷入者,用犀角、竹叶之属;如从湿热陷入者,用犀角、花露之品。参入凉血清热方中。若加烦躁、大便不通,金汁亦可加入。老年及平素有寒者,以人中黄代之,急速透斑为要。若斑出热不解者,胃津亡也,主以甘寒,重则如玉女煎,轻则梨皮、蔗浆之类。或其人肾水素亏,病虽未及下焦,每多先自彷徨,此必验之于舌,如甘寒之中加入咸寒,务在先安未受邪之地,恐其陷入耳。

若其邪始终在气分流连者,可冀其战汗透邪,法宜益胃,令邪与汗并,热达腠开,邪从汗出。解后胃气空虚,当肤冷一昼夜,待气还自温暖如常矣。盖战汗而解,邪退正虚,阳从汗泄,故渐肤冷,未必即成脱症。此时宜安舒静卧,以养阳气来复。旁人切勿惊惶,频频呼唤,扰其元气。但诊其脉若虚软和缓,虽倦卧不语,汗出肤冷,却非脱症;若脉急疾,躁扰不卧,肤冷汗出,便为气脱之症矣。更有邪盛正虚,不能一战而解,停一二日再战汗而愈者,不可不知。

再论气病有不传血分,而邪留三焦,犹之伤寒中少阳病也。彼则和解表里之半;此则分消上下之势。随证变法,如近时杏、朴、苓等类,或如温胆汤之走泄。因其仍在气分,犹有战汗之门户,转疟之机括也。

再论三焦不从外解,必致里结。里结于何?在阳明胃与肠也。亦须用下法,不可以气血之分,谓其不可下也。惟伤寒热邪在里,劫烁津液,下之宜猛,此多湿热内抟,下之宜轻。伤寒大便溏,为邪已尽,不可再下。湿温病大便溏为邪未尽,必大便硬,乃为无湿,始不可再攻也。再人之体,脘在腹上,其位居中,按之痛;或自痛;或痞胀;当用苦泄,以其入腹近也。必验之于舌,或黄或浊,可与小陷胸汤或泻心汤,随证治之。若白不燥,或黄白相兼,或灰白不渴,慎不可乱投苦泄。其中有外邪未解里先结者,或邪郁未伸,或素属中冷者,虽有脘中痞痛,宜从开泄,宣通气滞以达归于肺,如近世之杏、蔻、橘、桔等。轻苦微辛,具流动之品可耳。

前云舌黄或浊,当用陷胸、泻心,须要有地之黄,若光滑者,乃无形湿热,已有中虚之象,大忌前法。其脐以上为大腹,或满或胀或痛,此必邪已入里,表症必无,或存十之一二。亦须验之于舌,或黄甚,或如沉香色,或如灰黄色,或老黄色,或中有断纹,皆当下之,如小承气汤,用槟榔、青皮、枳实、元明粉、生首乌等皆可。若未现此等舌,不宜用此等药。恐其中有湿聚太阴为满,或寒湿错杂为痛,或气壅为胀,又当以别法治之矣。

大凡看法,卫之后方言气,营之后方言血。在卫汗之可也;到气才宜清气;乍入营分,犹可透热,仍转气分而解,如犀角、元参、羚羊等物是也;至入于血,则恐耗血动血,直须凉血散血,如生地、丹皮、阿胶、赤芍等物是也。若不循缓急之法,虑其动手便错耳。

且吾吴湿邪害人最多。如面色白者,须要顾其阳气,湿胜则阳微也。如法应清凉,用到十分之六七,即不可过凉,盖恐湿热一去,阳亦衰微也。面色苍者,须要顾其津液,清凉到十分之六七,往往热减身寒者,不可便云虚寒而投补剂,恐炉烟虽熄,灰中有火也,须细察精详,方少少与之,慎不可漫然而进也。又有酒客里湿素盛,外邪入里,与之相抟。在阳旺之躯,胃湿恒多;在阴盛之体,脾湿亦不少。然其化热则一。热病救阴犹易,通阳最难。救阴不在补血,而在养津与测汗;通阳不在温,而在利小便。较之杂证,有不同也。

再舌苔白厚而干燥者,此胃燥气伤也,滋润药中加甘草,令甘守津还之意。舌白而薄者,外感风寒也,当疏散之。若薄白而干者,肺液伤也,加麦冬、花露、芦根汁等轻清之品,为上者上之也。若苔白而底绛者,湿遏热伏也,当先泄湿透热,防其即干也,此可勿忧,再从里而透外,则变润矣。初病舌即干,神不昏者,宜急养正,微加透邪之药;若神已昏,此内匮,不可救药矣。再有不拘何色舌生芒刺者,皆是上焦热极也,当用青布拭冷薄荷水揩之,即去者轻,旋即生者险矣。舌苔不燥,自觉闷极者,属脾湿盛也;或有伤痕血迹者,必问曾经搔挖否? 不可以有血而便为枯症,仍从湿治可也。再有神情清爽,舌胀大不能退场门者,此脾湿胃热,郁极化风,而毒延于口也,用大黄磨入当用剂内,则舌胀自消矣。又有舌上白苔黏腻,吐出浊厚涎沫者,其口必甜,此为脾瘅,乃湿热气聚,与谷气相抟,土有余也,盈满则上泛,当用佩兰叶芳香辛散以逐之。若舌上苔如碱者,胃中宿滞挟浊秽郁伏,当急急开泄,否则闭结中焦,不能从募原达出矣。若舌白如粉而滑,四边色紫绛者,温疫病初入募原,未归胃腑,急急透解,莫待传入而为险恶之症。且见此舌者,病必见凶,须要小心。

再黄苔不甚厚而滑者,热未伤津,犹可清

热透表;若虽薄而干者,邪虽去而津受伤也,苦重之药当禁,宜甘寒轻剂养之。再论其热传营,舌色必绛。绛,深红色也。初传,绛色中兼黄白色,此气分之邪未尽也,泄卫透营,两和可也。纯绛鲜泽者,包络受邪也,宜犀角、鲜生地、连翘、郁金、石菖蒲等清泄。延之数日,或平素心虚有痰,外热一陷,里络即闭,非菖蒲、郁金等所能开,须用牛黄丸、至宝丹之类以开其闭,恐其昏厥为痉也。再论舌绛而干燥者,火邪劫营,凉血清血为要。色绛而舌心干者,乃心胃火燔,劫烁津液,即黄连、石膏亦可加入。其有舌心独绛而干者,亦胃热而心营受灼也,当于清胃方中加入清心之品,否则延及于尖,为津干火盛之候矣。舌尖独绛而干,此心火上炎,用导赤散泻其腑。若烦渴烦热,舌心干,四边色红,中心或黄或白者,此非血分也,乃上焦气热烁津,急用凉膈散散其无形之热,再看其后转变可也。慎勿用血药,反致滋腻留邪。至舌绛望之若干,手扪之原有津液,此津亏湿热熏蒸,将成浊痰,蒙闭心包也;舌色绛而上有黏腻似苔非苔者,中挟秽浊之气,急加芳香逐之;舌绛而抵齿难伸退场门者,痰阻舌根,有内风也;舌绛而光亮者,胃阴亡也,急用甘凉濡润之品;舌绛而有碎点黄白者,将生疳也;大红点者,热毒乘心也,用黄连、金汁;其有虽绛而不鲜,干枯而痿者,此肾阴涸也,急以阿胶、鸡子黄、地黄、天冬等救之,缓则恐涸极而无救也。

再有热传营血,其人素有瘀伤宿血在胸膈中,舌色必紫而暗,扪之潮湿,当加散血之品,如琥珀、丹参、桃仁、丹皮等,否则瘀血与热相抟,阻遏正气,遂变如狂发狂之症。若紫而肿大者,乃酒毒冲心;紫而干晦者,肾肝色泛也,难治。

舌若淡红无色,或干而色不荣者,乃是胃津伤而气无化液也。当用炙甘草汤,不可用寒凉药。舌无苔而有如烟煤隐隐者,慎不可忽视。如口渴烦热而燥者,平时胃燥也,不可攻之,宜甘寒益胃;若不渴肢寒而润者,乃挟阴病,宜甘温扶中。此何以故？外露而里无也。舌黑而滑者，水来克火，为阴症，当温之；若见短缩，此肾气竭也，为难治。惟加人参、五味子，或救万一。舌黑而干者，津枯火炽，急急泻南补北；若黑燥而中心厚者，土燥水竭，急以咸苦下之。

再温热之病，看舌之后，亦须验齿。齿为肾之余，龈为胃之络，热邪不燥胃津，必耗肾液，且二经之血，走于此处。病深动血，结瓣于上，阳血色紫，紫如干漆；阴血色黄，黄如酱瓣。阳血若见，安胃为主；阴血若见，救肾为要。然豆瓣色者多险，惟症尚不逆者犹可治，否则难治矣。此何故耶？盖阴下竭、阳上厥也。齿若光燥如石者，胃热甚也，证见无汗恶寒，卫偏胜也，辛凉泄卫透汗为要。若如枯骨色者，肾液枯也，为难治。若上半截润，水不上承而心火上炎也，急急清心救水，俟枯处转润为妥。若齿垢如灰糕样者，胃气无权，津亡而湿浊用事，多死。初病齿缝流清血，痛者为胃火冲激；不痛者为龙火内燔。齿焦无垢者死；齿焦有垢者，肾热胃劫也，当微下之，或玉女煎清胃救肾可也。若切牙啮齿者，湿热化风，痉病；但切牙者，胃热气走其络也；切牙而脉证皆衰者，胃虚无谷以内荣也。此何以故？虚则喜实也。舌本不缩而硬，牙关咬定难开者，此非风痰阻络，即欲作痉症。用酸物擦之即开，酸走筋，木来泄土故也。

凡斑疹初见，须用纸拈照看胸背两胁，点大而在皮肤之上者为斑；或云头隐隐，或琐碎小粒者为疹。又宜见而不宜多见。按方书谓斑色红者属胃热，紫者热极，黑者胃烂，然亦必看外症所合，方可断也。春夏之间，湿病俱发斑疹为甚，如淡红色，四肢清，口不甚渴，脉不洪数，此非虚斑，即属阴斑，或胸前微见数点，面赤足冷，或下利清谷，此阴盛格阳于上，当温之。若斑色紫而点小者，心包热也；点大而紫，胃中热也。斑黑而光亮者，虽属不治，然其人气血充者，根据法治之，或有可救；若黑而晦者必死。黑而隐隐四旁赤色者，乃火

郁内伏，大用清凉透发，间有转红而可救者。又有夹斑带疹，皆是邪之不一，各随其部而泄。然斑属血者恒多，疹属气者不少。斑疹皆是邪气外露之象，发出之时，宜神情清爽，方为外解里和。如斑疹出而昏者，此正不胜邪而内陷，或胃津内涸之候矣。

再有一种白，小粒如水晶色者，此湿热伤肺，邪虽出而气液枯也，必得甘药补之。若未至久延，气液尚在未伤，乃为湿郁卫分，汗出不彻之故，当理气分之邪。枯白如骨者多凶，气液竭也。

再妇人病温与男子同，但多胎前产后，以及经水适来适断。大凡胎前病，古人皆以四物加减用之，谓恐邪来害妊也。如热极者，有用井底泥及蓝布浸冷覆盖腹上等，皆是护胎之意。然亦须看其邪之可解而用之。如血腻之药不灵，又当审察，不可固执，仍宜步步保护胎元，恐正损邪陷也。至于产后，方书谓慎用苦寒，恐伤已亡之阴也。然亦要辨其邪能从上中解者，稍从症用之，亦无妨也。不过勿犯下焦，且属虚体，当如虚怯人病邪而治。况产后当血气沸腾之际，最多空窦，邪必乘虚内陷，虚处受邪，为难治也。如经水适来适断，邪将陷于血室，少阳伤寒，言之详悉，不必多赘。但数动与正伤寒不同。仲景立小柴胡汤提出所陷热邪，参、枣以扶胃气，因冲脉隶属阳明也。此惟虚者为合治。若热邪陷入，与血相结者，当宗陶氏小柴胡汤去参、枣，加生地、桃仁、楂肉、丹皮或犀角等。若本经血结自甚，必少腹满痛，轻者刺期门，重者小柴胡汤去甘药加延胡、归尾、桃仁；挟寒加肉桂心；气滞加香附、陈皮、枳壳等。然热陷血室之症，多有谵语，如狂之象，与阳明胃热相似。此种病机，最须辨别。血结者身体必重，非若阳明之轻便者。何以故耶？阴主重浊，络脉被阻，身之侧旁气痹，连及胸背，皆为阻窒。故去邪通络，正合其病。往往延久，上逆心包，胸中痹痛，即陶氏所谓血结胸也。

清·吴鞠通《温病条辨》

朱 序

天以运六气化生万物，不能无过不及之差，于是有六淫之邪，非谓病寒不病温，病温不病寒也。后汉张仲景著《伤寒论》，发明轩岐之奥旨，如日星河岳之丽天地，任百世之钻仰，而义蕴仍未尽也。然其书专为伤寒而设，未尝遍及于六淫也。奈后之医者，以治伤寒之法，应无穷之变，势必至如凿枘之不相入。至明陶节庵《六书》，大改仲景之法，后之学者，苦张之艰深，乐陶之简易，莫不奉为蓍蔡，而于六淫之邪，混而为一，其死于病者十二三，死于医者十八九，而仲景之说，视如土苴矣。余来京师，获交吴子鞠通，见其治疾，一以仲景为依归，而变化因心，不拘常格，往往神明于法之外，而究不离乎法之中，非有得于仲景之深者不能。久之，乃出所著《温病条辨》七卷，自温而热而暑而湿而燥，一一条分缕析，莫不究其病之所从生，推而至于所终极；其为方也约而精，其为论也闳以肆，俾二千余年之尘雾，豁然一开。昔人谓仲景为轩岐之功臣，鞠通亦仲景之功臣也。余少时颇有志于医，年逾四十，始知其难，乃废然而返。今读鞠通之书，目识心融，若有牖其明而启其秘者，不诚学医者一大快事哉！爰不辞而为之序。

嘉庆辛未四月既望 宝应朱彬序

汪 序

昔淳于公有言：人之所病，病病多；医之所病，病方少。夫病多而方少，未有甚于温病者矣！何也？六气之中，君相二火无论已，风湿与燥，无不兼温，惟寒水与温相反，然伤寒者必病热，天下之病，孰有多于温病者乎？方书始于仲景，仲景之书专论伤寒，此六气中之一气耳。其中有兼言风者，亦有兼言温者，然所谓风者，寒中之风，所谓温者，寒中之温，以其书本论伤寒也。其余五气，概未之及，是以后世无传焉。虽然，作者谓圣，述者谓明，学者诚能究其文，通其义，化而裁之，推而行之，以治六气可也，以治内伤可也。亡如，世鲜知十之才士，以阙如为耻，不能举一反三，惟务按图索骥。盖自叔和而下，大约皆以伤寒之法，疗六气之病，御风以绤，指鹿为马，殆试而辄困，亦知其术之疏也。因而沿习故方，略变药味，冲和、解肌诸汤，纷然著录，至陶氏之书出，遂居然以杜撰之伤寒，治天下之六气，不独仲景之书所未言者，不能发明，并仲景已定之书，尽遭窜易，世俗乐其浅近，相与宗之，而生民之祸亟矣！又有吴又可者，著《温疫论》，其方本治一时之时疫，而世误以治常候之温热。最后若方中行、喻嘉言诸子，虽列温病于伤寒之外，而治法则终未离乎伤寒之中。惟金源刘河间守真氏者，独知热病，超出诸家，所著《六书》，分三焦论治，而不墨守六经，庶几幽室一灯，中流一柱。惜其人朴而少文，其论简而未畅，其方时亦杂而不精，承其后者，又不能阐明其意，裨补其疏，而下士闻道，若张景岳之徒，方且怪而訾之，于是其学不明，其说不行。而世之俗医，遇温热之病，无不首先发表，杂以消导，继则峻投攻下，或妄用温补，轻者以重，重者以死，幸免则自谓己功，致死则不言己过。即病者亦但知膏肓难挽，而不悟药石杀人，父以授子，师以传弟，举世同风，牢不可破，肺腑无语，冤鬼夜嗥，二千余年，略同一辙，可胜慨哉！我朝治洽学明，名贤辈出，咸知溯原《灵》《素》，问道长沙。自吴人叶天士氏《温病论》《温病续论》出，然后当名辨物，好学之士，咸知向方，而贪常习故之流，犹且各是师说，恶闻至论，其粗工则又略知疏节，未达精旨，施之于用，罕得十全。吾友鞠通吴子，怀救世之心，秉超悟之哲，嗜学不厌，研理务精，抗志以希古人，虚心而师百氏，病斯世之贸贸也，述先贤之格言，摅生平之心得，穷源竟委，作为是书，然犹未敢自信，且惧世之未信之也，藏诸笥者久之。予谓学者之心，固无自信时也，然以天下至多之病，而竟无应病之方，幸而得之，亟宜出而公之，譬如拯溺救焚，岂待整冠束发，况乎心理无异，大道不孤，是书一出，子云其人，必当旦暮遇之，且将有阐明其意，裨补其疏，使天札之民，咸登仁寿者，此天下后世之幸，亦吴子之幸也。若夫折杨皇荂，听然而笑，阳春白雪，和仅数人，自古如斯，知我罪我，一任当世，岂不善乎！吴子以为然，遂相与评骘而授之梓。

嘉庆十有七年壮月既望　同里愚弟汪廷珍谨序

苏　序

立天之道，曰阴与阳，立地之道，曰柔与刚，立人之道，曰仁与义。医，仁道也，而必智以先之，勇以副之，仁以成之。智之所到，汤液针灸任施，无处不当；否则卤莽不经，草菅民命矣。独是聪明者予智自雄，涉猎者穿凿为智，皆非也。必也博览载籍，上下古今，目如电，心如发，智足以周乎万物，而后可以道济天下也。在昔有熊御极，生而神灵，犹师资于僦贷季、岐伯，而《内经》作。周秦而降，代有智人。东汉长沙而外，能径窥轩岐之壶奥者，指不多屈。外是缅一家言，争著为书，曾未见长沙之项背者比比。所以医方之祖，必推仲景，而仲景之方，首重伤寒，人皆宗之。自晋王叔和编次《伤寒论》，则割裂附会矣。

王好古辈著《伤寒续编》《伤寒类证》等书，俗眼易明，人多便之。金元以后，所谓仲景之道，日晦一日。嗟夫！晚近庸质，不知仲景，宁识伤寒，不知伤寒，宁识温病，遂至以治寒者治温。自唐宋迄今，千古一辙，何胜浩叹！然则其法当何如？曰：天地阴阳，日月水火，罔非对待之理，人自习焉不察；《内经》平列六气，人自不解耳。伤寒为法，法在救阳；温热为法，法在救阴。明明两大法门，岂可张冠李戴耶！假令长沙复起，必不以伤寒法治温也。仆不敏，年少力学，搜求经史之余，偶及方书，心窃为之怦怦，自谓为人子者当知之，然有志焉而未逮也。乾隆丁未春，萱堂弗豫，即以时温见背，悲愤余生，无以自赎，誓必欲精于此道。庐墓之中，环列近代医书，朝研而夕究，茫茫无所发明。求诸师友，流览名家，冀有以启迪之，则所知惟糟粕。上溯而及于汉唐，洊至《灵枢》《素问》诸经，捧读之余，往往声与泪俱。久之别有会心，十年而后，汩汩焉若心花之漫开，觉古之人原非愚我，我自愚耳。离经泥古，厥罪惟均，读书所贵，得间后可。友人吴子鞠通，通儒也，以颖悟之才，而好古敏求，其学医之志，略同于仆，近师承于叶氏，而远追踪乎仲景。其临证也，虽遇危疾，不避嫌怨。其处方也，一遵《内经》，效法仲祖。其用药也，随其证而轻重之，而功若桴鼓。其殆智而勇，勇而仁者哉！嘉庆甲子，出所著治温法示余，余向之急欲订正者，今乃发复析疑，力矫前非，如拨云见日，宁不快哉！阅十稔而后告成，名曰《温病条辨》。末附三卷，其一为条辨之翼，余二卷约幼科、产后之大纲，皆前人之不明六气而致误者，莫不独出心裁，发前人所未发。呜呼！昌黎有云："莫为之前，虽美弗彰；莫为之后，虽圣弗传。"此编既出，将欲悬诸国门，以博弹射。积习之难革者，虽未必一时尽革，但能拾其绪余，即可为苍生之福。数百年后，当必有深识其用心者夫！然后知此编之羽翼长沙，而为长沙之功臣，实亦有熊氏之功臣也。是为序。

嘉庆癸酉仲秋谷旦　苏完愚弟征保拜书

问心堂温病条辨自序

夫立德立功立言,圣贤事也,瑭何人斯,敢以自任?缘瑭十九岁时,父病年余,至于不起,瑭愧恨难名,哀痛欲绝,以为父病不知医,尚复何颜立天地间,遂购方书,伏读于苫块之余。至张长沙"外逐荣势,内忘身命"之论,因慨然弃举子业,专事方术。越四载,犹子巧官病温。初起喉痹,外科吹以冰硼散,喉遂闭,又遍延诸时医治之,大抵不越双解散、人参败毒散之外,其于温病治法,茫乎未之闻也,后至发黄而死。瑭以初学,未敢妄赞一词,然于是证,亦未得其要领。盖张长沙悲宗族之死,作《玉函经》,为后世医学之祖,奈《玉函》中之《卒病论》,亡于兵火,后世学者,无从仿效,遂至各起异说,得不偿失。又越三载,来游京师,检校《四库全书》,得明季吴又可《温疫论》,观其议论宏阔,实有发前人所未发,遂专心学步焉。细察其法,亦不免支离驳杂,大抵功过两不相掩,盖用心良苦,而学术未精也。又遍考晋唐以来诸贤议论,非不珠璧琳琅,求一美备者,盖不可得,其何以传信于来兹!瑭进与病谋,退与心谋,十阅春秋,然后有得,然未敢轻治一人。癸丑岁,都下温疫大行,诸友强起瑭治之,大抵已成坏病,幸存活数十人,其死于世俗之手者,不可胜数。呜呼!生民何辜,不死于病而死于医,是有医不若无医也,学医不精,不若不学医也。因有志采辑历代名贤著述,去其驳杂,取其精微,间附己意,以及考验,合成一书,名曰《温病条辨》,然未敢轻易落笔。又历六年,至于戊午,吾乡汪瑟庵先生促瑭曰:来岁己未湿土正化,二气中温厉大行,子盍速成是书,或者有益于民生乎!瑭愧不敏,未敢自信,恐以救人之心,获欺人之罪,转相仿效,至于无穷,罪何自赎哉!然

是书不出,其得失终未可见,因不揣固陋,黾勉成章,就正海内名贤,指其疵谬,历为驳正,将万世赖之无穷期也。

淮阴吴瑭自序

凡　例

一、是书仿仲景《伤寒论》作法,文尚简要,便于记诵。又恐简则不明,一切议论,悉于分注注明,俾纲举目张,一见了然,并免后人妄注,致失本文奥义。

二、是书虽为温病而设,实可羽翼伤寒。若真能识得伤寒,断不致疑麻桂之法不可用;若真能识得温病,断不致以辛温治伤寒之法治温病。伤寒自以仲景为祖,参考诸家注述可也;温病当于是书中之辨似处究心焉。

三、晋唐以来诸名家,其识见学问工夫,未易窥测,瑭岂敢轻率毁谤乎!奈温病一证,诸贤悉未能透过此关,多所弥缝补救,皆未得其本真,心虽疑虑,未敢直断明确,其故皆由不能脱却《伤寒论》蓝本,其心以为推戴仲景,不知反晦仲景之法。至王安道始能脱却伤寒,辨证温病,惜其论之未详,立法未备。吴又可力为卸却伤寒,单论温病,惜其立论不精,立法不纯,又不可从。惟叶天士持论平和,立法精细。然叶氏吴人,所治多南方证,又立论甚简,但有医案散见于杂证之中,人多忽之而不深究。瑭故历取诸贤精妙,考之《内经》,参以心得,为是编之作。诸贤如木工钻眼,已至九分,瑭特透此一分,作圆满会耳,非敢谓高过前贤也。至于驳证处,不得不下直言,恐误来学。《礼》云:"事师无犯无隐,"瑭谨遵之。

四、是书分为五卷:首卷历引经文为纲,分注为目,原温病之始;一卷为上焦篇,凡一切温病之属上焦者系之;二卷为中焦篇,凡温病之属中焦者系之;三卷为下焦篇,凡温病之属下焦者系之;四卷杂说救逆,病后调治。俾阅者心目了然,胸有成局,不致临证混淆,有

治上犯中，治中犯下之弊。末附一卷，专论产后调治与产后惊风、小儿急慢惊风、痘证，缘世医每于此证，惑于邪说，随手杀人，毫无依据故也。

五、《经》谓先夏至为病温，后夏至为病暑，可见暑亦温之类，暑自温而来，故将暑温、湿温，并收入温病论内。然治法不能尽与温病相同，故上焦篇内第四条谓：温毒、暑温、湿温不在此例。

六、是书之出，实出于不得已。因世之医温病者，毫无尺度，人之死于温病者，不可胜纪。无论先达后学，有能择其弊窦，补其未备，瑭将感之如师资之恩。

七、是书原为济病者之苦，医医士之病，非为获利而然，有能翻版传播者听之，务望校对真确。

八、《伤寒论》六经由表入里，由浅及深，须横看。本论论三焦由上及下，亦由浅入深，须竖看，与《伤寒论》为对待文字，有一纵一横之妙。学者诚能合二书而细心体察，自无难识之证，虽不及内伤，而万病诊法，实不出此一纵一横之外。

九、方中所定分量，宜多宜少，不过大概而已，尚须临证者自行斟酌。盖药必中病而后可，病重药轻，见病不愈，反生疑惑；若病轻药重，伤及无辜，又系医者之大戒。古人治病，胸有定见，目无全牛，故于攻伐之剂，每用多备少服法；于调补之剂，病轻者日再服，重者日三服，甚则日三夜一服。后人治病，多系捉风捕影，往往病东药西，败事甚多；因拘于药方之说，每用药多者二、三钱，少则三、五分为率，遂成痼疾。吾见大江南北，用甘草必三、五分。夫甘草之性最为和平，有国老之称，坐镇有余，施为不足，设不假之以重权，乌能为功，即此一端，殊属可笑！医并甘草而不能用，尚望其用他药哉！不能用甘草之医，尚足以言医哉！又见北方儿科于小儿痘证，自一、二朝用大黄，日加一、二钱，甚至三、五钱，

加至十三、四朝，成数两之多，其势必咬牙寒战，灰白塌陷，犹曰此毒未净也，仍须下之，有是理乎？《经》曰："大毒治病，十衰其六；中毒治病，十衰其七；小毒治病，十衰其八；无毒治病，十衰其九。食养尽之，勿使过剂。"医者全在善测病情，宜多宜少，胸有确见，然后依经训约之，庶无过差也。

十、此书须前后互参，往往义详于前，而略于后，详于后，而略于前。再，法有定而病无定。如温病之不兼湿者，忌刚喜柔；愈后胃阳不复，或因前医过用苦寒，致伤胃阳，亦间有少用刚者；温病之兼湿者，忌柔喜刚；湿退热存之际，乌得不用柔哉！全在临证者善察病情，毫无差忒也。

十一、是书原为温病而设，如疟、痢、疸、痹，多因暑温、湿温而成，不得不附见数条，以粗立规模，其详不及备载，以有前人之法可据，故不详论。是书所详论者，论前人之未备者也。

十二、是书着眼处全在认证无差，用药先后缓急得宜，不求识证之真，而妄议药之可否，不可与言医也。

十三、古人有方即有法，故取携自如，无投不利。后世之失，一失于测证无方，识证不真，再失于有方无法。本论于各方条下，必注明系用《内经》何法，俾学者知先识证，而后有治病之法，先知有治病之法，而后择用何方。有法同而方异者，有方似同而法异者，稍有不真，即不见效，不可不详察也。

十四、大匠诲人，必以规矩，学者亦必以规矩。是书有鉴于唐宋以来，人自为规，而不合乎大中至正之规，以至后学宗张者非刘，朱者非李，未识医道之全体，故远追《玉函经》，补前人之未备，尤必详立规矩，使学者有阶可升，至神明变化出乎规矩之外，而仍不离乎规矩之中，所谓从心所欲不逾矩。是所望于后之达士贤人，补其不逮，诚不敢自谓尽善又尽美也。

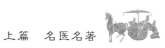
目 录

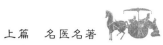

卷首　原病篇

汪瑟庵先生参订　吴瑭鞠通氏著
征以园先生同参　受业侄嘉会校字
朱武曹先生点评　男廷莲同校

一、《六元正纪大论》曰：辰戌之岁，初之气，民厉温病；卯酉之岁，二之气，厉大至，民善暴死；终之气，其病温。寅申之岁，初之气，温病乃起；丑未之岁，二之气，温厉大行，远近咸若。子午之岁，五之气，其病温。己亥之岁，终之气，其病温厉。

叙气运，原温病之始也。每岁之温。有早暮微盛不等，司天在泉，主气客气，相加临而然也。细考《素问》注自知，兹不多赘。

按吴又可谓温病非伤寒，温病多而伤寒少，甚通。谓非其时而有其气，未免有顾此失彼之诮。盖时和岁稔，天气以宁，民气以和，虽当盛之岁亦微；至于凶荒兵火之后，虽应微之岁亦盛，理数自然之道，无足怪者。

二、《阴阳应象大论》曰：喜怒不节，寒暑过度，生乃不固。故重阴必阳，重阳必阴，故曰：冬伤于寒，春必病温。

上节统言司天之病，此下专言人受病之故。

细考宋元以来诸名家，皆不知温病伤寒之辨。如庞安常之《卒病论》，朱肱之《活人书》，韩祗和之《微旨》，王实之《证治》，刘守真之《伤寒医鉴》《伤寒直格》，张子和之《伤寒心镜》等书，非以治伤寒之法治温病，即将温暑认作伤寒，而疑麻桂之法不可用，遂别立防风通圣、双解通圣、九味羌活等汤，甚至于辛温药中加苦寒，王安道《溯洄集》中辨之最详，兹不再辨。论温病之最详者，莫过张景岳、吴又可、喻嘉言三家。时医所宗者，三家为多，请略陈之：按张景岳、喻嘉言，皆著讲"寒"字，并未理会本文上有"故曰"三字，上文有"重阴必阳、重阳必阴"二句。张氏立论出方，悉与伤寒混，谓温病即伤寒，袭前人之旧，全无实得，固无足论。喻氏立论，虽有分析，中篇亦混入

伤寒少阴、厥阴证，出方亦不能外辛温发表，辛热温里，为害实甚。以苦心力学之士，尚不免智者千虑之失，尚何怪后人之无从取法，随手杀人哉！甚矣，学问之难也！吴又可实能识得寒温二字，所见之证，实无取乎辛温、辛热、甘温，又不明伏气为病之理，以为何者为即病之伤寒，何者为不即病待春而发之温病，遂直断温热之原非风寒所中，不责己之不明，反责经言之谬，瑭推原三子之偏，各自有说：张氏混引经文，将论伤寒之文，引证温热，以伤寒化热之后，经亦称热病故也，张氏不能分析，遂将温病认作伤寒。喻氏立论，开口言春温，当初春之际，所见之病，多有寒证，遂将伤寒认作温病。吴氏当崇祯凶荒兵火之际，满眼温疫，遂直辟经文"冬伤于寒，春必病温"之文。盖皆各执己见，不能融会贯通也。瑭按伏气为病，如春温、冬咳、温疟，《内经》已明言之矣。亦有不因伏气，乃司天时令现行之气，如前列《六元正纪》所云是也。此二者，皆理数之常者也。更有非其时而有其气，如又可所云戾气，间亦有之，乃其变也。惟在司命者善查其常变而补救之。

三、《金匮真言论》曰：夫精者，身之本也，故藏于精者，春不病温。

《易》曰：履霜坚冰至。圣人恒示戒于早，必谨于微。《记》曰：凡事预则立。《经》曰：上工不治已病治未病，圣人不治已乱治未乱。此一节当与《月令》参看，与上条冬伤于寒互看。盖谓冬伤寒则春病温，惟藏精者足以避之。故《素问》首章《上古天真论》即言男女阴精之所以生，所以长，所以枯之理；次章紧接《四气调神大论》，示人春养生以为夏奉长之地，夏养长以为秋奉收之地，秋养收以为冬奉藏之地，冬养藏以为春奉生之地。盖能藏精者一切病患皆可却，岂独温病为然哉！《金匮》谓五脏元真通畅，人即安和是也。何喻氏不明此理，将冬伤于寒作一大扇文字，将不藏精又作一大扇文字，将不藏精而伤于寒，又总作一大扇文字，勉强割裂《伤寒论》原文以实

之，未免有过虑则凿之弊。不藏精三字须活看，不专主房劳说，一切人事之能摇动其精者皆是，即冬日天气应寒而阳不潜藏，如春日之发泄，甚至桃李反花之类亦是。

汪按：喻氏天资超卓，学力精锐，在此道诚为独辟榛芜，深窥奥窔，但帖括结习太重，往往于间架门面上著力，论伤寒以青龙与桂麻鼎峙，柯氏已正其失矣，乃论温病仍用三扇，甚至方法数目，一一求合《伤寒论》，正如汉唐步天，以律吕卦爻为主，牵凑补缀，反使正义不明，读者当分别观之也。《寓意草》中金鉴一条，仍属伤寒，指为温病者非。

四、《热论篇》曰：凡病伤寒而成温者，先夏至日者为病温，后夏至日者为病暑。暑当与汗出，勿止。

温者，暑之渐也。先夏至，春候也。春气温，阳气发越，阴精不足以承之，故为病温。后夏至，温盛为热，热盛则湿动，热与湿搏而为暑也。勿者，禁止之词。勿止暑之汗，即治暑之法也。

五、《刺志论》曰：**气盛身寒，得之伤寒；气虚身热，得之伤暑。**

此伤寒暑之辨也。经语分明如此，奈何世人悉以治寒法治温暑哉！

六、《生气通天论》曰：**因于暑，汗，烦则喘喝，静则多言。**

暑中有火，性急则疏泄，故令人自汗。火与心同气相求，故善烦（烦从火从页，谓心气不宁，而面若火烁也）。烦则喘喝者，火克金故喘，郁遏胸中清廓之气，故欲喝而呻之。其或邪不外张而内藏于心，则静；心主言，暑邪在心，虽静亦欲自言不休也。

七、《论疾诊尺篇》曰：**尺肤热甚，脉盛躁者，病温也；其脉盛而滑者，病且出也。**

此节以下，诊温病之法。

《经》之辨温病分明如是，何世人悉谓伤寒，而悉以伤寒足三阴经温法治之哉！张景岳作《类经》，割裂经文，蒙混成章，由未细心绎绎也。尺肤热甚，火烁精也；脉盛躁，精被

火煎沸也；脉盛而滑，邪机向外也。

八、《热病篇》曰：热病三日，而气口静，人迎躁者，取之诸阳五十九刺，以泻其热而出其汗，实其阴以补其不足者。身热甚，阴阳皆静者，勿刺也；其可刺者，急取之，不汗出则泄。所谓勿刺者，有死征也。热病七日八日，动喘而弦者，急刺之，汗且自出，浅刺手大指间。热病七日八日，脉微小，病者溲血，口中干，一日半而死，脉代者一日死。热病已得汗出而脉尚躁，喘，且复热，勿刺肤，喘甚者死。热病七日八日，脉不躁，躁不散数，后三日中有汗，三日不汗，四日死；未曾汗者，勿腠刺之。热病不知所痛，耳聋不能自收，口干，阳热甚，阴颇有寒者，热在骨髓，死不可治。热病已得汗而脉尚躁盛，此阴脉之极也，死；其得汗而脉静者生。热病者，脉尚躁盛而不得汗者，此阳脉之极也，死（阳脉之极，虽云死征，较前阴阳俱静有差。此证犹可大剂急急救阴，亦有活者。盖已得汗而阳脉躁甚，邪强正弱，正尚能与邪争，若留得一分正气，便有一分生理，只在留之得法耳。至阴阳俱静，邪气深入下焦阴分，正无捍邪之意，直听邪之所为，不死何待）。脉盛躁，得汗，静者生。热病不可刺者有九：一曰汗不出，大颧发赤，哕者死。二曰泄而腹满甚者死。三曰目不明，热不已者死。四曰老人婴儿，热而腹满者死。五曰汗大出，呕，下血者死。六曰舌本烂，热不已者死。七曰咳而衄，汗不出，出不至足者死。八曰髓热者死。九曰热而痉者死，腰折、瘛疭、齿噤齘也。凡此九者不可刺也。太阳之脉色荣颧骨，热病也，与厥阴脉争见者，死期不过三日。少阳之脉色荣颊前，热病也，与少阴脉争见者，死期不过三日。

此节历叙热病之死征，以禁人之刺，盖刺则必死也。然刺固不可，亦间有可药而愈者。盖刺法能泄能通，开热邪之闭结最速，至于益阴以留阳，实刺法之所短，而汤药之所长也。

热病三日而气口静人迎躁者，邪机尚浅，在上焦，故取之诸阳以泄其阳邪，阳气通则汗

随之。实其阴以补其不足者，阳盛则阴衰，泻阳则阴得安其位，故曰实其阴，泻阳之有余，即所以补阴之不足，故曰补其不足也（实其阴以补其不足，此一句，实治温热之吃紧大纲。盖热病未有不耗阴者，其耗之未尽则生，尽则阳无留恋，必脱而死也。真能体味此理，思过半矣。此论中治法，实从此处入手）

身热甚而脉之阴阳皆静，脉证不应，阳证阴脉，故曰勿刺。

热病七、八日，动喘而弦，喘为肺气实，弦为风火鼓荡，故浅刺手大指间，以泄肺气，肺之热痹开则汗出。大指间，肺之少商穴也。

热证七、八日，脉微小者，邪气深入下焦血分，逼血从小便出，故溲血；肾精告竭，阴液不得上潮，故口中干；脉至微小，不惟阴精竭，阳气亦从而竭矣，死象自明。倘脉实者可治，法详于后。

热病已得汗，脉尚躁而喘，故知其复热也；热不为汗衰，火热克金故喘。金受火克，肺之化源欲绝，故死。间有可治，法详于后。

热病不知所痛，正衰不与邪争也；耳聋，阴伤精欲脱也；不能自收，真气惫也；口干热甚，阳邪独盛也；阴颇有寒，此寒字，作虚字讲，谓下焦阴分颇有虚寒之证，以阴精亏损之人，真气败散之象已见，而邪热不退，未有不乘其空虚而入者，故曰热在骨髓，死不治也。其有阴衰阳盛而真气未至溃败者，犹有治法，详见于后。

热病已得汗而脉尚躁盛，此阴虚之极，故曰死。然虽不可刺，犹可以药，沃之得法，亦有生者，法详于后。

脉躁盛不得汗，此阳盛之极也。阳盛而至于极，阴无容留之地，故亦曰死。然用药开之得法，犹可生，法详于后。

汗不出而颧赤，邪盛不得解也；哕，脾阴病也。阴阳齐病，治阳碍阴，治阴碍阳，故曰死也。泄而腹满甚，脾阴病重也，亦系阴阳皆病。目不明，精散而气脱也。《经》曰：精散视岐，又曰：气脱者目不明。热犹未已，仍铄其

精而伤其气，不死得乎！老人婴儿，一则孤阳已衰，一则稚阳未足，既得温热之阳病，又加腹满之阴病，不必至于满甚，而已有死道焉。汗不出为邪阳盛，呕为正阳衰；下血者，热邪深入不得外出，必逼迫阴络之血下注，亦为阴阳两伤也。舌本烂，肾脉、胆脉、心脉皆循喉咙系舌本，阳邪深入，则一阴一阳之火结于血分，肾水不得上济，热退犹可生，热仍不止，故曰死也。咳而衄，邪闭肺络，上行清道，汗出邪泄可生，不然则化源绝矣。髓热者，邪入至深至于肾部也。热而痉，邪入至深至于肝部也。以上九条，虽皆不可刺，后文亦间立治法，亦有可生者。太阳之脉色荣颧骨为热病者，按手太阳之脉，由目内眦斜络于颧，而与足太阳交，是颧者两太阳交处也。太阳属水，水受火沸，故色荣赤为热病也；与厥阴脉争见，厥阴，木也，水受火之反克，金不来生木反生火，水无容足之地，故死速也。少阳之脉色荣颊前为热病者，按手少阳之脉，出耳前，过客主人前（足少阳穴），交颊至目锐眦而交足少阳，是颊前两少阳交处也，少阳属相火，火色现于二经交会之处，故为热病也；与少阴脉争见，少阴属君火，二火相炽，水难为受，故亦不出三日而死也。

九、《评热病论》：帝曰：有病温者，汗出辄复热，而脉躁疾，不为汗衰，狂言不能食，病名为何？岐伯曰：病名阴阳交。交者死也。人所以汗出者，皆生于谷，谷生于精。今邪气交争于骨肉而得汗者，是邪却而精胜也。精胜则当能食而不复热。复热者，邪气也，汗者，精气也。今汗出而辄复热者，邪气胜也；不能食者，精无俾也；病而留者，其寿可立而倾也。且夫《热论》曰：汗出而脉尚躁盛者死。今脉不与汗相应，此不胜其病也，其死明矣。狂言者，是失志，失志者死。今见三死，不见一生，虽愈必死也。

此节语意自明，《经》谓必死之证，谁敢谓生，然药之得法，有可生之理，前所谓针药各异用也，详见后。

十、《刺热篇》曰:肝热病者,小便先黄,腹痛多卧,身热。热争则狂言及惊,胁满痛,手足躁,不得安卧,庚辛甚,甲乙大汗,气逆则庚辛日死。刺足厥阴、少阳。其逆则头痛员员,脉引冲头也。

肝病小便先黄者,肝脉络阴器;又肝主疏泄,肝病则失其疏泄之职,故小便先黄也。腹痛多卧,木病克脾土也。热争,邪热甚而与正气相争也。狂言及惊,手厥阴心包病也,两厥阴同气,热争,则手厥阴亦病也。胁满痛,肝脉行身之两旁,胁,其要路也。手足躁不得安卧,肝主风,风淫四末,又木病克土,脾主四肢,木病热,必吸少阴肾中真阴,阴伤,故骚扰不得安卧也。庚辛金日克木,故甚。甲乙肝木旺时,故汗出而愈。气逆谓病重而不顺其可愈之理,故逢其不胜之日而死也。刺足厥阴、少阳,厥阴系本脏,少阳,厥阴之腑也,并刺之者,病在脏,泻其腑也。逆则头痛以下,肝主升,病极而上升之故。

自庚辛日甚以下之理,余脏仿此。

十一、心热病者,先不乐,数日乃热。热争,则卒心痛,烦闷善呕,头痛,面赤,无汗;壬癸甚,丙丁大汗,气逆则壬癸死。刺手少阴、太阳。

心病先不乐者,心包名膻中,居心下,代君用事,《经》谓膻中为臣使之官,喜乐出焉,心病故不乐也。卒心痛,凡实痛,皆邪正相争,热争,故卒然心痛也。烦闷,心主火,故烦,膻中气不舒,故闷。呕,肝病也,两厥阴同气,膻中代心受病,故热甚而争之后,肝病亦见也,且邪居膈上,多善呕也。头痛,火升也。面赤,火色也。无汗,汗为心液,心病故汗不得通也。

十二、脾热病者,先头重,颊痛,烦心,颜青,欲呕,身热;热争则腰痛,不可用俯仰,腹满泄,两颔痛;甲乙甚,戊己大汗,气逆则甲乙死。刺足太阴、阳明。

脾病头先重者,脾属湿土,性重。《经》谓湿之中人也,首如裹,故脾病头先重也。颊,

少阳部也,土之与木,此负则彼胜,土病而木病亦见也。烦心,脾脉注心也。颜青欲呕,亦木病也。腰痛不可用俯仰,腰为肾之府,脾主制水,肾为司水之神,脾病不能制水,故腰痛;再脾病胃不能独治,阳明主约束而利机关,故痛而至于不可用俯仰也。腹满泄,脾经本病也。颔痛,亦木病也。

十三、肺热病者,先淅然厥,起毫毛,恶风寒,舌上黄,身热;热争则喘咳,痛走胸膺背,不得太息,头痛不堪,汗出而寒;丙丁甚,庚辛大汗,气逆则丙丁死。刺手太阴、阳明,出血如大豆,立已。

肺病先恶风寒者,肺主气,又主皮毛,肺病则气贲郁不得捍卫皮毛也。舌上黄者,肺气不化则湿热聚而为黄苔也(按苔字,方书悉作胎。胎乃胎包之胎,特以苔生舌上,故从肉旁。不知古人借用之字甚多,盖湿热蒸而生苔,或黄,或白,或青,或黑,皆因病之深浅,或寒,或热,或燥,或湿而然,如春夏间石上土坂之阴面生苔者然。故本论苔字,悉从草不从肉)。喘,气郁极也。咳,火克金也。胸膺,背之府也,皆天气主之,肺主天气,肺气郁极,故痛走胸膺背也。走者,不定之词。不得太息,气郁之极也。头痛不堪,亦天气贲郁之极也。汗出而寒,毛窍开,故汗出,汗出卫虚,故恶寒,又肺本恶寒也。

十四、肾热病者,先腰痛,胻痠,苦渴数饮,身热;热争则项痛而强,胻寒且痠。足下热,不欲言。其逆则项痛。员员澹澹然;戊己甚,壬癸大汗,气逆则戊已死。刺足少阴、太阳。

肾病腰先痛者,腰为肾之府,又肾脉贯脊,会于督之长强穴。胻,肾脉入跟中,以上腨内,太阳之脉亦下贯腨内,腨即所胻也;痠,热烁液也。苦渴数饮,肾主五液而恶燥,病热则液伤而燥,故苦渴而饮水求救也。项,太阳之脉,从巅入络脑,还出别下项;肾病至于热争,脏病甚而移之腑,故项痛而强也。胻寒且痠,胻义见上,寒,热极为寒也;痠,热烁液也。

足下热，肾脉从小指之下，邪趋足心涌泉穴，病甚而热也。不欲言，心主言，肾病则水克火也。员员澹澹，状其痛之甚而无奈也。

十五、肝热病者，左颊先赤；心热病者，颜先赤；脾热病者，鼻先赤；肺热病者，右颊先赤；肾热病者，颐先赤。病虽未发，见赤色者刺之，名曰治未病。

此节言五脏欲病之先，必各现端绪于其部分，示人早治，以免热争则病重也。

十六、《热论篇》：帝曰：热病已愈，时有所遗者，何也？岐伯曰：诸遗者，热甚而强食之，故有所遗也。若此者，皆病已衰而热有所藏，因其谷气相薄，两热相合，故有所遗也。帝曰：治遗奈何？岐伯曰：视其虚实，调其逆从，可使必已也。帝曰：病热当何禁之？岐伯曰：病热少愈，食肉则复，多食则遗，此其禁也。

此节言热病之禁也，语意自明。大抵邪之着人也，每借有质以为依附，热时断不可食，热退必须少食，如兵家坚壁清野之计，必俟热邪尽退，而后可大食也。

十七、《刺法论》：帝曰：余闻五疫之至，皆相染易，无问大小，病状相似，不施救疗，如何可得不相移易者？岐伯曰：不相染者，正气存内，邪不可干。

此言避疫之道。

按此下尚有避其毒气若干言，以其想青气、想白气等，近于祝由家言，恐后人附会之词，故节之，要亦不能外"正气存内，邪不可干"二句之理，语意已尽，不必滋后学之惑也。

十八、《玉版论要》曰：病温虚甚死。

病温之人，精血虚甚，则无阴以胜温热，故死。

十九、《平人气象论》曰：人一呼脉三动，一吸脉三动而躁，尺热曰病温，尺不热，脉滑曰病风，脉涩曰痹。

呼吸俱三动，是六、七至脉矣，而气象又急躁，若尺部肌肉热，则为病温。盖温病必伤金水二脏之津液，尺之脉属肾，尺之穴属肺也，此处肌肉热，故知为病温。其不热而脉兼滑者，则为病风，风之伤人也，阳先受之，尺为阴，故不热也。如脉动躁而兼涩，是气有余而血不足，病则为痹矣。

卷一 上焦篇

风温 温热 温疫 温毒 冬温

一、温病者：有风温、有温热、有温疫、有温毒、有暑温、有湿温、有秋燥、有冬温、有温疟。

此九条，见于王叔和《伤寒例》中居多，叔和又牵引《难经》之文以神其说。按时推病，实有是证，叔和治病时，亦实遇是证。但叔和不能别立治法，而叙于《伤寒例》中，实属蒙混，以《伤寒论》为治外感之妙法，遂将一切外感悉收入《伤寒例》中，而悉以治伤寒之法治之，后人亦不能打破此关，因仍苟简，千余年来，贻患无穷，皆叔和之作俑，无怪见驳于方有执、喻嘉言诸公也。然诸公虽驳叔和，亦未曾另立方法。喻氏虽立治法，仍不能脱却伤寒圈子，弊与叔和无二，以致后人无所遵依。本论详加考核，准古酌今，细立治法，除伤寒宗仲景法外，俾四时杂感，朗若列眉；未始非叔和有以肇其端，东垣、河间、安道、又可、嘉言、天士宏其议，而瑭得以善其后也。

风温者，初春阳气始开，厥阴行令，风夹温也。温热者，春末夏初，阳气弛张，温盛为热也。温疫者，厉气流行，多兼秽浊，家家如是，若役使然也。温毒者，诸温夹毒，秽浊太甚也。暑温者，正夏之时，暑病之偏于热者也。湿温者，长夏初秋，湿中生热，即暑病之偏于湿者也。秋燥者，秋金燥烈之气也。冬温者，冬应寒而反温，阳不潜藏，民病温也。温疟者，阴气先伤，又因于暑，阳气独发也。

按诸家论温，有顾此失彼之病，故是编首揭诸温之大纲，而名其书曰《温病条辨》。

二、凡病温者，始于上焦，在手太阴。

伤寒由毛窍而入，自下而上，始足太阳。足太阳膀胱属水，寒即水之气，同类相从，故病始于此。古来但言膀胱主表,殆未尽其义。肺者,皮毛之合也,独不主表乎(按:人身一脏一腑主表之理,人皆习焉不察。以三才大道言之:天为万物之大表,天属金,人之肺亦属金,肺主皮毛,《经》曰皮应天;天一生水;地支始于子,而亥为天门,乃贞元之会;人之膀胱为寒水之腑;故俱同天气,而俱主表也)!治法必以仲景六经次传为祖法。温病由口鼻而入,自上而下,鼻通于肺,始手太阴。太阴金也,温者火之气,风者火之母,火未有不克金者,故病始于此,必从河间三焦定论。再寒为阴邪,虽《伤寒论》中亦言中风,此风从西北方来,乃触发之寒风也,最善收引,阴盛必伤阳,故首郁遏太阳经中之阳气,而为头痛身热等证。太阳阳腑也,伤寒阴邪也.阴盛伤人之阳也。温为阳邪,此论中亦言伤风,此风从东方来,乃解冻之温风也,最善发泄,阳盛必伤阴,故首郁遏太阴经中之阴气,而为咳嗽、自汗、口渴、头痛、身热、尺热等证。太阴阴脏也,温热阳邪也,阳盛伤人之阴也。阴阳两大法门之辨,可了然于心目间矣。

夫大明生于东,月生于西,举凡万物,莫不由此少阳、少阴之气以为生成,故万物皆可名之曰东西。人乃万物之统领也,得东西之气最全,乃与天地东西之气相应。其病也,亦不能不与天地东西之气相应。东西者,阴阳之道路也。由东而往,为木、为风、为温、为火、为热。湿土居中,与火交而成暑,火也者,南也。由西而往,为金、为燥、为水、为寒,水也者,北也。水火者,阴阳之征兆也;南北者,阴阳之极致也。天地运行此阴阳以化生万物,故曰天之无恩而大恩生。天地运行之阴阳和平,人生之阴阳亦和平,安有所谓病也哉!天地与人之阴阳,一有所偏,即为病也。偏之浅者病浅,偏之深者病深;偏于火者病温、病热,偏于水者病清、病寒,此水火两大法门之辨,医者不可不知。烛其为水之病也,而温之热之;烛其为火之病也,而凉之寒之,各救其偏,以抵于平和而已。非如鉴之空,一尘

不染,如衡之平,毫无倚着,不能暗合道妙,岂可各立门户,专主于寒热温凉一家之论而已哉!瑭因辨寒病之原于水,温病之原于火也,而并及之。

三、太阴之为病,脉不缓不紧而动数,或两寸独大,尺肤热,头痛,微恶风寒,身热自汗,口渴。或不渴,而咳,午后热甚者,名曰温病。

不缓,则非太阳中风矣;不紧,则非太阳伤寒矣;动数者,风火相煽之象,《经》谓之躁;两寸独大,火克金也。(按:温病之脉多洪,或长,或滑,或数,兼见不一;然总无紧脉,紧则为寒,乃非温病。但紧数二脉相类,辨之宜确。《脉诀》云:数而弦急为紧;又云:紧来如数似弹绳,数脉惟看至数间。玩此,则知紧数矣。——朱评)。尺肤热,尺部肌肤热甚,火反克水也。头痛、恶风寒、身热自汗,与太阳中风无异,此处最足以相混,于何辨之?于脉动数,不缓不紧,证有或渴,或咳,尺热,午后热甚辨之。太阳头痛,风寒之邪,循太阳经上至头与项,而项强头痛也。太阴之头痛,肺主天气,天气郁,则头亦痛也,且春气在头,又火炎上也。吴又可谓浮泛太阳经者,臆说也。伤寒之恶寒,太阳属寒水而主表,故恶风寒、温病之恶寒,肺合皮毛而亦主表,故亦恶风寒也。太阳病则周身之阳气郁,故身热;肺主化气,肺病不能化气,气郁则身亦热也。太阳自汗,风疏卫也;太阴自汗,皮毛开也,肺亦主卫。渴,火克金也。咳,肺气郁也。午后热甚,浊邪归下,又火旺时也,又阴受火克之象也。

四、太阴风温、温热、温疫、冬温,初起恶风寒者,桂枝汤主之;但热不恶寒而渴者。辛凉平剂银翘散主之。温毒、暑温、湿温、温疟,不在此例。

按:仲景《伤寒论》原文,太阳病(谓如太阳证,即上文头痛,身热,恶风,自汗也),但恶热不恶寒而渴者,名曰温病,桂枝汤主之。盖温病忌汗,最喜解肌,桂枝本为解肌,且桂枝

芳香化浊，芍药收阴敛液，甘草败毒和中，姜、枣调和营卫，温病初起，原可用之。此处却变易前法，恶风寒者，主以桂枝，不恶风寒主以辛凉者，非敢擅违古训也。仲景所云不恶风寒者，非全不恶风寒也，其先亦恶风寒，迨既热之后，乃不恶风寒耳，古文简、质，且对太阳中风热时亦恶风寒言之，故不暇详耳。盖寒水之病，冬气也，非辛温春夏之气，不足以解之，虽曰温病，既恶风寒，明是温自内发，风寒从外搏，成内热外寒之证，故仍旧用桂枝辛温解肌法，俾得微汗，而寒热之邪皆解矣。温热之邪，春夏气也，不恶风寒，则不兼寒风可知，此非辛凉秋金之气不足以解之。桂枝辛温，以之治温，是以火济火也，故改从《内经》"风淫于内、治以辛凉、佐以苦甘"法。（全书力辟以温治温之非，而以桂枝发端，明乎外寒搏内热，或非寒时而感寒气者，本可用之。而纯乎温病者不可用，明矣。又按：外寒搏内热，及非时伤风，春秋皆有之，即暑中亦有之，皆可少投辛温，但须辨之清切耳。——朱评）。

桂枝汤方

桂枝六钱　芍药（炒）三钱　炙甘草二钱　生姜三片　大枣（去核）二枚

煎法服法，必如《伤寒论》原文而后可，不然，不惟失桂枝汤之妙，反生他变，病必不除。

辛凉平剂银翘散方

连翘一两　银花一两　苦桔梗六钱　薄荷六钱　竹叶四钱　生甘草五钱　芥穗四钱　淡豆豉五钱　牛蒡子六钱

上杵为散，每服六钱，鲜苇根汤煎，香气大出，即取服，勿过煎。肺药取轻清，过煎则味厚而入中焦矣。病重者，约二时一服，日三服，夜一服；轻者，三时一服，日二服，夜一服；病不解者，作再服。盖肺位最高，药过重，则过病所，少用又有病重药轻之患，故从普济消毒饮时时轻扬法。今人亦间有用辛凉法者，多不见效，盖病大药轻之故。一不见效，随改弦易辙，转去转远，即不更张，缓缓延至数日

后，必成中下焦证矣。胸膈闷者，加藿香三钱、郁金三钱，护膻中；渴甚者，加花粉；项肿咽痛者，加马勃、元参；衄者，去芥穗、豆豉，加白茅根三钱、侧柏炭三钱、栀子炭三钱；咳者，加杏仁利肺气；二、三日病犹在肺，热渐入里，加细生地、麦冬保津液；再不解，或小便短者，加知母、黄芩、栀子之苦寒，与麦、地之甘寒，合化阴气，而治热淫所胜。

【方论】　温病忌汗，汗之不惟不解，反生他患。盖病在手经，徒伤足太阳无益。病自口鼻吸受而生，徒发其表亦无益也。且汗为心液，心阳受伤，必有神明内乱、谵语癫狂、内闭外脱之变。再，误汗虽曰伤阳，汗乃五液之一，未始不伤阴也。《伤寒论》曰："尺脉微者为里虚，禁汗，"其义可见。其曰伤阳者，特举其伤之重者而言之耳。温病最善伤阴，用药又复伤阴，岂非为贼立帜乎？此古来用伤寒法治温病之大错也。至若吴又可开首立一达原饮，其意以为直透膜原，使邪速溃，其方施于藜藿壮实人之温疫病，容有愈者，芳香辟秽之功也；若施于膏粱纨绔，及不甚壮实人，未有不败者。盖其方中首用槟榔、草果、厚朴为君；夫槟榔，子之坚者也，诸子皆降，槟榔苦辛而温，体重而坚，由中走下，直达肛门，中下焦药也；草果亦子也，其气臭烈大热，其味苦，太阴脾经之劫药也；厚朴苦温，亦中焦药也。岂有上焦温病，首用中下焦苦温雄烈劫夺之品，先劫少阴津液之理！知母、黄芩，亦皆中焦苦燥里药，岂可用乎？况又有温邪游溢三阳之说，而有三阳经之羌活、葛根、柴胡加法，是仍以伤寒之法杂之，全不知温病治法，后人止谓其不分三焦，犹浅说也。其三消饮加入大黄、芒硝，惟邪入阳明，气体稍壮者，幸得以下而解，或战汗而解，然往往成弱证，虚甚者，则死矣。况邪有在卫者，在胸中者，在营者，入血者，妄用下法，其害可胜言耶？岂视人与铁石一般，并非气血生成者哉？究其始意，原以矫世医以伤寒法治病温之弊。颇能正陶氏之失，奈学未精纯，未足为法。至喻氏、张氏，多

以伤寒三阴经法治温病,其说亦非,以世医从之者少,而宗又可者多,故不深辨耳。本方谨遵《内经》"风淫于内,治以辛凉,佐以苦甘;热淫于内,治以咸寒,佐以甘苦"之训(王安道《溯洄集》,亦有温暑当用辛凉不当用辛温之论,谓仲景之书,为即病之伤寒而设,并未尝为不即病之温暑而设。张凤逵集治暑方。亦有暑病首用辛凉,继用甘寒,再用酸泄酸敛,不必用下之论。皆先得我心者)。又宗喻嘉言芳香逐秽之说,用东垣清心凉膈散,辛凉苦甘。病初起,且去入里之黄芩,勿犯中焦;加银花辛凉,芥穗芳香,散热解毒,牛蒡子辛平润肺,解热散结,除风利咽,皆手太阴药也。合而论之,《经》谓"冬不藏精,春必病温",又谓"藏于精者,春不病温",又谓"病温虚甚死",可见病温者,精气先虚。此方之妙,预护其虚,纯然清肃上焦,不犯中下,无开门揖盗之弊,有轻以去实之能,用之得法,自然奏效,此叶氏立法,所以迥出诸家也。

五、太阴温病,恶风寒,服桂枝汤已。恶寒解,余病不解者,银翘散主之;余证悉减者,减其制。

太阴温病,总上条所举而言也。恶寒已解,是全无风寒,止余温病,即禁辛温法,改从辛凉。减其制者,减银翘散之制也。

六、太阴风温,但咳,身不甚热,微渴者,辛凉轻剂桑菊饮主之。

咳,热伤肺络也。身不甚热,病不重也。渴而微,热不甚也。恐病轻药重,故另立轻剂方。

辛凉轻剂桑菊饮方

杏仁二钱　连翘一钱五分　薄荷八分　桑叶二钱五分　菊花一钱　苦梗二钱　甘草八分　苇根二钱

水二杯,煮取一杯,日二服。二、三日不解,气粗似喘,燥在气分者,加石膏、知母;舌绛暮热,甚燥,邪初入营,加元参二钱、犀角一钱;在血分者,去薄荷、苇根,加麦冬、细生地、玉竹、丹皮各二钱;肺热甚加黄芩;渴者加花粉。

【方论】　此辛甘化风、辛凉微苦之方也。盖肺为清虚之脏,微苦则降,辛凉则平,立此方所以避辛温也。今世金用杏苏散通治四时咳嗽,不知杏苏散辛温,只宜风寒,不宜风温,且有不分表里之弊。此方独取桑叶、菊花者:桑得箕星之精,箕好风,风气通于肝,故桑叶善平肝风;春乃肝令而主风,木旺金衰之候,故抑其有余,桑叶芳香有细毛,横纹最多,故亦走肺络,而宣肺气。菊花晚成,芳香味甘,能补金水二脏,故用之以补其不足。风温咳嗽,虽系小病,常见误用辛温重剂销铄肺液,致久嗽成劳者,不一而足。圣人不忽于细,必谨于微,医者于此等处,尤当加意也。

七、太阴温病,脉浮洪,舌黄,渴甚,大汗,面赤,恶热者,辛凉重剂白虎汤主之。

脉浮洪,邪在肺经气分也。舌黄,热已深。渴甚,津已伤也。大汗,热逼津液也。面赤,火炎上也。恶热,邪欲出而未遂也。辛凉平剂焉能胜任,非虎啸风生,金飚退热,而又能保津液不可,前贤多用之。

辛凉重剂白虎汤方

生石膏(研)一两　知母五钱　生甘草三钱　白粳米一合

水八杯,煮取三杯,分温三服,病退,减后服,不知,再作服。

【方论】　义见法下,不再立论,下仿此。

八、太阴温病,脉浮大而芤,汗大出,微喘,甚至鼻孔扇者,白虎加人参汤主之;脉若散大者,急用之,倍人参。

浮大而芤,几于散矣,阴虚而阳不固也。补阴药有鞭长莫及之虞,惟白虎退邪阳,人参固正阳。使阳能生阴,乃救化源欲绝之妙法也。汗涌,鼻扇,脉散,皆化源欲绝之征兆也。

白虎加人参汤方

即于前方内加人参三钱。

九、白虎本为达热出表。若其人脉浮弦而细者,不可与也;脉沉者,不可与也;不渴者,不可与也;汗不出者,不可与也;常须识

此,勿令误也。

此白虎之禁也。按白虎剽悍,邪重非其力不举,用之得当,原有立竿见影之妙,若用之不当,祸不旋踵。懦者多不敢用,未免坐误事机;孟浪者,不问其脉证之若何,一概用之,甚至石膏用至斤余之多,应手而效者固多,应手而毙者亦复不少。皆未真知确见其所以然之故,故手下无准的也。

十、太阴温病,气血两燔者,玉女煎去牛膝加元参主之。

气血两燔,不可专治一边,故选用张景岳气血两治之玉女煎。去牛膝者,牛膝趋下,不合太阴证之用。改熟地为细生地者,亦取其轻而不重,凉而不温之义,且细生地能发血中之表也。加元参者,取其壮水制火,预防咽痛失血等证也。

玉女煎去牛膝熟地加细生地元参方（辛凉合甘寒法）

生石膏一两　知母四钱　元参四钱　细生地六钱　麦冬六钱

水八杯,煮取三杯,分二次服,渣再煮一钟服。

十一、太阴温病,血从上溢者,犀角地黄汤合银翘散主之。有中焦病者,以中焦法治之。若吐粉红血水者,死不治;血从上溢,脉七、八至以上,面反黑者,死不治;可用清络育阴法。

血从上溢,温邪逼迫血液上走清道,循清窍而出,故以银翘散败温毒,以犀角地黄清血分之伏热,而救水即所以救金也。至粉红水非血非液,实血与液交迫而出,有燎原之势,化源速绝。血从上溢,而脉至七、八至,面反黑。火极而似水,反兼胜己之化也。亦燎原之势莫制,下焦津液亏极,不能上济君火,君火反与温热之邪合德,肺金其何以堪,故皆主死。化源绝,乃温病第一死法也。仲子曰:敢问死? 孔子曰:未知生,焉知死。瑭以为医者不知死,焉能救生。细按温病死状百端,大纲不越五条。在上焦有二:一曰肺之化源绝者

死;二曰心神内闭,内闭外脱者死。在中焦亦有二:一曰阳明太实,土克水者死;二曰脾郁发黄,黄极则诸窍为闭,秽浊塞窍者死。在下焦则无非热邪深入,消铄津液,涸尽而死也。

犀角地黄汤方（见下焦篇）

银翘散（方见前）

已用过表药者,去豆豉、芥穗、薄荷。

十二、太阴温病,口渴甚者,雪梨浆沃之;吐白沫黏滞不快者,五汁饮沃之。

此皆甘寒救液法也。

雪梨浆方（甘冷法）

以甜水梨大者一枚,薄切,新汲凉水内浸半日,时时频饮。

五汁饮方（甘寒法）

梨汁　荸荠汁　鲜苇根汁　麦冬（汁）藕汁（或用蔗浆）

临时斟酌多少,和匀凉服,不甚喜凉者,重汤炖温服。

十三、太阴病得之二三日,舌微黄,寸脉盛,心烦懊憹。起卧不安,欲呕不得呕,无中焦证,栀子豉汤主之。

温病二、三日,或已汗,或未汗,舌微黄,邪已不全在肺中矣。寸脉盛,心烦懊憹,起卧不安,欲呕不得,邪在上焦膈中也。在上者因而越之,故涌之以栀子,开之以香豉。

栀子豉汤方（酸苦法）

栀子（捣碎）五枚　香豆豉六钱

水四杯,先煮栀子数沸,后纳香豉,煮取二杯,先温服一杯,得吐,止后服。

十四、太阴病得之二三日,心烦不安,痰涎壅盛,胸中痞塞欲呕者,无中焦证,瓜蒂散主之,虚者加参芦。

此与上条有轻重之分,有有痰无痰之别。重剂不可轻用,病重药轻,又不能了事,故上条止用栀子豉汤快涌膈中之热,此以痰涎壅盛,必用瓜蒂散急吐之,恐邪入包宫而成痉厥也。瓜蒂,栀子之苦寒,合赤小豆之甘酸,所谓酸苦涌泄为阴,善吐热痰,亦在上者因而越之方也。

瓜蒂散方（酸苦法）

甜瓜蒂一钱　赤小豆（研）二钱　山栀子二钱

水二杯，煮取一杯，先服半杯，得吐止后服，不吐再服。虚者加人参芦一钱五分。

十五、太阴温病，寸脉大，舌绛而干，法当渴，今反不渴者，热在营中也，清营汤去黄连主之。

渴乃温之本病，今反不渴，滋人疑惑。而舌绛且干，两寸脉大，的系温病。盖邪热入营，蒸腾营气上升，故不渴，不可疑不渴非温病也，故以清营汤清营分之热。去黄连者，不欲其深入也。

清营汤（见暑温门中）

十六、太阴温病，不可发汗，发汗而汗不出者，必发斑疹；汗出过多者，必神昏谵语。发斑者，化斑汤主之；发疹者，银翘散去豆豉，加细生地、丹皮、大青叶，倍元参主之。禁升麻、柴胡、当归、防风、羌活、白芷、葛根、三春柳。神昏谵语者，清宫汤主之，牛黄丸、紫雪丹、局方至宝丹亦主之。

温病忌汗者，病由口鼻而入，邪不在足太阳之表，故不得伤太阳经也。时医不知而误发之。若其人热甚血燥，不能蒸汗，温邪郁于肌表血分，故必发斑疹也。若其表疏，一发而汗出不止，汗为心液，误汗亡阳，心阳伤而神明乱，中无所主，故神昏。心液伤而心血虚，心以阴为体，心阴不能济阳，则心阳独亢，心主言，故谵语不休也。且手经逆传，世罕知之，手太阴病不解，本有必传手厥阴心包之理，况又伤其气血乎！

化斑汤方

石膏一两　知母四钱　生甘草三钱　元参三钱　犀角二钱　白粳米一合

水八杯，煮取三杯，日三服，渣再煮一钟，夜一服。

【方论】　此热淫于内，治以咸寒，佐以苦甘法也。前人悉用白虎汤作化斑汤者，以其为阳明证也。阳明主肌肉，斑家遍体皆赤，自内而外，故以石膏清肺胃之热，知母清金保肺而治阳明独胜之热，甘草清热解毒和中，粳米清胃热而保胃液，白粳米阳明燥金之岁谷也。本论独加元参、犀角者，以斑色正赤，木火太过，其变最速，但用白虎燥金之品，清肃上焦，恐不胜任，故加元参启肾经之气，上交于肺，庶水天一气，上下循环，不致泉源暴绝也。犀角咸寒，禀水木火相生之气，为灵异之兽，具阳刚之体，主治百毒蛊疰，邪鬼瘴气，取其咸寒，救肾水，以济心火，托斑外出，而又败毒辟瘟也；再病至发斑，不独在气分矣，故加二味凉血之品。

银翘散去豆豉加细生地丹皮大青叶倍元参方

即于前银翘散内去豆豉，加：

细生地四钱　大青叶三钱　丹皮三钱　元参加至一两

【方论】　银翘散义见前。加四物，取其清血热；去豆豉，畏其温也。

按：吴又可有托里举斑汤，不言疹者，混斑疹为一气也。考温病中发疹者，十之七、八，发斑者十之二、三。盖斑乃纯赤，或大片，为肌肉之病，故主以化斑汤，专治肌肉；疹系红点高起，麻、瘄、痧皆一类，系血络中病，故主以芳香透络，辛凉解肌，甘寒清血也。其托里举斑汤方中用归、升、柴、芷、穿山甲，皆温燥之品，岂不畏其灼津液乎？且前人有痘宜温、疹宜凉之论，实属确见，况温疹更甚于小儿之风热疹乎！其用升、柴，取其升发之义，不知温病多见于春夏发生之候，天地之气，有升无降，岂用再以升药升之乎？且《经》谓"冬藏精者，春不病温"，是温病之人，下焦精气久已不固，安庸再升其少阳之气，使下竭上厥乎！《经》谓"无实实，无虚虚，必先岁气，无伐天和"，可不知耶？后人皆尤而效之，实不读经文之过也。

再按：时人发温热之表，二、三日汗不出者，即云斑疹蔽伏，不惟用升、柴、羌、葛，且重以山川柳发之。不知山川柳一岁三花，故得三春之名，俗转音三春为山川，此柳古称柽木，《诗》所谓"其柽其椐"者是也。其性大辛大温，生发最速，横枝极细，善能入络，专发虚寒白疹，若温热气血沸腾之赤疹，岂非见之如雠仇乎？夫善治温病者，原可不必出疹，即有邪郁二、三日，或三、五日，既不得汗，有不得不疹之势，亦可重者化轻，轻者化无，若一派辛温刚燥，气受其灾而移于血，岂非自造斑疹乎？再时医每于疹已发出，便称放心，不知邪热炽甚之时，正当谨慎，一有疏忽，为害不浅。再疹不忌泻，若里结须微通之，不可令大泄，致内虚下陷，法在中焦篇。

清宫汤方

元参心三钱　莲子心五分　竹叶卷心二钱　连翘心二钱　犀角尖（磨冲）二钱　连心麦冬三钱

【加减法】　热痰盛加竹沥、梨汁各五匙；咯痰不清，加栝蒌皮一钱五分；热毒盛加金汁、人中黄；渐欲神昏，加银花三钱、荷叶一钱、石菖蒲一钱。

【方论】　此咸寒甘苦法，清膻中之方也。谓之清宫者，以膻中为心之宫城也。俱用心者，凡心有生生不已之意，心能入心，即以清秽浊之品，便补心中生生不已之生气，救性命于微芒也。火能令人昏，水能令人清，神昏谵语，水不足而火有余，又有秽浊也。且离以坎为体，元参味苦属水，补离中之虚；犀角灵异味咸，辟秽解毒，所谓灵犀一点通，善通心气，色黑补水，亦能补离中之虚，故以二物为君。莲心甘苦咸，倒生根，由心走肾，能使心火下通于肾，又回环上升，能使肾水上潮于心，故以为使。连翘象心，心能退心热。竹叶心锐而中空，能通窍清心，故以为佐。麦冬之所以用心者，《本经》称其主心腹结气，伤中伤饱，胃脉络绝，试问去心，焉能散结气，补伤中，通伤饱，续胃脉络绝哉？盖麦冬禀少阴癸水之气，一本横生，根颗连络，有十二枚者，有十四、五枚者，所以然之故，手足三阳三阴之络，共有十二，加任之尾翳，督之长强，共十四，又

加脾之大络，共十五，此物性合人身自然之妙也，惟圣人能体物象，察物情，用麦冬以通续络脉。命名与天冬并称门冬者，冬主闭藏，门主开转，谓其有开合之功能也。其妙处全在一心之用，从古并未有去心之明文，张隐庵谓不知始自何人，相沿已久而不可改，瑭遍考始知自陶弘景始也，盖陶氏惑于诸心入心，能令人烦之一语，不知麦冬无毒，载在上品，久服身轻，安能令人烦哉！如参、术、芪、草，以及诸仁诸子，莫不有心，亦皆能令人烦而悉去之哉？陶氏之去麦冬心，智者千虑之失也。此方独取其心，以散心中秽浊之结气，故以之为臣。

安宫牛黄丸方

牛黄一两　郁金一两　犀角一两　黄连一两　朱砂一两　梅片二钱五分　麝香二钱五分　真珠五钱　山栀一两　雄黄一两　金箔衣　黄芩一两

上为极细末，炼老蜜为丸，每丸一钱，金箔为衣，蜡护。脉虚者人参汤下，脉实者银花、薄荷汤下，每服一丸。兼治飞尸卒厥，五痫中恶，大人小儿痉厥之因于热者。大人病重体实者，日再服，甚至日三服；小儿服半丸，不知再服半丸。

【方论】　此芳香化秽浊而利诸窍，咸寒保肾水而安心体，苦寒通火腑而泻心用之方也。牛黄得日月之精，通心主之神。犀角主治百毒，邪鬼瘴气。真珠得太阴之精，而通神明，合犀角补水救火。郁金，草之香，梅片，木之香（按冰片，洋外老杉木浸成，近世以樟脑打成伪之，樟脑发水中之火，为害甚大，断不可用），雄黄，石之香，麝香，乃精血之香。合四香以为用，使闭锢之邪热温毒深在厥阴之分者，一齐从内透出，而邪秽自消，神明可复也。黄连泻心火，栀子泻心与三焦之火，黄芩泻胆、肺之火，使邪火随诸香一齐俱散也。朱砂补心体，泻心用，合金箔坠痰而镇固，再合真珠、犀角为督战之主帅也。

紫雪丹方（从《本事方》去黄金）

滑石一斤　石膏一斤　寒水石一斤　磁石（水煮，捣煎去渣，入后药）二斤　羚羊角五两　木香五两　犀角五两　沉香五两　丁香一两　升麻一斤　元参一斤　炙甘草半斤

以上八味，并捣锉，入前药汁中煎，去渣，入后药。朴硝、硝石各二斤，提净，入前药汁中，微火煎，不住手将柳木搅，候汁欲凝，再加入后二味。辰砂（研细）三两　麝香（研细）一两二钱

入煎药拌匀。合成，退火气。冷水调服一、二钱。

【方论】　诸石利水火而通下窍。磁石、元参补肝肾之阴，而上济君火。犀角、羚羊泻心、胆之火。甘草和诸药而败毒，且缓肝急。诸药皆降，独用一味升麻，盖欲降先升也。诸香化秽浊，或开上窍，或开下窍，使神明不致坐困于浊邪而终不克复其明也。丹砂色赤，补心而通心火，内含汞而补心体，为坐镇之用。诸药用气，硝独用质者，以其水卤结成，性峻而易消，泻火而散结也。

局方至宝丹方

犀角（镑）一两　朱砂（飞）一两　琥珀（研）一两　玳瑁（镑）一两　牛黄五钱　麝香五钱

以安息重汤炖化，和诸药为丸一百丸，蜡护。

【方论】　此方荟萃各种灵异，皆能补心体，通心用，除邪秽，解热结，共成拨乱反正之功。大抵安宫牛黄丸最凉，紫雪次之，至宝又次之。主治略同，而各有所长，临用对证斟酌可也。

十七、邪入心包，舌謇肢厥，牛黄丸主之，紫雪丹亦主之。

厥者，尽也。阴阳极造其偏，皆能致厥。伤寒之厥，足厥阴病也。温热之厥，手厥阴病也。舌卷囊缩，虽同系厥阴现证，要之舌属手，囊属足也。盖舌为心窍，包络代心用事，肾囊前后，皆肝经所过，断不可以阴阳二厥混而为一，若陶节庵所云："冷过肘膝，便为阴寒"，恣用大热。再热厥之中亦有三等：有邪在络居多，而阳明证少者，则从芳香，本条所云是也；有邪搏阳明，阳明太实，上冲心包，神迷肢厥，甚至通体皆厥，当从下法，本论载入中焦篇；有日久邪杀阴亏而厥者，则从育阴潜阳法，本论载入下焦篇。

牛黄丸、紫雪丹方（并见前）

十八、温毒咽痛喉肿，耳前耳后肿，颊肿，面正赤，或喉不痛，但外肿，甚则耳聋。俗名大头温、虾蟆温者，普济消毒饮去柴胡、升麻主之，初起一两日，再去芩、连，三四日加之佳。

温毒者，秽浊也。凡地气之秽，未有不因少阳之气而自能上升者，春夏地气发泄，故多有是证；秋冬地气，间有不藏之时，亦或有是证；人身之少阴素虚，不能上济少阳，少阳升腾莫制，亦多成是证；小儿纯阳火多，阴未充长，亦多有是证。咽痛者，《经》谓"一阴一阳结，谓之喉痹"。盖少阴少阳之脉，皆循喉咙，少阴主君火，少阳主相火，相济为灾也。耳前、耳后、颊前肿者，皆少阳经脉所过之地，颊车不独为阳明经穴也。面赤者，火色也。甚则耳聋者，两少阳之脉，皆入耳中，火有余则清窍闭也。治法总不能出李东垣普济消毒饮之外。其方之妙，妙在以凉膈散为主，而加化清气之马勃、僵蚕、银花，得轻可去实之妙；再加元参、牛蒡、板蓝根，败毒而利肺气，补肾水以上济邪火。去柴胡、升麻者，以升腾飞越太过之病，不当再用升也，说者谓其引经，亦甚愚矣！凡药不能直至本经者，方用引经药作引，此方皆系轻药，总走上焦，开天气，肃肺气，岂须用升、柴直升经气耶？去黄芩、黄连者，芩、连里药也，病初起未至中焦，不得先用里药故犯中焦也。

普济消毒饮去升麻柴胡黄芩黄连方

连翘一两　薄荷三钱　马勃四钱　牛蒡子六钱　芥穗三钱　僵蚕五钱　元参一两　银花一两　板蓝根五钱　苦梗一两　甘草五钱

上共为粗末,每服六钱,重者八钱。鲜苇根汤煎,去渣服,约二时一服,重者一时许一服。

十九、温毒外肿,水仙膏主之,并主一切痈疮。

按:水仙花得金水之精,隆冬开花,味苦微辛,寒滑无毒。苦能降火败毒,辛能散邪热之结,寒能胜热,滑能利痰。其妙用全在汁之胶粘,能拔毒外出,使毒邪不致深入脏腑伤人也。

水仙膏方

水仙花根,不拘多少,剥去老赤皮与根须,入石臼捣如膏,敷肿处,中留一孔出热气,干则易之,以肌肤上生黍米大小黄疮为度。

二十、温毒敷水仙膏后,皮间有小黄疮如黍米者,不可再敷水仙膏,过敷则痛甚而烂,三黄二香散主之。

三黄取其峻泻诸火,而不烂皮肤,二香透络中余热而定痛。

三黄二香散方(苦辛芳香法)

黄连一两　黄柏一两　生大黄一两　乳香五钱　没药五钱

上为极细末,初用细茶汁调敷,干则易之,继则用香油调敷。

二十一、温毒神昏谵语者,先与安宫牛黄丸、紫雪丹之属,继以清宫汤。

安宫牛黄丸、紫雪丹、清宫汤(方法并见前)

暑温

二十二、形似伤寒,但右脉洪大而数,左脉反小于右,口渴甚,面赤,汗大出者,名曰暑温,在手太阴,白虎汤主之;脉芤甚者,白虎加人参汤主之。

此标暑温之大纲也。按温者热之渐,热者温之极也。温盛为热,木生火也。热极湿动,火生土也。上热下湿。人居其中而暑成矣。若纯热不兼湿者,仍归前条温热例,不得混入暑也。形似伤寒者,谓头痛、身痛、发热

恶寒也。水火极不同性,各造其偏之极,反相同也。故《经》谓水极而似火,火极而似水也。伤寒,伤于水气之寒,故先恶寒而后发热,寒郁人身卫阳之气而为热也,故仲景《伤寒论》中,有已发热或未发之文。若伤暑则先发热,热极而后恶寒,盖火盛必克金,肺性本寒,而复恶寒也。然则伤暑之发热恶寒虽与伤寒相似,其所以然之故实不同也,学者诚能究心于此,思过半矣。脉洪大而数,甚则芤,对伤寒之脉浮紧而言也。独见于右手者,对伤寒之左脉大而言也,右手主上焦气分,且火克金也,暑从上而下,不比伤寒从下而上,左手主下焦血分也,故伤暑之左脉,反小于右也。口渴甚、面赤者,对伤寒太阳证面不赤、口不渴而言也;火烁津液,故口渴。火甚未有不烦者,面赤者,烦也,烦字从火后页,谓火现于面也。汗大出者,对伤寒汗不出而言也。首白虎例者,盖白虎乃秋金之气,所以退烦暑,白虎为暑温之正例也,其源出自《金匮》,守先圣之成法也。

白虎汤、白虎加人参汤方(并见前)

二十三、《金匮》谓太阳中暍,发热恶寒,身重而疼痛,其脉弦细芤迟,小便已,洒然毛耸,手足逆冷,小有劳,身即热,口开,前板齿燥。若发其汗,则恶寒甚,加温针,则发热甚,数下,则淋甚。可与东垣清暑益气汤。

张石顽注,谓太阳中暍,发热恶寒,身重而疼痛,此因暑而伤风露之邪,手太阳标证也。手太阳小肠属火,上应心包,二经皆能制金烁肺,肺受火刑,所以发热恶寒似足太阳证。其脉或见弦细,或见芤迟,小便已,洒然毛耸,此热伤肺胃之气,阳明本证也(愚按:小便已,洒然毛耸,似乎非阳明证,乃足太阳膀胱证也。盖膀胱主水,火邪太甚而制金,则寒水来为金母复仇也。所谓五行之极,反兼胜己之化)。发汗则恶寒甚者,气虚重夺(当作伤)其津(当作阳)也。温针则发热甚者,重伤经中之液,转助时火,肆虐于外也。数下之则淋甚者,劫其在里之阴,热势乘机内陷也。此

段经文,本无方治,东垣特立清暑益气汤,足补仲景之未逮。愚按:此言太过。仲景当日,必有不可立方之故,或曾立方而后世脱简,皆未可知,岂东垣能立,而仲景反不能立乎?但细按此证,恰可与清暑益气汤,曰可者,仅可而有所未尽之词,尚望遇是证者,临时斟酌尽善。至沈目南《金匮要略注》,谓当用辛凉甘寒,实于此证不合。盖身重疼痛,证兼寒湿也。即目南自注,谓发热恶寒,身重疼痛,其脉弦细芤迟,内暑而兼阴湿之变也。岂有阴湿而用甘寒柔以济柔之理?既曰阴湿,岂辛凉所能胜任!不待辨而自明。

清暑益气汤方(辛甘化阳酸甘化阴复法)

黄芪一钱　黄柏一钱　麦冬二钱　青皮一钱　白术一钱五分　升麻三分　当归七分　炙草一钱　神曲一钱　人参一钱　泽泻一钱　五味子八分　陈皮一钱　苍术一钱五分　葛根三分　生姜二片　大枣二枚

水五杯,煮取二杯,渣再煮一杯,分温三服。虚者得宜,实者禁用;汗不出而但热者禁用。

二十四、手太阴暑温,如上条证,但汗不出者,新加香薷饮主之。

证如上条,指形似伤寒,右脉洪大,左手反小,面赤口渴而言。但以汗不能自出,表实为异,故用香薷饮发暑邪之表也。按香薷辛温芳香,能由肺之经而达其络。鲜扁豆花,凡花皆散,取其芳香而散,且保肺液,以花易豆者,恶其呆滞也。夏日所生之物,多能解暑,惟扁豆花为最。如无花时,用鲜扁豆皮,若再无此,用生扁豆皮。厚朴苦温,能泻实满。厚朴,皮也,虽走中焦,究竟肺主皮毛,以皮从皮,不为治上犯中。若黄连甘草,纯然里药,暑病初起,且不必用,恐引邪深入,故易以连翘、银花,取其辛凉达肺经之表,纯从外走,不必走中也。

温病最忌辛温,暑病不忌者,以暑必兼湿,湿为阴邪,非温不解,故此方香薷、厚朴用辛温,而余则佐以辛凉云。下文湿温论中,不

惟不忌辛温,且用辛热也。

新加香薷饮方(辛温复辛凉法)

香薷二钱　银花三钱　鲜扁豆花三钱　厚朴二钱　连翘二钱

水五杯,煮取二杯。先服一杯,得汗止后服;不汗再服;服尽不汗,再作服。

二十五、手太阴暑温。服香薷饮,微得汗,不可再服香薷饮重伤其表,暑必伤气,最令表虚,虽有余证,知在何经,以法治之。

按:伤寒非汗不解,最喜发汗;伤风亦非汗不解,最忌发汗,只宜解肌,此麻、桂之异其治,即异其法也。温病亦喜汗解,最忌发汗,只许辛凉解肌,辛温又不可用,妙在导邪外出,俾营卫气血调和,自然得汗,不必强责其汗也。若暑温、湿温则又不然,暑非汗不解,可用香薷发之。发汗之后,大汗不止,仍归白虎法,固不比伤寒、伤风之漏汗不止,而必欲桂、附护阳实表,亦不可屡虚其表,致令厥脱也。观古人暑门有生脉散法,其义自见。

二十六、手太阴暑温,或已经发汗,或未发汗,而汗不止,烦渴而喘,脉洪大有力者,白虎汤主之;脉洪大而芤者,白虎加人参汤主之;身重者,湿也,白虎加苍术汤主之;汗多。脉散大,喘喝欲脱者。生脉散主之。

此条与上文少异者,只已经发汗一句。

白虎加苍术汤方

即于白虎汤内加苍术三钱。

汗多而脉散大,其为阳气发泄太甚,内虚不司留恋可知。生脉散酸甘化阴,守阴所以留阳,阳留,汗自止也。以人参为君,所以补肺中元气也。

生脉散方(酸甘化阴法)

人参三钱　麦冬(不去心)二钱　五味子一钱

水三杯,煮取八分二杯,分二次服,渣再煎服。脉不敛,再作服,以脉敛为度。

二十七、手太阴暑温,发汗后,暑证悉减,但头微胀,目不了了,余邪不解者,清络饮主

之。邪不解而入中下焦者,以中下法治之。

既曰余邪,不可用重剂明矣,只以芳香轻药清肺络中余邪足矣。倘病深而入中下焦,又不可以浅药治深病也。

清络饮方(辛凉芳香法)

鲜荷叶边二钱　鲜银花二钱　西瓜翠衣二钱　鲜扁豆花一枝　丝瓜皮二钱　鲜竹叶心二钱

水二杯,煮取一杯,日二服。凡暑伤肺经气分之轻证皆可用之。

二十八、手太阴暑温,但咳无痰,咳声清高者,清络饮加甘草、桔梗、甜杏仁、麦冬、知母主之。

咳而无痰,不嗽可知。咳声清高,金音清亮,久咳则哑,偏于火而不兼湿也。即用清络饮,清肺络中无形之热,加甘、桔开提,甜杏仁利肺而不伤气,麦冬、知母保肺阴而制火也。

清络饮加甘桔甜杏仁麦冬知母汤方

即于清络饮内,加甘草一钱,桔梗二钱,甜杏仁二钱,麦冬三钱,知母三钱。

二十九、两太阴暑温,咳而且嗽,咳声重浊,痰多,不甚渴,渴不多饮者,小半夏加茯苓汤再加厚朴、杏仁主之。

既咳且嗽,痰涎复多,咳声重浊,重浊者,土音也,其兼足太阴湿土可知。不甚渴,渴不多饮,则其中之有水可知,此暑温而兼水饮者也。故以小半夏加茯苓汤,蠲饮和中;再加厚朴、杏仁,利肺泻湿,预夺其喘满之路。水用甘澜,取其走而不守也。

此条应入湿温,却列于此处者,以与上条为对待之文,可以互证也。

小半夏加茯苓汤再加厚朴杏仁方(辛温淡法)

半夏八钱　茯苓块六钱　厚朴三钱　生姜五钱　杏仁三钱

甘澜水八杯,煮取三杯,温服,日三。

三十、脉虚,夜寐不安,烦渴,舌赤,时有谵语,目常开不闭,或喜闭不开,暑入手厥阴也。手厥阴暑温,清营汤主之;舌白滑者,不

可与也。

夜寐不安,心神虚而阳不得入于阴也。烦渴舌赤,心用恣而心体亏也。时有谵语,神明欲乱也。目常开不闭,目为火户,火性急,常欲开以泄其火,且阳不下交于阴也;或喜闭不喜开者,阴为亢阳所损,阴损则恶见阳光也。故以清营汤急清营中之热,而保离中之虚也。若舌白滑,不惟热重,湿亦重矣,湿重忌柔润药,当于湿温例中求之,故曰不可与清营汤也。

清营汤方(咸寒苦甘法)

犀角三钱　生地五钱　元参三钱　竹叶心一钱　麦冬三钱　丹参二钱　黄连一钱五分　银花三钱　连翘(连心用)二钱

水八杯,煮取三杯,日三服。

三十一、手厥阴暑温,身热不恶寒,清神不了了,时时谵语者。安宫牛黄丸主之,紫雪丹亦主之。

身热不恶寒,已无手太阴证,神气欲昏,而又时时谵语,不比上条时有谵语,谨防内闭,故以芳香开窍、苦寒清热为急。

安宫牛黄丸、紫雪丹(方义并见前)

三十二、暑温寒热,舌白不渴,吐血者,名曰暑瘵,为难治:清络饮加杏仁、薏仁、滑石汤主之。

寒热,热伤于表也;舌白不渴,湿伤于里也。皆在气分,而又吐血,是表里气血俱病,岂非暑瘵重证乎？此证纯清则碍虚,纯补则碍邪,故以清络饮清血络中之热,而不犯手;加杏仁利气,气为血帅故也;薏仁、滑石,利在里之湿;冀邪退气宁而血可止也。

清络饮加杏仁薏仁滑石汤方

即于清络饮内加杏仁二钱,滑石末三钱,薏仁三钱,服法如前。

三十三、小儿暑温,身热,卒然痉厥,名曰暑痫,清营汤主之,亦可少与紫雪丹。

小儿之阴,更虚于大人,况暑月乎！一得暑温,不移时有过卫入营者,盖小儿之脏腑薄也。血络受火邪逼迫,火极而内风生,俗名急

惊,混与发散消导,死不旋踵,惟以清营汤清营分之热而保津液,使液充阳和,自然汗出而解,断断不可发汗也。可少与紫雪者,清包络之热而开内窍也。

三十四、大人暑痫,亦同上法。热初入营,肝风内动,手足瘛疭,可于清营汤中,加钩藤、丹皮、羚羊角。

清营汤、紫雪丹(方法并见前)

伏 暑

三十五、暑兼湿热,偏于暑之热者为暑温,多手太阴证而宜清;偏于暑之湿者为湿温,多足太阴证而宜温;湿热平等者两解之。各宜分晓,不可混也。

此承上启下之文。按暑温、湿温,古来方法最多精妙,不比前条温病毫无尺度,本论原可不必再议,特以《内经》有先夏至为病温、后夏至为病暑之明文,是暑与温,流虽异而源则同,不得言温而遗暑,言暑而遗湿。又以历代名家,悉有蒙混之弊,盖夏日三气杂感,本难条分缕析。惟叶氏心灵手巧,精思过人,案中治法,丝丝入扣,可谓汇众善以为长者,惜时人不能知其一、二;然其法散见于案中,章程未定,浅学者读之,有望洋之叹,无怪乎后人之无阶而升也。故本论撷拾其大概,粗定规模,俾学者有路可寻。精妙甚多,不及备录,学者仍当参考名家,细绎叶案,而后可以深造。再按:张洁古云:"静而得之为中暑,动而得之为中热;中暑者阴证,中热者阳证"。呜呼!洁古笔下如是不了了,后人奉以为规矩准绳,此医道之所以难言也。试思中暑,竟无动而得之者乎?中热,竟无静而得之者乎?似难以动静二字分暑、热。又云"中暑者阴证",暑字从日,日岂阴物乎?暑中有火,火岂阴邪乎?暑中有阴耳,湿是也,非纯阴邪也。"中热者阳证",斯语诚然,要知热中亦兼秽浊,秽浊亦阴类也,是中热非纯无阴也。盖洁

古所指之中暑,即本论后文之湿温也;其所指之中热,即本论前条之温热也。张景岳又细分阴暑、阳暑:所谓阴暑者,即暑之偏于湿,而成足太阴之里证也;阳暑者,即暑之偏于热,而成手太阴之表证也。学者非目无全牛,不能批隙中窾。宋元以来之名医,多自以为是,而不求之自然之法象,无怪乎道之常不明,而时人之随手杀人也,可胜慨哉!

三十六、长夏受暑,过夏而发者,多曰伏暑。霜未降而发者少轻,霜既降而发者则重,冬日发者尤重,子、午、丑、未之年为多也。

长夏盛暑,气壮者不受也;稍弱者但头晕片刻,或半日而已;次则即病;其不即病而内舍于骨髓,外舍于分肉之间者,气虚者也。盖气虚不能传送暑邪外出,必待秋凉金气相搏而后出也,金气本所以退烦暑,金欲退之,而暑无所藏,故伏暑病发。其有气虚甚者,虽金风亦不能击之使出,必待深秋大凉、初冬微寒相逼而出,故尤为重也。子、午、丑、未之年为独多者,子、午君火司天,暑本于火也;丑、未湿土司天,暑得湿则留也。

三十七、头痛,微恶寒,面赤烦渴,舌白,脉濡而数者,虽在冬月,犹为太阴伏暑也。

头痛,恶寒,与伤寒无异;面赤烦渴,而非伤寒矣,然犹似伤寒阳明证;若脉濡而数,断断非伤寒矣。盖寒脉紧,风脉缓,暑脉弱,濡则弱之象,弱即濡之体。濡即离中虚,火之象也;紧即坎中满,水之象也。火之性热,水之性寒,象各不同,性则迥异,何世人悉以伏暑作伤寒治,而用足六经羌、葛、柴、芩,每每杀人哉!象各不同,性则迥异,故曰虽在冬月,定其非伤寒而为伏暑也。冬月犹为伏暑,秋日可知。伏暑之与伤寒,犹男女之别,一则外实中虚,一则外虚中实,岂可混哉!

三十八、太阴伏暑,舌白口渴,无汗者,银翘散去牛蒡、元参加杏仁、滑石主之①。

此邪在气分而表实之证也。

---

① 银翘散"去元参",查原方并无"元参",疑误。

三十九、太阴伏暑,舌赤口渴,无汗者,银翘散加生地、丹皮、赤芍、麦冬主之。

此邪在血分而表实之证也。

四十、太阴伏暑,舌白口渴,有汗,或大汗不止者,银翘散去牛蒡子、元参、芥穗,加杏仁、石膏、黄芩主之。脉洪大,渴甚,汗多者,仍用白虎法;脉虚大而芤者,仍用人参白虎法。

此邪在气分而表虚之证也。

四十一、太阴伏暑,舌赤,口渴,汗多,加减生脉散主之。

此邪在血分而表虚之证也。

银翘散去牛蒡子元参加杏仁滑石方

即于银翘散内,去牛蒡子、元参,加杏仁六钱,飞滑石一两。服如银翘散法。胸闷加郁金四钱,香豉四钱;呕而痰多,加半夏六钱,茯苓六钱;小便短,加薏仁八钱,白通草四钱。

银翘散加生地丹皮赤芍麦冬方

即于银翘散内,加生地六钱,丹皮四钱,赤芍四钱,麦冬六钱。服法如前。

银翘散去牛蒡子元参芥穗加杏仁石膏黄芩方

即于银翘散内,去牛蒡子、元参、芥穗,加杏仁六钱,生石膏一两,黄芩五钱。服法如前。

白虎法、白虎加人参法(俱见前)

加减生脉散方(酸甘化阴法)

沙参三钱　麦冬三钱　五味子一钱　丹皮二钱　细生地三钱

水五杯,煮二杯,分温再服。

四十二、伏暑、暑温、湿温,证本一源,前后互参,不可偏执。

湿温　寒湿

四十三、头痛恶寒,身重疼痛,舌白不渴,脉弦细而濡,面色淡黄,胸闷不饥,午后身热,状若阴虚,病难速已,名曰湿温。汗之则神昏耳聋,甚则目瞑不欲言,下之则洞泄。润之则病深不解。长夏深秋冬日同法,三仁汤主之。

头痛恶寒,身重疼痛,有似伤寒,脉弦濡,则非伤寒矣。舌白不渴,面色淡黄,则非伤暑之偏于火者矣。胸闷不饥,湿闭清阳道路也。午后身热,状若阴虚者,湿为阴邪,阴邪自旺于阴分,故与阴虚同一午后身热也。湿为阴邪,自长夏而来,其来有渐,且其性氤氲粘腻,非若寒邪之一汗而解,温热之一凉则退,故难速已。世医不知其为湿温,见其头痛恶寒,身重疼痛也,以为伤寒而汗之,汗伤心阳,湿随辛温发表之药蒸腾上逆,内蒙心窍则神昏,上蒙清窍则耳聋,目瞑不言。见其中满不饥,以为停滞而大下之,误下伤阴,而重抑脾阳之升,脾气转陷,湿邪乘势内渍,故洞泄。见其午后身热,以为阴虚而用柔药润之,湿为胶滞阴邪,再加柔润阴药,二阴相合,同气相求,遂有锢结而不可解之势。惟以三仁汤轻开上焦肺气,盖肺主一身之气,气化则湿亦化也。湿气弥漫,本无形质,以重浊滋味之药治之,愈治愈坏。伏暑、湿温,吾乡俗名秋呆子,悉以陶氏《六书》法治之,不知从何处学来,医者呆,反名病呆,不亦诬乎!再按:湿温较诸温,病势虽缓而实重,上焦最少,病势不甚显张,中焦病最多,详见中焦篇,以湿为阴邪故也,当于中焦求之。

三仁汤方

杏仁五钱　飞滑石六钱　白通草二钱　白蔻仁二钱　竹叶二钱　厚朴二钱　生薏仁六钱　半夏五钱

甘澜水八碗,煮取三碗,每服一碗,日三服。

四十四、湿温邪入心包,神昏肢逆,清宫汤去莲心、麦冬,加银花、赤小豆皮,煎送至宝丹,或紫雪丹亦可。

湿温着于经络,多身痛身热之候,医者误以为伤寒而汗之,遂成是证。仲景谓湿家忌发汗,发汗则病痉。湿热相搏,循经入络,故以清宫汤清包中之热邪,加银花、赤豆以清湿中之热,而又能直入手厥阴也。至宝丹去秽浊,复神明,若无至宝,即以紫雪代之。

清宫汤去莲心麦冬加银花赤小豆皮方

犀角一钱　连翘心三钱　元参心二钱　竹叶心二钱　银花二钱　赤小豆皮三钱

至宝丹、紫雪丹方（并见前）

四十五、湿温喉阻咽痛，银翘马勃散主之。

肺主气，湿温者，肺气不化，郁极而一阴一阳（谓心与胆也）之火俱结也。盖金病不能平木，木反挟心火来刑肺金。喉即肺系，其闭在气分者即阻，闭在血分者即痛也，故以轻药开之。

银翘马勃散方（辛凉微苦法）

连翘一两　牛蒡子六钱　银花五钱　射干三钱　马勃二钱

上杵为散，服如银翘散法。不痛，但阻甚者，加滑石六钱，桔梗五钱，苇根五钱。

四十六、太阴湿温，气分痹郁而哕者（俗名为呃），宣痹汤主之。

上焦清阳膹郁，亦能致哕，治法故以轻宣肺痹为主。

宣痹汤（苦辛通法）

枇杷叶二钱　郁金一钱五分　射干一钱　白通草一钱　香豆豉一钱五分

水五杯，煮取二杯，分二次服。

四十七、太阴湿温喘促者，千金苇茎汤加杏仁、滑石主之。

《金匮》谓喘在上焦，其息促。太阴湿蒸为痰，喘息不宁，故以苇茎汤轻宣肺气，加杏仁、滑石利窍而逐热饮。若寒饮喘咳者，治属饮家，不在此例。

千金苇茎汤加滑石杏仁汤（辛淡法）

苇茎五钱　薏苡仁五钱　桃仁二钱　冬瓜仁二钱　滑石三钱　杏仁三钱

水八杯，煮取三杯，分三次服。

四十八、《金匮》谓太阳中暍，身热疼痛而脉微弱，此以夏月伤冷水，水行皮中所致也，一物瓜蒂汤主之。

此热少湿多，阳郁致病之方法也。瓜蒂涌吐其邪，暑湿俱解，而清阳复辟矣。

一物瓜蒂汤方

瓜蒂二十个。

上捣碎，以逆流水八杯，煮取三杯，先服一杯，不吐再服，吐停后服。虚者加参芦三钱。

四十九、寒湿伤阳，形寒脉缓。舌淡，或白滑，不渴，经络拘束，桂枝姜附汤主之。

载寒湿，所以互证湿温也。按寒湿伤表阳、中经络之证，《金匮》论之甚详，兹不备录。独采叶案一条，以见湿寒、湿温不可混也。形寒脉缓，舌白不渴，而经络拘束，全系寒证，故以姜、附温中，白术燥湿，桂枝通行表阳也。

桂枝姜附汤（苦辛热法）

桂枝六钱　干姜三钱　白术（生）三钱　熟附子三钱

水五杯，煮取二杯，渣再煮一杯服。

温疟

五十、骨节疼烦，时呕，其脉如平，但热不寒。名曰温疟，白虎加桂枝汤主之。

阴气先伤，阳气独发，故但热不寒，令人消烁肌肉，与伏暑相似，亦温病之类也。彼此实足以相混，故附于此，可以参观而并见。治以白虎加桂枝汤者，以白虎保肺清金，峻泻阳明独胜之热，使不消烁肌肉；单以桂枝一味，领邪外出，作向导之官，得热因热用之妙。《经》云"奇治之不治，则偶治之，偶治之不治，则求其属以衰之"是也，又谓之复方。

白虎加桂枝汤方（辛凉苦甘复辛温法）

知母六钱　生石膏一两六钱　粳米一合　桂枝木三钱　炙甘草二钱

水八碗，煮取三碗。先服一碗，得汗为度，不知再服，知后仍服一剂，中病即已。

五十一、但热不寒，或微寒多热，舌干口渴，此乃阴气先伤，阳气独发，名曰瘅疟，五汁饮主之。

仲景于瘅疟条下，谓以饮食消息之，并未出方。调如是重病而不用药，特出饮食二字，重胃气可知。阳明于脏象为阳土，于气运为燥金,病系阴伤阳独,法当救阴何疑。重胃气,法当救胃阴何疑。制阳土燥金之偏胜,配孤阳之独亢,非甘寒柔润而何!此喻氏甘寒之论,其超卓无比伦也。叶氏宗之,后世学者,咸当宗之矣。

五汁饮(方见前)

【加减法】 此甘寒救胃阴之方也。欲清表热,则加竹叶、连翘;欲泻阳明独胜之热,而保肺之化源,则加知母;欲救阴血,则加生地、元参;欲宣肺气,则加杏仁;欲行三焦开邪出路,则加滑石。

五十二、舌白渴饮,咳嗽频仍,寒从背起,伏暑所致,名曰肺疟,杏仁汤主之。

肺疟,疟之至浅者。肺疟虽云易解,稍缓则深,最忌用治疟俗例之小柴胡汤,盖肺去少阳半表半里之界尚远,不得引邪深入也,故以杏仁汤轻宣肺气,无使邪聚则愈。

杏仁汤方(苦辛寒法)

杏仁三钱　黄芩一钱五分　连翘一钱五分　滑石三钱　桑叶一钱五分　茯苓块三钱　白蔻皮八分　梨皮二钱

水三杯,煮取二杯,日再服。

五十三、热多昏狂,谵语烦渴,舌赤中黄,脉弱而数,名曰心疟,加减银翘散主之;兼秽,舌浊口气重者,安宫牛黄丸主之。

心疟者,心不受邪,受邪则死,疟邪始受在肺,逆传心包络。其受之浅者,以加减银翘散清肺与膈中之热,领邪出卫;其受之重者,邪闭心包之窍,则有闭脱之危,故以牛黄丸,清宫城而安君主也。

加减银翘散方(辛凉兼芳香法)

连翘十分　银花八分　元参五分　麦冬(不去心)五分　犀角五分　竹叶三分

共为粗末,每服五钱,煎成去渣,点荷叶汁二、三茶匙。日三服。

安宫牛黄丸方(见前)

秋 燥

五十四、秋感燥气,右脉数大,伤手太阴气分者,桑杏汤主之。

前人有云:六气之中,惟燥不为病,似不尽然。盖以《内经》少秋感于燥一条,故有此议耳。如阳明司天之年,岂无燥金之病乎?大抵春秋二令,气候较夏冬之偏寒偏热为平和,其由于冬夏之伏气为病者多,其由于本气自病者少,其由于伏气而病者重,本气自病者轻耳。其由于本气自病之燥证,初起必在肺卫,故以桑杏汤清气分之燥也。

桑杏汤方(辛凉法)

桑叶一钱　杏仁一钱五分　沙参二钱　象贝一钱　香豉一钱　栀皮一钱　梨皮一钱

水二杯,煮取一杯,顿服之,重者再作服(轻药不得重用,重用必过病所。再,一次煮成三杯,其二三次之气味必变,药之气味俱轻故也)。

五十五、感燥而咳者,桑菊饮主之。

亦救肺卫之轻剂也。

桑菊饮方(见前)

五十六、燥伤肺胃阴分,或热或咳者,沙参麦冬汤主之。

此条较上二条,则病深一层矣,故以甘寒救其津液。

沙参麦冬汤(甘寒法)

沙参三钱　玉竹二钱　生甘草一钱　冬桑叶一钱五分　麦冬三钱　生扁豆一钱五分　花粉一钱五分

水五杯,煮取二杯,日再服。久热久咳者,加地骨皮三钱。

五十七、燥气化火,清窍不利者,翘荷汤主之。

清窍不利,如耳鸣目赤,龈胀咽痛之类。翘荷汤者,亦清上焦气分之燥热也。

翘荷汤(辛凉法)

薄荷一钱五分　连翘一钱五分　生甘草一钱　黑栀皮一钱五分　桔梗二钱　绿豆皮二钱

水二杯,煮取一杯,顿服之。日服二剂,甚者日三。

【加减法】耳鸣者,加羚羊角、苦丁茶;目赤者,加鲜菊叶、苦丁茶、夏枯草;咽痛者,加牛蒡子、黄芩。

五十八、诸气膹郁,诸痿喘呕之因于燥者,喻氏清燥救肺汤主之。

喻氏云:诸气膹郁之属于肺者,属于肺之燥也,而古今治气郁之方,用辛香行气,绝无一方治肺之燥者。诸痿喘呕之属于上者,亦属于肺之燥也,而古今治法以痿呕属阳明,以喘属肺,是则呕与痿属之中下,而惟喘属之上矣,所以千百方中亦无一方及于肺之燥也。即喘之属于肺者,非表即下,非行气即泻气,间有一二用润剂者,又不得其肯綮。总之,《内经》六气,脱误秋伤于燥一气,指长夏之湿为秋之燥。后人不敢更端其说,置此一气于不理,即或明知理燥,而用药夹杂,如弋获飞虫,茫无定法示人也。今拟此方,命名清燥救肺汤,大约以胃气为主,胃土为肺金之母也。其天门冬虽能保肺,然味苦而气滞,恐反伤胃阻痰,故不用也;其知母能滋肾水、清肺金,亦以苦而不用;至如苦寒降火正治之药,尤在所忌。盖肺金自至于燥,所存阴气不过一线耳,倘更以苦寒下其气,伤其胃,其人尚有生理乎?诚仿此增损,以救肺燥变生诸证,如沃焦救焚,不厌其频,庶克有济耳。

清燥救肺汤方(辛凉甘润法)

石膏二钱五分 甘草一钱 霜桑叶三钱 人参七分 杏仁(泥)七分 胡麻仁(炒研)一钱 阿胶八分 麦冬(不去心)二钱 枇杷叶(去净毛,炙)六分

水一碗,煮六分,频频二、三次温服。痰多加贝母、瓜蒌;血枯加生地黄;热甚加犀角、羚羊角,或加牛黄。

补:秋燥胜气论

按:前所序之秋燥方论,乃燥之复气也,标气也。盖燥属金而克木,木之子,少阳相火也,火气来复,故现燥热干燥之证。又《灵枢》谓:丙丁为手之两阳合明,辰巳为足之两阳合明,阳明本燥标阳也。前人谓燥气化火,《经》谓燥金之下,火气承之,皆谓是也。案古方书,无秋燥之病。近代以来,惟喻氏始补燥气论,其方用甘润微寒;叶氏亦有燥气化火之论,其方用辛凉甘润,乃《素问》所谓燥化于天,热反胜之,治以辛凉,佐以苦甘法也。瑭袭前人之旧,故但叙燥证复气如前。书已告成,窃思与《素问》燥淫所胜不合,故杂说篇中,特著燥论一条,详言正化、对化、胜气、复气以补之。其于燥病胜气之现于三焦者,究未出方论,乃不全之书,心终不安。嗣得沈目南先生《医征》温热病论,内有秋燥一篇,议论通达正大,兹采而录之于后,间有偏胜不圆之处,又详辨之,并特补燥证胜气治法如下。

再按:胜复之理,与正化对化,从本从标之道,近代以来,多不深求,注释之家,亦不甚考。如仲景《伤寒论》中之麻、桂、姜、附,治寒之胜气也,治寒之正化也,治寒之本病也。白虎、承气,治寒之复气也,治寒之对化也,治寒之标病也。余气俱可从此类推。(太阳本寒标热,对化为火,盖水胜必克火。故《经》载太阳司天,心病为多。末总结之曰:病本于心,心火受病必克金。白虎所以救金也。金受病,则坚刚牢固,滞塞不通,复气为土,土性壅塞,反来克本身之真水。承气所以泄金与土而救水也。再《经》谓:寒淫所胜,以咸泻之。从来注释家,不过随文释义,其所以用方之故,究未达出。本论不能遍注伤寒,偶举一端,以例其余。明者得此门径,熟玩《内经》,自可迎刃而解;能解伤寒,其于本论,自无难解者矣。由是推之,六气皆然耳)。

沈目南《燥病论》曰:《天元纪大论》云:天以六为节,地以五为制。盖六乃风寒暑湿燥火为节,五即木火土金水为制。然天气主外,而一气司六十日有奇;地运主内,而一运主七十二日有奇。故五运六气合行而终一岁,乃天然不易之道也。《内经》失去长夏伤于湿、秋伤于燥,所以燥证湮没,至今不明。先哲虽有言之,皆是内伤津血干枯之证,非谓外感清

凉时气之燥。然燥病起于秋分以后,小雪以前,阳明燥金凉气司令。《经》云:阳明之胜,清发于中,左胠胁痛,溏泄,内为嗌塞,外发癞疝。大凉肃杀,华英改容,毛虫乃殃。胸中不便,嗌塞而咳。据此经文,燥令必有凉气感人,肝木受邪而为燥也。惟近代喻嘉言昂然表出,可为后世苍生之幸。奈以诸气膹郁,诸痿喘呕,咳不止而出白血死,谓之燥病,此乃伤于内者而言,诚与外感燥证不相及也。更自制清燥救肺汤,皆以滋阴清凉之品,施于火热刑金,肺气受热者宜之。若治燥病,则以凉投凉,必反增病剧。殊不知燥病属凉,谓之次寒,病与感寒同类。《经》以寒淫所胜,治以甘热,此但燥淫所胜,平以苦温,乃外用苦温辛温解表,与冬月寒令而用麻、桂、姜、附,其法不同,其和中攻里则一,故不立方。盖《内经》六气,但分阴阳主治,以风热火三气属阳同治,但药有辛凉、苦寒、咸寒之异;湿燥寒三气属阴同治,但药有苦热、苦温、甘热之不同。仲景所以立伤寒、温病二论为大纲也。盖《性理大全》谓燥属次寒,奈后贤悉谓属热,大相径庭。如盛夏暑热熏蒸,则人身汗出溅溅,肌肉潮润而不燥也;冬月寒凝肃杀,而人身干槁燥冽。故深秋燥令气行,人体肺金应之,肌肤亦燥,乃火令无权,故燥属凉,前人谓热,非矣。

按:先生此论,可谓独具只眼,不为流俗所汨没者。其责喻氏补燥论用甘寒滋阴之品,殊失燥淫所胜,平以苦温之法,亦甚有理。但谓诸气膹郁,诸痿喘呕,咳不止,出白血,尽属内伤,则于理欠圆。盖因内伤而致此证者固多,由外感余邪在络,转化转热而致此证者,亦复不少。瑭前于风温咳嗽条下,驳杏苏散,补桑菊饮,方论内极言咳久留邪致损之故,与此证同一理也。谓清燥救肺汤治燥之复气,断非治燥之胜气,喻氏自无从致辨;若谓竟与燥不相及,未免各就一边谈理。盖喻氏之清燥救肺汤,即《伤寒论》中后半截之复脉汤也。伤寒必兼母气之燥,故初用辛温、甘热,继用辛凉、苦寒,终用甘润,因其气化之所至而然也。至谓仲景立伤寒、温病二大纲,如《素问》所云,寒暑六入,暑统风火,寒统燥湿,一切外感,皆包于内,其说尤不尽然,盖尊信仲景太过而失之矣。若然,则仲景之书,当名六气论,或外感论矣,何以独名《伤寒论》哉!盖仲景当日著书,原为伤寒而设,并未遍著外感,其论温、论暑、论湿,偶一及之也。即先生亦补《医征》温热病论,若系全书,何容又补哉!瑭非好辨,恐后学眉目不清,尊信前辈太过,反将一切外感,总混入《伤寒论》中,此近代以来之大弊,祸未消灭,尚敢如此立论哉!

一、秋燥之气,轻则为燥,重则为寒,化气为湿,复气为火。

揭燥气之大纲,兼叙其子母之气、胜复之气,而燥气自明。重则为寒者,寒水为燥金之子也;化气为湿者,土生金,湿土其母气也。《至真要大论》曰:阳明厥阴,不从标本,从乎中也。又曰:从本者,化生于本;从标本者,有标本之化;从中者,以中气为化。按阳明之上,燥气治之,中见太阴。故本论初未著燥金本气方论,而于疟、痢等证,附见于寒湿条下。叶氏医案谓伏暑内发,新凉外加,多见于伏暑类中;仲景《金匮》,多见于腹痛、疟、痢门中。

二、燥伤本脏,头微痛,恶寒,咳嗽稀痰,鼻塞,嗌塞,脉弦,无汗,杏苏散主之。

本脏者,肺胃也。《经》有嗌塞而咳之明文,故上焦之病自此始。燥伤皮毛,故头微痛、恶寒也,微痛者,不似伤寒之痛甚也。阳阴之脉,上行头角,故头亦痛也。咳嗽稀痰者,肺恶寒,古人谓燥为小寒也;肺为燥气所搏,不能通调水道,故寒饮停而咳也。鼻塞者,鼻为肺窍。嗌塞者,嗌为肺系。脉弦者,寒兼饮也。无汗者,凉搏皮毛也。按杏苏散,减小青龙一等。此条当与下焦篇所补之痰饮数条参看。再杏苏散乃时人统治四时伤风咳嗽通用之方,本论前于风温门中已驳之矣;若伤燥凉之咳,治以苦温,佐以甘辛,正为合拍。若受重寒夹饮之咳,则有青龙;若伤春风,与燥已化火无痰之证,则仍从桑菊饮、桑杏汤例。

杏苏散方

苏叶　半夏　茯苓　前胡　苦桔梗　枳壳　甘草　生姜　大枣(去核)　橘皮　杏仁

【加减法】 无汗,脉弦甚或紧者,加羌活,微透汗。汗后咳不止,去苏叶、羌活,加苏梗。兼泄泻腹满者,加苍术、厚朴。头痛兼眉棱骨痛者,加白芷。热甚加黄芩,泄泻腹满者不用。

【方论】 此苦温甘辛法也。外感燥凉,故以苏叶、前胡辛温之轻者达表;无汗脉紧,故加羌活辛温之重者,微发其汗。甘、桔从上开,枳、杏、前、芩从下降,则嗌塞鼻塞宣通而咳可止。橘、半、茯苓,逐饮而补肺胃之阳。以白芷易原方之白术者,白术,中焦脾药也,白芷,肺胃本经之药也,且能温肌肉而达皮毛。姜、枣为调和营卫之用。若表凉退而里邪未除,咳不止者,则去走表之苏叶,加降里之苏梗。泄泻腹满,金气太实之里证也,故去黄芩之苦寒,加术、朴之苦辛温也。

三、伤燥,如伤寒太阳证,有汗,不咳,不呕,不痛者,桂枝汤小和之。

如伤寒太阳证者,指头痛、身痛、恶风寒而言也。有汗不得再发其汗,亦如伤寒例,但燥较寒为轻,故少与桂枝小和之也。

桂枝汤方(见前)

四、燥金司令,头痛,身寒热,胸胁痛,甚则疝瘕痛者。桂枝柴胡各半汤加吴萸楝子茴香木香汤主之。

此金胜克木也。木病与金病并见,表里齐病,故以柴胡达少阳之气,即所以达肝木之气,合桂枝而外出太阳,加芳香定痛,苦温通降也。湿燥寒同为阴邪,故仍从足经例。

桂枝柴胡各半汤加吴萸楝子茴香木香汤方(治以苦温。佐以甘辛法)

桂枝　吴茱萸　黄芩　柴胡　人参　广木香　生姜　白芍　大枣(去核)　川楝子　小茴香　半夏　炙甘草

五、燥淫传入中焦,脉短而涩,无表证,无下证,胸痛,腹胁胀痛,或呕,或泄,苦温甘辛以和之。

燥虽传入中焦,既无表、里证,不得误汗、误下,但以苦温甘辛和之足矣。脉短而涩者,长为木,短为金,滑为润,涩为燥也。胸痛者,肝脉络胸也。腹痛者,金气克木,木病克土也。胁痛者,肝木之本位也。呕者,亦金克木病也。泄者,阳明之上,燥气治之,中见太阴也。或者,不定之辞,有痛而兼呕与泄者,有不呕而但泄者,有不泄而但呕者,有不兼呕与泄而但痛者。病情有定,病势无定,故但出法而不立方,学者随证化裁可也。药用苦温甘辛者,《经》谓燥淫所胜,治以苦温,佐以甘辛,以苦下之。盖苦温从火化以克金,甘辛从阳化以胜阴也。以苦下之者,金性坚刚,介然成块,病深坚结,非下不可。下文即言下之证。

六、阳明燥证,里实而坚,未从热化,下之以苦温;已从热化。下之以苦寒。

燥证阳明里实而坚满,《经》统言以苦下之,以苦泄之。今人用下法,多以苦寒。不知此证当别已化未化,用温下寒下两法,随证施治,方为的确。未从热化之脉,必仍短涩,涩即兼紧也,面必青黄。苦温下法,如《金匮》大黄附子细辛汤,新方天台乌药散(见下焦篇寒湿门)加巴豆霜之类。已从热化之脉,必数而坚,面必赤,舌必黄,再以他证参之。苦寒下法,如三承气之类,而小承气无芒硝,轻用大黄或酒炒,重用枳、朴,即微兼温矣。

【附治验】 丙辰年,瑭治一山阴幕友车姓,年五十五岁,须发已白大半。脐左坚大如盘,隐隐微痛,不大便数十日。先延外科治之,外科以大承气下之三、四次,终不通。延余诊视。按之坚冷如石,面色青黄,脉短涩而迟。先尚能食,屡下之后,糜粥不进,不大便已四十九日。余曰:此瘕也,金气之所结也。以肝本抑郁,又感秋金燥气,小邪中里,久而结成,愈久愈坚,非下不可,然寒下非其治也。

以天台乌药散二钱,加巴豆霜一分,姜汤和服。设三伏以待之,如不通,第二次加巴豆霜分半;再不通,第三次加巴豆霜二分。服至三次后,始下黑亮球四十九枚,坚莫能破。继以苦温甘辛之法调理,渐次能食。又十五日不大便,余如前法,下至第二次而通,下黑亮球十五枚,虽亦坚结,然破之能碎,但燥极耳。外以香油熬川椒,熨其坚处,内服苦温芳香透络,月余化尽。于此证,方知燥金之气伤人如此,而温下寒下之法,断不容紊也。

乙丑年,治通廷尉,久疝不愈。时年六十八岁。先是通廷尉外任时,每发疝,医者必用人参,故留邪在络,久不得愈。至乙丑季夏,受凉复发,坚结肛门,坐卧不得,胀痛不可忍,汗如雨下,七日不大便。余曰:疝本寒邪,凡坚结牢固,皆属金象,况现在势甚危急,非温下不可。亦用天台乌药散一钱,巴豆霜分许,下至三次始通,通后痛渐定。调以倭硫黄丸,兼用《金匮》蜘蛛散,渐次化净。以上治验二条,俱系下焦证,以出阳明坚结下法,连类而及。

七、燥气延入下焦,搏于血分而成癥者,无论男妇,化癥回生丹主之。

大邪中表之燥证,感而即发者,诚如目南先生所云,与伤寒同法,学者衡其轻重可耳。前所补数条,除减伤寒法等差二条,胸胁腹痛一条,与伤寒微有不同,余俱兼疝瘕者,以《经》有燥淫所胜,男子癫疝,女子少腹痛之明文。疝瘕已多见寒湿门中,疟证、泄泻、呕吐已多见于寒湿、湿温门中,此特补小邪中里,深入下焦血分,坚结不散之痼疾。若不知络病宜缓通治法,或妄用急攻,必犯瘕散为蛊之戒。此蛊乃血蛊也,在妇人更多,为极重难治之证,学者不可不预防之也。化癥回生丹法,系燥淫于内,治以苦温,佐以甘辛,以苦下之也。方从《金匮》鳖甲煎丸与回生丹脱化而出。此方以参、桂、椒、姜通补阳气,白芍、熟地守补阴液,益母膏通补阴气,而消水气,鳖甲胶通补肝气,而消癥瘕,余俱芳香入络而化

浊。且以食血之虫,飞者走络中气分,走者走络中血分,可谓无微不入,无坚不破。又以醋熬大黄三次,药入病所,不伤他脏,久病坚结不散者,非此不可。或者病其药味太多,不知用药之道,少用独用,则力大而急;多用众用,则功分而缓。古人缓化之方皆然,所谓有制之师不畏多,无制之师少亦乱也。此方合醋与蜜共三十六味,得四九之数,金气生成之数也。

化癥回生丹方

人参六两　安南桂二两　两头尖二两　麝香二两　片子姜黄二两　公丁香三两　川椒炭二两　虻虫二两　京三棱二两　蒲黄炭一两　藏红花二两　苏木三两　桃仁三两　苏子霜二两　五灵脂二两　降真香二两　干漆二两　当归尾四两　没药二两　白芍四两　杏仁三两　香附米二两　吴茱萸二两　元胡索二两　水蛭二两　阿魏二两　小茴香炭三两　川芎二两　乳香二两　良姜二两　艾炭二两　益母膏八两　熟地黄四两　鳖甲胶一斤　大黄(共为细末,以高米醋一斤半,熬浓,晒干为末,再加醋熬,如是三次,晒干,末之)八两

共为细末,以鳖甲、益母、大黄三胶和匀,再加炼蜜为丸,重一钱五分,蜡皮封护。用时温开水和,空心服;瘀甚之证,黄酒下。

1. 治癥结不散不痛。
2. 治癥发痛甚。
3. 治血痹。
4. 治妇女干血痨证之属实者。
5. 治疟母左胁痛而寒热者。
6. 治妇女经前作痛,古谓之痛经者。
7. 治妇女将欲行经而寒热者。
8. 治妇女将欲行经,误食生冷腹痛者。
9. 治妇女经闭。
10. 治妇女经来紫黑,甚至成块者。
11. 治腰痛之因于跌仆死血者。
12. 治产后瘀血,少腹痛,拒按者。
13. 治跌仆昏晕欲死者。

14. 治金疮、棒疮之有瘀滞者。

八、燥气久伏下焦,不与血搏,老年八脉空虚,不可与化癥回生丹,复亨丹主之。

金性沉著,久而不散,自非温通络脉不可。既不与血搏成坚硬之块,发时痛胀有形,痛止无形,自不得伤无过之营血,而用化癥矣。复亨大义,谓剥极而复,复则能亨也。其方以温养温燥兼用,盖温燥之方,可暂不可久,况久病虽曰阳虚,阴亦不能独足,至老年八脉空虚,更当预护其阴。故以石硫黄补下焦真阳,而不伤阴之品为君,佐以鹿茸、枸杞、人参、茯苓、苁蓉补正,而但以归、茴、椒、桂、丁香、萆薢,通冲任与肝肾之邪也。按《解产难》中,已有通补奇经丸方,此方可以不录。但彼方专以通补八脉为主,此则温养温燥合法;且与上条为对待之方,故并载之。按《难经》:任之为病,男子为七疝,女子为瘕聚。七疝者,朱丹溪谓:寒疝、水疝、筋疝、血疝、气疝、狐疝、癫疝,为七疝。《袖珍》:谓一厥、二盘、三寒、四癥、五附、六脉、七气,为七疝。瘕者血病,即妇人之疝也。后世谓:蛇瘕、脂瘕、青瘕、黄瘕、燥瘕、狐瘕、血瘕、鳖瘕,为八瘕。盖任为天癸生气,故多有形之积。大抵有形之实证宜前方,无形之虚证宜此方也。

按:燥金遗病,如疟、疝之类,多见下焦篇寒湿、湿温门中。再载在方书,应收入燥门者尚多,以限于边幅,不及备录,已示门径,学者隅反可也。

复亨丹方(苦温甘辛法)

倭硫黄十分(按倭硫黄者,石硫黄也,水土硫黄断不可用) 鹿茸(酒炙)八分 枸杞子六分 人参四分 云茯苓八分 淡苁蓉八分 安南桂四分 全当归(酒浸)六分 小茴香六分(酒浸,与当归同炒黑) 川椒炭三分 萆薢六分 炙龟板四分

益母膏和为丸,小梧桐子大。每服二钱,日再服;冬日渐加至三钱,开水下。

按:前人燥不为病之说,非将寒、燥混入一门,即混入湿门矣。盖以燥为寒之始,与寒相似,故混入寒门。又以阳明之上,燥气治之,中见太阴;而阳明从中,以中气为化,故又易混入湿门也。但学医之士,必须眉目清楚,复《内经》之旧,而后中有定见,方不越乎规矩也。

霹雳散方

主治中燥吐泻腹痛,甚则四肢厥逆,转筋,腿痛,肢麻,起卧不安,烦躁不宁,甚则六脉全无,阴毒发斑,疝瘕等证,并一切凝寒固冷积聚。寒轻者,不可多服;寒重者,不可少服,以愈为度。非实在纯受湿、燥、寒三气阴邪者,不可服。

桂枝六两 公丁香四两 草果二两 川椒(炒)五两 小茴香(炒)四两 薤白四两 良姜三两 吴茱萸四两 五灵脂二两 降香五两 乌药三两 干姜三两 石菖蒲二两 防己三两 槟榔二两 荜澄茄五两 附子三两 细辛二两 青木香四两 薏仁五两 雄黄五钱

上药共为细末,开水和服。大人每服三钱,病重者五钱;小人减半。再病重者,连服数次,以痛止厥回,或泻止筋不转为度。

【方论】 按《内经》有五疫之称,五行偏胜之极,皆可致疫。虽疠气之至,多见火证;而燥金寒湿之疫,亦复时有。盖风火暑三者为阳邪,与秽浊异气相参,则为温疠;湿燥寒三者为阴邪,与秽浊异气相参,则为寒疠。现在见证,多有肢麻转筋,手足厥逆,吐泻腹痛,胁肋疼痛,甚至反恶热而大渴思凉者。《经》谓雾伤于上,湿伤于下。此证乃燥金寒湿之气(《经》谓阳明之上,中见太阴;又谓阳明从中治也),直犯筋经,由大络、别络,内伤三阴脏真,所以转筋,入腹即死也。既吐且泻者,阴阳逆乱也。诸痛者,燥金湿土之气所搏也。其渴思凉饮者,少阴篇谓自利而渴者,属少阴虚,故饮水求救也。其头面赤者,阴邪上逼,阳不能降,所谓戴阳也。其周身恶热喜凉者,阴邪盘踞于内,阳气无附欲散也。阴病反见阳证,所谓水极似火,其受阴邪尤重也。诸阳

证毕现，然必当脐痛甚拒按者，方为阳中见纯阴，乃为真阴之证，此处断不可误。故立方荟萃温三阴经刚燥苦热之品，急温脏真，保住阳气。又重用芳香，急驱秽浊。一面由脏真而别络大络，外出筋经经络以达皮毛；一面由脏络腑络以通六腑，外达九窍。俾秽浊阴邪，一齐立解。大抵皆扶阳抑阴，所谓离照当空，群阴退避也。再此证自唐宋以后，医者皆不识系燥气所干，凡见前证，俗名曰痧。近时竟有著痧证书者，捉风捕影，杂乱无章，害人不浅。即以痧论，未有不干天地之气而漫然成痧者。究竟所感何气，不能确切指出，故立方毫无准的。其误皆在前人谓燥不为病，又有燥气化火之说。瑭亦为其所误，故初刻书时，再三疑虑，辨难见于杂说篇中，而正文只有化气之火证，无胜气之寒证。其燥不为病之误，误在《阴阳应象大论》篇中，脱秋伤于燥一条；长夏伤于湿，又错秋伤于湿，以为竟无燥证矣。不知《天元纪》《气交变》《五运行》《五常政》《六微旨》诸篇，平列六气，燥气之为病，与诸气同，何尝燥不为病哉！《经》云：风为百病之长。按风属木，主仁。《大易》曰：元者善之长也，得生生之机，开生化之源，尚且为病多端，况金为杀厉之气。欧阳氏曰：商者伤也，主义主收，主刑主杀。其伤人也，最速而暴，竟有不终日而死者。瑭目击神伤，故再三致意云。

卷二　中焦篇

风温　温热　温疫　温毒　冬温

一、面目俱赤，语声重浊，呼吸俱粗，大便闭，小便涩，舌苔老黄，甚则黑有芒刺，但恶热，不恶寒，日晡益甚者，传至中焦，阳明温病也。脉浮洪躁甚者。白虎汤主之；脉沉数有力。甚则脉体反小而实者，大承气汤主之。暑温、湿温、温疟，不在此例。

阳明之脉荣于面，《伤寒论》谓阳明病面缘缘正赤，火盛必克金，故目白睛亦赤也。语声重浊，金受火刑而音不清也。呼吸俱粗，谓鼻息来去俱粗，其粗也平等，方是实证；若来粗去不粗，去粗来不粗，或竟不粗，则非阳明实证，当细辨之，粗则喘之渐也。大便闭，阳明实也。小便涩，火腑不通，而阴气不化也。口燥渴，火烁津也。舌苔老黄，肺受胃浊，气不化津也（按《灵枢》论诸脏温病，独肺温病有舌苔之明文，余则无有。可见舌苔乃胃中浊气，熏蒸肺脏，肺气不化而然），甚则黑者，黑，水色也，火极而似水也。又水胜火，大凡五行之极盛，必兼胜己之形。芒刺，苔久不化，热极而起坚硬之刺也；倘刺软者，非实证也。不恶寒，但恶热者，传至中焦，已无肺证，阳明者，两阳合明也，温邪之热，与阳明之热相搏，故但恶热也。或用白虎，或用承气者，证同而脉异也。浮洪躁甚，邪气近表，脉浮者不可下。凡逐邪者，随其所在，就近而逐之。脉浮则出表为顺，故以白虎之金飙以退烦热。若沉小有力，病纯在里，则非下夺不可矣，故主以大承气。按吴又可《温疫论》中云：舌苔边白但见中微黄者，即加大黄，甚不可从。虽云伤寒重在误下，温病重在误汗，即误下不似伤寒之逆之甚，究竟承气非可轻尝之品，故云舌苔老黄，甚则黑有芒刺，脉体沉实，的系燥结痞满，方可用之。

或问：子言温病以手经主治，力辟用足经药之非，今亦云阳明证者何？阳明特非足经乎？曰：阳明如市，胃为十二经之海，土者万物之所归也，诸病未有不过此者。前人云伤寒传足不传手，误也，一人不能分为两截。总之，伤寒由毛窍而豀，豀，肉之分理之小者；由豀而谷，谷，肉之分理之大者；由谷而孙络，孙络，络之至细者；由孙络而大络，由大络而经，此经即太阳经也。始太阳，终厥阴，伤寒以足经为主，未始不关手经也。温病由口鼻而入，鼻气通于肺，口气通于胃。肺病逆传则为心包，上焦病不治，则传中焦，胃与脾也；中焦病不治，即传下焦，肝与肾也。始上焦，终下焦。温病以手经为主，未始不关足经也。但初受之时,断不可以辛温发其阳耳。盖伤寒伤人身之阳,故喜辛温、甘温、苦热,以救其阳;温病伤人身之阴,故喜辛凉、甘寒、甘咸,以救其阴。彼此对勘,自可了然于心目中矣。

白虎汤(方见上焦篇)

大承气汤方

大黄六钱　芒硝三钱　厚朴三钱　枳实三钱

水八杯,先煮枳、朴,后纳大黄、芒硝,煮取三杯。先服一杯,约二时许,得利止后服,不知,再服一杯,再不知,再服。

【方论】　此苦辛通降咸以入阴法。承气者,承胃气也。盖胃之为腑,体阳而用阴,若在无病时,本系自然下降,今为邪气盘踞于中,阻其下降之气,胃虽自欲下降而不能,非药力助之不可,故承气汤通胃结,救胃阴,仍系承胃腑本来下降之气,非有一毫私自穿凿于其间也,故汤名承气。学者若真能透彻此义,则施用承气,自无弊窦。大黄荡涤热结,芒硝入阴软坚,枳实开幽门之不通,厚朴泻中宫之实满(厚朴分量不似《伤寒论》中重用者,治温与治寒不同,畏其燥也)。曰大承气者,合四药而观之,可谓无坚不破,无微不入,故曰大也。非真正实热蔽痼,气血俱结者,不可用也。若去入阴之芒硝,则云小矣;去枳、朴之攻气结,加甘草以和中,则云调胃矣。

二、**阳明温病,脉浮而促者,减味竹叶石膏汤主之。**

脉促,谓数而时止,如趋者过急,忽一蹶然,其势甚急,故以辛凉透表重剂,逐邪外出则愈。

减味竹叶石膏汤方(辛凉合甘寒法)

竹叶五钱　石膏八钱　麦冬六钱　甘草三钱

水八杯,煮取三杯,一时服一杯,约三时令尽。

三、**阳明温病,诸证悉有而微,脉不浮者,小承气汤微和之。**

以阳明温病发端者,指首条所列阳明证而言也,后凡言阳明温病者仿此。诸证悉有,以非下不可,微则未至十分亢害,但以小承气通和胃气则愈,无庸芒硝之软坚也。

四、**阳明温病,汗多谵语,舌苔老黄而干者,宜小承气汤。**

汗多,津液散而大便结,苔见干黄,谵语因结粪而然,故宜承气。

五、**阳明温病,无汗,小便不利,谵语者,先与牛黄丸;不大便,再与调胃承气汤。**

无汗而小便不利,则大便未定成硬,谵语之不因燥屎可知。不因燥屎而谵语者,犹系心包络证也,故先与牛黄丸,以开内窍。服牛黄丸,内窍开,大便当下,盖牛黄丸亦有下大便之功能。其仍然不下者,无汗则外不通,大小便俱闭则内不通,邪之深结于阴可知。故取芒硝之咸寒,大黄、甘草之甘苦寒,不取枳、朴之辛燥也。伤寒之谵语,舍燥屎无他证,一则寒邪不兼秽浊,二则由太阳而阳明;温病谵语,有因燥屎,有因邪陷心包,一则温多兼秽,二则自上焦心肺而来。学者常须察识,不可歧路亡羊也。

六、**阳明温病,面目俱赤,肢厥,甚则通体皆厥,不瘛疭,但神昏,不大便七、八日以外,小便赤,脉沉伏,或并脉亦厥,胸腹满坚,甚则拒按,喜凉饮者,大承气汤主之。**

此一条须细辨其的是火极似水、热极而厥之证,方可用之,全在目赤、小便赤、腹满坚、喜凉饮定之。

大承气汤(方法并见前)

七、**阳明温病,纯利稀水无粪者,谓之热结旁流,调胃承气汤主之。**

热结旁流,非气之不通,不用枳、朴,独取芒硝入阴以解热结,反以甘草缓芒硝急趋之性,使之留中解结,不然结不下而水独行,徒使药性伤人也。吴又可用大承气汤者非是。

八、**阳明温病,实热壅塞为哕者,下之。连声哕者,中焦;声断续,时微时甚者,属下焦。**

《金匮》谓:哕而腹满,视其前后,知何部

不利,利之即愈。阳明实热之哕,下之,里气得通则止,但其兼证之轻重,难以预料,故但云下之而不定方,以俟临证者自为采取耳。

再按:中焦实证之哕,哕必连声紧促者,胃气大实,逼迫肺气不得下降,两相攻击而然。若或断或续,乃下焦冲虚之哕,其哕之来路也远,故其声断续也,治属下焦。

九、阳明温病,下利谵语,阳明脉实,或滑疾者,小承气汤主之;脉不实者,牛黄丸主之,紫雪丹亦主之。

下利谵语,柯氏谓:肠虚胃实,故取大黄之濡胃,无庸芒硝之润肠。本论有脉实、脉滑疾、脉不实之辨,恐心包络之谵语而误以承气下之也,仍主芳香开窍法。

小承气汤方(苦辛通法重剂)

大黄五钱　厚朴二钱　枳实一钱

水八杯,煮取三杯,先服一杯,得宿粪,止后服,不知再服。

调胃承气汤(热淫于内,治以咸寒,佐以甘苦法)

大黄三钱　芒硝五钱　生甘草二钱

牛黄丸(方论并见上焦篇)

紫雪丹(方论并见上焦篇)

十、温病三焦俱急,大热大渴,舌燥,脉不浮而躁甚,舌色金黄,痰涎壅甚,不可单行承气者,承气合小陷胸汤主之。

三焦俱急,谓上焦未清,已入中焦阳明,大热大渴,脉躁苔焦,阳土燥烈,煎熬肾水,不下则阴液立见消亡,下则引上焦余邪陷入,恐成结胸之证,故以小陷胸合承气汤,涤三焦之邪,一齐俱出。此因病急,故方亦急也,然非审定是证,不可用是方也。

承气合小陷胸汤方(苦辛寒法)

生大黄五钱　厚朴二钱　枳实二钱　半夏三钱　栝蒌三钱　黄连二钱

水八杯,煮取三杯,先服一杯,不下,再服一杯,得快利,止后服,不便再服。

十一、阳明温病,无上焦证,数日不大便,当下之。若其人阴素虚,不可行承气者。增

液汤主之。服增液汤已,周十二时观之,若大便不下者,合调胃承气汤微和之。

此方所以代吴又可承气养荣汤法也。妙在寓泻于补,以补药之体,作泻药之用,既可攻实,又可防虚。余治体虚之温病,与前医误伤津液、不大便、半虚半实之证,专以此法救之,无不应手而效。

增液汤方(咸寒苦甘法)

元参一两　麦冬(连心)八钱　细生地八钱

水八杯,煮取三杯,口干则与饮,令尽,不便,再作服。

【方论】　温病之不大便,不出热结液干二者之外。其偏于阳邪炽甚,热结之实证,则从承气法矣;其偏于阴亏液涸之半虚半实证,则不可混施承气,故以此法代之。独取元参为君者,元参味苦咸微寒,壮水制火,通二便,启肾水上潮于天,其能治液干,固不待言,《本经》称其主治腹中寒热积聚,其并能解热结可知。麦冬主治心腹结气,伤中伤饱,胃络脉绝,羸瘦短气,亦系能补能润能通之品,故以为之佐。生地亦主寒热积聚,逐血痹,用细者,取其补而不腻,兼能走络也。三者合用,作增水行舟之计,故汤名增液,但非重用不为功。

本论于阳明下证,峙立三法:热结液干之大实证,则用大承气;偏于热结而液不干者,旁流是也,则用调胃承气;偏于液干多而热结少者,则用增液,所以迴护其虚,务存津液之心法也。

按:吴又可纯恃承气以为攻病之具,用之得当则效,用之不当,其弊有三:一则邪在心包、阳明两处,不先开心包,徒攻阳明,下后仍然昏惑谵语,亦将如之何哉?吾知其必不救矣。二则体亏液涸之人,下后作战汗,或随战汗而脱,或不蒸汗徒战而脱。三者下后虽能战汗,以阴气大伤,转成上嗽下泄,夜热早凉之怯证,补阳不可,救阴不可,有延至数月而死者,有延至岁余而死者,其死均也。在又可

当日,温疫盛行之际,非寻常温病可比,又初创温病治法,自有矫枉过正不暇详审之处,断不可概施于今日也。本论分别可与不可与、可补不可补之处,以俟明眼裁定,而又为此按语于后,奉商天下之欲救是证者。至若张氏、喻氏,有以甘温辛热立法者,湿温有可用之处,然须兼以苦泄淡渗,盖治外邪,宜通不宜守也,若风温、温热、温疫、温毒,断不可从。

十二、阳明温病,下后汗出,当复其阴,益胃汤主之。

温热本伤阴之病,下后邪解汗出,汗亦津液之化,阴液受伤,不待言矣,故云当复其阴。此阴指胃阴而言,盖十二经皆禀气于胃,胃阴复而气降得食,则十二经之阴皆可复矣。欲复其阴,非甘凉不可。汤名益胃者,胃体阳而用阴,取益胃用之义也。下后急议复阴者,恐将来液亏燥起,而成干咳身热之怯证也。

益胃汤方(甘凉法)

沙参三钱　麦冬五钱　冰糖一钱　细生地五钱　玉竹(炒香)一钱五分

水五杯,煮取二杯,分二次服,渣再煮一杯服。

十三、下后无汗脉浮者,银翘汤主之;脉浮洪者,白虎汤主之;脉洪而芤者,白虎加人参汤主之。

此下后邪气还表之证也。温病之邪,上行极而下,下行极而上,下后里气得通,欲作汗而未能,以脉浮验之,知不在里而在表,逐邪者随其性而宣泄之,就其近而引导之,故主以银翘汤,增液为作汗之具,仍以银花、连翘解毒而轻宣表气,盖亦辛凉合甘寒轻剂法也。若浮而且洪,热气炽甚,津液立见消亡,则非白虎不可。若洪而且芤,金受火克,元气不支,则非加人参不可矣。

银翘汤方(辛凉合甘寒法)

银花五钱　连翘三钱　竹叶二钱　生甘草一钱　麦冬四钱　细生地四钱

白虎汤、白虎加人参汤(方论并见前)

十四、下后无汗,脉不浮而数,清燥汤主之。

无汗而脉数,邪之未解可知,但不浮,无领邪外出之路,既下之后,又无连下之理,故以清燥法,增水敌火,使不致为灾,一半日后相机易法,即吴又可下后间服缓剂之法也。但又可清燥汤中用陈皮之燥,柴胡之升,当归之辛窜,津液何堪!以燥清燥,有是理乎?此条乃用其法而不用其方。

清燥汤方(甘凉法)

麦冬五钱　知母二钱　人中黄一钱五分　细生地五钱　元参三钱

水八杯,煮取三杯。分三次服。

【加减法】 咳嗽胶痰,加沙参三钱,桑叶一钱五分,梨汁半酒杯,牡蛎三钱,牛蒡子三钱。

按:吴又可咳嗽胶痰之证,而用苏子、橘红、当归,病因于燥而用燥药,非也,在湿温门中不禁。

十五、下后数日,热不退,或退不尽,口燥咽干,舌苔干黑,或金黄色,脉沉而有力者,护胃承气汤微和之;脉沉而弱者,增液汤主之。

温病下后,邪气已净,必然脉静身凉,邪气不净,有延至数日邪气复聚于胃,须再通其里者,甚至屡下而后净者,诚有如吴又可所云。但正气日虚一日,阴津日耗一日,须加意防护其阴,不可稍有卤莽,是在任其责者临时斟酌尽善耳。吴又可于邪气复聚之证,但主以小承气,本论于此处分别立法。

护胃承气汤方(苦甘法)

生大黄三钱　元参三钱　细生地三钱　丹皮二钱　知母二钱　麦冬(连心)三钱

水五杯,煮取二杯,先服一杯,得结粪,止后服,不便,再服。

增液汤(方见前)

十六、阳明温病,下后二、三日,下证复现,脉下甚沉,或沉而无力,止可与增液,不可与承气。

此恐犯数下之禁也。

十七、阳明温病,下之不通,其证有五:应

下失下,正虚不能运药。不运药者死,新加黄龙汤主之。喘促不宁,痰涎壅滞,右寸实大,肺气不降者,宣白承气汤主之。左尺牢坚,小便赤痛,时烦渴甚,导赤承气汤主之。邪闭心包,神昏舌短,内窍不通,饮不解渴者。牛黄承气汤主之。津液不足,无水舟停者,间服增液,再不下者,增液承气汤主之。

《经》谓下不通者死,盖下而至于不通,其为危险可知,不忍因其危险难治而遂弃之。兹按温病中下之不通者共有五因:其因正虚不运药者,正气既虚,邪气复实,勉拟黄龙法,以人参补正,以大黄逐邪,以冬、地增液,邪退正存一线,即可以大队补阴而生,此邪正合治法也。其因肺气不降,而里证又实者,必喘促、寸实,则以杏仁、石膏宣肺气之痹,以大黄逐肠胃之结,此脏腑合治法也。其因火腑不通,左尺必现牢坚之脉(左尺,小肠脉也,俗候于左寸者非,细考《内经》自知),小肠热盛,下注膀胱,小便必涓滴,赤且痛也,则以导赤去淡通之阳药,加连、柏之苦通火腑,大黄、芒硝承胃气而通大肠,此二肠同治法也。其因邪闭心包,内窍不通者,前第五条已有先与牛黄丸,再与承气之法,此条系已下而不通,舌短神昏,闭已甚矣,饮不解渴,消亦甚矣,较前条仅仅谵语,则更急而又急,立刻有闭脱之虞,阳明大实不通,有消亡肾液之虞,其势不可少缓须臾,则以牛黄丸开手少阴之闭,以承气急泻阳明,救足少阴之消,此两少阴合治法也。再此条亦系三焦俱急,当与前第九条用承气、陷胸合法者参看。其因阳明太热,津液枯燥,水不足以行舟,而结粪不下者,非增液不可。服增液两剂,法当自下,其或脏躁太甚之人,竟有不下者,则以增液合调胃承气汤,缓缓与服,约二时服半杯沃之,此一腑中气血合治法也。

新加黄龙汤(苦甘咸法)

细生地五钱　生甘草二钱　人参(另煎)一钱五分　生大黄三钱　芒硝一钱　元参五钱　麦冬(连心)五钱　当归一钱五分　海参(洗)二条　姜汁六匙

水八杯,煮取三杯。先用一杯,冲参汁五分、姜汁二匙,顿服之,如腹中有响声,或转矢气者,为欲便也;候一、二时不便,再如前法服一杯;候二十四刻,不便,再服第三杯;如服一杯,即得便,止后服,酌服益胃汤一剂(益胃汤方见前),余参或可加入。

【方论】此处方于无可处之地,勉尽人力,不肯稍有遗憾之法也。旧方用大承气加参、地、当归,须知正气久耗,而大便不下者,阴阳俱惫,尤重阴液消亡,不得再用枳、朴伤气而耗液,故改用调胃承气,取甘草之缓急,合人参补正,微点姜汁,宣通胃气,代枳、朴之用,合人参最宣胃气,加麦、地、元参,保津液之难保,而又去血结之积聚,姜汁为宣气分之用,当归为宣血中气分之用,再加海参者,海参咸能化坚,甘能补正,按海参之液,数倍于其身,其能补液可知,且蠕动之物,能走络中血分,病久者必入络,故以之为使也。

宣白承气汤方(苦辛淡法)

生石膏五钱　生大黄三钱　杏仁粉二钱　栝蒌皮一钱五分

水五杯,煮取二杯,先服一杯,不知再服。

导赤承气汤

赤芍三钱　细生地五钱　生大黄三钱　黄连二钱　黄柏二钱　芒硝一钱

水五杯,煮取二杯,先服一杯,不下再服。

牛黄承气汤

即用前安宫牛黄丸二丸,化开,调生大黄末三钱,先服一半,不知再服。

增液承气汤

即于增液汤内,加大黄三钱,芒硝一钱五分。

水八杯,煮取三杯,先服一杯,不知再服。

十八、下后虚烦不眠,心中懊侬,甚至反复颠倒,栀子豉汤主之;若少气者,加甘草;若呕者,加姜汁。

邪气半至阳明,半犹在膈,下法能除阳明之邪,不能除膈间之邪,故证现懊侬虚烦。栀子豉汤涌越其在上之邪也。少气加甘草者，误下固能伤阴，此则以误下而伤胸中阳气，甘能益气，故加之。呕加姜汁者，胃中未至甚热燥结，误下伤胃中阳气，木来乘之，故呕，加姜汁，和肝而降胃气也，胃气降，则不呕矣。

栀子豉汤方（见上焦篇）

栀子豉加甘草汤

即于栀子豉汤内，加甘草二钱，煎法如前。

栀子豉加姜汁方

即于栀子豉汤内，加姜汁五匙。

十九、阳明温病，干呕口苦而渴，尚未可下者，黄连黄芩汤主之。不渴而舌滑者属湿温。

温热，燥病也，其呕由于邪热夹秽，扰乱中宫而然，故以黄连、黄芩彻其热，以芳香蒸变化其浊也。

黄连黄芩汤方（苦寒微辛法）

黄连二钱　黄芩二钱　郁金一钱五分　香豆豉二钱

水五杯，煮取二杯，分二次服。

二十、阳明温病，舌黄燥，肉色绛，不渴者，邪在血分，清营汤主之。若滑者，不可与也，当于湿温中求之。

温病传里，理当渴甚，今反不渴者，以邪气深入血分，格阴于外，上潮于口，故反不渴也。曾过气分，故苔黄而燥。邪居血分，故舌之肉色绛也。若舌苔白滑、灰滑、淡黄而滑，不渴者，乃湿气蒸腾之象，不得用清营柔以济柔也。

汪按：此条以舌绛为主（舌绛不渴，夜甚，乃入营之候）。再按：绛而中心黄苔，当气血两清；纯绛鲜红，急涤包络；中心绛干，两清心胃；尖独干绛，专泄火腑；舌绛而光，当濡胃阴；绛而枯痿，急用胶黄；干绛无色，宜投复脉（此二证俱属下焦）。以上俱仍合脉证参详。若舌绛兼有白苔，或黄白相兼，是邪仍在气分；绛而有滑苔者，则为湿热熏蒸，误用血药滋腻，邪必难解，不可不慎，详见上下二焦。

清营汤方（见上焦篇）

二十一、阳明斑者，化斑汤主之。

方义并见上焦篇。

二十二、阳明温病，下后疹续出者，银翘散去豆豉，加细生地大青叶元参丹皮汤主之。

方义并见上焦篇。

二十三、斑疹，用升提则衄，或厥，或呛咳，或昏痉，用壅补则瞀乱。

此治斑疹之禁也。斑疹之邪在血络，只喜轻宣凉解。（批：尝见小儿，医有过用升提而死者。——朱评）。若用柴胡、升麻辛温之品，直升少阳，使热血上循清道则衄；过升则下竭，下竭者必上厥；肺为华盖，受热毒之熏蒸则呛咳；心位正阳，受升提之摧迫则昏痉。至若壅补，使邪无出路，络道比经道最细，诸疮痛痒，皆属于心，既不得外出，其势必返而归之于心，不瞀乱得乎？

二十四、斑疹阳明证悉具，外出不快，内壅特甚者，调胃承气汤微和之，得通则已，不可令大泄，大泄则内陷。

此斑疹下法，微有不同也。斑疹虽宜宣泄，但不可太过，令其内陷。斑疹虽忌升提，亦畏内陷。方用调胃承气者，避枳、朴之温燥，取芒硝之入阴，甘草败毒缓中也。

调胃承气汤（方见前）

二十五、阳明温毒发痘者，如斑疹法，随其所在而攻之。

温毒发痘，如小儿痘疮，或多或少，紫黑色，皆秽浊太甚，疗治失宜而然也。虽不多见，间亦有之。随其所在而攻，谓脉浮则用银翘散加生地、元参，渴加花粉，毒重加金汁、人中黄，小便短加芩、连之类，脉沉内壅者，酌轻重下之。

二十六、阳明温毒，杨梅疮者，以上法随其所偏而调之，重加败毒，兼与利湿。

此条当入湿温，因上条温痘连类而及，故编于此，可以互证也。杨梅疮者，形似杨梅，轻则红紫，重则紫黑，多现于背部、面部，亦因感受秽浊而然。如上法者，如上条治温痘之法。毒甚故重加败毒。此证毒附湿而为灾，故兼与利湿，如萆薢、土茯苓之类。

二十七、阳明温病，不甚渴，腹不满，无汗，小便不利，心中懊侬者，必发黄。黄者，栀子柏皮汤主之。

受邪太重，邪热与胃阳相搏，不得发越，无汗不能自通，热必发黄矣。

栀子柏皮汤方

栀子五钱　生甘草三钱　黄柏五钱

水五杯，煮取二杯，分二次服。

【方论】　此湿淫于内，以苦燥之，热淫于内，佐以甘苦法也。栀子清肌表，解五黄，又治内烦。黄柏泻膀胱，疗肌肤间热。甘草协和内外。三者其色皆黄，以黄退黄，同气相求也。按又可但有茵陈大黄汤，而无栀子柏皮汤，温热发黄，岂皆可下者哉！

二十八、阳明温病，无汗，或但头汗出，身无汗，渴欲饮水，腹满，舌燥黄，小便不利者，必发黄，茵陈蒿汤主之。

此与上条异者，在口渴腹满耳。上条口不甚渴，腹不满，胃不甚实，故不可下；此则胃家已实而黄不得退，热不得越，无出表之理，故从事于下趋大小便也。

茵陈蒿汤

茵陈蒿六钱　栀子三钱　生大黄三钱

水八杯，先煮茵陈减水之半，再入二味，煮成三杯，分三次服，以小便利为度。

【方论】　此纯苦急趋之方也。发黄外闭也，腹满内闭也，内外皆闭，其势不可缓，苦性最急，故以纯苦急趋下焦也。黄因热结，泻热者必泻小肠，小肠丙火，非苦不通。胜火者莫如水，茵陈得水之精；开郁莫如发陈，茵陈生发最速，高出众草，主治热结黄疸，故以之为君。栀子通水源而利三焦，大黄除实热而减腹满，故以之为佐也。

二十九、阳明温病，无汗，实证未剧，不可下，小便不利者，甘苦合化，冬地三黄汤主之。

大凡小便不通，有责之膀胱不开者，有责之上游结热者，有责之肺气不化者。温热之

小便不通，无膀胱不开证，皆上游（指小肠而言）热结，与肺气不化而然也。小肠火腑，故以三黄苦药通之；热结则液干，故以甘寒润之；金受火刑，化气维艰，故倍用麦冬以化之。

冬地三黄汤方（甘苦合化阴气法）

麦冬八钱　黄连一钱　苇根汁（冲）半酒杯　元参四钱　黄柏一钱　银花露（冲）半酒杯　细生地四钱　黄芩一钱　生甘草三钱

水八杯，煮取三杯，分三次服，以小便得利为度。

三十、温病小便不利者，淡渗不可与也。忌五苓、八正辈。

此用淡渗之禁也。热病有余于火，不足于水，惟以滋水泻火为急务，岂可再以淡渗动阳而烁津乎？奈何吴又可于小便条下，特立猪苓汤，乃去仲景原方之阿胶，反加木通、车前，渗而又渗乎！其治小便血分之桃仁汤中，仍用滑石，不识何解！

三十一、温病燥热，欲解燥者，先滋其干，不可纯用苦寒也，服之反燥甚。

此用苦寒之禁也。温病有余于火，不用淡渗犹易明，并苦寒亦设禁条，则未易明也。举世皆以苦能降火，寒能泻热，坦然用之而无疑，不知苦先入心，其化以燥，服之不应，愈化愈燥。宋人以目为火户，设立三黄汤，久服竟至于瞎，非化燥之明征乎？吾见温病而恣用苦寒，津液干涸不救者甚多，盖化气比本气更烈。故前条冬地三黄汤，甘寒十之八、九，苦寒仅十之一、二耳。至茵陈蒿汤之纯苦，止有一用，或者再用，亦无屡用之理。吴又可屡诋用黄连之非，而又恣用大黄，惜乎其未通甘寒一法也。

三十二、阳明温病，下后热退，不可即食，食者必复。周十二时后，缓缓与食，先取清者，勿令饱，饱则必复。复必重也。

此下后暴食之禁也。下后虽然热退，余焰尚存，盖无形质之邪，每借有形质者以为依附，必须坚壁清野，勿令即食。一日后，稍可食清而又清之物，若稍重浊，犹必复也。勿

者,禁止之词;必者,断然之词也。

三十三、阳明温病,下后脉静,身不热,舌上津回,十数日不大便,可与益胃、增液辈,断不可再与承气也。下后舌苔未尽退,口微渴,面微赤,脉微数,身微热。日浅者亦与增液辈;日深舌微干者,属下焦复脉法也(方见下焦)。勿轻与承气,轻与者肺燥而咳,脾滑而泄,热反不除,渴反甚也,百日死。

此数下亡阴之大戒也。下后不大便十数日,甚至二十日,乃肠胃津液受伤之故,不可强责其便,但与复阴,自能便也。此条脉静身凉,人犹易解,至脉虽不躁而未静,身虽不壮热而未凉,俗医必谓邪气不尽,必当再下,在又可法中亦必再下。不知大毒治病,十衰其六,但与存阴退热,断不误事(下后邪气复聚,大热大渴,面正赤,脉躁甚,不在此例)。若轻与苦燥,频伤胃阴,肺之母气受伤,阳明化燥,肺无秉气,反为燥逼,焉得不咳。燥咳久者,必身热而渴也。若脾气为快利所伤,必致滑泄,滑泄则阴伤而热渴愈加矣,迁延三月,天道小变之期,其势不能再延,故曰百日死也。

三十四、阳明温病,渴甚者,雪梨浆沃之。

雪梨浆(方法见前)

三十五、阳明温病,下后微热,舌苔不退者,薄荷末拭之。

以新布蘸新汲凉水,再蘸薄荷细末,频擦舌上。

三十六、阳明温病,斑疹,温痘,温疮,温毒,发黄,神昏谵语者,安宫牛黄丸主之。

心居膈上,胃居膈下,虽有膜隔,其浊气太甚,则亦可上干包络,且病自上焦而来,故必以芳香逐秽开窍为要也。

安宫牛黄丸(方见上焦篇)

三十七、风温、温热、温疫、温毒、冬温之在中焦,阳明病居多;湿温之在中焦,太阴病居多;暑温则各半也。

此诸温不同之大关键也。温热等皆因于火,以火从火,阳明阳土,以阳从阳,故阳明病居多。湿温则以湿从湿,太阴阴土,以阴从

阴,则太阴病居多。暑兼湿热,故各半也。

暑温　伏暑

三十八、脉洪滑,面赤身热,头晕,不恶寒,但恶热,舌上黄滑苔,渴欲凉饮,饮不解渴,得水则呕,按之胸下痛,小便短,大便闭者,阳明暑温,水结在胸也,小陷胸汤加枳实主之。

脉洪面赤,不恶寒,病已不在上焦矣。暑兼湿热,热甚则渴,引水求救。湿郁中焦,水不下行,反来上逆,则呕。胃气不降,则大便闭。故以黄连、栝蒌清在里之热痰,半夏除水痰而强胃。加枳实者,取其苦辛通降,开幽门而引水下行也。

小陷胸加枳实汤方(苦辛寒法)

黄连二钱　栝蒌三钱　枳实二钱　半夏五钱

急流水五杯,煮取二杯,分二次服。

三十九、阳明暑温,脉滑数,不食不饥不便,浊痰凝聚,心下痞者,半夏泻心汤去人参、干姜、大枣、甘草加枳实、杏仁主之。

不饥不便,而有浊痰,心下痞满,湿热互结而阻中焦气分。故以半夏、枳实开气分之湿结;黄连、黄芩开气分之热结;杏仁开肺与大肠之气痹;暑中热甚,故去干姜;非伤寒误下之虚痞,故去人参、甘草、大枣,且畏其助湿作满也。

半夏泻心汤去干姜甘草加枳实杏仁方(苦辛寒法)

半夏一两　黄连二钱　黄芩三钱　枳实二钱　杏仁三钱

水八杯,煮取三杯,分三次服。虚者复纳人参二钱,大枣三枚。

四十、阳明暑温,湿气已化,热结独存,口燥咽干,渴欲饮水,面目俱赤,舌燥黄。脉沉实者,小承气汤各等分下之。

暑兼湿热,其有体瘦质燥之人,感受热重湿轻之证,湿先从热化尽,只余热结中焦,其诸下证,方可下之。

汪按：湿热入胃腑方可下，虽云化热，究从湿来，故枳、朴、大黄等分用也。大抵温病诊舌为要，痞满之证，见黄燥，方可议下；黄而不燥，仍用宣泄，以驱之入胃，或苦温助之化燥，见黄，方可用苦泄（泻心、陷胸之属）；黄白相兼，或灰白色，仍用开提（三香、杏、蔻、枳、桔之属），以达之于肺，不可误也。又叶天士论伤寒热邪劫烁，下之宜猛；温病多湿邪内搏，下之宜轻；伤寒大便溏为邪尽，不可下；湿温病大便溏为邪未尽，便硬方为无湿，不可攻也。此皆要论，不可不知。

小承气汤（方义并见前。此处不必以大黄为君，三物各等分可也）

四十一、暑温蔓延三焦，舌滑微黄，邪在气分者，三石汤主之；邪气久留，舌绛苔少，热搏血分者，加味清宫汤主之；神识不清，热闭内窍者。先与紫雪丹，再与清宫汤。

蔓延三焦，则邪不在一经一脏矣，故以急清三焦为主。然虽云三焦，以手太阴一经为要领。盖肺主一身之气，气化则暑湿俱化，且肺脏受生于阳明，肺之脏象属金色白。阳明之气运亦属金色白，故肺经之药多兼走阳明，阳明之药多兼走肺也。再肺经通调水道，下达膀胱，肺痹开则膀胱亦开，是虽以肺为要领，而胃与膀胱皆在治中，则三焦俱备矣，是邪在气分而主以三石汤之奥义也。若邪气久羁，必归血络，心主血脉，故以加味清宫汤主之。内窍欲闭，则热邪盛矣，紫雪丹开内窍而清热最速者也。

三石汤方

飞滑石三钱　生石膏五钱　寒水石三钱　杏仁三钱　竹茹（炒）二钱　银花（花露更妙）三钱　金汁（冲）一酒杯　白通草二钱

水五杯，煮成二杯，分二次温服。

【方论】　此微苦辛寒兼芳香法也。盖肺病治法，微苦则降，过苦反过病所，辛凉所以清热，芳香所以败毒而化浊也。按三石，紫雪丹中之君药，取其得庚金之气，清热退暑利窍，兼走肺胃者也；杏仁、通草为宣气分之用，

且通草直达膀胱，杏仁直达大肠；竹茹以竹之脉络，而通人之脉络；金汁、银花，败暑中之热毒。

加味清宫汤方

即于前清宫汤内加知母三钱，银花二钱，竹沥五茶匙冲入。

【方论】　此苦辛寒法也。清宫汤前已论之矣，加此三味者：知母泻阳明独胜之热，而保肺清金；银花败毒而清络；竹沥除胸中大热，止烦闷消渴；合清宫汤为暑延三焦血分之治也。

四十二、暑温伏暑，三焦均受，舌灰白，胸痞闷，潮热呕恶，烦渴自利，汗出溺短者，杏仁滑石汤主之。

舌白胸痞，自利呕恶，湿为之也。潮热烦渴，汗出溺短，热为之也。热处湿中，湿蕴生热，湿热交混，非偏寒偏热可治，故以杏仁、滑石、通草，先宣肺气，由肺而达膀胱以利湿，厚朴苦温而泻湿满，芩、连清里而止湿热之利，郁金芳香走窍而开闭结，橘、半强胃而宣湿化痰以止呕恶，俾三焦混处之邪，各得分解矣。

杏仁滑石汤方（苦辛寒法）

杏仁三钱　滑石三钱　黄芩二钱　橘红一钱五分　黄连一钱　郁金二钱　通草一钱　厚朴二钱　半夏三钱

水八杯，煮取三杯，分三次服。

寒　湿

四十三、湿之入中焦，有寒湿，有热湿，有自表传来，有水谷内蕴，有内外相合。其中伤也，有伤脾阳，有伤脾阴，有伤胃阳，有伤胃阴，有两伤脾胃，伤脾胃之阳者十常八、九，伤脾胃之阴者十居一、二。彼此混淆，治不中窾，遗患无穷，临证细推，不可泛论。

此统言中焦湿证之总纲也。寒湿者，湿与寒水之气相搏也，盖湿水同类，其在天之阳时为雨露，阴时为霜雪，在江河为水，在土中为湿，体本一源，易于相合，最损人之阳气。

热湿者,在天时长夏之际,盛热蒸动湿气流行也,在人身湿郁本身阳气,久而生热也,兼损人之阴液。自表传来,一由经络而脏腑,一由肺而脾胃。水谷内蕴,肺虚不能化气,脾虚不能散津,或形寒饮冷,或酒客中虚。内外相合,客邪既从表入,而伏邪又从内发也。伤脾阳,在中则不运痞满,传下则洞泄腹痛。伤胃阳,则呕逆不食,膈胀胸痛。两伤脾胃,既有脾证,又有胃证也。其伤脾胃之阴若何?湿久生热,热必伤阴,古称湿火者是也。伤胃阴,则口渴不饥。伤脾阴,则舌先灰滑,后反黄燥,大便坚结。湿为阴邪,其伤人之阳也,得理之正,故多而常见。其伤人之阴也,乃势之变,故罕而少见。治湿者必须审在何经何脏,兼寒兼热,气分血分,而出辛凉、辛温、甘温、苦温、淡渗、苦渗之治,庶所投必效。若脾病治胃,胃病治脾,兼下焦者,单治中焦,或笼统混治,脾胃不分,阴阳寒热不辨,将见肿胀、黄疸、洞泄、衄血、便血,诸证蜂起矣。惟在临证者细心推求,下手有准的耳。盖土为杂气,兼证甚多,最难分析,岂可泛论湿气而已哉!

四十四、足太阴寒湿,痞结胸满,不饥不食。半苓汤主之。

此书以温病名,并列寒湿者,以湿温紧与寒湿相对,言寒湿而湿温更易明析。

痞结胸满,仲景列于太阴篇中,乃湿郁脾阳,足太阴之气,不为鼓动运行。脏病而累及腑,痞结于中,故亦不能食也。故以半夏、茯苓培阳土以吸阴土之湿,厚朴苦温以泻湿满,黄连苦以渗湿,重用通草以利水道,使邪有出路也。

半苓汤方(此苦辛淡渗法也)

半夏五钱　茯苓块五钱　川连一钱　厚朴三钱　通草(煎汤煮前药)八钱

水十二杯,煮通草成八杯,再入余药煮成三杯,分三次服。

四十五、足太阴寒湿,腹胀,小便不利,大便溏而不爽,若欲滞下者,四苓加厚朴秦皮汤主之,五苓散亦主之。

《经》谓太阴所至,发为腹胀,又谓厥阴气至为腹胀,盖木克土也。太阴之气不运,以致膀胱之气不化,故小便不利。四苓辛淡渗湿,使膀胱开而出邪,以厚朴泻胀,以秦皮洗肝也。其或肝气不热,则不用秦皮,仍用五苓中之桂枝以和肝,通利三焦而行太阳之阳气,故五苓散亦主之。

四苓加厚朴秦皮汤方(苦温淡法)

茅术三钱　厚朴三钱　茯苓块五钱　猪苓四钱　秦皮二钱　泽泻四钱

水八杯,煮成八分三杯,分三次服。

五苓散(甘温淡法)

猪苓一两　赤术一两　茯苓一两　泽泻一两六钱　桂枝五钱

共为细末,百沸汤和服三钱,日三服。

四十六、足太阴寒湿,四肢乍冷,自利,目黄,舌白滑。甚则灰。神倦不语,邪阻脾窍,舌謇语重,四苓加木瓜草果厚朴汤主之。

脾主四肢,脾阳郁故四肢乍冷。湿渍脾而脾气下溜,故自利。目白精属肺,足太阴寒湿则手太阴不能独治,两太阴同气也,且脾主地气,肺主天气,地气上蒸,天气不化,故目睛黄也。白滑与灰,寒湿苔也。湿困中焦,则中气虚寒,中气虚寒,则阳光不治,主正阳者心也,心藏神,故神昏。心主言,心阳虚故不语。脾窍在舌,湿邪阻窍,则舌謇而语声迟重。湿下行为顺,故以四苓散驱湿下行,加木瓜以平木,治其所不胜也。厚朴以温中行滞,草果温太阴独胜之寒,芳香而达窍,补火以生土,驱浊以生清也。

四苓加木瓜厚朴草果汤方(苦热兼酸淡法)

生于白术三钱　猪苓一钱五分　泽泻一钱五分　赤苓块五钱　木瓜一钱　厚朴一钱　草果八分　半夏三钱

水八杯,煮取八分三杯,分三次服。阳素虚者,加附子二钱。

四十七、足太阴寒湿,舌灰滑,中焦滞痞,草果茵陈汤主之;面目俱黄,四肢常厥者,茵

陈四逆汤主之。

湿滞痞结，非温通而兼开窍不可，故以草果为君。茵陈因陈生新，生发阳气之机最速，故以之为佐。广皮、大腹、厚朴，共成泻痞之功。猪苓、泽泻，以导湿外出也。若再加面黄肢逆，则非前汤所能济，故以四逆回厥，茵陈宣湿退黄也。

草果茵陈汤方（苦辛温法）

草果一钱　茵陈三钱　茯苓皮三钱　厚朴二钱　广皮一钱五分　猪苓二钱　大腹皮二钱　泽泻一钱五分

水五杯，煮取二杯，分二次服。

茵陈四逆汤方（苦辛甘热复微寒法）

附子三钱（炮）　干姜五钱　炙甘草二钱　茵陈六钱

水五杯，煮取二杯。温服一杯，厥回止后服；仍厥，再服；尽剂，厥不回，再作服。

四十八、足太阴寒湿，舌白滑，甚则灰，脉迟，不食，不寐，大便窒塞，浊阴凝聚，阳伤腹痛，痛甚则肢逆，椒附白通汤主之。

此足太阴寒湿，兼足少阴、厥阴证也。白滑灰滑，皆寒湿苔也。脉迟者，阳为寒湿所困，来去俱迟也。不食，胃阳痹也。不寐，中焦湿聚，阻遏阳气不得下交于阴也。大便窒塞，脾与大肠之阳，不能下达也。阳为湿困，返逆位于浊阴，故浊阴得以盘踞中焦而为痛也。凡痛皆邪正相争之象，虽曰阳困，究竟阳未绝灭，两不相下，故相争而痛也（后凡言痛者仿此）。椒附白通汤，齐通三焦之阳，而急驱浊阴也。

椒附白通汤方

生附子（炒黑）三钱　川椒（炒黑）二钱　淡干姜二钱　葱白三茎　猪胆汁（去渣后调入）半烧酒杯

水五杯，煮成二杯，分二次凉服。

【方论】此苦辛热法复方也。苦与辛合，能降能通，非热不足以胜重寒而回阳。附子益太阳之标阳，补命门之真火，助少阳之火热。盖人之命火，与太阳之阳、少阳之阳旺，

行水自速。三焦通利，湿不得停，焉能聚而为痛，故用附子以为君，火旺则土强。干姜温中逐湿痹，太阴经之本药；川椒燥湿除胀消食，治心腹冷痛，故以二物为臣。葱白由内而达外，中空通阳最速，亦主腹痛，故以为之使。浊阴凝聚不散，有格阳之势，故反佐以猪胆汁，猪，水畜，属肾，以阴求阴也；胆乃甲木，从少阳，少阳主开泄，生发之机最速。此用仲景白通汤，与许学士椒附汤，合而裁制者也。

四十九、阳明寒湿，舌白腐，肛坠痛，便不爽，不喜食，附子理中汤去甘草加广皮厚朴汤主之。

九窍不和，皆属胃病。胃受寒湿所伤，故肛门坠痛而便不爽；阳明失阖，故不喜食。理中之人参补阳明之正，苍术补太阴而渗湿，姜、附运坤阳以劫寒，盖脾阳转而后湿行，湿行而后胃阳复。去甘草，畏其满中也。加厚朴、广皮，取其行气。合而言之，辛甘为阳，辛苦能通之义也。

附子理中汤去甘草加厚朴广皮汤方（辛甘兼苦法）

生茅术三钱　人参一钱五分　炮干姜一钱五分　厚朴二钱　广皮一钱五分　生附子（炮黑）一钱五分

水五杯，煮取八分二杯，分二次服。

五十、寒湿伤脾胃两阳，寒热，不饥，吞酸，形寒，或脘中痞闷，或酒客湿聚，苓姜术桂汤主之。

此兼运脾胃，宣通阳气之轻剂也。

苓姜术桂汤方（苦辛温法）

茯苓块五钱　生姜三钱　炒白术三钱　桂枝三钱

水五杯，煮取八分二杯，分温再服。

五十一、湿伤脾胃两阳，既吐且利，寒热身痛，或不寒热，但腹中痛，名曰霍乱。寒多，不欲饮水者，理中汤主之。热多，欲饮水者，五苓散主之。吐利汗出，发热恶寒，四肢拘急，手足厥冷，四逆汤主之。吐利止而身痛不休者，宜桂枝汤小和之。

按：霍乱一证，长夏最多，本于阳虚寒湿凝聚，关系非轻，伤人于顷刻之间。奈时医不读《金匮》，不识病源，不问轻重，一概主以藿香正气散，轻者原有可愈之理，重者死不旋踵；更可笑者，正气散中加黄连、麦冬，大用西瓜治渴欲饮水之霍乱，病者岂堪命乎！瑭见之屡矣，故将采《金匮》原文，备录于此。胃阳不伤不吐，脾阳不伤不泻，邪正不争不痛，营卫不乖不寒热。以不饮水之故，知其为寒多，主以理中汤（原文系理中丸，方后自注云：然丸不及汤，盖丸缓而汤速也；且恐丸药不精，故直改从汤），温中散寒。人参、甘草，胃之守药；白术、甘草，脾之守药；干姜能通能守，上下两泄者，故脾胃两守之，且守中有通，通中有守，以守药作通用，以通药作守用。苦热欲饮水之证，饮不解渴，而吐泄不止，则主以五苓。邪热须从小便去，膀胱为小肠之下游，小肠，火腑也，五苓通前阴，所以守后阴也。太阳不开，则阳明不阖，开太阳正所以守阳明也。此二汤皆有一举两得之妙。吐利则脾胃之阳虚；汗出则太阳之阳亦虚；发热者，浮阳在外也；恶寒者，实寒在中也；四肢拘急，脾阳不荣四末；手足厥冷，中土湿而厥阴肝木来乘病者，四逆汤善救逆，故名四逆汤。人参、甘草守中阳，干姜、附子通中阳，人参、附子护外阳，干姜、甘草护中阳，中外之阳复回，则群阴退避，而厥回矣。吐利止而身痛不休者，中阳复而表阳不和也，故以桂枝汤温经络而微和之。

理中汤方（甘热微苦法。此方分量以及后加减法，悉照《金匮》原文，用者临时斟酌）

人参、甘草、白术、干姜各三两

水八杯，煮取三杯，温服一杯，日三服。

【加减法】 若脐上筑者，肾气动也，去术加桂四两。吐多者，去术加生姜三两。下多者还用术。悸者加茯苓二两。渴欲饮水者，加术足前成四两半。腹中痛者，加人参足前成四两半。寒者，加干姜足前成四两半。腹满者，去术加附子一枚。服汤后，如食顷，饮

热粥一升许，微自汗，勿发揭衣服。

五苓散方（见前）

【加减法】 腹满者，加厚朴、广皮各一两。渴甚面赤，脉大紧而急，搐扇不知凉，饮冰不知冷，腹痛甚，时时躁烦者，格阳也，加干姜一两五钱（此条非仲景原文，余治验也）。

百沸汤和，每服五钱，日三服。

汪按：湿温、湿疟、寒湿、中寒等证，皆有阴盛格阳。若春温、风温、暑热、温疫、温毒，非犯逆则绝无此证，虽或病前病中，兼犯房劳遗泄，亦断无阴证，而阳盛格阴者，则往往有之。俗医传派不清，临事狐疑，失之毫厘，人命立绝。此条与温热门中，中下焦阳厥数条参看，庶乎临证了然，厥功巨矣。

四逆汤方（辛甘热法。分量临时斟酌）

炙甘草二两 干姜一两半 生附子（去皮）一枚 加人参一两

水五茶碗，煮取二碗，分二次服。

按：原方无人参，此独加人参者，前条寒多不饮水，较厥逆尚轻，仲景已用人参；此条诸阳欲脱，中虚更急，不用人参，何以固内。柯韵伯《伤寒注》云：仲景凡治虚证，以里为重，协热下利，脉微弱者，便用人参；汗后身痛，脉沉迟者，便加人参。此脉迟而利清谷，且不烦不咳，中气大虚，元气已脱，但温不补，何以救逆乎！观茯苓四逆之烦躁，且以人参；况通脉四逆，岂得无参。是必有脱落耳，备录于此存参。

五十二、霍乱兼转筋者，五苓散加防己桂枝薏仁主之；寒甚脉紧者，再加附子。

肝藏血，主筋，筋为寒湿搏急而转，故于五苓和霍乱之中，加桂枝温筋，防己急驱下焦血分之寒湿，薏仁主湿痹脚气，扶土抑木，治筋急拘挛。甚寒脉紧，则非纯阳之附子不可。

五苓散加防己桂枝薏仁方

即于前五苓散内，加防己一两，桂枝一两半，足前成二两，薏仁二两。寒甚者，加附子大者一枚。杵为细末，每服五钱，百沸汤和，日三，剧者日三夜一，得卧则勿令服。

五十三、卒中寒湿,内挟秽浊,眩冒欲绝。腹中绞痛,脉沉紧而迟,甚则伏,欲吐不得吐,欲利不得利,甚则转筋,四肢欲厥,俗名发痧,又名干霍乱,转筋者,俗名转筋火,古方书不载(不载者,不载上三条之俗名耳;若是证,当于《金匮》腹满、腹痛、心痛、寒疝诸条参看自得),蜀椒救中汤主之,九痛丸亦可服;语乱者,先服至宝丹,再与汤药。

按:此证夏日湿蒸之时最多,故因霍乱而类记于此。中阳本虚,内停寒湿,又为蒸腾秽浊之气所干,由口鼻而直行中道,以致腹中阳气受逼,所以相争而为绞痛;胃阳不转,虽欲吐而不得;脾阳困闭,虽欲利而不能;其或经络亦受寒湿,则筋如转索,而后者向前矣;中阳虚而肝木来乘,则厥。俗名发痧者何?盖以此证病来迅速,或不及延医,或医亦不识,相传以钱,或用磁碗口,蘸姜汤或麻油,刮其关节,刮则其血皆分,住则复合,数数分合,动则生阳,关节通而气得转,往往有随手而愈者,刮处必现血点,红紫如沙,故名痧也。但刮后须十二时不饮水,方不再发。不然则留邪在络,稍受寒发怒,则举发矣。以其欲吐不吐,欲利不利而腹痛,故又名干霍乱。其转筋名转筋火者,以常发于夏月,夏月火令,又病迅速如火也,其实乃伏阴与湿相搏之故。以大建中之蜀椒,急驱阴浊下行;干姜温中;去人参、胶饴者,畏其满而守也;加厚朴以泻湿中浊气;槟榔以散结气,直达下焦;广皮通行十二经之气,改名救中汤,急驱浊阴,所以救中焦之真阳也。九痛丸一面扶正,一面驱邪,其驱邪之功最迅,故亦可服。再按前吐泻之霍乱,有阴阳二证,干霍乱则纯有阴而无阳,所谓天地不通,闭塞而成冬,有若否卦之义。若语言乱者,邪干心包,故先以至宝丹,驱包络之邪也。

救中汤方(苦辛通法)

蜀椒(炒出汗)三钱 淡干姜四钱 厚朴三钱 槟榔二钱 广皮二钱

水五杯,煮取二杯,分二次服。兼转筋者,加桂枝三钱,防己五钱,薏仁三钱。厥者加附子二钱。

九痛丸方(治九种心痛,苦辛甘热法)

附子三两 生狼牙一两 人参一两 干姜一两 吴茱萸一两 巴豆(去皮心熬碾如膏)一两

蜜丸梧子大,酒下,强人初服三丸,日三服;弱者二丸。

兼治卒中恶,腹胀痛,口不能言;又治连年积冷,流注心胸痛,并冷冲上气,落马、坠车、血病等证皆主之。忌口如常法。

【方论】《内经》有五脏胃腑心痛,并痰虫食积,即为九痛也。心痛之因,非风即寒,故以干姜、附子驱寒壮阳,吴茱萸能降肝脏浊阴下行,生狼牙善驱浮风,以巴豆驱逐痰虫陈滞之积,人参养正驱邪,因其药品气血皆入,补泻攻伐皆备,故治中恶腹胀痛等证。

附录《外台》走马汤:治中恶、心痛、腹胀、大便不通,苦辛热法。沈目南注云:中恶之证,俗谓绞肠乌痧,即秽臭恶毒之气,直从口鼻入于心胸肠胃脏腑,壅塞正气不行,故心痛腹胀,大便不通,是为实证,非似六淫侵入而有表里清浊之分。故用巴豆极热大毒峻猛之剂,急攻其邪,佐杏仁以利肺与大肠之气,使邪从后阴一扫尽除,则病得愈。若缓须臾,正气不通,营卫阴阳机息则死。是取通则不痛之义也。

巴豆(去心皮熬)二枚 杏仁二枚

上二味,以绵缠槌令碎,热汤二合,捻取白汁饮之,当下。老小强弱量之。通治飞尸鬼击病。

按:《医方集解》中,治霍乱用阴阳水一法,有协和阴阳,使不相争之义。又治干霍乱用盐汤探吐一法,盖闭塞至极之证,除针灸之外,莫如吐法通阳最速。夫呕,厥阴气也;寒痛,太阳寒水气也;否,冬象也,冬令太阳寒水,得厥阴气至,风能上升,则一阳开泄,万象皆有生机矣。至针法,治病最速,取祸亦不缓,当于《甲乙经》中求之,非善针者,不可令针也。

湿温(疟、痢、疸、痹附)

五十四、湿热上焦未清,里虚内陷,神识如蒙,舌滑脉缓,人参泻心汤加白芍主之。

湿在上焦,若中阳不虚者,必始终在上焦,断不内陷;或因中阳本虚,或因误伤于药,其势必致内陷。湿之中人也,首如裹,目如蒙,热能令人昏,故神识如蒙,此与热邪直入包络谵语神昏有间。里虚故用人参以护里阳,白芍以护真阴;湿陷于里,故用于姜、枳实之辛通;湿中兼热,故用黄芩、黄连之苦降。此邪已内陷,其势不能还表,法用通降,从里治也。

人参泻心汤方(苦辛寒兼甘法)

人参二钱　干姜二钱　黄连一钱五分　黄芩一钱五分　枳实一钱　生白芍二钱

水五杯,煮取二杯,分二次服,渣再煮一杯服。

五十五、湿热受自口鼻。由募原直走中道,不饥不食,机窍不灵,三香汤主之。

此邪从上焦来,还使上焦去法也。

三香汤方(微苦微辛微寒兼芳香法)

栝蒌皮三钱　桔梗三钱　黑山栀二钱　枳壳二钱　郁金二钱　香豉二钱　降香末三钱

水五杯,煮取二杯,分二次温服。

【方论】 按此证由上焦而来,其机尚浅,故用蒌皮、桔梗、枳壳微苦微辛开上,山栀轻浮微苦清热,香豉、郁金、降香化中上之秽浊而开郁。上条以下焦为邪之出路,故用重;此条以上焦为邪之出路,故用轻;以下三焦均受者,则用分消。彼此互参,可以知叶氏之因证制方,心灵手巧处矣!惜散见于案中而人多不察,兹特为拈出,以概其余。

五十六、吸受秽湿,三焦分布,热蒸头胀,身痛呕逆,小便不通,神识昏迷,舌白,渴不多饮,先宜芳香通神利窍,安宫牛黄丸;继用淡渗分消浊湿,茯苓皮汤。

按此证表里经络脏腑三焦,俱为湿热所困,最畏内闭外脱,故急以牛黄丸宣窍清热而护神明;但牛黄丸不能利湿分消,故继以茯苓皮汤。

安宫牛黄丸(方法见前)

茯苓皮汤(淡渗兼微辛微凉法)

茯苓皮五钱　生薏仁五钱　猪苓三钱　大腹皮三钱　白通草三钱　淡竹叶二钱

水八杯,煮取三杯,分三次服。

五十七、阳明湿温,气壅为哕者。新制橘皮竹茹汤主之。

按:《金匮》橘皮竹茹汤,乃胃虚受邪之治,今治湿热壅遏胃气致哕,不宜用参甘峻补,故改用柿蒂。按柿成于秋,得阳明燥金之主气,且其形多方,他果未之有也,故治肺胃之病有独胜(肺之脏象属金,胃之气运属金)。柿蒂乃柿之归束处,凡花皆散,凡子皆降,凡降先收,从生而散而收而降,皆一蒂为之也,治逆呃之能事毕矣(再按:草木一身,芦与蒂为升降之门户,载生气上升者芦也,受阴精归藏者蒂也,格物者不可不于此会心焉)。

新制橘皮竹茹汤(苦辛通降法)

橘皮三钱　竹茹三钱　柿蒂七枚　姜汁(冲)三茶匙

水五杯,煮取二杯,分二次温服,不知,再作服。有痰火者,加竹沥、栝蒌霜。有瘀血者,加桃仁。

五十八、三焦湿郁,升降失司,脘连腹胀,大便不爽,一加减正气散主之。

再按:此条与上第五十六条同为三焦受邪,彼以分消开窍为急务,此以升降中焦为定法,各因见证之不同也。

一加减正气散方

藿香梗二钱　厚朴二钱　杏仁二钱　茯苓皮二钱　广皮一钱　神曲一钱五分　麦芽一钱五分　绵茵陈二钱　大腹皮一钱

水五杯,煮二杯,再服。

【方论】 正气散本苦辛温兼甘法,今加减之,乃苦辛微寒法也。去原方之紫苏、白芷,无须发表也。去甘、桔,此证以中焦为扼要,不必提上焦也。只以藿香化浊,厚朴、广皮、茯苓、大腹泻湿满,加杏仁利肺与大肠之气,神曲、麦芽升降脾胃之气,茵陈宣湿郁而动生发之气,藿香但用梗,取其走中不走外也。茯苓但用皮,以诸皮皆凉,泻湿热独胜也。

五十九、湿郁三焦,脘闷,便溏,身痛,舌白,脉象模糊,二加减正气散主之。

上条中焦病重,故以升降中焦为要。此条脘闷便溏,中焦证也,身痛舌白,脉象模糊,则经络证矣,故加防己急走经络中湿郁;以便溏不比大便不爽,故加通草、薏仁,利小便所以实大便也;大豆黄卷从湿热蒸变而成,能化蕴酿之湿热,而蒸变脾胃之气也。

二加减正气散(苦辛淡法)

藿香梗三钱　广皮二钱　厚朴二钱　茯苓皮三钱　木防己三钱　大豆黄卷二钱　川通草一钱五分　薏苡仁三钱

水八杯,煮三杯,三次服。

六十、秽湿着里,舌黄脘闷,气机不宣,久则酿热,三加减正气散主之。

前两法,一以升降为主,一以急宣经隧为主;此则以舌黄之故,预知其内已伏热,久必化热,而身亦热矣,故加杏仁利肺气,气化则湿热俱化,滑石辛淡而凉,清湿中之热,合藿香所以宣气机之不宣也。

三加减正气散方(苦辛寒法)

藿香(连梗叶)三钱　茯苓皮三钱　厚朴二钱　广皮一钱五分　杏仁三钱　滑石五钱

水五杯,煮二杯,再服。

六十一、秽湿着里,邪阻气分,舌白滑,脉右缓,四加减正气散主之。

以右脉见缓之故,知气分之湿阻,故加草果、楂肉、神曲,急运坤阳,使足太阴之地气不上蒸手太阴之天气也。

四加减正气散方(苦辛温法)

藿香梗三钱　厚朴二钱　茯苓三钱　广皮一钱五分　草果一钱　楂肉(炒)五钱　神曲二钱

水五杯,煮二杯,渣再煮一杯,三次服。

六十二、秽湿着里,脘闷便泄,五加减正气散主之。

秽湿而致脘闷,故用正气散之香开;便泄而知脾胃俱伤,故加大腹运脾气,谷芽升胃气也。以上二条,应入前寒湿类中,以同为加减正气散法,欲观者知化裁古方之妙,故列于此。

五加减正气散(苦辛温法)

藿香梗二钱　广皮一钱五分　茯苓块三钱　厚朴二钱　大腹皮一钱五分　谷芽一钱　苍术二钱

水五杯,煮二杯,日再服。

按:今人以藿香正气散统治四时感冒,试问四时止一气行令乎?抑各司一气,且有兼气乎?况受病之身躯脏腑,又各有不等乎?历观前五法,均用正气散,而加法各有不同,亦可知用药非丝丝入扣,不能中病。彼泛论四时不正之气,与统治一切诸病之方,皆未望见轩岐之堂室者也,乌可云医乎!

六十三、脉缓身痛,舌淡黄而滑,渴不多饮,或竟不渴,汗出热解。继而复热,内不能运水谷之湿,外复感时令之湿。发表攻里,两不可施,误认伤寒,必转坏证,徒清热则湿不退,徒祛湿则热愈炽。黄芩滑石汤主之。

脉缓身痛,有似中风,但不浮,舌滑不渴饮,则非中风矣。若系中风,汗出则身痛解而热不作矣。今继而复热者,乃湿热相蒸之汗,湿属阴邪,其气留连,不能因汗而退,故继而复热。内不能运水谷之湿,脾胃困于湿也;外复受时令之湿,经络亦困于湿矣。倘以伤寒发表攻里之法施之,发表则诛伐无过之表,阳伤而成痉;攻里则脾胃之阳伤,而成洞泄寒中,故必转坏证也。湿热两伤,不可偏治,故以黄芩、滑石、茯苓皮清湿中之热,蔻仁、猪苓宣湿邪之正,再加腹皮、通草,共成宣气利小便之功,气化则湿化,小便利则火腑通而热自清矣。

黄芩滑石汤方（苦辛寒法）

黄芩三钱　滑石三钱　茯苓皮三钱　大腹皮二钱　白蔻仁一钱　通草一钱　猪苓三钱

水六杯，煮取二杯，渣再煮一杯，分温三服。

六十四、阳明湿温，呕而不渴者，小半夏加茯苓汤主之；呕甚而痞者。半夏泻心汤去人参、干姜、大枣、甘草加枳实、生姜主之。

呕而不渴者，饮多热少也，故主以小半夏加茯苓，逐其饮而呕自止。呕而兼痞，热邪内陷，与饮相搏，有固结不通之患，故以半夏泻心去参、姜、甘、枣之补中，加枳实、生姜之宣胃也。

小半夏加茯苓汤

半夏六钱　茯苓六钱　生姜四钱

水五杯，煮取二杯，分二次服。

半夏泻心汤去人参干姜甘草大枣加枳实生姜方

半夏六钱　黄连二钱　黄芩三钱　枳实三钱　生姜三钱

水八杯，煮取三杯，分三次服，虚者复纳人参、大枣。

六十五、湿聚热蒸，蕴于经络，寒战热炽，骨骱烦疼，舌色灰滞，面目痿黄，病名湿痹，宣痹汤主之。

《经》谓：风寒湿三者合而为痹。《金匮》谓：经热则痹。盖《金匮》诚补《内经》之不足。痹之因于寒者固多，痹之兼乎热者，亦复不少，合参二经原文，细验于临证之时，自有权衡。本论因载湿温而类及热痹，见湿温门中，原有痹证，不及备载痹证之全，学者欲求全豹，当于《内经》《金匮》、喻氏、叶氏以及宋元诸名家，合而参之自得。大抵不越寒热两条，虚实异治。寒痹势重而治反易，热痹势缓而治反难，实者单病躯壳易治，虚者兼病脏腑夹痰饮腹满等证，则难治矣，犹之伤寒两感也。此条以舌灰目黄，知其为湿中牛热；寒战热炽，知其在经络；骨骱疼痛，知其为痹证。若泛用治湿之药，而不知循经入络，则罔效矣。

故以防己急走经络之湿，杏仁开肺气之先，连翘清气分之湿热，赤豆清血分之湿热，滑石利窍而清热中之湿，山栀肃肺而泻湿中之热，薏苡淡渗而主挛痹，半夏辛平而主寒热，蚕沙化浊道中清气，痛甚加片子姜黄、海桐皮者，所以宣络而止痛也。

宣痹汤方（苦辛通法）

防己五钱　杏仁五钱　滑石五钱　连翘三钱　山栀三钱　薏苡五钱　半夏（醋炒）三钱　晚蚕沙三钱　赤小豆皮（赤小豆乃五谷中之赤小豆，味酸肉赤，凉水浸，取皮用，非药肆中之赤小豆。药肆中之赤豆乃广中野豆，赤皮蒂黑肉黄，不入药者也）三钱

水八杯，煮取三杯，分温三服。痛甚加片子姜黄二钱，海桐皮三钱。

六十六、湿郁经脉，身热身痛，汗多自利，胸腹白疹，内外合邪，纯辛走表，纯苦清热，皆在所忌，辛凉淡法，薏苡竹叶散主之。

上条但痹在经脉，此则脏腑亦有邪矣，故又立一法。汗多则表阳开，身痛则表邪郁，表阳开而不解表邪，其为风湿无疑。盖汗之解者寒邪也，风为阳邪，尚不能以汗解，况湿为重浊之阴邪，故虽有汗不解也。学者于有汗不解之证，当识其非风则湿，或为风湿相搏也。自利者小便必短，白疹者，风湿郁于孙络毛窍。此湿停热郁之证，故主以辛凉解肌表之热，辛淡渗在里之湿，俾表邪从气化而散，里邪从小便而驱，双解表里之妙法也，与下条互斠自明。

薏苡竹叶散方（辛凉淡法，亦轻以去实法）

薏苡五钱　竹叶三钱　飞滑石五钱　白蔻仁一钱五分　连翘三钱　茯苓块五钱　白通草一钱五分

共为细末，每服五钱，日三服。

六十七、风暑寒湿，杂感混淆，气不主宣，咳嗽头胀，不饥舌白，肢体若废，杏仁薏苡汤主之。

杂感混淆，病非一端，乃以气不主宣四字

为扼要。故以宣气之药为君。既兼雨湿中寒邪,自当变辛凉为辛温。此条应入寒湿类中,列于此者,以其为上条之对待也。

杏仁薏苡汤(苦辛温法)

杏仁三钱　薏苡三钱　桂枝五分　生姜七分　厚朴一钱　半夏一钱五分　防己一钱五分　白蒺藜二钱

水五杯,煮三杯,渣再煮一杯,分温三服。

六十八、暑湿痹者,加减木防己汤主之。

此治痹之祖方也。风胜则引,引者(吊痛掣痛之类,或上或下,四肢游走作痛,经谓行痹是也)加桂枝、桑叶。湿胜则肿,肿者(土曰敦阜)加滑石、萆薢、苍术。寒胜则痛,痛者加防己、桂枝、姜黄、海桐皮。面赤口涎自出者(《灵枢》谓:胃热则廉泉开),重加石膏、知母。绝无汗者,加羌活、苍术;汗多者,加黄芪、炙甘草。兼痰饮者,加半夏、厚朴、广皮。因不能备载全文,故以祖方加减如此,聊示门径而已。

加减木防己汤(辛温辛凉复法)

防己六钱　桂枝三钱　石膏六钱　杏仁四钱　滑石四钱　白通草二钱　薏仁三钱

水八杯,煮取三杯,分温三服。见小效不即退者,加重服,日三夜一。

汪按:痹证有周、行、著之分,其原有风、寒、湿、热之异。奈古方多以寒湿论治,且多杂用风药,不知湿家忌汗,圣训昭然,寒湿固有,热湿尤多,误用辛温,其害立见。再外感初伤气分,惟贵宣通,误认虚证,投柔腻补药,其祸尤酷,学者细考本文,可得治热痹之梗概矣。

六十九、湿热不解,久酿成疸,古有成法,不及备载,聊列数则,以备规矩(下疟、痢等证仿此)。

本论之作,原补前人之未备,已有成法可循者,安能尽录。因横列四时杂感,不能不列湿温,连类而及,又不能不列黄疸、疟、痢,不过略标法则而已。按湿温门中,其证最多,其方最伙。盖土居中位,秽浊所归,四方皆至,

悉可兼证,故错综参伍,无穷极也。即以黄疸一证而言,《金匮》有辨证三十五条,出治一十二方,先审黄之必发不发,在于小便之利与不利;疸之易治难治,在于口之渴与不渴;再察瘀热入胃之因,或因外并,或因内发,或因食谷,或因酣酒,或因劳色,有随经蓄血,入水黄汗;上盛者一身尽热,下郁者小便为难;又有表虚里虚,热除作哕,火劫致黄。知病有不一之因,故治有不紊之法:于是脉弦胁痛,少阳未罢,仍主以和;渴饮水浆,阳明化燥,急当泻热;湿在上,以辛散,以风胜;湿在下,以苦泄,以淡渗;如狂蓄血,势必以攻;汗后溺白,自宜投补;酒客多蕴热,先用清中,加之分利,后必顾其脾阳;女劳有秽浊,始以解毒,继以滑窍,终当峻补真阴;表虚者实卫,里虚者建中;入水火劫,以及治逆变证,各立方论,以为后学津梁。至寒湿在里之治,阳明篇中,惟见一则,不出方论,指人以寒湿中求之。盖脾本畏木而喜风燥,制水而恶寒湿。今阴黄一证,寒湿相搏,譬如卑监之土,须暴风日之阳,纯阴之病,疗以辛热无疑,方虽不出,法已显然。奈丹溪云:不必分五疸,总是如盒酱相似。以为得治黄之扼要,殊不知以之治阳黄,犹嫌其混,以之治阴黄,恶乎可哉!喻嘉言于阴黄一证,竟谓仲景方论亡失,恍若无所循从。惟罗谦甫具有卓识,力辨阴阳,遵仲景寒湿之旨,出茵陈四逆汤之治。瑭于阴黄一证,究心有年,悉用罗氏法而化裁之,无不应手取效。间有始即寒湿,从太阳寒水之化,继因其人阳气尚未十分衰败,得燥热药数帖,阳明转燥金之化而为阳证者,即从阳黄例治之。

七十、夏秋疸病,湿热气蒸,外干时令,内蕴水谷,必以宣通气分为要,失治则为肿胀。由黄疸而肿胀者,苦辛淡法,二金汤主之。

此揭疸病之由与治疸之法,失治之变,又因变制方之法也。

二金汤方(苦辛淡法)

鸡内金五钱　海金沙五钱　厚朴三钱　大腹皮三钱　猪苓三钱　白通草二钱

水八杯,煮取三杯,分三次温服。

七十一、诸黄疸小便短者,茵陈五苓散主之。

沈氏目南云:此黄疸气分实证通治之方也。胃为水谷之海,营卫之源,风入胃家气分,风湿相蒸,是为阳黄;湿热流于膀胱,气郁不化,则小便不利,当用五苓散宣通表里之邪,茵陈开郁而清湿热。

茵陈五苓散(五苓散方见前。五苓散系苦辛温法,今茵陈倍五苓,乃苦辛微寒法)

茵陈末十分　五苓散五分

共为细末,和匀,每服三钱,日三服。

《金匮》方不及备载,当于本书研究,独采此方者,以其为实证通治之方,备外风内湿一则也。

七十二、黄疸脉沉,中痞恶心,便结溺赤,病属三焦里证,杏仁石膏汤主之。

前条两解表里,此条统治三焦,有一纵一横之义。杏仁、石膏开上焦,姜、半开中焦,枳实则由中驱下矣,山栀通行三焦,黄柏直清下焦。凡通宣三焦之方,皆扼重上焦,以上焦为病之始入,且为气化之先,虽统宣三焦之方,而汤则名杏仁石膏也。

杏仁石膏汤方(苦辛寒法)

杏仁五钱　石膏八钱　半夏五钱　山栀三钱　黄柏三钱　枳实汁(冲)每次三茶匙　姜汁(冲)每次三茶匙

水八杯,煮取三杯,分三次服。

七十三、素积劳倦,再感湿温,误用发表,身面俱黄,不饥溺赤,连翘赤豆饮煎送保和丸。

前第七十条,由黄而变他病,此则由他病而变黄,亦遥相对待。证系两感,故方用连翘赤豆饮以解其外,保和丸以和其中,俾湿温、劳倦、治逆,一齐解散矣。保和丸苦温而运脾阳,行在里之湿;陈皮、连翘由中达外,其行湿固然矣。兼治劳倦者何?《经》云:劳者温之。盖人身之动作行为,皆赖阳气为之主张,积劳伤阳。劳倦者,因劳而倦也,倦者,四肢倦怠

也。脾主四肢,脾阳伤,则四肢倦而无力也。再肺属金而主气,气者阳也;脾属土而生金,阳气虽分内外,其实特一气之转输耳。劳虽自外而来,外阳既伤,则中阳不能独运,中阳不运,是人之赖食湿以生者,反为食湿所困。脾既困于食湿,安能不失牝马之贞,而上承乾健乎!古人善治劳者,前则有仲景,后则有东垣,均从此处得手。奈之何后世医者,但云劳病,辄用补阴,非惑于丹溪一家之说哉!本论原为外感而设,并不及内伤,兹特因两感而略言之。

连翘赤豆饮方(苦辛微寒法)

连翘二钱　山栀一钱　通草一钱　赤豆二钱　花粉一钱　香豆豉一钱

煎送保和丸三钱。

保和丸方(苦辛温平法)

山楂　神曲　茯苓　陈皮　莱子　连翘　半夏

七十四、湿甚为热,疟邪痞结心下。舌白口渴,烦躁自利,初身痛,继则心下亦痛,泻心汤主之。

此疟邪结心下气分之方也。

泻心汤(方法见前)

七十五、疮家湿疟,忌用发散,苍术白虎汤加草果主之。

《金匮》谓疮家忌汗,发汗则病痓。盖以疮者血脉间病,心主血脉,血脉必虚而热,然后成疮;既成疮以后,疮脓又系血液所化,汗为心液,由血脉而达毛窍,再发汗以伤其心液,不痓何待!故以白虎辛凉重剂,清阳明之热湿由肺卫而出;加苍术、草果,温散脾中重滞之寒湿,亦由肺卫而出。阳明阳土,清以石膏、知母之辛凉;太阴阴土,温以苍术、草果之苦温,适合其脏腑之宜,矫其一偏之性而已。

苍术白虎汤加草果方(辛凉复苦温法)

即前白虎汤内加苍术、草果。

七十六、背寒,胸中痞结,疟来日晏,邪渐入阴。草果知母汤主之。

此素积烦劳,未病先虚,故伏邪不肯解

散,正阳馁弱,邪热固结。是以草果温太阴独胜之寒,知母泻阳明独胜之热,厚朴佐草果泻中焦之湿蕴,合姜、半而开痞结,花粉佐知母而生津退热;脾胃兼病,最畏木克,乌梅、黄芩清热而和肝;疟来日晏,邪欲入阴,其所以升之使出者,全赖草果(俗以乌梅、五味等酸敛,是知其一,莫知其他也。酸味秉厥阴之气,居五味之首,与辛味合用,开发阳气最速,观小青龙汤自知)。

草果知母汤方(苦辛寒兼酸法)

草果一钱五分　知母二钱　半夏三钱厚朴二钱　黄芩一钱五分　乌梅一钱五分花粉一钱五分　姜汁(冲)五匙

水五杯,煮取二杯,分二次温服。

按:此方即吴又可之达原饮去槟榔,加半夏、乌梅、姜汁。治中焦热结阳陷之证,最为合拍,吴氏乃以治不兼湿邪之温疫初起,其谬甚矣。

再按前贤制方,与集书者选方,不过示学者知法度,为学者立模范而已,未能预测后来之病证,其变幻若何?其兼证若何?其年岁又若何?所谓大匠诲人,能与人规矩,不能使人巧;至于奇巧绝伦之处,不能传,亦不可传,可遇而不可求,可暂而不可常者也。学者当心领神会,先务识其所以然之故,而后增减古方之药品分量,宜重宜轻,宜多宜寡,自有准的,所谓神而明之,存乎其人!

七十七、疟伤胃阳,气逆不降,热劫胃液,不饥不饱,不食不便。渴不欲饮,味变酸浊,加减人参泻心汤主之。

此虽阳气受伤,阴汁被劫,恰偏于阳伤为多。故救阳立胃基之药四,存阴泻邪热之药二,喻氏所谓变胃而不受胃变之法也。

加减人参泻心汤(苦辛温复咸寒法)

人参二钱　黄连一钱五分　枳实一钱干姜一钱五分　生姜二钱　牡蛎二钱

水五杯,煮取二杯,分二次温服。

按:大辛大温,与大苦大寒合方,乃厥阴经之定例。盖别脏之与腑,皆分而为二,或上下,或左右,不过经络贯通,臕膜相连耳。惟肝之与胆,合而为一,胆即居于肝之内,肝动则胆亦动,胆动而肝即随。肝宜温,胆宜凉,仲景乌梅圆、泻心汤,立万世法程矣。于小柴胡,先露其端。此证疟邪扰胃,致令胃气上逆,而亦用此辛温寒苦合法者何?盖胃之为腑,体阳而用阴,本系下降,无上升之理,其呕吐哕痞,有时上逆,升者胃气,所以使胃气上升者,非胃气也,肝与胆也,故古人以呕为肝病,今人则以为胃病已耳。

汪按:古人云:肝为刚脏,能受柔药;胃为柔脏,能受刚药。故胃阳伤者可与刚中之柔,不可与柔中之刚。又云:治肝不效,每以胃药收功。盖土衰木必乘之,扶阳明,所以制厥阴也。再考厥阴为阴阳交际之处,贞下起元,内藏相火,故用寒必复热,用热必复寒,仲景茱萸四逆、当归四逆,不用纯阳;乌梅、泻心,阴阳并用,为此也(先贤于内伤肾肝阴中之阳者,用羊肉、鹿茸等血肉之品,不用姜附;及温肾必助凉肝,皆此义)。至胃为中土,伤阳则为卑监,当用刚远柔;伤阴则为燥亢,当用柔远刚;阳衰者少佐宣畅,权衡在手,斯临证无差矣。

七十八、疟伤胃阴,不饥不饱,不便,潮热,得食则烦热愈加,津液不复者,麦冬麻仁汤主之。

暑湿伤气,疟邪伤阴,故见证如是。此条与上条不饥不饱不便相同。上条以气逆味酸不食辨阳伤,此条以潮热得食则烦热愈加定阴伤也。阴伤既定,复胃阴者莫若甘寒,复酸味者,酸甘化阴也。两条胃病,皆有不便者何?九窍不和,皆属胃病也。

麦冬麻仁汤方(酸甘化阴法)

麦冬(连心)五钱　火麻仁四钱　生白芍四钱　何首乌三钱　乌梅肉二钱　知母二钱

水八杯,煮取三杯,分三次温服。

七十九、太阴脾疟,寒起四末,不渴多呕,热聚心胸,黄连白芍汤主之;烦躁甚者,可另服牛黄丸一丸。

脾主四肢,寒起四末而不渴,故知其为脾疟也。热聚心胸而多呕,中土病而肝木来乘,故方以两和肝胃为主。此偏于热甚,故清热之品重,而以芍药收脾阴也。

黄连白芍汤方(苦辛寒法)

黄连二钱　黄芩二钱　半夏三钱　枳实一钱五分　白芍三钱　姜汁(冲)五匙

水八杯,煮取三杯,分三次温服。

八十、太阴脾疟,脉濡寒热,疟来日迟,腹微满,四肢不暖,露姜饮主之。

此偏于太阴虚寒,故以甘温补正。其退邪之妙,全在用露,清肃能清邪热,甘润不伤正阴,又得气化之妙谛。

露姜饮方(甘温复甘凉法)

人参一钱　生姜一钱

水两杯半,煮成一杯,露一宿,重汤温服。

八十一、太阴脾疟,脉弦而缓,寒战,甚则呕吐噫气,腹鸣溏泄,苦辛寒法不中与也;苦辛温法,加味露姜饮主之。

上条纯是太阴虚寒,此条邪气更甚,脉兼弦则土中有木矣,故加温燥泄木退邪。

加味露姜饮方(苦辛温法)

人参一钱　半夏二钱　草果一钱　生姜二钱　广皮一钱　青皮(醋炒)一钱

水二杯半,煮成一杯,滴荷叶露三匙,温服,渣再煮一杯服。

八十二、中焦疟,寒热久不止,气虚留邪,补中益气汤主之。

留邪以气虚之故,自以升阳益气立法。

补中益气汤方

炙黄芪一钱五分　人参一钱　炙甘草一钱　白术(炒)一钱　广皮五分　当归五分　升麻(炙)三分　柴胡(炙)三分　生姜三片　大枣(去核)二枚

水五杯,煮取二杯,渣再煮一杯,分温三服。

八十三、脉左弦,暮热早凉,汗解渴饮,少阳疟偏于热重者,青蒿鳖甲汤主之。

少阳切近三阴,立法以一面领邪外出,一面防邪内入为要领。小柴胡汤以柴胡领邪,以人参、大枣、甘草护正;以柴胡清表热,以黄芩、甘草苦甘清里热;半夏、生姜两和肝胃,蠲内饮,宣胃阳,降胃阴,疏肝;用生姜、大枣调和营卫。使表者不争,里者内安,清者清,补者补,升者升,降者降,平者平,故曰和也。青蒿鳖甲汤,用小柴胡法而小变之,却不用小柴胡之药者,小柴胡原为伤寒立方,疟缘于暑湿,其受邪之源,本自不同,故必变通其药味,以同在少阳一经,故不能离其法。青蒿鳖甲汤以青蒿领邪,青蒿较柴胡力软,且芳香逐秽,开络之功则较柴胡有独胜。寒邪伤阳,柴胡汤中之人参、甘草、生姜,皆护阳者也;暑热伤阴,故改用鳖甲护阴,鳖甲乃蠕动之物,且能入阴络搜邪。柴胡汤以胁痛、干呕为饮邪所致,故以姜、半通阳降阴而清饮邪;青蒿鳖甲汤以邪热伤阴,则用知母、花粉以清热邪而止渴,丹皮清少阳血分,桑叶清少阳络中气分。宗古法而变古方者,以邪之偏寒偏热不同也。此叶氏之读古书,善用古方,岂他人之死于句下者,所可同日语哉!

青蒿鳖甲汤方(苦辛咸寒法)

青蒿三钱　知母二钱　桑叶二钱　鳖甲五钱　丹皮二钱　花粉二钱

水五杯,煮取二杯。疟来前,分二次温服。

八十四、少阳疟如伤寒证者,小柴胡汤主之。渴甚者去半夏,加栝蒌根;脉弦迟者,小柴胡加干姜陈皮汤主之。

少阳疟如伤寒少阳证,乃偏于寒重而热轻,故仍从小柴胡法。若内躁渴甚,则去半夏之燥,加栝蒌根生津止渴。脉弦迟则寒更重矣,《金匮》谓脉弦迟者,当温之,故于小柴胡汤内,加干姜、陈皮温中,且能由中达外,使中阳得伸,逐邪外出也。

小柴胡汤方(苦辛甘温法)

柴胡三钱　黄芩一钱五分　半夏二钱　人参一钱　炙甘草一钱五分　生姜三片　大枣(去核)二枚

水五杯，煮取二杯，分二次温服。加减如《伤寒论》中法。渴甚者去半夏，加栝蒌根三钱。

小柴胡加干姜陈皮汤方（苦辛温法）

即于小柴胡汤内，加干姜二钱，陈皮二钱。

水八杯，煮取三杯，分三次，温服。

八十五、舌白脘闷，寒起四末，渴喜热饮，湿蕴之故，名曰湿疟，厚朴草果汤主之。

此热少湿多之证。舌白脘闷，皆湿为之也；寒起四末，湿郁脾阳，脾主四肢，故寒起于此；渴，热也，当喜凉饮，而反喜热饮者，湿为阴邪，弥漫于中，喜热以开之也。故方法以苦辛通降，纯用温开，而不必苦寒也。

厚朴草果汤方（苦辛温法）

厚朴一钱五分　杏仁一钱五分　草果一钱　半夏二钱　茯苓块三钱　广皮一钱

水五杯，煮取二杯，分二次温服。

按：中焦之疟，脾胃正当其冲。偏于热者胃受之，法则偏于救胃；偏于湿者脾受之，法则偏于救脾。胃，阳腑也，救胃必用甘寒苦寒；脾，阴脏也，救脾必用甘温苦辛。两平者，两救之。本论列疟证，寥寥数则，略备大纲，不能遍载。然于此数条反复对勘，彼此互印，再从上焦篇究来路，下焦篇阅归路，其规矩准绳，亦可知其大略矣。

八十六、湿温内蕴，夹杂饮食停滞，气不得运，血不得行，遂成滞下，俗名痢疾，古称重证，以其深入脏腑也。初起腹痛胀者易治；日久不痛并不胀者难治。脉小弱者易治；脉实大数者难治。老年久衰，实大小弱并难治；脉调和者易治。日数十行者易治；一、二行或有或无者难治。面色便色鲜明者易治；秽暗者难治。噤口痢属实者尚可治；属虚者难治。先滞（俗所谓痢疾）**后利**（俗谓之泄泻）**者易治；先利后滞者难治。先滞后疟者易治；先疟后滞者难治。本年新受者易治；上年伏暑，酒客积热，老年阳虚积湿者难治。季胁少腹无动气疝瘕者易治；有者难治。**

此痢疾之大纲。虽罗列难治易治十数条，总不出邪机向外者易治，深入脏络者难治也。谚云：饿不死的伤寒，不死的痢疾。时人解云：凡病伤寒者，当禁其食，令病者饿，则不至与外邪相搏而死也。痢疾日下数十行，下者既多，肠胃空虚，必令病者多食，则不至肠胃尽空而死也。不知此二语，乃古之贤医金针度人处，后人不审病情，不识句读，以致妄解耳。按《内经》热病禁食，在少愈之际，不在受病之初。仲景《伤寒论》中，现有食粥却病之条，但不可食重浊肥腻耳。痢疾、暑湿夹饮食内伤，邪非一端，肠胃均受其殃，古人每云淡薄滋味，如何可以恣食，与邪气团成一片，病久不解耶！吾见痢疾不戒口腹而死者，不可胜数。盖此二语，饿字膜字，皆自为一句，谓患伤寒之人，尚知饿而思食，是不死之证；其死者，医杀之也。盖伤寒暴发之病，自外而来，若伤卫而未及于营，病人知饿，病机尚浅，医者助胃气，捍外侮，则愈，故云不死，若不饿则重矣。仲景谓："风病能食，寒病不能食"是也。痢疾久伏之邪，由内下注，若脏气有余，不肯容留邪气，彼此互争则邪机向外，医者顺水推舟则愈，故云不死。若脏气已虚，纯逊邪气，则不膜而寇深矣。

汪按：疟、痢二证，若不能薄味，药虽对证亦不能效，其愈后坚壁清野之法，与伤寒温病相同。但疟疾至正气大衰之时，胃虚不能胜邪，俗人仍令禁食，亦大谬也。丹溪《格致余论》俗言无饱死痢一条，可参看。

八十七、自利不爽，欲作滞下，腹中拘急，小便短者，四苓合芩芍汤主之。

既自利（俗谓泄泻）矣，理当快利，而又不爽者何？盖湿中藏热，气为湿热郁伤，而不得畅遂其本性，故滞。脏腑之中，全赖此一气之转输，气既滞矣，焉有不欲作滞下之理乎！曰欲作，作而未遂也；拘急，不爽之象，积滞之情状也；小便短者，湿注大肠，阑门（小肠之末，大肠之始）不分水，膀胱不渗湿也。故以四苓散分阑门，通膀胱，开支河，使邪不直注大肠；

合芩芍法宣气分,清积滞,预夺其滞下之路也。此乃初起之方,久痢阴伤,不可分利,故方后云:久利不在用之。

按:浙人倪涵初,作疟痢三方,于痢疾条下,先立禁汗、禁分利、禁大下、禁温补之法,是诚见世之妄医者,误汗、误下、误分利、误温补,以致沉疴不起,痛心疾首而有是作也。然一概禁之,未免因噎废食,且其三方,亦何能包括痢门诸证,是安于小成,而不深究大体也。瑭勤求古训,静与心谋,以为可汗则汗,可下则下,可清则清,可补则补,一视其证之所现,而不可先有成见也。至于误之一字,医者时刻留心,犹恐思虑不及,学术不到,岂可谬于见闻而不加察哉!

四苓合芩芍汤方(苦辛寒法)

苍术二钱　猪苓二钱　茯苓二钱　泽泻二钱　白芍二钱　黄芩二钱　广皮一钱五分　厚朴二钱　木香一钱

水五杯,煮取二杯,分二次温服,久痢不在用之。

八十八、暑湿风寒杂感,寒热迭作,表证正盛,里证复急,腹不和而滞下者,活人败毒散主之。

此证乃内伤水谷之酿湿,外受时令之风湿,中气本自不足之人,又气为湿伤,内外俱急。立方之法,以人参为君,坐镇中州,为督战之帅;以二活、二胡合芎劳从半表半里之际领邪出外,喻氏所谓逆流挽舟者此也;以枳壳宣中焦之气,茯苓渗中焦之湿,以桔梗开肺与大肠之痹,甘草和合诸药,乃陷者举之之法,不治痢而治致痢之源,痢之初起,憎寒壮热者,非此不可也。若云统治伤寒、温疫、瘴气则不可。凡病各有所因,岂一方之所得而统之也哉!此方在风湿门中,用处甚多,若湿不兼风而兼热者,即不合拍,奚况温热门乎!世医用此方治温病,已非一日,吾只见其害,未见其利也。

活人败毒散(辛甘温法)

羌活、独活、茯苓、川芎、枳壳、柴胡、人参、前胡、桔梗以上各一两　甘草五钱

共为细末,每服二钱,水一杯,生姜三片,煎至七分,顿服之。热毒冲胃禁口者,本方加陈仓米各等分,名仓廪散,服法如前,加一倍,噤口属虚者勿用之。

汪按:噤口有虚实之分,此方虚者固不可用;即实证亦惟表证重者当用。若中焦湿热壅滞;当用丹溪人参、黄连法;虚者当于理中等法求之。

八十九、滞下已成,腹胀痛,加减芩芍汤主之。

此滞下初成之实证,一以疏利肠间湿热为主。

加减芩芍汤方(苦辛寒法)

白芍三钱　黄芩二钱　黄连一钱五分　厚朴二钱　木香(煨)一钱　广皮二钱

水八杯,煮取三杯,分三次温服。忌油腻生冷。

【加减法】 肛坠者,加槟榔二钱。腹痛甚欲便,便后痛减,再痛再便者,白滞加附子一钱五分,酒炒大黄三钱;红滞加肉桂一钱五分,酒炒大黄三钱,通爽后即止,不可频下。如积未净,当减其制,红积加归尾一钱五分,红花一钱,桃仁二钱。舌浊脉实有食积者,加楂肉一钱五分,神曲二钱,枳壳一钱五分。湿重者,目黄舌白不渴,加茵陈三钱,白通草一钱,滑石一钱。

九十、滞下湿热内蕴,中焦痞结,神识昏乱,泻心汤主之。

滞下由于湿热内蕴,以致中痞,但以泻心治痞结之所由来,而滞自止矣。

泻心汤(方法并见前)

九十一、滞下红白。舌色灰黄,渴不多饮,小溲不利,滑石藿香汤主之。

此暑湿内伏,三焦气机阻窒,故不肯见积治积,乃以辛淡渗湿宣气,芳香利窍,治所致积之因,庶积滞不期愈而自愈矣。

滑石藿香汤方(辛淡合芳香法)

飞滑石三钱　白通草一钱　猪苓二钱

茯苓皮三钱　藿香梗二钱　厚朴二钱　白蔻仁一钱　广皮一钱

水五杯,煮取二杯,分二次服。

九十二、湿温下利。脱肛,五苓散加寒水石主之。

此急开支河,俾湿去而利自止。

五苓散加寒水石方(辛温淡复寒法)

即于五苓散内加寒水石三钱,如服五苓散法,久痢不在用之。

九十三、久痢阳明不阖,人参石脂汤主之。

九窍不和,皆属胃病,久痢胃虚,虚则寒,胃气下溜,故以堵截阳明为法。

人参石脂汤方(辛甘温合涩法,即桃花汤之变法也)

人参三钱　赤石脂(细末)三钱　炮姜二钱　白粳米(炒)一合

水五杯,先煮人参、白米、炮姜令浓,得二杯,后调石脂细末和匀,分二次服。

九十四、自利腹满,小便清长,脉濡而小,病在太阴,法当温脏,勿事通腑,加减附子理中汤主之。

此偏于湿,合脏阴无热之证,故以附子理中汤,去甘守之人参、甘草,加通运之茯苓、厚朴。

加减附子理中汤方(苦辛温法)

白术三钱　附子二钱　干姜二钱　茯苓三钱　厚朴二钱

水五杯,煮取二杯,分二次温服。

汪按:理中不独湿困太阴宜用,每见夏日伤冷水瓜果,立时发痢者,止有寒湿,并无热证,小儿尤多此证,小便亦或短赤,不可拘泥,宜用理中,甚则加附子。瓜果积加丁香、草果;下利滞涩者,加当归;其有误用克伐者,则人参又当倍用矣;上焦有暑湿或呕者,反佐姜、连少许。

九十五、自利不渴者属太阴,甚则哕(俗名呃忒),冲气逆,急救土败。附子粳米汤主之。

此条较上条更危,上条阴湿与脏阴相合,而脏之真阳未败,此则脏阳结而邪阴与脏阴毫无忌惮,故上条犹系通补,此则纯用守补矣。扶阳抑阴之大法如此。

附子粳米汤方(苦辛热法)

人参三钱　附子二钱　炙甘草二钱　粳米一合　干姜二钱

水五杯,煮取二杯,渣再煮一杯,分三次温服。

九十六、疟邪热气,内陷变痢,久延时日,脾胃气衰,面浮腹膨,里急肛坠,中虚伏邪。加减小柴胡汤主之。

疟邪在经者多,较之痢邪在脏腑者浅,痢则深于疟矣。内陷云者,由浅入深也。治之之法,不出喻氏逆流挽舟之议,盖陷而入者,仍提而使之出也。故以柴胡由下而上,入深出浅,合黄芩两和阴阳之邪,以人参合谷芽宣补胃阳,丹皮、归、芍内护三阴,谷芽推气分之滞,山楂推血分之滞。谷芽升气分故推谷滞,山楂降血分故推肉滞也。

加减小柴胡汤(苦辛温法)

柴胡三钱　黄芩二钱　人参一钱　丹皮一钱　白芍(炒)二钱　当归(土炒)一钱五分　谷芽一钱五分　山楂(炒)一钱五分

水八杯,煮取三杯,分三次温服。

九十七、春温内陷下痢,最易厥脱,加减黄连阿胶汤主之。

春温内陷,其为热多湿少明矣。热必伤阴,故立法以救阴为主。救阴之法,岂能出育阴坚阴两法外哉! 此黄连之坚阴,阿胶之育阴,所以合而名汤也。从黄连者黄芩,从阿胶者生地、白芍也,炙草则统甘苦而并和之。此下三条,应列下焦,以与诸内陷并观,故列于此。

加减黄连阿胶汤(甘寒苦寒合化阴气法)

黄连三钱　阿胶三钱　黄芩二钱　炒生地四钱　生白芍五钱　炙甘草一钱五分

水八杯,煮取三杯,分三次温服。

九十八、气虚下陷,门户不藏,加减补中

益气汤主之。

此邪少虚多，偏于气分之证，故以升补为主。

加减补中益气汤（甘温法）

人参二钱　黄芪二钱　广皮一钱　炙甘草一钱　归身二钱　炒白芍三钱　防风五分　升麻三分

水八杯，煮取三杯，分三次温服。

九十九、内虚下陷，热利下重，腹痛，脉左小右大，加味白头翁汤主之。

此内虚湿热下陷，将成滞下之方。仲景厥阴篇谓热利下重者，白头翁汤主之。按热注下焦，设不差，必圊脓血；脉右大者，邪从上中而来；左小者，下焦受邪，坚结不散之象。故以白头翁无风而摇者，禀甲乙之气，透发下陷之邪，使之上出；又能有风而静，禀庚辛之气，清能除热，燥能除湿，湿热之积滞去而腹痛自止。秦皮得水木相生之气，色碧而气味苦寒，所以能清肝热。黄连得少阴水精，能清肠澼之热。黄柏得水土之精，渗湿而清热。加黄芩、白芍者，内陷之证，由上而中而下，且右手脉大，上中尚有余邪，故以黄芩清肠胃之热，兼清肌表之热；黄连、黄柏但走中下，黄芩则走中上，盖黄芩手足阳明、手太阴药也；白芍去恶血，生新血，且能调血中之气也。按仲景太阳篇，有表证未罢，误下而成协热下利之证，心下痞硬之寒证，则用桂枝人参汤；脉促之热证，则用葛根黄连黄芩汤，与此不同。

加味白头翁汤（苦寒法）

白头翁三钱　秦皮二钱　黄连二钱　黄柏二钱　白芍二钱　黄芩三钱

水八杯，煮取三杯，分三次服。

秋　燥

一〇〇、燥伤胃阴，五汁饮主之，玉竹麦门冬汤亦主之。

五汁饮（方法并见前）

玉竹麦门冬汤（甘寒法）

玉竹三钱　麦冬三钱　沙参二钱　生甘草一钱

水五杯，煮取二杯，分二次服。土虚者，加生扁豆。气虚者，加人参。

一〇一、胃液干燥，外感已净者，牛乳饮主之。

此以津血填津血法也。

牛乳饮（甘寒法）

牛乳一杯

重汤炖熟，顿服之，甚者日再服。

一〇二、燥证气血两燔者，玉女煎主之。

玉女煎方（见上焦篇）

卷三　下焦篇

风温　温热　温疫　温毒　冬温

一、风温、温热、温疫、温毒、冬温。邪在阳明久羁，或已下，或未下，身热面赤，口干舌燥，甚则齿黑唇裂，脉沉实者，仍可下之；脉虚大，手足心热甚于手足背者，加减复脉汤主之。

温邪久羁中焦阳明阳土，未有不克少阴癸水者，或已下而阴伤，或未下而阴竭。若实证居多，正气未至溃败，脉来沉实有力，尚可假手于一下，即《伤寒论》中急下以存津液之谓。若中无结粪，邪热少而虚热多，其人脉必虚，手足心主里，其热必甚于手足背之主表也。若再下其热，是竭其津而速之死也。故以复脉汤复其津液，阴复则阳留，庶可不至于死也。去参、桂、姜、枣之补阳，加白芍收三阴之阴，故云加减复脉汤。在仲景当日，治伤于寒者之结代，自有取于参、桂、姜、枣，复脉中之阳；今治伤于温者之阳亢阴竭，不得再补其阳也。用古法而不拘用古方，医者之化裁也。

二、温病误表，津液被劫，心中震震，舌强神昏，宜复脉法复其津液，舌上津回则生；汗自出，中无所主者，救逆汤主之。

误表动阳，心气伤则心震，心液伤则舌

謇，故宜复脉复其津液也。若伤之太甚，阴阳有脱离之象，复脉亦不胜任，则非救逆不可。

三、温病耳聋，病系少阴，与柴胡汤者必死。六、七日以后，宜复脉辈复其精。

温病无三阳经证，却有阳明腑证（中焦篇已申明腑证之由矣）、三阴脏证。盖脏者藏也，藏精者也。温病最善伤精，三阴实当其冲。如阳明结则脾阴伤而不行，脾胃脏腑切近相连，夫累及妻，理固然也，有急下以存津液一法。土实则水虚，浸假而累及少阴矣，耳聋、不卧等证是也。水虚则木强，浸假而累及厥阴矣，目闭、痉厥等证是也。此由上及下，由阳入阴之道路，学者不可不知。按温病耳聋，《灵》《素》称其必死，岂少阳耳聋，竟至于死耶？《经》谓：肾开窍于耳，脱精者耳聋。盖初则阳火上闭，阴精不得上承，清窍不通，继则阳亢阴竭，若再以小柴胡汤直升少阳，其势必至下竭上厥，不死何待！何时医悉以陶氏《六书》，统治四时一切病证，而不究心于《灵》《素》《难经》也哉！瑭于温病六、七日以外，壮火少减，阴火内炽耳聋者，悉以复阴得效。曰宜复脉辈者，不过立法如此，临时对证，加减尽善，是所望于当其任者。

四、劳倦内伤，复感温病，六、七日以外不解者，宜复脉法。

此两感治法也。甘能益气，凡甘皆补，故宜复脉。服二、三帖后，身不热而倦甚，仍加人参。

五、温病已汗而不得汗，已下而热不退，六、七日以外，脉尚躁盛者，重与复脉汤。

已与发汗而不得汗，已与通里而热不除，其为汗下不当可知。脉尚躁盛，邪固不为药衰，正气亦尚能与邪气分争，故须重与复脉，扶正以敌邪，正胜则生矣。

六、温病误用升散，脉结代，甚则脉两至者，重与复脉，虽有他证，后治之。

此留人治病法也。即仲景里急，急当救里之义。

七、汗下后，口燥咽干，神倦欲眠，舌赤苔老，与复脉汤。

在中焦下后与益胃汤，复胃中津液，以邪气未曾深入下焦。若口燥咽干，乃少阴之液无以上供，神昏欲眠，有少阴但欲寐之象，故与复脉。

八、热邪深入，或在少阴，或在厥阴，均宜复脉。

此言复脉为热邪劫阴之总司也。盖少阴藏精，厥阴必待少阴精足而后能生，二经均可主以复脉者，乙癸同源也。

加减复脉汤方（甘润存津法）

炙甘草六钱　干地黄六钱（按地黄三种用法：生地者，鲜地黄未晒干者也，可入药煮用，可取汁用，其性甘凉，上中焦用以退热存津；干地黄者，乃生地晒干，已为丙火炼过，去其寒凉之性，本草称其甘平；熟地制以酒与砂仁，九蒸九晒而成，是又以丙火、丁火合炼之也，故其性甘温。奈何今人悉以干地黄为生地，北人并不知世有生地，金谓干地黄为生地，而曰寒凉，指鹿为马，不可不辨）　生白芍六钱　麦冬（不去心）五钱　阿胶三钱　麻仁三钱（按柯韵伯谓：旧传麻仁者误，当系枣仁。彼从心悸动三字中看出传写之误，不为无见。今治温热，有取于麻仁甘益气，润去燥，故仍从麻仁）

水八杯，煮取八分三杯，分三次服。剧者加甘草至一两，地黄、白芍八钱，麦冬七钱，日三，夜一服。

救逆汤方（镇摄法）

即于加减复脉汤内去麻仁，加生龙骨四钱，生牡蛎八钱，煎如复脉法。

脉虚大欲散者，加人参二钱。

九、下后大便溏甚，周十二时三、四行，脉仍数者，未可与复脉汤，一甲煎主之；服一二日，大便不溏者，可与一甲复脉汤。

下后法当数日不大便，今反溏而频数，非其人真阳素虚，即下之不得其道，有亡阴之虑。若以复脉滑润，是以存阴之品，反为泻阴之用。故以牡蛎一味，单用则力大，既能存阴，又涩大便，且清在里之余热，一物而三用之。

一甲煎（咸寒兼涩法）

生牡蛎（碾细）二两

水八杯，煮取三杯，分温三服。

一甲复脉汤方

即于加减复脉汤内，去麻仁，加牡蛎一两。

十、下焦温病，但大便溏者。即与一甲复脉汤。

温病深入下焦劫阴，必以救阴为急务。然救阴之药多滑润，但见大便溏，不必待日三、四行，即以一甲复脉法，复阴之中，预防泄阴之弊。

十一、少阴温病，真阴欲竭，壮火复炽，心中烦，不得卧者，黄连阿胶汤主之。

按：前复脉法为邪少虚多之治。其有阴既亏而实邪正盛，甘草即不合拍。心中烦，阳邪挟心阳独亢于上，心体之阴，无容留之地，故烦杂无奈；不得卧，阳亢不入于阴，阴虚不受阳纳，虽欲卧得乎！此证阴阳各自为道，不相交互，去死不远，故以黄芩从黄连，外泻壮火而内坚真阴；以芍药从阿胶，内护真阴而外捍亢阳。名黄连阿胶汤者，取一刚以御外侮，一柔以护内主之义也。其交关变化神明不测之妙，全在一鸡子黄，前人训鸡子黄，金谓鸡为巽木，得心之母气，色赤入心，虚则补母而已，理虽至当，殆未尽其妙。盖鸡子黄有地球之象，为血肉有情，生生不已，乃奠安中焦之圣品，有甘草之功能，而灵于甘草；其正中有孔，故能上通心气，下达肾气，居中以达两头，有莲子之妙用；其性和平，能使亢者不争，弱者得振；其气焦臭，故上补心；其味甘咸，故下补肾；再释家有地水风火之喻，此证大风一起，荡然无余，鸡子黄镇定中焦，通彻上下，合阿胶能预熄内风之震动也。然不知人身阴阳相抱之义，必未能识仲景用鸡子黄之妙，谨将人身阴阳生死窭窞图形，开列于后，以便学者入道有阶也。

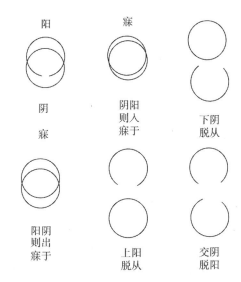

黄连阿胶汤方（苦甘咸寒法）

黄连四钱　黄芩一钱　阿胶三钱　白芍一钱　鸡子黄二枚

水八杯，先煮三物，取三杯，去滓，内胶烊尽，再内鸡子黄，搅令相得，日三服。

十二、夜热早凉，热退无汗，热自阴来者，青蒿鳖甲汤主之。

夜行阴分而热，日行阳分而凉，邪气深伏阴分可知；热退无汗，邪不出表而仍归阴分，更可知矣，故曰热自阴分而来，非上中焦之阳热也。邪气深伏阴分，混处气血之中，不能纯用养阴，又非壮火，更不得任用苦燥。故以鳖甲蠕动之物，入肝经至阴之分，既能养阴，又能入络搜邪；以青蒿芳香透络，从少阳领邪外出；细生地清阴络之热；丹皮泻血中之伏火；知母者，知病之母也，佐鳖甲、青蒿而成搜剔之功焉。再此方有先入后出之妙，青蒿不能直入阴分，有鳖甲领之入也；鳖甲不能独出阳分，有青蒿领之出也。

青蒿鳖甲汤方（辛凉合甘寒法）

青蒿二钱　鳖甲五钱　细生地四钱　知母二钱　丹皮三钱

水五杯，煮取二杯，日再服。

十三、热邪深入下焦，脉沉数。舌干齿黑，手指但觉蠕动，急防痉厥，二甲复脉汤主之。

此示人痉厥之渐也。温病七、八日以后，热深不解，口中津液干涸，但觉手指掣动，即当防其痉厥，不必俟其已厥而后治也。故以复脉育阴，加入介属潜阳，使阴阳交纽，庶厥不可作也。

二甲复脉汤方（咸寒甘润法）

即于加减复脉汤内，加生牡蛎五钱，生鳖甲八钱。

十四、下焦温病，热深厥甚。脉细促，心中儋儋大动，甚则心中痛者，三甲复脉汤主之。

前二甲复脉，防痉厥之渐也，即痉厥已作，亦可以二甲复脉止厥。兹又加龟板名三甲者，以心中大动，甚则痛而然也。心中动者，火以水为体，肝风鸱张，立刻有吸尽西江之势，肾水本虚，不能济肝而后发痉，既痉而水难猝补，心之本体欲失，故儋儋然而大动也。（此心动与水停心下者相反。心为丁火，所恶者客水，而所喜者真水，故心与肾并主少阴也。一则水气上凌心，若薪炭之见水而爆沸也；一则水不济火，若游鱼之失水而腾跃也。一则通阳利水，一则潜阳补水，当于脉证辨之。——朱评）甚则痛者，"阴维为病主心痛"，此证热久伤阴，八脉丽于肝肾，肝肾虚而累及阴维故心痛，非如寒气客于心胸之心痛，可用温通。故以镇肾气、补任脉、通阴维之龟板止心痛，合入肝搜邪之二甲，相济成功也。

三甲复脉汤方（同二甲汤法）

即于二甲复脉汤内，加生龟板一两。

十五、既厥且哕（俗名呃忒），**脉细而劲。小定风珠主之。**

温邪久踞下焦，烁肝液为厥，扰冲脉为哕，脉阴阳俱减则细，肝木横强则劲。故以鸡子黄实土而定内风；龟板补任（谓任脉）而镇冲脉；阿胶沉降，补液而息肝风；淡菜生于咸水之中而能淡，外偶内奇，有坎卦之象，能补阴中之真阳，其形翕合，故又能潜真阳之上动；童便以浊液仍归浊道，用以为使也。名定风珠者，以鸡子黄宛如珠形，得巽木之精，而

能息肝风，肝为巽木，巽为风也。龟亦有珠，具真武之德而镇震木。震为雷，在人为胆，雷动未有无风者，雷静而风亦静矣。亢阳直上巅顶，龙上于天也，制龙者，龟也。古者豢龙御龙之法，失传已久，其大要不出乎此。

小定风珠方（甘寒咸法）

鸡子黄（生用）一枚　真阿胶二钱　生龟板六钱　童便一杯　淡菜三钱

水五杯，先煮龟板、淡菜得二杯，去滓，入阿胶，上火烊化，内鸡子黄，搅令相得，再冲童便，顿服之。

十六、热邪久羁，吸烁真阴，或因误表，或因妄攻，神倦瘛疭，脉气虚弱，舌绛苔少，时时欲脱者，大定风珠主之。

此邪气已去八、九，真阴仅存一、二之治也。观脉虚苔少可知，故以大队浓浊填阴塞隙，介属潜阳镇定。以鸡子黄一味，从足太阴，下安足三阴，上济手三阴，使上下交合，阴得安其位，斯阳可立根基，俾阴阳有眷属一家之义，庶可不致绝脱欤！

大定风珠方（酸甘咸法）

生白芍六钱　阿胶三钱　生龟板四钱　干地黄六钱　麻仁二钱　五味子二钱　生牡蛎四钱　麦冬（连心）六钱　炙甘草四钱　鸡子黄（生）二枚　鳖甲（生）四钱

水八杯，煮取三杯，去滓，再入鸡子黄，搅令相得，分三次服。喘加人参，自汗者加龙骨、人参、小麦，悸者加茯神、人参、小麦。

十七、壮火尚盛者，不得用定风珠、复脉。邪少虚多者，不得用黄连阿胶汤。阴虚欲痉者，不得用青蒿鳖甲汤。

此诸方之禁也。前数方虽皆为存阴退热而设，其中有以补阴之品，为退热之用者；有一面补阴，一面搜邪者；有一面填阴，一面护阳者；各宜心领神会，不可混也。

十八、痉厥神昏，舌短，烦躁，手少阴证未罢者，先与牛黄、紫雪辈，开窍搜邪；再与复脉汤存阴，三甲潜阳。临证细参，勿致倒乱。

痉厥神昏，舌謇烦躁，统而言之为厥阴

证。然有手经、足经之分:在上焦以清邪为主,清邪之后,必继以存阴;在下焦以存阴为主,存阴之先,若邪尚有余,必先以搜邪。手少阴证未罢,如寸脉大,口气重,颧赤,白睛赤,热壮之类。

十九、邪气久羁,肌肤甲错,或因下后邪欲溃。或因存阴得液蒸汗,正气已虚,不能即出,阴阳互争而战者,欲作战汗也,复脉汤热饮之。虚盛者加人参。肌肉尚盛者,但令静,勿妄动也。

按:伤寒汗解必在下前,温病多在下后。缚解而后得汗,诚有如吴又可所云者。凡欲汗者,必当先烦,乃有汗而解。若正虚邪重,或邪已深入下焦,得下后里通;或因津液枯燥,服存阴药,液增欲汗,邪正努力纷争,则作战汗,战之得汗则生,汗不得出则死。此系生死关头,在顷刻之间。战者,阳极而似阴也,肌肤业已甲错,其津液之枯燥,固不待言。故以复脉加人参助其一臂之力,送汗出表。若其人肌肤尚厚,未至大虚者,无取复脉之助正,但当听其自然,勿事骚扰可耳,次日再议补阴未迟。

二十、时欲漱口不欲咽,大便黑而易者,有瘀血也。犀角地黄汤主之。

邪在血分,不欲饮水,热邪燥液口干,又欲求救于水,故但欲漱口,不欲咽也。瘀血溢于肠间,血色久瘀则黑,血性柔润,故大便黑而易也。犀角味咸,入下焦血分以清热,地黄去积聚而补阴,白芍去恶血,生新血,丹皮泻血中伏火,此蓄血自得下行,故用此轻剂以调之也。

犀角地黄汤方(甘咸微苦法)

干地黄一两　生白芍三钱　丹皮三钱　犀角三钱

水五杯,煮取二杯,分二次服,渣再煮一杯服。

二十一、少腹坚满。小便自利,夜热昼凉,大便闭,脉沉实者,蓄血也,桃仁承气汤主之,甚则抵当汤。

少腹坚满,法当小便不利,今反自利,则非膀胱气闭可知。夜热者,阴热也;昼凉者,邪气隐伏阴分也;大便闭者,血分结也。故以桃仁承气通血分之闭结也。若闭结太甚,桃仁承气不得行,则非抵当不可,然不可轻用,不得不备一法耳。

桃仁承气汤方(苦辛咸寒法)

大黄五钱　芒硝二钱　桃仁三钱　当归三钱　芍药三钱　丹皮三钱

水八杯,煮取三杯,先服一杯,得下止后服,不知,再服。

抵当汤方(飞走攻络苦咸法)

大黄五钱　蛀虫(炙干为末)二十枚　桃仁五钱　水蛭(炙干为末)五分

水八杯,煮取三杯,先服一杯,得下止后服,不知,再服。

二十二、温病脉,法当数,今反不数而濡小者,热撤里虚也。里虚下利稀水,或便脓血者,桃花汤主之。

温病之脉本数,因用清热药撤其热,热撤里虚,脉见濡小,下焦空虚则寒,即不下利,亦当温补,况又下利稀水脓血乎! 故用少阴自利,关闸不藏,堵截阳明法。

桃花汤方(甘温兼涩法)

赤石脂(半整用煎,半为细末调)一两　炮姜五钱　白粳米二合

水八杯,煮取三杯,去渣,入石脂末一钱五分,分三次服。若一服愈,余勿服。虚甚者加人参。

二十三、温病七、八日以后,脉虚数,舌绛苔少,下利日数十行,完谷不化,身虽热者,桃花粥主之。

上条以脉不数而濡小,下利稀水,定其为虚寒而用温涩。此条脉虽数而日下数十行,至于完谷不化,其里邪已为泄泻下行殆尽。完谷不化,脾阳下陷,火灭之象;脉虽数而虚,苔化而少,身虽余热未退,亦虚热也,纯系关闸不藏见证,补之稍缓则脱。故改桃花汤为粥,取其逗留中焦之意,此条认定完谷不化四

字要紧。

桃花粥方（甘温兼涩法）

人参三钱　炙甘草三钱　赤石脂（细末）六钱　白粳米二合

水十杯，先煮参、草得六杯，去渣，再入粳米煮得三杯，纳石脂末三钱，顿服之。利不止，再服第二杯，如上法；利止停后服。或先因过用寒凉脉不数、身不热者，加干姜三钱。

二十四、温病少阴下利，咽痛，胸满，心烦者，猪肤汤主之。

此《伤寒论》原文。按温病热入少阴，逼液下走，自利咽痛，亦复不少，故采录于此。柯氏云：少阴下利，下焦虚矣。少阴脉循喉咙，其支者出络心，注胸中，咽痛胸满心烦者，肾火不藏，循经而上走于阳分也；阳并于上，阴并于下，火不下交于肾，水不上承于心，此未济之象。猪为水畜而津液在肤，用其肤以除上浮之虚火，佐白蜜、白粉之甘，泻心润肺而和脾，滋化源，培母气，水升火降，上热自除，而下利自止矣。

猪肤汤方（甘润法）

猪肤（用白皮从内刮去肥，令如纸薄）一斤

上一味，以水一斗，煮取五升，去渣，加白蜜一升，白米粉五合，熬香，和令相得。

二十五、温病少阴咽痛者，可与甘草汤；不差者，与桔梗汤。

柯氏云：但咽痛而无下利、胸满、心烦等证，但甘以缓之足矣。不差者，配以桔梗，辛以散之也。其热微，故用此轻剂耳。

甘草汤方（甘缓法）

甘草二两

上一味，以水三升，煮取一升半，去渣，分温再服。

桔梗汤方（苦辛甘开提法）

甘草二两　桔梗二两

法同前。

二十六、温病入少阴，呕而咽中伤，生疮不能语，声不出者，苦酒汤主之。

王氏晋三云：苦酒汤治少阴水亏不能上济君火，而咽生疮声不出者。疮者，痈也。半夏之辛滑，佐以鸡子清之甘润，有利窍通声之功，无燥津涸液之虑。然半夏之功能，全赖苦酒，摄入阴分，劫涎敛疮，即阴火沸腾，亦可因苦酒而降矣，故以为名。

苦酒汤方（酸甘微辛法）

半夏（制）二钱　鸡子（去黄，内上苦酒鸡子壳中）一枚

上二味，内半夏着苦酒中，以鸡子壳置刀环中，安火上，令三沸，去渣，少少含咽之。不差，更作三剂。

二十七、妇女温病，经水适来，脉数耳聋，干呕烦渴，辛凉退热，兼清血分，甚至十数日不解，邪陷发痉者，竹叶玉女煎主之。

此与两感证同法。辛凉解肌，兼清血分者，所以补上中焦之未备；甚至十数日不解，邪陷发痉，外热未除，里热又急，故以玉女煎加竹叶，两清表里之热。

竹叶玉女煎方（辛凉合甘寒微苦法）

生石膏六钱　干地黄四钱　麦冬四钱知母二钱　牛膝二钱　竹叶三钱

水八杯，先煮石膏、地黄得五杯，再入余四味，煮成二杯，先服一杯，候六时复之，病解停后服，不解再服（上焦用玉女煎去牛膝者，以牛膝为下焦药，不得引邪深入也。兹在下焦，故仍用之）。

二十八、热入血室，医与两清气血，邪去其半。脉数，余邪不解者，护阳和阴汤主之。

此系承上条而言之也。大凡体质素虚之人，驱邪及半，必兼护养元气，仍佐清邪，故以参、甘护元阳，而以白芍、麦冬、生地，和阴清邪也。

护阳和阴汤方（甘凉甘温复法，偏于甘凉，即复脉汤法也）

白芍五钱　炙甘草二钱　人参二钱　麦冬（连心炒）二钱　干地黄（炒）三钱

水五杯，煮取二杯，分二次温服。

二十九、热入血室，邪去八、九，右脉虚

数,暮微寒热者,加减复脉汤,仍用参主之。

此热入血室之邪少虚多,亦以复脉为主法。脉右虚数,是邪不独在血分,故仍用参以补气。暮微寒热,不可认作邪实,乃气血俱虚,营卫不和之故。

加减复脉汤仍用参方

即于前复脉汤内,加人参三钱。

三十、**热病经水适至,十余日不解,舌萎饮冷,心烦热,神气忽清忽乱,脉右长左沉,瘀热在里也。加减桃仁承气汤主之。**

前条十数日不解用玉女煎者,以气分之邪尚多,故用气血两解。此条以脉左沉,不与右之长同,而神气忽乱,定其为蓄血,故以逐血分瘀热为急务也。

加减桃仁承气汤方(苦辛走络法)

大黄(制)三钱　桃仁(炒)三钱　细生地六钱　丹皮四钱　泽兰二钱　人中白二钱

水八杯,煮取三杯,先服一杯,候六时,得下黑血,下后神清渴减,止后服。不知,渐进。

按:邵新甫云:考热入血室,《金匮》有五法:第一条主小柴胡,因寒热而用,虽经水适断,急提少阳之邪,勿令下陷为最。第二条伤寒发热,经水适来,已现昼明夜剧,谵语见鬼,恐人认阳明实证,故有无犯胃气及上二焦之戒。第三条中风寒热,经水适来,七八日脉迟身凉,胸胁满如结胸状,谵语者,显无表证,全露热入血室之候,自当急刺期门,使人知针力比药力尤捷。第四条阳明病下血谵语,但头汗出,亦为热入血室,亦刺期门,汗出而愈。第五条明其一证而有别因为害,如痰潮上脘,昏冒不知,当先化其痰,后除其热。仲景教人当知变通,故不厌推广其义,乃令人一遇是证,不辨热入之轻重,血室之盈亏,遽与小柴胡汤,贻害必多。要之热甚而血瘀者,与桃仁承气及山甲、归尾之属;血舍空而热者用犀角地黄汤,加丹参、木通之属;表邪未尽而表证仍兼者,不妨借温通为使;血结胸,有桂枝红花汤,参入海蛤、桃仁之治;昏狂甚,进牛黄膏。调入清气化结之煎。再观叶案中有两解

气血燔蒸之玉女煎法;热甚阴伤,有育阴养气之复脉法;又有护阴涤热之缓攻法。先圣后贤,其治条分缕析,学者审证定方,慎毋拘乎柴胡一法也。

三十一、**温病愈后,嗽稀痰而不咳,彻夜不寐者,半夏汤主之。**

此中焦阳气素虚之人,偶感温病,医以辛凉甘寒,或苦寒清温热,不知十衰七八之戒,用药过剂,以致中焦反停寒饮,令胃不和,故不寐也。《素问》云:胃不和则卧不安,饮以半夏汤,覆杯则寐。盖阳气下交于阴则寐,胃居中焦,为阳气下交之道路,中寒饮聚,致令阳气欲下交而无路可循,故不寐也。半夏逐痰饮而和胃,秫米秉燥金之气而成,故能补阳明燥气之不及而渗其饮,饮退则胃和,寐可立至,故曰覆杯则寐也。

半夏汤(辛甘淡法)

半夏(制)八钱　秫米(即俗所谓高粱是也,古人谓之稷,今或名为芦稷,如南方难得,则以薏仁代之。)二两

水八杯,煮取三杯,分三次温服。

三十二、**饮退则寐,舌滑,食不进者,半夏桂枝汤主之。**

此以胃腑虽和,营卫不和,阳未卒复,故以前半夏汤合桂枝汤,调其营卫,和其中阳,自能食也。

半夏桂枝汤方(辛温甘淡法)

半夏六钱　秫米一两　白芍六钱　桂枝(虽云桂枝汤,却用小建中汤法。桂枝少于白芍者,表里异治也)四钱　炙甘草一钱　生姜三钱　大枣(去核)二枚

水八杯,煮取三杯,分温三服。

三十三、**温病解后,脉迟,身凉如水,冷汗自出者,桂枝汤主之。**

此亦阳气素虚之体质,热邪甫退,即露阳虚,故以桂枝汤复其阳也。

桂枝汤方(见上焦篇。但此处用桂枝,分量与芍药等,不必多于芍药也;亦不必啜粥再令汗出,即仲景以桂枝汤小和之法是也)

粥再令汗出，即仲景以桂枝汤小和之法是也。

三十四、温病愈后，面色萎黄，舌淡，不欲饮水，脉迟而弦，不食者，小建中汤主之。

此亦阳虚之质也，故以小建中，小小建其中焦之阳气，中阳复则能食，能食则诸阳皆可复也。

小建中汤方（甘温法）

白芍（酒炒）六钱　桂枝四钱　甘草（炙）三钱　生姜三钱　大枣（去核）二枚　胶饴五钱

水八杯，煮取三杯，去渣，入胶饴，上火烊化，分温三服。

三十五、温病愈后，或一月，至一年，面微赤，脉数，暮热，常思饮不欲食者，五汁饮主之，牛乳饮亦主之。病后肌肤枯燥，小便溺管痛，或微燥咳，或不思食，皆胃阴虚也，与益胃、五汁辈。

前复脉等汤，复下焦之阴。此由中焦胃用之阴不降，胃体之阳独亢，故以甘润法救胃用，配胃体，则自然欲食，断不可与俗套开胃健食之辛燥药，致令燥咳成痨也。

五汁饮、牛乳饮方（并见前秋燥门）

益胃汤（见中焦篇）

按：吴又可云："病后与其调理不善，莫若静以待动"，是不知要领之言也。夫病后调理，较易于治病，岂有能治病，反不能调理之理乎！但病后调理，不轻于治病，若其治病之初，未曾犯逆，处处得法，轻者三五日而解，重者七八日而解，解后无余邪，病者未受大伤，原可不必以药调理，但以饮食调理足矣，《经》所谓食养尽之是也。若病之始受既重，医者又有误表、误攻、误燥、误凉之弊，遗殃于病者之气血，将见外感变而为内伤矣。全赖医者善补其过（谓未犯他医之逆；或其人阳素虚，阴素亏；或前因邪气太盛，故剂不得不重；或本虚邪不能张，须随清随补之类），而补人之过（谓已犯前医之治逆），退杀气（谓余邪或药伤），迎生气（或养胃阴，或护胃阳，或填肾阴，

或兼固。肾阳，以迎其先后天之生气），活人于万全，岂得听之而已哉！万一变生不测，推诿于病者之家，能不愧于心乎！至调理大要，温病后一以养阴为主。饮食之坚硬浓厚者，不可骤进。间有阳气素虚之体质，热病一退，既露旧亏，又不可固执养阴之说，而灭其阳火。故本论中焦篇列益胃、增液、清燥等汤，下焦篇列复脉、三甲、五汁等复阴之法，乃热病调理之常理也。下焦篇又列建中、半夏、桂枝数法，以为阳气素虚，或误伤凉药之用，乃其变也。《经》所谓："有者求之，无者求之，微者责之，盛者责之"，全赖司其任者，心诚求之也。

暑温　伏暑

三十六、暑邪深入少阴消渴者，连梅汤主之；入厥阴麻痹者，连梅汤主之；心热烦躁神迷甚者，先与紫雪丹，再与连梅汤。

肾主五液而恶燥，暑先入心，助心火独亢于上，肾液不供，故消渴也。再心与肾均为少阴，主火，暑为火邪，以火从火，二火相搏，水难为济，不消渴得乎！以黄连泻壮火，使不烁津，以乌梅之酸以生津，合黄连酸苦为阴；以色黑沉降之阿胶救肾水，麦冬、生地合乌梅酸甘化阴，庶消渴可止也。肝主筋而受液于肾，热邪伤阴，筋经无所秉受，故麻痹也。再包络与肝均为厥阴，主风木，暑先入心，包络代受，风火相搏，不麻痹得乎！以黄连泻克水之火，以乌梅得木气之先，补肝之正，阿胶增液而息肝风，冬、地补水以柔木，庶麻痹可止也。心热烦躁神迷甚，先与紫雪丹者，开暑邪之出路，俾梅、连有入路也。

连梅汤方（酸甘化阴酸苦泄热法）

云连二钱　乌梅（去核）三钱　麦冬（连心）三钱　生地三钱　阿胶二钱

水五杯，煮取二杯，分二次服。脉虚大而芤者，加人参。

三十七、暑邪深入厥阴，舌灰，消渴，心下板实，呕恶吐蛔。寒热，下利血水，甚至声音

不出,上下格拒者,椒梅汤主之。

此土败木乘,正虚邪炽,最危之候。故以酸苦泄热,辅正驱邪立法,据理制方,冀其转关耳。

椒梅汤方(酸苦复辛甘法,即仲景乌梅圆法也,方义已见中焦篇)。

黄连二钱 黄芩二钱 干姜二钱 白芍(生)三钱 川椒(炒黑)三钱 乌梅(去核)三钱 人参二钱 枳实一钱五分 半夏二钱

水八杯,煮取三杯,分三次服。

三十八、暑邪误治,胃口伤残,延及中下,气塞填胸,燥乱口渴,邪结内踞,清浊交混者,来复丹主之。

此正气误伤于药,邪气得以窃踞于中,固结而不可解,攻补难施之危证,勉立旋转清浊一法耳。

来复丹方(酸温法)

太阴元精石一两 舶上硫黄一两 硝石(同硫黄为末,微火炒结砂子大)一两 橘红二钱 青皮(去白)二钱 五灵脂(澄去砂,炒令烟尽)二钱

【方论】晋三王氏云:《易》言一阳来复于下,在人则为少阳生气所出之脏。病上盛下虚,则阳气去,生气竭,此丹能复阳于下,故曰来复。元精石乃盐卤至阴之精,硫黄乃纯阳石火之精,寒热相配,阴阳互济,有扶危拯逆之功;硝石化硫为水,亦可佐元、硫以降逆;灵脂引经入肝最速,能引石性内走厥阴,外达少阳,以交阴阳之枢纽;使以橘红、青皮者,纳气必先利气,用以为肝胆之向导也。

三十九、暑邪久热,寝不安,食不甘,神识不清,阴液元气两伤者,三才汤主之。

凡热病久入下焦,消烁真阴,必以复阴为主。其或元气亦伤,又必兼护其阳。三才汤两复阴阳,而偏于复阴为多者也。温热、温疫末传,邪退八、九之际,亦有用处。暑温末传,亦有用复脉、三甲、黄连阿胶等汤之处。彼此互参,勿得偏执。盖暑温不列于诸温之内,而另立一门者,以后夏至为病暑,湿气大动,不

兼湿不得名暑温,仍归温热门矣。既兼湿,则受病之初,自不得与诸温同法,若病至末传,湿邪已化,惟余热伤之际,其大略多与诸温同法,其不同者,前后数条,已另立法矣。

三才汤方(甘凉法)

人参三钱 天冬二钱 干地黄五钱

水五杯,浓煎两杯,分二次温服。欲复阴者,加麦冬、五味子。欲复阳者,加茯苓、炙甘草。

四十、蓄血,热入血室,与温热同法。

四十一、伏暑、湿温胁痛,或咳,或不咳,无寒,但潮热,或竟寒热如疟状,不可误认柴胡证,香附旋覆花汤主之;久不解者。间用控涎丹。

按:伏暑、湿温,积留支饮,悬于胁下,而成胁痛之证甚多,即《金匮》水在肝而用十枣之证。彼因里水久积,非峻攻不可;此因时令之邪,与里水新搏,其根不固,不必用十枣之太峻。只以香附、旋覆,善通肝络而逐胁下之饮;苏子、杏仁,降肺气而化饮,所谓建金以平木;广皮、半夏消痰饮之正;茯苓、薏仁开太阳而合阳明,所谓治水者必实土,中流涨者开支河之法也。用之得当,不过三、五日自愈。其或前医不识病因,不合治法,致使水无出路,久居胁下,恐成悬饮内痛之证,为患非轻,虽不必用十枣之峻,然不能出其范围,故改用陈无择之控涎丹,缓攻其饮。

香附旋覆花汤方(苦辛淡合芳香开络法)

生香附三钱 旋覆花(绢包)三钱 苏子霜三钱 广皮二钱 半夏五钱 茯苓块三钱 薏仁五钱

水八杯,煮取三杯,分三次温服。腹满者,加厚朴;痛甚者,加降香末。

控涎丹方(苦寒从治法)

痰饮,阴病也。以苦寒治阴病,所谓求其属以衰之是也。按肾经以脏而言,属水,其味咸,其气寒;以经而言,属少阴,主火,其味苦,其气化燥热。肾主水,故苦寒为水之属,不独咸寒为水之属也。盖真阳藏之于肾,故肾心并

称少阴,而并主火也,知此理则知用苦寒、咸寒之法矣。泻火之有余用苦寒,寒能制火,苦从火化,正治之中,亦有从治;泻水之太过,亦用苦寒,寒从水气,苦从火味,从治之中,亦有正治,所谓水火各造其偏之极,皆相似也。苦咸寒治火之有余、水之不足为正治,亦有治水之有余、火之不足者,如介属芒硝并能行水,水行则火复,乃从治也。

甘遂(去心制)　大戟(去皮制)　白芥子

上等分为细末,神曲糊为丸,梧子大,每服九丸,姜汤下,壮者加之,羸者减之,以知为度。

寒湿(便血、咳嗽、疝瘕附)

四十二、湿之为物也,在天之阳时为雨露,阴时为霜雪,在山为泉,在川为水,包含于土中者为湿。其在人身也,上焦与肺合,中焦与脾合,其流于下焦也。与少阴癸水合。

此统举湿在天地人身之大纲,异出同源,以明土为杂气,水为天一所生,无处不合者也。上焦与肺合者,肺主太阴湿土之气,肺病湿则气不得化,有霜雾之象,向之火制金者,今反水克火矣,故肺病而心亦病也。观《素问》寒水司天之年,则曰阳气不令,湿土司天之年,则曰阳光不治自知,故上焦一以开肺气救心阳为治。中焦与脾合者,脾主湿土之质,为受湿之区,故中焦湿证最多;脾与胃为夫妻,脾病而胃不能独治,再胃之脏象为土,土恶湿也,故开沟渠,运中阳,崇刚土,作堤防之治,悉载中焦。上中不治,其势必流于下焦。《易》曰:水流湿,《素问》曰:湿伤于下。下焦乃少阴癸水,湿之质即水也,焉得不与。肾水相合。吾见湿流下焦,邪水旺一分,正水反亏一分,正愈亏而邪愈旺,不可为矣。夫肾之真水,生于一阳,坎中满也,故治少阴之湿,一以护肾阳,使火能生土为主;肾与膀胱为夫妻,泄膀胱之积水,从下治,亦所以安肾中真阳也。脾为肾之上游,升脾阳,从上治,亦所以使水不没肾中真阳也。其病厥阴也奈何?盖

水能生木,水太过,木反不生,木无生气,自失其疏泄之任,《经》有"风湿交争,风不胜湿"之文,可知湿土太过,则风木亦有不胜之时,故治厥阴之湿,以复其风木之本性,使能疏泄为主也。

本论原以温热为主,而类及于四时杂感。以宋元以来,不明仲景伤寒一书专为伤寒而设,乃以伤寒一书,应四时无穷之变,殊不合拍,遂至人著一书,而悉以伤寒名书。陶氏则以一人而屡著伤寒书,且多立妄诞不经名色,使后世学者,如行昏雾之中,渺不自觉其身之坠于渊也。今胪列四时杂感,春温、夏热、长夏暑湿、秋燥、冬寒,得其要领,效如反掌。夫春温、夏热、秋燥,所伤皆阴液也,学者苟能时时预护,处处堤防,岂复有精竭人亡之虑。伤寒所伤者阳气也,学者诚能保护得法,自无寒化热而伤阴,水负火而难救之虞。即使有受伤处,临证者知何者当护阳,何者当救阴,何者当先护阳,何者当先救阴,因端竟委,可备知终始而超道妙之神。瑭所以三致意者,乃在湿温一证。盖土为杂气,寄旺四时,藏垢纳污,无所不受,其间错综变化,不可枚举。其在上焦也,如伤寒;其在下焦也,如内伤;其在中焦也,或如外感,或如内伤。至人之受病也,亦有外感,亦有内伤,使学者心摇目眩,无从捉摸。其变证也,则有湿痹、水气、咳嗽、痰饮、黄汗、黄瘅、肿胀、疟疾、痢疾、淋症、带症、便血、疝气、痔疮、痈脓等证,较之风火燥寒四门之中,倍而又倍,苟非条分缕析,体贴入微,未有不张冠李戴者。

汪按: 近代俗医,皆以伤寒法治温、热、暑、燥,入手妄用表散,末后又误认虚劳,妄行补阴补阳,以至生民夭枉,此书所为作也。若湿温之症,则又不然。世有粗工,稍知热病,一遇湿温,亦以温热之法施之,较之误认温热为伤寒者,厥罪惟均(学者宜细心分别。——朱评)。盖湿温一证,半阴半阳,其反复变迁,不可穷极,而又氤氲黏腻,不似伤寒之一表即解,温热之一清即愈。施治之法,万绪千端,

无容一毫执著。篇中所述,亦只举其一隅,学者务宜勤求古训,精研理气,而后能贯通融会,泛应不穷。经云:"知其要者,一言而终;不知其要,流散无穷",是在潜心深造者矣。

四十三、湿久不治,伏足少阴,舌白身痛,足跗浮肿,鹿附汤主之。

湿伏少阴,故以鹿茸补督脉之阳。督脉根于少阴,所谓八脉丽于肝肾也;督脉总督诸阳,此阳一升,则诸阳听令。附子补肾中真阳,通行十二经,佐之以菟丝,凭空行气而升发少阴,则身痛可休。独以一味草果,温太阴独胜之寒以醒脾阳,则地气上蒸天气之白苔可除;且草果,子也,凡子皆达下焦。以茯苓淡渗,佐附子开膀胱,小便得利,而跗肿可愈矣。

鹿附汤方(苦辛咸法)

鹿茸五钱　附子三钱　草果一钱　菟丝子三钱　茯苓五钱

水五杯,煮取二杯,日再服,渣再煮一杯服。

四十四、湿久,脾阳消乏,肾阳亦惫者,安肾汤主之。

凡肾阳惫者,必补督脉,故以鹿茸为君,附子、韭子等补肾中真阳;但以苓、术二味,渗湿而补脾阳,釜底增薪法也(其曰安肾者,肾以阳为体,体立而用安矣)。

安肾汤方(辛甘温法)

鹿茸三钱　胡芦巴三钱　补骨脂三钱　韭子一钱　大茴香二钱　附子二钱　茅术二钱　茯苓三钱　菟丝子三钱

水八杯,煮取三杯,分三次服。大便溏者,加赤石脂。久病恶汤者,可用贰拾分作丸。

四十五、湿久伤阳,痿弱不振,肢体麻痹,痔疮下血,术附姜苓汤主之。

按痔疮有寒湿、热湿之分,下血亦有寒湿、热湿之分,本论不及备载,但载寒湿痔疮下血者,以世医但知有热湿痔疮下血,悉以槐花、地榆从事,并不知有寒湿之因,畏姜、附如虎,故因

下焦寒湿而类及之,方则两补脾肾两阳也。

术附姜苓汤方(辛温苦淡法)

生白术五钱　附子三钱　干姜三钱　茯苓五钱

水五杯,煮取二杯,日再服。

四十六、先便后血,小肠寒湿,黄土汤主之。

此因上条而类及,以补偏救弊也,义见前条注下。前方纯用刚者,此方则以刚药健脾而渗湿,柔药保肝肾之阴,而补丧失之血,刚柔相济,又立一法,以开学者门径。后世黑地黄丸法,盖仿诸此。

黄土汤方(甘苦合用刚柔互济法)

甘草三两　干地黄三两　白术三两　附子(炮)三两　阿胶三两　黄芩三两　灶中黄土半斤

水八升,煮取二升,分温二服(分量服法,悉录古方,未敢增减,用者自行斟酌可也)。

四十七、秋湿内伏,冬寒外加。脉紧无汗,恶寒身痛,喘咳稀痰,胸满,舌白滑,恶水不欲饮,甚则倚息不得卧,腹中微胀,小青龙汤主之;脉数有汗,小青龙去麻、辛主之;大汗出者,倍桂枝,减干姜,加麻黄根。

此条以《经》有"秋伤于湿,冬生咳嗽"之明文,故补三焦饮症数则,略示门径。按《经》谓"秋伤于湿"者,以长夏湿土之气,介在夏秋之间,七月大火西流,月建申,申者,阳气毕伸也,湿无阳气不发,阳伸之极,湿发亦重。人感此而至冬日寒水司令,湿水同体相搏而病矣。喻氏擅改经文,谓湿曰燥者,不明六气运行之道。如大寒,冬令也,厥阴气至而纸鸢起矣。四月,夏令也,古谓首夏犹清和,俗谓四月为麦秀寒,均谓时虽夏令,风木之气犹未尽灭也。他令仿此。至于湿土寄旺四时,虽在冬令,朱子谓"将大雨雪,必先微温",盖微温则阳气通,阳通则湿行,湿行而雪势成矣,况秋日竟无湿气乎!此其间有说焉,《经》所言之秋,指中秋以前而言,秋之前半截也;喻氏所指之秋,指秋分以后而言,秋之后半截也。

古脱燥论,盖世远年湮,残缺脱简耳。喻氏补论诚是,但不应擅改经文,竟崇己说,而不体之日月运行,寒暑倚伏之理与气也。喻氏学问诚高,特霸气未消,其温病论亦犯此病。学者遇咳嗽之证,兼合脉色,以详察其何因,为湿,为燥,为风,为火,为阴虚,为阳弱,为前候伏气,为现行时令,为外感而发动内伤,为内伤而招引外感,历历分明。或当用温用凉,用补用泻,或寓补于泻,或寓泻于补,择用先师何法何方,妙手空空,毫无成见,因物付物,自无差忒矣。即如此症,以喘咳痰稀,不欲饮水,胸满腹胀,舌白,定其为伏湿痰饮所致。以脉紧无汗,为遇寒而发,故用仲景先师辛温甘酸之小青龙,外发寒而内蠲饮,龙行而火随,故寒可去;龙动而水行,故饮可蠲。以自汗脉数(此因邪上冲肺气之数,不可认为火数),为遇风而发,不可再行误汗伤阳,使饮无畏忌,故去汤中之麻黄、细辛,发太阳、少阴之表者。倍桂枝以安其表。汗甚则以麻黄根收表疏之汗。夫根有归束之义,麻黄能行太阳之表,即以其根归束太阳之气也。大汗出减干姜者,畏其辛而致汗也。有汗去麻、辛不去干姜者,干姜根而中实,色黄而圆(土象也,土性缓),不比麻黄干而中空,色青而直(木象也,木性急,干姜岂性缓药哉!较之麻黄为缓耳。且干姜得丙火煅炼而成,能守中阳;麻黄则纯行卫阳,故其慓急之性,远甚于干姜也),细辛细而辛窜,走络最急也(且少阴经之报使,误发少阴汗者,必伐血)。

小青龙汤方(辛甘复酸法)

麻黄(去节)三钱　甘草(炙)三钱　桂枝(去皮)五钱　芍药三钱　五味二钱　干姜三钱　半夏五钱　细辛二钱

水八碗,先煮麻黄减一碗许,去上沫,内诸药,煮取三碗,去滓,温服一碗。得效,缓后服,不知,再服。

四十八、喘咳息促,吐稀涎,脉洪数,右大于左。喉哑,是为热饮,麻杏石甘汤主之。

《金匮》谓病痰饮者,当以温药和之。盖饮属阴邪,非温不化,故饮病当温者,十有八九,然当清者,亦有一、二。如此证息促,知在上焦;涎稀,知非劳伤之咳,亦非火邪之但咳无痰而喉哑者可比;右大于左,纯然肺病,此乃饮邪格拒,心火壅遏,肺气不能下达。音出于肺,金实不鸣。故以麻黄中空而达外,杏仁中实而降里,石膏辛淡性寒,质重而气清轻,合麻杏而宣气分之郁热,甘草之甘以缓急,补土以生金也。按此方,即大青龙之去桂枝、姜、枣者也。

麻杏石甘汤方(辛凉甘淡法)

麻黄(去节)三钱　杏仁(去皮尖碾细)三钱　石膏(碾)三钱　甘草(炙)二钱

水八杯,先煮麻黄,减二杯,去沫,内诸药,煮取三杯,先服一杯,以喉亮为度。

四十九、支饮不得息,葶苈大枣泻肺汤主之。

支饮上壅胸膈,直阻肺气,不令下降,呼息难通,非用急法不可。故以禀金火之气,破癥瘕积聚,通利水道,性急之葶苈,急泻肺中之壅塞;然其性慓悍,药必入胃走脾,恐伤脾胃中和之气,故以守中缓中之大枣,护脾胃而监制之,使不旁伤他脏,一急一缓,一苦一甘,相须成功也。

葶苈大枣泻肺汤(苦辛甘法)

苦葶苈(炒香碾细)三钱　大枣(去核)五枚

水五杯,煮成二杯,分二次服,得效,减其制,不效,再作服,衰其大半而止。

五十、饮家反渴,必重用辛,上焦加干姜、桂枝,中焦加枳实、橘皮,下焦加附子、生姜。

《金匮》谓干姜、桂枝为热药也,服之当遂渴,今反不渴者,饮也。是以不渴定其为饮,人所易知也。又云:"水在肺,其人渴",是饮家亦有渴症,人所不知。今人见渴投凉,轻则用花粉、冬、地,重则用石膏、知母,全然不识病情。盖火咳无痰,劳咳胶痰,饮咳稀痰,兼风寒则难出,不兼风寒则易出,深则难出,浅则易出。其在上焦也,郁遏肺气,不能清肃下降，反挟心火上升烁咽，渴欲饮水，愈饮愈渴，饮后水不得行，则愈饮愈咳，愈咳愈渴，明知其为饮而渴也。用辛何妨，《内经》所谓辛能润是也。以干姜峻散肺中寒水之气，而补肺金之体，使肺气得宣，而渴止咳定矣。其在中焦也，水停心下，郁遏心气不得下降，反来上烁咽喉，又格拒肾中真液，不得上潮于喉，故嗌干而渴也。重用枳实急通幽门，使水得下行而脏气各安其位，各司其事，不渴不咳矣。其在下焦也，水郁膀胱，格拒真水不得外滋上潮，且邪水旺一分，真水反亏一分，藏真水者，肾也，肾恶燥，又肾脉入心，由心入肺，从肺系上循喉咙，平人之不渴者，全赖此脉之通调，开窍于舌下玉英、廉泉，今下焦水积而肾脉不得通调，故亦渴也。附子合生姜为真武法，补北方司水之神，使邪水畅流，而真水滋生矣。大抵饮家当恶水，不渴者其病犹轻，渴者其病必重。如温热应渴，渴者犹轻，不渴者甚重，反象也。所谓加者，于应用方中，重加之也。

五十一、饮家阴吹，脉弦而迟，不得固执《金匮》法，当反用之，橘半桂苓枳姜汤主之。

《金匮》谓阴吹正喧，猪膏发煎主之。盖以胃中津液不足，大肠津液枯槁，气不后行，逼走前阴，故重用润法，俾津液充足流行，浊气仍归旧路矣。若饮家之阴吹，则大不然。盖痰饮盘踞中焦，必有不寐、不食、不饥、不便、恶水等证，脉不数而迟弦，其为非津液之枯槁，乃津液之积聚胃口可知。故用九窍不和，皆属胃病例，峻通胃液下行，使大肠得胃中津液滋润而病如失矣。此证系余治验，故附录于此，以开一条门径。

橘半桂苓枳姜汤（苦辛淡法）

半夏二两　小枳实一两　橘皮六钱　桂枝一两　茯苓块六钱　生姜六钱

甘澜水十碗，煮成四碗，分四次，日三夜一服，以愈为度。愈后以温中补脾，使饮不聚为要。其下焦虚寒者，温下焦。肥人用温燥法，瘦人用温平法。

按：痰饮有四，除久留之伏饮，非因暑湿暴得者不议外；悬饮已见于伏暑例中，暑饮相搏，见上焦篇第二十九条；兹特补支饮、溢饮之由，及暑湿暴得者，望医者及时去病，以免留伏之患。并补《金匮》所未及者二条，以开后学读书之法。《金匮》溢饮条下，谓大青龙汤主之，小青龙汤亦主之。注家俱不甚晰，何以同一溢饮，而用寒用热，两不相侔哉？按大青龙有石膏、杏仁、生姜、大枣，而无干姜、细辛、五味、半夏、白芍，盖大青龙主脉洪数、面赤、喉哑之热饮，小青龙主脉弦紧、不渴之寒饮也。由此类推，"胸中有微饮，苓桂术甘汤主之，肾气丸亦主之，"苓桂术甘，外饮治脾也；肾气丸，内饮治肾也。再胸痹门中，"胸痹心中痞，留气结在胸，胸满，胁下逆抢心，枳实薤白汤主之，人参汤亦主之，"又何以一通一补，而主一胸痹乎？盖胸痹因寒湿痰饮之实证，则宜通阳，补之不惟不愈，人参增气且致喘满；若无风寒痰饮之外因、不内外因，但系胸中清阳之气不足而痹痛者，如苦读书而妄想，好歌曲而无度，重伤胸中阳气者，老人清阳日薄者，若再以薤白、栝蒌、枳实，滑之，泻之，通之，是速之成劳也，断非人参汤不可。学者能从此类推，方不死于句下，方可与言读书也。

五十二、暴感寒湿成疝，寒热往来，脉弦反数，舌白滑，或无苔不渴，当脐痛，或胁下痛，椒桂汤主之。

此小邪中里证也。疝，气结如山也。此肝脏本虚，或素有肝郁，或因暴怒，又猝感寒湿，秋月多得之。既有寒热之表证，又有脐痛之里证，表里俱急，不得不用两解。方以川椒、吴萸、小茴香直入肝脏之里，又芳香化浊流气；以柴胡从少阳领邪出表，病在肝治胆也；又以桂枝协济柴胡者，病在少阴，治太阳也，《经》所谓病在脏治其腑之义也，况又有寒热之表证乎！佐以青皮、广皮，从中达外，峻伐肝邪也；使以良姜，温下焦之里也；水用急流，驱浊阴使无留滞也。

椒桂汤方（苦辛通法）

川椒（炒黑）六钱　桂枝六钱　良姜三钱　柴胡六钱　小茴香四钱　广皮三钱　吴茱萸（泡淡）四钱　青皮三钱

急流水八碗，煮成三碗，温服一碗，覆被令微汗佳；不汗，服第二碗，接饮生姜汤促之；得汗，次早服第三碗，不必覆被再令汗。

五十三、寒疝脉弦紧，胁下偏痛，发热，大黄附子汤主之。

此邪居厥阴，表里俱急，故用温下法以两解之也。脉弦为肝郁，紧，里寒也；胁下偏痛，肝胆经络为寒湿所搏，郁于血分而为痛也；发热者，胆因肝而郁也。故用附子温里通阳，细辛暖水脏而散寒湿之邪；肝胆无出路，故用大黄，借胃腑以为出路也；大黄之苦，合附子、细辛之辛，苦与辛合，能降能通，通则不痛也。

大黄附子汤方（苦辛温下法）

大黄五钱　熟附子五钱　细辛三钱

水五杯，煮取两杯，分温二服（原方分量甚重，此则从时改轻，临时对证斟酌）。

五十四、寒疝，少腹或脐旁，下引睾丸，或掣胁，下掣腰，痛不可忍者，天台乌药散主之。

此寒湿客于肝肾小肠而为病，故方用温通足厥阴、手太阳之药也。乌药祛膀胱冷气，能消肿止痛；木香透络定痛；青皮行气伐肝；良姜温脏劫寒；茴香温关元，暖腰肾，又能透络定痛；槟榔至坚，直达肛门散结气，使坚者溃，聚者散，引诸药逐浊气，由肛门而出；川楝导小肠湿热，由小便下行，炒以斩关夺门之巴豆，用气味而不用形质，使巴豆帅气药散无形之寒，随槟榔下出肛门；川楝得巴豆迅烈之气，逐有形之湿，从小便而去，俾有形无形之结邪，一齐解散而病根拔矣。

按：疝瘕之证尚多，以其因于寒湿，故因下焦寒湿而类及三条，略示门径，直接中焦篇腹满腹痛等证。古人良法甚伙，而张子和专主于下，本之《金匮》病至其年月日时复发者当下之例，而方则从大黄附子汤悟入，并将淋、带、痔疮、癃闭等证，悉收入疝门，盖皆下焦寒湿湿热居多。而叶氏于妇科久病癥瘕，则以通补奇经，温养肝肾为主，盖本之《内经》"任脉为病，男子七疝，女子带下瘕聚"也。此外良法甚多，学者当于各家求之，兹不备载。

天台乌药散方（苦辛热急通法）

乌药五钱　木香五钱　小茴香（炒黑）五钱　良姜（炒）五钱　青皮五钱　川楝子十枚　巴豆七十二粒　槟榔五钱

先以巴豆微打破，加麸数合，炒川楝子，以巴豆黑透为度，去巴豆、麸子不用，但以川楝同前药为极细末，黄酒和服一钱。不能饮者，姜汤代之。重者日再服，痛不可忍者，日三服。

湿温（疟、痢附）

五十五、湿温久羁，三焦弥漫，神昏窍阻，少腹硬满，大便不下，宣清导浊汤主之。

此湿久郁结于下焦气分，闭塞不通之象，故用能升、能降、苦泄滞、淡渗湿之猪苓，合甘少淡多之茯苓，以渗湿利气；寒水石色白性寒，由肺直达肛门，宣湿清热，盖膀胱主气化，肺开气化之源，肺藏魄，肛门曰魄门，肺与大肠相表里之义也；晚蚕沙化浊中清气，大凡肉体未有死而不腐者，蚕则僵而不腐，得清气之纯粹者也，故其粪不臭不变色，得蚕之纯清，虽走浊道而清气独全，既能下走少腹之浊部，又能化浊湿而使之归清，以己之正，正人之不正也，用晚者，本年再生之蚕，取其生化最速也；皂荚辛咸性燥，入肺与大肠，金能退暑，燥能除湿，辛能通上下关窍，子更直达下焦，通大便之虚闭，合之前药，俾郁结之湿邪，由大便而一齐解散矣。二苓、寒石，化无形之气；蚕沙、皂子，逐有形之湿也。

宣清导浊汤（苦辛淡法）

猪苓五钱　茯苓五钱　寒水石六钱　晚蚕沙四钱　皂荚子（去皮）三钱

水五杯，煮成两杯，分二次服，以大便通快为度。

五十六、湿凝气阻，三焦俱闭，二便不通，

半硫丸主之。

热伤气,湿亦伤气者何?热伤气者,肺主气而属金,火克金则肺所主之气伤矣。湿伤气者,肺主天气。脾主地气,俱属太阴湿土,湿气太过,反伤本脏化气,湿久浊凝,至于下焦,气不惟伤而且阻矣。气为湿阻,故二便不通,今人之通大便,悉用大黄,不知大黄性寒,主热结有形之燥粪;若湿阻无形之气,气既伤而且阻,非温补真阳不可。硫黄热而不燥,能疏利大肠,半夏能入阴,燥胜湿,辛下气,温开郁,三焦通而二便利矣。按上条之便闭,偏于湿重,故以行湿为主;此条之便闭,偏于气虚,故以补气为主。盖肾司二便,肾中真阳为湿所困,久而弥虚,失其本然之职,故助之以硫黄;肝主疏泄,风湿相为胜负,风胜则湿行,湿凝则风息,而失其疏泄之能,故通之以半夏。若湿尽热结,实有燥粪不下,则又不能不用大黄矣。学者详审其证可也。

半硫丸(酸辛温法)

石硫黄(硫黄有三种:土黄、水黄、石黄也。入药必须用产于石者。土黄土纹,水黄直丝,色皆滞暗而臭;惟石硫黄方棱石纹而有宝光不臭,仙家谓之黄矾,其形大势如矾。按硫黄感日之精,聚土之液,相结而成。生于艮土者佳,艮土者,少土也,其色晶莹,其气清而毒小。生于坤土者恶,坤土者,老土也,秽浊之所归也,其色板滞,其气浊而毒重,不堪入药,只可作火药用。石黄产于外洋,来自舶上,所谓倭黄是也。入莱菔内煮六时则毒去)半夏(制)

上二味,各等分为细末,蒸饼为丸梧子大,每服一、二钱,白开水送下(按半硫丸通虚闭,若久久便溏,服半硫丸亦能成条,皆其补肾燥湿之功也)。

五十七、浊湿久留,下注于肛,气闭,肛门坠痛,胃不喜食,舌苔腐白,术附汤主之。

此浊湿久留肠胃,致肾阳亦困,而肛门坠痛也。肛门之脉曰尻,肾虚则痛,气结亦痛。但气结之痛有二:寒湿、热湿也。热湿气实之

坠痛,如滞下门中用黄连、槟榔之证是也。此则气虚而为寒湿所闭,故以参、附峻补肾中元阳之气,姜、术补脾中健运之气,朴、橘行浊湿之滞气,俾虚者充,闭者通,浊者行,而坠痛自止,胃开进食矣。按肛痛有得之大恐或房劳者,治以参、鹿之属,证属虚劳,与此对勘,故并及之。再此条应入寒湿门,以与上三条有互相发明之妙,故列于此,以便学者之触悟也。

术附汤方(苦辛温法)

生茅术五钱　人参二钱　厚朴三钱　生附子三钱　炮姜三钱　广皮三钱

水五杯,煮成两杯,先服一杯;约三时,再服一杯,以肛痛愈为度。

五十八、疟邪久羁,因疟成劳,谓之劳疟;络虚而痛,阳虚而胀。胁有疟母,邪留正伤,加味异功汤主之。

此证气血两伤。《经》云:劳者温之,故以异功温补中焦之气,归、桂合异功温养下焦之血,以姜、枣调和营卫,使气血相生而劳疟自愈。此方补气,人所易见,补血人所不知,《经》谓:中焦受气,取汁变化而赤是谓血。凡阴阳两伤者,必于气中补血,定例也。

加味异功汤方(辛甘温阳法)

人参三钱　当归一钱五分　肉桂一钱五分　炙甘草二钱　茯苓三钱　于术(炒焦)三钱　生姜三钱　大枣(去核)二枚　广皮二钱

水五杯,煮成两杯,渣再煮一杯,分三次服。

五十九、疟久不解,胁下成块,谓之疟母,鳖甲煎丸主之。

疟邪久扰,正气必虚,清阳失转运之机,浊阴生窃踞之渐,气闭则痰凝血滞,而块势成矣。胁下乃少阳、厥阴所过之地,按少阳、厥阴为枢,疟不离乎肝胆,久扰则脏腑皆困,转枢失职,故结成积块,居于所部之分。谓之疟母者,以其由疟而成,且无已时也。按《金匮》原文:"病疟以月一日发,当以十五日愈;设不瘥,当月尽解;如其不瘥,当云何?此结为癥瘕,名曰疟母,急治之,宜鳖甲煎丸"。盖人身

之气血与天地相应,故疟邪之着于人身也,其盈缩进退,亦必与天地相应。如月一日发者,发于黑昼月廓空时,气之虚也,当俟十五日愈。五者,生数之终;十者,成数之极;生成之盈数相会,五日一元,十五日三元一周;一气来复,白昼月廓满之时,天气实而人气复,邪气退而病当愈。设不瘥,必俟天气再转,当于月尽解。如其不瘥,又当云何?然月自亏而满,阴已盈而阳已缩;自满而亏,阳已长而阴已消;天地阴阳之盈缩消长已周,病尚不愈,是本身之气血,不能与天地之化机相为流转,日久根深,牢不可破,故宜急治也。

鳖甲煎丸方

鳖甲(炙)十二分　乌扇(烧)三分　黄芩三分　柴胡六分　鼠妇(熬)三分　干姜三分　大黄三分　芍药五分　桂枝三分　葶苈(熬)一分　石韦(去毛)三分　厚朴三分　牡丹皮五分　瞿麦二分　紫葳三分　半夏一分　人参一分　虫(熬)五分　阿胶(炒)三分　蜂窠(炙)四分　赤硝十二分　蜣螂(熬)六分　桃仁二分

上二十三味,为细末。取煅灶下灰一斗,清酒一斛五斗,浸灰,俟酒尽一半,煮鳖甲于中,煮令泛烂如胶漆,绞取汁,纳诸药煎为丸,如梧子大。空心服七丸,日三服。

【方论】　此辛苦通降,咸走络法。鳖甲煎丸者,君鳖甲而以煎成丸也,与他丸法迥异,故曰煎丸。方以鳖甲为君者,以鳖甲守神入里,专入肝经血分,能消癥瘕,领带四虫,深入脏络,飞者升,走者降,飞者兼走络中气分,走者纯走络中血分。助以桃仁、丹皮、紫葳之破满行血,副以葶苈、石韦、瞿麦之行气渗湿,臣以小柴胡、桂枝二汤,总去三阳经未结之邪;大承气急驱入腑已结之渣滓;佐以人参、干姜、阿胶,护养鼓荡气血之正,俾邪无容留之地,而深入脏络之病根拔矣。按小柴胡汤中有甘草,大承气汤中有枳实,仲景之所以去甘草,畏其太缓,凡人络药不须守法;去枳实,畏其太急而直走肠胃,亦非络药所宜也。

六十、太阴三疟,腹胀不渴,呕水,温脾汤主之。

三疟本系深入脏真之痼疾,往往经年不愈,现脾胃症,犹属稍轻。腹胀不渴,脾寒也,故以草果温太阴独胜之寒,辅以厚朴消胀。呕水者,胃寒也,故以生姜降逆,辅以茯苓渗湿而养正。蜀漆乃常山苗,其性急走疟邪,导以桂枝,外达太阳也。

温脾汤方(苦辛温里法)

草果二钱　桂枝三钱　生姜五钱　茯苓五钱　蜀漆(炒)三钱　厚朴三钱

水五杯,煮取两杯,分三次温服。

六十一、少阴三疟,久而不愈,形寒嗜卧,舌淡脉微,发时不渴,气血两虚,扶阳汤主之。

《疟论》篇:黄帝问曰:时有间二日,或至数日发,或渴或不渴,其故何也?岐伯曰:其间日者,邪气客于六腑,而有时与卫气相失,不能相得,故休数日乃作也。疟者,阴阳更胜也。或甚或不甚,故或渴或不渴。《刺疟》篇曰:足少阴之疟,令人呕吐甚,多寒热,热多寒少,欲闭户牖而处,其病难已。夫少阴疟,邪入至深,本难速已;三疟又系积重难返,与卫气相失之证,久不愈,其常也。既已久不愈矣,气也,血也,有不随时日耗散也哉!形寒嗜卧,少阴本证,舌淡脉微不渴,阳微之象。故以鹿茸为君,峻补督脉。一者八脉丽于肝肾,少阴虚,则八脉亦虚;一者督脉总督诸阳,为卫气之根本。人参、附子、桂枝,随鹿茸而峻补太阳,以实卫气;当归随鹿茸以补血中之气,通阴中之阳;单以蜀漆一味,急提难出之疟邪,随诸阳药努力奋争,由卫而出。阴脏阴证,故汤以扶阳为名。

扶阳汤(辛甘温阳法)

鹿茸(生铧末,先用黄酒煎得)五钱　熟附子三钱　人参二钱　粗桂枝三钱　当归二钱　蜀漆(炒黑)三钱

水八杯,加入鹿茸酒,煎成三小杯,日三服。

六十二、厥阴三疟,日久不已,劳则发热,

或有痞结,气逆欲呕,减味乌梅圆法主之。

凡厥阴病甚,未有不犯阳明者。邪不深不成三疟。三疟本有难已之势,既久不已,阴阳两伤。劳则内发热者,阴气伤也;痞结者,阴邪也;气逆欲呕者,厥阴犯阳明,而阳明之阳将惫也。故以乌梅圆法之刚柔并用,柔以救阴,而顺厥阴刚脏之体,刚以救阳,而充阳明阳腑之体也。

减味乌梅圆法(酸苦为阴,辛甘为阳复法)

(以下方中多无分量,以分量本难预定,用者临时斟酌可也)

半夏　黄连　干姜　吴萸　茯苓　桂枝　白芍　川椒(炒黑)　乌梅

按:疟痢两门,日久不治,暑湿之邪,与下焦气血混处者,或偏阴、偏阳,偏刚、偏柔;或宜补、宜泻,宜通、宜涩;或从太阴,或从少阴,或从厥阴,或护阳明,其证至杂至多,不及备载。本论原为温暑而设,附录数条于湿温门中者,以见疟痢之原起于暑湿,俾学者识得源头,使杂症有所统属,粗具规模而已。欲求美备,勤绎各家。

六十三、酒客久痢,饮食不减,茵陈白芷汤主之。

久痢无他证,而且能饮食如故,知其病之未伤脏真胃土,而在肠中也;痢久不止者,酒客湿热下注,故以风药之辛,佐以苦味入肠,芳香凉淡也。盖辛能胜湿而升脾阳,苦能渗湿清热,芳香悦脾而燥湿,凉能清热,淡能渗湿也,俾湿热去而脾阳升,痢自止矣。

茵陈白芷汤方(苦辛淡法)

绵茵陈　白芷　北秦皮　茯苓皮　黄柏　藿香

六十四、老年久痢,脾阳受伤,食滑便溏,肾阳亦衰,双补汤主之。

老年下虚久痢,伤脾而及肾,食滑便溏,亦系脾肾两伤。无腹痛、肛坠、气胀等证,邪少虚多矣。故以人参、山药、茯苓、莲子、芡实甘温而淡者补脾渗湿,再莲子、芡实水中之谷,补土而不克水者也;以补骨、苁蓉、巴戟、菟丝、覆盆、萸肉、五味酸甘微辛者,升补肾脏阴中之阳,而兼能益精气安五脏者也。此条与上条当对看;上条以酒客久痢,脏真未伤而湿热尚重,故虽日久仍以清热渗湿为主;此条以老年久痢,湿热无多而脏真已歉,故虽滞下不净,一以补脏固正,立法于此,亦可以悟治病之必先识证也。

双补汤方(复方也,法见注中)

人参　山药　茯苓　莲子　芡实　补骨脂　苁蓉萸肉　五味子　巴戟天　菟丝子　覆盆子

六十五、久痢小便不通,厌食欲呕,加减理阴煎主之。

此由阳而伤及阴也。小便不通,阴液涸矣;厌食欲呕,脾胃两阳败矣。故以熟地、白芍、五味收三阴之阴,附子通肾阳,炮姜理脾阳,茯苓理胃阳也。按原方通守兼施,刚柔互用,而名理阴煎者,意在偏护阴也。熟地守下焦血分,甘草守中焦气分,当归通下焦血分,炮姜通中焦气分,盖气能统血,由气分之通,及血分之守,此其所以为理也。此方去甘草、当归,加白芍、五味、附子、茯苓者,为其厌食欲呕也。若久痢阳不见伤,无食少欲呕之象,但阴伤甚者,又可以去刚增柔矣。用成方总以活泼流动,对症审药为要。

加减理阴煎方(辛淡为阳,酸甘化阴复法。凡复法,皆久病未可以一法了事者)

熟地　白芍　附子　五味　炮姜　茯苓

六十六、久痢带瘀血。肛中气坠,腹中不痛,断下渗湿汤主之。

此涩血分之法也。腹不痛,无积滞可知,无积滞,故用涩也。然腹中虽无积滞,而肛门下坠,痢带瘀血,是气分之湿热久而入于血分,故重用樗根皮之苦燥湿、寒胜热、涩以断下,专入血分而涩血为君;地榆得先春之气,木火之精,去瘀生新;茅术、黄柏、赤苓、猪苓开膀胱,使气分之湿热,由前阴而去,不致遗留于血分也;楂肉亦为化瘀而设,银花为败毒而然。

断下渗湿汤方（苦辛淡法）

樗根皮（炒黑）一两　生茅术一钱　生黄柏一钱　地榆（炒黑）一钱五分　楂肉（炒黑）三钱　银花（炒黑）一钱五分　赤苓三钱　猪苓一钱五分

水八杯，煮成三杯，分三次服。

六十七、下痢无度。脉微细，肢厥，不进食，桃花汤主之。

此涩阳明阳分法也。下痢无度，关闸不藏；脉微细，肢厥，阳欲脱也。故以赤石脂急涩下焦，粳米合石脂堵截阳明，干姜温里而回阳，俾痢止则阴留，阴留则阳斯恋矣。

桃花汤（方法见温热下焦篇）

六十八、久痢。阴伤气陷，肛坠尻瘘。地黄余粮汤主之。

此涩少阴阴分法也。肛门坠而尻脉酸，肾虚而津液消亡之象。故以熟地、五味补肾而酸甘化阴；余粮固涩下焦，而酸可除，坠可止。痢可愈也（按石脂、余粮，皆系石药而性涩，桃花汤用石脂不用余粮，此则用余粮而不用石脂。盖石脂甘温，桃花温剂也；余粮甘平，此方救阴剂也，无取乎温，而有取乎平也）。

地黄余粮汤方（酸甘兼涩法）

熟地黄　禹余粮　五味子

六十九、久痢伤肾，下焦不固，肠腻滑下，纳谷运迟，三神丸主之。

此涩少阴阴中之阳法也。肠腻滑下，知下焦之不固；纳谷运迟，在久痢之后，不惟脾阳不运，而肾中真阳亦衰矣。故用三神丸温补肾阳，五味兼收其阴，肉果涩自滑之脱也。

三神丸方（酸甘辛温兼涩法，亦复方也）

五味子　补骨脂　肉果（去净油）

七十、久痢伤阴，口渴舌干，微热微咳，人参乌梅汤主之。

口渴微咳于久痢之后，无湿热客邪欵证，故知其阴液太伤，热病液涸，急以救阴为务。

人参乌梅汤（酸甘化阴法）

人参　莲子（炒）　炙甘草　乌梅　木瓜　山药

按：此方于救阴之中，仍然兼护脾胃。若液亏甚而土无他病者，则去山药、莲子，加生地、麦冬，又一法也。

七十一、痢久阴阳两伤，少腹肛坠，腰胯脊髀酸痛。由脏腑伤及奇经，参茸汤主之。

少腹坠，冲脉虚也；肛坠，下焦之阴虚也；腰，肾之腑也；胯，胆之穴也（谓环跳）；脊，太阳夹督脉之部也；髀，阳明部也；俱酸痛者，由阴络而伤及奇经也。参补阳明，鹿补督脉，归、茴补冲脉，菟丝、附子升少阴，杜仲主腰痛，俾八脉有权，肝肾有养，而痛可止，坠可升提也。

按：环跳本穴属胆，太阳少阴之络实会于此。

参茸汤（辛甘温法）

人参　鹿茸　附子　当归（炒）　茴香（炒）　菟丝子　杜仲

按：此方虽曰阴阳两补，而偏于阳。若其人但坠而不腰脊痛，偏于阴伤多者，可于本方去附子加补骨脂，又一法也。

七十二、久痢伤及厥阴，上犯阳明，气上撞心，饥不欲食，干呕腹痛，乌梅圆主之。

肝为刚脏，内寄相火，非纯刚所能折；阳明腑，非刚药不复其体。仲景厥阴篇中，列乌梅圆治木犯阳明之吐蛔，自注曰：又主久痢方。然久痢之症不一，亦非可一概用之者也。叶氏于木犯阳明之疟痢，必用其法而化裁之，大抵柔则加白芍、木瓜之类，刚则加吴萸、香附之类，多不用桂枝、细辛、黄柏，其与久痢纯然厥阴见证，而无犯阳明之呕而不食撞心者，则又纯乎用柔，是治厥阴久痢之又一法也。按泻心寒热并用，而乌梅圆则又寒热刚柔并用矣。盖泻心治胸膈间病，犹非纯在厥阴也，不过肝脉络胸耳。若乌梅圆则治厥阴、防少阳、护阳明之全剂。

乌梅丸方（酸甘辛苦复法。酸甘化阴，辛

苦通降,又辛甘为阳,酸苦为阴)

乌梅　细辛　干姜　黄连　当归　附子
蜀椒(炒焦去汗)　桂枝　人参　黄柏

此乌梅圆本方也。独无论者,以前贤名注林立,兹不再赘。分量制法,悉载《伤寒论》中。

七十三、休息痢经年不愈,下焦阴阳皆虚,不能收摄,少腹气结。有似癥瘕,参芍汤主之。

休息痢者,或作或止,止而复作,故名休息,古称难治。所以然者,正气尚旺之人,即受暑、湿、水、谷、血、食之邪太重,必日数十行,而为胀、为痛、为里急后重等证,必不或作或辍也。其成休息证者,大抵有二,皆以正虚之故。一则正虚留邪在络,至其年月日时复发,而见积滞腹痛之实证者,可遵仲景凡病至其年月日时复发者当下之例,而用少少温下法,兼通络脉,以去其隐伏之邪;或丸药缓攻,俟积尽而即补之;或攻补兼施,中下并治,此虚中之实证也。一则纯然虚证,以痢久滑泄太过,下焦阴阳两伤,气结似乎癥瘕,而实非癥瘕,舍温补其何从! 故以参、苓、炙草守补中焦,参、附固下焦之阳,白芍、五味收三阴之阴,而以少阴为主,盖肾司二便也。汤名参芍者,取阴阳兼固之义也。

参芍汤方(辛甘为阳酸甘化阴复法)

人参　白芍　附子　茯苓　炙甘草　五味子

七十四、噤口痢。热气上冲,肠中逆阻似闭,腹痛在下尤甚者,白头翁汤主之。

此噤口痢之实证,而偏于热重之方也。

白头翁汤(方注见前)

七十五、噤口痢,左脉细数,右手脉弦,干呕腹痛,里急后重,积下不爽,加减泻心汤主之。

此亦噤口痢之实证,而偏于湿热太重者也。脉细数,温热著里之象;右手弦者,木入土中之象也。故以泻心去守中之品,而补以运之,辛以开之,苦以降之;加银花之败热毒,

楂炭之克血积,木香之通气积,白芍以收阴气,更能于土中拔木也。

加减泻心汤方(苦辛寒法)

川连　黄芩　干姜　银花　楂炭　白芍
木香汁

七十六、噤口痢,呕恶不饥,积少痛缓。形衰脉弦,舌白不渴,加味参苓白术散主之。

此噤口痢邪少虚多,治中焦之法也。积少痛缓,则知邪少;舌白者无热;形衰不渴,不饥不食,则知胃关欲闭矣;脉弦者,《金匮》谓:弦则为减,盖谓阴精阳气俱不足也。《灵枢》谓:诸小脉者,阴阳形气俱不足,勿取以针,调以甘药也。仲景实本于此而作建中汤,治诸虚不足,为一切虚劳之祖方。李东垣又从此化出补中益气、升阳益气、清暑益气等汤,皆甘温除大热法,究不若建中之纯,盖建中以德胜,而补中以才胜也。调以甘药者,十二经皆秉气于胃,胃复则十二经之诸虚不足,皆可复也。叶氏治虚多脉弦之噤口痢,仿古之参苓白术散而加之者,亦同诸虚不足调以甘药之义,又从仲景、东垣两法化出,而以急复胃气为要者也。

加味参苓白术散方(本方甘淡微苦法,加则辛甘化阳,芳香悦脾,微辛以通,微苦以降也。)

人参二钱　白术(炒焦)一钱五分　茯苓一钱五分　扁豆(炒)二钱　薏仁一钱五分　桔梗一钱　砂仁(炒)七分　炮姜一钱　肉豆蔻一钱　炙甘草五分

共为极细末,每服一钱五分,香粳米汤调服,日二次。

【方论】 参苓白术散原方,兼治脾胃,而以胃为主者也,其功但止土虚无邪之泄泻而已。此方则通宣三焦,提上焦,涩下焦,而以醒中焦为要者也。参、苓、白术加炙草,则成四君矣。按四君以参、苓为胃中通药,胃者腑也,腑以通为补也;白术、炙草,为脾经守药,脾者脏也,脏以守为补也。茯苓淡渗,下达膀胱,为通中之通;人参甘苦,益肺胃之气,为通

中之守；白术苦能渗湿，为守中之通；甘草纯甘，不兼他味，又为守中之守也，合四君为脾胃两补之方。加扁豆、薏仁以补肺胃之体，炮姜以补脾肾之用；桔梗从上焦开提清气，砂仁、肉蔻从下焦固涩浊气，二物皆芳香能涩滑脱，而又能通下焦之郁滞，兼醒脾阳也，为末，取其留中也；引以香粳米，亦以其芳香悦土，以胃所喜为补也。上下斡旋，无非冀胃气渐醒，可以转危为安也。

七十七、噤口痢，胃关不开，由于肾关不开者，肉苁蓉汤主之。

此噤口痢邪少虚多，治下焦之法也。盖噤口日久，有责在胃者，上条是也；亦有由于肾关不开，而胃关愈闭者，则当以下焦为主。方之重用苁蓉者，以苁蓉感马精而生，精血所生之草而有肉者也。马为火畜，精为水阴，禀少阴水火之气而归于太阴坤土之药，其性温润平和，有从容之意，故得从容之名，补下焦阳中之阴有殊功。《本经》称其强阴益精，消癥瘕。强阴者，火气也，益精者，水气也，癥瘕乃气血积聚有形之邪，水火既济，中土气盛，而积聚自消。兹以噤口痢阴阳俱损，水土两伤，而又滞下之积聚未清，苁蓉乃确当之品也；佐以附子补阴中之阳，人参、干姜补土，当归、白芍补肝肾，芍用桂制者，恐其呆滞，且束入少阴血分也。

肉苁蓉汤（辛甘法）

肉苁蓉（泡淡）一两　附子二钱　人参二钱　干姜炭二钱　当归二钱　白芍（肉桂汤浸炒）三钱

水八杯，煮取三杯，分三次缓缓服，胃稍开，再作服。

秋　燥

七十八、燥久伤及肝肾之阴，上盛下虚，昼凉夜热，或干咳，或不咳，甚则痉厥者，三甲复脉汤主之，定风珠亦主之，专翁大生膏亦主之。

肾主五液而恶燥，或由外感邪气久羁而伤及肾阴，或不由外感而内伤致燥，均以培养津液为主。肝木全赖肾水滋养，肾水枯竭，肝断不能独治，所谓乙癸同源，故肝肾并称也。三方由浅入深，定风浓于复脉，皆用汤，从急治。专翁取乾坤之静，多用血肉之品，熬膏为丸，从缓治。盖下焦深远，草木无情，故用有情缓治。再暴虚易复者，则用二汤；久虚难复者，则用专翁。专翁之妙，以下焦丧失皆腥臭脂膏，即以腥臭脂膏补之，较之丹溪之知柏地黄，云治雷龙之火而安肾燥，明眼自能辨之。盖凡甘能补，凡苦能泻，独不知苦先入心，其化以燥乎！再雷龙不能以刚药直折也，肾水足则静，自能安其专翁之性；肾水亏则动而躁，因燥而躁也。善安雷龙者，莫如专翁，观者察之。

三甲复脉汤、定风珠（并见前）

专翁大生膏（酸甘咸法）

人参（无力者以制洋参代之）二斤　茯苓二斤　龟板（另熬胶）一斤　乌骨鸡一对　鳖甲（另熬胶）一斤　牡蛎一斤　鲍鱼二斤　海参二斤　白芍二斤　五味子半斤　芡肉半斤　羊腰子八对　猪脊髓一斤　鸡子黄二十圆　阿胶二斤　莲子二斤　芡实三斤　熟地黄三斤　沙苑蒺藜一斤　白蜜一斤　枸杞子（炒黑）一斤

上药分四铜锅（忌铁器，搅用铜勺），以有情归有情者二，无情归无情者二，文火细炼三昼夜，去渣，再熬六昼夜，陆续合为一锅，煎炼成膏，末下三胶，合蜜和匀，以方中有粉无汁之茯苓、白芍、莲子、芡实为细末，合膏为丸。每服二钱，渐加至三钱，日三服，约一日一两，期年为度。每殒胎必三月，肝虚而热者，加天冬一斤，桑寄生一斤，同熬膏，再加鹿茸二十四两为末（本方以阴生于八，成于七，故用三七二十一之奇方，守阴也。加方用阳生于七，成于八，三八二十四之偶方，以生胎之阳也。古法通方多用偶，守法多用奇，阴阳互也）。

征按：此集始于银翘散之清芬，终于专翁膏之浊臭，本乎天者亲上，本乎地者亲下，则各从其类也。后之览者，亦可以悟三焦大意矣。

卷四 杂 说

汗 论

汗也者，合阳气阴精蒸化而出者也。《内经》云：人之汗，以天地之雨名之。盖汗之为物，以阳气为运用，以阴精为材料。阴精有余，阳气不足，则汗不能自出，不出则死；阳气有余，阴精不足，多能自出，再发则痉，痉亦死；或熏灼而不出，不出亦死也。其有阴精有余，阳气不足，又为寒邪肃杀之气所搏，不能自出者，必用辛温味薄急走之药，以运用其阳气，仲景之治伤寒是也。《伤寒》一书，始终以救阳气为主。其有阳气有余，阴精不足，又为温热升发之气所铄，而汗自出，或不出者，必用辛凉以止其自出之汗，用甘凉甘润培养其阴精为材料，以为正汗之地，本论之治温热是也。本论始终以救阴精为主。此伤寒所以不可不发汗，温热病断不可发汗之大较也。唐宋以来，多昧于此，是以人各著一伤寒书，而病温热者之祸亟矣。呜呼！天道欤？抑人事欤？

方中行先生或问六气论

原文云：或问天有六气——风、寒、暑、湿、燥、火。风、寒、暑、湿，《经》皆揭病出条例以立论，而不揭燥、火，燥、火无病可论乎？曰：《素问》言"春伤于风，夏伤于暑，秋伤于湿，冬伤于寒"者，盖以四气之在四时，各有专令，故皆专病也。燥、火无专令，故不专病，而寄病于百病之中；犹土无正位，而寄王于四时辰戌丑未之末。不揭者，无病无燥、火也。愚按此论，牵强臆断，不足取信，盖信经太过则凿之病也。春风，夏火，长夏湿土，秋燥，冬寒，此所谓播五行于四时也。《经》言先夏至为病温，即火之谓也；夏伤于暑，指长夏中央土而言也；秋伤于湿，指初秋而言，乃上令湿土之气，流行未尽。盖天之行令，每微于令之初，而盛于令之末；至正秋伤燥，想代远年湮，脱简故耳。喻氏补之诚是，但不当硬改经文，已详论于下焦寒湿第四十七条中。今乃以土寄王四时比燥、火，则谬甚矣。夫寄王者，湿土也，岂燥、火哉！以先生之高明，而于六气乃昧昧焉，亦千虑之失矣。

伤寒注论

仲祖《伤寒论》，诚为金科玉律，奈注解甚难。盖代远年湮，中间不无脱简，又为后人妄增，断不能起仲景于九原而问之，何条在先，何条在后，何处尚有若干文字，何处系后人伪增，惟有阙疑阙殆，择其可信者而从之，不可信者而考之已尔。创斯注者，则有林氏、成氏，大抵随文顺解，不能透发精义，然创始实难，不为无功。有明中行方先生，实能苦心力索，畅所欲言，溯本探微，阐幽发秘，虽未能处处合拍，而大端已具。喻氏起而作《尚论》，补其阙略，发其所未发，亦诚仲景之功臣也；然除却心解数处，其大端亦从方论中来，不应力诋方氏。北海林先生，刻方氏前条辨，附刻《尚论篇》，历数喻氏僭窃之罪，条分而畅评之。喻氏之后，又有高氏，注《尚论》发明，亦有心得可取处，其大端暗窃方氏，明尊喻氏，而又力诋喻氏，亦如喻氏之于方氏也。北平刘觉莘先生起而证之，亦如林北海之证《尚论》者然，公道自在人心也。其他如郑氏、程氏之后条辨，无足取者，明眼人自识之。舒驰远之集注，一以喻氏为主，兼引程郊倩之《后条辨》，杂以及门之论断，若不知有方氏之《前条辨》者，遂以喻氏窃方氏之论，直谓为喻氏书矣。此外有沈目南注，张隐庵集注，程云来集注，皆可阅。至慈溪柯韵伯注《伤寒论》著《来苏集》，聪明才辩，不无发明，可供采择。然其自序中谓大青龙一证，方、喻之注大错，目之曰郑声，曰杨墨，及取三注对勘，虚中切理而细绎之，柯注谓风有阴阳，汗出脉缓之桂枝证，是中鼓动之阳风；汗不出脉紧烦躁之大青龙证,是中凛冽之阴风。试问中鼓动之阳风者,而主以桂枝辛甘温法,置《内经》"风淫于内,治以辛凉,佐以苦甘"之正法于何地?仲景自序云:"撰用《素问》《九卷》",反背《素问》而立法耶?且中鼓动之阳风者,主以甘温之桂枝,中凛冽之阴风者,反主以寒凉之石膏,有是理乎?其注烦躁,又曰热淫于内,则心神烦扰;风淫于内,故手足躁乱(方先生原注:风为烦,寒则躁)。既曰凛冽阴风,又曰热淫于内,有是理乎?种种矛盾,不可枚举。方氏立风伤卫,寒伤营,风寒两伤营卫,吾不敢谓即仲景之本来面目,然欲使后学眉目清楚,不为无见。如柯氏之所序,亦未必即仲景之心法,而高于方氏也。其删改原文处,多逞臆说,不若方氏之纯正矣。且方氏创通大义,其功不可没也。喻氏、高氏、柯氏,三子之于方氏,补偏救弊,其卓识妙悟,不无可取,而独恶其自高己见,各立门户,务掩前人之善耳。后之学者,其各以明道济世为急,毋以争名竞胜为心,民生幸甚。

风 论

《内经》曰:"风为百病之长"。又曰:"风者善行而数变"。夫风何以为百病之长乎?《大易》曰:"元者,善之长也"。盖冬至四十五日,以后夜半少阳起而立春,于立春前十五日交大寒节,而厥阴风木行令,所以疏泄一年之阳气,以布德行仁,生养万物者也。故王者功德既成以后,制礼作乐,舜人俌而宣八风,所谓四时和,八风理,而民不夭折。风非害人者也,人之腠理密而精气足者,岂以是而病哉!而不然者,则病斯起矣。以天地生生之具,反为人受害之物,恩极大而害亦广矣。盖风之体不一,而风之用有殊。春风自下而上,夏风横行空中,秋风自上而下,冬风刮地而行。其方位也,则有四正四隅,此方位之合于四时八节也。立春起艮方,从东北隅而来,名之曰条风,八节各随其方而起,常理也。如立春起坤方,谓之冲风,又谓之虚邪贼风,为其乘月建

之虚,则其变也。春初之风,则夹寒水之母气;春末之风,则带火热之子气;夏初之风,则木气未尽,而炎火渐生;长夏之风,则挟暑气、湿气、木气(未为木库),大雨而后暴凉,则挟寒水之气;久晴不雨,以其近秋也,而先行燥气,是长夏之风,无所不兼,而人则无所不病矣。初秋则挟湿气,季秋则兼寒水之气,所以报冬气也。初冬犹兼燥金之气,正冬则寒水本令,而季冬又报来春风木之气,纸鸢起矣。再由五运六气而推,大运如甲己之岁,其风多兼湿气;一年六气中,客气所加何气,则风亦兼其气而行令焉。然则五运六气非风不行,风也者,六气之帅也,诸病之领袖也,故曰:百病之长也。其数变也奈何?如夏日早南风,少移时则由西而北而东,方南风之时,则晴而热,由北而东,则雨而寒矣。四时皆有早暮之变,不若夏日之数而易见耳。夫夏日日长曰化,以盛万物也,而病亦因之而盛,《阴符》所谓害生于恩也。无论四时之风,皆带凉气者,木以水为母也;转化转热者,木生火也;且其体无微不入,其用无处不有,学者诚能体察风之体用,而于六淫之病,思过半矣。前人多守定一桂枝,以为治风之祖方,下此则以羌、防、柴、葛为治风之要药,皆未体风之情与《内经》之精义者也。桂枝汤在伤寒书内,所治之风,风兼寒者也,治风之变法也。若风之不兼寒者,则从《内经》风淫于内,治以辛凉,佐以苦甘,治风之正法也。以辛凉为正而甘温为变者何?风者,木也,辛凉者,金气,金能制木故也。风转化转热,辛凉苦甘则化凉气也。

医书亦有经子史集论

儒书有经子史集,医书亦有经子史集。《灵枢》《素问》《神农本草经》《难经》《伤寒论》《金匮玉函经》,为医门之经;而诸家注论、治验、类案、本草、方书等,则医之子、史、集也。经细而子、史、集粗,经纯而子、史、集杂,理固然也。学者必不可不尊经,不尊经则学无根

柢,或流于异端;然尊经太过,死于句下,则为贤者过之,《孟子》所谓:尽信书,则不如无书也。不肖者不知有经,仲景先师所谓:各承家技,终始顺旧,省疾问病,务在口给,相对斯须,便处汤药。自汉时而已然矣,遑问后世,此道之所以常不明而常不行也。

本论起银翘散论

本论第一方用桂枝汤者,以初春余寒之气未消,虽曰风温(系少阳之气),少阳紧承厥阴,厥阴根乎寒水,初起恶寒之证尚多,故仍以桂枝为首,犹时文之领上文来脉也。本论方法之始,实始于银翘散。

吴按:六气播于四时,常理也。诊病者,要知夏日亦有寒病,冬日亦有温病,次年春夏尚有上年伏暑,错综变化,不可枚举,全在测证的确。本论凡例内云:除伤寒宗仲景法外,俾四时杂感,朗若列眉,后世学者,察证之时,若真知确见其为伤寒,无论何时,自当仍宗仲景;若真知六气中为何气,非伤寒者,则于本论中求之。上焦篇辨伤寒、温暑疑似之间最详。

本论粗具规模论

本论以前人信经太过,(《经》谓热病者,伤寒之类也;又以《伤寒论》为方法之祖,故前人遂于伤寒法中求温热,中行且犯此病。)混六气于一《伤寒论》中,治法悉用辛温,其明者亦自觉不合,而未能自立模范。瑭哀道之不明,人之不得其死,不自揣度而作是书,非与人争名,亦毫无求胜前贤之私心也。至其序论采录处,粗陈大略,未能细详,如暑证中之大顺散、冷香饮子、浆水散之类,俱未收录。一以前人已有,不必屋上架屋,一以卷帙纷繁,作者既苦日力无多,观者反畏繁而不览,是以本论不过粗具三焦六淫之大概规模而已。惟望后之贤者,进而求之,引而伸之,斯愚者之大幸耳。

寒 疫 论

世多言寒疫者,究其病状,则憎寒壮热,头痛骨节烦疼,虽发热而不甚渴,时行则里巷之中,病俱相类,若役使者然,非若温病之不甚头痛骨痛而渴甚,故名曰寒疫耳。盖六气寒水司天在泉,或五运寒水太过之岁,或六气中加临之客气为寒水,不论四时,或有是证。其未化热而恶寒之时,则用辛温解肌;既化热之后,如风温证者,则用辛凉清热,无二理也。

伪病名论

病有一定之名,近有古无今有之伪名,盖因俗人不识本病之名而伪造者,因而乱治,以致误人性命。如滞下、肠澼,下便脓血,古有之矣,今则反名曰痢疾。盖利者,滑利之义,古称自利者,皆泄泻通利太过之证也。滞者,淤涩不通之象,二义正相反矣,然治法尚无大疵谬也。至妇人阴挺、阴蚀、阴痒、阴菌等证,古有明文,大抵多因于肝经郁结,湿热下注,浸淫而成,近日北人名之曰,历考古文,并无是字,焉有是病!而治法则用一种恶劣妇人,以针刺之,或用细钩勾之,利刀割之,十割九死,哀哉!其或间有一、二刀伤不重,去血不多,病本轻微者,得愈,则恣索重谢。试思前阴乃肾之部,肝经蟠结之地,冲任督三脉由此而分走前后,岂可肆用刀钩之所。甚则肝郁胁痛,经闭寒热等证,而亦名之曰,无形可割,则以大针针之。在妇人犹可借口曰:妇人隐疾,以妇人治之。甚至数岁之男孩,痔疮、疝、瘕、痔疾,外感之遗邪,总而名之曰,而针之,割之,更属可恶。在庸俗乡愚信而用之,犹可说也,竟有读书明理之文人,而亦为之蛊惑,不亦怪哉!又如暑月中恶腹痛,若霍乱而不得吐泻,烦闷欲死,阴凝之痞证也,治以苦辛芳热则愈,成霍乱则轻,论在中焦寒湿门中,乃今世相传谓之痧证,又有绞肠痧、乌痧之名,遂至方书中亦有此等名目矣。俗治以钱刮关节,使血气一分一合,数分数合而阳气行，行则通，通则痞开痛减而愈。但愈后周十二时不可饮水，饮水得阴气之凝，则留邪在络，遇寒或怒（动厥阴），则不时举发，发则必刮痧也。是则痧固伪名，刮痧乃通阳之法，虽流俗之治，颇能救急，犹可也。但禁水甚难，最易留邪。无奈近日以刮痧之法刮温病，夫温病，阳邪也，刮则通阳太急，阴液立见消亡，虽后来医治得法，百无一生。吾亲见有痉而死者，有痒不可忍而死者，庸俗之习，牢不可破，岂不哀哉！此外伪名妄治颇多，兹特举其尤者耳。若时医随口捏造伪名，南北皆有，不胜指屈矣。呜呼！名不正，必害于事，学者可不察乎！

温病起手太阴论

四时温病，多似伤寒；伤寒起足太阳，今谓温病起手太阴，何以手太阴亦主外感乎？手太阴之见证，何以大略似足太阳乎？手足有上下之分，阴阳有反正之义，庸可混乎！《素问·平人气象论》曰：藏真高于肺，以行营卫阴阳也。《伤寒论》中，分营分卫，言阴言阳，以外感初起，必由卫而营，由阳而阴。足太阳如人家大门，由外以统内，主营卫阴阳；手太阴为华盖，三才之天，由上以统下，亦由外以包内，亦主营卫阴阳，故大略相同也。大虽同而细终异，异者何？如太阳之窍主出，太阴之窍兼主出入；太阳之窍开于下，太阴之窍开于上之类，学者须于同中求异，异中验同，同异互参，真诠自见。

燥气论

前三焦篇所序之燥气，皆言化热伤津之证，治以辛甘微凉（金必克木，木受克，则子为母复仇，火来胜复矣），未及寒化。盖燥气寒化，乃燥气之正，《素问》谓"阳明所至为清劲"是也。《素问》又谓"燥极而泽"（土为金母，水为金子也），本论多类及于寒湿、伏暑门中，如腹痛呕吐之类，《经》谓"燥淫所胜，民病善呕，心胁痛不能转侧"者是也。治以苦温，《内经》

治燥之正法也。前人有六气之中，惟燥不为病之说。盖以燥统于寒（吴氏《素问》注云：寒统燥湿，暑统风火，故云寒暑六人也），而近于寒，凡见燥病，只以为寒，而不知其为燥也。合六气而观之，余俱主生，独燥主杀，岂不为病者乎！细读《素问》自知。再前三篇原为温病而设，而类及于暑温、湿温，其于伏暑、湿温门中，尤必三致意者，盖以秋日暑湿踞于内，新凉燥气加于外，燥湿兼至，最难界限清楚，稍不确当，其败坏不可胜言。《经》谓粗工治病，湿证未已，燥证复起，盖谓此也（湿有兼热兼寒，暑有兼风兼燥，燥有寒化热化。先将暑湿燥分开，再将寒热辨明，自有准的）。

外感总数论

天以六气生万物，其错综变化无形之妙用，愚者未易窥测，而人之受病，即从此而来。近人止知六气太过曰六淫之邪，《内经》亦未穷极其变。夫六气伤人，岂界限清楚毫无兼气也哉！以六乘六，盖三十六病也。夫天地大道之数，无不始于一，而成于三，如一三为三，三三如九，九九八十一，而黄钟始备。六气为病，必再以三十六数，乘三十六，得一千二百九十六条，而外感之数始穷。此中犹不兼内伤，若兼内伤，则靡可纪极矣。呜呼！近人凡见外感，主以一柴葛解肌汤，岂不谬哉！

治病法论

治外感如将（兵贵神速，机圆法活，去邪务尽，善后务细，盖早平一日，则人少受一日之害）；治内伤如相（坐镇从容，神机默运，无功可言，无德可见，而人登寿域）。治上焦如羽（非轻不举）；治中焦如衡（非平不安）；治下焦如权（非重不沉）。

吴又可温病禁黄连论

唐宋以来，治温热病者，初用辛温发表，见病不为药衰，则恣用苦寒，大队芩、连、知、柏，愈服愈燥，河间且犯此弊。盖苦先入心，其化以燥,燥气化火,反见齿板黑,舌短黑,唇裂黑之象,火极而似水也。吴又可非之诚是,但又不识苦寒化燥之理,以为黄连守而不走,大黄走而不守。夫黄连不可轻用,大黄与黄连同一苦寒药,迅利于黄连百倍,反可轻用哉?余用普济消毒饮于温病初起,必去芩、连,畏其入里而犯中下焦也。于应用芩、连方内,必大队甘寒以监之,但令清热化阴,不令化燥。如阳亢不寐,火腑不通等证,于酒客便溏频数者,则重用之。湿温门则不惟不忌芩、连,仍重赖之,盖欲其化燥也。语云:"药用当而通神",医者之于药,何好何恶,惟当之是求。

风温、温热气复论

仲景谓腰以上肿当发汗,腰以下肿当利小便,盖指湿家风水、皮水之肿而言。又谓无水虚肿,当发其汗,盖指阳气闭结而阴不虚者言也。若温热大伤阴气之后,由阴精损及阳气,愈后阳气暴复,阴尚亏歉之至,岂可发汗利小便哉!吴又可于气复条下,谓血乃气之依归,气先血而生,无所依归,故暂浮肿,但静养节饮食自愈。余见世人每遇浮肿,便与淡渗利小便方法,岂不畏津液消亡而成三消证,快利津液为肺痈、肺痿证与阴虚、咳嗽身热之劳损证哉!余治是证,悉用复脉汤,重加甘草,只补其未足之阴,以配其已复之阳,而肿自消。千治千得,无少差谬,敢以告后之治温热气复者,暑温、湿温不在此例。

治血论

人之血,即天地之水也,在卦为坎(坎为血卦)。治水者不求之水之所以治,而但曰治水,吾未见其能治也。盖善治水者,不治水而治气。坎之上下两阴爻,水也;坎之中阳,气也;其原分自乾之中阳。乾之上下两阳,臣与民也;乾之中阳,在上为君,在下为师;天下有君师各行其道于天下,而彝伦不叙者乎?天下有彝伦攸叙,而水不治者乎?此《洪范》所

以归本皇极,而与《禹贡》相为表里者也。故善治血者,不求之有形之血,而求之无形之气。盖阳能统阴,阴不能统阳;气能生血,血不能生气。倘气有未和,如男子不能正家而责之无知之妇人,不亦拙乎?至于治之之法,上焦之血,责之肺气,或心气;中焦之血,责之胃气,或脾气;下焦之血,责之肝气、肾气、八脉之气。治水与血之法,间亦有用通者,开支河也;有用塞者,崇堤防也。然皆已病之后,不得不与治其末;而非未病之先,专治其本之道也。

九窍论

人身九窍,上窍七,下窍二,上窍为阳,下窍为阴,尽人而知之也。其中阴阳奇偶生成之妙谛,《内经》未言,兹特补而论之。阳窍反用偶,阴窍反用奇。上窍统为阳,耳目视听,其气清为阳;鼻嗅口食,其气浊则阴也。耳听无形之声,为上窍阳中之至阳,中虚而形纵,两开相离甚远。目视有形之色,为上窍阳中之阴,中实而横,两开相离较近。鼻嗅无形之气,为上窍阴中之阳,虚而形纵,虽亦两窍,外则仍统于一。口食有形之五味,为上窍阴中之阴,中又虚又实,有出有纳,而形横,外虽一窍,而中仍二。合上窍观之,阳者偏,阴者正,土居中位也;阳者纵,阴者横,纵走气,而横走血,血阴而气阳也。虽曰七窍,实则八也。阳窍外阳(七数)而内阴(八数),外奇而内偶,阳生于七,成于八也。生数,阳也;成数,阴也。阳窍用成数,七、八成数也。下窍能生化之前阴,阴中之阳也;外虽一窍而内实二,阳窍用偶也。后阴但主出浊,为阴中之至阴,内外皆一而已,阴窍用奇也。合下窍观之,虽曰二窍,暗则三也。阴窍外阴(二数)而内阳(三数),外偶而内奇;阴窍用生数,二、三生数也。上窍明七,阳也;暗八,阴也。下窍明二,阴也;暗三,阳也。合上下窍而论之,明九,暗十一。十一者,一也;九为老,一为少,老成而少生也。九为阳数之终,一为阳数之始,始终上

下，一阳气之循环也。开窍者，运阳气也。妙谛无穷，一互字而已。但互中之互，最为难识，余尝叹曰：修身者，是字难；格致者，互字难。

形体论

《内经》之论形体，头足腹背、经络脏腑，详矣，而独未总论夫形体之大纲，不揣鄙陋补之。人之形体，顶天立地，端直以长，不偏不倚，木之象也。在天为元，在五常为仁。是天以仁付之人也，故使其体直而麟凤龟龙之属莫与焉。孔子曰：人之生也直，罔之生也幸而免，蓬蓬戚施，直之对也。程子谓：生理本直，味本字之义。盖言天以本直之理，生此端直之形，人自当行公直之行也。人之形体，无鳞介毛羽，谓之倮虫，倮者，土也，主信，是地以信付之人也。人受天之仁，受地之信，备建顺五常之德而有精、神、魂、魄、心、意、志、思、智、虑，以行孝悌忠信，以期不负天地付界之重。自别于麟凤龟龙之属，故孟子曰：万物皆备于我矣，又曰：惟圣人然后可以践形。《孝经》曰："天地之道，人为贵，"人可不识人之形体以为生哉？医可不识人之形体以为治哉？

卷五　解产难

解产难题词

天地化生万物，人为至贵，四海之大，林林总总，孰非母产。然则母之产子也，得天地、四时、日月、水火自然之气化，而亦有难云乎哉？曰：人为之也。产后偶有疾病，不能不有赖于医。无如医者不识病，亦不识药；而又相沿故习，伪立病名；或有成法可守者而不守，或无成法可守者，而妄生议论；或固执古人一偏之论，而不知所变通；种种遗患，不可以更仆数。夫以不识之药，处于不识之病，有不死之理乎？其死也，病家不知其所以然，死者更不知其所以然，而医者亦复不知其所以然，呜呼冤哉！瞠目击神伤，作解产难。

产后总论

产后治法，前人颇多，非如温病混入伤寒论中，毫无尺度者也。奈前人亦不无间有偏见，且散见于诸书之中，今人读书不能搜求拣择，以致因陋就简，相习成风。兹特指出路头，学者随其所指而进步焉，当不歧于路矣。本论不及备录，古法之阙略者补之，偏胜者论之，流俗之坏乱者正之，治验之可法者表之。

产后三大征论一

产后惊风之说，由来已久，方中行先生驳之最详，兹不复议。《金匮》谓新产妇人有三病：一者病痉，二者病郁冒，三者大便难。新产血虚，多汗出，喜中风，故令人病痉；亡血复汗，故令郁冒；亡津液胃燥，故大便难。产妇郁冒，其脉微弱，呕不能食，大便反坚，但头汗出，所以然者，血虚而厥，厥而必冒，冒家欲解，必大汗出，以血虚下厥，孤阳上出，故头汗出。所以产妇喜汗出者，亡阴血虚，阳气独盛，故当汗出，阴阳乃复。大便坚，呕不能食，小柴胡汤主之。病解能食，七、八日复发热者，此为胃实，大承气汤主之。按此论乃产后大势之全体也，而方则为汗出中风一偏之证而设；故沈目南谓仲景本意，发明产后气血虽虚，然有实证，即当治实，不可顾虑其虚，反致病剧也。

产后三大征论二

按产后亦有不因中风，而本脏自病郁冒、痉厥、大便难三大证者。盖血虚则厥，阳孤则冒，液短则大便难。冒者汗者，脉多洪大而芤；痉者厥者，脉则弦数，叶氏谓之肝风内动，余每用三甲复脉，大小定风珠及专翕大生膏而愈（方法注论，悉载下焦篇）。浅深次第，临时斟酌。

产后三大征论三

《心典》云："血虚汗出，筋脉失养，风入而益其劲，此筋病也；亡阴血虚，阳气遂厥，而寒复郁之,则头眩而目督,此神病也;胃藏津液而灌溉诸阳,亡津液胃燥,则大肠失其润而大便难,此液病也。三者不同,其为亡血伤津则一,故皆为产后所有之病"。即此推之,凡产后血虚诸证,可心领而神会矣。按以上三大证,皆可用三甲复脉、大小定风珠、专翕膏主之。盖此六方,皆能润筋,皆能守神,皆能增液故也,但有浅深次第之不同耳。产后无他病,但大便难者,可与增液汤(方注并见中焦篇温热门)。以上七方,产后血虚液短,虽微有外感,或外感已去大半,邪少虚多者,便可选用,不必俟外感尽净而后用之也。再产后误用风药,误用辛温刚燥,致令津液受伤者,并可以前七方斟酌救之。余制此七方,实从《金匮》原文体会而来,用之无不应手而效,故敢以告来者。

产后瘀血论

张石顽云:"产后元气亏损,恶露乘虚上攻,眼花头眩,或心下满闷,神昏口噤,或痰涎壅盛者,急用热童便主之。或血下多而晕,或神昏烦乱,芎归汤加人参、泽兰、童便,兼补而散之(此条极须斟酌,血下多而晕,血虚可知,岂有再用芎、归、泽兰辛窜走血中气分之品,以益其虚哉!其方全赖人参固之,然人参在今日,值重难办,方既不善,人参又不易得,莫若用三甲复脉、大小定风珠之为愈也,明者悟之)。又败血上冲有三:或歌舞谈笑,或怒骂坐卧,甚则逾墙上屋,此败血冲心多死,用花蕊石散,或琥珀黑龙丹,如虽闷乱,不至癫狂者,失笑散加郁金;若饱闷呕恶腹满胀痛者,此败血冲胃,五积散或平胃加姜、桂,不应,送来复丹,呕逆腹胀,血化为水者,《金匮》下瘀血汤;若面赤呕逆欲死,或喘急者,此败血冲肺,人参、苏木,甚则加芒硝荡涤之。大抵冲心者,十难救一,冲胃者五死五生,冲肺者十全一、二。又产后口鼻起黑色而鼻衄者,是胃气虚败而血滞也,急用人参、苏木,稍迟不救。"愚按:产后原有瘀血上冲等证,张氏论之

详矣。产后瘀血实证,必有腹痛拒按情形,如果痛处拒按,轻者用生化汤,重者用回生丹最妙。盖回生丹以醋煮大黄,直入病所而不伤他脏,内多飞走有情食血之虫,又有人参护正,何瘀不破,何正能伤。近见产妇腹痛,医者并不问拒按喜按,一概以生化汤从事,甚至病家亦不延医,每至产后,必服生化汤十数帖,成阴虚劳病,可胜悼哉!余见古本《达生篇》中,生化汤方下注云:专治产后瘀血腹痛、儿枕痛,能化瘀生新也。方与病对,确有所据。近日刻本,直云:"治产后诸病",甚至有注"产下即服者",不通已极,可恶可恨。再《达生篇》一书,大要教人静镇,待造化之自然,妙不可言,而所用方药,则未可尽信。如达生汤下,"怀孕九月后服,多服尤妙",所谓天下本无事,庸人自扰之矣。岂有不问孕妇之身体脉象,一概投药之理乎?假如沉涩之脉,服达生汤则可,若流利洪滑之脉,血中之气本旺,血分温暖,何可再用辛走气乎?必致产后下血过多而成痉厥矣。如此等不通之语,辨之不胜其辨,可为长太息也!

产后宜补宜泻论

朱丹溪云:"产后当大补气血,即有杂病,从末治之;一切病多是血虚,皆不可发表"。张景岳云:"产后既有表邪,不得不解;既有火邪,不得不清;既有内伤停滞,不得不开通消导,不可偏执。如产后外感风寒,头痛身热,便实中满,脉紧数洪大有力,此表邪实病也。又火盛者,必热渴躁烦,或便结腹胀,口鼻舌焦黑,酷喜冷饮,眼眵尿痛,溺赤,脉洪滑,此内热实病也。又或因产过食,致停蓄不散,此内伤实病也。又或郁怒动肝,胸胁胀痛,大便不利,脉弦滑,此气逆实病也。又或恶露未尽,瘀血上冲,心腹胀满,疼痛拒按,大便难,小便利,此血逆实证也。遇此等实证,若用大补,是养虎为患,误矣"。愚按:二子之说,各有见地,不可偏废,亦不可偏听。如丹溪谓产后不可发表,仲景先师原有亡血禁汗之条,盖

汗之则痉也。产后气血诚虚,不可不补,然杂证一概置之不问,则亦不可,张氏驳之,诚是。但治产后之实证,自有妙法,妙法为何?手挥目送是也。手下所治系实证,目中、心中、意中注定是产后。识证真,对病确,一击而罢。治上不犯中,治中不犯下,目中清楚,指下清楚,笔下再清楚,治产后之能事毕矣。如外感自上焦而来,固云治上不犯中,然药反不可过轻,须用多备少服法,中病即已,外感已即复其虚,所谓无粮之兵,贵在速战;若畏产后虚怯,用药过轻,延至三、四日后,反不能胜药矣。余治产后温暑,每用此法。如腹痛拒按则化瘀,喜按即补络,快如转丸,总要医者平日用功参悟古书,临证不可有丝毫成见而已。

产后六气为病论

产后六气为病,除伤寒遵仲景师外(孕妇伤寒,后人有六合汤法),当于前三焦篇中求之。斟酌轻重,或速去其邪,所谓无粮之师,贵在速战者是也。或兼护其虚,一面扶正,一面驱邪。大抵初起以速清为要,重证亦必用攻。余治黄氏温热,妊娠七月,胎已欲动,大实大热,目突舌烂,乃前医过于瞻顾所致,用大承气一服,热退胎安,今所生子二十一岁矣。如果六气与痉瘛之因,皦然心目,俗传产后惊风之说可息矣。

产后不可用白芍辨

朱丹溪谓产后不可用白芍,恐伐生生之气,则大谬不然,但视其为虚寒虚热耳。若系虚寒,虽非产后,亦不可用,如仲景有桂枝汤去芍药法,小青龙去芍药法。若系虚热,必宜用之收阴。后世不善读书者,古人良法不知守,此等偏谬处,偏牢记在心,误尽大事,可发一叹。按白芍花开春末夏初,禀厥阴风木之全体,得少阴君火之气化,炎上作苦,故气味苦平(《本经》芍药并无酸字,但云苦平无毒,酸字后世妄加者也)。主治邪气腹痛,除血痹,破坚积,寒热疝瘕,止痛,利小便,益气,岂

伐生生之气者乎?使伐生气,仲景小建中汤,补诸虚不足而以之为君乎?张隐庵《本草崇原》中论之最详。

产后误用归芎亦能致瘀论

当归、川芎,为产后要药,然惟血寒而滞者为宜,若血虚而热者断不可用。盖当归秋分始开花,得燥金辛烈之气,香窜异常,甚于麻、辛,不过麻、辛无汁而味薄,当归多汁而味厚耳。用之得当,功力最速,用之不当,为害亦不浅。如亡血液亏,孤阳上冒等证,而欲望其补血,不亦愚哉!盖当归止能运血,衰多益寡,急走善窜,不能静守,误服致瘀,瘀甚则脱。川芎有车轮纹,其性更急于当归,盖物性之偏长于通者,必不长于守也。世人不敢用白芍,而恣用当归、川芎,何其颠倒哉!

产后当究奇经论

产后虚在八脉,孙真人创论于前,叶天士畅明于后,妇科所当首识者也。盖八脉丽于肝肾,如树木之有本也,阴阳交构,胎前产后,生生化化,全赖乎此。古语云:医道通乎仙道者,此其大门也。

下死胎不可拘执论

死胎不下,不可拘执成方而悉用通法,当求其不下之故,参之临时所现之证若何,补偏救弊,而胎自下也。余治一妇,死胎不下二日矣,诊其脉则洪大而芤,问其证则大汗不止,精神恍惚欲脱。余曰:此心气太虚,不能固胎,不问胎死与否,先固心气,用救逆汤加人参,煮三杯,服一杯而汗敛,服二杯而神清气宁,三杯未服而死胎下矣。下后补肝肾之阴,以配心阳之用而愈。若执成方而用平胃、朴硝,有生理乎?

催生不可拘执论

催生亦不可拘执一辙,阳虚者补阳,阴损者翕阴,血滞者通血。余治一妇素日脉迟,而

有癥瘕寒积厥痛，余用通补八脉大剂丸料，服半载而成胎，产时五日不下，是夕方延余诊视。余视其面青，诊其脉再至，用安边桂五钱，加入温经补气之品，作三杯，服二杯而生矣，亦未曾服第三杯也。次日诊其脉涩，腹痛甚拒按，仍令其服第三杯，又减其制，用一帖，下癥块长七、八寸，宽二三寸，其人腹中癥块本有二枚，兹下其一，不敢再通矣。仍用温通八脉由渐而愈。其他治验甚多，略举一、二，以见门径耳。

产后当补心气论

产后心虚一证，最为吃紧。盖小儿禀父之肾气、母之心气而成，胞宫之脉，上系心包，产后心气十有九虚，故产后补心气亦大扼要。再水火各自为用，互相为体，产后肾液虚，则心体亦虚，补肾阴以配心阳，取坎填离法也。余每于产后惊悸脉芤者，用加味大定风珠，获效多矣（方见温热下焦篇，即大定风珠，加人参、龙骨、浮小麦、茯神者）。产后一切外感，当于本论三焦篇中求之，再细参叶案则备矣。

产后虚寒虚热分别论治论

产后虚热，前则有三甲复脉三方，大小定风珠二方。专翕膏一方，增液汤一方。三甲、增液，原为温病善后而设；定风珠、专翕膏，则为产后虚损，无力服人参而设者也。古人谓产后不怕虚寒，单怕虚热。盖温经之药，多能补虚，向补虚之晶，难以清热也。故本论详立补阴七法，所以补丹溪之未备。又立通补奇经丸，为下焦虚寒而设。又立天根月窟膏，为产后及劳伤下焦阴阳两伤而设也，乃从阳补阴，从阴补阳互法，所谓天根月窟间来往，三十六宫都是春也。

保胎论一

每殒胎五、六月者，责之中焦不能荫胎，宜平日常服小建中汤；下焦不足者，天根月窟膏，蒸动命门真火，上蒸脾阳，下固八脉，真精充足，自能固胎矣。

保胎论二

每殒胎必三月者，肝虚而热，古人主以桑寄生汤。夫寄生临时保胎，多有鞭长莫及之患，且方中重用人参合天冬，岂尽人而能用者哉！莫若平时长服二十四味专翕膏（方见下焦篇秋燥门），轻者一料，即能大生，重者两料（滑过三、四次者），永不堕胎。每一料得干丸药二十斤，每日早中晚服三次，每次三钱，约服一年。必须戒房事，毋令速速成胎方妙。盖肝热者成胎甚易，虚者又不能保，速成速堕，速堕速成，尝见一年内二、三次堕者，不死不休，仍未曾育一子也。专翕纯静，翕摄阳动之太过（肝虚热易成易堕，岂非动之太过乎），药用有情者半，以补下焦精血之损；以洋参数斤代人参，九制以去其苦寒之性，炼九日以合其纯一之体，约费不过三、四钱人参之价可办矣。愚制二十一味专翕膏，原为产后亡血过多，虚不肯复，痉厥心悸等证而设，后加鹿茸、桑寄生、天冬三味，保三月殒胎三、四次者，获效多矣，故敢以告来者。

通补奇经丸方（甘咸微辛法）

鹿茸（力不能者以嫩毛角代之）八两　紫石英（生研极细）二两　龟板（炙）四两　枸杞子四两　当归（炒黑）四两　肉苁蓉六两　小茴香（炒黑）四两　鹿角胶六两　沙苑蒺藜二两　补骨脂四两　人参（力绵者以九制洋参代之，人参用二两，洋参用四两）　杜仲二两

上为极细末，炼蜜为丸，小梧子大，每服二钱，渐加至三钱。大便溏者加莲子、芡实、牡蛎各四两，以蒺藜、洋参熬膏法丸。淋带者加桑螵蛸、菟丝子各四两。癥瘕久聚少腹痛者，去补骨、蒺藜、杜仲，加肉桂、丁香各二两。

天根月窟膏方（酸甘咸微辛法，阴阳两补、通守兼施复法也）

鹿茸一斤　乌骨鸡一对　鲍鱼二斤　鹿角胶一斤　鸡子黄十六枚　海参二斤　龟板

二斤　羊腰子十六枚　桑螵蛸一斤　乌贼骨一斤　茯苓二斤　牡蛎二斤　洋参三斤　菟丝子一斤　龙骨二斤　莲子三斤　桂元肉一斤　熟地四斤　沙苑蒺藜二斤　白芍二斤　芡实二斤　归身一斤　小茴香一斤　补骨脂二斤　枸杞子二斤　肉苁蓉二斤　鹿肉一斤　紫石英一斤　生杜仲一斤　牛膝一斤　草薢一斤　白蜜三斤

上三十二味，熬如专翕膏法。用铜锅四口，以有情归有情者二，无情归无情者二，文火次第煎炼取汁，另入一净锅内，细炼九昼夜成膏；后下胶、蜜，以方中有粉无汁之茯苓、莲子、芡实、牡蛎、龙骨、鹿茸、白芍、乌贼骨八味为极细末，和前膏为丸梧子大。每服三钱，日三服。

此方治下焦阴阳两伤，八脉告损，急不能复，胃气尚健（胃弱者不可与，恐不能传化重浊之药也），无湿热证者；男子遗精滑泄，精寒无子，腰膝酸痛之属肾虚者（以上数条，有湿热皆不可服也）；老年体瘦痿中，头晕耳鸣，左肢麻痹，缓纵不收，属下焦阴阳两虚者（以上诸证有单属下焦阴虚者，宜专翕膏，不宜此方）；妇人产后下亏，淋带癥瘕，胞宫虚寒无子，数数殒胎，或少年生育过多，年老腰膝尻胯酸痛者。

卷六　解儿难

解儿难题词

儿曷为乎有难？曰：天时人事为之也，难于天者一，难于人者二。天之大德曰生，曷为乎难儿也？曰：天不能不以阴阳五行化生万物，五行之运，不能不少有所偏，在天原所以相制，在儿任其气则生，不任其气则难，虽天亦莫可如何也，此儿之难于天者。其难于人者奈何？曰：一难于儿之父母，一难于庸陋之医。天下之儿皆天下父母所生，天下父母有不欲其儿之生者乎？曷为乎难于父母耶？曰：即难于父母欲其儿之生也。父母曰：人生

于温，死于寒。故父母惟恐其儿之寒也。父母曰：人以食为天，饥则死。故父母惟恐其儿之饥也。天下之儿，得全其生者，此也；天下之儿，或受其难者，亦此也。谚有之曰：小儿无冻饿之患，有饱暖之灾。此发乎情，不能止乎义礼，止知以慈为慈，不知以不慈为慈，此儿之难于父母者也。天下之医，操生人之术，未有不欲天下之儿之生，未有不利天下之儿之生，天下之儿之难，未有不赖天下之医之有以生之也。然则医也者，所以补天与父母之不逮以生儿者也，曷为乎天下之儿，难于天下之医也？曰：天下若无医，则天下之儿难犹少，且难于天与父母无怨也。人受生于天与父母，即难于天与父母，又何怨乎？自天下之医愈多，斯天下之儿难愈广，以受生于天于父母之儿，而难于天下之医，能无怨乎？曷为乎医愈多，而儿之难愈广也？曰：医也者，顺天之时，测气之偏，适人之情，体物之理，名也，物也，象也，数也，无所不通，而受之以谦，而后可以言医，尤必上与天地呼吸相通，下与小儿呼吸相通，而守之以诚，而后可以为医。奈何挟生人之名，为利己之术，不求岁气，不畏天和，统举四时，率投三法，毫无知识，囿于见闻，并不知察色之谓何，闻声之谓何，朝微夕甚之谓何，或轻或重之谓何。甚至一方之中，外自太阳，内至厥阴，既与发表，又与攻里；且坚执小儿纯阳之说，无论何气使然，一以寒凉为准，无论何邪为病，一以攻伐为先；谬造惊风之说，惑世诬民；妄为疳疾之丸，戕生伐性；天下之儿之难，宁有终穷乎？前代贤医，历有辨难，而未成书。瑭虽不才，愿解儿难。

儿科总论

古称难治者，莫如小儿，名之曰哑科。以其疾痛烦苦，不能自达；且其脏腑薄，藩篱疏，易于传变；肌肤嫩，神气怯，易于感触；其用药也，稍呆则滞，稍重则伤，稍不对证，则莫知其乡，捉风捕影，转救转剧，转去转远；惟较之成

外感热病临证金鉴——古今名医名著名方

人，无七情六欲之伤，外不过六淫，内不过饮食胎毒而已。然不精于方脉妇科，透彻生化之源者，断不能作儿科也。

俗传儿科为纯阳辨

古称小儿纯阳，此丹灶家言，谓其未曾破身耳，非盛阳之谓。小儿稚阳未充，稚阴未长者也。男子生于七，成于八；故八月生乳牙，少有知识；八岁换食牙，渐开智慧；十六而精通，可以有子；三八二十四岁真牙生（俗谓尽根牙）而精足，筋骨坚强，可以任事，盖阴气长而阳亦充矣。女子生于八，成于七；故七月生乳牙，知提携；七岁换食牙，知识开，不令与男子同席；二七十四而天癸至；三七二十一岁而真牙生，阴始足，阴足而阳充也，命之嫁。小儿岂盛阳者哉！俗谓女子知识恒早于男子者，阳进阴退故也。

儿科用药论

世人以小儿为纯阳也，故重用苦寒。夫苦寒药，儿科之大禁也。丹溪谓产妇用白芍，伐生生之气，不知儿科用苦寒，最伐生生之气也。小儿，春令也，东方也，木德也，其味酸甘。酸味人或知之，甘则人多不识。盖弦脉者，木脉也，《经》谓弦无胃气者死。胃气者，甘味也，木离土则死，再验之木实，则更知其所以然矣，木实惟初春之梅子，酸多甘少，其他皆甘多酸少者也。故调小儿之味，宜甘多酸少，如钱仲阳之六味丸是也。苦寒之所以不可轻用者何？炎上作苦，万物见火而化，苦能渗湿。人，倮虫也，体属湿土，湿淫固为人害，人无湿则死。故湿重者肥，湿少者瘦；小儿之湿，可尽渗哉！在用药者以为泻火，不知愈泻愈瘦，愈化愈燥。苦先入心，其化以燥也，而且重伐胃汁，直致痉厥而死者有之。小儿之火，惟壮火可减；若少火则所赖以生者，何可恣用苦寒以清之哉！故存阴退热为第一妙法，存阴退热，莫过六味之酸甘化阴也。惟湿温门中，与辛淡合用，燥火则不可也。余前

序温热，虽在大人，凡用苦寒，必多用甘寒监之，惟酒客不禁。

儿科风药禁

近日行方脉者，无论四时所感为何气，一概羌、防、柴、葛。不知仲景先师，有风家禁汗，亡血家禁汗，湿家禁汗，疮家禁汗四条，皆为其血虚致痉也。然则小儿痉病，多半为医所造，皆不识六气之故。

痉因质疑

痉病之因，《素问》曰："诸痉项强，皆属于湿"。此湿字，大有可疑，盖风字误传为湿字也。余少读方中行先生《痉书》，一生治病，留心痉证，觉六气皆能致痉。风为百病之长，六气莫不由风而伤人，所有痉病现证，皆风木刚强屈拗之象。湿性下行而柔，木性上行而刚，单一湿字，似难包得诸痉。且湿字与项强字即不对，中行《痉书》一十八条，除引《素问》《千金》二条，余十六条内，脉二条，证十四条，俱无湿字证据。如脉二条：一曰：夫痉脉按之紧如弦，直上下行；二曰：《脉经》云：痉家，其脉伏坚，直上下。皆风木之象，湿之反面也。余十四条：风寒致痉居其十，风家禁下一条，疮家禁汗一条，新产亡血二条，皆无所谓湿也者。即《千金》一条，曰：太阳中风，重感于寒湿则变痉也。上下文义不续，亦不可以为据。中行注云：痉，自《素问》以来，其见于《伤寒论》者，乃叔和所述《金匮》之略也；《千金》虽有此言，未见其精悉。可见中行亦疑之。且《千金》一书，杂乱无章，多有后人搀杂，难以为据。《灵枢》《素问》二书，非神圣不能道，然多述于战国汉人之笔，可信者十之八、九，其不可信者一、二。如其中多有后世官名地名，岂轩岐逆料后世之语，而先言之哉？且代远年湮，不无脱简错误之处。瑭学述浅陋，不敢信此湿字，亦不敢直断其非，阙疑以俟来者。

湿痉或问

或问：子疑《素问》痉因于湿，而又谓六淫之邪皆能致痉，亦复有湿痉一条，岂不自相矛盾乎？曰：吾所疑者"诸"字、"皆"字，似"湿"之一字，不能包括诸痉，惟风可以该括，一也；再者湿性柔，不能致强，初起之湿痉，必兼风而后成也。且俗名痉为惊风，原有急慢二条。所谓急者，一感即痉，先痉而后病；所谓慢者，病久而致痉者也。一感即痉者，只要认证真，用药确，一二帖即愈，易治也。病久而致痉者，非伤脾阳，肝木来乘；即伤胃汁肝阴，肝风鸱张，一虚寒，一虚热，为难治也。吾见湿因致痉，先病后痉者多，如夏月小儿暑湿泄泻暴注，一昼夜百数十行，下多亡阴，肝乘致痉之类，霍乱最能致痉，皆先病后痉者也。当合之杂说中《风论》一条参看。以卒得痉病而论，风为百病之长，六淫之邪，皆因风而入。以久病致痉而论，其强直背反瘛疭之状，皆肝风内动为之也。似"风"之一字，可以包得诸痉。要知痉者筋病也，知痉之为筋病，思过半矣。

痉有寒热虚实四大纲论

六淫致痉，实证也；产妇亡血，病久致痉，风家误下，温病误汗，疮家发汗者，虚痉也。风寒、风湿致痉者，寒证也；风温、风热、风暑、燥火致痉者，热痉也（按此皆瘛证属火，后世统谓之痉矣，后另有论）。俗称慢脾风者，虚寒痉也；本论后述本脏自病者，虚热痉也（亦系瘛证）。

小儿痉病瘛病共有九大纲论

寒痉

仲景先师所述方法具在，但须对证细加寻绎，如所云太阳证体强，几几然，脉沉迟之类，有汗为柔痉，为风多寒少，而用桂枝汤加法；无汗为刚痉，为寒痉，而用葛根汤，汤内有麻黄，乃不以桂枝立名，亦不以麻黄立名者，以其病已至阳明也。诸如此类，须平时熟读其书，临时再加谨慎，手下自有准的矣。

风寒咳嗽致痉者，用杏苏散辛温例，自当附入寒门。

风温痉（按此即瘛证，少阳之气为之也，下温热、暑温、秋燥，皆同此例）

乃风之正令，阳气发泄之候，君火主气之时，宜用辛凉正法。轻者用辛凉轻剂，重者用辛凉重剂，如本论上焦篇银翘散、白虎汤之类；伤津液者加甘凉，如银翘加生地、麦冬，玉女煎以白虎合冬、地之类；神昏谵语，兼用芳香以开膻中，如清宫汤、牛黄丸、紫雪丹之类；愈后用六味、三才、复脉辈，以复其丧失之津液。

风温咳嗽致痉者，用桑菊饮（方见上焦篇），银翘散辛凉例，与风寒咳嗽迥别，断不可一概用杏苏辛温也。

温热痉（即六淫之火气，消铄真阴者也，《内经》谓先夏至为病温者是也）

即同上风温论治。但风温之病痉者轻而少，温热之致痉者多而重也。药之轻重浅深，视病之轻重浅深而已。

暑痉（暑兼湿热，后有湿痉一条，此则偏于热多湿少之病，去温热不远，《经》谓后夏至为病暑者是也）

按：俗名小儿急惊风者，惟暑月最多，而兼证最杂，非心如澄潭，目如智珠，笔如分水犀者，未易辨此。盖小儿肤薄神怯，经络脏腑嫩小，不奈三气发泄。邪之来也，势如奔马，其传变也，急如掣电，岂粗疏者所能当此任哉！如夏月小儿身热头痛，项强无汗，此暑兼风寒者也，宜新加香薷饮；有汗则仍用银翘散，重加桑叶，咳嗽则用桑菊饮；汗多则用白虎，脉芤而喘，则用人参白虎，身重汗少，则用苍术白虎；脉芤面赤多言，喘喝欲脱者，即用生脉散；神识不清者，即用清营汤加钩藤、丹皮、羚羊角；神昏者，兼用紫雪丹、牛黄丸等；病势轻微者，用清络饮之类，方法悉载上焦篇，学者当与前三焦篇暑门中细心求之。但分量或用四之一，或用四之二，量儿之壮弱大小加减之。痉因于暑，只治致痉之因，而痉自止,不必沾沾但于痉中求之。若执痉以求痉,吾不知痉为何物。夫痉,病名也,头痛亦病名也。善治头痛者必问致头痛之因,盖头痛有伤寒头痛,伤风头痛,暑头痛,热头痛,湿头痛,燥头痛,痰厥头痛,阳虚头痛,阴虚头痛,跌扑头痛,心火欲作痈脓之头痛,肝风内动上窜少阳胆络之偏头痛,朝发暮死之真头痛,若不问其致病之因,如时人但见头痛,一以羌活、藁本从事,何头痛之能愈哉!况痉病之难治者乎!

湿痉(按此一条,瘛痉兼有,其因于寒湿者,则兼太阳寒水气,其泄泻太甚,下多亡阴者,木气来乘,则瘛矣)

按:中湿即痉者少,盖湿性柔而下行,不似风刚而上升也。其间有兼风之痉,《名医类案》中有一条云:"小儿吐呵欲作痫者,五苓散最妙";本论湿温上焦篇,有三仁汤一法;邪入心包,用清宫汤去莲心、麦冬,加银花、赤小豆皮一法;用紫雪丹一法;银翘马勃散一法;千金苇茎汤加滑石、杏仁一法;而寒湿例中,有形似伤寒,舌白不渴,经络拘急,桂枝姜附汤一法,凡此非必皆现痉病而后治。盖既感外邪,久则致痉,于其未痉之先,知系感受何邪,以法治之,而痉病之源绝矣!岂不愈于见痉治痉哉!若儿科能于六淫之邪,见几于早,吾知小儿之痉病必少。湿久致痉者多,盖湿为浊邪,最善弥漫三焦,上蔽清窍,内蒙膻中,学者当于前中焦、下焦篇中求之。由疟、痢而致痉者,见其所伤之偏阴、偏阳而补救之,于疟、痢门中求之。

燥痉

燥气化火,消铄津液,亦能致痉,其治略似风温,学者当于本论前三焦篇秋燥门中求之。但正秋之时,有伏暑内发,新凉外加之证,燥者宜辛凉甘润,有伏暑则兼湿矣,兼湿则宜苦辛淡,甚则苦辛寒矣,不可不细加察焉。燥气化寒,胁痛呕吐,法用苦温,佐以甘辛。

内伤饮食痉(俗所谓慢脾风者是也)

按:此证必先由于吐泻,有脾胃两伤者,有专伤脾阳者,有专伤胃阳者,有伤及肾阳者,参苓白术散、四君、六君、异功、补中益气、理中等汤,皆可选用。虚寒甚者,理中加丁香、肉桂、肉果、诃子之类,因他病伤寒凉药者,亦同此例。叶案中有阴风入脾络一条,方在小儿痫痉厥门中,其小儿吐泻门中,言此证最为详细。案后华岫云驳俗论最妙,学者不可不静心体察焉!再参之钱仲阳、薛立斋、李东垣、张景岳诸家,可无余蕴矣。再按此证最险,最为难治,世之讹传妄治已久,四海同风,历有年所,方中行驳之于前,诸君子畅论于后,至今日而其伪风不息,是所望于后之强有力者,悉取其伪书而焚耳。细观叶案治法之妙,全在见吐泻时,先防其痉,非于既痉而后设法也。故余前治六淫之痉,亦同此法,所谓上工不治已病治未病,圣人不治已乱治未乱也。

客忤痉(俗所谓惊吓是也)

按:小儿神怯气弱,或见非常之物,听非常之响,或失足落空,跌扑之类,百证中或有一、二,非小儿所有痉病,皆因于惊吓也。证现发热,或有汗,或无汗,面时青时赤,梦中呓语,手足蠕动,宜复脉汤去参、桂、姜、枣,加丹参、丹皮、犀角,补心之体,以配心之用。大便结者,加元参,溏者加牡蛎;汗多神不宁有恐惧之象者,加龙骨、整琥珀、整朱砂块(取其气而不用其质,自无流弊),必细询病家确有所见者,方用此例。若语涉支离,猜疑不定者,静心再诊,必得确情,而后用药。

愚儿三岁,六月初九日辰时,倚门落空,少时发热,随热随痉,昏不知人,手足如冰,无脉,至戌时而痉止,身热神昏无汗。次日早,余方与复脉汤去参、桂、姜、枣,每日一帖,服三、四杯。不饮不食,至十四日巳时,得战汗而愈。若当痉厥神昏之际,妄动乱治,岂有生理乎!盖痉厥则阴阳逆乱,少不合拍则不可救,病家情急,因乱投药饵,胡针乱灸而死者,不可胜纪。病家中无主宰，医者又无主宰，儿命其何堪哉！如包络热重，唇舌燥，目白睛有赤缕者，牛黄清心丸，本论牛黄安宫丸、紫雪丹辈，亦可酌而用之。

本脏自病痉（此证则瘛病也）

按：此证由于平日儿之父母恐儿之受寒，覆被过多，着衣过厚，或冬日房屋热炕过暖，以致小儿每日出汗，汗多亡血，亦如产妇亡血致痉一理。肝主血，肝以血为自养，血足则柔，血虚则强，故曰本脏自病。然此一痉也，又实为六淫致痉之根。盖汗多亡血者，本脏自病，汗多亡卫外之阳，则易感六淫之邪也。全赖明医参透此理，于平日预先告谕小儿之父母，勿令过暖汗多亡血，暗中少却无穷之病矣，所谓治未病也。治本脏自病法，一以育阴柔肝为主，即同产后血亡致痉一例，所谓血足风自灭也。六味丸、复脉汤、三甲复脉三方、大小定风珠二方、专翕膏，皆可选用。专翕膏为痉止后，每日服四、五钱，分二次，为填阴善后计也。六淫误汗致痉者，亦同此例。救风温、温热误汗者，先与存阴，不比伤寒误汗者急与护阳也，盖寒病不足在阳，温病不足在阴也。

小儿易痉总论

按：小儿易痉之故，一由于肌肤薄弱，脏腑嫩小，传变最速；一由近世不明六气感人之理，一见外感，无论何邪，即与发表。既痉之后，重用苦寒，虽在壮男壮女，二三十岁，误汗致痉而死者，何可胜数！小儿薄弱，则更多矣。余于医学，不敢自信，然留心此证几三十年，自觉洞彻此理，尝谓六气明而痉必少，敢以质之明贤，共商救世之术也。

痉病瘛病总论

《素问》谓太阳所至为痉，少阳所至为瘛。盖痉者，水也；瘛者，火也；又有寒厥、热厥之论最详。后人不分痉、瘛、厥为三病，统言曰惊风痰热，曰角弓反张，曰搐搦，曰抽掣，曰痫、痉、厥。方中行作《痉书》，其或问中所论，亦混瘛而为痉，笼统议论。叶案中治痫、痉、厥最详，而统称痉厥，无瘛之名目，亦混瘛为痉。考之他书，更无分别，前痉病论因之，从时人所易知也。谨按痉者，强直之谓，后人所谓角弓反张，古人所谓痉也。瘛者，蠕动引缩之谓，后人所谓抽掣、搐搦，古人所谓瘛也。抽掣搐搦不止者，瘛也。时作时止，止后或数日，或数月复发，发亦不待治而自止者，痫也。四肢冷如冰者，厥也；四肢热如火者，厥也；有时而冷如冰，有时而热如火者，亦厥也。大抵痉、瘛、痫、厥四门，当以寒热虚实辨之，自无差错。仲景刚痉、柔痉之论，为伤寒而设，未尝议及瘛病，故总在寒水一门，兼风则有有汗之柔痉，盖寒而实者也。除寒痉外，皆瘛病之实而热者也。湿门则有寒痉，有热瘛，有实有虚。热病久耗其液，则成虚热之瘛矣。前列小儿本脏自病一条，则虚热也。产后惊风之痉，有寒痉，仲景所云是也；有热瘛，本论所补是也。总之，痉病宜用刚而温，瘛病宜用柔而凉。又有痉而兼瘛，瘛而兼痉，所谓水极而似火，火极而似水也。至于痫证，亦有虚有实，有留邪在络之客邪，有五志过极之脏气，叶案中辨之最详，分别治之可也。瑭因前辈混瘛与痉为一证，故分晰而详论之，以备裁采。

六气当汗不当汗论

六气六门，止有寒水一门，断不可不发汗者。伤寒脉紧无汗，用麻黄汤正条；风寒挟痰饮，用大小青龙一条。饮者，寒水也，水气无汗，用麻黄甘草、附子麻黄等汤。水者，寒水也，有汗者即与护阳。湿门亦有发汗之条，兼寒者也；其不兼寒而汗自出者则多护阳之方。其他风温禁汗，暑门禁汗，亡血禁汗，疮家禁汗，禁汗之条颇多，前已言之矣。盖伤于寒者，必入太阳，寒邪与寒水一家，同类相从也。其不可不发者何？太阳本寒标热，寒邪内合寒水之气，止有寒水之本，而无标热之阳，不成其为太阳矣。水来克火，如一阳陷于二阴之中,故急用辛温发汗,提阳外出。欲提阳者,乌得不用辛温哉!若温暑伤手太阴,火克金也,太阴本燥标湿,若再用辛温,外助温暑之火,内助脏气之燥,两燥相合,而土之气化无从,不成其为太阴矣,津液消亡,不痉何待!故初用辛凉以救本脏之燥,而外退温暑之热;继用甘润,内救本脏之湿,外敌温暑之火,而脏象化气,本来面目可不失矣。此温暑之断不可发汗,即不发汗之辛甘,亦在所当禁也。且伤寒门中,兼风而自汗者,即禁汗,所谓有汗不得用麻黄。无奈近世以羌活代麻黄,不知羌活之更烈于麻黄也。盖麻黄之发汗,中空而通,色青而疏泄,生于内地,去节方发汗,不去节尚能通能留,其气味亦薄;若羌活乃羌地所生之独活,气味雄烈不可当。试以麻黄一两,煮于一室之内,两三人坐其侧,无所苦也。以羌活一两,煮于一室内,两三人坐于其侧,则其气味之发泄,弱者即不能受矣。温暑门之用羌、防、柴、葛,产后亡血家之用当归、川芎、泽兰、炮姜,同一杀人利剑,有心者共筹之。

疳疾论

疳者,干也,人所共知。不知干生于湿,湿生于土虚,土虚生于饮食不节,饮食不节,生于儿之父母之爱其子,惟恐其儿之饥渴也。盖小儿之脏腑薄弱,能化一合者,与一合有半,即不能化,而脾气郁矣。再小儿初能饮食,见食即爱,不择精粗,不知满足,及脾气已郁而不舒,有拘急之象,儿之父母,犹认为饥渴而强与之。日复一日,脾因郁而水谷之气不化,水谷之气不化而脾愈郁,不为胃行津液,湿斯停矣。土恶湿,湿停而脾胃俱病矣。中焦受气,取汁变化而赤,是谓血,中焦不受水谷之气,无以生血而血干矣。再水谷之精气,内入五脏,为五脏之汁;水谷之悍气,循太阳外出,捍卫外侮之邪而为卫气。中焦受伤,无以散精气,则五脏之汁亦干;无以行悍气,而卫气亦馁,卫气馁故多汗,汗多而营血愈

虚,血虚故肢体日瘦;中焦湿聚不化而腹满,腹日满而肢愈瘦,故曰干生于湿也。医者诚能识得干生于湿,湿生于土虚,且扶土之不暇,犹敢恣用苦寒,峻伤其胃气,重泄其脾气哉!治法允推东垣、钱氏、陈氏、薛氏、叶氏,诚得仲景之心法者也。疏补中焦,第一妙法;升降胃气,第二妙法;升陷下之脾阳,第三妙法;甘淡养胃,第四妙法;调和营卫,第五妙法;食后击鼓,以鼓动脾阳,第六妙法(即古者以乐侑食之义,鼓荡阳气,使之运用也);《难经》谓伤其脾胃者,调其饮食,第七妙法;如果生有疳虫,再少用苦寒酸辛,如芦荟、胡黄连、乌梅、使君、川椒之类,此第八妙法,若见疳即与苦寒杀虫便误矣;考洁古、东垣,每用丸药缓运脾阳,缓宣胃气,盖有取乎渣质有形,与汤药异岐,亦第九妙法也。

近日都下相传一方,以全蝎三钱,烘干为末,每用精牛肉四两,作肉团数枚,加蝎末少许,蒸熟令儿逐日食之,以全蝎末完为度,治疳疾有殊功。愚思蝎色青,属木,肝经之虫,善窜而疏土,其性阴,兼通阴络,疏脾郁之久病在络者最良,然其性慓悍有毒。牛肉甘温,得坤土之精,最善补土,禀牡马之贞,其性健顺,既能补脾之体,又能运脾之用。牛肉得全蝎而愈健,全蝎得牛肉而不悍,一通一补,相需成功,亦可备用。一味金鸡散亦妙(用鸡内金不经水洗者,不拘多少,烘干为末,不拘何食物皆加之,性能杀虫磨积,即鸡之脾,能复脾之本性)。小儿疳疾,有爱食生米、黄土、石灰、纸、布之类者,皆因小儿无知,初饮食时,不拘何物即食之,脾不能运,久而生虫,愈爱食之矣。全在提携之者,有以谨之于先,若既病治法,亦惟有暂运脾阳,有虫者兼与杀虫,断勿令再食,以新推陈,换其脏腑之性,复本来之真方妙。

痘证总论

《素问》曰:治病必求其本。盖不知其本,举手便误,后虽有锦绣心思,皆鞭长莫及矣。

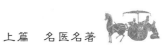

治痘明家,古来不下数十,可称尽善,不比温病毫无把握,尚俟愚陋之鄙论也。但古人治法良多,而议病究未透彻来路,皆由不明六气为病,与温病之源。故论痘发之源者,只及其半,谓痘证为先天胎毒,由肝肾而脾胃而心肺,是矣。总未议及发于子午卯酉之年,而他年罕发者何故。盖子午者,君火司天;卯酉者,君火在泉;人身之司君火者,少阴也。少阴有两脏,心与肾也。先天之毒,藏于肾脏,肾者,坎也,有二阴以恋一阳,又以太阳寒水为腑,故不发也,必待君火之年,与人身君火之气相搏,激而后发也。故北口外寒水凝结之所,永不发痘。盖人生之胎毒如火药,岁气之君火如火线,非此引之不发。以是知痘证与温病之发同一类也。试观《六元正纪》所载温疠大行,民病温疠之处,皆君相两火加临之候,未有寒水湿土加临而病温者,亦可知愚之非臆说矣。

痘证禁表药论

表药者,为寒水之气郁于人之皮肤经络,与人身寒水之气相结,不能自出而设者也。痘证由君火温气而发,要表药何用?以寒水应用之药,而用之君火之证,是犹缘木而求鱼也。缘木求鱼,无后灾;以表药治痘疮,后必有大灾。盖痘以筋骨为根本,以肌肉为战场,以皮肤结痂为成功之地。用表药虚表,先坏其立功之地,故八、九朝灰白塌陷,咬牙寒战,倒靥黑陷之证蜂起矣。古方精妙不可胜数,惟用表药之方,吾不敢信。今人且恣用羌、防、柴、葛、升麻、紫苏矣。更有愚之愚者,用表药以发闷证是也。痘发内由肝肾,外由血络,闷证有紫白之分:紫闷者,臬毒把持太过,法宜清凉败毒,古用枣变百祥丸,从肝。肾之阴内透,用紫雪芳凉,从心包之阳外透;白闷则本身虚寒,气血不支之证,峻用温补气血,托之外出,按理立方,以尽人力,病在里而责之表,不亦愚哉!

痘证初起用药论

痘证初起,用药甚难,难者何?预护之为难也。盖痘之放肥,灌浆,结痂,总从见点之初立根基,非深思远虑者不能也。且其形势未曾显张,大约辛凉解肌,芳香透络,化浊解毒者,十之七、八;本身气血虚寒,用温煦保元者,十之二三。尤必审定儿之壮弱肥瘦,黑白青黄,所偏者何在?所不足者何在?审视体质明白,再看已未见点,所出何苗?参之春夏秋冬,天气寒热燥湿,所病何时?而后定方。务于七日前先清其所感之外邪,七日后只有胎毒,便不夹杂矣。

治痘明家论

治痘之明家甚多,皆不可偏废者也。若专主于寒、热、温、凉一家之论,希图省事,祸斯亟矣。痘科首推钱仲阳、陈文中二家,钱主寒凉,陈主温热,在二家不无偏胜,在后学实不可偏废。盖二家犹水火也,似乎极不同性,宗此则害彼,宗彼则害此。然万物莫不成于水火,使天时有暑而无寒,万物焦矣,有寒而无暑,万物冰矣,一阴一阳之谓道,二家之学,似乎相背,其实相需,实为万世治痘立宗旨。宗之若何?大约七日以前,外感用事,痘发由温气之行,用钱之凉者十之八九,用陈之温者一、二。七日以后,本身气血用事,纯赖脏真之火,炼毒成浆,此火不外鼓,必致内陷,用陈之温者多,而用钱之凉者少也。若始终实热者,则始终用钱;始终虚寒者,则始终用陈。痘科无一定之证,故无一定之方也。丹溪立解毒、和中、安表之说,亦最为扼要。痘本有毒可解,但须解之于七日之前,有毒郁而不放肥,不上浆者,乌得不解毒哉!如天之亢阳不雨,万物不生矣。痘证必须和中,盖脾胃最为吃紧,前所谓以中焦作战场也。安表之论,更为妙谛,表不安,虽至将成犹败也,前所谓以皮肤结痂,为成功之地,而可不安之也哉!安之不暇,而可混发以伤之也哉!至其宗钱而非陈，则其偏也。万氏以脾胃为主，魏氏以保元为主，亦确有见识，虽皆从二家脱化，而稍偏于陈。费建中《救偏琐言》，盖救世人不明痘之全体大用，偏用陈文中之辛热者也，书名救偏，其意可知，若专主其法，悉以大黄、石膏从事，则救偏而反偏矣。胡氏辄投汗下，下法犹有用处，汗法则不可也。翁仲仁《金镜录》一书，诚为痘科宝筏，其妙处全在于看，认证真确，治之自效。初学必须先熟读其书，而后历求诸家，方不误事。后此翟氏、聂氏，深以气血盈亏，解毒化毒，分晰阐扬钱氏、陈氏底蕴，超出诸家之上，然分别太多，恐读者目眩。愚谓看法必宗翁氏，叶氏有补翁仲仁不及之条；治法兼用钱、陈，以翟氏、聂氏，为钱、陈之注，参考诸家可也。近日都下盛行《正宗》一书，大抵用费氏、胡氏之法而推广之，恣用大汗大下，名归宗汤，石膏、大黄始终重用，此在枭毒太过者则可，岂可以概治天下之小儿哉！南方江西江南等省，全恃种痘，一遇自出之痘，全无治法，医者无论何痘，概禁寒凉，以致有毒火者，轻者重，重者死，此皆偏之为害也。

痘疮稀少不可恃论

相传痘疮稀少，不过数十粒，或百余粒，根颗圆绽者，以为状元痘，可不服药。愚则以为三四日间，亦须用辛凉解毒药一帖，无庸多服；七八日间，亦宜用甘温托浆药一帖，多不过二帖，务令浆行满足。所以然者何？愚尝见稀少之痘，竟有浆行不足，结痂后患目，毒流心肝二经，或数月，或半年后，烦躁而死，不可救药者。

痘证限期论

痘证限期，近日时医，以为十二日结痂之后，便云收功。古传百日内，皆痘科事也。愚有表侄女，于三四月间出痘，浆行不足，百日内患目，目珠高出眼外，延至次年二月方死，死时面现五色，忽而青而赤而黄而白而黑，盖毒气遍历五脏，三昼夜而后气绝。至今思之，

犹觉惨甚，医者可不慎哉！十二日者，结痂之限也，况结痂之限，亦无定期。儿生三岁以后者，方以十二日为准；若初周以后，只九日限耳；未周一岁之孩，不过七日限。

行浆务令满足论

近时人心不古，竟尚粉饰，草草了事。痘顶初浑，便云浆足，病家不知，惟医是听。浆不足者，发痘毒犹可医治；若发于关节隐处，亦致丧命，或成废人；患目烦躁者，百无一生，即不死而双目失明矣。愚经历不少，浆色大约以黄豆色为准，痘多者腿脚稍清犹可。愚一生所治之痘，痘后毫无遗患，无他谬巧，行浆足也。近时之弊，大约有三：一由于七日前过用寒凉，七日后又不知补托，畏温药如虎，甚至一以大黄从事，此用药之不精也；二由于不识浆色，此目力之不精也；三由于存心粉饰，心地之不慈也。余存心不敢粉饰，不忍粉饰，口过直而心过慈，以致与世不合，目击儿之颠连疾苦而莫能救，不亦大可哀哉！今作此论，力矫时弊，实从数十年经历中得来。见痘后之证，百难于痘前。盖痘前有浆可上，痘后无浆可行；痘前自内而外出，外出者顺，痘后自外而内陷，内陷者逆也。毒陷于络，犹可以法救之；毒陷于脏而脏真伤，考古竟无良法可救。由逆痘而死者，医可以对儿；由治法不精，而遗毒死者，其何以对小儿哉？阅是论者，其思慎之于始乎！

疹 论

若明六气为病，疹不难治。但疹之限期最迫，只有三日。一以辛凉为主，如俗所用防风、广皮、升麻、柴胡之类，皆在所禁。俗见疹必表，外道也。大约先用辛凉清解，后用甘凉收功。赤疹误用麻黄、三春柳等辛温伤肺，以致喘咳欲厥者，初用辛凉加苦梗、旋覆花，上提下降；甚则用白虎加旋覆、杏仁；继用甘凉加旋覆花以救之；咳大减者去之。凡小儿连咳数十声不能回转，半日方回如鸡声者，千金苇茎汤合葶苈大枣泻肺汤主之；近世用大黄

者,杀之也。盖葶苈走肺经气分,虽兼走大肠,然从上下降,而又有大枣以载之缓之,使不急于趋下;大黄则纯走肠胃血分,下有形之滞,并不走肺,徒伤其无过之地故也。若固执病在脏泻其腑之法,则误矣。

泻白散不可妄用论

钱氏制泻白散,方用桑白皮、地骨皮、甘草、粳米,治肺火皮肤蒸热,日晡尤甚,喘咳气急,面肿热郁肺逆等证。历来注此方者,只言其功,不知其弊。如李时珍以为泻肺诸方之准绳,虽明如王晋三、叶天士,犹率意用之。愚按此方治热病后与小儿痘后,外感已尽真气不得归元,咳嗽上气,身虚热者,甚良;若兼一毫外感,即不可用。如风寒、风温正盛之时,而用桑皮、地骨,或于别方中加桑皮,或加地骨,如油入面,锢结而不可解矣。考《金匮》金疮门中王不留行散,取用桑东南根白皮以引生气,烧灰存性以止血,仲景方后自注云:小疮即粉之,大疮但服之,产后亦可服,如风寒,桑根勿取之。沈目南注云:风寒表邪在经络,桑根下降,故勿取之。愚按:桑白皮虽色白入肺,然桑得箕星之精,箕好风,风气通于肝,实肝经之本药也。且桑叶横纹最多而主络,故蚕食桑叶而成丝,丝,络象也;桑皮纯丝结成象筋,亦主络;肝主筋,主血,络亦主血,象筋与络者,必走肝,同类相从也。肝经下络阴器,如树根之蟠结于土中;桑根最为坚结,《诗》称:“彻彼桑土”,《易》言:“系于苞桑”是也。再按:肾脉之直者,从肾上贯肝膈,入肺中,循喉咙,挟舌本;其支者,从肺出络心,注胸中。肺与肾为子母,金下生水。桑根之性,下达而坚结,由肺下走肝肾者也。内伤不妨用之,外感则引邪入肝肾之阴,而咳嗽永不愈矣。吾从妹八、九岁时,春日患伤风咳嗽,医用杏苏散加桑白皮,至今将五十岁,咳嗽永无愈期,年重一年,试思如不可治之嗽,当早死矣,如可治之嗽,何以至四十年不愈哉?亦可以知其故矣。愚见小儿久嗽不愈者,多因桑皮、地骨,凡服过桑皮、地骨而嗽不愈者,即不可治,伏陷之邪,无法使之上出也。至于地骨皮之不可用者,余因仲景先师风寒禁桑皮而悟入者也。盖凡树木之根,皆生地中,而独枸杞之根,名地骨者何?盖枸杞之根,深入黄泉,无所终极,古又名之曰仙人杖,盖言凡人莫得而知其所终也。木本之入下最深者,未有如地骨者,故独异众根,而独得地骨之名。凡药有独异之形,独异之性,得独异之名者,必有独异之功能,亦必有独异之偏胜也。地骨入下最深,禀少阴水阴之气,主骨蒸之劳热,力能至骨,有风寒外感者,而可用之哉!或曰:桑皮、地骨,良药也,子何畏之若是?余曰:人参、甘草,非良药耶?实证用人参,中满用甘草,外感用桑皮、地骨,同一弊也。

万物各有偏胜论

无不偏之药,则无统治之方。如方书内所云:某方统治四时不正之气,甚至有兼治内伤产妇者,皆不通之论也。近日方书盛行者,莫过汪切庵《医方集解》一书,其中此类甚多,以其书文理颇通,世多读之而不知其非也。天下有一方而可以统治四时者乎?宜春者即不宜夏,宜春夏者更不宜秋冬。余一生体认物情,只有五谷作饭,可以统治四时饿病,其他未之闻也。在五谷中尚有偏胜,最中和者莫过饮食,且有冬日饮汤,夏日饮水之别,况于药乎!得天地五运六气之全者,莫如人,人之本源虽一,而人之气质,其偏胜为何如者?人之中最中和者,莫如圣人,而圣人之中,且有偏于任,偏于清,偏于和之异。千古以来不偏者,数人而已。常人则各有其偏,如《灵枢》所载阴阳五等可知也。降人一等,禽与兽也;降禽兽一等,木也;降木一等,草也;降草一等,金与石也;用药治病者,用偏以矫其偏。以药之偏胜太过,故有宜用,有宜避者,合病情者用之,不合者避之而已。无好尚,无畏忌,惟病是从。医者性情中正和平,然后可以用药,自不犯偏于寒热温凉一家之固执,而亦无笼统治病之弊矣。

草木各得一太极论

古来著本草者,皆逐论其气味性情,未尝总论夫形体之大纲,生长化收藏之运用,兹特补之。盖芦主生,干与枝叶主长,花主化,子主收,根主藏,木也;草则收藏皆在子。凡干皆升,芦胜于干;凡叶皆散,花胜于叶;凡枝皆走络,须胜于枝;凡根皆降,子胜于根;由芦之升而长而化而收,子则复降而升而化而收矣。此草木各得一太极之理也。

愚之学,实不足以著书,是编之作,补苴罅漏而已。末附二卷,解儿难、解产难,简之又简,只摘其吃紧大端,与近时流弊,约略言之耳。览者谅之。

清·薛生白《湿热条辨》

［原文］　湿热证，始恶寒，后但热不寒，汗出胸痞，舌白，口渴不引饮。（1）

自注：此条乃湿热证之提纲也。湿热病属阳明太阴经者居多，中气实则病在阳明，中气虚则病在太阴。病在二经之表者，多兼少阳三焦，病在二经之里者，每兼厥阴风木。以少阳厥阴同司相火，阳明太阴湿热内郁，郁甚则少火皆成壮火，而表里上下充斥肆逆，故是证最易耳聋、干呕、发痉、发厥。而提纲中不言及者，因以上诸证，皆湿热证兼见之变局，而非湿热病必见之正局也。始恶寒者，阳为湿遏而恶寒，终非若寒伤于表之恶寒，后但热不寒，则郁而成热，反恶热矣。热盛阳明则汗出，湿蔽清阳则胸痞，湿邪内盛则舌白，湿热交蒸则舌黄，热则液不升而口渴，湿则饮内留而不引饮。然所云表者，乃太阴阳明之表，而非太阳之表。太阴之表四肢也，阳明也；阳明之表肌肉也，胸中也。故胸痞为湿热必有之证，四肢倦怠，肌肉烦疼，亦必并见。其所以不干太阳者，以太阳为寒水之腑，主一身之表，风寒必自表入，故属太阳。湿热之邪，从表伤者，十之一二，由口鼻入者，十之八九。阳明为水谷之海，太阴为湿土之脏，故多阳明太阴受病。膜原者，外通肌肉，内近胃腑，即三焦之门户，实一身之半表半里也。邪由上受，直趋中道，故病多归膜原。要之湿热之病，不独与伤寒不同，且与温病大异。温病乃少阴太阳同病，湿热乃阳明太阴同病也。而提纲中言不及脉者，以湿热之证，脉无定体，或洪或缓，或伏或细，各随证见，不拘一格，故难以一定之脉，拘定后人之眼目也。

湿热之证，阳明必兼太阴者，徒知脏腑相连。湿土同气，而不知当与温病之必兼少阴比例。少阴不藏，木火内燔，风邪外袭，表里相应，故为温病。太阴内伤，湿饮停聚，客邪再至，内外相引，故病湿热。此皆先有内伤，再感客邪，非由腑及脏之谓。若湿热之证，不挟内伤，中气实者，其病必微，或有先因于湿，再因饥劳而病者，亦属内伤挟湿，标本同病。然劳倦伤脾为不足，湿饮停聚为有余，所以内伤外感孰多孰少，孰实孰虚，又在临证时权衡矣。

［原文］　湿热证，恶寒无汗，身重头痛，湿在表分。宜藿香、香薷、羌活、苍术皮、薄荷、牛蒡子等味。头不痛者，去羌活。（2）

自注：身重恶寒，湿遏卫阳之表证，头痛必挟风邪，故加羌活，不独胜湿，且以祛风。此条乃阴湿伤表之候。

［原文］　湿热证，恶寒发热，身重，关节疼痛，湿在肌肉，不为汗解。宜滑石、大豆黄卷、茯苓皮、苍术皮、藿香叶、鲜荷叶、白通草、桔梗等味，不恶寒者，去苍术皮。（3）

自注：此条外候与上条同，唯汗出独异，更加关节疼痛，乃湿邪初犯阳明之表。而即清胃脘之热者，不欲湿邪之郁热上蒸，而欲湿邪之淡渗下走耳。此乃阳湿伤表之候。

［原文］　湿热证，三四日即口噤，四肢牵引拘急，甚则角弓反张，此湿热侵入经络脉隧中。宜鲜地龙、秦艽、威灵仙、滑石、苍耳子、丝瓜藤、海风藤、酒炒黄连等味。（4）

自注：此条乃湿邪挟风者。风为木之气，风动则木张，乘入阳明之络则口噤，走窜太阴之经则拘挛，故药不独胜湿，重用息风，一则风药能胜湿，一则风药能疏肝也。选用地龙、诸藤者，欲其宣通脉络耳。

或问仲景治痉原有桂枝加栝楼根及葛根汤两方，岂宜于古而不宜于今耶？今之痉者与厥相连，仲景不言及厥，岂《金匮》有遗文耶？余曰：非也。药因病用，病源既异，治法自殊。伤寒之痉自外来，证属太阳，治以散外邪为主；湿热之痉自内出，波及太阳，治以息内风为主。盖三焦与肝胆同司相火，中焦湿热不解，则热盛于里而少火悉成壮火，火动则风生而筋挛脉急，风煽则火炽而识乱神迷。身中之气随风火上炎而有升无降，常度尽失，由是而形若尸厥。正《内经》所谓"血之与气，并走于上，则为大厥"者是也。外窜经脉则成痉，内侵膻中则为厥。痉厥并见，正气犹存一线，则气复返而生，胃津不克支持，则厥不回而死矣。所以痉与厥往往相连，伤寒之痉自外来者，安有是哉？

暑月痉证与霍乱同出一源，风自火生，火随风转，乘入阳明则呕，贼及太阴则泻，是名霍乱；窜入筋中则挛急，流入脉络则反张，是名痉。但痉证多厥，霍乱少厥。盖痉证风火闭郁，郁则邪势愈甚，不免乱神明，故多厥；霍乱风火外泄，泄则邪势外解，不至循经而走，故少厥。此痉与霍乱之分别也。然痉证邪滞三焦，三焦乃火化，风得火而愈煽，则入中而暴厥；霍乱邪走脾胃，脾胃乃湿化，邪由湿而停留，则淫及诸经而拘挛。火郁则厥，火窜则挛。又痉与厥之遗祸也，痉之挛急，乃湿热生风，霍乱之转筋乃风来胜湿。痉则由经及脏而厥，霍乱则由脏及经而挛，总由湿热与风淆乱清浊，升降失常之故。夫湿多热少，则风入土中而霍乱，热多湿少，则风乘三焦而痉厥。厥而不返者死，胃液干枯，火邪盘踞也；转筋入腹者死，胃液内涸，风邪独劲也。然则胃中之津液，所关顾不巨哉？厥证用辛开，泄胸中无形之邪也，干霍乱用探吐，泄胃中有形之滞也，然泄邪而胃液不上升者，热邪益炽；探吐而胃液不四布者，风邪更张，终成死候，不可不知。

[原文]　湿热证，壮热口渴，舌黄或焦红，发痉，神昏谵语或笑，邪灼心包，营血已耗。宜犀角、羚羊角、连翘、生地、玄参、钩藤、银花露、鲜菖蒲、至宝丹等味。(5)

自注：上条言痉，此条言厥。温暑之邪，本伤阳气，及至热极逼入营阴，则津液耗而阴亦病，心包受灼，神识昏乱。用药以清热救阴，泄邪平肝为务。

[原文]　湿热证，发痉，神昏笑妄，脉洪数有力，开泄不效者，湿热蕴结胸膈，宜仿凉膈散；若大便数日不通者，热邪闭结肠胃，宜仿承气微下之例。(6)

自注：此条乃阳明实热，或上结，或下结。清热泄邪，止能散络中流走之热，而不能除肠中蕴结之邪，故阳明之邪，仍假阳明为出路也。

[原文]　湿热证，壮热烦渴，舌焦红或缩，斑疹，胸痞，自利，神昏痉厥，热邪充斥表里三焦。宜大剂犀角、羚羊角、生地、玄参、银花露、紫草、方诸水[1]、金汁、鲜菖蒲等味。(7)

自注：此条乃痉厥中之最重者，上为胸闷，下挟热利，斑疹痉厥，阴阳告困。独清阳明之热，救阳明之液为急务者，恐胃液不存，其人自焚而死也。

[1]方诸水：又名明水，方诸为古代在月下承取露水的器具名称。一说方诸水用大蛤，磨之令热，向月取之则水生，即当明月当空时取蚌体分泌之汁液，性甘寒无毒，功能止渴除烦，明目定心。

[原文]　湿热证，寒热如疟，湿热阻遏膜原。宜柴胡、厚朴、槟榔、草果、藿香、苍术、半夏、干菖蒲、六一散等味。(8)

自注：疟由暑热内伏，秋凉外束而成。若夏月腠理大开，毛窍疏通，安得成疟。而寒热有定期，如疟证发作者，以膜原为阳明之半表半里，热湿阻遏，则营卫气争，证虽如疟，不得与疟同治，故仿又可达原饮之例，盖一由外凉束，一由内湿阻也。

[原文]　湿热证，数日后脘中微闷，知饥不食，湿邪蒙绕三焦。宜藿香叶、薄荷叶、鲜荷叶、枇杷叶、佩兰叶、芦尖、冬瓜仁等味。(9)

自注：此湿热已解，余邪蒙蔽清阳，胃气不舒。宜用极轻清之品，以宣上焦阳气。若投味重之剂，是与病情不相涉矣。

[原文]　湿热证,初起发热,汗出胸痞,口渴舌白,湿伏中焦。宜藿梗、蔻仁、杏仁、枳壳、桔梗、郁金、苍术、厚朴、草果、半夏、干菖蒲、佩兰叶、六一散等味。(10)

自注:浊邪上干则胸闷,胃液不升则口渴。病在中焦气分,故多开中焦气分之药。此条多有挟食者,其舌根见黄色,宜加瓜蒌、楂肉、莱菔子。

[原文]　湿热证,数日后自利,溺赤,口渴,湿流下焦。宜滑石、猪苓、茯苓、泽泻、萆薢、通草等味。(11)

自注:下焦属阴,太阴所司。阴道虚故自利,化源滞则溺赤,脾不转津则口渴。总由太阴湿胜故也。湿滞下焦,故独以分利为治,然兼证口渴胸痞,须佐入桔梗、杏仁、大豆黄卷开泄中上,源清则流自洁,不可不知。以上三条,俱湿重于热之候。

湿热之邪不自表而入,故无表里可分,而未尝无三焦可辨,犹之河间治消渴亦分三焦者是也。夫热为天之气,湿为地之气,热得湿而愈炽,湿得热而愈横。湿热两分,其病轻而缓,湿热两合,其病重而速。湿多热少则蒙上流下,当三焦分治,湿热俱多则下闭上壅而三焦俱困矣。犹之伤寒门二阳合病、三阳合病也。盖太阴湿化,三焦火化,有湿无热止能蒙蔽清阳,或阻于上,或阻于中,或阻于下,若湿热一合,则身中少火悉化为壮火,而三焦相火有不起而为虐者哉?所以上下充斥,内外煎熬,最为酷烈。兼之木火同气,表里分司,再引肝风,痉厥立至。胃中津液几何,其能供此交征乎?至其所以必属阳明者,以阳明为水谷之海,鼻食气,口食味,悉归阳明。邪从口鼻而入,则阳明为必由之路。其始也,邪入阳明,早已先伤其胃液,其继邪盛三焦,更欲资取于胃液,司命者可不为阳明顾虑哉?

或问木火同气,热盛生风,以致痉厥,理固然矣。然有湿热之证,表里极热,不痉不厥者,何也?余曰:风木为火热引动者,原因木气素旺,肝阴先亏,内外相引,两阳相煽,因而

动张。若肝肾素优,并无里热者,火热安能招引肝风也!试观产妇及小儿,一经壮热便成瘛疭者,以失血之后,与纯阳之体,阴气未充,故肝风易动也。

或问曰:亦有阴气素亏之人,病患湿热,甚至斑疹外见,入暮谵语,昏迷而不痉不厥者,何也?答曰:病邪自盛于阳明之营分,故由上脘而熏胸中,则入暮谵妄。邪不在三焦气分,则金不受囚,木有所畏,未敢起而用事,至于斑属阳明,疹属太阴,亦二经营分热极,不与三焦相干,即不与风木相引也。此而痉厥,必胃中津液尽涸,耗及心营,则肝风亦起,而其人已早无生理矣。

[原文]　湿热证,舌遍体白,口渴,湿滞阳明。宜用辛开,如厚朴、草果、半夏、干菖蒲等味。(12)

自注:此湿邪极盛之候。口渴乃液不上升,非有热也。辛泄太过即可变而为热,而此时湿邪尚未蕴热,故重用辛开,使上焦得通,津液得下也。

[原文]　湿热证,舌根白,舌尖红,湿渐化热,余湿犹滞。宜辛泄佐清热,如蔻仁、半夏、干菖蒲、大豆黄卷、连翘、绿豆衣、六一散等味。(13)

自注:此湿热参半之证。而燥湿之中,即佐清热者,亦所以存阳明之液也。上二条凭验舌以投剂,为临证时要诀,盖舌为心之外候,浊邪上熏心肺,舌苔因而转移。

[原文]　湿热证,初起即胸闷不知人,瞀乱[1]大叫痛,湿热阻闭中上二焦。宜草果、槟榔、鲜菖蒲、芫荽、六一散各重用,或加皂角、地浆水[2]煎。(14)

自注:此条乃湿热俱盛之候。而祛湿药多清热药少者,以病邪初起即闭,不得不以辛通开闭为急务,不欲以寒凉凝滞气机也。

[1]瞀(mào冒)乱:视物不明,心中闷乱,甚至神识昏蒙。瞀,视物不明,甚至昏蒙。

[2]地浆水:把新汲水倒入约1米深的黄土坑,俟其沉淀后,取清液用。有清暑解毒作用。

［原文］ 湿热证，四五日，口大渴，胸闷欲绝，干呕不止，脉细数，舌光如镜。胃液受劫，胆火上冲，宜西瓜汁、金汁、鲜生地汁、甘蔗汁磨服郁金、木香、香附、乌药等味。(15)

自注：此营阴素亏，木火素旺者。木乘阳明，耗其津液，幸无饮邪，故一清阳明之热，一散少阳之邪。不用煎者，取其气全耳。

［原文］ 湿热证，呕吐清水或痰多，湿热内留，木火上逆。宜温胆汤加瓜蒌、碧玉散等味。(16)

自注：此素有痰饮而阳明少阳同病，故一以涤饮，一以降逆。与上条呕同而治异，正当合参。

［原文］ 湿热证，呕恶不止，昼夜不瘥，欲死者，肺胃不和，胃热移肺，肺不受邪也。宜用川连三四分，苏叶二三分，两味煎汤，呷下即止。(17)

自注：肺胃不和，最易致呕，盖胃热移肺，肺不受邪，还归于胃。必用川连以清湿热，苏叶以通肺胃。投之立愈者，以肺胃之气，非苏叶不能通也，分数轻者，以轻剂恰治上焦之病耳。

［原文］ 湿热证，咳嗽昼夜不安，甚至喘不得眠者，暑邪入于肺络。宜葶苈、枇杷叶、六一散等味。(18)

自注：人但知暑伤肺气则肺虚，而不知暑滞肺络则肺实。葶苈引滑石直泻肺邪则病自除。

［原文］ 湿热证，十余日，大势已退，唯口渴，汗出，骨节痛，余邪留滞经络。宜元米汤泡于术，隔一宿，去术煎饮。(19)

自注：病后湿邪未尽，阴液先伤，故口渴身痛。此时救液则助湿，治湿则劫阴。宗仲景麻沸汤之法，取气不取味，走阳不走阴，佐以元米汤养阴逐湿，两擅其长。

［原文］ 湿热证，数日后，汗出热不除，或痉，忽头痛不止者，营液大亏，厥阴风火上升，宜羚羊角、蔓荆子、钩藤、元参、生地、女贞子等味。(20)

自注：湿热伤营，肝风上逆，血不荣筋而痉，上升巅顶则头痛，热气已退，木气独张，故痉而不厥。投剂以息风为标，养阴为本。

［原文］ 湿热证，胸痞发热，肌肉微疼，始终无汗者，腠理暑邪内闭。宜六一散一两，薄荷叶三四分，泡汤调下即汗解。(21)

自注：湿病发汗，昔贤有禁。此不微汗之，病必不除。盖既有不可汗之大戒，复有得汗始解之治法，临证者当知所变通矣。

［原文］ 湿热证，按法治之，数日后，或吐下一时并至者，中气亏损，升降悖逆。宜生谷芽、莲心、扁豆、米仁、半夏、甘草、茯苓等味，甚者用理中法。(22)

自注：升降悖逆，法当和中，犹之霍乱之用六和汤也。若太阴愈甚，中气不支，非理中不可。

［原文］ 湿热证，十余日后，左关弦数，腹时痛，时圊血[1]，肛门热痛。血液内燥，热邪传入厥阴之证，宜仿白头翁法。(23)

自注：热入厥阴而下利，即不圊血，亦当宗仲景治热利法，若竟逼入营阴，安得不用白头翁汤凉血而散邪乎？设热入阳明而下利，即不圊血，又宜师仲景治下利谵语，用小承气汤之法矣。

[1]圊血：大便有血，此处指便下脓血。圊，指厕所。

［原文］ 湿热证，十余日后，尺脉数，下利或咽痛，口渴心烦。下泉不足[1]，热邪直犯少阴之证，宜仿猪肤汤凉润法。(24)

自注：同一下利，有厥少之分，则药有寒凉之异。然少阴有便脓之候，不可不细审也。

[1]下泉不足：即肾阴不足。下泉指肾阴。

［原文］ 湿热证，身冷脉细，汗泄胸痞，口渴舌白，湿中少阴之阳。宜人参、白术、附子、茯苓、益智等味。(25)

自注：此条湿邪伤阳，理合扶阳逐湿。口渴为少阴证，乌得妄用寒凉耶。

［原文］ 暑月病初起，但恶寒，面黄，口不渴，神倦四肢懒，脉沉弱，腹痛下利，湿困太

阴之阳。宜仿缩脾饮,甚则大顺散、来复丹等法。(26)

自注:暑月为阳气外泄,阴气内耗之时。故热邪伤阴,阳明消烁,宜清宜凉;太阴告困,湿浊弥漫,宜温宜散。古法最详,医者鉴诸。

[原文] 湿热证,按法治之,诸证皆退,唯目瞑则惊悸梦惕,余邪内留,胆气未舒。宜酒浸郁李仁、姜汁炒枣仁、猪胆皮等味。(27)

自注:滑可去着,郁李仁性最滑脱,古人治惊后肝系滞而不下,始终目不瞑者,用之以下肝系而去滞。此证借用,良由湿热之邪留于胆中,胆为清净之府,藏而不泻,是以病去而内留之邪不去,寐则阳气行于阴,胆热内扰,肝魂不安,用郁李仁以泄邪而以酒行之,酒气独归胆也。枣仁之酸,入肝安神,而以姜汁制,安神而又兼散邪也。

[原文] 湿热证,曾开泄下夺,恶候皆平,独神思不清,倦语不思食,溺数,唇齿干。胃气不输,肺气不布,元神大亏。宜人参、麦冬、石斛、木瓜、生甘草、生谷芽、鲜莲子等味。(28)

自注:开泄下夺,恶候皆平,正亦大伤,故见证多气虚之象。理合清补元气,若用腻滞阴药,去生便远。

[原文] 湿热证,四五日,忽大汗出,手足冷,脉细如丝或绝,口渴,茎痛,而起坐自如,神清语亮。乃汗出过多,卫外之阳暂亡,湿热之邪仍结,一时表里不通,脉故伏,非真阳外脱也。宜五苓散去术加滑石、酒炒川连、生地、芪皮等味。(29)

自注:此条脉证,全似亡阳之候,独于举动神气得其真情。噫!此医之所以贵识见也。

[原文] 湿热证,发痉神昏,独足冷阴缩。下体外受客寒,仍宜从湿热治,只用辛温之品煎汤熏洗。(30)

自注:阴缩为厥阴之外候,合之足冷,全似虚寒,乃谛观本证,无一属虚,始知寒客下体,一时营气不达,不但证非虚寒,并非上热

下寒之可拟也,仍从湿热治之,又何疑耶?

[原文] 湿热证,初起壮热口渴,脘闷懊恼,眼欲闭,时谵语。浊邪蒙闭上焦,宜涌泄,用枳壳、桔梗、淡豆豉、生山栀,无汗者加葛根。(31)

自注:此与第九条宜参看,彼属余邪,法当轻散;此则浊邪蒙闭上焦,故懊恼脘闷。眼欲闭者,肺气不舒也。时谵语者,邪郁心包也。若投轻剂,病必不除。《经》曰:"高者越之。"用栀豉汤涌泄之剂,引胃脘之阳而开心胸之表,邪从吐散。

[原文] 湿热证,经水适来,壮热口渴,谵语神昏,胸腹痛,或舌无苔,脉滑数,邪陷营分。宜大剂犀角、紫草、茜根、贯众、连翘、鲜菖蒲、银花露等味。(32)

自注:热入血室,不独妇女,男子亦有之,不第凉血,并须解毒,然必重剂乃可奏功。

[原文] 湿热证,上下失血或汗血,毒邪深入营分,走窜欲泄。宜大剂犀角、生地、赤芍、丹皮、连翘、紫草、茜根、银花等味。(33)

自注:热逼而上下失血、汗血,势极危而犹不即坏者,以毒从血出,生机在是,大进凉血解毒之剂,以救阴而泄邪,邪解而血自止矣。血止后,须进参、芪善后乃得。汗血即张氏所谓肌衄也。《内经》谓:"热淫于内,治以咸寒。"方中当增入咸寒之味。

[原文] 湿热证,七八日,口不渴,声不出,与饮食亦不却,默默不语,神识昏迷,进辛香凉泄,芳香逐秽,俱不效。此邪入厥阴,主客浑受[1],宜仿吴又可三甲散,醉地鳖虫、醋炒鳖甲、土炒穿山甲、生僵蚕、柴胡、桃仁泥等味。(34)

自注:暑热先伤阳分,然病久不解,必及于阴。阴阳两困,气钝血滞而暑湿不得外泄,遂深入厥阴,络脉凝瘀,使一阳不能萌动,生气有降无升,心主阻遏,灵气不通,所以神不清而昏迷默默也。破滞通瘀,斯络脉通而邪得解矣。

[1]主客浑受:暑湿病邪久留,乘精血正气亏耗

衰微而深入阴分和血脉之中，并与瘀滞之气血互结，胶固难解，形成络脉凝瘀之顽疾。"主"指阴阳、气血、脏腑、血脉等，也包括了患者体质虚弱或患慢性病证，导致精气亏耗，或气滞，或血瘀，或津伤等内在的病理基础。所谓"客"是指暑湿病邪。

[原文] 湿热证，口渴，苔黄起刺，脉弦缓，囊缩舌硬，谵语昏不知人，两手撮搦，津枯邪滞。宜鲜生地、芦根、生首乌、鲜稻根等味。若脉有力，大便不通，大黄亦可加入。（35）

自注：胃津劫夺，热邪内据，非润下以泄邪，则不能达，故仿承气之例，以甘凉易苦寒，正恐胃气受伤，胃津不复也。

[原文] 湿热证，发痉撮空，神昏笑妄，舌苔干黄起刺或转黑色，大便不通者，热邪闭结胃腑，宜用承气汤下之。（36）

自注：撮空一证，昔贤谓非大实即大虚，虚则神明涣散，将有脱绝之虞；实则神明被逼，故多撩乱之象。今舌苔黄刺干涩，大便闭而不通，其为热邪内结阳明，腑热显然矣。徒事清热泄邪，止能散络中流走之热，不能除胃中蕴结之邪，故假承气以通地道，然舌不干黄起刺者，不可投也。

承气用硝、黄，所以逐阳明之燥火实热，原非湿热内滞者所宜用，然胃中津液为热所耗，甚至撮空撩乱，舌苔干黄起刺，此时胃热极盛，胃津告竭，湿火转成燥火，故用承气以攻下。承气者，所以承接未亡之阴气于一线也。湿温病至此，亦危矣哉。

[原文] 湿热证，壮热口渴，自汗，身重，胸痞，脉洪大而长者，此太阴之湿与阳明之热相合，宜白虎加苍术汤。（37）

自注：热渴自汗，阳明之热也；胸痞身重，太阴之湿兼见矣；脉洪大而长，知湿热滞于阳明之经，故用苍术白虎汤以清热散湿，然乃热多湿少之候。白虎汤仲景用以清阳明无形之燥热也，胃汁枯涸者，加人参以生津，名曰白虎加人参汤；身中素有痹气者，加桂枝以通络，名曰桂枝白虎汤，而其实意在清胃热也。是以后人治暑热伤气身热而渴者，亦用白虎

加人参汤；热渴汗泄，肢节烦疼者，亦用白虎加桂枝汤；胸痞身重兼见，则于白虎汤中加入苍术以理太阴之湿；寒热往来兼集，则于白虎汤中加入柴胡，以散半表半里之邪。凡此皆热盛阳明，他证兼见，故用白虎清热，而复各随证以加减。苟非热渴汗泄，脉洪大者，白虎便不可投。辨证察脉，最宜详审也。

[原文] 湿热证，湿热伤气，四肢困倦，精神减少，身热气高，心烦溺黄，口渴自汗，脉虚者，用东垣清暑益气汤主治。（38）

自注：同一热渴自汗而脉虚神倦，便是中气受伤而非阳明郁热。清暑益气汤乃东垣所制，方中药味颇多，学者当于临证时斟酌去取可也。

[原文] 暑月热伤元气，气短倦怠，口渴多汗，肺虚而咳者，宜人参、麦冬、五味子等味。（39）

自注：此即《千金》生脉散也，与第十八条同一肺病，而气粗与气短有分，则肺实与肺虚各异，实则泻而虚则补，一定之理也。然方名生脉，则热伤气之脉虚欲绝可知矣。

[原文] 暑月乘凉饮冷，阳气为阴寒所遏，皮肤蒸热，凛凛畏寒，头痛头重，自汗烦渴，或腹痛吐泻者，宜香薷、厚朴、扁豆等味。（40）

自注：此由避暑而感受寒湿之邪，虽病于暑月而实非暑病，昔人不曰暑月伤寒湿而曰阴暑，以致后人淆惑，贻误匪轻，今特正之。其用香薷之辛温，以散阴邪而发越阳气，厚朴之苦温，除湿邪而通行滞气，扁豆甘淡，行水和中。倘无恶寒头痛之表证，即无取香薷之辛香走窜矣。无腹痛吐利之里证，亦无取厚朴、扁豆之疏滞和中矣。故热渴甚者，加黄连以清暑，名四味香薷饮；减去扁豆名黄连香薷饮；湿盛于里，腹膨泄泻者，去黄连加茯苓、甘草名五物香薷饮；若中虚气怯汗出多者，加人参、芪、白术、橘皮、木瓜名十味香薷饮。然香薷之用，总为寒湿外袭而设，不可用以治不挟寒湿之暑热也。

[原文] 湿热内滞太阴，郁久而为滞下，

其证胸痞腹痛,下坠窘迫,脓血稠黏,里结后重,脉软数者,宜厚朴、黄芩、神曲、广皮、木香、槟榔、柴胡、煨葛根、银花炭、荆芥炭等味。(41)

自注:古之所谓滞下,即今所谓痢疾也。由湿热之邪内伏太阴,阻遏气机,以致太阴失健运,少阳失疏达。热郁湿蒸,传导失其常度,蒸为败浊脓血,下注肛门,故后重。气壅不化,乃数至圊而不能便。伤气则下白,伤血则下赤,气血并伤,赤白兼下,湿热盛极,痢成五色。故用厚朴除湿而行滞气,槟榔下逆而破结气,黄芩清庚金之热,木香、神曲疏中气之滞,葛根升下陷之胃气,柴胡升土中之木气,热侵血分而便血,以银花、荆芥入营清热,若热盛于里,当用黄连以清热,大实而痛,宜增大黄以逐邪。昔张洁古制芍药汤以治血痢,方用归、芍、芩、连、大黄、木香、槟榔、甘草、桂心等味,而以芍药名汤者,盖谓下血,必调藏血之脏,故用之为君,不特欲其土中泻木,抑亦赖以敛肝和阴也。然芍药味酸性敛,终非湿热内蕴者所宜服。倘遇痢久中虚,而宜用芍药、甘草之化土者,恐难任芩、连、大黄之苦寒,木香、槟榔之破气。若其下利初作,湿热正盛者,白芍酸敛滞邪,断不可投。此虽昔人已试之成方,不敢引为后学之楷式也。

[原文]　痢久伤阳,脉虚滑脱者,真人养脏汤加甘草、当归、白芍。(42)

自注:脾阳虚者,当补而兼温。然方中用木香,必其腹痛未止,故兼疏滞气。用归、芍,必其阴分亏残,故兼和营阴。但痢虽脾疾,久必传肾,以肾为胃关,司下焦而开窍于二阴也。况火为土母,欲温土中之阳,必补命门之火,若虚寒甚而滑脱者,当加附子以补阳,不得杂入阴药矣。

[原文]　痢久伤阴,虚坐努责者,宜用熟地炭、炒当归、炒白芍、炙甘草、广皮之属。(43)

自注:里结欲便,坐久而仍不得便者,谓之虚坐努责。凡里结属火居多,火性传送至速,郁于大肠,窘迫欲便,而便仍不舒。故痢疾门中,每用黄芩清火,甚者用大黄逐热。若痢久血虚,血不足则生热,亦急迫欲便,但久坐而不得便耳,此热由血虚所生,故治以补血为主。里结与后重不同,里结者急迫欲便,后重者肛门重坠。里结有虚实之分:实为火邪有余,虚为营阴不足;后重有虚实之异:实为邪实下壅,虚由气虚下陷。是以治里结者,有清热养阴之异;治后重者,有行气升补之殊。虚实之辨,不可不明。

[原文]　暑湿内袭,腹痛吐利,胸痞,脉缓者,湿浊内阻太阴,宜缩脾饮。(44)

自注:此暑湿浊邪伤太阴之气,以致土用不宣,太阴告困,故以芳香涤秽,辛燥化湿为制也。

[原文]　暑月饮冷过多,寒湿内留,水谷不分,上吐下泻,肢冷脉伏者,宜大顺散。(45)

自注:暑月过于贪凉,寒湿外袭者,有香薷饮;寒湿内侵者,有大顺散。夫吐泻肢冷脉伏,是脾胃之阳为寒湿所蒙,不得升越,故宜温热之剂调脾胃,利气散寒,然广皮、茯苓似不可少,此即仲景治阴邪内侵之霍乱而用理中汤之旨乎。

[原文]　肠痛下利,胸痞,烦躁,口渴,脉数大,按之豁然空者,宜冷香饮子[1]。(46)

自注:此不特湿邪伤脾,抑且寒邪伤肾。烦躁热渴,极似阳邪为病,唯数大之脉按之豁然而空,知其躁渴等症为虚阳外越,而非热邪内扰。故以此方冷服,俾下咽之后,冷气既消,热性乃发,庶药气与病气无扞格[2]之虞也。

[1]冷香饮子:出自《杨氏家藏方》,由草果仁、甘草、陈橘皮、附子组成,主治伏暑中暑,内伤夹暑,霍乱呕吐,腹痛泻利,厥逆烦躁,引饮无度。

[2]扞格:抵触不合之意。扞,同捍。

清·杨栗山《伤寒瘟疫条辨》

自 序

汉长沙太守张仲景《伤寒论》为医家鼻祖，其论治伤寒曰：未有温覆而当不消散者，至于治温病则曰：可刺五十九穴。可知温病伤寒划然两途矣。况世之凶恶大病，死生人在反掌间者，尽属温病，而发于冬月之正伤寒百不一二。仲景著书，独详于彼而略于此，何与？盖自西汉至晋，中历两朝，数经兵燹，人物几空，相传《卒病论》六卷，不可复睹矣。《伤寒论》十卷，温病副之，想已遗亡过半。王叔和搜罗遗稿，编为序例，或得之传写，或得之口授，或得之断简残编，使三百九十七法，一百一十三方，流播人间，传之奕祀不为无功。惜其杂以己意，以温病为伏寒暴寒，妄立四变换入《伤寒论》中，以致无人不以温病为伤寒，无人不以伤寒方治温病，混淆不清，贻害无穷，将经论亦不足传信于世，此其罪有不容逭矣。自晋以来，千百余年，以伤寒名家发明其论者，不可以数纪。其尤者，如庞安常、许叔微、韩祗和、王海藏、赵嗣真、张璧、王实、吴绶、汪机，与林氏校正、成氏诠注、朱氏《活人书》、陶氏《六书》、《景岳全书》、王氏《准绳》，其于冬月正伤寒，各能援古准今，自成一家，无可拟议。道及温病，无一人不崇信叔和，先传后经，一字不能辨别，附会支离，相沿到今，故《尚论篇》曰：自晋以后之谈温病者，皆伪学也。惟刘河间《直格》、王安道《溯洄》，以温病与伤寒为时不一，温清不同治方，差强人意。然于温病所以然之故，卒未能阐发到底，使人见真守定，暨于临证，终属惝恍，何以拯危殆而济安全。一日读《温疫论》，至伤寒得天地之常气，温病得天地之杂气，而心目为之一开；又读《缵论》，至伤寒自气分而传入血分，温病由血分而发出气分，不禁抚卷流连，豁然大悟。因绎经论《平脉篇》，有曰：清邪中于上焦，浊邪中于下焦；又曰：清邪中上曰洁，浊邪中下曰浑，清邪、浊邪便是杂气，中上中下便是血分。热淫于内，故经用刺穴之法，断非伤寒常气，外感气分所有事。乃论杂气伏郁血分，为温病所从出之源，变证之总。所为赤文绿字，开天辟地之宝符，岂叔和序例之造言，与百家剿说雷同之所可比哉。呜乎！千古疑案，两言决矣。于是集群言之粹，择千失之得，零星采辑，参以管见，著《寒温条辨》九十二则，务辨出温病与伤寒另为一门，其根源、脉证、治法、方论，灿然昌明于世，不复揽入《伤寒论》中，以误后学，是则余之志也。知我罪我，何眼计乎。编次已定，撮其大要，弁于简端，夫犹祖述仲景伤寒温覆，温病刺穴之本意云尔。

乾隆四十九年岁次甲辰正月既望栗山老人杨璿书于溧水县署之槐阴轩时年七十有九

庄 序

宝田堂医书成巳数年矣，今予奉命两河学使，栗山先生来请序于予，自顾谫陋愧未能也。忆范文正尝曰，不得为良相，愿为定医，其意与先生有默契焉。予为窃取言之，粤稽盛世，择撰定辅，燮理阴阳，保合太和，推吾老老幼幼之恩勋，犹烂如史册朗然，唯医亦然。夫医托于儒，自西汉始穷研经术，深知性天必因五运岁时，以别六淫杂气，合外内辨虚实，培元气于未衰，起沉疴于将毙。如《伤寒论》创于张仲景，当时兆民赖以生全，万世长存可也。惜经兵燹散亡，温病失传，下逮刘氏《直格》，王氏《溯洄》，其方始差强人意。奈自王叔和妄篡序例，绞乱经文，以冬寒藏变春温，殊觉悖谬，又插入异气四变，更属荒唐，乃一人倡之，百人和之，先传后经注为箴铭，久假而不归，幸而喻氏非之，以为一盲引众盲，相将入火坑，非口过也。可见温病自晋已失所宗，而世人自晋已有被其冤者，何况今日哉。先生初岂业医耶，天性纯一，学有渊源，幼读宋儒名臣言行录，便立志以韩魏司马自期待。其生平所为光明正大，如日中天而不可掩，所以要冠入庠来，国士之声称雍正戊申冬，学政山东于公广科，补县学弟子生员，批其卷云：三试经义论策，沉潜理窟，如话家常，有关世教，有裨治道，有切于民生日用，粹然儒者之言，此国士之风也，他日必非常人，卒之乡闱十困，信穷通于天命，此其涵养气识为何如者。每日雕虫小技，帖括浮名，唯医一道。庶获实用。于是熟复《灵》《素》，更详热论，发挥仲景之精微，补正叔和之遗阙，参以妙悟，得之神解，著为《寒温条辨》。盖丝分缕析，系出王、刘，而探本穷源，祖述经论仲景《伤寒论》亦曰经。其曰：伤寒外感常气，自气分传入血分；温病内伤杂气，由血分发出气分。又曰：伤寒但有表证，勿论久暂即当发汗；温病虽有表证，实无表邪，断无正发汗之理。又曰：伤寒风寒在表，下不嫌迟；温病热郁在里，下不嫌早。由斯以谈，各有病原，各有脉证，各有治法，见有方论，见真守定，全活甚众，真良医良相之有同功，而寿世寿国之无二辙矣。予振铎而警世曰：最哉！后学听之，寿国者主持国事，留心民瘼，奠金瓯以巩固，奉玉烛以长调，相之任也。寿世者，春台育物，池水生尘，民无夭札之年，国多台耇之老，医之责也。得志泽加于民，不则以仁术济于世，爷答圣天子子惠元元，日昃不遑之至意，讵不盛哉。则夫观此医书，其为郅隆之世之一助也，又何疑焉。先生姓杨氏名璿，字玉衡，粟山其号也。上溯其父讳宏，文学、祖讳廷陈、曾讳桂，文学、高讳清，文学、太高讳思谦，文学至始祖讳仲友，原籍亳州，明永乐初年迁夏，读书力

田，广业四百顷遂家焉，十三世文庠奕叶相继，诗礼名族，忠孝传家，世居中州之夏邑。康熙丙戌相行年七十，请凡小心畏天，乐善慎行其身，可为能终矣。

赐进士及第　礼部右侍郎　辛卯会试总裁　甲午河南学政　武进年家眷弟庄存与拜叙于大梁学署　乾隆四十年岁在乙未孟春之初

刻《伤寒瘟疫条辨》序

智薄宦金陵五年矣，今年夏，第三儿忽感温病，延医治之，百方不效，半月而殇。既悼儿命之不永，而益伤治温病之旧无善方也。盖自张仲景《伤寒论》冠绝古今，然未尝言治温病。非不言也，其书经兵火之余，散佚过半，厥后刘氏《直格》、王氏《溯洄》，虽亦辨伤寒、温病之不同，然未能直抉其所以异之故，是以后之医者，仍以治伤寒之方治温病，而愈治愈危矣。自亡儿逝后，合署染此病者几至十人，惊弓之后，益惶迫不知所从。适明府杨公，自溧水来，出其尊甫粟山先生所著《寒温条辨》见示，其言伤寒温病之别也，曰伤寒得天地之常气，风寒外感，自气分而传入血分；温病得天地之杂气，邪毒内入，由血分而发出气分。又曰伤寒治法急以发表为第一义，温病治法急以逐秽为第一义。又曰伤寒不见里证，一发汗而外邪即解，温病虽有表证，一发汗而内邪愈炽。其言明白洞悉，如易牙之辨淄渑，如离朱之分五色，如冰炭之不同气，南北辕之不相及也，而要归仍本于仲景伤寒用温覆消散，温病用刺穴泻热之两言，盖直以其一心之精微，与古人相揖让于千载之上，每向无字句处千搜万索，钩其玄微而显出之。呜呼至矣！智反复细读，旷若发矇，急以其方治家人之病，无不应手而愈。呜呼！使智早见此书，儿之亡或犹可逭，然因此书以救吾家之多人，则凡病此而获免者，皆先生之赐也，先生之德其可忘耶？又据其方合药，施诸外人，

凡以温病来告者,予之药无不霍然起目,踵门求药者至数十百人。因念先生是书,旷代宝书也,智于先生之德,无以为报,爰捐资付镂木之工,以广其传,俾后之治温病者,悉据是书以治之,活人之数当过于于公矣,则先生之德,岂不更大也耶。金陵医士周杓元①,顷见

是书,即先录副本以去,见今治温病,赫然有效,使见此书者,皆如周君之信而是式也,民生其有赖也夫。

乾隆五十年十一月朔日　北平孙宏智叙

目　录

①周杓元:清代医学家周魁,字杓元,号澹然子,江苏江宁人。著有《温证指归》(1799年)。

外感热病临证金鉴——古今名医名著名方

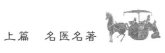

上篇 名医名著

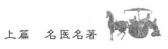

卷　一

治病须知大运辨 订正

天以阴阳而运六气，须知有大运，有小运，小则逐岁而更，大则六十年而易。大小有不合，大运于阳岁位居阴，是阳中之阴，犹夏日之亥子时也；大运于阴岁位居阳，是阴中之阳，犹冬日之巳午刻也。民病之应乎运气，在大不在小，不可拘小运，遗其本而专事其末也。譬之子平，以运为主，流年利钝，安能移其大局乎！病而与大小俱合无论矣。有于大运则合，岁气相违者，自从其大而略变其间也，此常理也。有于小则合，于大相违，更有于大运岁气俱违者，偶尔之变，亦当因其变而变应之。如冬温夏凉，怪病百出，俱不可以常理论也。总以大运为主，不以岁气纷更，强合乎证。又不设成见于中，惟证为的，与司天不合而自合，庶乎其近道矣。

若概谓必先岁气，毋伐天和，似非世则之言。尝稽东垣李氏，一以补中为主；丹溪朱氏，一以滋阴为重；戴人张氏，一以荡涤为先，皆能表表于世。总得挈领提纲，故合一本万殊之妙。否则当年岂无岁气，而必各取其一耶？再以痘疹言之，有抱要于保元，有独取于辛温，有得意于清泻，是亦治痘之名手，何不见有逐年之分别耶？要知大运之使然，非三氏之偏僻也，如曰偏僻，则当年各操其一以应世，何以得各擅其胜乎？后学不明其故，各效其一而不通变；亦有畏其偏僻，而第据证按时，侈谈岁气，以示高卓，皆不知循环之大运者也。余留心此道，年近四旬，乡闱已经七困，肇于乾隆九年甲子，犹及谢事。寒水大运，证多阴寒，治多温补，纵有毒火之证，亦属强弩之末。自兹已后，而阳火之证渐渐多矣，向温补宜重者变而从轻，清泻宜轻者变而从重。迨及甲戌乙亥，所宜重泻者，虽极清极解而亦弗验矣，势必荡涤而元枭之势始杀。至甲申乙酉，荡涤之法向施于初病者，多有首尾而难免者矣。历年以来，居然成一定局。间有温补者，什一千百而已，是大运转于相火矣。凡时行之气，如正伤寒与冬温、风温、暑温、湿温、秋温、飧泻、痎疟、燥咳、吐痢、霍乱，并男妇小儿一切诸证及痘疹，民病火病十八九，何况温病从无阴证，得天地疵疠旱潦之气，其流毒更甚于六淫，又岂寒水司大运者之所可同年语哉。自古运气靡常，纯驳无定，病故变态靡常，补泻无定，今之非昔，可知后之非今，先圣后圣其揆一也，易地则皆然矣。任胸臆者，断断不能仿佛。余于当事，时怀冰兢，惟恐偏僻致误，庶几屡经屡验，差可自信，亦有莫挽者，明知其逆不必治，不过热肠所迫耳。

脉义辨

脉义辨引

伤寒温病不识脉，如无目冥行，动辄颠陨。夫脉者，气血之神也，邪正之鉴也。呼吸微茫间，死生关头，若能验证分明，指下了然，岂有差错耶。伤寒脉法，与杂证自是不同，而温病脉法，与伤寒更是大异。今将长沙《内经》脉法揭于前，继以陶氏浮中沉三诊脉法，又继以温病与伤寒不同诊脉法，诚能洞晰于此，其于治也庶几乎。

长沙伤寒脉义

问曰：脉有阴阳，何谓也？答曰：凡脉浮、大、动、滑、数，此名阳也；沉、涩、弱、弦、微，此名阴也。阴证见阳脉者生。按：证之阴者，阴极也，脉之阳者，阳生也。阴证阳脉真阴证也，阳生则阴长，故曰生。如厥阴下利，手足厥逆，脉数，微热汗出，令自愈是也。若脉不数而紧，则死矣。阳证见阴脉者死。河间注云：脉近于绝故也。《类经》注云：证之阳者，假实也；脉之阴者，真虚也。阳证阴脉即阴证也。按：注既曰假实，知非真阳。既曰真虚，知为真阴。此假阳证真阴脉，直是阴证似阳也，故注曰即阴证也。若火闭而伏，以致脉沉

细脱，此真阳证假阴脉，乃是阳证似阴也，非阴证也。辨之不明，死生反掌。[批：畏斋曰：仲景阳证见阴脉一语，不知糊涂了多少公，得此训话，发人猛醒。]

寸口脉微，名曰阳不足。阴气上入于阳中，则洒淅恶寒也。尺脉弱，名曰阴不足。阳气下陷入阴中，则发热也。阳脉浮濡阴脉弱者，则血虚。血虚则筋急也。其脉沉弱者，荣气之微也。其脉浮濡在而汗出如流珠者，卫气之衰也。按："阳脉浮""其脉浮"之二"浮"字，应是二"濡"字，若是"浮"字，则与卫衰汗出如流珠之义不属。"其脉沉"之"沉"字，应是"弱"字，若是"沉"字，则与血虚荣微之义不属。悉宜改之。

寸口脉浮为在表，沉为在里，数为在腑，迟为在脏。若脉浮大者，气实血虚也。

寸口脉浮而紧，浮则为风，紧则为寒。风则伤卫，寒则伤荣。卫荣俱伤，骨节烦痛，当发其汗也。

夏月盛热，欲着复衣；冬月盛寒，欲裸其身。所以然者，阳微则恶寒，阴虚则发热也。

寸口脉浮大，而医反下之，此为大逆。浮则无血，大则为寒，寒气相搏，则为肠鸣，医乃不知，而反饮冷水，令汗大出，水得寒气，冷必相搏，其人必。按："令汗大出"四字，与上下文义不相连贯，当是衍文，宜删之。

诸脉浮数，当发热，而反洒淅恶寒，若有痛处，饮食如常者，当发其痈。脉数不时，则生恶疮也。

伤寒表证，欲发其汗，脉浮有力者，乃可汗之。若浮而无力，或尺脉弱涩迟细者，此真气内虚，不可汗也，汗之则死。伤寒里证已具，而欲下之，切其脉，沉有力或沉滑有力，乃可下之。若沉细无力，或浮而虚者，此真气内虚，不可下也，下之则死。仲景治少阴病，始得之，反发热，脉沉者，麻黄附子细辛汤主之。此太阳少阴之两感也。有太阳之表热，故用麻黄，有少阴之脉沉，故用附子、细辛，发表温里并行。此证治之奇，脉法之奥，故《内经》

曰:微妙在脉,不可不察也。

《内经》脉义

《内经》曰:脉至而从,按之不鼓,诸阳皆然。王太仆注曰:言病热而脉数,按之不鼓动于指下者,此阴盛格阳而致之,非热也。又曰:脉至而从,按之鼓甚而盛。王太仆注曰:言病证似寒,按之而脉气鼓动指下而盛者,此阳盛格阴而致之,非寒也。东垣治一伤寒,目赤面赤,烦渴引饮,脉息七八至,按之不鼓,此阴盛格阳于外,非热也。用干姜附子汤加人参,数服得汗而愈,亦治法之奇妙也。大抵诊脉之要,全在沉脉中分虚实。如轻手按之脉来得大,重按则无者,乃无根蒂之脉,为散脉,此虚极而元气将脱也。切不可发表攻里,如误治之则死,须人参大剂煎饮之。以上所言,乃脉证治例之妙,水火征兆之微,阴阳倚伏之理,要当穷究其指趣,不可轻易而切之也。

陶氏伤寒三诊脉义

浮诊法:以手轻按于皮肤之上,切其浮脉之来,以察表里之虚实。尺寸俱浮者,太阳也。浮而紧者为寒在表,浮而数者为热在表。以脉中有力为有神,可汗之;浮而缓者为风在表,可解之,不可汗;浮而无力为虚为无神,不可汗。凡尺脉浮,寸脉浮,俱有力,可汗。若尺脉迟弱者,此真气不足,不可汗也。浮大有力为实为热,可汗之;浮大无力为虚为散,不可汗也。浮而长,太阳合阳明;浮而弦,太阳合少阳。凡脉浮主表,不可攻里也。

中诊法:以手不轻不重,按至肌肉之分而切之,以察阳明、少阳二经之脉也。尺寸俱长者,阳明也。浮长有力则兼太阳,表未解也,无汗者宜发汗。长而大有力,为热,当解肌;长而数有力,为热甚,当平热也;长洪长滑有力,此胃中实热,可攻之也。尺寸俱弦者,少阳也,宜和之。浮弦有力兼太阳,表未解也,可发汗。弦洪、弦长、弦数、弦滑有力,为热甚,宜清解之;弦迟、弦小、弦微皆内虚有寒,

宜温之也。凡弦脉只可和,不可汗、下,不可利小便也。

沉诊法:重手按至筋骨之分而切之,以察里证之虚实也。尺寸俱沉细者太阴也,俱沉者少阴也,俱沉弦者厥阴也。沉疾、沉滑、沉实为有力有神,为阳盛阴微,急宜滋阴以退阳也;沉迟、沉细、沉微为无力无神,为阴盛阳微,急宜生脉以回阳也。大抵沉诊之脉,最为紧关之要,以决阴阳寒热,用药死生在毫发之间。脉中有力为有神,为可治;脉中无力为无神,为难治。用药宜守而不宜攻,宜补而不宜泻也。

温病与伤寒不同诊脉义诸书未载

凡温病脉不浮不沉,中按洪、长、滑、数,右手反盛于左手,总由怫热郁滞,脉结于中故也。若左手脉盛,或浮而紧,自是感冒风寒之病,非温病也。

凡温病脉,怫热在中,多见于肌肉之分而不甚浮,若热郁少阴,则脉沉伏欲绝,非阴脉也,阳邪闭脉也。

凡伤寒自外之内,从气分入,始病发热恶寒,一二日不作烦渴,脉多浮紧,不传三阴,脉不见沉;温病由内达外,从血分出,始病不恶寒而发热,一热即口燥咽干而渴,脉多洪滑,甚则沉伏。此发表清里之所以异也。

凡浮诊中诊,浮大有力,浮长有力,伤寒得此脉,自当发汗,此麻黄、桂枝证也。温病始发,虽有此脉,切不可发汗,乃白虎、泻心证也。死生关头,全于此分。

凡温病内外有热,其脉沉伏,不洪不数,但指下沉涩而小急,断不可误为虚寒。若以辛温之药治之,是益其热也。所以伤寒多从脉,温病多从证。盖伤寒风寒外入,循经传也;温病怫热内炽,溢于经也。

凡伤寒始本太阳,发热头痛而脉反沉者,虽曰太阳,实见少阴之脉,故用四逆汤温之。若温病始发,未尝不发热头痛,而见脉沉涩而小急,此伏热之毒滞于少阴,不能发出阳分,所以身大热而四肢不热者,此名厥。正杂气

佛郁，火邪闭脉而伏也，急以咸寒大苦之味，大清大泻之。断不可误为伤寒太阳始病，反见少阴脉沉，而用四逆汤温之，温之则坏事矣。[批：于脉中即见得异，此发前人所未到之旨也。]又不可误为伤寒阳厥，慎不可下，而用四逆散和之，和之则病甚矣。盖热郁亢闭，阳气不能交接于四肢，故脉沉而涩，甚至六脉俱绝，此脉厥也。手足逆冷，甚至通身冰凉，此体厥也，即仲景所谓阳厥。厥浅热亦浅，厥深热亦深是也。下之断不可迟，非见真守定，通权达变者，不足以语此。[批：此段议论，乃千古特识，患温者，从此不冤矣。俗医何曾梦见。]

凡温病脉，中诊洪长滑数者轻，重则脉沉，甚则闭绝。此辨温病与伤寒，脉浮脉沉异治之要诀也。

凡温病脉，洪长滑数，兼缓者易治，兼弦者难治。

凡温病脉，沉涩小急，四肢厥逆，通身如冰者危。

凡温病脉，两手闭绝，或一手闭绝者危。

凡温病脉，沉涩而微，状若屋漏者死。

凡温病脉，浮大而散，状若釜沸者死。

按：伤寒温病，必须诊脉施治。有脉与证相应者，则易于识别，若脉与证不相应，却宜审察缓急，或该从脉，或该从证，务要脉证两得。[批：脉证两得，此治病之大关键也，业医者深宜留心。]

即如表证脉不浮者，可汗而解；里证脉不沉者，可下而解。以邪气微，不能牵引，抑郁正气，故脉不应。下利脉实有病愈者，但得证减，复有实脉，乃天年脉也。又脉法之辨，以洪滑者为阳为实，以微弱者为阴为虚，不待问也。然仲景曰：若脉浮大者，气实血虚也。《内经》曰：脉大四倍以上为关格，皆为真虚。陶氏曰：不论浮沉大小，但指下无力，重按全无，便是阴脉。此洪滑之未必尽为阳也、实也。景岳曰：其脉如有如无，附骨乃见，沉微细脱，乃阴阳潜伏闭塞之候。陶

氏曰：凡内外有热，其脉沉伏，不洪不数，指下沉涩而小急，是为伏热，此微弱之未必尽为阴也、虚也。夫脉原不可一途而取，须以神气、形色、声音、证候，彼此相参，以决死生安危，方为尽善。所以古人望闻问切四者缺一不可。

伤寒脉证辨

太阳经病，头项痛，腰脊强，身痛，发热恶寒，恶风，脉浮紧，以太阳经脉由脊背连风府，至颠顶，故为此证。此三阳之表也。仲景曰：大汗后，身热愈甚者，阴阳交而魂魄离也。

阳明经病，身热，目痛，鼻干，不眠，脉洪而长，以阳明主肌肉，其脉挟鼻，络于目，故为此证。此三阳之里也。正阳明腑病，由表传里，由经入腑也。邪气既深，故为潮热自汗，谵语发渴，不恶寒反恶热，揭去衣被，扬手掷足，或发斑黄狂乱，五六日不大便，脉滑而实，此实热已传于内，乃可下之。若脉弱无神，又当详辨。

少阳经病，往来寒热，胸胁满痛，默默不欲食，心烦喜呕，口苦目眩耳聋，脉弦而数，以少阳经脉循胁筋络于耳，故为此证。此三阳三阴之间也。由此渐入三阴，故为半表半里之证。伤寒邪在三阳，但有一毫表证，总以发汗解肌为主。

太阴经病，腹满而吐，食不下，嗌干，手足自温，或自利腹痛，不渴，脉沉而细，以太阴经脉布胃中络于嗌，故为此证。

少阴经病，欲吐不吐脉注胸，邪上逆。心烦，络心故烦，但欲寐，阴主静。口燥舌干，自利而渴络心故干渴，或咽痛吐利，引衣蜷卧寒主收引，故蜷卧，其脉沉，以少阴经脉贯肾络于肺，系舌本，故为此证。

厥阴经病，烦满囊缩脉循阴器，消渴子盛则母虚，故肾水消而生渴，气上撞心，心中痛热母盛则子实，故气撞心而痛热，饥不欲食，食即吐蛔木邪则土受伤，下之利不止，脉沉而弦，以厥阴经脉循阴器络于肝，故为此证。

按：伤寒自外之内，脉证一定，而传变无常，但不可拘于日数，泥于次序。《内经》次第言之者，以发明其理耳。大抵太阳表证居多，然岂无初病径犯阳明者？岂无发于太阳即少阴受之者？岂无太阳热郁以次而传三阴者？岂无太阳止传阳明、少阳，而不传三阴者？所以仲景有云：日数虽多，有表证即宜汗；日数虽少，有里证即宜下。[批：仍从《伤寒论》中看出，温病得于杂气，与伤寒外感风寒不同，是读书得间处。]此二句语活而义广，治伤寒之良法也。

温病脉证辨

《伤寒论·平脉篇》曰：寸口脉阴阳俱紧者，法当清邪中于上焦，浊邪中于下焦，清邪中上名曰洁也，浊邪中下名曰浑也。阴中于邪，必内栗也。栗，竦缩也。按：《经》曰清邪曰浊邪，明非风寒暑湿燥火六气之邪也，另为一种，乃天地之杂气也。种种恶秽，上溷空明清净之气，下败水土污浊之气。人受之，故上曰洁，下曰浑，中必内栗也。栗山曰：此段乃温病脉证根源也，虽未明言温病，其词意与伤寒绝不相干。《温疫论》以温病得于杂气，《缵论》以温病由血分出，观此益信。

篇中此四十六字，全非伤寒脉证所有事，乃论温病所从入之门，变证之总，所谓赤文绿字，开天辟地之宝符，人未之识耳。大意谓人之鼻气通于天，如毒雾烟瘴谓之清邪，是杂气之浮而上者，从鼻息而上入于阳，而阳分受伤《经》云：清邪中上焦是也，久则发热，头肿，项强颈挛，与俗称大头温、虾蟆温之说符也。人之口气通于地，如水土物产化为浊邪，是杂气之沉而下者，从口舌而下入于阴，而阴分受伤《经》云：浊邪中下焦是也，久则脐筑湫痛，呕泻腹鸣，足膝厥逆，便清下重，与俗称绞肠温、软脚温之说符也。然从鼻从口所入之邪，必先注中焦，分布上下，故中焦受邪《经》云：阴中于邪是也，则清浊相干，气滞血凝不流，其酿变即现中焦，与俗称瓜瓤温、疙瘩温、阳

毒、阴毒之说符也。此三焦定位之邪也。[批：奇想天开，妙有至理，温病之来历，从此复明于世矣。]气口脉盛属内伤，洪长滑数，阴阳搏激曰紧。若三焦邪涸为一，则怫郁熏蒸，口烂蚀龈，卫气通者，游行经络脏腑，则为痈脓，荣气通者，嚏出声嗢咽塞，热壅不行，则下血如豚肝，如屋漏，然以荣卫渐通，犹非危候。若上焦之阳，下焦之阴，两不相交，则脾气于中难运，斯五液注下，而生气几绝矣。《缵论》所谓伤寒自气分传入血分，温病由血分发出气分，铁案不移。伤寒得天地之常气，先行身之背，次行身之前，次行身之侧，自皮肤传经络，受病于气分，故感而即动。认真脉证治法，急以发表为第一义，入里则不消矣。未有温覆而当不消散者，何至传入血分，变证百出哉？河间以伤寒为杂病，温病为大病，信然。盖温病得天地之杂气，由口鼻入，直行中道，流布三焦，散漫收，去而复合，受病于血分，故郁久而发。亦有因外感，或饥饱劳碌，或焦思气恼触动而发者。一发则邪气充斥奔迫，上行极而下，下行极而上，即脉闭体厥，从无阴证，皆毒火也。与伤寒外感，与治伤寒温散，何相干涉？[批：伤寒以脉为主，温病以证为主。]奈何千年愦愦，混为一病，试折衷于经论，宁不涣然冰释哉？治法急以逐秽为第一义。上焦如雾，升而逐之，兼以解毒；中焦如沤，疏而逐之，兼以解毒；下焦如渎，决而逐之，兼以解毒。恶秽既通，乘热追拔，勿使潜滋。所以温病非泻则清，非清则泻，原无多方，时其轻重缓急而救之，或该从证，或该从脉，切勿造次。此段明言温病治法与伤寒不同。

《伤寒论》曰：凡治温病可刺五十九穴。

成注：以泻诸经之温热，谓泻诸阳之热逆，泻胸中之热，泻胃中之热，泻四肢之热，泻五脏之热也。

按：温病脉，《经》曰：寸口脉阴阳俱紧，与伤寒脉浮紧、浮缓不同。温病证，《经》曰中上焦，中下焦，阴中邪，升降散、增损双解散主方

也。与伤寒证,行身背,行身前,行身侧不同。温病治法,经曰刺五十九穴,与伤寒治法,温覆发散不同。非以温病,虽有表证,实无表邪,明示不可汗耶?独是河间以伤寒为杂病,三百九十七法,一百一十三方,至详且悉。温病为大病,岂反无方论治法乎?噫!兵燹散亡,传写多讹,错简亦复不少,承讹袭谬,积习相沿,迄今千余年矣。名手林立,方书充栋,未有不令发汗之说。余一人以管窥之见,而欲革故洗新,使之从风,亦知其难。然而孰得孰失,何去何从,必有能辨之者。

温病与伤寒根源辨

西汉张仲景著《卒病伤寒论》十六卷,当世兆民赖以生全。至晋代不过两朝相隔,其《卒病论》六卷已不可复睹,即《伤寒论》十卷,想亦劫火之余,仅得之读者之口授,其中不无残阙失次,赖有三百九十七法,一百一十三方之名目,可为校正。而温病失传,王叔和搜讨成书附以己意,指为伏寒,插入异气,似近理而弥乱真。其序例有曰:冬时严寒杀厉之气,中而即病者为伤寒;中而不即病,寒毒藏于肌肤,至春变为温病,至夏变为暑病。成无己注云:先夏至为温病,后夏至为暑病,温暑之病本于伤寒而得之。由斯以谈,温病与伤寒同一根源也,又何怪乎?后人治温病,皆以伤寒方论治之也。殊不知温病另为一种,非寒毒藏至春夏变也。自叔和即病不即病之论定,而后世名家方附会之不暇,谁敢辨之乎!余为拨片云之翳,以着白昼之光。夫严寒中人顷刻即变,轻则感冒,重则伤寒,非若春夏秋风暑湿燥所伤之可缓也。即感冒一证之最轻者,尚尔头痛身痛,发热恶寒,四肢拘急,鼻塞痰喘,当即为病,不能容隐。今为严寒杀厉所中,反能藏伏过时而变,谁其信之?更问何等中而即病?何等中而不即病?何等中而即病者,头痛如破,身痛如杖,恶寒项强,发热如炙,或喘或呕,烦躁不宁,甚则发痉,六脉如弦,浮紧洪数,传变不可胜言,失治乃至伤生?

何等中而不即病者,感则一毫不觉,既而挨至春夏,当其已中之后,未发之前,神气声色不变,饮食起居如常,其已发之证,热更烈于伤寒?况风寒侵人,未有不由肌表而入,所伤皆同荣卫,所中均系严寒。一者何其灵敏,感而遂通,一者何其痴呆,寂然不动,一本而枝殊,同源而流异,此必无之事,历来名家无不奉之为祖,所谓千古疑城,莫此难破。然而孰得孰失,何去何从,芸夫牧竖亦能辨之。[批:人皆知仲景之法自叔和而明,不知亦自叔和而晦,温病之坏始此矣。后贤先传,后经附会阐发,为叔和功臣,非仲景功臣也。兹欲溯仲景之渊微,必先破叔和藩篱。譬诸五谷虽为食宝,设各为区别,一概混种混收,鲜不贻耕者食者之困矣。]再问何等寒毒藏于肌肤?夫肌为肌表,肤为皮之浅者,其间一毫一窍,无非荣卫经行所摄之地,即偶尔脱衣换帽所冒些小风寒,当时而嚏,尚不能稽留,何况严寒杀厉之气,且藏于皮肤最浅之处,反能容忍至春,更历春至夏变耶?此固不待辩而自屈矣。栗山曰:予颇明读书之利害,王安石遵信《周礼》,何如前人蹈弊。医虽小道,是乃仁术也,所以辨之亲切恳至乃尔。乃又曰:须知毒烈之气,留在何经而发何病,前后不答,非故自相矛盾,其意实欲为异气四变,作开山祖师也。后人孰知其为一场懵懂乎?予岂好辩哉,予不得已也。[批:此曰毒烈之气留在何经而发何病,却是正论,却是翻自己的案。可知中而不即病,寒毒藏于肌肤之说,于理大谬矣,质之叔和何辞以对。]凡治伤寒大法,要在表里分明,未入于腑者,邪在表也,可汗而已;已入于腑者,邪在里也,可下而已。若夫温病,果系寒毒藏于肌肤,延至春夏犹发于表,用药不离辛温,邪气还从汗解,令后世治温病者,仍执肌肤在表之寒毒,一投发散,非徒无益而又害之。且夫世之凶厉大病,死生人在反掌间者,尽属温病,发于冬月正伤寒者,千百一二,而方书混同立论,毫无分别。总由王叔和序《伤寒论》于散亡之余,将温病一门失于编入,指为伏寒异气,妄立温疟、风温、温毒、温疫四变,插入《伤寒论》中混而为一,其证治非徒大坏而将泯焉,后之学者,殆自是而无所寻逐也已。余于此道中,已三折其肱矣,兼以阅历之久,实见得根源所出。[批:南山可移,此案必不可动。]伤寒得天地之常气,风寒外感,自气分而传入血分;温病得天地之杂气,邪毒内入,由血分而发出气分。常气、杂气之说,出自《温疫论》,气分、血分之说,出自《缵论》,皆是千古特识。本此以辨温病与伤寒异,辨治温病与治伤寒异,非杜撰也。一彼一此,乃风马牛不相及也。何以言之?常气者,风寒暑湿燥火,天地四时错行之六气也;杂气者,非风非寒非暑非湿非燥非火,天地间另为一种,偶荒旱潦疵疠烟瘴之毒气也。故常气受病,在表浅而易;杂气受病,在里深而难。[批:《温疫论》杂气一语,开温病无穷法门,《缵论》血分一语,开温病无穷方论。乡外人家见有发热头痛谵语者,大家惊恐呼为杂疾,此却适中病根,习而不察者吾辈也。]就令如序例所云,寒毒藏于肌肤,至春夏变为温病、暑病,亦寒毒之自变为温,自变为暑耳。还是冬来常气,亦犹冬伤于寒,春必病温之说,于杂气何与?千古流弊,只缘人不知疵疠旱潦之杂气而为温病,遂与伤寒视而为一病,不分两治。余故不辞谫陋,条分缕析,将温病与伤寒辨明,各有病原,各有脉息,各有证候,各有治法,各有方论。令医家早为曲突徙薪之计,庶不至焦头烂额耳。

或问《内经》曰:冬伤于寒,春必病温。[批:引经一语道破。]余曰:冬伤于寒,谓人当冬时受寒气也。春必病温,谓人到来春必病热也。亦犹经曰,人之伤于寒也,则为病热云尔。

东垣云:其所以不病于冬,而病于春者,以寒水居卯之分,方得其权,大寒之令复行于春,开发腠理,少阴不藏,辛苦之人,阳气外泄,谁为鼓舞,阴精内枯,谁为滋养,生化之源已绝,身之所存者热也。故《内经》又云:冬不

藏精,春必病温。此水衰火旺,来春其病未有不发热者,于温病何与?温病者,疵疠之杂气,非冬来之常气也。肾虚人易为杂气所侵则有之,非谓伤于寒则为温病也。经何以不曰温病,而必曰病温?盖温者热之始,热者温之终也,岂诸家所谓温病者乎?特辨以正前人注释之谬。[批:辨得精细。]

温病与伤寒治法辨

读仲景书,一字一句都有精义,后人之千方万论,再不能出其范围,余又何辩乎?盖仍本之仲景矣。《伤寒论》曰:凡伤寒之为病,多从风寒得之。风属阳,寒属阴,然风送寒来,寒随风入,本为同气,故寒之浅者即为伤风,风之深者即为伤寒,故曰伤寒从风寒得之。始因表中风寒,入里则不消矣,未有温覆而当不消散者。成氏注:风寒初客于皮肤,便投汤药,温覆发散而当,则无不消散之邪,此论伤寒治法也。其用药自是麻黄、桂枝、大小青龙一派。[批:仍从《伤寒论》中看出,温病治法与伤寒不同,是读书得间处。]《伤寒论》曰:凡治温病,可刺五十九穴。成氏注:以泻诸经之温热,谓泻诸阳之热逆,泻胸中之热,泻胃中之热,泻四肢之热,泻五脏之热也。此论温病治法也。若用药,当是白虎、泻心、[批:泻心者,大黄黄连泻心汤也。]大柴胡、三承气一派。末又曰:此以前是伤寒温病证候也。详仲景两条治法,于伤寒则用温覆消散,于温病则用刺穴泻热,温病与伤寒异治判若冰炭如此,信乎仲景治温病必别有方论。[批:看仲景治法,温病与伤寒原是两门,惜经兵火之余,散亡不传耳,此段结上生下。]呜呼!历年久远,兵燹散亡。王叔和指为伏寒,插入异气,后之名公,尊信附会,沿习耳闻,遂将温病为伤寒,混同论治。或以白虎、承气治伤寒,或以麻黄、桂枝治温病,或以为麻黄、桂枝今时难用,或以为温病春用麻黄、桂枝须加黄芩,夏用麻黄、桂枝须加石膏,或于温病知用白虎、泻心、承气,而不敢用麻黄、桂枝、青龙

者,但昧于所以然之故,温病与伤寒异治处总未洞晰。惟王氏《溯洄》著有伤寒立法考、温病热病说,其治法较若列眉,千年长夜,忽遇灯炬,何幸如之。惜其不知温病中于杂气,而于严寒中而不即病,至春夏变为温暑之谬说一样胡涂,以为证治与伤寒异,病原与伤寒同,而未免小视轻忽之也。刘氏《直格》以伤寒为杂病,以温病为大病,特制双解散、凉膈散、三黄石膏汤,为治温病主方,其见高出千古,[批:所以然之故,乃得于杂气也,自血分发出气分也。]深得长沙不传之秘。惜其不知温病中于杂气,而于伤寒末传阴证,温病从无阴证之治法,无所发明。庸工不能解其理,不善用其方,而畏以寒凉摈斥之也。诸家混淆不清,而二公亦千虑之失也。[批:王、刘二公,分辨温病与伤寒异治,是千古特识,但不知温病为杂气也。因此为辨明以补王、刘所未及,见得真,守得定,老吏断狱,铁案不移,二公当亦心折。二公惟不知温病为杂气,虽治分二门,其实不敢尽变叔和《序例》伏寒、暴寒之说,所以三黄石膏汤、双解散内仍用麻黄,披枝见根,溯流穷源,公于此乃点出金刚眼睛矣。本平脉篇中两次申明,不厌重复,正是婆心恳至处。]余于此道中,抱膝长吟,细玩《伤寒论·平脉篇》曰:清邪中上焦,浊邪中下焦,阴中于邪等语,始幡然顿悟曰:此非伤寒外感常气所有事,乃杂气由口鼻入三焦,怫郁内炽,温病之所由来也。因此以辨温病与伤寒异,辨治温病与治伤寒异,为大关键。故多采王、刘二公之论,并《缵论》《绪论》《温疫论》《尚论篇》,及诸前辈方论。但有一条一段不悖于是者,无不零星凑合,以发挥仲景伤寒温覆消散,温病刺穴泻热之意,或去其所太过,或补其所不及,或衍其所未畅,实多苦心云。

行邪伏邪辨

凡邪所客,有行邪,有伏邪,故治法有难有易,取效有迟有速。行邪如冬月正伤寒,风寒为病自外之内,有循经而传者,有越经而传

者,有传一二经而止者,有传尽六经不罢者,有始终只在一经而不传者,有从阳经传阴经为热证者,亦有变为寒证者,有直中阴经为寒证者。正如行人经由某地,本无根蒂,因其漂浮之势,病形虽乱,若果在经,一汗而解;若果在胃,一下而愈;若果属寒,一于温补;若果传变无常,随经治之,有证可凭,药到便能获效。所谓得天地之常气,风寒外感,自气分传入血分者是也。先伏而后行者,温病也。无形无声者,难言矣。毒雾之来也无端,烟瘴之出也无时,湿热熏蒸之恶秽,无穷无数,兼以饿莩在野,皆骼之掩埋不厚,甚有死尸连床,魄汗之淋漓自充,遂使一切不正之气,升降流行于上下之间,人在气交中无可逃避。虽童男室女,以无漏之体,富贵丰亨,以幽闲之志,且不能不共相残染,而辛苦之人可知矣,而贫乏困顿之人又岂顾问哉![批:杂气侵入,无论贫富强弱。说得淋漓洞快,令人目开心朗。]语云大兵之后,必有大荒,大荒之后,必有大疫,此天地之气数也,谁能外之。疵疠旱潦之灾,禽兽往往不免,而况人乎。所谓得天地之杂气,邪热内郁,由血分发出气分者是也。当其初病之时,不惟不能即疗其病,而病势日日加重,病家见病反增,即欲更医,医家不解其故,亦自惊疑,竟不知先时蕴蓄,邪微则病微,邪甚则病甚。病之轻重,非关于医,人之死生全赖药石。故谚有之曰:伤寒莫治头,劳病莫治尾。若果是伤寒,初受肌表,不过浮邪在经,一汗可解,何难之有,不知盖指温病而言也。要其所以难者,总因古今医家,积习相沿,俱以温病为伤寒,俱以伤寒方治温病,致令温魂疫魄含冤地下。诚能分晰明白,看成两样脉证,两样治法,识得常气杂气,表里寒热,再详气分血分,内外轻重,自迎刃而解,何至杀人耶。虽曰温病怪证奇出,如飙举蜂涌,势不可遏,其实不过专主上中下焦,毒火深重,非若伤寒外感,传变无常,用药且无多方,见效捷如影响,按法治之,自无殒命之理。至于死而复苏,病后调理,实实虚虚之间,用药却宜斟

酌,妙算不能预定,凡此但可为知者道也。若夫久病枯稿,酒色耗竭,耆老风烛,已入四损不可正治之条,又不可同年而语。

证候辨

或曰:子辨温病与伤寒,有云壤之别,今用白虎、泻心、承气、抵当,皆伤寒方也,既同其方,必同其证,子何言之异也?余曰:伤寒初起,必有感冒之因,冬月烈风严寒,虽属天地之常气,但人或单衣风露,或强力入水,或临风脱衣,或当檐沐浴,或道路冲寒,自觉肌肉栗起,即而四肢拘急,头痛发热,恶寒恶风,脉缓有汗为中风,脉紧无汗为伤寒,或失治,或误治,以致变证蜂起。温病初起,原无感冒之因,天地之杂气,无形无声,气交流行,由口鼻入三焦,人自不觉耳。不比风寒感人,一着即病,及其郁久而发也,忽觉凛凛,以后但热而不恶寒,或因饥饱劳碌,焦思气郁,触动其邪,是促其发也。不因所触,内之郁热自发者居多。伤寒之邪,自外传内;温病之邪,由内达外。伤寒多表证,初病发热头痛,末即口燥咽干;温病皆里证,一发即口燥咽干,未尝不发热头痛。伤寒外邪,一汗而解;温病伏邪,虽汗不解,病且加重。伤寒解以发汗,温病解以战汗。伤寒汗解在前,温病汗解在后。鲜薄荷连根捣,取自然汁服,能散一切风毒。伤寒投剂,可使立汗,温病下后,里清表透,不汗自愈,终有得汗而解者。伤寒感邪在经,以经传经;温病伏邪在内,内溢于经。伤寒感发甚暴,温病多有淹缠,三五七日忽然加重,亦有发之甚暴者。伤寒不传染于人,温病多传染于人。伤寒多感太阳,温病多起阳明。伤寒以发表为先,温病以清里为主。各有证候,种种不同。其所同者,伤寒温病皆致胃实,故用白虎、承气等方清热导滞,后一节治法亦无大异,不得谓里证同而表证亦同耳。

寒热为治病大纲领辨

客有过而问之者曰:闻子著《寒温条辨》,将发明伤寒乎,抑发明温病也?特念无论伤寒温病,未有不发于寒热者,先贤之治法,有以为热者,有以为寒者,有以为寒热之错出者,此为治病大纲领,盍为我条分而辩论焉。余曰:愿受教。客曰:《内经》云:热病者,伤寒之类也。人之伤于寒也,则为病热。未入于腑者,可汗而已;已入于腑者,可下而已。三阳三阴,五脏六腑皆受病,荣卫不行,脏腑不通,则死矣。又曰:其未满三日者,可汗而已;其满三日者,可下而已。[批:道常尽变,说尽古今病势人情。]《内经》直言伤寒为热,而不言其有寒,仲景《伤寒论》垂一百一十三方,用桂、附、人参者,八十有奇,仲景治法与《内经》不同,其故何也?余曰:上古之世,恬淡浑穆,精神内守,即有伤寒,一清热而痊可,此《内经》道其常也。世不古若,人非昔比,以病有浅深,则治有轻重,气禀日趋于浅薄,故有郁热而兼有虚寒,此仲景尽其变也。客又曰:伤寒以发表为第一义,然麻黄、桂枝、大青龙每苦于热而难用,轻用则有狂躁、斑黄、衄血、亡阳之失,致成热毒坏病,故河间自制双解散、凉膈散、三黄石膏汤。[批:双解、凉膈、三黄石膏、六一顺气、大柴胡五方,有治伤寒温病之不同处,观药方辨自知。解毒承气汤,即大承气汤合黄连解毒汤;加白僵蚕、蝉蜕,去栀、柏,即泻心承气汤;加瓜蒌、半夏,即陷胸承气汤。]若麻黄、桂枝、大青龙果不宜用,仲景何以列于一百一十三方之首乎?致使学者视仲景书,欲伏焉而不敢决,欲弃焉而莫之外。夫仲景为医家立法不祧之祖,而其方难用,其故何也?余曰:伤寒以病则寒,以时则寒,其用之固宜。若用于温病,诚不免狂躁、斑黄、衄血、亡阳之失矣。辛温发散之药,仲景盖为冬月触冒风寒之常气而发之伤寒设,不为感受天地疵疠旱潦之杂气而发之温病设,仲景治温病必别有方论,今不见者,其亡之也。叔和搜采仲景旧论之散落者以成书,功莫大矣。但惜其以自己之说,杂于仲景所言之中,使玉石不分耳。温病与伤寒异治处,惟刘河间、王安道,始倡其说,兼余屡验得凶厉大病,死生在数日间者,惟温病为然。而发于冬月之正伤寒者,百不一出,此河间所制双解、凉膈、三黄石膏,清泻内热之所以可用,而仲景麻黄、桂枝、大青龙,正发汗者之所以不可用也。盖冬月触冒风寒之常气而病。谓之伤寒;四时触受疵疬之杂气而病,谓之温病。由其根源之不一,故脉证不能相同,治法不可相混耳。[批:此段辨温病与伤寒之异,辨治温病与治伤寒之异,坦白明亮,毫不蒙混,而笔力足以达之。]客又曰:人有伤寒初病,直中三阴,其为寒证无疑矣。又有初病三阳,本是热证,传至三阴,里实可下,止该用承气、抵当,乃间有寒证可温可补,又用理中、四逆,其故何也?余曰:以初本是热证,或久病枯竭,或暴感风寒,或饮食生冷,或过为寒凉之药所攻伐,遂变成阴证,所云害热未已,寒证复起,始为热中,末传寒中是也。且人之虚而未甚者,胃气尚能与邪搏,而为实热之证。若虚之甚者,亡阳于外,亡阴于内,上而津脱,下而液脱,不能胜其邪之伤,因之下陷,而里寒之证作矣。[批:伤寒直中三阴是寒证,若本是热证,传至三阴热证变为寒证者,王、刘亦为言及,此足补之。]热极生寒,其证多危,以气血之虚脱也。客又曰:寒热互乘,虚实错出,即闻命矣。子之治疗,果何以得其宜,条辨之说,可闻否乎?余曰:证治多端,难以言喻。伤寒自表传里,里证皆表证侵入于内也;温病由里达表,表证即里证浮越于外也。[批:"侵入""浮越"四字,令人咀嚼不尽。]大抵病在表证,有可用麻黄、桂枝、葛根辛温发汗者,伤寒是也;有可用神解、清化、升降、芳香、辛凉、清热者,温病是也。在半表半里证,有可用小柴胡加减和解者,伤寒是也;有可用增损大柴胡、增损三黄石膏汤内外攻伐者,温病是也。在里证,有可用凉膈、承气咸寒攻伐者,温病与伤寒大略同。有可用理阴、补阴、温中、补中调之养之者,温病与伤寒大略同。但温病无阴证,宜温补者,即所云四损不可正治也。若夫伤寒直

中三阴之真寒证,不过理中、四逆、附子、白通,一于温补之而已。至于四时交错,六气不节,以致霍乱、疟痢、吐泻、咳嗽、风温、暑温、湿温、秋温、冬温等病,感时行之气而变者,或热或寒,或寒热错出,又当观其何时何气,参酌伤寒温病之法,以意消息而治之。[批:补出寒证治法,又补出时气病治法,何等致密!]此方治之宜,大略如此。而变证之异,则有言不能传者,能知意在言表,则知所未言者矣。客又曰:子之治疗,诚无可易矣。第前辈诸名家,皆以为温暑之病本于伤寒而得之,而子独辨温病与伤寒根源异,治法异,行邪伏邪异,证候异,六经脉证异,并与时气之病异,得勿嫌于违古乎?余曰:吾人立法立言,特患不合于理,无济于世耳。果能有合于理,有济于世,虽违之庸何伤。客唯唯而退。因矑括其说曰:寒热为治病大纲领辨,尚祈临病之工,务须辨明的确,或为伤寒,或为温病,再谛审其或属热,或属寒,或属寒热错出,必洞悉于胸中,然后诊脉定方,断不可偏执己见,亦不可偏信一家之谬说,庶不至于差错也。

发表为第一关节辨

伤寒,冬月感冒风寒之常气而发之病名也。温病,四时触受天地疵疬旱潦之杂气而发之病名也。根源歧出,枝分派别,病态之异,判若霄壤。窃验得凶厉大病,死生人在数日间者,尽属温病,而发于正伤寒者,未尝多见。[批:温病与伤寒异处,不厌重复言之,正是婆心恳切处,从此得解,是作书根本处。]萧万舆《轩岐救正》曰:其值严冬得正伤寒者,二十年来,于千人中仅见两人,故伤寒实非大病,而温病方为大病也。从来伤寒诸籍,能辨温病与伤寒之异治者,止见刘河间、王安道两公,而病源之所以异处,亦未道出汁浆。余宗其说而阐发之,著为《寒温条辨》。若论里证,或清或攻,或消或补,后一节治法,温病与伤寒虽曰不同,亦无大异。惟初病解表前一节治法,大有天渊之别。[批:前一节治法大异,

盖伤寒感冒风寒之常气,自外而传于内,又在冬月,非辛温之药,何以开腠理而逐寒邪?此麻黄、桂枝、大青龙之所以可用也。若温病得于天地之杂气,怫热在里,由内而达于外,[批:伤寒得于常气,温病得于杂气,本又可《温疫论》,王、刘亦未言及,论温病无外感,而内之郁热自发,以补王、刘所未及。论温病证有先见表而后见里者,以补王、刘所未及。]故不恶寒而作渴,此内之郁热为重,外感为轻,兼有无外感,而内之郁热自发者,又多发在春夏,若用辛温解表,是为抱薪投火,轻者必重,重者必死。惟用辛凉苦寒,如升降、双解之剂,以开导其里热,里热除而表证自解矣。亦有先见表证而后见里证者,盖怫热自内达外,热郁腠理之时,若不用辛凉解散,则热邪不得外泄,遂还里而成可攻之证,非如伤寒从表而传里也。病之轻者,神解散、清化汤之类;病之重者,芳香饮、加味凉膈散之类,如升降散、增损双解散,尤为对证之药。故伤寒不见里证,一发汗而外邪即解;温病虽有表证,一发汗而内邪愈炽。此麻黄、桂枝、大青龙,后人用以治伤寒,未有不生者,用以治温病,未有不死者。此前一节治法,所谓大有天渊之别也。[批:伤寒发汗,温病不发汗,此着治法高于常格,异处即在此。]举世不醒,误人甚众,故特表而出之,以告天下之治温病而等于伤寒者。又温病要得主脑,譬如温气充心,心经透出邪火,横行嫁祸,乘其瑕隙亏损之处,现出无穷怪状,令人无处下手,要其用药,只在泻心经之邪火为君,而余邪自退。每见人有肾元素虚,或适逢淫欲,一值温病暴发,邪陷下焦,气道不施,以致便闭腹胀,至夜发热,以导赤、五苓全然不效,一投升降、双解而小便如注。又一隅之亏,邪乘宿损,如头风痛,腰腿痛,心痛,腹痛,痰火喘嗽,吐血便血,崩带淋沥之类,皆可作如是观。大抵邪行如水,惟注者受之,一着温病,旧病必发,治法当先主温病,温邪退,而旧日之病不治自愈矣。不得主脑,徒治旧病,不惟无益,

而坏病更烈于伤寒也。[批:此论发前人所未发,医家病家多为旧病所误。]若四损之人,又非一隅之亏者可比。伤寒要辨疑似,有如狂而似发狂者,有蓄血发黄而似湿热发黄者,有短气而似发喘者,有痞满而似结胸者,有并病而似合病者,有少阴发热而似太阳发热者,有太阳病脉沉而似少阴者太阳少阴俱是发热脉沉细,但以头痛为太阳,头不痛为少阴辨之,头绪多端,务须辨明,如法治疗。若得汗、吐、下合度,温、清、攻适宜,可收十全之功,不至传变而成坏病矣。[批:此篇论温病伤寒治法,各见精妙,而其文亦有笔有法,古致错落,忽止忽起,正如断岭连峰出没隐现,一望无际,仿佛张中丞后传。]《伤寒论》中,共计坏病八十有六,故伤寒本无多病,俱是辨证不明,错误所致。如太阳始病,当以汗解,如当汗不汗,则郁热内迫而传经;如发汗太过,则经虚风袭而成痉;如不当汗而汗,则迫血妄行而成衄。大便不可轻动,动早为犯禁。当汗误下,则引邪入里,而为结胸痞气,协热下利。当下误汗,则为亡阳,下厥上竭谵语。小便不可轻利,轻利为犯禁。盖自汗而渴,为湿热内盛,故宜利。如不当利而利,必耗膀胱津液而成燥血发狂;如当利不利,必就阳明燥火,而成蓄血发黄。[批:治伤寒大法,不过所云云者,妙在要认的证,才下的药,不然则纸上谈兵矣。]若夫内伤类伤寒者,用药一差,死生立判。盖内伤头痛,时痛时止;外感头痛,日夜不休。内伤之虚火上炎,时时闹热,但时发时止,而夜甚于昼;外感之发热,非传里则昼夜无休息。凡若此等,俱要明辨于胸中,然后察色辨声,详证诊脉,再定方制剂,庶不至误伤人命耳。[批:补出内伤类伤寒来,治法与伤寒自是不同。]

温病非时行之气辨

春温,夏暑,秋凉,冬寒,此四时错行之序,即非其时有其气,亦属天地之常,而杂气非其类也。杂气者,非温非暑,非凉非寒,乃

天地间另一种疵疠旱潦之毒气，多起于兵荒之岁，乐岁亦有之。在方隅有盛衰，在四季有多寡，此温病之所由来也。叔和《序例》有云：春应温而反大寒，夏应暑而反大凉，秋应凉而反大热，冬应寒而反大温，非其时有其气，一岁之中，长幼之病多相似者，此则时行之气也。栗山曰：余读《绪论》，冬月温气乘虚入里，遂至合病，而悟冬温与风温、暑温、湿温、秋温，并疟痢、咳呕、霍乱等证，皆时行之气病也。正如叔和所云，而杂气非其种耳，与温何干。观于此言，嘴里说得是时气，心里却当作温病，由是而天下后世之言温病者，胥准诸此，而温病之实失焉矣，而时气病之实亦失焉矣。总缘人不知疵疠旱潦之杂气而为温病，抑不知时行之气，宜热而冷，宜冷而热，虽损益于其间，及其所感之病，岂能外乎四时之本气？[批：伤寒温病时气，方书皆混而一之，得此辨别明白，自可免入错误，此后人发前人未到之处者也。]假令春分后，天气应暖，偶因风雨交集，不能温暖而反大寒，所感之病，轻为感冒，重为伤寒。但春寒之气，终不若隆冬杀厉之气，投剂不无轻重之分，此为应至而不至。如秋分后，适多风雨，暴寒之气先至，所感之病，大约与春寒仿佛，深秋之寒，亦不若隆冬杀厉之气为重，此为未应至而至。即冬月严寒倍常，是为至而太过，所感乃真伤寒耳。[批：可知伤寒亦时气之一耳，与温病原非一种。]设温暖倍常，是为至而不及，所感伤寒多合病并病耳，即冬温也。假令夏月，时多风雨，炎威少息，为至而不及，时多亢旱，烁石流金，为至而太过。不及亦病，太过亦病，一时霍乱吐泻，疟痢咳嗽等项，不过因暑温而已。又若春秋俱行夏令，天地暴烈，人感受之，内外大热，舌苔口裂，腹胁胀满，头痛身痛，状类伤寒而实非伤寒，状类温病而实非温病，此即诸家所谓风温、暑温、湿温、秋温是也。按：此四证，乃时行之气所发，与温病根源不同，而怫热自内达外，与温病证治相同。余每以温病十五方，时其轻重而施之屡效。

盖能涤天地疵疠之气，即能化四时不节之气，古人云：方贵明其所以然者，即此也。与冬温差近。按冬温，即伤寒合病、并病也。先解表而后攻里，以外束风寒故也，与四证不同，须明辨之。凡此四时不节之时气病，即风寒暑湿燥火之六气病，所感终不离其本源。正叔和序例所云云者是也，于杂气所中之温病终何与焉？误以温病为时气病者，又宁不涣然冰释哉？[批：将一切时气病说得明白坦亮，与温病毫无干涉，令人目开心明。]

按：《内经》云：冬伤于寒，春必病温。谓春必病热也，非温病也。霜降后雨水前，风送寒来，寒随风入，伤寒即冬之时气也。又云：春伤于风，夏生飧泄，即春之时气也。夏伤于暑，秋必痎疟，即夏之时气也。[批：何等平易，何等切当，岂无春夏秋冬受伤当时即发者乎？不可执泥。伤非藏于肌肤可知。]秋伤于湿，湿土也，土生金则燥。冬生咳嗽，即秋之时气也。知此便知温病非时气，是乃天地之杂气病也，后人多为叔和所误。

又按：喻氏谓仲景独伤寒一门立法，乃四序主病之大纲也。春夏秋三时虽不同，其外感则一，自可取伤寒之方错综用之。此亦臆断，非确论也。所伤风暑湿燥、飧泄、疟痢、咳嗽，亦能杀人，何必定以冬寒为大纲，于三时不立法乎。至于包含万有，百病千方不能出其范围，自是别具只眼。[批：说的定。]

又按：春伤风，夏伤暑，秋伤湿，冬伤寒，是人感节气之变，虚损家多为所伤也，随感随病者固多，过时而病或亦有之。若中严寒杀厉之气，即至壮之人亦必病，难言过时发矣。诸家注释四伤，皆推求太过，但只平易说去，则经旨自明，而无穿凿之患。

温病是杂气非六气辨

日月星辰，天之有象可观；水火土石，地之有形可求；昆虫草木，动植之物可见；寒暑风湿，四时之气往来可觉。至于山岚瘴气，岭南毒雾，兵凶旱潦熏蒸，咸得地之浊气，犹或可察,而惟天地之杂气,种种不一,亦犹天之有日月星辰,地之有水火土石,气交之有寒暑风湿,动植之有昆虫草木也。昆虫有龙蛇猛兽,草木有桂附巴豆,星辰有罗计荧惑,土石有雄硫硇信,万物各有善恶,杂气亦各有优劣也。第无声无形,不睹不闻,其来也无时,其着也无方,感则一时不觉,久则蓄而能通。众人有触之者,各随其气而为诸病焉。或时众人发颐,或时众人头面浮肿,俗名大头瘟是也;或时众人咽痛声哑,或时众人颈筋胀大,俗名虾蟆瘟是也;或时众人吐泻腹痛,或时众人斑疹疔疮,或时众人呕血暴下,俗名搅肠瘟、瓜瓤瘟是也;或时众人瘿核红肿,俗名疙瘩瘟是也;或时众人痿痹足重,俗名软脚瘟是也。大抵病偏于一方,延门合户,当时适有某气专入某脏腑,某经络专发为某病,故众人之病相同,不关人之强弱,血气之盛衰。又不可以年岁四时为拘,[批:情理宛然。]是知气之所来无时也。或发于城市,或发于村落,他处安然无有,是知气之所着无方也。虽有多寡轻重不同,其实无处不有,[批:温病本杂气,在六气外,来无时,着无方,此论发千古未发之奇,启后人无穷之智,业医者大宜留心。]如瓜瓤温、疙瘩温,缓者三二日死,急者朝发夕死,在诸温中为最重者,幸而几百年来罕有之病,不可以常时并论也。至于肿头发颐,喉痹咽肿,项强反张,流火丹毒,目赤斑疹,腹痛呕泻,头痛身痛,骨痿筋搐,登高弃衣,谵语狂叫,不识人之类,其时村市中偶有一二人患此,考其证,甚合某年某处众人所患之病,纤悉皆同,治法无二,此即当年之杂气,但目今所钟不厚,所患者稀少耳,此又不可以众人无有,断为非杂气也。况杂气为病最多,然举世皆误认为六气。[批:杂气为病甚于六气,以补河间《原病式》所未及。]假如误认为风者,如大麻风、鹤膝风、历节风、老幼中风、痛风、厉风、痫风之类,概作风治,未尝一验,实非风也,亦杂气之一耳。误认为火者,如疔疮发背,痈疽毒气流注,目赤瘴翳,以及斑疹之类,

概作火治,未尝一验,实非火也,亦杂气之一耳。误认为暑者,如疟痢吐泻,霍乱转筋,暴注腹痛,以及昏迷闷乱之类,概作暑治,未尝一验,实非暑也,亦杂气之一耳。至误认为湿燥寒病,可以类推。又有一切无名暴病,顷刻即亡,无因而生,无识乡愚认为鬼祟,并皆杂气所成,从古未闻者何也?盖因来而不知,着而不觉,人惟向风寒暑湿燥火所见之气求之,而不索之于无声无形,不睹不闻之中,推察既已错认病源,处方未免误投药饵。《大易》所谓,或系之牛,行人之得,邑人之灾。刘河间作《原病式》,百病皆原于风寒暑湿燥火六气,殊不知杂气为病更有甚于六气者。盖六气有限,现在可测;杂气无穷,茫然不可测也。专务六气,不言杂气,乌能包括天下之病欤!此吴又可杂气论也,余订正之,更其名曰:温病是杂气非六气辨。

杂气所伤不同辨

夫所谓杂气,虽曰天地之气,实由方土之气也。盖其气从地而起,有是气即有是病,譬如天地生万物,亦由方土之产也。但植物借雨露而滋生,动物赖饮食而颐养,盖先有是气,然后有是物,推而广之,有无限之气,因有无限之物也。[批:杂气为害甚于六气,观物益知人矣。人特习而不察耳,至其沉潜理窟,如话家常,又非浅学所能道。]但二五之精未免生克制化,是以万物各有宜忌,宜者益而忌者损,损者制也。故万物各有所制,如猫制鼠,鼠制象之类。既知以物制物,即知以气制物矣。以气制物者,如蟹得雾则死,枣得雾则枯之类,此有形之气,动植之物皆为所制也。至于无形之气,偏于动物者,如猪瘟、羊瘟、牛马瘟,岂但人瘟而已哉。然猪病而羊不病,牛病而马不病,人病而禽兽不病,究其所伤不同,因其气各异也,知其气各异,故谓之杂气。夫物者气之化也,气者物之变也。物即是气,气即是物,知气可以制物,则知物之可以制气矣。夫物之可以制气者,药物也,如蜒蚰解蜈蚣之毒,山甲补蚁

蝼之溃,此受物气之为病,是以物之气制物之气,犹或可测,至于受无形之杂气为病,莫知何物之能制矣。惟其不知何物之能制,故勉用汗、吐、下、和四法以决之耳。噫!果知以物制气,一病止用一药,又何烦用四法,君臣佐使,品味加减,分两轻重之劳,并用方投证不投证,见效不见效,生死反掌之苦哉。

杂气有盛衰辨

凶年温病盛行,所患者众,最能传染,人皆惊恐,呼为瘟疫。盖杂气所钟者盛也,以故鸡瘟死鸡,猪瘟死猪,牛马瘟死牛马,推之于人,何独不然。所以兵荒饥馑之岁,民多夭札,物皆疵疠。大抵春夏之交为甚,盖温暑湿热之气交结互蒸,人在其中,无隙可避,病者当之,魄汗淋漓,一人病气,足充一室,况于连床并榻,沿门合境,共酿之气,益以出户尸虫,载道腐壤,燔柴掩席,委壑投崖,种种恶秽,上溷空明清净之气,下败水土污浊之气,人受之者,亲上亲下,病从其类。[批:经云清邪中上焦,浊邪中下焦,即亲上亲下,病从其类,二语可征矣。所谓读书有得者是也,岂伤寒外感表证所可同哉。]如世所称大头瘟,头面腮颐,肿如瓜瓠者是也;加味凉膈散。所称虾蟆瘟,喉痹失音,颈筋胀大者是也;增损双解散。所称瓜瓤瘟,胸高胁起,呕汁如血者是也;加味凉膈散。所称疙瘩瘟,遍身红肿,发块如瘤者是也;增损双解散,玉枢丹外敷。所称绞肠瘟,腹鸣干呕,水泄不通者是也;增损双解散。所称软脚瘟,便清泻白,足重难移者是也。增损双解散、升降散皆可。[批:升降散,温病主方也,此六证可参用。]其邪热伏郁三焦,由血分发出气分,虽有表证,实无表邪,与正伤寒外感之表证全无干涉,人自不察耳。必分温病与瘟疫为两病,真属不通。盖丰年间里所患者不过几人,且不传染,并不知为温病,以致往往误事。盖杂气所钟者微也。余自辛未历验,今三十余年,伤寒仅四人,温病不胜屈指。乐岁之脉证,与凶荒盛行之年纤悉无异,

至用药取效,毫无差别。轻则清之,重则泻之,各行所利,未有不中病者。若认为伤寒时气,误投发散,为祸不浅,误投温补,更成痼疾。[批:此两误,业医者更宜留心。]所以陈良佐曰:凡发表温中之药,一概禁用。此尤不可不辨也。

温病瘟疫之讹辨

《伤寒论》曰:凡治温病,可刺五十九穴。只言温病,未有所谓瘟疫也。后人省"氵"加"疒"为"瘟",即"温"字也。省"彳"加"疒"为"疫",即"役"字也。又如"病证"之"证",后人省"登"加"正"为"证",后又省"言"加"疒"为"症",即"证"字也。古文并无"瘟"字、"疫"字、"证"字、"症"字,皆后人之变易耳。不可因变易其文,遂以温病瘟疫为两病。序例以冬之伏寒,至春变为温病,至夏变为暑病。又以冬时有非节之暖,名为瘟疫,春分后,秋分前,天有暴寒者,名为寒疫病热云云。其后《活人书》以冬伤于寒,因暑而发为热病,若三月至夏为晚发伤寒。又以非其时有其气,责邪在四时令之脏,名为春温、夏温、秋温、冬温。云岐子以伤寒汗下过经不愈,如见太阳证,头痛发热恶寒,名为太阳温病;见阳明证,目痛鼻干不眠,名为阳明温病;见少阳证,胸胁痛,寒热呕而口苦,名为少阳温病;见三阴证,名为三阴温病云云。[批:自叔和伏寒、暴寒之论定,而后世诸家循沿旧闻,喻氏谓一盲引众盲,相将入火坑,其是之谓欤。]又以发斑,名为温毒。汪氏以春之温病有三种,有冬伤于寒,至春变为温病者;有温病未已,再遇温气而为瘟疫者;有重感温气,相杂而为温毒者;又以不因冬伤于寒,不因更遇温气,只于春时感春温之气而病,可名春温云云。诸如此类,叙温者络绎不绝,议温者纷纭各异,其凭空附会,重出叠见,不惟胶柱鼓瑟,且又罪及无辜。果尔,则当异证异脉,不然,何以知受病之原不一也。设使脉证大相悬殊,又当另立方论治法,然则脉证何异,方论治法又何

立哉。所谓枝节愈繁而意愈乱,学者不免有多歧之惑矣。[批:见得真,说得透,放得倒。]夫温者热之始,热者温之终,故夏曰热病,而春曰温病也。因其恶厉,故名为疫疠。终有得汗而解者,故又名为汗病。俗名为瘟疫者,盖疫者役也,如徭役之役,以其延门合户,众人均等之谓也,非两病也。此外,又有风温、暑温、湿温、秋温、冬温之名,明明皆四序不节,所谓非其时有其气,乃风火暑湿燥寒之邪,天地之常气为病也,于温病何相干涉。总缘人不知天地间,另为一种疵疠旱潦之杂气而为温病,俗名杂疾是也。[批:此句凡三见,非重出也,正是大声连呼,唤醒世人处。]诸家愈说愈凿,无所不至矣。噫!毫厘千里之谬,一唱百和之失,千古同悲。余故不辞固陋,详为论辨,以就正于知物君子。《温疫论》曰:温病本于杂气,四时皆有,春夏较多,常年不断,不比凶年之盛且甚耳。《序例》《活人》、汪氏,悉属支离,正如头上安头,伏寒异气,原非温病根源。云岐子则又指鹿为马,并不知伤寒温病原是两途,未有始伤寒而终温病者。若是温病,自内达外,何有传经?若果传经,自是伤寒由外之内,而非温病也。又曰:温病初起,杂气热郁腠理,亦发热恶寒,状类伤寒,后但热而不恶寒也,其脉不浮不沉,中按洪长滑数,甚则沉伏,昼夜发热,日晡益甚,虽有发热恶寒,头痛身痛等证,而怫热在里,浮越于外,不可认为伤寒表证,辄用麻黄、葛根之类强发其汗,其邪原不在经,汗之反增狂躁,热亦不减,此温病之所以异于伤寒也。

按:又可《温疫论》以温病本于杂气,彻底澄清,看得与伤寒判若云泥,诸名公学不逮此,真足启后人无穷智慧。独惜泥于邪在膜原半表半里,而创为表证九传之说,前后不答,自相矛盾,未免白圭之玷,然不得因此而遂弃之也,余多择而从之。

四损不可正治辨

凡人大劳大欲,及大病久病,或老人枯槁,气血两虚,阴阳并竭,名曰四损。真气不足者,气不足以息,言不足以听,或欲言而不能,感邪虽重,反无胀满痞塞之证;真血不足者,通身痿黄,两唇刮白,素或吐血、衄血、便血,或崩漏产后失血过多,感邪虽重,面目反没赤色;真阳不足者,或厥逆,或下利,肢体畏寒,口鼻气冷,感邪虽重,反无燥渴谵妄之状;真阴不足者,肌肤甲错,五液干枯,感邪虽重,应汗不汗,应厥不厥,辨之不明,伤寒误汗,温病误下,以致津液愈为枯涸,邪气滞涩,不能转输也。凡遇此等,不可以常法正治,当从其损而调之。调之不愈者,稍以常法正治之,正治不愈者,损之至也。一损二损尚可救援,三损四损神工亦无施矣。

按:病有纯虚纯实,非清则补,有何乘除?设有既虚且实者,清补间用,当详孰先孰后,从少从多,可缓可急,才见医家本领。余丙子在亳,生员张琴斯正,年过六旬,素多郁结,有吐血证,岁三五犯,不以为事也。四月间,忽而发热头痛身痛,不恶寒而作渴,乃温病也。至第二日,吐血倍常,更觉眩晕,大热神昏,手足战掉,咽喉不利,饮食不进。病家医家但见吐血,便以发热眩晕神昏为阴虚,头痛身痛战掉为血虚,非大补不可救,不察未吐血前已有发热作渴,头痛身痛之证也。余曰:旧病因温病发,血脱为虚,邪热为实,是虚中有实证也,不可纯补。余用炙甘草汤去桂枝,加归、芍、熟地黄、五味、犀、丹、僵蚕、蝉蜕,二服血已不吐,诸证减去七分,举家归功于参,均欲速进,余禁之竟不能止,又进一服,遂觉烦热顿作,胸腹痞闷,遍体不舒,终夜不寐,时作谵语。余曰:诸证皆减,初补之功也。此乃本气空虚,以实填虚,不与邪博,所余三分之热,乃实邪也。再补则以实填实,邪气转炽,故变证蜂起,遂与升降散作丸服,微利之而愈。后因劳复,以参柴三白汤治之而愈。后又食复,以栀子厚朴汤加神曲六钱而愈。引而申之,触类而长之,可以应无穷之变矣。

六经证治辨

凡伤寒足太阳膀胱经,从头顶贯腰脊,故头痛项强,发热恶寒。然风寒常相因,寒则伤荣,头痛恶寒,脉浮紧无汗,麻黄汤主之。开发腠理以散寒,得汗而愈。风则伤卫,头痛恶风,脉浮缓有汗,桂枝汤主之。充塞腠理以散风,汗止而愈。若风寒并受,荣卫俱伤,大青龙汤主之。此三方者,冬月天寒腠密,非辛温不能发散,故宜用也。若夫春夏之温病,其杂气从口鼻而入,伏郁中焦,流布上下,一发则炎热炽盛,表里枯涸,其阴气不荣,断不能汗,亦不可汗,宜以辛凉苦寒清泻为妙。轻则清之,神解、清化、芳香之类;重则下之,增损双解、加味凉膈、升降之类,消息治之。伤寒汗后热不退,此阴阳交而魂魄离也,证亦危矣。其势稍缓者,宜更汗之。若反剧烦躁者,必有夹食夹痰,或兼有宿病,当寻其源而治之。若发热烦躁,小便不利,为热入膀胱之本,五苓散主之。温病清后,热不退,脉洪滑数,或沉伏,表里皆实,谵妄狂越,此热在三焦也,加味六一顺气汤、解毒承气汤大下之。伤寒传至阳明,则身热目痛,鼻干不得卧,葛根汤。表里俱盛,口渴引饮,脉洪大,白虎汤。此在经之热也。传至少阳,为半表半里之经,往来寒热,胁满口苦而呕,默默不欲食,小柴胡汤加减和之。过此不解,则入阳明之腑。表证悉罢,名为传里,潮热谵语,唇焦舌燥,大便秘,脉沉实长洪,如痞满燥实四证皆具,大承气汤主之。但见满燥实三症,邪在中焦,调胃承气汤,不用枳、朴,恐伤上焦之气。但见痞满二证,邪在上焦,不用芒硝,恐伤下焦之血也。小腹急,大便黑,小便自利,喜忘如狂,蓄血也,桃仁承气汤、代抵当汤丸。湿热发黄,但头汗出,茵陈蒿汤。伤寒下后热不退,胸中坚满不消,脉尚数实者,此为下未尽,或下后一二日复发热喘满者,并可用大柴胡汤,或六一顺气汤复下之。若下后仍不解,宜详虚实论治。如脉虚人弱,发热口干舌燥,不可更下,

小柴胡汤、参胡三白汤和之。温病下后厥不回,热仍盛而不退者,危证也。如脉虚人弱,不可更下,黄连解毒汤、玉女煎清之。不能不下,黄龙汤主之。若停积已尽,邪热愈盛,脉微气微,法无可生,至此下之死,不下亦死,用大复苏饮,清补兼施,宜散蓄热,脉气渐复,或有得生者。《医贯》以六味地黄丸料,大剂煎饮,以滋真阴,此亦有理。若伤寒腹满而嗌干,则知病在太阴也。口燥咽干而渴,则知病在少阴也。烦满囊缩而厥,则知病在厥阴也。邪到三阴,脉多见沉,倘沉而有力,此从三阳传于三阴,热证也。外虽有厥逆,自利欲寝,舌卷囊缩等证,正所云阳极发厥,止该清之下之,自是桂枝加大黄,承气,六一一派。[批:六一者,六一顺气汤也。加僵蚕、蝉蜕、黄连,即加味六一顺气汤也。]若本是阳证,因汗下太过,阳气已脱,遂转为阴证。夫邪在三阳,其虚未甚,胃气尚能与邪搏而为实热之证。邪到三阴,久而生变,其虚之甚也,气血津液俱亡,不能胜其邪之伤,因之下陷,而里寒之证作矣。此热变为寒之至理。脉必沉而无力,证见四肢厥逆,心悸惕睏,腹痛吐利,畏寒战栗,引衣蜷卧,急宜温之补之。阳虚者附子、四逆,阴虚者理阴、补阴。伤寒多有此证治,温病无阴证,热变为寒,百不一出,此辨温病与伤寒六经证治异治之要诀也。[批:伤寒温病治法各别,层叠不乱,足见精密,然运用之妙存乎一心耳。]盖伤寒之邪,风寒外感,始中太阳者十八九。温病之邪,直行中道,初起阳明者十八九。信乎治疗之宜早,而发表清里之宜谛当也。倘审之不谛,而误治之,即成坏病矣。

坏病辨

坏病者,非本来坏病,医坏之也。谓伤寒不当汗而汗,不当下而下,或汗下太早,或汗下太迟,或汗下无力不及于病,或汗下过度虚其正气。如误汗则有亡阳衄血,斑黄谵语,惊惕眩冒;误下则有烦躁呕泻,结胸痞气,下厥

上竭等证是也。《伤寒论》曰：太阳病，已发汗，若吐，若下，若温针，仍不解者，此为坏病，桂枝不中与也。观其脉证，知犯何逆，随证治之。又曰：若已发汗，吐下，温针，谵语，柴胡证罢，此为坏病。观其脉证，知犯何逆，以法治之。前一段桂枝不中与，谓表证已罢，邪已传变。后一段柴胡证罢，谓半表半里之证已罢，邪入更深。仲景"随证治之"一语，语活而义广。以视王、韩诸公专主温补者，为尽善也。若温病一坏，势虽烈于伤寒，果随证治之，亦有得生者，但不可卤莽灭裂耳。又温病怫热内郁，断无传经之理。伤寒则以七日为一候，其有二候三候不解者，病邪多在三阳经留恋。仲景《伤寒论》原本《内经·热论》一篇，并无过经再经明文，惟有七日太阳病衰，头痛少愈；八日阳明病衰，身热少歇；九日少阳病衰，耳聋微闻；十日太阴病衰，腹减如故；十一日少阴病衰，渴止舌润而嚏；十二日厥阴病衰，囊纵少腹微下，大气皆去，病人之精神顿爽矣。玩本文六衰字，语意最妙。盖谓初感之邪，至七日及十余日尚未尽衰，则可或汗吐下，错误以致邪气愈炽，则可自当依坏病例治之。岂有厥阴交尽于里，再出而传太阳之事哉？试质之高明。

两 感 辨

表里俱病，阴阳并传，谓之两感，乃邪热亢极之证。冬月正伤寒，病两感者亦少。一部《伤寒论》仅见麻黄附子细辛汤一证，有太阳之发热，故用麻黄，有少阴之脉沉，故用附子、细辛，发表温里并用，此长沙正伤寒，太阳少阴之两感治法也。《内经》曰：一日头痛发热恶寒，口干而渴，太阳与少阴俱病。即此而推，阳明与太阴两感，自当以阳明太阴二经之药合而治之。《内经》曰：二日身热目痛，鼻干不眠，腹满不食，阳明与太阴俱病。少阳与厥阴两感，自当以少阳厥阴二经之药合而治之。《内经》曰：三日耳聋胁痛，寒热而呕，烦满囊缩而厥，水浆不入，少阳与厥阴俱病。病有外

内，药有标本，斟酌合法，未必如《内经》所云必死也。惟温病两感最多。盖伤寒两感，外感之两感也；温病两感，内伤之两感也。栗山曰：余读景岳书得钱氏论，而悟伤寒温病两感，一感于外，一伤于内，确切不易也。[批：伤寒两感属外感，温病两感属内伤，此论精切的当，发从来所未有。]伤寒得于常气，受病在经络，如前注《内经》所云云者是也。温病得于杂气，受病在脏腑，钱氏曰：邪气先溃于脏，继伤于腑，纵情肆欲，即少阴与太阳两感；劳倦竭力，饮食不调，即太阴与阳明两感；七情不慎，疲筋败血，即厥阴与少阳两感。按：钱氏虽未说出温病，实温病确论也。从此分辨温病与伤寒异处，自了然矣。[批：注解谛当。]此所以内之郁热为重，外感为轻，甚有无外感而内之郁热自发者，不知凡几。河间特制双解散、三黄石膏汤，为两解温病表里热毒之神方，即以补长沙"凡治温病，可刺五十九穴"之泻法也。《缵论》谓河间以伤寒为杂病，温病为大病，其见高出千古，深得长沙不传之秘，知言哉。余观张、刘二公用方，正以辨温病与伤寒两感异治之要诀也。祖长沙，继河间，以著书立说者，何啻汗牛充栋，未见有方论及此者，间或有之，亦挂一漏百，有头无尾。余纠合前贤，广采众论，于散遗零星中凑集而畅发之，而分晰之，务使温病脉证不致混入伤寒病中，温病治法不致混入伤寒方中。后有识者，或不以余言为谬云。[批：扫除一切，省悟一切。]乾隆乙亥、丙子、丁丑、戊寅，吾邑连岁饥馑，杂气遍野，温病盛行，余推广河间用双解、三黄之意，因定升降散、神解散、清化汤、芳香饮、大小复苏饮、大小清凉散、加味凉膈散、加味六一顺气汤、增损大柴胡汤、增损普济消毒饮、解毒承气汤，并双解、三黄亦为增损，共合十五方。地龙汤亦要药也。出入损益，随手辄应，四年中全活甚众，有合河间心法，读《缵论》不禁击节称赏不置也。地龙汤，即蚯蚓捣烂，入新汲水，搅净浮油，饮清汁，治温病大热诸证。

伤寒合病并病辨

凡伤寒合病,两经三经齐病,病之不传者也。并病者,先见一经病,一二日又加一经病,前证不罢两经俱病也。若先见一经病,更变他证者,又为传经矣。夫三阳合病,必互相下利。[批:《伤寒论》合病止三证。]如太阳与少阳合病,脉浮而弦,自下利者,黄芩汤。太阳与阳明合病,脉浮而长,自下利者,葛根汤;喘而胸满者,不可下,麻黄汤;若心下满,腹痛,宜下之,调胃承气汤。阳明与少阳合病,脉弦而长,必下利,其脉不负者,顺也,小柴胡汤加葛根、白芍。若脉不长而独弦,利不止,不食者,名曰负,负者失也,土败木贼则死也。若脉兼滑而数者,有宿食也,宜大承气汤,急从下夺,乃为解围之善着。若脉不滑数而迟弱,方虑土败垂亡。尚敢下之乎?宜小柴胡汤合痛泻要方,或可救之。太阳与阳明并病,太阳未罢,面色缘缘正赤,或烦躁者,桂枝麻黄各半汤。若太阳已罢,潮热大便实,手足濈濈汗出,此内实也,调胃承气汤。若脉弦而长,口苦胸满,壮热者,小柴胡汤加葛根、白芍。若脉弦洪大,热盛舌燥,口渴饮水者,小柴胡汤合白虎。若太阳与少阳并病,头项强痛,眩冒,如结胸状,心下痞硬,当刺大椎第一间、肺俞、肝俞。刺大椎,泻手足三阳经也。刺肺俞,使肺气下行,而膀胱之气化出也。刺肝俞,所以泻胆邪也。不善刺者,宜小柴胡汤加瓜蒌、黄连、枳实、桔梗,或柴苓汤,慎不可下。若下之,便成结胸痞气,下利不止等证。[批:《伤寒论》并病止二证。]凡三阳合病,身重腹满,难以转侧,口不仁,面垢,谵语,遗尿,自汗者,白虎汤。若一发汗,则津液内伤,谵语益甚。若一下之,则阳邪内陷,手足厥冷,热不得越,故额上汗出也。惟有白虎汤主解热而不碍表里,在所宜用耳。大抵治法,某经同病,必以某经之药合而治之,如人参败毒散、冲和汤,乃三阳经药。麻黄汤、桂枝汤、大青龙汤,乃太阳经药;葛根汤、白虎汤,乃阳明经药;小柴胡汤,乃少阳经药。凡太阳经未罢,当先解表。若表已解,而内不瘥,大满大实,方可用承气等汤攻之也。按:今伤寒多合病、并病,未见单经挨次相传者,亦未见表证悉罢止存里证者,况多温病,乌能依经如式而方治相符乎?

《绪论》曰:伤寒合病,多由冬月过温,少阴不藏,温病乘虚入里,然后更感寒邪,闭郁于外,寒热错杂,遂至合病。其邪内攻,必自下利,不下利即上呕,邪气之充斥奔迫,从可识矣。必先解表,后清里。其伤寒合病,仲景自有桂枝加葛根汤、葛根加半夏汤、葛根汤、麻黄汤等治法,观仲景治例可见矣。余谓冬月温气乘虚入里,虽曰非其时有其气,到底是天地常气,所以伤寒合病名曰冬温,即此而推,所谓风温、暑温、湿温、秋温亦皆时气也,与温病杂气所得根源不同。

按:伤寒感冒风寒常气,自表传里,故多循序而传,而合病并病为极少。温病因杂气怫热,自里达表,或饥饱劳碌,或忧思气郁,触动其邪,故暴发竞起,而合病并病为极多,甚有全无所触,止是内郁之热,久则自然蒸动。《绪论》之邪气充斥奔迫六字,可为伤寒合病并病传神,并可为温病传神。故温病但见太阳少阳证,即可用增损大柴胡汤。但见三阳证,即可用加味凉膈散。伤寒见太阳少阳合病,必俟邪热渐次入里,方可用黄芩汤。见三阳合病,必有身重腹满,谵语自汗,方可用白虎汤,又何论大柴胡、凉膈散乎。太阳阳明并病,在伤寒自是麻黄、葛根之类,盖伤寒但有表证,非汗不解也,在温病自是神解、升降、增损双解之类,不可发汗,里气清而表气自透,汗自解矣。太阳少阳并病,在伤寒小柴胡汤加减治之;在温病增损大柴胡汤。此辨温病与伤寒,合病并病异治之要诀也。[批:此段议论开扩万古心胸,推倒一世豪杰,令长沙见之当亦无异说矣。]

温病大头六证辨

大头者,天行疵疠之杂气,人感受之,壅遏上焦,直犯清道,发之为大头瘟也。世皆谓风寒闭塞而成,是不知病之来历者也。若头颠脑后项下,及耳后赤肿者,此邪毒内蕴,发越于太阳也;鼻两目,并额上面部,嫩赤而肿者,此邪毒内蕴,发越于阳明也;耳上下前后,并头角赤肿者,此邪毒内蕴,发越于少阳也。其与喉痹项肿,颈筋胀大,俗名虾蟆瘟,正《经》论所云"清邪中上焦"是也。如绞肠瘟吐泻㽷痛,软脚瘟骨瘘足重,正《经》论所云"浊邪中下焦"是也。如瓜瓤瘟胸高呕血,疙瘩瘟红肿发块,正《经》论所云"阴中于邪"是也。古方用白僵蚕酒炒二两,全蝉蜕一两,广姜黄去皮三钱,川大黄生,四两,为末,以冷黄酒一盅,蜜五钱,调服三钱,六证并主之。能吐能下,或下后汗出,有升清降浊之义,因名升降散,较普济消毒饮为尤胜。外用马齿苋,入麦曲并醋少许,捣,敷肿硬处甚妙。夫此六证,乃温病中之最重且凶者,正伤寒无此证候,故特揭出言之,其余大概相若。七十余条,俱从伤寒内辨而治之,正以明温病之所以异于伤寒也,正以明伤寒方不可以治温病也。知此则不至误伤人命耳。

喻氏曰:叔和每序伤寒,必插入异气,欲鸣己得也。及序异气,则借意《难经》,自作聪明,漫拟四温,疑鬼疑神,娶成妖妄。世医每奉叔和《序例》如箴铭,一字不敢辨别,故有晋以后之谈温者,皆伪学也。栗山独取经论《平脉篇》一段,定为温病所从出之原,条分缕析,别显明微,辨得与伤寒各为一家,毫无蒙混,不为叔和惑煽,直可追宗长沙矣。畏斋先生识。

卷　二

阳　证

凡治伤寒温病,最要辨明阴阳。若阴阳莫辨,则寒热紊乱,而曰不误于人者,未之有也。如发热恶寒,头痛身痛,目痛鼻干,不眠,胁痛,寒热而呕,潮热谵语,詈骂不认亲疏,面红光彩,唇燥舌黄,胸腹满痛,能饮冷水,身轻易动,常欲开目见人,喜言语声响亮,口鼻之气往来自如,小便或黄或赤,或溷浊或短数,大便或燥秘或胶闭,或挟热下利,或热结旁流,手足自温暖,爪甲自红活,此阳证之大略也。伤寒阳证,有表有里,随证治之,方论详后,用宜分清;温病阳证,有表证无表邪,一于清热导滞而已。尤要辨明是伤寒是温病,断不可溷而一之。伤寒得天地之常气,由气分传入血分;温病得天地之杂气,由血分发出气分。[批:伤寒温病是紧要关隘,先要分清路分。]但其中证候相参,从来混淆,倘分别一有不清,则用药死生立判矣。今人不辨寒温,好用热药,而不知凉药之妙且难也。

阴　证

凡伤寒末传寒中而为阴证,与阴寒直中三阴而为阴证,或恶寒战栗,面时青黑,或虚阳泛上,面虽赤而不红活光彩,身重难以转侧,或喜向壁卧,或蜷卧欲寐,或闭目不欲见人,懒言语,或气微难以布息,或口鼻之气自冷,声不响亮,或时躁扰,烦渴不能饮冷,或唇青,或苔黑而滑,手足厥逆,爪甲青紫,血不红活,小便清白或淡黄,大便下利或寒结,或热在肌肉之分,以手按之,殊无大热,阴胜则冰透手也。虽是发热,与阳证不同,不可以面赤烦渴误作阳证,须要辨别明白。其用药自是理中、四逆、白通一派。温病无阴证,然或四损之人,亦有虚弱之人,但其根源原是温病,即温补药中亦宜兼用滋阴之味,若峻用辛热,恐真阴立涸矣。仲景伤寒少阴病,于附子汤、真武汤中用白芍即此义也。景岳理阴煎、大温中饮,自谓云腾致雨之妙,自我创始,其实亦本仲景此义而为之者也。后人之千方万论,未有见出乎范围之外者。

阳证似阴

阳证似阴,乃火极似水,真阳证也。盖伤寒温病,热极失于汗下,阳气亢闭郁于内,反见胜己之化于外。故凡阳厥,轻则手足逆冷,凉过肘膝,剧则通身冰冷如石,血凝青紫成片,脉沉伏涩,甚则闭绝。以上脉证悉见纯阴,犹以为阳证何也?及察内证,气喷如火,谵语烦渴,咽干唇裂,舌苔黄黑或生芒刺,心腹痞满胀痛,舌卷囊缩,小便短赤涓滴作痛,大便燥结或胶闭,或挟热下利,或热结旁流,或下血如豚肝,再审有屁极臭者是也。粗工不察,但见表证,脉体纯阴,便投温补,祸不旋踵。大抵阳证似阴,乃假阴也,实则内热而外寒。在伤寒以大承气汤下之,有潮热者,六一顺气汤,热甚合黄连解毒汤;在温病双解、凉膈、加味六一、解毒承气之类,斟酌轻重消息治之,以助其阴而清其火,使内热既除,则外寒自伏。《易》所谓水流湿者,即此义也。此与阳盛格阴例同。王太仆所谓病人身寒厥冷,其脉滑数,按之鼓击指下者,非寒也。余谓温病火闭而伏,多见脉沉欲绝,不尽滑数鼓击也,要在详证辨之。

阴证似阳

阴证似阳,乃水极似火,真阴证也。[批:似阴似阳二证分析不清,生死立判。温病无阴证。]盖伤寒传变三阴而为阴证,或阴寒直中三阴而为阴证。阴胜于内,逼其浮游之火发于外,其脉沉微而迟,或沉细而疾,一息七八至,或尺衰寸盛,其证面赤烦躁,身有潮热,渴欲饮水,或咽痛,或短气,或呕逆,大便阴结,小便淡黄,惊惶不定,时常郑声,状类阳证,实阴证也。粗工不察,但见面赤烦渴,咽痛便秘,妄投寒凉,下咽立毙。大抵阴证似阳,乃假阳也,实则内寒而外热,急以白通、附子、通脉四逆汤之类加人参,填补真阳,以引火归元,但使元气渐复,则热必退藏。《易》所谓火就燥者即此义也。此与阴盛格阳例同。

王太仆所谓身热脉数,按之不鼓击者,非热也。但阳证似阴与阳证,伤寒温病家通有之。而阴证似阳与阴证,此值正伤寒家事,温病无阴证。古人未曾言及,后人多不知此,吴又可其先觉乎?

按:寒热有真假者,阳证似阴,阴证似阳是也。盖热极反能寒厥,乃内热而外寒,即真阳假阴也;寒极反能燥热,乃内寒而外热,即真阴假阳也。假阴者最忌温补,假阳者最忌寒凉,察此之法,当以脉之虚实强弱为主。然洪长滑数,强实有力,真阳脉固多,而沉伏细涩,六脉如绝,假阴脉亦不少。[批:假阴脉最足误人,宜细心辨之。]可知不惟证之阴阳有真有假。即脉之阴阳亦有真有假。死生关头,全在此分。噫!医道岂易易哉!

吴又可曰:阴阳二证,古方书皆对待言之,以明其理。世医以阴阳二证,世间均等,临诊之际,泥于胸次,往来踌躇,最易牵入误揣。甚有不辨脉证,但窥其人多蓄少艾,或适在娼家,或房事后得病,或病适至行房,问及于此,便疑为阴证。殊不知病之将至,虽童男室女,旷夫寡妻,僧尼阉宦,势不可遏,与房欲何涉焉?即使素多少艾,频宿娼家,房事后适病,病适至行房,此际偶值病邪,气壅火郁,未免发热,到底终是阳证,与阴证何涉焉?况又不知阴证,实乃世间非常有之证,而阳证似阴者,何日无之?究其所以然者,不论伤寒温病,邪在胃家,阳气内郁,不能外布,即便四逆,所谓阳厥是也。仲景云:厥微热亦微,厥深热亦深。其厥深者,轻则冷过肘膝,脉沉而微,重则通身冰冷,脉微欲绝。虽有轻重之分,总之为阳厥。因其触目皆是,苟不得其要领,于是误认者良多。况且温病每类伤寒,再不得其要领,最易混淆。夫温病杂气直行中焦,分布上下,内外大热,阴证自何而来?予治温病数百人,仅遇一二正伤寒,即令正伤寒数百人,亦不过一二真阴证,又何必才见伤寒,便疑为阴证,况多温病,又非伤寒者乎!人亦可以憬然思,幡然悟矣。按:吴氏温病无阴证一语,开万古之屯蒙,救无穷之夭枉。

按:仲景曰:阳证见阴脉者死。《类经》注云:证之阳者,假实也;脉之阴者,真虚也。阳证阴脉即阴证也。夫证之阳而曰假实,自是假阳证矣,假阳证自是真阴证可知矣。脉之阴而曰真虚,自是真阴脉矣,真阴脉自是真阴证更可知矣。此真阴假阳,所谓阴证似阳是也。即王太仆所谓"阴盛格阳"是也,宜用温补之药无疑矣。今人一遇壮热烦渴,谵语狂乱,登高弃衣,而声音嘹亮,神色不败,别无败坏阳德之状,但厥逆脉伏,沉涩如绝,便以为阳证见阴脉而用温补之药,祸不旋踵。殊不知证现内热外寒之象,脉见沉伏微细之形,火郁亢极,阳气不能交接于四肢,故体厥脉厥状类阴寒,此真阳假阴,所谓阳证似阴是也。即王太仆所谓阳盛格阴是也。乾隆甲戌、乙亥,吾邑连间数年温毒盛行,眼见亲友病多阳证似阴,用附子理中汤而死者若而人。用八味丸料及六味丸,合生脉散而死者又若而人。医家病家,皆以为死证难以挽回,卒未有知其所以误者,余深悯焉。因古人格阴似阴体厥脉厥之说,精心研究,颇悟此理。温病无阴证,伤寒阴证百中一二,庸工好用热药,且多误补其虚,故患阴证似阳者少,坏事亦不若阳证似阴者之多也。每参酌古训,又兼屡经阅历,实验得阳证似阴乃火极似水,阳邪闭脉,非仲景所谓阳证阴脉也。辄用升降、凉膈、加味六一、解毒承气之属,随证治之,无不获效,不必疑也,特书之以为误认阳证阴脉之戒。可知仲景云阳证见阴脉者,所谓"戴阳"是也,所谓"孤阳飞越"是也,所谓"内真阴而外现假阳之象"是也,非真阳证也。夫天之所以生物,人之所以有生者,阳气耳。脉证俱无真阳之气,故曰死。岂若阴证见阳脉者之尚有生机乎?如阳证阳脉,即不药亦无害生理,惟阳证似阴乃火郁于内,反见胜己之化于外,脉自亢闭,实非阴脉,此群龙无首之象,证亦危矣。[批:引证确切,千古疑案可释然矣。]然犹在可死可不死之间,若早为清泻之,脉自复而

愈。至若贫贱人饥饱劳伤,富贵家酒色耗竭,此则四损不可正治之辈,又当别论。甚至脏腑久虚,痰火久郁,一着温病,正不胜邪,水不胜火,暴发竞起,一二日即死者,其脉或浮洪而散,状若釜沸,或沉微而涩,状若屋漏,每遇此等脉证,徒为悼叹而已。

阳毒阴毒

《伤寒论》曰:阳毒之为病,面赤斑斑如锦纹,咽喉痛,吐脓血。五日可治,七日不可治,升麻鳖甲汤主之。

《伤寒论》曰:阴毒之为病,面目青,身痛如被杖,咽喉痛。五日可治,七日不可治,升麻鳖甲汤主之。

按:阴阳和正气也,阴阳偏异气也。正气者,四时错行之气也;异气者,四时不节之气也。而杂气非其种也。杂气者,兵凶旱潦,疵疠烟瘴,一切恶秽不正之气也。此气适中人之阳分,则为阳毒;适中人之阴分,则为阴毒。观其所主之药,二证一方,并不用大寒大热之剂,可知长沙所谓阳毒、阴毒乃天地之杂气,非风寒暑湿燥火之六气也,岂若后人之所谓阳毒、阴毒乎?要之后人所谓阳热极盛,固是阳毒;阴寒极盛,固是阴毒,终非长沙所以立名之本义。此二证者,即所称温病是也。即大头瘟、虾蟆瘟、瓜瓢瘟,以及痧胀之类是也。吴又可温病无阴证之论,实本长沙阳毒、阴毒中于杂气之说,受毒有浅深,为病有重轻,一而二,二而一者也。王太仆曰:此阳盛格阴而致之,非寒也。凡中此杂气之人,不止咽喉痛身痛,甚至心腹绞痛,大满大胀,通身脉络青紫,手足指甲色如靛叶,口噤牙紧,心中忙乱,一二日即死者,此类是也。但刺尺泽、委中、十指出血,即令服玉枢丹最妙,拨正散尤为奇方,男左女右吹入鼻中,虽危必苏,以增损双解散主之。

表 证

发热恶寒恶风,头痛身痛,项背强痛,目

痛鼻干,不眠,胸胁痛,耳聋目眩,往来寒热,呕而口苦,脉浮而洪,或紧而缓,或长而弦,皆表证也。在伤寒,风寒外入,但有一毫表证,自当发汗解肌消散而愈,其用药不过麻黄、桂枝、葛根、柴胡之类;在温病,邪热内攻,凡见表证,皆里证郁结浮越于外也,虽有表证实无表邪,断无正发汗之理。故伤寒以发表为先,温病以清里为主,此一着最为紧要关隘。[批:所谓前一节治法,大有天渊之别者此也。俗医何曾梦见,此论前人未到。引证谛当。]今人一遇温病,便以为伤寒,遂引经论,先解其表,乃攻其里之说,此大谬也。总因古今医家,俱将温病与伤寒看成一证,不分两治。如王宇泰、张景岳,旷代名手也,其论伤寒证治妙矣至矣,蔑以加矣,至说到温病,犹是老生常谈,他何足道。人每以大剂麻黄、葛根等汤,强发其汗,此邪原不在经,汗之徒损经气,热亦不减,转见狂躁。盖发汗之理,自内由中以达外,今里热结滞,阳气不能敷布于外,即四肢未免厥逆,又安能气液蒸蒸以透表,如缚足之鸟焉能飞升?又如水注之器,闭其后窍,前窍焉能涓滴?惟用升降、双解,里热一清,表气自透,不待发散,多有自能汗解者。此中玄妙,王刘二公其先觉乎?

表里兼证

表里俱见之证,疑似之间,最宜详晰。盖在表者宜汗,在里者宜下。今既两证相兼,如欲汗之,则里证已急;欲下之,则表证尚在。在伤寒,自表传里,通宜大柴胡汤两解之。在温病,自里达表,轻则增损大柴胡汤,重则加味六一顺气汤主之。

里　证

不恶寒反恶热,掌心并腋下濈濈汗出,腹中硬满胀痛,大便燥结或胶闭,或热结旁流,或协热下利,谵语发狂,口渴咽干,舌黄或黑,舌卷或裂,烦满囊缩而厥,脉洪而滑,或沉实,或伏数,此里证之大略也。温病与伤寒表证

实不同,里证无大异,亦须辨明治之。

按:伤寒有表证,自当汗之。然脉有忌汗者七条,证有忌汗者十一条。有里证,自当下之。然脉有忌下者十四条,证有忌下者二十二条,此尤不可不知也。《伤寒论》三百九十七法,一百一十三方,详且尽矣。兼以诸家阐发无余,观之自明,何须余赘。是集特辨温病根源、脉证、治方与伤寒大异,令业医者分别清楚,不以伤寒混治温病,是则余之志也已。

又按:讱庵云:汗、吐、下、和,古人治病之四法。景岳云:若无邪气在上,不可轻吐,亦无多法,栀子豉汤吐无形之虚烦,瓜蒂散吐有形之实邪。一法以莱服子为末,温水调服一钱,良久即吐。和解,小柴胡汤加减足矣。二法之外,最切于病,无过汗下。正伤寒之当汗当下者,已逐条分析矣。温病无正发汗之理,惟下证最多,特为指明,莫厌其烦。

面黄　身黄 以下共计温病下证五十二条

黄者,土色也。脾胃于五行属土,阳明之脉荣于面,黄则湿热郁于脾胃之中,熏灼上蒸于面,甚则身黄如橘子色,此大热之象。并宜茵陈蒿汤合升降散,再酌病情合三承气汤下之。下后热退,汗自出,黄自消矣。或以温酒洗之。

《内经》曰:能合脉色,可以万全。《难经》曰:望而知之谓之神。故看病者,先要察色,然后审证切脉,参合以决吉凶也。如肝热则左颊先赤,肺热则右颊先赤,心热则额先赤,肾热则颐先赤,脾胃热则满面通赤也。又面色黄为温为热,白为气不调,青为风寒,黑为阴寒也。自准头、年寿、命宫、法令、人中,皆有气色可验。又若伤寒阴寒内盛,逼其浮阳之火行于面,亦发赤色,非热证也,此为戴阳,四逆汤加葱白。夫阳已戴于头面,不知者更用表药,则孤阳飞越,危殆立见,可不慎哉!温病无阴证。

目暗不明　目赤　目黄　目瞑　目直视目反折

目者至阴也,五脏六腑精华之所系,水足

则明察秋毫,如常而了了者,里无邪也。至于目暗不明,乃邪热居内焚灼,肾水枯涸,不能朗照。若赤,若黄,若瞑,若直视,若反折,邪俱在里也。若不急下,则邪热愈炽矣。并宜加味凉膈散加龙胆草。薛氏曰:凡开目而欲见人者,阳证也;闭目而不欲见人者,阴证也。目中不了了,目睛不和,色赤,热甚于内也。目瞑者,必将衄也。目睛黄者,将发身黄也。或瞪目直视,或戴眼反折,或目胞陷下内多虚证,或睛暗而不知人者,亦有虚证。皆难治也。

舌白苔　黄苔　黑苔

凡伤寒邪在表者,舌无苔。邪在半表半里,白苔而滑,肺主气而色白。故凡白苔犹带表证,止宜和解,禁用攻下。有尖白根黄,尖黄根白,或尖白根黑,及半边黄白而苔滑者,虽证不同,皆属半表半里。若传里则干燥,热深则黄,甚则黑也。然黑舌止有二种,有火极似水者,为热极;有水极似火者,为寒极。细辨之,黑色亦自不同。热极者,色黑而苔燥,或如芒刺,再验必小便赤涩,大承气汤下之;寒极者,色青灰而苔滑,再验必小便清白或淡黄,理中汤加附子温之。又温病与伤寒,舌色不同,伤寒自表传里,舌苔必由白滑而变黄变黑,不似温病热毒由里达表,一发即是白黄黑诸苔也。故伤寒白苔不可下,黄则下之;温病稍见黄白苔,无论燥润,即以升降散、加味凉膈散下之,黑则以解毒承气汤急下之。下后间有三二日里证去,舌尚黑者,苔皮未落也,不可再下,务在有下证方可下。有一种舌俱黑而无苔,此经气,非下证也。妊娠多有此,阴证亦有此。又有一种舌,屡经汗下消导,二便已通,而舌上青灰色未退,或湿润,或虽不湿润,亦不干燥,不可因其湿润妄投姜、附,亦不可因其不湿润而误与硝、黄。此因汗下过伤津液,其脉必虚微无力,急宜救阴为主,炙甘草汤、左归丸料,或六味地黄丸料合生脉散滋其化源。又有一种舌,真阴亏损,火胜津枯,干燥涸极,唇裂鼻煤舌黑,宜以凉水梨浆

治其标,左归、六味滋其本,庶或可生。若执用承气、凉膈则殆矣。[批:实热火盛而焦,虚热水亏而枯。分辨不清,彼此无一生矣,仔细勘验脉证,毕竟不同。]杜清碧三十六舌法,三十五舌属热,惟一舌属寒,大抵热多寒少。三十六法已觉其烦,后广至一百有余,真属蛇足。大鹅梨削薄片,于新汲水中,去渣饮汁,即梨浆是也。

舌白砂苔　舌紫赤色

舌上白苔干硬如砂皮,一名水晶舌。乃自白苔之时,津液干燥,邪虽在胃,不能变黄,急下之。紫赤亦胃热也,亦宜下之。

舌芒刺

热伤津液,此热毒之最重者,急下之。

舌裂

日久失下,血液枯涸,多有此证。又热结旁流,日久不治,在下则津液消亡,在上则邪火毒炽,故有此证,急下之,裂自满。

舌短　舌卷　舌硬

此皆邪气胜,真气亏,急下之,舌自舒。

唇燥裂　唇焦色　口臭　鼻孔如烟煤

此胃家实,多有此证,急下之。鼻孔煤黑,温毒在胃更甚,急下之。

口燥咽干　气喷如火　扬手掷足　小便极臭　小便赤黑　小便涓滴作痛

此皆内热之极,急下之。

潮热

邪热在胃,宜下之。

善太息

此胃家实。呼吸不利,胸膈痞闷,每欲引气下行故然,宜下之。

心下满　心下痛　心下满痛　心下高起如块　腹胀满痛　腹痛按之愈痛　小腹满痛

此皆胃家邪实,内结气闭,急下之,气通则已。

头胀　头胀痛　头汗　头痛如破

此皆胃家邪实,气不下降,急下之,胀痛立止。头汗亦宜下之,则热越而遍身汗出矣。

谵语　发狂　蓄血如狂

此胃家实,阳邪胜也,急下之。有气血两虚,躁烦如狂者,不可下,须辨之。

温疹

治法不外清散,增损双解散加紫萍。

小便闭

此大便秘,气结不舒,因而小便不通也。急下之,大便行,小便立解。

大便燥结　转屎气极臭

此下之无辞。但有血液枯竭者,无表里证,虚燥不可下,宜六味地黄丸料加麦冬、五味,煎成,入人乳,减半饮之。一方用白菜自然汁、大麻仁汁、生芝麻汁等份,入蜜和服自通。或用蜜煎导法。

大便胶闭

其人平日大便不实,一遇温邪便蒸作极臭,状如黏胶,愈蒸愈黏,愈黏愈闭,以致胃气不能下行,温毒无自而出,不下即死。若得黏胶一去,无不愈者。

协热下利

其人大便素或不调,邪热乘胃,便作烦渴。一如素日泄泻稀粪而色不败,其败色但焦黄而已。午后潮热,便作泻泄,子后热退,泻泄亦减,次日不作潮热,利亦止,为病愈。若潮热复作,利不止者,以增损大柴胡汤彻其余邪,而利自止。

热结旁流

此胃家实,邪热壅闭,续得下利纯臭水,全然无粪,日三五度,或十数度,急以加味六一顺气汤下之,得结粪而利自止。服药后不得结粪,仍稀水旁流,及所进汤药,因大肠邪胜,失其传送之职,知邪犹在也,病必不减,仍以前汤更下之。或用解毒承气汤。如虚并加人参,无参,以熟地一两、归身七钱、山药五钱煎汤,入前药煎服,累效。盖血不亡,气亦不散耳。

脉厥　体厥

脉厥,沉伏欲绝。体厥,四肢逆冷,凉过肘膝,半死半生,通身如冰,九死一生。此邪火壅闭,阳气不能四布于外,胃家实也,急以解毒承气汤大清大下之。下后而郁热已解,脉和体温,此为病愈。若下后而郁热已尽,反见厥者,为虚脱,宜补。若下后郁热未尽,仍见厥者,更下之,厥不回者死。

按:温病厥逆皆下证,伤寒厥逆多兼下利,则阳热变为阴寒者十之五。盖木盛则胃土受克,水谷奔迫,胃阳发露,能食则为除中。木盛则肾水暗亏,汲取无休,肾阳发露,面赤则为戴阳。戴阳尚多可救,除中十不救一。所以温之灸之,以回其阳,仍不出少阴之成法也。但厥而下利,阴阳之机甚微,不可不辨也。

下后脉反浮

里证下后,宜脉静身凉。今脉浮,身微热,口渴,神思或不爽,此邪热溢于肌表,里无大留滞也。虽无汗,宜白虎汤。若大下后,或数下后,脉空浮而虚,按之豁然如无,宜玉女煎加人参,覆杯则汗解。以其人或自利经久,或他病先亏,或本病日久不痊,或反复数下,以致周身血液枯涸。石膏、知母、麦冬辛凉,除肌表散漫之热邪,人参、熟地、牛膝滋阴,以助周身之血液,于是经络润泽,元气鼓舞,腠理开发,此邪从荣解,汗化于液之义也。

下后脉复沉

下证脉沉而数,下后脉浮,当得汗解,以热邪溢于气分也。今下后二三日,脉复沉者,余邪复瘀到胃也,宜更下之。更下后,脉再浮者,仍得汗解,宜白虎汤。以白虎发汗,亦里热除而表邪自解之义,非比麻黄、桂枝发散风寒也。

下后脉反数

应下失下,口燥咽干而渴,身反热减,四肢时厥,欲得近火拥被,此阳气伏也。下后厥回,身复热,脉大而反数,舌上生津,不甚饮水,此里邪渐去,郁阳暴伸也,柴胡清燥汤以和解之。此证类近白虎,但热渴既除,又非白虎所宜也。

下后身反热

应下之证,下后当脉静身凉,今反发热者,此内结开,正气通,郁阳暴伸也。即如炉中伏火拨开,虽焰不久自息,与下后脉反数义同。

下后反痞

邪气留于心胸,令人痞满。下之痞应去,今反痞者,以其人或因他病先亏,或因禀赋娇怯,气血两虚,下之益虚,失其健运,邪气留止,故致痞满。今愈下而痞愈甚,若用行气破气之剂,转成坏病矣。宜参归养荣汤,中病即止。

下后邪气复聚

里证下后,脉不浮洪,烦渴减,身热退,三五日后复发热者,亦无伤食劳役,乃余邪尚有隐伏,因而复发,此必然之理。不知者,每归咎于医家,误也。再酌前方下之,慎勿过剂,以邪热微也。

急证急攻 伤寒无此证治

杂气流毒,怫郁三焦,其病不可测识。一发舌上白苔如积粉,譬如早服凉膈、承气等方下之,至午舌变黄色,烦满更甚,再急下之,至晚舌变黑刺,或鼻如烟煤,仍用硝黄大下之。所谓邪微病微,邪甚病甚,非药之过也。此一日之间而有三变,几日之法一日行之,稍缓则不及救矣。若下后热渴除、苔不生,方愈。更有热除苔脱,日后热复发,苔复生者再酌前方下之,不必疑二也。尝见温病有一二日即死者,乃其类也。丁亥五月,监生李廉臣女,年十八,患温,体厥脉厥,内热外寒,痞满燥实,谵语狂乱,骂詈不避亲疏,烦躁渴饮,不食不寐,恶人与火,昼夜无宁刻。予自端阳日诊其病,至七月初三始识人,热退七八而思食,自始至终以解毒承气汤一方,雪水熬石膏汤煎服,约下三百余行,黑白稠黏等物,愈下愈多,不可测识,此真奇证怪证也。廉臣曰:若非世兄见真守定,通权达变,小女何以再生。戊子秋,举人李煦南长公,约年十五,患温,脉沉伏,妄见妄言,如醉如痴,渴饮无度,以加味凉

膈散连下一月而苏。又予甥年二十一,患温,初病便烦满囊缩,登高弃衣,渴饮不食,日吐血数十口,用犀角地黄汤加柴、芩、连、栀、元参、荆芥穗灰十剂,间服泻心、承气汤七剂,诸证退而饮食进。越五日,小便不通,胀疼欲死。予细诊问,脉仍沉,脐间按之劲疼,予思此土实气闭不舒,因而小水不利也,以大承气汤下黑血块数枚,而病始痊。此皆证之罕见者也,可见凡下不以数计,有是证即投是药。但恐见理不明,认证不透,反致耽搁,而轻重缓急之际,有应连日,有应间日下者,如何应多,如何应少,其间不能如法,亦足误事,此非可以言传,临时酌断可也。此等证治亦少,姑存以备参考。

发热

凡治伤寒温病,当发热之初最为紧要关隘,即宜详辨脉证治疗,此时用药稍不确当,必变证百出而成坏病矣。如温病发热,杂气怫郁三焦,由血分发出气分,断无正发汗之理。而发热头痛,身痛而渴,为热之轻者,神解散、小清凉散之类。如发热气喷如火,目赤舌黄,谵语喘息,为热之重者,加味凉膈散、增损三黄石膏汤之类。如发热厥逆,舌见黑苔,则热之极矣,加味六一顺气汤、解毒承气汤大清大下之。若正伤寒,自当详发热之表里虚实以施治。如翕翕而热者,表热也,谓若合羽所覆,明其热在外也,桂枝麻黄各半汤、桂枝二越婢一汤、葛根汤选用。蒸蒸而热者,里热也,谓若熏蒸之蒸,明其热在内也,白虎汤、黄连解毒汤、泻心汤选用。太阳经以表为标,膀胱为本。凡发热,头项痛,腰脊强,脉浮紧无汗,此寒在标也,麻黄汤汗之。发热,脉浮缓自汗,此风在标也,桂枝汤和之。发热,脉紧而兼缓,此风寒并在标也,大青龙汤发之。若脉浮发热,烦渴小便不利,此热在本也,五苓散两解之。阳明经以肌肉为标,胃为本。凡发热目痛,鼻干不眠,无汗,葛根汤,热甚加黄芩、知母主之者,乃热在标也。若表里俱热,渴饮水浆,汗出,脉洪数,白虎汤主之者,乃热

在标本也。若不恶寒反恶热，或蒸蒸而热，内实不大便，脉洪数有力，调胃承气汤下之者，乃热在本也。少阳经主半表半里，从乎中治。脉弦，发热头痛，口苦耳聋，胸满胁痛，往来寒热，心烦喜呕，默默不欲食者，小柴胡汤主之。若标病止宜小柴胡加减，若本病因邪深入，不能传散，多以柴胡加芒硝汤，或大柴胡汤。大抵热在太阳忌下，热在阳明忌利小便，热在少阳忌汗、忌下、忌利小便。至传入三阴，则不发热，惟少阴经能发热。然少阴发热有二证，初病即见少阴证，脉沉反发热，麻黄附子细辛汤。若下利清谷，里寒外热，手足厥逆，脉微欲绝，身反不恶寒，此阴盛格阳，内寒而外热也，理中汤加附子，或通脉四逆汤。盖阳邪传阴经而下利者，乃是热利，阳陷入阴，外所以无热，自是白头翁汤、黄连阿胶汤一派。如阴邪入阴经而下利者，乃是里寒自利，寒既在里为主，则阳气必客于外，外所以反热，非理中、四逆何以御之。[批：内阳而外无热，内阴而外反热，辨之不明，用药死生立判。]要知虽皆发热，毕竟不同，发于阳而发热者，头必痛，发于阴而发热者，头不痛，此为辨也。又太阳以恶寒发热为病进，恐邪气传里也。厥阴以厥少热多为病退，喜阴尽阳复也。然热气有余，则又为内痈便血之兆矣。发热多端，不可不详辨也。

按：《伤寒论》之论内痈，止于三句中，即以三证辨内痈为极确，文法精练不可不细玩之。第一句，诸脉浮数，当发热，而反洒淅恶寒，谓脉浮数，本当发热，而反多洒淅恶寒者，内痈也。第二句，若有痛处，谓浮数之脉，主邪在经，当一身尽痛，而痛偏着一处者，内痈也。第三句，饮食如常，谓病伤寒，当不欲饮食，而饮食如常者，内痈也。读仲景书，可不于一字一句深求其义哉！景岳治肺痈，有桔梗杏仁煎，治肠痈有肠痈秘方，通治有连翘金贝煎，外又有蜡矾丸。皆神方也，谨采以备用。外科之法门，亦仲景热盛内痈之说，有以开之。

恶寒

伤寒恶寒者，不见风亦恶寒，身虽发热，不欲去衣被也。恶寒属表证，而有虚实之分，以有汗者为虚，无汗者为实也。但有恶寒为表不解，若欲攻其热，当先解其表，麻黄、桂枝之属是也。必不恶寒反恶热，此为表解，乃可清里，白虎、承气之属是也。然又有少阴之恶寒者，则蜷卧足冷，脉沉细，四逆汤温之，不可发汗。必振寒，脉微细者，内外俱虚也，真武汤主之。又有止称背恶寒者，盖人背为阳，腹为阴，阳气不足，阴寒气盛，则背为之恶寒，阳微阴盛之机已露一斑。《伤寒论》云：少阴病一二日，口中和，背恶寒者，当灸之，处以附子汤者是也。又有阳气内陷入阴中，表阳新虚，有背微恶寒者。《伤寒论》云：伤寒无大热，口燥渴，心烦，背微恶寒者，白虎加人参汤主之者是也。盖微，不甚也。若少阴，则寒甚也。二者一为阴寒气盛，一为阳气内陷。盖阴寒为病，不能消耗津液，故于少阴病则曰口中和。及阳气内陷，则热灼津液为干，故于阳明病则曰口燥渴也。二者均为背恶寒，要辨阴阳寒热不同，亦于口中润燥可知，不可不仔细审之。又有伤寒恶寒，全不发热，六脉紧细，乃素禀虚怯而不能发热，此太阳寒伤荣证。但极虚感寒，无正发汗之理，宜理阴煎、大温中饮以滋其阴，而云腾致雨之妙，则景岳有心得矣。若温病恶寒，口燥咽干，舌黄唇焦，乃阳盛格阴，内热则外寒，非恶寒也。盖恶寒表证也，得就暖处便解；外寒里证也，虽近火烈不除。轻则神解散，甚则升降散、增损双解散，岂可与正伤寒恶寒同日语哉！

恶风

恶风者，见风则恶，密室中则无所恶也。虽属表证，而发散又自不同。若无汗恶风，则为伤寒，当发其汗，麻黄汤。有汗恶风，则为中风，当解其肌，桂枝汤。里证虽具，而恶风未罢者，皆当先解其表也。又有汗多亡阳与风湿皆有恶风之证，盖汗出漏不止，则亡阳外不固，是以恶风也，以桂枝加附子汤，温其经而固其卫。风湿相搏,骨节烦痛,湿盛自汗而皮腠不密,是以恶风也,以甘草附子汤散其湿而实其卫。若温病,恶风等于恶寒,阳伏于内,阴格于外,不过初病一二日,后则恶湿不恶风寒矣。要之邪热内郁,轻则发越于外而手足温,重则内外格拒而通身凉,死生关头,惟在识与不识耳。神解、芳香、升降、凉膈等方斟酌得宜,万无一失。

头痛

太阴少阴,有身热而无头痛,盖二经皆不上头故也。厥阴,有头痛而无身热,盖厥阴与太阳会于颠也。若身热又头痛,皆属三阳经也。伤寒太阳头痛,发热恶寒无汗,麻黄汤。头痛发热,恶寒有汗,桂枝汤。阳明头痛,不恶寒反恶热,白虎汤。不大便,调胃承气汤。头痛甚者必衄,葛根汤去大枣加葱白。少阳头痛,头角痛,或耳中痛,或口苦发热,或往来寒热,脉弦数,并宜小柴胡汤。厥阴头痛,呕而吐沫,吴茱萸汤。又厥阴头痛,脉微浮为欲愈,如不愈小建中汤。若温病头痛,或头胀痛,乃邪热郁结于内,上攻头面三阳,断不可发表,[批:温病头痛,禁用风药,恐邪气上升也,清邪里热,表证自退。]轻则神解散、清化汤治之,重则增损双解散、升降散合内外而治之。里气一通,头痛自止,不可拘伤寒头痛当解表,不可攻里之例也。

身痛

凡伤寒太阳病,身体痛,骨节痛,若恶寒无汗,脉浮紧者,麻黄汤汗之。若脉浮缓,恶风自汗者,桂枝汤和之。若风寒并中,脉浮紧而缓者,大青龙汤发之。少阴病,身体痛,骨节痛,手足厥,脉沉者,附子汤主之。然此阴阳二证,一般身痛,用药则相去云壤,浮沉之脉,要在指下辨识。若误发少阴经汗,必动其血,或从口鼻出,或从目出少阴脉入肺络心,太阳脉起目内眦,则为下厥上竭而死,或可以当归四逆汤救之。凡一身尽痛,发热发黄,头上汗出,背强,小便不利者,湿也,茵陈蒿汤。凡发汗后,身疼痛,脉沉迟者,桂枝新加汤。

凡身痛下利清谷者,表里俱寒也,原文先救里,四逆汤;次救表,桂枝汤。若温病,杂气热郁三焦,表里阻隔,阴阳不通,身体痛,骨节痛,以及头痛项强,发热恶寒恶风,目痛鼻干不眠,胁痛耳聋,寒热而呕,一切表证状类伤寒,实非风寒外感之邪,通宜清热解郁以疏利之,如神解散、芳香散、升降散、加味凉膈散、增损双解散之类,随其轻重酌量用之。里气一清,表气自透,而外证悉平矣。故温病凡见表证,皆里证郁滞浮越于外也。不知者,一见身痛头痛,发热恶寒等证,便以为伤寒,而用麻黄、青龙以发其汗,则坏病蜂起矣。此即所谓前一节治法,大有天渊之别也,王刘两公其先觉乎。[批:表证皆里证浮越于外,是不可正发汗。之所以然处,前辈名公知此者,除王、刘、吴、喻无多人焉,习俗之旧染,难以骤更耳,言之可胜呜咽。]

不眠

阳盛阴虚,则昼夜不得卧;阴盛阳虚,则嗜卧不欲起。盖夜以阴为主,阴气盛则目闭而卧安。若阴为阳扰,故烦躁而不眠也。温病热郁三焦,阴不敌阳,大渴引饮,烦躁不眠,轻则增损大柴胡汤,重则增损双解散,两解表里之热毒以治之。若太阳伤寒,脉浮数,身痛无汗,烦躁不眠,大青龙汤或桂枝麻黄各半汤。若发汗后不眠,脉浮数,微热烦渴,小便不利,五苓散;若大汗后,胃中干燥,不眠,烦渴欲饮水者,少少与之愈。脉数大者,白虎汤或竹叶石膏汤,不用五苓。又太阳伤寒,脉浮,以火劫汗,亡阳惊狂,起卧不安,桂枝去芍药加蜀漆牡蛎龙骨救逆汤。阳明经病,目痛鼻干不眠,葛根汤。内热多加黄芩、知母。若自汗,脉洪数,经腑俱热,烦渴舌燥不眠,白虎汤。若大热,错语呻吟,干呕不眠,黄连解毒汤。少阳病往来寒热,口苦,心烦不眠,脉弦数,小柴胡汤加黄连、栀子。若虚弱人,津液不足,加酸枣仁、五味子、麦冬。少阴病得之二三日以上,心烦不眠,黄连阿胶汤。凡汗、吐、下后,烦渴不眠,剧者懊恼不眠,此邪热乘虚客于胸中,烦热郁闷而不得散也,栀子豉汤。凡下后虚烦不眠,参胡温胆汤、加味温胆汤。

多眠

凡病者多不得眠,伤寒反多眠者,以卫气昼则行阳,夜则行阴,行阳则寤,行阴则寐。阳气虚阴气盛,则目瞑,故多眠,乃邪气传于阴而不在阳也。昏昏闭目者,阴司阖也。默默不言者,阴主静也。凡伤寒头痛发热,神昏多眠者,表证也,宜解表为先,疏表汤。若得汗后,脉浮细,身凉嗜卧者,此阳邪去而阴气复,可不药而愈。设胸满胁痛,风热内攻而喜眠者,邪传少阳也,小柴胡汤加桔梗、枳壳。少阴病得之二三日,表邪未悉并阴,但欲寐,脉微细,无里证者,麻黄附子甘草汤以微发其汗则愈。少阴病,欲吐不吐,心烦多眠,自利而渴,小便色白者,真武汤。凡脉微细欲绝,或蜷卧恶寒向壁,或身重逆冷,皆属少阴,附子汤。若温病多眠,三阳合病,目合则汗,小清凉散合白虎。谵语有热者,增损三黄石膏汤加大黄。盖凡胃中有热者,亦欲多眠,但神昏气粗而大热,绝不似少阴之蜷卧足冷也。

自汗

自汗者,不因发散而自然汗出也。然有表里之别,虚实之异焉。凡伤寒太阳病,汗出恶风,反微恶寒者,表未解也,宜桂枝汤,或小建中汤,或黄芪建中汤,随证用之。阳明病,发热汗多者,急下之,大承气汤。阳明病脉迟,虽汗出不恶寒,表证罢里证实者,急下之,大承气汤。夫脉迟,乃热郁阳明,火邪闭脉也。[批:伤寒热郁阳明尚且闭脉,何况温病。]里实乃身重,短气腹满而喘,濈濈汗出也,非若邪气在表而汗出之可缓也。漏风亡阳者,桂枝加附子汤。凡阴证四逆,额上及手背冷汗出者,与自利厥逆大汗出者,急以四逆汤温之。凡自汗出,小便难,脉沉者,桂枝附子汤加茯苓。若温病邪热内结,误服表药,大汗亡阳,烦渴不解,大复苏饮。不因误表而自

汗者,增损三黄石膏汤,里实者加大黄。愈后每饮食及惊动,即自汗出,此表里虚怯也,人参固本汤加黄芪、牡蛎、麻黄根以固之。若发热而利,自汗不止者死。若大汗出,热反盛,狂言不止者死。若汗出发润,喘不休者死。若汗出如珠,不流者死。此又不可不知也。

盗汗

盗汗者,睡着而汗出也,是由邪在半表半里。何者?若邪气一切在表与卫,则自然汗出也,此则邪气侵行于里,外连于表,及睡则卫气行于里,乘表中阳气不致,津液得泄,故但睡而汗出,觉则气散于表而止矣。杂病盗汗者,或阳虚血热,补中益气汤加防风、麻黄根、生地黄、牡丹皮。或阴虚火动,当归六黄汤加浮麦、麻黄根。伤寒盗汗,责于半表半里,知其胆有热也。《伤寒论》曰:微盗汗出,反恶寒者,表未解也,小柴胡汤主之。《伤寒论》曰:阳明病,脉浮而紧,必潮热,发作有时,但浮者,必盗自汗出。按:盗汗是少阳证,自汗是阳明证,但"浮者必盗汗出"句之"盗"字,应是"自"字,当改之,可与白虎汤。病愈脉静身凉,数日后,忽得盗汗及自汗者,此属表虚,并宜黄芪汤加防风、麻黄根。若温病盗汗,邪热内郁,外侵于表,升降散或增损大柴胡汤加牡蛎、龙胆,或龙胆末二钱、猪胆汁同温酒调服。

头汗

凡热邪内蓄,蒸发腠理,遍身汗出者,谓之热越。若身无汗,则热不得越,上蒸于阳,故但头汗出也。热不得越,阳气上腾,头汗出谵语者,在伤寒大柴胡汤、凉膈散;在温病增损大柴胡汤、加味凉膈散。头汗出齐颈而还,渴饮水浆,小便不利,此为热郁在里,身必发黄,在伤寒茵陈蒿汤,在温病加味凉膈散加茵陈蒿。心下满,头汗出,水结胸也,并宜柴胡陷胸汤。阳明病,下血谵语,此为热入血室。此证兼男子言,不仅妇女也。但头汗出者,在伤寒小柴胡汤加归尾、桃仁、穿山甲、丹皮、栀子;在温病柴胡清燥汤加穿山甲、桃仁、黄连、

大黄、芒硝。又伤寒五六日，已发汗而复下之，胸胁满微结，小便不利，渴而不呕，往来寒热，心烦，但头汗出者，柴胡桂枝干姜汤。又伤寒五六日，头汗出，微恶寒，手足冷，心下满，口不欲食，大便难，脉沉细者，此为阳微结，必有表复有里也。脉沉亦在里也。汗出为阳微，假令纯阴结，不得复有外证，悉入在里，此为半在里半在外也。脉虽沉紧细，不得为少阴病，所以然者，阴不得有汗，今头汗出，故知非少阴也，可与小柴胡汤。设不了了者，得屎而解，柴胡加芒硝汤。若中湿，误下之，头汗出，小便利者，死。又下后，额上汗出而喘，小便反秘者，亦死。二者乃头汗之逆，以阴阳上下俱脱也。关格不通，不得尿，头无汗者生，有汗者死。若元气下脱，额上汗如贯珠者死。《脉经》曰：阳气上出，汗见于头，五内枯干，胸中空虚，医反下之，此为重虚也。盖头汗有生死之分，须详辨之。按：脉细者，应是脉沉细者，观下文"脉沉亦在里也"之"亦"字自知，当补之。"脉虽沉紧"之"紧"字，当是"细"字，若是"紧"字，与上下文义不属，当改之。

手足心腋下汗

凡潮热手足濈濈汗出，为阳明胃实也。腋下濈濈汗出，为兼少阳胆实也。在伤寒大柴胡汤，在温病增损大柴胡汤。若大便秘硬者，在伤寒大柴胡汤加芒硝，在温病加味六一顺气汤。若手足心濈濈汗出，大便难而谵语者，此有燥粪，为热聚于胃也。在伤寒调胃承气汤，在温病加味凉膈散。《伤寒论》曰：阳明病，中寒不能食，小便不利，手足心濈濈汗出，此欲作痼瘕。大便必初硬后溏，胃中虚，水谷不别故也。痼瘕者，寒气结而为积也，厚朴生姜甘草半夏人参汤，或理中汤加木香、槟榔，不可下也。若额上及手背冷汗出者，此属阴证伤寒，通脉四逆汤温之。此皆不可不辨也。

结胸痞气

《伤寒论》曰：病发于阳，而反下之，热入里作结胸。谓表证当汗也，而医反下之，则外邪乘虚内陷，结于心膈，乃为结胸也。《伤寒论》曰：太阳病，脉浮动数，[批：浮则为风，动则为痛，数则为热。]头痛发热，微盗汗出，反恶寒者，表未解也。而反下之，动数变迟，膈内拒痛，胃中空虚，客气动膈，短气烦躁，心中懊侬。阳气内陷，心下因硬，则为结胸，大陷胸汤主之。若不结胸，但头汗出，余无汗，齐颈而还，小便不利，身必发黄，栀子豉汤主之。又曰：太阳病，重发汗而复下之，不大便，舌上燥而渴，日晡潮热，从心下至小腹，硬满而痛不可近者，大陷胸汤主之。又曰：伤寒呕而发热，柴胡证具，而以他药下之，其柴胡证仍在者，复与小柴胡汤，必蒸蒸振汗而解。若心下满而硬痛者，此为结胸也，大陷胸汤主之。又曰：伤寒六七日，结胸实热，脉沉而紧，心下硬痛者，大陷胸汤主之。又曰：结胸无大热，此为水结在胸胁也，但头汗出者，大陷胸汤主之。《活人》云：宜逐其水，小半夏茯苓汤，小柴胡汤去枣加牡蛎亦可。又曰：小结胸病，正在心下，按之则痛，脉浮滑者，小陷胸汤主之。又曰：病应汗解，反以冷水噀之，或灌之，其热被却不出，弥更益烦，肉上粟起，意欲饮水，反不渴者，服文蛤散。若不瘥，与五苓散。寒实结胸，寒饮结于胸中。无热证者，与小陷胸汤，白散亦可服。崔行功曰：伤寒误下，结胸欲绝，心胸高起，手不可近，用大陷胸汤。恐不得瘥，此下后虚逆，气已不理，当以枳实理中丸，先理其气，次疗诸疾，古今用之如神。且误下之初，未成结胸者，急宜频服理中汤加枳壳、桔梗，自得解散，更不作结胸也。又有衄血不尽，血结胸中，手不可近，漱水不欲咽，身热喜忘如狂，腹胁胀满，大便黑，小便利，犀角地黄汤加大黄主之。妇人血结胸胁，揉而痛，不可抚近，海蛤散主之。凡结胸，脉沉紧、沉滑、沉实，或数大有力者，乃可攻之。若脉微沉细，手足冷者，为难治。若欲救之，宜四逆汤。凡结胸，有兼发黄或发斑，或厥逆者，皆为最重之证。又结胸证悉具，烦躁者死。又结胸脉浮大者，不可下，下之则死。须详辨之。张景岳曰：结胸治法，仲景俱以大陷胸汤主之。然以余之见，惟本病不因误下而实邪结胸，下连小腹，燥渴谵妄，脉来沉实者，正大陷胸汤所宜用也。至于太阳少阳，表邪未解，因下早结胸，而复用大陷胸汤，是既因误下而又下之，恐不得瘥，不若用枳实理中丸、柴胡陷胸汤，以缓治之为妙。

余按：崔、张皆谓不得瘥者，恐复下之过也。不知仲景大有所见，盖误下结胸危证也，缓则死矣。结胸而用陷胸者，有病则病受之。观大病瘥后，从腰以下有水气者，用牡蛎泽泻散峻攻，何反不顾其虚耶。盖病势危急，设用缓剂，阴水袭入阳界，驱之无及，可见活人之事迂阔者无济也。

《伤寒论》曰：病发于阴而反下之，因作痞，以下之太早故也。谓内挟痰食，外感风寒，里之阴虚已受邪热，中气先伤也。或热微下证未全，不任转泻也，而医反下之，则里之微热虽除，表之邪热又至，表邪乘虚内陷，结于心下，但硬满而不痛，虽不结胸，亦成痞气也。若不因下早而为痞气者，或痰、或食、或气、或血为之结。各有寒热之不同，要在辨而治之。大约轻者，通用枳壳桔梗汤。若实热而为痞者，内实热盛不大便，手足温，其脉关上浮，大黄黄连泻心汤。如寒热偏胜者，上有湿热，下有陈寒也，心下痞，而复恶寒汗出者，附子泻心汤。如寒多热少，胸满脉濡者，半夏泻心汤。如胃不和，心下痞硬，干呕，胁下有水气者，生姜泻心汤。如下利腹鸣者，非热结也。但以胃中虚，客气上逆，故心下痞硬，甘草泻心汤。要之泻心非泻心火之热，乃泻心下之痞满也。如痞满胃寒咳逆，理中汤。如外证未除而数下之，为重虚其里，邪热乘入，遂挟热而利，心下痞硬，表里不解者，桂枝人参汤，即理中汤加桂枝而易其名，为治虚痞下利之的方也。如汗吐下后，胃虚停饮痞硬，噫气不除，旋覆花代赭石汤，此辅正匡邪、蠲饮下气之妙方也。如本以下之，故心下痞，与诸泻心汤不解，其人渴而烦躁，小便不利，五

苓散。邪在上而治在下，使浊气出下窍，而清阳之在上焦者，自能宣化，乃脏实而泻其腑也。盖五苓有两解之功，润津滋燥，导饮荡热，亦消痞满之良方也。如发热汗出不解，心下痞硬，或吐，或下利，脉滑数，或关脉沉紧，大柴胡汤。盖外邪不解，转入于里，心下痞硬，呕吐下利，攻之则碍表，不攻则里证又迫，计惟有大柴胡汤，合表里而两解之。

余按：大凡结胸痞气，未经攻下而成者，此或痰、或食、或气、或血凝滞而然，先须柴胡陷胸汤、柴胡枳桔汤以开之，开之不愈，则攻下之。曾经下后，此为外邪陷入而为结胸痞气，时其轻重，当下则下，缓则误矣。若不分曾下未下，但见心下胀满，便以为结胸痞气，辄用攻下之剂，反成真结痞矣。

又按：结言胸，痞言心下，结言按之石硬，痞言按之濡，结言寸脉浮关脉沉，痞不言寸而但言关上浮，可以知其病之分，治之异矣。然此皆为正伤寒言之也。若温病郁热内攻，火性上炎，一发即心胸结痞，脉洪滑数，或伏沉，自是热实结胸痞气，特患下之不早耳，非大小陷胸，或陷胸承气、加味凉膈等方下之不为功。凡结胸，不问寒热虚实迟早，便用罨法，生姜、葱白等份，生萝卜加倍。如无，以子代之，三味共捣一处，炒热，白布包作饼，罨胸前结痛处。此法须分二包，冷则轮换，无不即时开通，但不宜太热，恐炮烙难受也。更以温手顺下揉之，自无不愈。并治一切痞满胀痛，真妙法也。

张氏《发明》曰：成注云：无热而恶寒者，发于阴也。既无热而又恶寒，其为阴证明矣，安有下之之理？下之岂止作痞而已哉？夫仲景所谓阴阳者，指表里而言也，非此之谓也。病在表则当汗，而反下之，因作结胸。病虽在里，尚未入腑，而辄下之，因成痞。所以成结胸者，误下之故也；所以成痞气者，下之太早故也。经曰：脉浮而紧，浮则为风，紧则为寒。风则伤卫，寒则伤荣。又曰：脉浮而紧，复下之，紧反入里则作痞。由此言之，风邪入里则

结胸，寒邪入里则为痞。然此亦皆太阳病之所致，非阴证之谓也。又曰：病在阳，应以汗解。阳指表证而言明矣。况痞证诸条，未有因无热恶寒下之而成者，此成注之误也。按此说深合经义，故录之。

腹满

腹满者，腹中胀满也。腹满不减者为实，时满时减者为虚。以手按之，坚硬而痛不可按者为实，可揉可按而软者为虚。《伤寒论》曰：凡伤寒太阴之为病，腹满而吐食不下，自利益甚，时腹自痛。若下之，必胸下结痛。自利益甚，宜理中汤加藿香、厚朴、陈皮、半夏，甚则四逆汤。腹满时减复如故，此虚寒从下而上也，理中汤加厚朴、木香。病人自言腹满，他人以手按之不满，此属阴证，切不可攻，宜四逆汤温之。凡汗解后腹满，厚朴生姜半夏甘草人参汤。本太阳证而反下之，因而腹满时痛者，桂枝加芍药汤。大实痛者，桂枝加大黄汤。少阴病六七日，腹胀不大便者，大承气汤。凡发汗后不解，腹胀满痛者，大承气汤。凡潮热腹满，短气而喘，内实者，大柴胡汤加厚朴、槟榔。胸中有热欲呕吐，胃中有寒作满痛者，黄连汤。温病无阴证，热郁失下，邪火久羁，腹胀满痛者，升降散、加味凉膈散加枳实、厚朴。大抵阳热为邪，则腹满而咽干，便秘谵语；阴寒为邪，则腹满而吐利，食不下。与夫曾经汗吐下后腹满，治各不同。故为医者，要知邪气所起所在。审其所起，知邪气之由来，观其所在，知邪气之虚实，汗下之不瘥，清补之适当，则十全之功可得也。按："自利益甚"四字，当在"必胸下结痛"句之后，不应在"吐食不下句"之后。若在此句后，则是已吐食不下，而自利益甚矣。仲景复曰"若下之"三字，无所谓也，当移之。

小腹满

小腹满者，脐下胀满也。胸膈满为邪气，小腹满为有物，物者何？尿与血耳。小腹满，小便不利者，尿涩也。在伤寒，自气分传入血分，宜五苓散、猪苓汤。在温病，自血分发出

气分，宜神解散、升降散。小腹满，小便自利者，蓄血也。在伤寒，桃仁承气汤、代抵当汤丸。在温病，解毒承气汤加夜明砂、桃仁、丹皮、穿山甲。又伤寒小腹满，厥逆，真武汤。小腹满，不结胸，按之痛，厥逆，脉沉迟，冷结关元也，四逆汤加吴茱萸，外灸关元穴。温病无阴证。

腹痛

凡腹中痛，按而痛甚为实，按而痛减为虚。阳邪痛者，痛不常久；阴邪痛者，痛无休歇。伤寒腹痛，须明部分。中脘痛属太阴脾经分，脉沉迟而寒者，理中汤，甚加附子。阳脉涩，阴脉弦脉三阳急为瘕，三阴急为疝，此伤寒瘕疝发于内，故腹中急痛，小建中汤散结安瘕，治在阳明太阴。不瘥，小柴胡汤和中定疝，治在少阳厥阴。脐腹痛属少阴肾经分，脉沉者，真武汤。小腹痛属厥阴肝经分，阳郁厥逆者，当归四逆汤加吴茱萸、生姜。阴寒厥逆者，四逆汤加吴茱萸。若太阳病下之早，因而腹痛者，属太阴也，桂枝加芍药汤。若内实腹痛，绕脐刺痛，烦躁，发作有时，此有燥粪也，调胃承气汤。大实腹满而痛，脉实者，大承气汤。若脉弦，口苦发热，腹中痛者，小柴胡汤去人参，加炒白芍。寒热交作，腹中痛者，小柴胡汤加肉桂、白芍，寒多去黄芩。大抵伤寒腹痛，有虚有实，有寒有热，要在辨脉证而治之。温病腹痛，乃杂气潜入，邪火郁滞阳明也，以升降散、加味凉膈散消息治之。温病无阴证，实与热自不屑言，即有虚者，亦当先去其急，而后理其缓也。张子和曰：良工先治其实，后治其虚。今之庸工，不敢治其实，惟误补其虚，举世不知其非，奈何！

烦热

烦热者，因发热而烦躁不安也，惟温病为特甚。此盖杂气伏郁三焦，邪火亢闭，佛热燔灼，故心神无定耳。增损双解、增损三黄石膏之属，消息治之。若伤寒有表邪，不得汗出而烦躁者，其脉浮缓而紧数，大青龙汤。若烦而渴，脉弦数者，乃半表半里证也，小柴胡汤加

知母、天花粉。若烦渴舌燥，大汗出，饮水，脉洪数有力者，阳明经腑证也，白虎汤，甚则调胃承气汤。若手足厥，下利而烦，脉沉细而软者，此则阴证之类烦也，急以人参、附子温之。若手足厥阳气受于胸中，四肢为诸阳之本，邪结胸寒饮伏停，阳气隔塞，心中满而烦，饮作烦闷。此非少阴之脏寒也，急以瓜蒂散吐之。若内伤劳役，阴虚火动而烦者，身倦自汗，尺脉浮虚者，补阴益气煎加白芍滋之。凡伤寒五七日，两手六部脉皆与六脉同等，大烦邪欲外散，故作烦热。而口噤不能言，其人躁扰者邪正相争，欲作汗解也。若脉和大烦邪欲外向，大有作汗之机，目肿睑内际黄者太阳主目上纲，阳明主目下纲，目肿面内际黄者，土旺而邪欲散也，此亦欲作活解也。所以言大烦者，以肌表大热，则是邪热欲泄达于外也，故为欲解。间有大战者，然必以脉为主，若脉不至而大烦，不能言反解上条，脉不和而睑黄大烦反解次条，其病为进，又不可执一而论也。

潮热

潮热者，如潮水之潮，其来不失其时。盖阳明属土，应时则旺于四季，应日则旺于未申，故必日晡发者为潮热。阳明内实也，宜下之。若一日三五发者，乃是发热，非潮热也。又须切脉之滑大沉实，再审其人，脐腹胀满，以手按之则硬而痛，手足心并腋下溅溅然有汗，此内实有燥粪也。在伤寒，大柴胡汤，或调胃承气汤。在温病，增损大柴胡汤，或加味凉膈散加龙胆草。务要酌度，适中病情，不可太过不及。若伤寒，发在寅卯辰巳时分，且未可下，宜小柴胡汤加减与之。若少阳邪并阳明，发潮热，大便溏，小便自可，胸胁痛不去者，主以小柴胡汤。又胁下硬满，不大便而呕，舌上白苔者，可与小柴胡汤，则上下通和，溅溅然汗出而解。至于温病，邪郁胃中，但有潮热，悉以增损大柴胡汤，甚则加味六一顺气汤。凡伤寒潮热者，先以小柴胡汤，如热不除，内实可下者，以大柴胡汤。此大略也。

往来寒热

伤寒往来寒热，邪正分争也。盖寒为阴，热为阳，里为阴，表为阳。邪客于表，与阳相争则发寒矣；邪客于里，与阴相争则发热矣。表邪多则寒多而热少，里邪多则热多而寒少。邪在半表半里之间，外与阳争而为寒，内与阴争而为热，表里之不拘，内外之无定，由是寒热往来而无常也，故以小柴胡汤，立诸加减法以和之。又往来寒热与寒热如疟，似是而实非也。寒热如疟者，作止有时，正气与邪争则作，分作止矣。往来寒热，则发作无时，往来无常，日三五发或十数发，此其与疟异也。虽治往来寒热属半表半里，当和解之，又有病至十余日，热结在里，复往来寒热，自宜大柴胡汤下之。凡少阳证，往来寒热，必先与小柴胡汤和之。服后不解，其脉反浮者，与柴胡桂枝汤，使邪从表而散。其脉如数者，与大柴胡汤，使邪从里而出也。温病伏邪内郁，往来寒热，多属热结在里，阴阳不和，增损大柴胡汤主之，如升降散，乃此证妙药也。盖升清可以解表，降浊可以清里，则阴阳和而内外俱彻矣。若施之伤寒，则又不可。

谵语

谵语者，语言讹谬而气盛也。《经》曰：实则谵语。盖邪热深入，蓄于胸中，则昏其神气，遂语言无次而妄说也。邪热轻者，惟睡中谵语，醒则无矣；邪热重者，即不睡亦谵语；如热极者，詈骂不避亲疏，不识人，此神明之乱也。谵语盖非一端。伤寒发汗多亡阳谵语，以胃为水谷之海，津液之主，汗多津液亡，胃中燥，必发谵语。此非实热，故不可下，以柴胡桂枝汤和其荣卫，以通津液后自愈。谵语不恶寒反恶热，白虎汤。腹满身重，难以转侧，口不仁不知味也，面垢，谵语，遗尿自汗，脉滑实者，白虎汤。潮热，手足腋下溅溅汗出，其脉沉实，或滑数有力，大便难而谵语者，大承气汤。温病热郁三焦，神昏气乱，谵语不识人，时其轻重，以升降、凉膈、六一、解毒承气之类，消息治之。若误服表药，谵语闷乱者,增损三黄石膏汤加大黄。若蓄血谵语,大便黑,小便利,在伤寒,桃仁承气汤;在温病,解毒承气汤加夜明砂、桃仁、穿山甲、丹皮。下利谵语,脉滑而数,有宿食也。在伤寒,六一顺气汤加黄连;在温病,加味六一顺气汤。此非内寒而利,乃燥粪结实,胃中稀水旁流之物也,必须能辨滑数之脉,乃可下之。此证最难酌度。温病多有体厥脉厥者,更须下之。此《内经》"通因通用"之法也。若下后下证悉除,三五日复谵语不止者,此邪气已去,元气未复,宜柴胡养荣汤加辰砂一钱。大抵谵语,脉短则死,脉自和则愈。或气上逆而喘满,或气下夺而自利,皆为逆也。

郑声

郑声者,郑重频烦,谬语谆谆不已而气微也。《经》曰:虚则郑声。如老人遇事谇语不休,成氏以为声转其本音,二理并通,故两存之。盖郑声,乃因内虚正气将脱而言,皆不足之状。如手足厥,脉沉细,口鼻气息短少,所说语言轻微无力,气少难以应息者,皆阳气微也。若神昏气促,不知人事者死。如气不促,手足颇温,其脉沉细而微者,附子汤。或内热不可用附子者,人参三白汤、五福饮、七福饮之类,随证加减治之。所谓伤寒温病,四损不可正治者,此类是也。娄氏曰:谵语,气虚独言也。此出《素问》。予用参、芪、归、术治之,屡验。按此即所谓郑声也。大抵谵语、郑声,态度无二,但有虚实之分,须详辨之。

发狂

凡发狂,本属阳明实热之证。盖阳明为多气多血之经,或伤寒阳邪传入胃腑,或温病阳邪起自胃腑,热结不解,因而发狂。《内经·脉解篇》曰:胃者土也,故闻木音而惊者,土畏木也。其恶火者,热甚则畏火也。其恶人者,以阳明厥则喘而惋,惋则恶人也。其病甚则弃衣而走,登高而歌,或数日不食,或逾垣上屋者,以四肢为诸阳之本,阳盛则四肢实,实则能登高也。其弃衣而走者,以热盛于身也。其妄言骂詈不避亲疏而歌者,以阳盛

为邪也。又曰:阴不胜其阳,则脉流薄疾,乃狂。又曰:邪入于阳则狂。是皆以阳明热邪上乘心肺,故令神志昏乱若此,此阳狂也。伤寒温病虽根源不同,至于发狂,皆邪热已极,使非峻逐火邪则不能已。故但察其大便硬结,或腹满而坚,或湿滞胶闭,或协热下利,或热结旁流有可攻之证,酌用大小承气、凉膈、六一、解毒承气之类下之。如无胀满结实等证,而惟胃火使然者,但以白虎、解毒、三黄石膏、大小清凉之属,清其火邪,其病自愈。外有伤寒如狂、发狂二证,以太阳邪热不解,随经入腑,重则发狂,轻则如狂,此热搏血分,蓄血下焦,故宜桃仁承气与代抵当下之。温病多蓄血阳明,以黄连解毒汤,送下代抵当汤丸去桂加牛膝、丹皮。近见别有一种如狂之证,或由失志而病,其病在心;或由悲忧而病,其病在肺;或由失精而病,其病在肾;或由郁怒思虑,饥饿劳碌而病,其病在肝脾。此其本病已伤于内,而邪气复侵于外,则本病必随邪而起矣。其证所谓"虚狂"是也。外无黄赤之色,刚暴之气,内无胸腹之结,滑实之脉,或不时躁扰而禁之则止,或口多妄诞而声息不壮,或眼见虚空,或惊惶不定,察其上,口无燥渴,察其下,便无硬结,是皆精气受伤,神魂不守,其证与阳极发狂者反若冰炭,而时医不察,但见错乱,便谓阳狂,妄行攻下,必致杀人。凡治此者,须辨气血阴阳四损何在。其有虚而挟邪者,邪在阳与气分,宜补中益气汤、大温中饮。邪在阴与血分,宜补阴益气煎、理阴煎。设有邪气闭结,势不能不下者,必以黄龙汤,或大柴胡汤加人参。其虚而无邪者,在阳与气分,宜八珍、十全、肾气丸料、右归丸料。在阴与血分,宜六味丸料、左归丸料。其虚而挟寒者,宜四逆汤加人参、右归丸料。其虚而挟火者,宜六味丸料、左归丸料。此方治之宜,大略如此。若夫润泽之,则在医者活法耳。

发斑疹

发斑者,轻如蚊迹,重如锦纹。其致此之

由,总因热毒不解。或当汗不汗,则表邪不解。当下不下,则里邪不解。当清不清,则火盛不解。阳证误用温补,则阳亢不解。必须察脉之浮沉,人之虚实,热毒之轻重而治之,断不可执成氏不可汗,不可下之说。凡邪气自外而入,深入不解,则又自内而出,表里相乘,势所必至,原非表虚证也。但使内外通达,则邪由表里而解矣。即如犀角地黄汤,乃治斑之要药。人知此汤但能凉血解毒,而不知此汤尤善解表散邪,若用之得宜,里气一清,必通身大汗,热邪顿解,何为不可汗耶?发斑大热,狂躁引饮,又何为不可下耶?凡斑出赤红者为胃热,紫红者为热甚,黑色者为胃烂也。鳞红起发者吉,最忌稠密成片。如热甚脉洪数烦渴者,以白虎汤合犀角地黄汤加僵蚕、蝉蜕、青黛。如热毒内蕴,烦心不得眠,错语呻吟者,犀角大青汤加僵蚕、蝉蜕,或增损三黄石膏汤加青黛、犀角。热燥便结者,俱加酒大黄。如斑发已尽,外热稍退,内实便秘谵语者,以加味凉膈散微下之。[批:胃热干燥,荣气不舒,得凉药以滋其阴,则胃中和而大汗出矣。]温病与伤寒治法同。盖僵蚕、蝉蜕尤斑疹要药也。至于阴证,亦时有发斑者,状如蚊迹,多出胸背手足间,但稀少而淡红,身虽热而安静。以其人元气素弱,或因欲事伤肾,当补不补,则阴凝不解。或误服凉药太过,以致变成阴证。寒伏于下,逼其无根失守之火,聚于胸中,熏灼肺胃,传于皮肤而发斑点,补阴益气煎加干姜、附子。寒甚脉微,大建中汤、通脉四逆汤,则真阳回阴火降,而证乃痊,此治本不治标也。温病无阴证。若夫疹与斑等乃温病中之重证也,治同温病,伤寒百不出一。总缘杂气之毒郁于胃中,无所施泄,发于皮肤而为疹,增损双解散主之,加紫背浮萍五七钱,或重加石膏、大黄、芒硝,清散得宜,未有不出者。如身出而头面不出,此毒气内归,危候也。急以大蟾蜍一个,捣和新汲水,去渣痛饮之,自出,屡验。若温病有久而甚者,烦躁昏沉,只用蟾蜍心三两个,捣和水饮一二次,定心安神而病去矣,勿以为微而忽之。凡斑疹,脉洪长滑数易治,脉沉伏弦微难治。黑如果实黡者死,不可不知。

发黄

凡伤寒温病皆发黄,多由阳明湿热,与合曲相似。如发热汗出者为热越,不得发黄也。但头汗出,身无汗,齐颈而还,或心中懊憹,或渴饮水浆,小便不利,或赤或黄,或溷浊,肚腹胀满,或痛或不痛,或燥结,脉来沉实有力,此皆瘀热在里。熏蒸于皮肤之上,身黄如橘子色者,在伤寒茵陈蒿汤,在温病加味凉膈散加茵陈蒿。古方治里证有三承气汤,便于三承气中合茵陈蒿汤,或加味茵陈蒿汤,随证施治,方为尽善。外用黑豆一升,黄蒿四两,煮滚汤一锅,倾铜盆内,搅稍冷,入鸡子清七八个,以手指搅起白沫,敷身黄处,黄散,温覆汗出而愈。又伤寒有身黄发热者,栀子柏皮汤。伤寒有瘀热在里表者,麻黄连轺赤小豆汤。此瘀热在表而发黄,故用表药。设泥“里”字,岂有邪在里而反治其表之理哉!夫伤寒温病,至于发黄为疾已甚,多有不治之证。形体如烟熏,直视头摇,是为心绝;环口黧黑,柔汗发黄,是为脾绝,当辨之。

蓄血

蓄血者,瘀血蓄结于内也。身黄如狂,屎黑善忘,皆蓄血之证。许学士云:血在上则喜忘,血在下则发狂。盖伤寒病在太阳,则当发汗。或不汗,或汗迟,或脉盛汗微,邪无从出,故随经入腑,结于膀胱,乃为蓄血。温病起无表证,而惟胃实,阳明热郁失下,邪火久羁,故肠胃蓄血多,膀胱蓄血少。亦有血为热搏,下注膀胱者,虽腐为黑血,溢于肠间,结粪得瘀而润下,然真元已惫矣。医者必察人胸脐旁、小腹,但有硬满处,以手按则痛者,便为蓄血。若蓄血阳明,不必问其小便。若小腹硬满而小便自利,则膀胱之气化行,而与尿涩气不化不同也,允为有形之蓄血矣。温病与伤寒治法亦无大异。《保命集》分三焦。上焦胸胁手不可近,在伤寒犀角地黄汤加大黄,在温病再合黄连解毒汤;中脘脐间手不可近,在伤寒,桃仁承气汤加丹皮、枳壳;在温病,去肉桂再合黄连解毒汤;脐下小腹手不可近,在伤寒代抵当汤丸,在温病以黄连解毒汤送下此丸,去肉桂,加丹皮、牛膝。夫伤寒温病至于蓄血,实病证之奇异,治法之精微,能审诸此,垂手取效,可为妙也,然而难矣。实者可救,虚者多危。

衄血

经络热盛迫血妄行,出于鼻者为衄。伤寒责其血热在表也;温病责其血热在里,浮越于表也。犀角地黄汤加芩、连、柴、栀、元参、僵蚕、蝉蜕,甚加大黄,入蜜、酒、小便、冷服。凡伤寒阳明病,口干鼻燥能食者,知邪不在里而在经,故必衄也,葛根汤去大枣,加葱白、黄芩。不止,黄芩汤去枣,加生茅根、生艾、生藕、生荷叶、生侧柏叶,小便煎。太阳病脉浮紧,发热无汗而衄者愈。太阳病衄血,及服桂枝汤后衄者,为欲解。亦可服犀角地黄汤加茅花。如无,以根代之。脉浮大,发热下利,衄血干呕者,黄芩汤去大枣,加生地汁、童便。衄血烦而渴欲饮水,水入即吐者,先服五苓散,后服竹叶石膏汤。不止,茅花汤。即茅花五钱,小便煎服是也。或于凉血药中,磨京墨三茶匙亦妙。汗后热退,衄血不止,用草纸折数层,浸于新汲水中,贴顶门上及项脊,温则易之,必止。少阴病,但厥无汗而强发之,必动其血,或从口鼻出,或从目出,是为下厥上竭,为难治,可与当归四逆汤。仲景曰:衄家不可发汗,汗出必额上陷,脉急紧,直视不能瞬,不能眠。又曰:亡血家,不可发表,汗出即寒栗而振。二说皆为久衄,亡血已多,故不可汗。若热毒蕴结成衄,脉浮紧者,麻黄汤;脉浮缓者,桂枝汤。若脉已微,二药必不可用。脉细者,黄芩汤去大枣,加生地、童便;脉滑数者,犀角地黄汤。大抵衄血、吐血、下血,脉微小者生,脉实大者死。或衄后、吐后、下后、脉微小易治。若热反盛,脉反洪数者死也。若衄而头汗出,或身上有汗不至

足者,皆难治也。

吐血

伤寒诸阳受邪,其邪在表,当汗不汗,热毒深入,故吐血也。麻黄汤汗之。内有瘀血者,桃仁承气汤利之。服桂枝汤后吐血者,犀角地黄汤加茅花。凡久病虚弱,外有寒形,内有火邪,风寒闭塞,壅遏里热,以致吐血者,麻黄芍药人参汤主之。凡吐血鲜红色者,皆热也,犀角地黄汤以凉之;凡吐血紫黑成块,脉沉迟细,口不渴,小便清,为瘀血寒凝也,宜理中汤加丹皮、肉桂之辛温以散之。若脉洪数,仍属热,宜桃仁承气汤以行之。温病吐血与衄血,皆属热毒内郁,经络火盛,火载血液而妄行,大清凉散,或犀角地黄汤合泻心汤。有瘀血紫黑成块者,加桃仁、大黄以利之。

按:麻黄芍药人参汤证出自《准绳》,《伤寒论》无此证。因东垣治一寒士感寒吐血,用麦冬饮子合仲景麻黄汤各半服之,甚善,故并载之以为后学津梁。乾隆乙巳季冬科试,先君六旬有六,冒雪归家,风寒郁热,以致头痛,发热恶寒,吐血,诸医不效,余甚惊惶,斟酌东垣此汤一服而愈。前因吾父中风,留心医道,三年内未敢处方,自是而悟,认真脉证,方未有不效者。噫!医道之难在此矣。

辨中有发经论所未发者,实千古不易正理,后学宗之,自不覆晋人辙矣。畏斋。

卷 三

头目眩

眩者,头旋眼黑也。伤寒头眩,多因汗吐下,虚其上焦元气之所致也。伤寒邪在半表半里,表中阳虚,故时时头目眩,葛根汤。风家多头目眩,亦当解肌,葛根汤。《伤寒论》曰:少阳,口苦咽干目眩,小柴胡汤加天麻、川芎。《伤寒论》曰:阳明病,但头眩不恶寒,故能食而咳,其人必咽痛。能食为阳明中风,四逆散加天麻、桔梗。《伤寒论》曰:太阳伤寒,误吐误下后,心下逆满,气上冲胸里虚气上逆也,起则头眩表虚阳不足也,脉沉紧邪在里,

不可汗,发汗则动经,身为振振摇者汗则外动经络,伤损阳气,则不能主持诸脉也,桂苓甘术汤以温经益阳。或真武汤以实卫止汗。

按:《真经》云:上虚则眩,下虚则厥。头目眩皆属虚,宜温经补阳之剂。吴氏治伤寒汗出过多,头眩,身摇发热,脉虚数,人参养荣汤倍人参,加天麻,少佐酒炒黄柏,二服而愈。易老云:头旋眼黑,非天麻不能定,少佐黄柏以滋肾水也。若血虚头眩,四物汤加人参、天麻。气虚头眩,四君子汤加天麻、川芎。伏痰头眩,二陈汤加南星、白术、天麻、川芎。内兼痰火上攻,再加酒炒黄芩、竹沥、姜汁。若元气虚脱者,人参养荣汤、大建中汤,俱加天麻、川芎。内伤劳役者,补中益气汤加天麻、川芎。惟温病头目眩及头胀、头痛、头汗,并目赤、目黄、目不明、目直视、目反折,与伤寒治法不同,俱系杂气伏郁中焦,邪热亢闭,上攻头目,乃胃家实也。通宜升降散、加味凉膈散清利之。头眩疼晕加大黄,目眩赤等证量加龙胆草,酒炒。

咳嗽

咳谓有声无痰,嗽谓有痰无声,咳嗽则有声有痰也。肺主气,形寒饮冷则伤之,使气逆而不散,冲击咽膈,令喉中淫淫如痒,习习如梗而咳嗽也。有寒者,有热者,有停饮者,有在表者,有在里者,有在半表半里者,病各不同,治亦有异。如伤寒停饮与表寒相合而咳嗽者,小青龙汤,或金沸草散。停饮与里寒相合而咳嗽者,真武汤。邪热在半表半里而咳嗽者,小柴胡汤加贝母、知母、天花粉,肺热去人参加沙参。凡阴证手足厥逆而咳嗽者,四逆汤加五味子。若温病伏热内郁咳嗽,白虎汤合升降散、小清凉散加竹叶。若烦闷则加味凉膈散、增损三黄石膏汤,并加桔梗。夫咳为肺疾,必待发散而后已,然又有不可发散者。《伤寒论》曰:咳而小便利,不可发汗,发汗则四肢厥逆。又曰:咳而发汗,蜷而苦满,腹中复坚,此为逆也。不知发汗尤为温病所大忌者,岂止小便利一节乎?又咳而脉数者,

为心火刑肺金则死。

口燥咽干

引饮曰渴,不引饮曰燥干。凡伤寒少阳,邪在中焦,口苦舌干,不甚渴,脉弦者,小柴胡汤。少阳脉弦,往来寒热而呕,口燥咽干者,小柴胡汤。口干少津液,脉浮紧微数者,白虎加人参汤。阳明无大热,背恶寒,口燥咽干者,白虎加人参汤。少阴病得之二三日,口燥咽干,急下之以存津液,大承气汤。此热在下焦,烁枯肾水,下不可缓也。若温病怫热内郁,未有不口燥咽干者,小清凉散、增损三黄石膏汤,再看兼证消息之。凡伤寒汗吐下后,津液少,口燥咽干,及虚人水衰火旺,口燥咽干,以补阴益气煎加麦冬、黄柏、知母、天花粉,以滋其水。若脉沉足冷者,多难治。温病下后须酌之,不可骤补。脉沉足冷,宜大下之,不可以伤寒例拘也。

咽痛

凡伤寒咽痛有多般,务宜详辨,不可一例以为热也。太阳病误下,脉若浮紧,必咽痛,此热邪仍在上膈也,小建中汤加桔梗。误汗亡阳漏风而咽痛,此阳虚而阴气上乘也,干姜附子汤。阳明病六七日不大便,热蒸头痛而咽痛者,调胃承气汤。热传少阴而咽痛者,以其经上循喉咙故也,脉必数而有力,证必燥渴引饮,小便秘涩短赤,急当下夺以泄其热也,大承气汤。少阴咽痛,四逆,泻利下重者,四逆散加薤白、桔梗。少阴病一二日,咽痛者,与甘草桔梗汤即瘥。此汤为阴阳通用之剂。少阴病下利清谷,里寒外热,脉微欲绝,面赤咽痛,此阴盛格阳也,通脉四逆汤加桔梗。有直中阴经而咽喉骤痛,不肿不渴,始病无发热头痛,脉来沉紧而细,或疾数无伦,或呕吐清水,或泻利清谷,或燥极闷乱,渴不能饮,此寒气客于少阴之经,虚阳上逆之候,附子汤、干姜附子汤加人参急温之,或可救疗。大抵阳邪上逆而咽痛,宜甘寒以解其热;阴寒邪塞而咽痛,宜辛温以解其结,此大较也。若夫肾气本虚,龙火势盛,必挟痰饮于上而肿痛闭塞

也,当砭破出血,涌泄痰涎,后用六味地黄丸料加牛膝、麦冬、五味子频服。又有真阴亏损,肾水枯涸,阴寒直中而咽痛者,附子理阴煎大剂浓煎饮之。若温病怫郁中焦,流布上下,即见少阴经口燥舌干,咽喉肿痛不利之证,以其脉贯肾络于肺系舌本故也,增损双解散加元参、牛蒡子,或增损普济消毒饮倍桔梗加荆芥穗,升降散尤为对证之药。

渴

凡伤寒发渴,或因热耗津液,或因汗下太过,当分六经而治。太阳热在表不渴,若热入膀胱之本,脉浮数,小便不利,微热发渴者,五苓散,切不可与白虎汤。阳明病脉长,标热不恶寒,无汗而渴者,葛根汤加黄芩、知母,减麻黄二钱。若阳明热传胃中,本热恶热,濈濈汗出而渴,脉洪大而数者,白虎汤,切不可与五苓散。若阳明本热内实,或蒸蒸而热,潮热烦渴,口燥咽干,大便实者,调胃承气汤,或大柴胡汤。少阳脉弦数,口苦咽干,发热而渴,及心烦喜呕而渴,或往来寒热而渴,并宜小柴胡汤去半夏加陈皮、知母、麦冬、天花粉。太阴自利则不渴,惟少阴则口渴饮水也。小便色白者,此下虚有寒也,脉沉,附子汤。厥阴渴欲饮水者,少少与之愈。以其传经尽,欲饮水为欲愈之候也。若身寒厥逆,脉滑而口渴者,此里有热也,白虎加人参汤。凡阴证,烦躁口渴不能饮水,此虚阳上迫而为假热,脉沉足冷者,四逆汤加人尿、猪胆汁冷饮之。若温病一发即烦渴引饮,以郁热自内而达外也。故《直格》曰:身热为热在表,引饮为热在里。温病本末身冷不渴,小便不赤,脉不洪数者,未之有也。轻则白虎汤加白僵蚕、蝉蜕、天花粉,重则增损三黄石膏汤加大黄。凡病忽欲饮水者,为欲愈。盖肠胃燥,不能散邪,得水则和其胃气,汗出而解。若不与水,则干燥无由作汗,遂至闷乱也。[批:伤寒温病,大渴欲饮凉水,而世医禁用,不解何故。]但当察邪热之轻重,宁少与之。若热少与多,不能渗化,则停蓄为支结,喘呕下利,肿满等证。《要诀》曰:

亦有下利清谷,纯是阴证,而反见渴者,此阴在下格阳于上,兼因泄泄,津液既去,枯燥而渴,虽引饮自少,而常喜温,不可设寒剂,宜理中汤加附子、四逆汤加人参以温之。景岳曰:水为天一之精,凉能解热,甘可助阴,非苦寒伤气者之比。[批:景岳此论发前人所未发,每见乡曲人害温病,饮凉水而汗出热退,此即助阴解热之义也,此即里热清而表邪自解之义也。]如阳虚无火者,其不宜水无待言也。其有阴虚火旺者,元气既衰,精血又涸,则津液枯燥,多见鼻干唇烈,舌苔黑色,二便闭结,使非借天一之精,何以济燃眉之急,故先以冰水解其标,继以甘温壮水之剂培其本,水药并进,无不可也。其有内真寒而外假热,阴盛格阳之证,察其元气,非甘温大补则不足以挽回,察其喉舌,则些小辛热又不可以近口。有如是者,但将甘温大补之剂煎成汤液,用冷水浸冷饮之,此以假冷之味解上焦之假热,而以真热之性复下焦之真阳,是非用水而实亦用水之意。《内经》所云:伏其所主而先其所因是也。[批:韩懋所谓真对真、假对假者此也。]

漱水不欲咽

伤寒阳明病,凡内有热者欲饮水。今欲漱水而不欲咽,是热在经,里无热也。阳明多血多气,经中热极,迫血妄行,故知必作衄也,犀角地黄汤加茅花。有太阳表证者汗之,麻黄汤。外证无寒热,欲漱水不欲咽,必发狂,此蓄血停留也,桃仁承气汤下血乃愈。少阴脉沉细,厥逆,时烦躁作渴,欲漱水不欲咽,四逆汤温之。又下利,厥逆无脉,干呕烦渴,欲漱水不欲咽,白通汤。不瘥,白通加人尿猪胆汁汤。大抵阴证发燥烦渴,不能饮冷水,或勉强饮下,良久仍吐出,或饮水而呕者,皆内寒也。盖无根失守之火,游于咽嗌之间,但欲漱水不能饮水也。若饮水不吐,复欲饮者,热也。若温病杂气怫郁三焦,邪热内炽,渴欲饮水者,多矣。间或有漱水不欲咽者,必其人胃中湿饮过甚,或伏火未散,或蓄血停留,俱未可知,但口舌干而不欲咽也。轻则小清凉散、升降散清降之,重则解毒承气汤大泻之。不可拘伤寒阳明热在经,里无热之例也。

呕吐

呕者声物俱出,吐者无声出物。伤寒太阳阳明合病,下利而呕者,葛根加半夏汤。少阳阳明多呕证,脉弦发热,口苦而呕,或寒热往来而呕,并宜小柴胡汤倍半夏、生姜。先渴后呕者,为水停心下,小半夏加茯苓汤;先呕后渴者,为欲解,可与水饮。太阳少阳合病,自利而呕者,黄芩加半夏生姜汤。少阳邪甚,发热呕不止,心下急,郁郁微烦者,大柴胡汤。三阳发热而呕,俱用小柴胡汤。发热不解而烦伏饮与邪热相搏作烦闷,渴欲饮水胃干希水自救,水入即吐伏饮内作,水不得入,名曰水逆,五苓散。伤寒本自寒下格,医复吐下之,寒格更逆吐下。若食入口即吐,干姜黄连黄芩人参汤。太阳误吐下,心中温温嗢嗢欲吐,而胸中痛,大便溏,腹微满,郁郁微烦者,调胃承气汤。若未曾吐下者,大柴胡汤。太阴腹满,或吐食不下,脉沉者,理中汤加厚朴、陈皮、半夏、生姜,寒甚加附子。少阴脉沉迟,饮食入口即吐,心中温温嗢嗢欲吐,复不能吐,手足厥者,四逆汤。厥阴干呕吐涎沫者,吴茱萸汤。若呕而脉弱,小便复利,身有微热,见厥者难治,可与四逆汤救之。若下利无脉,干呕烦者,白通加人尿猪胆汁汤。若厥阴呕而不渴,干姜附子汤。至于温病呕吐者,胃中伏火郁而攻发也,增损三黄石膏汤、加味凉膈散加石膏清利之,自止。若有宿粪燥结,时时呕吐者,此为下格,亦宜加味凉膈散、升降散通之。如病愈后,脉证俱平,往往有下格之证,所云病愈结存是也,但常作哇声,上下通气,故不呕而能食,俟胃气渐复,津液流通,宿粪自然润下也,断不可攻。如下格常呕则气闭矣,通之则宿粪除而呕吐止。语云:"欲求南风,须开北牖",正谓此也。大抵呕吐清水,即为寒证。若胃中有热,必是涎液酸水。《病机》曰:诸呕吐酸,水液浑浊,皆属于热;诸病

水液,澄澈清冷,皆属于寒,此可见矣。凡胃热甚,服药呕吐不纳者,愈吐愈服,三服后,火性渐消,然后徐徐用药,即不吐。凡过药不可用甜物,须嚼生姜为妙。

按:"伤寒本自寒下"句之"下"字,应是"格"字。"心中温温欲吐"句"温温"二字,应是"嗢嗢",盖"嗢嗢"者,乃吐饮之状也,皆当改之。

喘

喘无善证。温病内热怫郁,三焦如焚,气上冲胸而喘者,加味凉膈散。腹胁满痛而喘者,解毒承气汤。若自脐下气海动气而喘者不治。正伤寒,则宜辨六经寒热治之。太阳表有寒发喘者,脉浮紧,恶寒无汗也,麻黄汤加厚朴。表有风发喘者,脉浮缓,恶风有汗也,桂枝加厚朴杏仁汤。内有寒,心下有水气,干呕汗出而喘者,小青龙汤。凡发汗后,汗出而喘无大热者表寒未解也,麻黄杏仁甘草石膏汤。太阳经病误下之,脉促者,表未解也,喘而汗出者,葛根黄连黄芩汤。阳明病内实不大便,腹满短气,发潮热而喘者,大柴胡汤加厚朴、杏仁。凡阴证厥逆,脉沉细而微,气促而喘,无汗者可治,四逆汤加细辛、五味子。少阴病反发热,脉沉而喘,麻黄附子细辛汤。凡虚人脉沉,手足厥逆而喘者,五味子汤。凡暴感风寒,脉浮无汗而喘者,苏陈九宝汤。凡热甚有痰,脉弦滑数而喘者,不可汗,不可下,小柴胡汤去人参加陈皮、贝母、天花粉和之。胸满者,加枳壳、桔梗。心下满者,加枳实、黄连。舌燥饮水者,加石膏、知母。凡伤寒止于邪气在表而喘者,心腹必濡而不坚,设或腹满而喘,则又为可下之证,须酌之。大抵诸喘为恶,谓肺中邪胜而兼虚也,所以阴证发喘,尤为恶候。下元虚损之人,肾气上乘而喘,急以肾气丸料引火归原,可救十之一二。若兼动息摇肩,戴眼直视,汗出厥逆者立毙。以邪气上盛,正气欲脱,必至喘满。《经》曰:直视谵语,喘满者死。又身汗如油,喘不休者为命绝也。

短气

短气者，气短不能相续，似喘而不摇肩，似呻吟而无痛处，其证多端，实为难辨，表里寒热虚实稍不明切，误治者多矣。一者太阳表证不解，汗出不彻，其人面色缘缘正赤，阳气怫郁，烦躁不安，其身不知痛所在而短气者，宜微汗则愈，桂枝麻黄各半汤。二者太阳病发于阳而反下之，阳气内陷，遂成结胸。心下硬满高起，气促而短，脉沉滑而实者，大陷胸汤。脉浮大而虚者，柴胡陷胸汤。三者阳明病，内实不大便，腹满潮热而短气者，大柴胡汤。四者干呕短气，痛引胁下，汗出不恶寒者，此表解里未和也，十枣汤。控涎丹亦可。五者短气烦躁，心中懊侬者，栀子豉汤。六者少阴病，脉沉细迟，四逆，面上恶寒有如刀刮，口鼻之气难以布息而短促者，通脉四逆汤加人参。七者因汗吐下后，元气虚弱，脉来微细，气不相续而短促者，大建中汤。八者风湿相搏，一身尽痛，小便不利，恶风不欲去衣被而短气者，甘草附子汤。九者食少饮多，水停心下，烦闷短气者，茯苓甘草汤，兼小便难，五苓散。大抵心腹胀满，按之硬痛而短气者，为里实，宜承气辈。若心腹濡软不胀满而短气者，为表邪，宜泻心辈。若少气不足以息，脉微弱而短促者，为气虚，宜理中辈。此伤寒短气之大略也。若温病郁热内迫，气多急促，须看兼证。舌上白苔如屑，清化汤、增损三黄石膏汤。若苔黄及黑色而短气，加味凉膈散，或解毒承气汤急下之。若病者属四损之辈，又当详辨。盖短气有类于喘，但短气则气急而短促，不似喘之摇肩而气粗也。大抵气急而不相续多属实，少气不足以息多属虚，以此辨之，百不一失。

呃逆

呃逆者，气上逆而呃忒也。《内经》作哕，即此字之声也，即此证也。勿误作咳逆。咳逆者，咳嗽之甚也，非呃逆也。呃逆者，才及咽喉则遽止，呃呃然连续数声，而短促不长也。如伤寒胃热失下，内实大便硬呃逆者，脉必应指有力，调胃承气汤。便软者，生姜泻心汤。胃虚有热呃逆者，橘皮竹茹汤。有痰饮者，脉必弦滑，小半夏生姜汤。脉细微呃逆者，胃寒也，橘皮干姜汤、丁香柿蒂汤。《金匮要略》曰：其气自脐下直上冲于胸嗌间而呃逆者，此阴证也。其病不在胃也，乃肝肾虚寒之极，而挟阴火上冲，以病本下虚，内已伏阴，或误服寒冷之药，遂令寒极于下，逼其相火上冲，率集于胃中而呃逆，亦欲尽也，急服肾气丸料。又病人呃逆烦躁，自觉甚热，他人以手按之，其肌肤则冷，此为无根失守之火，散乱为热，非实热也，乃水极似火，阴证似阳也。若不识此，误用凉药，下咽立毙。大建中汤，或附子汤加肉桂、干姜急温其下，真阳回阴火降，呃忒乃止也。如寒极呃忒不已者，兼用硫黄、乳香等份为末，酒煎嗅之，或以艾汤调服硫黄末二钱，或艾灸中脘、关元、气海更妙。凡呃逆而二便不通者，属实热。凡呃逆而厥逆自利者，属虚寒。凡呃逆不尿腹满者，不治。凡久病而见呃逆者，此真气已衰，不治。凡舌短灰黑及头汗，不得尿，与自利腹痛而呃逆者，不治。凡呃逆脉散者死。

按：以上论伤寒呃逆寒热死生之论，无遗蕴矣。若温病无阴证不在此例。怫热攻发，火性上炎，气逆而呃呃连声也。治法各从其本证而消息之，大概不外清化、升降、加味凉膈以清热导滞为主。如见白虎证则投白虎，见承气证则投承气，膈间痰闭则用涤痰汤。滚痰丸，但治本证呃自止，其余可以类推矣。

按：呃逆一证，古无是名，俗谓打嗝忒是也。其在《内经》本谓之哕，因其呃呃连声，故今人以呃逆名之，于义亦妥。孙真人云：遍寻方论无此名，遂以咳逆为哕，致令后世讹传，乃以咳逆、呕吐、哕、干呕、噫气之类，互相淆乱，纷纷聚讼，自唐迄今。余用析而判之，曰哕者，呃逆也，非咳逆也。咳逆者，咳嗽之甚也，非呃逆也。干呕者，无物之吐即呕也，非哕也。噫者，饭食之息，即嗳气也，非咳逆也。呕者有声有物也，吐者无声出物也。后人但以此为鉴,则异说之疑可以尽释矣。

蛔厥

陶氏曰:吐蛔虽有大热,忌用冷药,犯之必死。胃中有寒,则蛔上膈,大凶之兆,急服理中安蛔散,待蛔定,却以小柴胡汤退热,此说谬甚。[批:陶说无理之甚,误人不浅。]又伤寒吐蛔责于寒,杂证吐蛔责于热,此说亦谬。纷纷聚讼,迄无定见。余按伤寒七八日,脉微而厥,肤冷,其人躁无暂安时者,此为脏厥,非蛔厥也,四逆汤主之。至于肝脏或寒或热,以致胃无谷气,蛔不安其位,至咽而吐,须看本证消息治之。如寒则静而复时烦,宜乌梅丸、理中安蛔散;如热则烦呕不止,宜黄连解毒汤、白虎汤,俱加川楝子、使君子、乌梅,此大略也。若治温病而用理中、乌梅,正如抱薪投火,轻病致重,重病致危。盖温病无阴证,若至吐蛔,则表里三焦热郁亢极,不思现在事理,徒记纸上文词,因之误人甚众。胃热如沸,蛔动不安,下气不通,必反于上,蛔因呕出,此常事也,酌用增损三黄石膏汤、加味凉膈散,俱加川楝子、使君子、乌梅,则热退而蛔自不出耳。大抵胃脘忽痛忽止,身上乍寒乍热,面上时赤时白,脉息倏乱倏静,皆吐蛔之候也,须早辨之。

厥逆

厥逆,阴阳之气不相顺接,手足寒凉便为厥也。凡有四逆者,便当早察寒热虚实而施治。大抵病至发厥,正气已极,但有阴厥阳厥之分,辨之一差,死生立判。凡伤寒阳厥者,必先因热甚不解,而后发厥也。仲景曰“厥深热亦深,厥微热亦微”是也。切其脉虽沉而有力,四肢虽凉有时而温,或手足心温,戴氏以为指甲却暖,大便燥实,谵语发渴,扬手掷足,畏热喜冷,与之冷水则咽,此乃阳厥之候。仲景曰:厥逆手足冷,脉滑者,里有热也,白虎汤主之。刘河间曰:肢体厥逆,惟心胸有热,以凉膈散养阴退阳,不宜速下。大便不秘者,以黄连解毒汤调之。故凡厥证,可速下者,内有燥粪也,必以手按人之脐腹上下左右,或硬或痛,或腹中转气下矢极臭者,有燥粪也,乃可下之,宜调胃承气汤。近有阳证,自腰以上常热,两脚常冷,盖三阴脉上不至头,故阴证头不痛,三阳脉下不至足,故阳证亦足冷也。孙兆曰:凡阴证胫冷,两臂亦冷,若胫冷臂不冷,则非下厥上行,所以知是阳微厥也。阳厥虽曰阳邪在里,甚不可下。盖伤寒以阳为主,厥逆有阴进之象,若复用苦寒下之,则阳益亏矣,是在所忌,宜四逆散轻剂以和之。又有邪传厥阴,误下厥逆,寸脉沉迟,尺脉不至,咽喉不利,吐脓血,泄利不止,麻黄升麻汤主之。凡伤寒阴厥者,初病无身热头痛,便就恶寒直至臂胫以上,过乎肘膝,引衣蜷卧不渴,或兼腹痛吐泻,小便清白或淡黄,切其脉沉迟微细无力,此为阴经直中真寒证,不从阳经传入,自是白通、四逆一派。又有初是阳证传阳经,或因复着外寒,或因误服凉药太过,或因误下而致虚极,则积阴盛于下,阳气衰于上,变成阴证,真武汤加人参。又有病者,手足厥冷,言我不结胸,小腹满,按之痛者,此寒气结在膀胱关元也,四逆汤加吴茱萸。大抵阳厥,邪热转入转深,狂乱谵妄,必然神志昏聩,人事迷惑;阴厥便利不渴,身蜷多卧,醒则人事了了,神志清明,此大端也。若温病厥逆,无阴厥。杂气伏郁,阳热内迫,格阴于外,气闭不能达于四肢,甚有通身冰凉,其脉多沉滑,或沉伏,或沉细欲绝,或六脉俱闭,所云“体厥、脉厥”是也。证多怪异不测之状,轻则升降散、增损双解散、加味凉膈散,重则加味六一顺气汤、解毒承气汤斟酌下之,岂可与伤寒阳厥并论哉!若数下后,厥不回,热不退者死。亦有下数十次,利下数十行,厥方回热方退而得生者。正所云急证急攻,下之或可活,不下必死无疑矣。此则温病厥逆治法也。外有坏病,多厥逆烦躁者,不独阳极阴极也,当辨阳伤阴伤治之。阳伤则宜滋养后天胃气,兼助下焦真阳,补阴益气煎,或大温中饮;阴伤则宜滋补先天真阴,兼清血中之热,左归丸料,或六味地黄丸料,俱加青蒿、地骨皮。是在临证活法,不得如初病厥逆例治也。

大便自利

自利者,不因攻下自然溏泻也。要在辨寒热而治之,庶几无差。大抵伤寒阳热之利与阴寒之利不同。阳利,渴欲引水,小便色赤或深黄,发热后重,粪色焦黄,或为肠垢,所去皆热臭,脐下必热,得凉药则愈;若阴利,则不渴,小便色白或淡黄,厥逆脉沉迟,洞下清谷或为鹜溏,粪色淡黄或白,脐下多寒,得温补药则愈。三阳下利身热,太阴下利手足温,少阴、厥阴下利身凉无热,此其大概耳。伤寒合病家皆作自利。太阳阳明合病下利,葛根汤;太阳少阳合病下利,黄芩汤;少阳阳明合病下利,小柴胡汤加葛根、白芍。合病发热自利,皆为表邪,不可例以为里证也。惟有阳明一证,脉浮而迟浮为风,迟为寒。表热里寒,内寒外热,下利清谷者胃中虚冷,不能化谷,四逆汤以温中止利,则里气和而表邪散矣。自利不渴属太阴,以其脏有寒也,当温之,宜四逆辈,则宜用理中汤可知矣。若寒甚厥逆脉沉者,附子必加之。若腹满小便不利者,宜五苓散合理中汤。若呕者,加半夏、生姜。自利而渴属少阴,虚故引水自救,下利脉微者,与白通汤以通其阳,而消其阴。利仍不止,厥逆无脉,干呕烦者,白通加人尿猪胆汁汤。借胆汁向导之力,以引汤药深入。服汤后脉暴出者死,气因泄脱也。脉续出者生,阳气渐复也。少阴病,腹痛,小便不利,四肢沉重疼痛,自下利者,此为有水气,或咳,或呕,或小便利者,真武汤去白芍加干姜,以运脾渗水为务。少阴病,下利清谷,里寒外热,手足厥冷,脉微欲绝,身反不恶寒,面时色赤,通脉四逆汤。少阴病,吐利,手足厥冷,烦躁欲死者,吴茱萸汤。少阴病,下利六七日,咳而呕渴,心烦不得眠者,猪苓汤。自利不止,里寒下脱,此利在下焦,赤石脂禹余粮。服汤后,利仍不止,当利其小便,与猪苓汤。少阴病,四逆,或咳,或悸,或小便不利,或腹中痛,或泄利下重者,四逆散加薤白。此亦阳邪传至少阴,陷入

于里,而不得交通阳分,故不以苦寒攻之,而但以此散和之。少阴病,自利清水,色青,心下必痛,口干燥者,急下之以存津液,大承气汤。盖热邪传入少阴,逼迫津水注为自利,质清而无渣秽相杂,色青而无赤黄相间,此正阳邪暴横,反类阴邪,但阳邪传自上焦,其人心下必痛,口必干燥,设系阴邪,则心下满而不痛,口中和而不燥,必无此枯槁之象,故宜急下以救其阴也。厥阴下利清谷,里寒外热,汗出而厥者,通脉四逆汤。下利腹胀满,身体疼痛者,先温其里,四逆汤,乃攻其表,桂枝汤。此总以温里为急也。下利脉大者虚也,以强下之太早故也。设脉浮革,因而肠鸣者,当归四逆汤。大汗出热不去,内拘急四肢痛,又下利厥逆而恶寒者,四逆汤。恶寒脉微而复利,利止亡血也。盖亡血本不宜用姜附以损阴,阳虚又不当用归芍以助阴,此利后恶寒,阳气下脱已甚,故必用四逆汤以复阳为急也,再加人参则阳药愈为得力,阳生则阴长。设用阴药,必致腹满不食,或重加泄利呕逆,转成下脱而死矣。下利谵语者,有燥粪也。盖下利则热不结、胃不实,何缘得有谵语?此必热反于胃,内有燥粪,故虽下利而结者自若也,必用小承气汤以荡热润燥,微攻其胃则愈。热利下重与下利欲饮水者,以有热在肠胃故也,俱宜白头翁汤。下利后更烦,按之心下濡者,为虚烦也,宜栀子豉汤。若温病怫郁内盛,发热烦渴,小便色赤,大便自利,升降散主之。内热甚而利不止,燥闷狂乱者,增损三黄石膏汤加酒大黄,腹满痛更加之。挟热下利者,因其人大便素溏,邪忽乘胃便作烦渴,午后潮热便作泻泄,宜升降散、小承气汤彻其余邪而利自止。热结旁流者,以胃家实,邪热壅闭,大便先秘,续得下利纯臭水,全然无粪,以加味六一顺气汤下之,得结粪而利立止。若不得结粪,仍下臭水,及所进汤药,因大肠邪深,失其传送之职,知邪犹在也,再以前汤重下之,虚甚则宜黄龙汤。此《内经》"通因通用"之法也。大抵下利脱气至急,五夺之中惟此为甚,

故不厌详审。伤寒下利日十余行,脉反实大者死。伤寒发热下利至甚,厥不止者死。夫厥证,但发热则不死,以发热则邪出于表,而里证自除,下利自止也。若反下利,厥逆有加,则其发热,又为真阳外散之候,阴阳两绝,故主死也。伤寒发热,下利厥逆,燥不得卧者死。夫燥不得卧,肾中阳气越绝之象也。下利手足厥逆,皆为危候,以四肢为诸阳之本也,加以发热燥不得卧,不但虚阳发露,而真阳亦烁尽无余矣,安得不死。《金匮要略》曰:六腑气绝于外者,手足寒。五脏气绝于内者,利不禁。气已脱矣,孰能治之?

大便脓血

长沙著便脓血,无死证。世医用温热之药,罔或得痊,殊不知此证属热者十之九。古人云:见血无寒。又云:血得热而妄行。温热之药岂可轻投。如伤寒太阳病,误发淋家汗因便脓血,宜猪苓汤。由小便淋沥所致,利其小便自愈。《经》曰:淋家不可发汗,发汗则便脓血是也。太阳病以火熏之,不得汗,其人必燥,到不解,必清圊也。血,黄连阿胶汤。阳明病无表里证,发热虽脉浮数可下,下之脉数不解,下利不止,协热便脓血者,地榆散。二证乃热势迫血下行,折其火邪自愈。其在少阴,下利便脓血,不腹痛与四五日腹痛,小便不利便脓血者,俱桃花汤主之。盖调正气涩滑脱,亦辛以散之之意也。又少阴七八日,一身手足尽热,以热在膀胱,必便血也。此脏腑合病,白头翁汤主之。厥阴先厥后热,下利必自止。若不利,必便脓血。又厥少热多,其病当愈,四五日至六七日热不除者,必清脓血。又下利脉数而渴者,令自愈。设不瘥,必清脓血。又下利寸脉反浮数,尺中自涩者,必清脓血。四证皆传经之热邪也,悉白头翁汤主之。若温病怫热结滞,火势下注,阳实阴虚,大便脓血,甚如豚肝,如烂瓜肉、屋漏水者,大清凉散、增损三黄石膏汤,或当归导滞汤加减消息治之。予用升降散治此大证,而得愈者若许人,真神方也。

小便不利不通

凡伤寒小便不利,当分六经施治,不可与杂证同论。而温病小便不利,又不可与伤寒同论也。太阳病汗下后,仍头项强痛,发热无汗,心满微痛,小便不利者,桂枝去桂芍加白术茯苓汤。太阳病,发热脉浮烦渴,小便不利者,五苓散。但有汗多者不可用也。阳明病,脉浮发热,渴欲饮水,小便不利者,猪苓汤。若汗多者,小便原少,不可用也。若脉洪大,舌燥饮水,小便不利者,白虎汤,或玉泉散合六一散亦可。若大便乍数乍易,小便不利而热者,此有燥粪也,调胃承气汤。若头汗出,壮热渴饮水浆,小便不利者,必发黄也,茵陈蒿汤加木通、滑石。少阳病,发热口渴,或呕,或心下悸,小便不利,脉弦数者,小柴胡汤加白茯苓。口干燥去半夏,加陈皮、麦冬、竹叶。太阴病,腹满自利,小便不利,无热脉沉者,理中汤合五苓散,加厚朴、木香,分利其水而大便自实也。少阴病,四五日小便不利,四肢重沉自下利者,真武汤。少阴病,四逆,或咳,或悸,或泻利下重,或小便不利者,四逆散加白茯苓。厥阴病,寒闭厥逆,脉沉囊缩,小便不利者,四逆汤加木通、白茯苓。或灸气海、关元,或以葱白捣炒熨法治之。大抵膀胱为津液之府,气化而能出。若有汗多者,津液外泄,小便自少,不可利之,恐亡津液也,待汗止小便自行矣。若温病小便不利,因阳明热郁气结不舒,故小水涩滞而短少也,以升降散通之,则清气一升,而浊气自下降矣。亦有心热小便不利者,宜小复苏饮。又小便不通,其因有二,有热郁者,有寒凝者。温病皆热郁,用玄明粉芒硝亦可三钱,鸡子清一枚,蜂蜜三匙,和一处,或新汲水,或灯心煎汤,或车前草汁调服。甚则以解毒承气汤下之,利水无益也。伤寒有热郁,亦有寒凝。寒则茯苓四逆汤。或以盐入脐中,蒜片盖之,堆艾叶于上,灸七壮自通。或以炒盐熨脐,并治腹痛,皆妙法也。热则以八正散通之。

《缵论》曰:伤寒小便不利,以脉浮者属气

分,五苓散;脉沉者属血分,猪苓汤。而温病之小便不利,脉浮者属气分,猪苓汤;脉沉者属血分,承气汤。盖伤寒自气分而传入血分,温病由血分而发出气分,不可以此而碍彼也。[批:《缵论》气分血分二语,诠解伤寒温病,言简意赅,透骨彻髓,读医至此,如梦初觉,千古疑案,两言而定。]

小便自利

伤寒小便自利,正因不当利而反自利也。如太阳阳明自汗,不应小便利,而反自利者,寒为膀胱不禁,热为蓄血使然,是以伤寒之一证也。安得不辨治乎。太阳小便自利,以饮水多,必心下悸,桂枝甘草汤。身黄小便当不利,今反自利,其人如狂,下焦蓄血也,代抵当汤丸。二便俱自利,六脉沉迟,四逆汤。阳明自汗,应小便不利而反自利,津液内竭也。粪虽硬不可攻,宜蜜煎导法。一法以白菜自然汁、大麻仁汁、生芝麻汁等份,入蜂蜜三匙调服,一二次自下。凡大便闭,小便自利,知其热在内也,宜承气辈。大便通,小便清白自利,知其内虚寒也,宜四逆辈。若温病小便自利,无阴证,乃邪热干于血分,蓄血尿血,邪留欲出,小便数急,膀胱不约而自遗也,升降散,或桃仁承气汤去桂加丹皮、牛膝、枳壳,合黄连解毒汤去其邪热,自愈。

小便数

小便数者,频来而短少也。膀胱积热,热则小便涩,乃水行不快,淋沥而数起也。在伤寒自外传内,五苓散、猪苓汤;在温病由内达外,神解散、升降散。又太阳伤寒,脉浮大自汗,脚挛急,心烦,微恶寒,小便数者,此虚寒所致,桂枝加附桂汤主之,不可行桂枝汤。得之便厥,咽干吐逆,烦躁谵语,与甘草干姜汤以复其阳,厥愈足温,再与芍药甘草汤,其脚即伸。若阳明犹有余风生热,胃气不和谵语者,少与调胃承气汤和之。又小便数,肾与膀胱俱虚,客热乘之,为虚不能制水也,人参三白汤加熟地、黄柏、知母、麦冬。

心悸

悸者,心中筑筑然动,怔忡不安也。伤寒心悸之由,不过气虚停饮两端。气虚由阳气内弱,心下空虚,正气内动而为悸也,小建中汤,甚则大建中汤,或人参三白汤。脉沉心悸,头眩身振,真武汤。停饮,由水停心下,心属火而恶水,水既内停,心不自安而悸,茯苓甘草汤,或五苓散分利之。脉结代,心动悸,炙甘草汤。又发汗过多,其人必叉手冒心,心悸喜按,桂枝甘草汤,甚则炙甘草汤。又发汗过多,心液虚耗,脐下悸者,欲作奔豚肾乘心虚上凌而克之,故动悸于脐间,茯苓桂枝甘草大枣汤。寒热心悸,小便不利,心烦喜呕,小柴胡汤。心神不宁,怔忡不眠,朱砂安神丸。若温病心悸,郁热内盛,火性上冲,加味凉膈散、增损三黄石膏汤,看兼证消息之。

痉

痉者,如角弓反张也。以胃为总筋,筋急而缩之故。由于湿生热,热生痰,痰生风,风火弥甚,木胜克土,筋不能荣。轻则瞤惕瘛疭,手足战掉,重则鼻煽目直,头折臂反。在伤寒以六一顺气汤下之;在温病以加味六一顺气汤下之。盖泻土所以泻木也。若伤寒有不可下者,以四物汤合桂枝汤,加黄连吴茱萸炒、黄芩、防风、钩藤钩,则血和风火自灭也。

肉瞤筋惕

瞤者,肌肉蠕动;惕者,筋脉动跳也。此因发汗攻下太过,邪热未解,血虚气夺,筋肉失其所养,故惕惕而跳动也。凡伤寒惕瞤兼肢冷者,真武汤,轻者,桂苓甘术汤。汗下后虚极而惕瞤者,人参养荣汤、大建中汤;汗下后虚极,烦而不得眠惕瞤者,加味温胆汤。若不经汗下而肉瞤筋惕,潮热来尤甚,大便必结,小便赤满,以手按脐旁硬痛,此燥粪也,大柴胡汤加芒硝。如初病便见肉瞤筋惕,必先元气虚损,或失血,房室劳役,及新产崩漏,致有是证,人参养荣汤。若误用表药,必无生理。倘不详辨寒热虚实,而欲治之无差,难矣!若温病而见惕瞤之证,此阳明火毒陷入厥阴。阳明主润宗筋,燔灼津液,弗荣而动,加味六一顺气汤、解毒承气汤消息治之。设有虚而惕瞤者,必入四损不可正治之条。一实一虚,其脉证毕竟有辨,随证变治,全赖医者活法耳。

舌卷囊缩

扁鹊曰:舌卷囊缩者死。然在古人虽曰死证,亦不可不尽心以救之。但有因热极而卷缩者,有因寒极而卷缩者,要在详细辨之。凡热极者宜下,伤寒从三阳热证传至厥阴,而见此证者,乃肺气燔灼,水受火困而不得舒纵。切庵云:阳明之热陷入厥阴。阳明主润宗筋,宗筋为热所攻,弗荣而急,引舌与睾丸,为热极危殆之候,男子则囊缩,妇人则乳头缩。如脉实便秘,口渴烦满之极,六一顺气汤加黄连。若温病邪郁中焦,流布上下,以致肺肝受伤,水不胜火,阴不敌阳,筋脉弗荣,故有此证,加味六一顺气汤,或解毒承气汤。凡寒极者宜温。伤寒始病无热恶寒,便厥逆无脉而见此证,乃厥阴虚寒。内则经血失养而引急不舒,外则肢体蜷曲而下部不温,乃肝气垂绝之候,急用四逆汤加人参、肉桂、吴茱萸温之,并灸关元、气海,及葱熨法。温病无阴证。

循衣摸床

华佗曰:伤寒循衣摸床者死。《伤寒论》曰:伤寒若吐若下后不解,不大便五六日至十余日,日晡潮热,不恶寒,独语如见鬼状。若剧者,发则不识人,循衣摸床,惕而不安,微喘直视,脉弦滑者生,涩者死。微者,但发热谵语,大承气汤主之。若一服利,止后服。又曰:伤寒手足躁扰,捻衣摸床,小便利者,其人可治。[批:小便利则水出高源,肺气不逆可知也,膀胱化行,肾水不枯可知也,故曰可治。]可见此证,非大实即大虚,但参其证,审其音,察其脉,而分治之。实而便秘,大承气汤。虚极热极,不下必死者,黄龙汤。虚而便滑,独参汤,厥逆加附子。若亡血者,又当用生地黄连汤。大抵阴阳二气将绝者,则妄言撮空也。娄全善曰:尝治循衣摸床数人,皆用

大补气血之剂。一人兼睭振脉代,遂于补剂中加肉桂五分,亦振止脉和而愈。汪切庵曰:妄言撮空,有因气虚阳脱而然者,皆宜用参附补剂。两说确有至理。若温病,阳明邪热亢闭,上乘心肺,致令神志昏聩,多有撮空之证,宜解毒承气汤下之。如火盛精枯,用熟地一两、归身七钱、山药五钱煮汤,入前药煎服,每收奇功。若久病神昏,气血阴阳四损者,自当从娄、汪之说而消息之。

按:"脉弦者生"之"弦"字,当是"滑"字。弦为阴负之脉,岂有必生之理,惟滑脉为阳,始有生理,况滑者通也,涩者塞也。凡物之理,未有不以通为生而涩为死者,宜改之。

烦躁

烦者,心不安而扰扰,心胸愠怒,如有所解,外不见形,为热尚轻。躁者,身不安而瞆乱,手足动措,若无所措,内外不宁,为热最剧。凡伤寒表邪热盛,脉浮紧,不得汗出而烦躁者,大青龙汤。大热错语呻吟,干呕不眠,烦躁脉数者,黄连解毒汤,或竹叶石膏汤。内有燥粪绕脐腹痛,烦躁,调胃承气汤。误汗误下病仍不解,烦躁者,茯苓四逆汤,脉必沉细,乃可用之。少阴病身微热,脉沉细,手足厥而烦躁者,四逆汤。面赤者加葱白。若无脉干呕烦躁者,白通加人尿猪胆汁汤。少阴病吐利厥逆,烦躁欲死者,吴茱萸汤。少阴病,下之后误下伤阴。复发汗误汗伤阳,昼日烦躁阳虚主烦,阴虚生躁,夜而安静可征里寒,不呕不渴可征内无实热,无表证头不痛,不恶寒,脉沉微沉为在里,微为阳虚,身无大热者可征阳微,干姜附子汤。凡阴极发燥,欲坐井中,或投泥水中卧者,厥逆脉沉微,一息七八至,按之则无,但欲饮水,不得入口,此阴盛格阳,气欲脱而争,譬如灯将灭而暴明矣,干姜附子汤加人参,以接真阳之气,或可救疗。一方以艾汤调服硫黄末二钱,翌时汗出乃愈。若温病表里三焦大热,渴欲引饮,烦躁不安,多现奇怪不测之状,增损三黄石膏汤、增损双解散、升降散三方并为对证之剂,予每随证用

之，救坏病而得生者若许人，真希世之珍也，其共宝之。大抵不经汗下而烦躁者为实，汗下后烦躁为虚。内热曰烦，谓心中郁烦也，乃为有根之火，故大烦不躁为可治。外热曰躁，谓气外热躁也，乃为无根之火，故但躁不烦为不可治。经论少阴病，有曰四逆恶寒，脉不至，不烦而躁者死。烦与躁可治不可治判然矣。凡结胸证悉具，烦躁者死。发热下利厥逆，躁不得眠者死。少阴吐利，烦躁四逆者死。烦躁为有常之病，复有不治之证，伤寒温病皆然，临病之工当详细辨之。

懊恢 恢即恼字，古人通用

懊恢者，郁郁然不舒，聩聩然无奈，比之烦躁而更甚也。凡伤寒发汗吐下后，虚烦不得眠，剧者反复颠倒，心中懊恢，与阳明病下之，其外有热，手足温而不结胸，心中懊恢，饥不能食，但头汗出，二者为邪热郁于胸中，须栀子豉汤吐之，以涌其结热也。阳明病下之，心中懊恢而烦，胃中有燥粪，与阳明病无汗，小便不利，心中懊恢者，必发黄，二者为邪热结于胃中，须大承气汤、茵陈蒿汤下之，以涤其内热也。若温病懊恢，为热毒蕴于胸中，加味凉膈散；或热毒郁于胃中，解毒承气汤。识此等证候者，吐下之不差，汤剂之适当，则无不可愈之疾矣。或当吐反下，治热以温，则变证百出，斑生黄发者比比也，为医者请精究之。

怫郁

怫郁者，阳气怫郁，面色缘缘正赤也。伤寒汗出不彻，阳气怫郁在表，不知痛处，须发汗乃愈，桂枝麻黄各半汤。若腹痛潮热，脉大而数者，因大便不通，火气上炎而作面赤，大柴胡汤。时有微热，怫郁不得眠者，调胃承气汤。吐汗下后虚极，胃中虚冷，外气怫郁，乃假色现于面而内寒也，理中汤加葱白，冷甚加附子。少阴下利清谷，里寒外热，面色赤者，四逆汤加葱白。若温病无阴证，满面色赤，目红如朱，烦躁饮水者，此热毒怫郁也，增损三黄石膏汤。内实潮热不大便，增损大柴胡汤。

或加味凉膈散。大抵伤寒阴证怫郁，并汗吐下虚者，自是面赤而不光彩也。若伤寒阳证表不解，温病内实热甚者，赤而光盛也。不可但见面赤，便以为热证也，须辨之。

郁冒

郁为郁结而气不舒，冒为昏冒而神不清，俗谓昏迷是也。皆因虚乘寒所致。《伤寒论》曰：诸虚乘寒者，则为厥，郁冒不仁。此正寒气乘虚中于人也，骆龙吉以附子汤加天麻、川芎、干姜之类治之。《伤寒论》曰：太阳病，先下之不解，因复发汗，以此表里俱虚，其人因冒，冒家汗出自愈，由表和也。若不得汗不解者，以人参三白汤加天麻、川芎。下虚脉微加附子，温经乃固本也。昏冒耳聋非大剂温补不能取效。滋苗者必固其本，伐下者必枯其上，此之谓也。阳明病小便不利，大便乍难乍易，时有微热，喘冒不能眠，有燥粪也，调胃承气汤。少阴病，下利止而头眩，时时自冒者死，以虚极而脱也。若温病蓄热内逼，脉道不利，反致脉沉细或闭而郁冒欲死者，加味凉膈散、加味六一顺气汤之类治之。《此事难知》曰：伤寒心下不痛，腹中不满，大小便如常，或传至十日以来，渐变神昏不语，或睡中独语一二句，目赤唇焦，舌干不饮水，稀粥与之则咽，不与则不思，形如醉人。此热传少阴心经也。因心火逼肺，所以神昏，盖肺为清肃之令，内有火邪故也，若脉在丙者脉浮是也，宜导赤散；脉在丁者脉沉是也，大黄黄连泻心汤；丙丁俱热者，导赤泻心各半汤。在温病火邪逼肺，神昏不惺，大复苏饮主之。盖心经透出邪火，与火邪之越经而传于心，及汗多亡阳者，皆心神不足故也，医者不识此证，便以为将死，因之误治者多矣。最要忌灸，灸则愈增其热；最要忌下，与食则咽，邪不在胃也，误下则亡其阴。伤寒温病极多此证，不可不辨也。《活人书》曰：伤寒瘥后又云：伤寒后不瘥，或十数日，或半月二十日，终不惺惺，常昏沉似失精神，言语错谬，或无寒热，或寒热如疟，或朝夕潮热，都是发汗不彻，余毒在心胞络所致也,宜知母麻黄汤,温覆令微汗。若心烦不眠,欲饮水,当稍稍与之,胃和即愈。未汗须再服,以汗为度。此说亦有理。愚谓须是伤寒不曾大发汗,及病以来身无汗者,尤为相宜。或于知母麻黄汤中加酒炒黄连尤妙。若治温病,清热导滞,自能汗解,并无正发汗之理,安得有汗出不彻之后证乎?此中玄妙,但可为知者道也。

动气

动气乃脏气不调,肌肤间筑筑跳动于脐旁,上下左右,及左乳之下曰虚里者,皆其所联络者也。故动之微者止于脐旁,若动之甚则连及虚里并心胁,真若春春然连续而浑身振动者,此天一无根,故气不蓄藏而鼓动于下,诚真阴守失,大虚之候也。即在病者不痛不痒,尚不知为何故,医家不以为意,弗能详辨,误治者多矣。《活人》曰:诸动气者不可发汗,亦不可下,以邪之所凑,其气必虚,即伤寒虚者不可汗下之例。即有汗下之证,但解肌微和胃气可也。古人治法,以误汗则伤阳,阳伤则邪并于气而气上冲,或咳嗽眩晕,或心烦恶寒,并宜五苓散加酸枣仁,以降敛之。误下则伤阴,阴伤则虚阳不禁而气下夺,或身热蜷卧,或下利汗出,并宜大建中汤、理中汤倍加桂、苓,急温其里,则虚热不治自息。此其意在脾胃虚寒困惫,概可知也。余治此证,则惟直救真阴以培根本,使气有所归,无不获效。右肾亏损,则以肾气丸、右归丸;左肾亏损,则以六味丸、左归丸,或作丸料煎饮。《伤寒论》曰:少阴脉不至,肾气微,少精血,奔气促迫,上入胸膈此奔豚之气结,动于脐间,而上逆凌心也;宗气反聚心胞之宗气反聚而不下行,血结心下血结于心下而脉不通,阳气退下退,陷也,热归阴股郁热归于气街,与阴相动与阴气之脉相动,令身不仁,此为尸厥麻木无知,其状若尸,当亦动气证也。天一无根,即此可征。所云伤寒温病,四损不可正治者,观此可例其余矣。

脏结

脏结如结胸状,饮食如故,时时下利,寸脉浮,关脉细小沉紧,名曰脏结。舌上白苔滑者,难治。注:寸脉浮,知邪结在阳也;关脉细小沉紧,知邪结在阴也。既结于脏,而舌上白苔滑,又为胸寒外证,上下俱病,故难治也。又脏结无阳证,不往来寒热,其人反静,舌上苔滑者,不可攻也。注:脏结于法当攻,无阳证为表无热。不往来寒热,为半表半里无热。其人反静,为里无热。舌上苔滑者,以丹田有热,胸中有寒,是表里皆寒,故不可攻。《蕴要》主灸气海、关元穴,宜人参三白汤加干姜。寒甚加附子治之。《绪论》曰:舌白苔滑者,以其仍邪热内结,所以生苔,若内无结邪,则苔不生矣。只因里气素虚,不能熏热,故无阳证发现。以其本虚邪结,故为难治,非不治也。谓不可攻者,以饮食如故,知邪不在胃也,时时自利,肠中亦无留结也,邪既不在肠胃,攻之无益,徒伐元气耳。至于素有积痞,又加误下而邪结,新旧两邪相搏不解,故死。然亦不可概为死证,而委之不救也。调其阴阳,使之相入,黄连汤主之。有腹痛引胁下不可按者,附子泻心汤。素有积痞,痛引阴筋者,四逆汤加吴茱萸。

按:《蕴要》治法与《绪论》治法略有不同,而《绪论》较稳,贵在临病者详证活法耳。要之此皆论伤寒治法也。若温病而见脏结之证,一有舌苔,便知热邪内结,即酌用神解散、大复苏饮之类清解之,亦可与太极丸缓下之,庶几可生。

狐惑病

狐惑者,伤寒温病失于汗下不解所致。食少胃虚,虫啮五脏,故唇口生疮。虫食其脏,则上唇生疮为惑;虫食其肛,则下唇生疮为狐。谓之狐惑者,如狐之犹豫不定也。其候齿燥声哑恶食,面目乍赤乍白乍黑,舌上苔白,唇黑,四肢沉重,喜眠,胃虚虫食,杀人甚速,黄连犀角汤主之。外用雄黄锐丸,纳谷道中。

百合病

百脉一宗，举身皆病，无复经络传次，故曰百合。大抵病后虚劳，脏腑不调所致。其病似寒不寒，似热不热，欲食不食，欲卧不卧，默默不知苦所在，服药即吐，如见鬼状，俱因病在阴则攻阳，病在阳则攻阴，药剂乖违，故成百合病，通宜小柴胡汤加百合、知母、粳米。血热用百合地黄汤。《绪论》曰：百合病，即痿证之暴者。以肺热叶焦，气化不行，以致小便不利。又肺为百脉之总司，故通身经络废弛，百脉一宗，举身皆病，宜百合地黄汤。盖取百合之清肃肺气以利水道，则周身之阳火自化耳。按此亦伤寒温病之后证也。

主客交病

凡人向有他病尪羸，或久疟泻痢，或内伤瘀血，或吐血便血，男子遗精白浊，真阴枯涸，女子崩漏带下，血枯经闭之类，以致肌肉消烁，邪火独存，故脉近滑数也。此际一着温病，医家病家见其谷食暴绝，更加身痛发热，痞闷不眠，指为原病更重，误以绝谷为脾虚，以身痛为血虚，不眠为神虚，遂投参、术、归、地、茯神、酸枣仁之类，愈补愈危。知者稍以温病治之，发热稍减，不时得醒，但治法不得要领，病终不解。六脉滑数不去，肢体时痛，胸胁刺痛，医者以杂药频试，补之则邪火愈炽，泻之则脾胃愈损，滋之则邪气愈固，散之则经络愈虚，疏之则精气愈耗，日复一日，久之又久，伏邪与血脉合为一，致彼此胶固。脉数身热不去者，邪火与正气并郁也。肢体时痛者，邪火与荣血相搏也。胸胁刺痛者，邪火上结于膈膜也。主客交浑，最难得解。治法当乘其大肉未消，真元未败，急用三甲散多有得生者，更附加减，随其素而调之。

妇女伤寒温病

妇女六经治例，与男子无异，但多兼经候，调治为难。经行之际，用药必和中兼调血为主。如伤寒自气分传入血分，表证居多，用生地四物汤合麻黄汤、桂枝汤、葛根汤、小柴胡汤之类，随证消息之。如温病由血分发出

气分，里证居多，用神解散、小清凉散、升降散、增损双解散之类，随证消息之。至于伤寒传里热证治法，与温病虽异而大略同，否则邪伤冲任而为热入血室矣。若胎前产后又当别论。此亦大概言之，神明则存乎人耳。

热入血室

冲为血海，即血室也。冲脉得热，血必妄行。在男子则下血谵语，在妇人则月水适来。惟阳明病下血谵语，兼男子言，不仅谓妇人也。但以妇人经气所虚，邪得乘虚而入，故病热入血室为多。然妇人热入血室，有须治而愈者，有不须治而愈者。如《伤寒论》曰：妇人中风，发热恶寒，经水适来，得之七八日，热除而脉迟身冷，邪气内陷，表证罢也。胸胁下满，如结胸状，谵语者，此为热入血室，当刺期门，随其实而泻之。又曰：妇人中风七八日，续得寒热，发作有时，经水适断者，此为热入血室。其血必结，故使如疟状，发作有时，小柴胡汤主之。二者是须治而愈者也。又曰：妇人伤寒发热，经水适来，昼则明了，夜则谵语，如见鬼状者，此为热入血室。无犯胃气及上二焦，必自愈。此不须治而愈者也。夫胸胁满如结胸，谵语，此言适来即断，是邪气留结于胸胁而不去，血结在里为实证，必刺期门，随其实而泻之。不善刺者，以小柴胡汤加栀子、丹皮、归尾、桃仁、红花、益母草、穿山甲以消之。如热盛神昏，但头汗者，加酒大黄微利之。以有瘀血，故头汗出也。寒热如疟，发作有时，此言经行未尽而适断，虽有结血未为全实，以小柴胡汤加丹皮、栀子、生地、归尾、益母草以清之胃不甚虚者，二证并去人参，二者既有留邪，必须治之可也。在温病，并宜增损大柴胡汤，加归尾、桃仁、穿山甲。若发热经水适来，昼则明了，夜则谵语，此则经水既来而不断，里无留滞之邪，故昼日明了，但暮夜则谵语。俟经尽热随血散自愈。不可刺期门犯胃气，及用柴胡犯上二焦也。在温病亦宜小柴胡汤去人参，加陈皮、丹皮、栀子、黄连、益母草以清其热。又妇人伤寒，表虚自汗

身凉,四肢拘急,脉沉而迟,太阳标病,少阴本病,经水适断,桂枝加附子红花汤。又妇人伤寒,汗解表除,热入血室,扰其荣血,经水过多,不受补益,宜芍药甘草汤和之。

妊娠

妊娠,伤寒温病六经治例皆同,但要保胎为主。伤寒外感风寒,表证居多,宜汗、宜解、宜和,不过麻黄、桂枝、葛根、小柴胡等汤,合四物汤随证治之自愈。温病内蕴邪热,里证居多,不可发汗,急用护胎之法,井底泥涂脐至关元,干再易之,或以青黛、伏龙肝为末,水调涂之。若大热干呕,错语呻吟,增损三黄石膏汤、清化汤。若热甚燥急,胎动不安,必须下之,慎勿惑于参、术安胎之说。夺其里热,庶免胎坠。盖邪火壅郁,胎自不安,转气传血,胎胞何赖?酌用升降散、增损双解散、加味凉膈散,或去芒硝,以逐去其邪,则焰熇顿为清凉,气回而胎自固,反见硝、黄为安胎之圣药,历治历效,子母俱安。[批:至情至理,屡经屡验。]若治之不早,以致腹痛如锥,腰痛如折,服药已无及矣。古人所以有悬钟之喻,梁腐而钟未有不落者。在里证,温病与伤寒治法大略同。或曰孕妇而投硝黄,设邪热未逐,胎气先损,当如之何?余曰:不然结粪瘀邪,肠胃中事也。胎附于脊,肠胃之外,子宫内事也。大黄直入肠胃,郁结一通,胎得舒养,是兴利除害于顷刻之间,何虑之有?《内经》曰:有故无殒,亦无殒也。正此之谓。[批:此段议论,足开后人茅塞矣。]但毒药治病,衰去七八,余邪自散,幸勿过剂。凡妊娠万有四损者,不可以常法正治,当从其损而调之。产后同法,非其损而误补必危。芒硝有化胎之说,不可轻投。若至燥实,非此不可解救,有病当之,全无妨碍,不必去也。

产后

产后,伤寒不可轻汗,温病不可轻下。盖有产时伤力发热,去血过多发热,恶露不行发热,三日蒸乳发热,或起早动劳,饮食停滞,一皆发热,要在仔细辨之。大抵产后大血空虚,

若误汗误下,则亡阳亡阴之祸,更难解救。凡有发热,且与四物汤。归芎为君最多,生地、白芍须用酒炒,合小柴胡汤,加金银花、泽兰叶、益母草,少佐干姜最妙。盖干姜之辛热,能引血药入血分,能引气药入气分,且能去瘀血生新血,有阳生阴长之道,以热治热,深合《内经》之旨。如有恶露未尽者,黑龙丹必兼用之,如有积热停滞者,麻仁丸、大柴胡汤必兼用之,不可执泥丹溪之说。[批:丹溪:产后以大补气血为主,虽有他证,以本治之。固是确论,执泥之则误人矣。]胃虚食少者,必加白术、茯苓;痰饮呕逆者,必加陈皮、半夏。但药中必主以四物、人参,乃养血务本,滋阴降火之要务也。即偶尔伤寒,或遭温病,亦须调理血气为主。伤寒内虚外感,以大温中饮、理阴煎。无汗用麻黄,有汗用桂枝等汤。头痛用羌活、川芎之类,加减治之。温病怫热内炽,用三合汤加减治之最妙。如万不能不下,升降散无妨,增损双解散去芒硝、黄连,加生地、川芎,尤为对证之药,其余脉证治法,与男子同。

小儿温病

凡小儿感冒、伤风、伤寒、咳、呕、疟、痢等证,人所易知。至染温病,人多不料,亦且难窥,所以耽误者良多。且幼科专于痘疹、疳积、吐泻、惊风并诸杂证,在温病则甚略之,一也。古人称幼科为哑科,盖不能尽罄所苦以告医,医又安得悉乎问切之义,所以但知不思乳食,心胸臌胀,疑其内伤乳食,不知其为温病热邪在胃。但知呕吐恶心,口干下利,以小儿吐利为常事,不知其为温病协热下利也。但知发热,不知其头痛身痛也。凡此何暇致思为温病,二也。小儿神气娇怯,筋骨柔脆,一染温病,延挨失治,便多二目上吊,不时惊搐,肢体发痉,甚则角弓反张,必延幼科,正合渠平日学习见闻之证,多误认为急慢惊风,转治转剧,或将神门、眉心乱灸,艾火虽微,内攻甚急,两阳相搏,如火加油,死者不可胜计,三也。[批:观此三段议论,曲体人情尽致,真小

儿之福也。]凡杂气流行，大人小儿所受之邪则一，且治法药饵亦相仿，加味太极丸主之，升降散亦妙。四五岁以下者，药当减半，三二岁以下者，三分之一可也，临病之工，宜酌量焉。

加味太极丸　小儿温病主方。凡治温病方，皆可随证酌用。

白僵蚕二钱，酒炒　全蝉蜕去土，一钱　广姜黄三分　川大黄四钱　天竺黄一钱　胆星一钱　冰片一分

上七味，称准为细末，糯米浓汤和丸如芡实大。冷黄酒和蜜泡化一丸，冷服。薄荷熬酒亦可。本方去天竺黄、胆星、冰片，即升降散。炼蜜丸即太极丸是也。用之便而且嘉，看证消息治之。

复病

凡瘥后无故复发热者，以伏邪未尽也，谓之自复。当问前得某证，所复某证，稍与前药以彻其余邪，自然获愈。有温病瘥后，或三五六日，反腹痛里急者，非前病原也。此别有伏邪所发，欲作滞下，邪尽痢止，不止者，宜当归导滞汤。又有温病瘥后，脉迟细而弱，或黎明或半夜后，便作泻泄，此命门真阳不足也，宜肾气丸，或右归丸作汤剂服亦可。《伤寒论》曰：伤寒瘥后，更发热者，小柴胡汤主之。脉浮者，以汗解之枳实栀子豉汤；脉沉者，以下解之枳实栀子豉汤加大黄。又曰：伤寒瘥后，虚羸少气，气逆欲吐者，竹叶石膏汤主之。又曰：大病瘥后，从腰以下有水气者，牡蛎泽泻散主之。按：如气复，虽通身浮肿似水气而不喘，别无所苦，与水气不同。丹溪云：气易有余。又云：血者难成而易败，大病愈后，气先血而复，血不足以配气，故暂浮肿，静养自愈，须辨之。又曰：大病瘥后，喜唾，久不了了者，胃上有寒饮也，理中丸主之。夫伤寒自外传内，邪在阳分居多，瘥后易于复原，复病尚少。温病邪热自内达外，血分大为亏损，无故最善反复。如到热退身凉，饮食能进时，服太平丸酒三次，十日之间，精血渐充，而病如洗，何至

劳复。若因梳洗沐浴，多言妄动，遂至发热，前病复起，惟脉不沉实为辨，此为劳复。《伤寒论》曰：大病瘥后劳复者，枳实栀子豉汤主之。若有宿食者，加大黄少许。此破结除烦散热之妙剂也，加大黄则又推荡经滞矣。余谓气为火之舟楫，今则真气方长，劳而复折，真气既亏，火亦不前，如人欲济，舟楫已坏，其能济乎？是火也，某经气陷，火随陷于某经，陷于经络则表热，陷于脏腑则里热，虚甚热甚，虚微热微，轻则静养可愈，重则大补气血，俟真气一回，则血脉融和，表里通畅，所陷之火随气转输，自然热退而病痊矣。若直用寒凉剥削之剂，变证蜂起矣。伤寒多伤气，宜五福饮、大营煎之类；温病多伤血，宜补阴益气煎、六味地黄丸料之类，随证加减之。若因饮食所伤，或吞酸饱闷而发热者，此为食复。轻则栀子厚朴汤加神曲，或小柴胡汤合栀子厚朴汤；重则神昏谵语，腹满坚痛，欲吐不得，欲下不能，此危候也，以升降散、大柴胡汤、黄龙汤、凉膈散之类，酌量与服。有病则病当之，亦无妨也。大抵复病治法，温病与伤寒大同小异，贵在临证活法耳。《内经》帝曰：热病已愈，时有所遗者何也？岐伯曰：诸遗者，热甚而强食之故也。若此者皆已衰，而热有所藏，因其谷气相搏，两热相合，故有所遗也。帝曰：治遗奈何？岐伯曰：视其虚实，调其逆从，可使必已也。帝曰：病热当何禁之？岐伯曰：病热少愈，食肉则复，多食则遗，此其禁也。吴又可曰：里证下后稍差，而急欲食者，此非得已，以伏邪初散，阴火乘虚扰乱故也。慎勿便与粥食，只宜先进稀糊，次进浓者，须少与之，不可任意过食，过食则复。此一着最为紧要，世多忽之。至于怒气病复，房劳病复者，乃度量褊浅，不自贵重之辈，观其脉证，随证救之。更有娇养成性，过于谨慎之辈，或伤寒表证方解，或温病里证方退，原不甚虚，辄用参附温补，是因补而复，以致不救者，又不知凡几，病家医家，尤当深醒。大抵治病之法，不可执一，总要脉证的确耳。古方未有不善

者,偏于温补而死,与偏于清泻而死,其失等也。人之一身阴阳血气,寒热表里虚实尽之,临证者,果能望闻问切,适得病情,则温清补泻,自中病情矣,何得卤莽粗疏,草菅人命哉?噫!难矣。

按:以上证候七十余条,俱从《伤寒论》中驳出温病证治之所以异来,令阅者了然于心,不以温病为伤寒,不以伤寒方治温病,则患温者自以不冤矣。但有轻者,有重者,有最重者,到底无阴证,与伤寒外感不同,并非六气为病也,亦杂气中之一耳。始则发热,头痛身痛,舌上白苔,渐加烦躁,渴饮水浆,或发热而兼凛凛,或先凛凛而后发热,或昼夜纯热,或潮热,或往来寒热,或眩晕,或呕吐,或痰涎涌盛,或呕汁如血,或口舌干燥,或咽喉肿痛,或咳嗽脓血,或喘呃吐蛔,或心腹痞满,或胸胁胀痛,或大便不通,或小水自利,或前后癃闭,或协热下利,或热结旁流,或下血如豚肝,或如胶黏,或水泄无度,有舌黄苔、黑苔者,有舌裂者,有舌生芒刺者,有舌色紫赤者,有唇崩者,有唇黑者,有鼻孔如烟煤之黑者,有目暗不明、目赤、目黄、目瞑、目直视、目反折者,有头汗、盗汗、自汗者,有手足心腋下汗者,有耳聋不闻声者,有头肿大如斗者,有喉痹、颈肿、滴水不能下咽者,有发狂如癫如痫者,有哭笑无常如醉如痴者,有弃衣登高逾垣上屋者,有厥逆身冷如冰者,有谵语昼夜不眠者,有昏迷不省人事者,有詈骂不避亲疏者,有蓄血、吐血、衄血、毛孔血、目血、舌血、齿缝血、大小便血者,有发黄者,有发斑者,有发疹者,有斑疹杂出者,有发颐、疙瘩疮者,有浑身火泡疮带白浆者,有首尾能食者,有绝谷一月不死者,有无故最善反复者,有愈后渐加饮食如常者,有愈后饮食胜常二三倍者,有愈后耳聋眼花者,有愈后退爪、脱皮、落发者。至其恶状,甚有口噤不能张,腿屈不能伸,唇口不住牵动,手足不住振战,遗尿遗粪,圆睁口张,咬牙嚼舌,声哑不语,舌伸外搅沫如水浪,项强发痉,手足反张,肉瞤筋惕,骨痿足重,舌卷囊缩,循

衣摸床,见神见鬼。凡此怪怪奇奇不可名状等证,有相兼三五条者,有相兼十数条者,不可枚举。总因血气虚实之不同,脏腑禀赋之有异,其受邪则一而已。及邪尽,一任诸证如失。所云知其一,万事毕,知其要者,一言而终,不知其要者,流散无穷,所以温病无多方也。然而阴阳乘除,寒热倚伏,表里参错,虚实循环,见之真而守之定,通乎权而达乎变者,盖几希矣。

又按:古人谓望闻问切,乃临证之首务,诊治之要领也。明此四者,则六变具存,而万病情形,俱在吾目中矣。医之为难,难在不识病本而误治耳。误则杀人,天道可畏,不误则济人,阴功无穷。学者欲明是道,必须先察此要,以定意见,以为阶梯,然后再采群书,广其知识,熟之胸中,运之掌上,非止为人,而为己不浅也,慎之!宝之!

又按:伤寒自外之内,先伤气分;温病由内达外,先伤血分。故伤寒初感,利用发表;温病初发,利用攻里。伤寒后证多补气,温病后证多养血。温病与伤寒实出两门,自晋迄今,温病失传,无人不以温病为伤寒,无人不以伤寒方治温病,动云先解其表,乃攻其里,此仲景《伤寒论》也。所以温病一二日内,遇阳明腹胀满痛之证,少阴口燥咽干之证,厥阴舌卷囊缩之证,再不敢议下,明知厥深热深之阳证,下之已迟,万一侥幸,不过为焦头烂额之客,千余年来,孰任杀人之辜耶!

又按:古今医书,非不有温病之条,然皆编入于伤寒之中,议论无非伤寒,所用之药,虽曰治温病,实治伤寒之的方也。余谓此等方论,但治伤寒未尝不验,若谬以治伤寒之方,而治春夏之温病,是犹抱薪投火。盖温病自内达外,虽有表证,实无表邪,终有得汗而解者,必里热清而汗始出,前一节治法与伤寒不同。本朝陈良佐曰:春分后,秋分前,一百八十二日半,诸病皆不可发汗,汗之多亡阳矣,温病尤忌。凡治正伤寒发汗解表,温中散寒之药一概禁用。今特摘其尤者,如麻黄、桂

枝、羌活、独活、白芷、葛根、细辛、浮萍、苍耳、苍术、艾叶、胡椒、故纸、茴香、肉桂、附子、干姜、豆蔻、益智等味。古人亦未曾道破，余深体验而知其不可，以温病无风寒与阴证也。但今医家病家，未有不以温病为伤寒者，未有不以伤寒方治温病者，此固风气之使然，亦习俗之旧染也。舌敝唇促，难以遍谕。须知生死有命，误犯禁药，不过轻重之分，苟从死后而追悔前方，愚矣。

又按：仲景《伤寒论》用参、姜、桂、附者，八十有奇，而温病非所论也。伏邪内郁，阳气不得宣布，积阳为火，阴血每为热搏，未解之前，麻黄、桂枝不可沾唇；暴解之后，余焰尚在，阴血未复，最忌参、姜、桂、附，得之反助其壅郁，余邪伏留，不惟目下淹缠，日后必变生异证。或周身痛痹，或四肢拘挛，或留火结痰，或两腿钻痛，或劳嗽涌痰，或毒气流注，或痰核穿漏，皆骤补之为害。大抵温病愈后，调理之剂，投之不当，莫若静养，节饮食为第一。而慎言语，谨起居，戒气恼，寡嗜欲，皆病后所宜留神也。[批：圣贤养身养德之学亦不过是，不意于医学中得之。]

长沙《伤寒论》天苞地符，为众法之宗，群方之祖，杂以后人知见，反为尘饭土羹，莫适于用，兹以自然之理，引申触类，阐发神明。温病一证，另辟手眼，却不于长沙论，外旁溢一辞。后有作者，不为冥索旁趋，得以随施辄效，其利溥哉。文之悲壮，淋漓无论也。畏斋。

卷四　医方辨

医方辨引

作方圆必以规矩，治病证必以古方，固也。但古方今病，焉能尽合？是以罗太无曰：以古方治今病，正如拆旧屋凑新屋，其材木非一，必再经匠氏之手。故用方者，不贵明其所当然，要贵明其所以然，则或增，或损，或奇方，或偶方，或合方，或以内伤方治外感，或以

外感方治内伤，信手拈来，头头是道。许学士云：读仲景之书，用仲景之法，未尝执仲景之方，乃为得仲景之心也。若不明其所以然，而徒执其方，如经生家不能搦管作文，乃记诵先辈程文，以计场屋题目之必中，奚可哉。是集诸方，人所易晓者，止录其方，其涉疑难及理趣深奥者，颇采《明理论》《医方考》《明医方论》等书，以阐明之，间附一得之见诚能潜心于此，处方其无误乎，抑又有虑焉。仲景《伤寒论》曰：病当汗解，诊其尺脉涩，先与黄芪建中汤补之，然后汗之。先贤慎于用汗药如此，则吐药下药可知矣。故凡用方者，虽方与病合，又在诊脉，并察兼证，以详辨其虚实，或汗或吐或下，方为尽善。若遇老人虚人，血气阴阳四损者，宁可顾护元气，而不可轻用汗吐下之重剂也。

麻黄附子细辛汤

《伤寒论》曰：少阴病脉微细，但欲寐，始得之，反发热太阳表热，脉沉者少阴里寒，此方主之。

麻黄去节、附子炮、细辛各二钱

水煎麻黄去沫，次入附子、细辛煎服。

病发于阴者当无热。今少阴始病，何以反发热？此乃太阳少阴之两感病也。盖太阳膀胱与少阴肾相为表里，寒邪感于少阴，故里有脉沉，由络达于太阳，故表有发热。有太阳之表热，故用麻黄以发汗；有少阴之里寒，故用附子、细辛以温中。三阴之表发与三阳不同，三阴必以温经之药为表，故麻黄、附子同用，方是少阴表发之正也。

按：伤寒病两感者亦少，此即太阳少阴之两感也。麻黄、附子同剂，治法委实奇特，学者引申触类，可应无穷之变矣。且伤寒两感，麻黄附子细辛汤主之，此仲景伤寒两感之治法；温病两感，双解散主之，此河间补仲景温病两感之治法。此二方者，乃辨温病与伤寒，发表攻里两感异治之要诀也。[批：此论仅见，真出人头地矣，伤寒温病分门另治从此得解。]世之以温病为伤寒，以伤寒方治温病者，

观此能勿悔心乎。

升降散

温病亦杂气中之一也,表里三焦大热,其证不可名状者,此方主之。如头痛眩晕,胸膈胀闷,心腹疼痛,呕哕吐食者,如内烧作渴,上吐下泻,身不发热者;如憎寒壮热,一身骨节酸痛,饮水无度者;如四肢厥冷,身凉如冰,而气喷如火,烦躁不宁者;如身热如火,烦渴引饮,头面猝肿,其大如斗者;如咽喉肿痛,痰涎壅盛,滴水不能下咽者;如遍身红肿,发块如瘤者;如斑疹杂出,有似丹毒风疮者;如胸高胁起胀痛,呕如血汁者;如血从口鼻出,或目出,或牙缝出,毛孔出者;如血从大便出,甚如烂瓜肉,屋漏水者;如小便涩淋如血,滴点作疼不可忍者;如小便不通,大便火泻无度,腹痛肠鸣如雷者;如便清泻白,足重难移者;如肉瞤筋惕者;如舌卷囊缩者;如舌出寸许,绞扰不住,音声不出者;如谵语狂乱,不省人事,如醉如痴者;如头疼如破,腰痛如折,满面红肿,目不能开者;如热盛神昏,形如醉人,哭笑无常,目不能闭者;如手舞足蹈,见神见鬼,似疯癫狂祟者;如误服发汗之药,变为亡阳之证,而发狂叫跳,或昏不识人者。外证不同,受邪则一。凡未曾服过他药者,无论十日、半月、一月,但服此散,无不辄效。

白僵蚕酒炒,二钱　全蝉蜕去土,一钱　广姜黄去皮,三钱　川大黄生,四钱

称准,上为细末,合研匀。病轻者分四次服,每服重一钱八分二厘五毫,用黄酒一盅,蜂蜜五钱,调匀冷服,中病即止。病重者,分三次服,每服重二钱四分三厘三毫,黄酒盅半,蜜七钱五分,调匀冷服。最重者,分二次服,每服重三钱六分五厘,黄酒二盅,蜜一两,调匀冷服。一时无黄酒,稀熬酒亦可,断不可用蒸酒。胎产亦不忌。炼蜜丸,名太极丸,服法同前,轻重分服,用蜜、酒调匀送下。

按:温病总计十五方。轻则清之,神解散、清化汤、芳香饮、大小清凉散、大小复苏饮、增损三黄石膏汤八方;重则泻之,增损大

柴胡汤、增损双解散、加味凉膈散、加味六一顺气汤、增损普济消毒饮、解毒承气汤六方;而升降散,其总方也,轻重皆可酌用。察证切脉,斟酌得宜,病之变化,治病之随机应变,又不可执方耳。

按:处方必有君、臣、佐、使,而又兼引导,此良工之大法也。是方以僵蚕为君,蝉蜕为臣,姜黄为佐,大黄为使,米酒为引,蜂蜜为导,六法俱备,而方乃成。窃尝考诸本草,而知僵蚕味辛苦气薄,喜燥恶湿,得天地清化之气,轻浮而升阳中之阳,故能胜风除湿,清热解郁,从治膀胱相火,引清气上朝于口,散逆浊结滞之痰也。其性属火,兼土与木,老得金水之化,僵而不腐,温病火炎土燥,焚木烁金,得秋分之金气而自衰,故能辟一切怫郁之邪气。夫蚕必三眠三起,眠者病也,合簿皆病,而皆不食也;起者愈也,合簿皆愈,而皆能食也。用此而治合家之温病,所谓因其气相感,而以意使之者也,故为君。夫蝉气寒无毒,味咸且甘,为清虚之品,出粪土之中,处极高之上,自甘风露而已。吸风得清阳之真气。所以能祛风而胜湿;饮露得太阴之精华,所以能涤热而解毒也。蜕者,退也,盖欲使人退去其病,亦如蝉之脱,然无恙也。亦所谓因其气相感,而以意使之者也,故为臣。姜黄气味辛苦,大寒无毒,蛮人生啖,喜其祛邪伐恶,行气散郁,能入心脾二经建功辟疫,故为佐。大黄味苦,大寒无毒,上下通行。盖亢甚之阳,非此莫抑,苦能泻火,苦能补虚,一举而两得之。人但知建良将之大勋,而不知有良相之硕德也,故为使。米酒性大热,味辛苦而甘,令饮冷酒,欲其行迟,传化以渐,上行头面,下达足膝,外周毛孔,内通脏腑经络,驱逐邪气,无处不到。如物在高巅,必奋飞冲举以取之。物在远方及深奥之处,更必迅奔探索以取之。且喜其和血养气,伐邪辟恶,仍是华佗旧法,亦屠苏之义也,故为引。蜂蜜甘平无毒,其性大凉,主治丹毒斑疹,腹内留热,呕吐便秘,欲其清热润燥,而自散温毒也,故为导。盖蚕食

而不饮,有大便无小便,以清化而升阳,蝉饮而不食,有小便无大便,以清虚而散火。君明臣良,治化出焉。姜黄辟邪而靖疫;大黄定乱以致治,佐使同心,功绩建焉。酒引之使上行;蜜润之使下导,引导协力,远近通焉,补泻兼行;无偏胜之弊,寒热并用,得时中之宜。所谓天有覆物之功,人有代覆之能,其洵然哉。是方不知始自何氏,《二分晰义》改分两变服法,名为赔赈散,用治温病,服者皆愈,以为当随赈济而赔之也。予更其名曰升降散。盖取僵蚕、蝉蜕,升阳中之清阳;姜黄、大黄;降阴中之浊阴,一升一降,内外通和,而杂气之流毒顿消矣。又名太极丸,以太极本无极,用治杂气无声无臭之病也。乙亥、丙子、丁丑,吾邑连歉,温气盛行,死者枕藉。予用此散,救大证、怪证、坏证、危证,得愈者十数人,余无算。更将此方传施亲友,贴示集市,全活甚众,可与河间双解散并驾齐驱耳。名曰升降,亦双解之别名也。

麻黄汤

太阳伤寒寒伤荣,头痛太阳脉上颠络脑,发热表气不通,身痛腰痛寒凝血涩,其脉抵腰,骨节痛肾主骨,而寒气注之,恶寒卫弱之故无汗荣强之故而喘寒阻气道故喘,脉浮紧者寒性坚急之故,此方主之。

麻黄去节,三钱　桂枝二钱　甘草炙,一钱　杏仁一钱八分

水煎麻黄去沫,次入群药煎服,覆取微汗。

足太阳经,起目内眦,循头颠腰腘,故所过痛而不利。寒邪外束,人身之阳不得宣越,故令发热。寒邪在表,不复任寒,故令恶寒。寒主闭塞,故令无汗。人身之阳即不得宣越于外,则必壅遏于内,故必作喘。寒邪刚劲,故令脉紧。麻黄辛温散寒,故为君。佐以桂枝,取其解肌。佐以杏仁,取其利气。入甘草者,亦辛甘发散之意。抑太阳无汗,麻黄之用固也,若不量人品之虚实,时令之寒暄,则又有汗多亡阳之戒。汗多者宜扑粉,亡阳者宜

附子汤。大抵麻黄性热,惟冬月正伤寒无汗者宜之。若温病断不可用。抑不独温病也,若伤寒脉微弱而误用之,汗出不止,或将病人头发披水盆中,再将糯米八两,炒研、龙骨、牡蛎、藁本、防风各二两,研为末合匀,周身扑之。此良方也。汗出不止,汗多也,与亡阳不同。

桂枝汤

太阳中风风伤卫,头痛发热风邪郁蒸,汗出玄府疏也恶风卫虚不胜风也脉缓者风性柔和之故,此方主之。

桂枝三钱　白芍三钱　甘草二钱　生姜三钱　大枣三枚

水煎温服,覆取微汗,不可令如水流漓,病必不除。

风之伤人也,头先受之,故令头痛。风为阳,气亦为阳,同类相从则伤卫,卫气伤则无以固津液,故令汗出。其恶风者,卫气不能卫也。其脉缓者,卫气不能鼓也。桂枝味辛甘,辛则能解肌,甘则能实表,辛甘发散为阳,故用以治风为君。然恐其走泄阴气,故用芍药之酸以收之,佐以甘草、生姜、大枣,此发表而兼和里之意。然桂枝本为解肌,若脉浮紧,发热汗不出者。不可与也,与之则表益实,而汗益难出矣。故申之以"常须识此,勿令误也"。大抵桂枝性热,惟冬月正伤寒有汗者宜之。若温病断不可用,酒客亦不可用。抑不独温病酒客也,凡服桂枝汤作呕者,以胃热而服热药,两热相搏故也。

大青龙汤

太阳中风,脉浮紧以中风而得紧脉,知为风寒两伤也,头痛发热恶寒,身痛皆表证也不出汗寒邪郁于腠里而烦躁风则烦,寒则躁,此方主之。

麻黄四钱　桂枝二钱　甘草炙,二钱　杏仁泡去皮、尖,十枚　石膏八钱　生姜三钱　大枣一枚

水煎麻黄去沫,入群药煎服,覆取汗愈。若脉微弱,汗出恶风者,不可服。

青龙者,东方甲乙木神也,主发育万物,方以发散为义,故名之。仲景曰:太阳伤寒,治以麻黄汤;太阳中风,治以桂枝汤。伤寒太阳证见风脉,是有头痛发热,无汗恶寒。但脉来得紧而缓,为伤寒且中风矣。与中风脉得浮紧一也,故二方并而用之。邪气外盛,人身之阳郁为内热,此石膏之所以加也。大青龙其发表之重剂乎,而亡阳狂躁之弊,筋惕肉瞤之害,则用青龙之过者也,急以真武汤大温大补之,又仲景救坏之良方也。许学士曰:大青龙一证,尤难用药,须是脉证谛当,然后可行,故王实夫证,止用桂枝麻黄各半汤,盖慎之也。

按:亡阳惕瞤之弊,原因脉微弱误用者之过,非大青龙之过也。

小青龙汤

伤寒脉浮缓,表不解风寒在表,心下有水气水饮搏膈,呕哕,发热而咳水饮上射,或渴津液不行,或利停饮下溜,或噎水寒相击,或小便不利太阳里气不化,小腹满小水隔涩,或喘者水饮射肺,此方主之。

麻黄二钱　桂枝二钱　白芍二钱　半夏二钱四分　五味子一钱　细辛一钱　干姜一钱　甘草炙,一钱

水煎温服。若渴者,去半夏,加天花粉二钱。若微利者,去麻黄,加荛花如鸡子大,茯苓。若噎者,去麻黄,加附子五分,炮。若喘者,去麻黄,加杏仁十枚。若小便不利,小腹满,去麻黄,加白茯苓二钱。

按:原文加"荛花如鸡子大",此必传写之讹,考《本草》,荛花是芫花类也,每用之攻水,五分可令人下十数行,岂有治停饮之微利,用鸡子大块之荛花者乎?照原方当改"加茯苓如鸡子大"。

柯韵伯曰:发热而咳,知内有水气射肺,干呕知水气未入于胃,而在心下也。心下为火位,水火相射,则水气之变幻不可拘。如下而不上,则或渴或利。上而不下,则或噎或喘。留于肠胃,则小便不利而小腹因满矣。

惟心下有水气,呕哕发热而咳为定证,故于桂枝汤中去大枣之泥,加麻黄以开腠理,细辛逐水气,半夏除呕哕,五味、干姜以除咳。若渴者,是心火盛,故去半夏之燥热,加天花粉以生津。若利与噎,小便不利与喘者,乃病机偏于向里,故去麻黄之发表,加附子以除噎,加荛花、茯苓以利水,加杏仁以定喘耳。两青龙汤皆治有表里证,皆用两解法,但大青龙证是里热,小青龙证是里寒,故发表之药相同,而治里之药则殊也。此与五苓散,同为治表不解,而心下水气者。在五苓治水之蓄而不行,故大利其水,而微发其汗,是水郁折之也。小青龙治水之动而不拘,故备举辛温以散水,并用酸苦以安肺。培其化源也。细绎仲景发表利水诸论,精义入神矣。

又曰:麻黄、桂枝、大青龙三表证中,仲景即分表里之不同,温清之殊治。麻黄汤证热全在表,桂枝汤证之自汗,大青龙汤证之烦躁,皆兼里热,于表剂中便加寒药以清里。自汗是烦之兆,躁是烦之征,汗出则烦得泄,故不躁,桂枝汤加微寒酸苦之芍药以和之。汗不出则烦不得泄,故躁,大青龙汤加大寒坚重之石膏以清之。芍与膏本是里药,今人见仲景于表剂中入之,因疑而畏焉,当用不用,以致热结阳明,而斑黄狂乱纷出矣。仲景于太阳经中即用石膏以清胃火,是预保阳明之先着,用姜、枣以培中气,又虑夫转属太阴。苦心良法有如此者。

又曰:桂枝汤为一百一十三方之冠,乃滋阴和阳,调理荣卫,解肌发汗之第一方也。世人咸谓桂枝止汗,不知先辈言无汗不得用桂枝者,正以桂枝汤中有芍药之酸寒益阴敛血能止汗故也。[批:先辈云有汗不得用麻黄,是言麻黄汤也;无汗不得用桂枝,是言桂枝汤也。非言麻黄、桂枝二药味也,须知之。]其实芍药功在止烦,烦止汗亦止,故反烦更烦与心悸而烦者,咸赖之。要知桂枝汤治表虚,能解肌以发荣中之汗,而不能开皮毛之窍,以发卫分之汗,故汗不出。脉浮紧者,是麻黄汤证,

即不得与桂枝汤矣。庸工妄谓桂枝汤专治中风,不治伤寒,不知此汤,凡中风伤寒脉浮弱而表不解者,以及自汗盗汗,虚疟虚痢,柔痉瘛疭,小儿慢惊等证,皆随手而效。因知仲景一方可通百病,后人一证,便集百方以眩人,岂不陋哉!

黄芩汤

太阳少阳合病,必自下利者,此方主之。

黄芩五钱　白芍五钱　甘草炙,三钱　大枣三枚

水煎温服。

太阳少阳合病者,身热,头痛脊强,而又胁痛耳聋,寒热,呕而口苦也,必自下利者,表实里虚,邪热渐攻于里也。若太阳与阳明合病,为在表,当与葛根汤发汗。若阳明与少阳合病,为在里,当与大柴胡汤下之。此太阳少阳合病下利,非汗下所宜,故与黄芩汤。盖虚而不实者,苦以坚之,酸以收之,故用黄芩、白芍以坚敛肠胃。弱而不实者,甘以补之,故用甘草、大枣以补益肠胃也。温病始发即可用黄芩汤,以去邪热为妙。伤寒必传至少阳,邪热渐次入里,方可用黄芩佐柴胡以和解之,此辨温病与伤寒异治之要诀也。

白虎汤

《伤寒论》曰:阳明伤寒,脉浮滑,此以表有热里有寒热,此方主之。

按:"里有寒"句之"寒"字,当是"热"字,若是"寒"字,非白虎汤证也,宜改之。或曰:此"寒"字,当作"寒郁为热"之"寒"。

石膏生,八钱　知母三钱　甘草生,一钱半　粳米二钱　竹叶三十片

水煎冷服。加人参一钱五分,名白虎加人参汤。

白虎,西方庚辛金神也,五行之理,成功者退,如秋金之令行,则夏火之炎息,名曰白虎,所以行清肃之令,而除热也。

按:白虎汤乃温病主方也,虽为阳明解利之药,实解胃本内蒸之热,非徒治在经之热也。以邪热伤胃,所以必需。若在经之热,自

有葛根汤等方治法,并无借于白虎也。所以温病误用麻黄、桂枝,伤寒误用白虎、黄芩,轻者必重,重者必危。设热郁胃里,已成燥结,而徒用白虎,即无逐结之能,且以刚悍而伐胃气,反抑邪气内郁,致脉不行,因而沉伏微细,便谓阴脉,益不敢议下,日惟杂进白虎、解毒,以为稳妥,愈投愈危,至死不悟。此承气、凉膈之所以必需也,明者自知之。

又按:以石膏一物之微,入甘温队中,则为青龙。从清凉同气,则为白虎。设伤寒在表之风寒未除,当用青龙而反用白虎,温病在里之热渴已逼,当用白虎而反用青龙,则用者之误不小。热结在里,白虎以匡青龙之不逮,误犯少阴,真武以救青龙之妄投,神乎其神矣。

大承气汤

阳明病,痞满燥实,谵语烦渴,腹痛便秘,此方主之。

大黄酒浸,四钱　芒硝二钱　厚朴姜炒,四钱　枳实麸炒,二钱

水煎温服。病有宜加倍者,仲景原方大黄、厚朴各四两,芒硝、枳实各二两,分三服。

大黄荡热斩关,破实于肠胃。芒硝润结软坚,化燥于肛门。厚朴导滞,节制硝、黄之太寒。枳实泻满,辅佐厚朴之下气。

小承气汤

阳明病,心腹胀满,潮热,狂言而喘,此方主之。

大黄酒浸,三钱　厚朴二钱　枳实一钱
水煎温服。

调胃承气汤

阳明病,不恶寒反恶热,大便秘,谵语,此方主之。

大黄酒浸,三钱　芒硝三钱　甘草炙,二钱
水煎温服。

王海藏曰:仲景三承气,有大小调胃之殊,今人不分大小上下缓急用之,岂不失立方本意哉!大热大实用大承气,小热小实用小承气,胃实燥结用调胃承气,以甘草缓其下

行,而祛胃热也。若病大用小,则邪气不伏。病小用大,则过伤元气。病在上而泻下,则上热不清。病在下而泻上,则下热不除。用方者岂可一概混施乎!

喻嘉言曰:伤寒阳明篇,总是以外证之解与不解,气之转与不转,脐腹之痛与不痛,脉之弱与不弱,汗出之多与不多,小便之利与不利,邪热之炽与不炽,津液之干与不干,而辨腹中燥屎多与不多,溏与不溏,以消息微下之法。故惟手足濈然汗出,大便已硬者,主之以大承气汤焉。其他一则曰,宜用导法。再则曰,不可攻之。再则曰,少与小承气汤。再则曰,明日再与一升。再则曰,宜大承气汤。全是商量治法,听人临时斟酌以祈无误,所以不用“主之”二字,此等处关系安危最大。盖热邪入胃,不以苦寒攻之则胃伤,然寒药本以救胃也,不及则药不胜邪,太过则药反伤正,况不胜其邪,必尽伤其正,徒伤其正,未必尽去其邪,仲景所以谆谆于二者之间者,恐伤寒里未实也。

按:伤寒里实方下,温病热胜即下,其治法亦无大异。但伤寒其邪在表,自气分而传入血分,下不厌迟。温病其邪在里,由血分而发出气分,下不嫌早。[批:温病下不嫌早一语,发从来所未发。]其证不必悉具,但见舌黄呕渴,痞燥满痛一二证,便予升降、增损双解、加味凉膈、加味六一、解毒承气等方,酌度病情上下、轻重缓急下之,以彻其邪毒,无不获效。大凡温病,邪热内炽,贵乎早治,乘人血气未乱,肌肉未消,津液未耗,病人不至危殆,投剂不至掣肘,下后亦易平复。欲为万全之策者,不过知邪热之所在,早拔去病根为要耳。但要量人之壮弱,度邪之轻重,察病之缓急,然后用药,不至空投,投药无太过不及之弊。[批:此说情理兼到,淋漓痛快,读至此,心旷神怡。]是以仲景治伤寒,自大柴胡以下立三承气,多与少与,自有上下轻重缓急之殊。若温病勿拘“伤寒下不厌迟”之说,如应下之证,见下无结粪,则以为下之早,或以为

不应下之证,纷纷聚讼,殊不知仲景立三承气本为逐邪而设,非专为结粪而设也。必俟其粪结而后下之,则血液为邪热所搏,变证迭起,是犹养虎遗患也。况多有溏粪失下,但蒸作极臭,如败酱,如藕泥,至死不结者,倘酌用前方,秽恶一下,邪热自此而消,脉证自此而退,岂徒孜孜粪结而后行哉!假如久病津枯血燥之人,或老人血液衰竭,多主燥结,或病后血气未复,亦多燥结,在《经》所云“不更衣十日无所苦”,有何妨害?是燥结不至损人,热毒之为殒命也。此辨温病与伤寒下迟、下早异治之要诀也。[批:千古不磨之论从何处得来?]

大柴胡汤

伤寒阳邪入里,表证未罢而里证又急者,此方主之。

柴胡四钱　半夏姜汁炒,一钱半　黄芩二钱　白芍一钱　枳实麸炒,一钱　大黄酒浸,二钱　生姜二钱　大枣一枚

水煎温服。

表证未罢,寒热胁痛口苦而呕尚在也。里证又急,大便难而燥实也。有表证故用柴、芩以解表,有里证故用枳、黄以攻里,白芍能和少阳,半夏能止呕逆,姜、枣又所以和中而调卫荣也。少阳病,六七日至十余日,大便不行,胁下濈濈汗出,方可用大柴胡汤微利之,缘胆无出入,泻土所以泻木也。如胁下无汗,为胆未实,设误下之,必犯少阳之本,则胸满烦惊,小便不利,谵语,一身尽重不可转侧,又宜用。

柴胡龙骨牡蛎汤

柴胡四钱　半夏三钱　茯苓二钱　人参一钱　龙骨钱半　牡蛎钱半　桂枝钱半　铅丹钱半　大黄二钱　生姜钱半　大枣一枚

水煎将成,方入大黄,煎一二沸不欲味全而伤中气,去渣温服。薛氏去铅丹,加黄连、黄芩、当归各一钱半。铅丹,即黄丹也。

按:大柴胡汤,本为里证已急而表证未罢者设,若用以治温病,最为稳妥。双解散,荆、

防以解表,硝、黄以攻里,为双解之重剂;大柴胡,柴、芩以解表,枳、黄以和里,为双解之轻剂。若内热甚者,合黄连解毒汤,或白虎汤,以治老弱人,及气血两虚人之温病尤为适宜,予去半夏,加陈皮,合黄连解毒汤、升降散名增损大柴胡汤,用之累验。

增损大柴胡汤

温病热郁腠理,以辛凉解散,不至还里而成可攻之证,此方主之。乃内外双解之剂也。

柴胡四钱　薄荷二钱　陈皮一钱　黄芩二钱　黄连一钱　黄柏一钱　栀子一钱　白芍一钱　枳实一钱　大黄二钱　广姜黄七分　白僵蚕酒炒,三钱　全蝉蜕十个　呕加生姜二钱

水煎去渣,入冷黄酒一两,蜜五钱,和匀冷服。

双解散

伤寒温病,表里实热,此方主之。此河间原方也。

防风、荆芥、薄荷、麻黄、当归、川芎、白芍、白术土炒　连翘去心、栀子、大黄酒浸、芒硝各五分　桔梗一钱　黄芩一钱　石膏四钱　滑石三钱　甘草二钱

水煎温服。

防风、麻黄以解表,薄荷、荆芥以清上,大黄、芒硝以涤肠胃,滑石、栀子以利水道,桔梗、石膏以清肺胃之邪,而连翘又所以祛诸经之游火,风热为患,肝木主之,芎、归、白芍和肝血以息风热,而白术、甘草又所以建运脾土,能胜湿热御风火故也。方中倍用六一者,以伏气所蒸之湿热,半从肌表而泄,半从水道而利也。

按:此乃河间旧解耳。予谓麻黄性大热,冬时正伤寒发汗之要药也。温病乃杂气中之一也,断无正发汗之理,于法为大忌,即河间亦未言及。不如易僵蚕、蝉蜕得天地清化之气,以涤疫气,散结行经,升阳解毒,且郁热伏于五内,伤损正气,胀闷不快,川芎香窜,走泄真元,白术气浮,填塞胃口,皆非温病所宜,不如易黄连、姜黄辟邪除恶,佐归、芍凉血散郁以退蒸,

则心肝和而风火自息矣,因名增损双解散。

增损双解散

温病主方。温毒流注,无所不至。上干则头痛目眩耳聋,下流则腰痛足肿,注于皮肤则斑疹疮疡,壅于肠胃则毒利脓血,伤于阳明则腮脸肿痛,结于太阴则腹满呕吐,结于少阴则喉痹咽痛,结于厥阴则舌卷囊缩。此方解散阴阳内外之毒,无所不至矣。

白僵蚕酒炒,三钱　全蝉蜕十二枚　广姜黄七分　防风一钱　薄荷叶一钱　荆芥穗一钱　当归一钱　白芍一钱　黄连一钱　连翘去心,一钱　栀子一钱　黄芩二钱　桔梗二钱　石膏六钱　滑石三钱　甘草一钱　大黄酒浸,二钱　芒硝二钱

水煎去渣,冲芒硝,入蜜三匙,黄酒半酒杯,和匀冷服。

按:温病本末身凉不渴,小便不赤,脉不洪数者,未之有也。河间以伤寒为杂病,温病为大病,特立双解散以两解温病表里之热毒,以发明温病与伤寒异治之秘奥,其见高出千古,深得长沙不传之秘。且长沙以两感为不治之证,伤寒两感者亦少,一部《伤寒论》仅见麻黄附子细辛汤一证。惟温病居多,以温病咸从三阴发出三阳,乃邪热亢极之证,即是两感,惜长沙温病方论散佚不传,幸存刺五十九穴一法。惟河间双解散,解郁散结,清热导滞,可以救之,必要以双解为第一方,信然。予加减数味,以治温病,较原方尤觉大验。戊寅四月,商邑贡生刘兆平,年八旬,患温病,表里大热,气喷如火,舌黄口燥,谵语发狂,脉洪长滑数,予用原方治之,大汗不止,举家惊惶,急易大复苏饮一服汗止,但本证未退,改制增损双解散方,两剂而病痊。因悟麻黄春夏不可轻用,因悟古方今病不可过执也。所以许学士有云:读仲景之书,学仲景之法,不可执仲景之方,乃为得仲景之心也。旨哉斯言。河间双解、三黄俱用麻黄,仍是牵引叔和旧说。盖温病热郁,自里达表,亦宜解散,但以辛凉为妙。

凉膈散

伤寒温病，火郁上焦，大热面赤，舌黄唇焦者，此方主之。此河间原方也。

连翘二钱　黄芩二钱　栀子二钱　薄荷二钱　大黄酒浸、芒硝各三钱　甘草生，一钱　竹叶三十片

水煎去渣，入蜜冷服。

加味凉膈散

温病主方。余治温病，双解、凉膈愈者不计其数，若病大头、瓜瓢等瘟，危在旦夕，数年来以二方救活者，屈指以算百十余人，真神方也，其共珍之。

白僵蚕酒炒，三钱　蝉蜕全，十二枚　广姜黄七分　黄连二钱　黄芩二钱　栀子二钱　连翘去心　薄荷、大黄、芒硝各三钱　甘草一钱　竹叶三十片

水煎去渣，冲芒硝，入蜜、酒冷服。若欲下之，量加硝、黄，胸中热加麦冬，心下痞加枳实，呕渴加石膏，小便赤数加滑石，满加枳实、厚朴。

连翘、荷、竹味薄而升浮，泻火于上；芩、连、栀、姜味苦而无气，泻火于中；大黄、芒硝味厚而咸寒，泻火于下；僵蚕蝉蜕以清化之品，涤疵疠之气，以解温毒；用甘草者，取其性缓而和中也；加蜜、酒者，取其引上而导下也。

三黄石膏汤

伤寒温病，大热神昏，两目如火，身如涂朱，燥渴欲死，脉洪长滑数者，此方主之。此河间原方也。

石膏四钱　豆豉二钱　麻黄钱半　黄连一钱　黄芩一钱　栀子一钱　黄柏一钱

水煎冷服。

伤寒表里大热，欲攻其里则表证未解，欲发其表则里证又急，庸工不识，越趄不能下手，待毙而已。殊不知热在三焦，闭涩经络，津液枯涸，荣卫不通，遂成此证。用解毒、石膏以清里热，麻黄、豆豉以散表热，内外之邪俱烬矣。

增损三黄石膏汤

温病主方。表里三焦大热，五心烦热，两目如火，鼻干面赤，舌黄唇焦，身如涂朱，燥渴引饮，神昏谵语，服之皆愈。

石膏八钱　白僵蚕酒炒，三钱　蝉蜕十个　薄荷二钱　豆豉三钱　黄连、黄柏盐水微炒、黄芩、栀子、知母各二钱

水煎去渣，入米酒、蜜冷服。腹胀疼或燥结，加大黄。

寒能制热，故用白虎汤。苦能下热，故用解毒汤。佐以荷、豉、蚕、蝉之辛散升浮者，以温病热毒至深，表里俱实，扬之则越，降之则郁，郁则邪火犹存，兼之以发扬，则炎炎之势皆烬矣。此内外分消其势，犹兵之分击者也。热郁腠理，先见表证为尤宜。

理中汤

加炮附子一钱，名附子理中汤。

厥逆自利，不渴而呕，腹痛鸭溏，此太阴有真寒也，此方主之。

白术土炒，三钱　人参一钱　干姜炮，二钱　甘草炙，二钱

水煎温服。为末，炼蜜丸，名理中丸。日三夜一服，治瘥后喜唾，久不了了者，此胃有寒饮停留也。

四逆汤

大汗出，热不去，内拘急，四肢疼，又下利，厥逆而恶寒者，此方主之。

附子生、干姜生、甘草炙，各二钱

水煎温服。一云冷服。《经》曰：治寒以热，凉而行之。否则戴阳者，反增上燥，耳目口鼻出血者有之矣。谨小慎微，医岂易言哉！加人参即四味回阳饮。

此方通治三阴脉沉恶寒，手足厥逆之证。故用附子[批：今人罕识其旨。]之生者，上行头项，外彻肌表，以温经散寒。干姜亦用生者，以内温脏腑。甘草独用炙者，以外温荣卫，内补中焦也。

《琐言》曰：仲景云：病发热头痛，脉反沉，若不瘥，身体疼痛者，当救其里，宜四逆汤。

此证出太阳篇。又云:少阴病始得之,反发热脉沉者,麻黄附子细辛汤。此证出少阴篇。窃详太阳病发热头痛,法当脉浮,今反沉,少阴病脉沉,法当无热,今反发热,仲景于此两证,各言反者,谓反常也。盖太阳病脉似少阴,少阴脉病似太阳,所以各谓之反,而治之当异也。深究其旨,均是脉沉发热,以其有头痛,故为太阳病。阳证当发热脉浮,今脉反沉,以里虚久寒,正气衰微所致。又身体疼痛,故宜救里,使正气内强,逼邪外出,而干姜、生附亦能出汗而解。假使里不虚寒,则当见脉浮,而正属太阳麻黄汤证也。均是脉沉发热,以其无头痛,故为少阴病。阴证当脉沉无发热,今反发热,以寒邪在表。但皮肤腠理郁闭为热,知在里无热,故用麻黄细辛以发肌表之热,附子以温少阴之经。假使身寒无热,则当见厥逆吐利等证,而正属少阴四逆汤证也。由是观之,正气衰微脉沉之反为重,表邪浮浅发热之反为轻。此四逆汤为剂,不为不重于麻黄附子细辛汤也。又可见熟附配麻黄,发中有补。生附配干姜,补中有发。此实治法之神奇,处方之精奥,学者其致思焉。

神解散

温病初觉,憎寒体重,壮热头痛,四肢无力,遍身酸痛,口苦咽干,胸腹满闷者,此方主之。

白僵蚕酒炒,一钱　蝉蜕五个　神曲三钱　金银花二钱　生地二钱　木通、车前子炒,研、黄芩酒炒、黄连、黄柏盐水炒、桔梗各一钱

水煎去渣,入冷黄酒半小杯,蜜三匙,和匀冷服。

此方之妙,不可殚述。温病初觉,但服此药,俱有奇验。外无表药而汗液流通,里无攻药而热毒自解,有斑疹者即现,而内邪悉除,此其所以为神解也。

清化汤

温病壮热,憎寒体重,舌燥口干,上气喘吸,咽喉不利,头面猝肿,目不能开者,此方主之。

白僵蚕酒炒,三钱　蝉蜕十个　金银花二钱　泽兰叶二钱　广皮八分　黄芩二钱　黄连、炒栀、连翘去心、龙胆草酒炒、元参、桔梗各一钱　白附子炮,甘草各五分

大便实加酒大黄四钱,咽痛加牛蒡子炒,研,一钱,头面不肿去白附子。水煎去渣,入蜜、酒冷服。

其方名清化者,以清邪中于上焦,而能化之以散其毒也。芩、连、栀、翘清心肺之火,元参、橘、甘清气分之火,胆草清肝胆之火,而且沉阴下行,以泻下焦之湿热,僵蚕、蝉蜕散肿消毒,定喘出音,能使清阳上升,银花清热解毒,泽兰行气消毒,白附散头面风毒,桔梗清咽利膈,为药之舟楫,蜜润脏腑,酒性大热而散,能引诸凉药至热处,以行内外上下,以火就燥之意也。其中君明臣良,而佐使同心,引导协力,自使诸证悉平矣。

大清凉散

温病表里三焦大热,胸满胁痛,耳聋目赤,口鼻出血,唇干舌燥,口苦自汗,咽喉肿痛,谵语狂乱者,此方主之。

白僵蚕酒炒,三钱　蝉蜕全,十二个　全蝎去毒,三个　当归、生地酒洗、金银花、泽兰各二钱　泽泻、木通、车前子炒研、黄连姜汁炒、黄芩、栀子炒黑、五味子、麦冬去心、龙胆草酒炒、丹皮、知母各一钱　甘草生,五分

水煎去渣,入蜂蜜三匙,冷米酒半小杯,童便半小杯,和匀冷服。

此方通泻三焦之热,其用童便者,恐不得病者小便也。《素问》曰“轮回酒”,《纲目》曰“还元汤”,非自己小便,何以谓之轮回?何以谓之还元乎?夫以己之热病,用己之小便,入口下咽,直达病所,引火从小水而降甚速也。此古人从治之大法,惜愚夫愚妇未曾晓也,甚且嘲而笑之,眼见呕血人接自己小便饮一二碗立止,非其明效大验乎?

小清凉散

温病壮热烦躁,头沉面赤,咽喉不利,或唇口颊腮肿者,此方主之。

白僵蚕炒,三钱　蝉蜕十个　银花、泽兰、当归、生地各二钱　石膏五钱　黄连、黄芩、栀子酒炒、牡丹皮、紫草各一钱

水煎去渣,入蜜、酒、童便冷服。

黄连清心火,亦清脾火。黄芩清肺火,亦清肝火。石膏清胃火,亦清肺火。栀子清三焦之火。紫草通窍和血,解毒消胀。银花清热解毒。泽兰行气消毒。当归和血。生地、丹皮凉血以养阴而退阳也。僵蚕、蝉蜕为清化之品,散肿消郁,清音定喘,使清升浊降,则热解而证自平矣。

小柴胡汤

少阳病五六日邪传半里之时,往来寒热风寒之邪出入于表里之间,胸胁苦满下膈循胁,伏饮搏聚,默默不欲饮食咽干故默,木乘土故不思食,心烦喜呕伏饮作闷,上逆作呕,或胸中烦而不呕烦乃热闷也,不呕无伏饮之甚也,或渴津液不足,或腹中痛血滞阴结,或胁下痞硬邪热与伏饮相搏于胁下,或心下悸水停心下,凌心作悸,小便不利水不下行,或不渴里未结实,身有微热表未全罢,或咳者伏饮射肺,此方主之。和解半表半里之邪。加芒硝名柴胡加芒硝汤。

柴胡四钱　黄芩二钱　半夏二钱　人参一钱　甘草炙,一钱　生姜二钱　大枣二枚

水煎温服。若胸中烦而不呕,去半夏、人参,加瓜蒌实一枚,润下泄满;若渴者,去半夏倍人参生津润燥,加天花粉二钱,彻热滋干;若腹中痛,去黄芩加芍药二钱,收阴缓中;若胁下痞硬,去大枣加牡蛎粉二钱,软坚;若心下悸,小便不利,去黄芩加白茯苓二钱,上行肺气,下通膀胱;若不渴,外有微热,去人参固表,加桂枝一钱,发散,覆取微汗自愈矣;若咳者,去人参、枣、姜加五味子敛肺,干姜各一钱,发肺寒湿以逐饮。

邪在表则恶寒,邪在里则发热,邪在半表半里则恶寒且热,故令寒热往来。少阳之脉起目锐眦,故令目眩。胆者,中精之官,五脏取决于胆,咽为之使,故令口苦咽干。脉行两

胁,故令胁痛。胆者肝之府,在五行属木,有垂枝之象,故令脉弦。柴胡辛温,辛者金之味,故用之以平木,温者春之气,故就之以入少阳。一云:专主往来寒热,谓其能升提风木之气也。黄芩质枯味苦,枯则能浮,苦则能降,君以柴胡则入少阳矣。一云:味苦不沉,黄中带青,有去风热之专功,谓其能散风木之邪也。然邪之伤人常乘其虚,用参、草欲实其中气,使邪不得复传入里耳。一云:少阳气血薄,全赖土膏滋润,则木气始得发荣,即经所谓胃和则愈之说。是以中气不虚之人,虽有小柴胡证,而人参在可去也。邪初入里,以风寒外邪挟有形之痰涎,结聚于少阳之本位,所以里气逆而烦呕,故用半夏之辛以除呕逆。邪在半表,则荣卫争,故用姜、枣之辛甘以和荣卫,亦所以佐参、草以补中气,使半表之邪仍从肌表而散也。独怪后世用小柴胡汤者,一概除去人参,岂仲景立方之本意哉!又少阳经当冲要之路,关系最重,小柴胡非套药也。今人不论何病,但见发热恶寒,便以小柴胡汤和解之,殊觉可笑。

本方加瓜蒌实四钱、黄连二钱,名柴胡陷胸汤。本方加枳壳三钱、桔梗三钱,名柴胡枳桔汤。

六一顺气汤

少阴厥阴病,口燥咽干,怕热消渴,谵语神昏,大便燥实,胸腹满硬,或热结旁流,绕脐疼痛,厥逆脉沉伏者,此方主之。

大黄酒浸,四钱　芒硝二钱五分　厚朴钱半　枳实一钱　柴胡三钱　黄芩、白芍、甘草生,各一钱

水煎去渣,入铁锈水三匙,冷服。

加味六一顺气汤

温病主方,治同前证。

白僵蚕酒炒,三钱　蝉蜕十个　大黄酒浸,四钱　芒硝二钱五分　柴胡三钱　黄连、黄芩、白芍、甘草生,各一钱　厚朴一钱五分　枳实一钱

水煎去渣,冲芒硝,入蜜、酒,和匀冷服。

理阴煎

此理中汤之变方也。凡天一无根,真阴不足,或素多劳倦之辈,因而忽感寒邪,不能解散,或发热头痛身痛,或面赤唇焦,或虽渴而不喜饮冷,或背心肢体畏寒,但脉见无力者,悉是假热之证,凉药不可入口,宜速用此煎,照后加减,以温补阴分,托散表邪,连进数服,使阴气渐充,则汗从阴达,而寒邪不攻自散,此最切于时用者也,神效不可尽述。

熟地五七钱,或一两　当归或三、五、七钱　干姜炒,一钱,或二三钱　甘草炙,一二钱

水煎热服。加附子炮,一二钱,名附子理阴煎,治命门火衰,阴中无阳。

张景岳曰:若风寒外感,邪未深入,但发热身痛,脉数不洪,或凡内无火证,素禀不足者,但用此煎,加柴胡二三钱,连进二三服,无不获效。若寒凝阴盛,而邪有难解,必加麻黄二钱,放心用之,或不用柴胡亦可。此寒邪初感,温散第一要方,惟仲景知此义。但仲景之温散,首用麻黄、桂枝,予之温散,即以理阴、温中为增减,此虽一从阳分,一从阴分,其迹若异,然一逐于外,一托于内,而用温散则一也。学者当因其所宜,酌而用之,又若阳胜之时,寒邪深入,脉沉细,发热恶寒,或背恶寒,乃太阳少阴证也,加细辛一二钱,甚则再加附子一二钱,真神剂也。或并加柴胡以助之,或并加麻黄以发之。若有阴虚火旺内热,不宜用温,而气血俱虚,邪不能散者,宜去干姜,以三味酌加前药与之。或止加人参一味亦可。
按:此正伤寒妙论也,去温病万里,学者宜详辨焉。

补阴益气煎

此补中益气汤之变方也。凡属真阴不足,而寒邪外侵者,用此升散之,并治劳倦伤阴,精不化气,或阴虚内乏,以致外感不解,寒热疟疾,阴虚便结不通等证。

熟地二、五、八钱　当归二、三、五钱　山药酒炒,二钱　陈皮、人参、甘草炙,各一钱　柴胡一钱　升麻五分,火上浮者不用　生姜二钱

水煎温服。

大温中饮

此可与理阴煎相参互用也。凡患伤寒阳虚不足,及劳倦感冒,或兼呕恶泄泻等证,身虽炽热,时犹畏寒,但六脉无力,邪气不能外达者,此元阳太虚,正不胜邪之候,若非峻补托散,则寒邪日深,必致不救,温中自可散寒,即此方也。

熟地三、五、八钱　当归二、三、五钱　白术土炒,二、三、五钱　肉桂去粗皮,一钱　干姜一二钱,煨生姜亦可　甘草炙,一二钱　柴胡三五钱
虚加人参一二钱

水煎热服,覆取微汗。无汗加麻黄,有汗去肉桂加桂枝、白芍,气虚加黄芪,寒甚阳虚加炮附子,阳虚气陷加升麻,头痛加川芎、白芷,泄泻去当归加山药、莲子,或并加防风、细辛。

景岳曰:古来伤寒之治,惟仲景知温散,如麻黄汤、桂枝汤是也。亦知补气而散,如小柴胡汤、黄芪建中汤是也。至若阳根于阴,汗化于液,从补血而散,而云腾致雨之妙,仲景亦未言及。予制理阴、补阴、温中三方,乃邪从荣解第一义也。其功难悉,所当深察。

按:景岳首开补血散寒,邪从荣解之论,得仲景不传之秘,治伤寒无剩义矣。真令人衣冠焚香,望拜茅山不置也。但伤寒不过感冬月烈风严寒之常气,而温病得天地疵疠旱潦之杂气。世之凶恶大病,死生在反掌间者,非伤寒乃温病也。若于温病出一超越前人之意见,以启后人之聋聩,岂不尽美又尽善乎?而乃仍覆前辙,曰"温病即伤寒"云云,羽翼叔和,一样糊涂。噫!若非王安道、刘完素二公,于治法辨别明白,不几蒙昧终古耶。

补中益气汤

黄芪蜜炙　人参、白术土炒,各一钱半　当归、陈皮、炙甘草各一钱　升麻五分　柴胡七分　生姜二钱　大枣二个
水煎温服。

桃仁承气汤

太阳病不解，热结膀胱，其人如狂，血自下者愈。其表不解者，尚未可攻，当先解其表，宜桂枝汤。表解，但小腹急结者，乃可攻之，此方主之。薛氏加丹皮、枳壳。桃仁连皮尖，十五个　桂枝三钱　大黄酒浸，四钱　芒硝二钱　甘草炙，一钱

水煎去渣，冲芒硝，温服。

代抵当丸

太阳表证仍在，脉微而沉，反不结胸，其人发狂者，以热在下焦，小腹当硬满，小便自利者，下血乃愈。以药下之故愈。所以然者，以太阳随经，瘀热在里故也，此方主之。

大黄酒洗，四两　芒硝　穿山甲蛤粉炒　夜明砂淘焙　莪术醋炒　肉桂去粗　当归尾酒蒸，各一两　红花酒炒，七钱　桃仁不去皮尖，生用七十粒，另研

为末，炼蜜丸，姜汤送下三钱。

按：代抵当汤丸，方出《准绳》。盖瘀蓄之血，攻之为难，仲景直用水蛭、虻虫有毒之物，惟恐药不峻利，亦何待攻之不动，而后加减乎。后人不敢用此毒物，故作此方以代之，原方生地黄用之无理，归尾必不可减，故于本方中减去生地一味，倍肉桂，加莪术、红花、夜明砂用之，殊觉有效。若温病蓄血，用此方去肉桂，加牡丹皮一两、牛膝一两，或止加干漆五钱。

柯韵伯曰：膀胱为水府，血本无所容蓄者也。然太阳为诸阳主气，是气之最多者，而其经又多血少气，则知太阳在表，阳分之气多，而在经血分之气反少也。少气者，膀胱之室，热结硬满，法当小便不利，而反利者，是太阳上焦之气化行，而下焦血海之气化不行也，必其随经之荣血，因瘀热而结于里矣。此为小腹之里，而非膀胱之里，故小便虽利，而硬满急结，蓄血仍瘀小腹也。热淫于内，神魂不安，故发狂。血瘀不行，则荣不运，故脉微而沉。荣不运，则气不宣，故沉而结也。荣气不周于身，则身黄。消谷善饥者，胃火炽盛也。

大便反易者，血之濡也。色黑者，蓄血渗入也。善忘者，血不荣心智不明也。此皆蓄血之征兆，非至峻之剂，不足以抵其巢穴，而当此重任，故仲景制抵当汤以攻之。若热虽盛而未狂，小腹满而未硬，宜小其制，为用抵当丸，以缓治之。若外证已解，小腹急结，其人如狂，是转属阳明，用调胃承气加桃仁、桂枝之行血者，于其中以利之，胃和则愈矣。此桃仁承气汤，又为治之缓者也，宜辨之明矣。

茵陈蒿汤

伤寒头汗出，渴饮米浆，小便不利，必发黄也，此方主之。本方再加白术、山药、赤苓、木通、黄芩、猪苓、黄柏、甘草治诸黄。

茵陈蒿二钱　栀子三钱　大黄酒浸，五钱

水煎温服。

按：茵陈汤退黄之君药，今以病较之，黄因小便不利，故用山栀除小肠屈曲之火，热除便利，当以发黄为标，小便不利为本。及论小便不利，乃系胃家实热，又当以小便不利，为标，胃实为本，故宜以大黄为君，栀子次之，茵陈又其次也。设去大黄而用栀子、茵陈，是忘本治标，鲜有效矣。

参胡三白汤

伤寒汗下不解，脉虚少气发热，或潮热口干舌燥，此方主之。

柴胡三钱　人参二钱　白术土炒，三钱　白茯苓三钱　白芍酒炒，三钱　生姜三钱　大枣三枚

水煎温服。

柯韵伯曰：伤寒汗下后不愈，里气即虚，当求之于三阴；而表热仍在，又当责之三阳。三阳以少阳为枢，其方以小柴胡汤；三阴以少阴为枢，其方以附子汤。法当参合为治。然此热是少阳之虚，不得仍作前证之实火论，故于柴胡方中去黄芩，口燥而不呕，故去半夏，少气而反去甘草者，欲其下达少阴也，于附子方中不取附子，欲其上通少阳也。所借惟人参，故用为君，佐白术以培太阴之母，白芍以滋厥阴之血，茯苓以清少阴之水，生姜助柴胡

散表邪,大枣助人参补元气,信为大病后调理之圣剂矣。若荣卫不和,则去柴胡加桂枝;口渴心烦加麦冬、五味,辅人参生津止渴;心下痞加黄连、枳实泻心;不得卧加竹茹泄太阴热。如无表热,并去柴胡,名人参三白汤,纯乎调内矣。

黄连解毒汤

大热干呕,烦渴谵语,呻吟不眠者,此方主之。

黄连、黄芩、黄柏、栀子各一钱

水煎冷服。

崔尚书曰:胃有燥粪,令人错语,邪热盛极,亦令人错语。大便秘而错语者,承气汤;大便通而错语者,解毒汤。

玉女煎

治少阴不足,阳明有余,水亏火旺,六脉浮洪滑大,干燥烦渴,头痛牙痛,吐血衄血者。

熟地五钱 牛膝钱半 石膏五钱 知母钱半 麦冬去心,二钱

水煎服。

按:熟地、牛膝补肾水之不足,石膏、知母泻脾土之有余,而金则土之子,水之母也,麦冬甘以保肺,寒以清肺,所谓"虚则补其母,实则泻其子"也。

黄龙汤

治胃实失下,虚极热极,循衣撮空,不下必死者。

人参钱半 熟地三钱 当归二钱 大黄酒浸,三钱 芒硝二钱 枳实一钱 厚朴一钱五分

水煎温服。此补泻兼施之方也。《千金》温脾汤中用人参、附子、干姜、甘草各一钱,当归二钱,大黄三钱,芒硝八分,寒热并用,后人罕识其旨,姑录之,以见治疗之法不一端也。

虚人热结于里,攻之不行,乃肠胃枯涸之故,故陶氏加参、归、地于大承气汤中,以助气血,建背城之功。与小柴胡汤、桂枝新加汤,用人参佐表药辅正匡邪之义同。

大复苏饮

温病表里大热,或误服温补和解药,以致神昏不语,形如醉人,或哭笑无常,或手舞足蹈,或谵语骂人,不省人事,目不能闭者,名越经证。及误服表药,而大汗不止者,名亡阳证。并此方主之。

白僵蚕三钱 蝉蜕十个 当归三钱 生地二钱 人参、茯神、麦冬、天麻、犀角镑,磨汁入汤,和服、丹皮、栀子炒黑、黄连酒炒、黄芩酒炒、知母、甘草生,各一钱 滑石二钱

水煎去渣,入冷黄酒、蜜、犀角汁,和匀冷服。

陈来章曰:热入于心经,凉之以连、栀、犀角。心热移于小肠,泄之以滑石、甘草。心热上逼于肺,清之以芩、知、麦冬。然邪之越经而传于心,与夫汗多亡阳者,皆心神不足也,故又入人参、茯神以补之,此即导赤泻心各半汤也。予谓应加明天麻湿纸包煨,切片酒炒使之开窍,以定其搐,再加生地、当归、丹皮和血凉血以养其阴,仍用僵蚕、蝉蜕以清化之品,涤疵疠之气,方为的确。

小复苏饮

温病大热,或误服发汗解肌药,以致谵语发狂,昏迷不省,燥热便秘,或饱食而复者,并此方主之。

白僵蚕三钱 蝉蜕十个 神曲三钱 生地三钱 木通、车前子炒,各二钱 黄芩、黄柏、栀子炒黑、黄连、知母、桔梗、牡丹皮各一钱

水煎去渣,入蜜三匙,黄酒半小杯,小便半小杯,和匀冷服。

六味地黄丸料

加肉桂一钱、炮附子一钱、牛膝一钱、车前子一钱,名金匮肾气丸料。去牛、车名肾气丸。

熟地四钱 山药二钱 山萸肉二钱 白茯苓、丹皮、泽泻各一钱半

水煎温服。加黄柏、知母名知柏地黄丸。

参胡温胆汤

治伤寒汗下后,呕而痞闷,虚烦不眠。

人参、柴胡、白茯苓、广皮各一钱五分　半夏姜制、枳实麸炒,各一钱　甘草炙,六分　生姜二钱　枣二个

水煎温服。

脾胃虚寒,少阳不能行生发之令,故痰涎沃胆而不能眠。参、草、苓、枣之甘温,以补益脾气。柴胡之辛温,以升发阳气。二陈之辛散,枳实之导滞,以开发痰饮,痰饮散而胆不寒矣。然又有胆寒肝热,烦闷不宁而不能眠者,则当入竹茹、白芍等味也,甚则入黄芩。

人参养荣汤

治发汗过多,身振脉摇汗为心液,汗多则血液枯涸,筋肉无以养,故有此证,通治脾肺气虚,荣血不足,气短食少,惊悸健忘,寝汗发热,身倦肌瘦,色枯毛发脱落,小便赤涩。《内经》曰:脾主转运,散精行津,上输于肺,此地气上升也;肺主制节,通调水道,下输膀胱,此天气下降也,故名泰。脾肺虚则上下不交而为否。荣血无所借以化生,肺虚故气短,脾虚故食少。心主脉,脉属荣,荣虚血少则心失养,故悸忘汗热。肺主皮毛,脾主肌肉,血虚火旺,故瘦枯毛脱。肺为水之上源,金不生水,故小便赤涩。

白芍酒炒,一钱五分　当归、黄芪蜜炙、人参、白术、茯苓、陈皮、甘草炙,各一钱　熟地、肉桂、五味子研,各七分　远志甘草汤浸,去心,五分

水煎温服。

阴虚火动加黄柏、知母各一钱,阳虚下寒加炮附子一钱,心悸不眠加酸枣仁炒研,二钱,倍远志。

葛根汤

伤寒标热壮热,头额痛,目痛鼻干不眠,无汗,尺寸脉俱长,及太阳阳明合病脉浮而长,必自下利者,此方主之。

葛根四钱　麻黄三钱　桂枝、白芍、甘草各二钱　大枣二枚　生姜三钱

水煎麻黄、葛根去沫,次入诸药煎服。去麻黄名桂枝加葛根汤。

太阳阳明合病,下利犹属表证,世人多以为漏底伤寒,为不治,仲景以此方主之。盖以邪气并于阳,则阳实而阴虚,阴虚故下利也。与此汤以散经中表邪,则阳不实而阴气平,不止利而利自止也。

痛泻要方

治土败木贼,痛泻不止。

白术土炒,三钱　白芍酒炒,四钱　陈皮炒,一钱半　防风一钱

水煎温服。或为末,炼蜜丸服。久泻加升麻。

白术补脾燥湿和中;白芍泻肝火,敛逆气,缓中止痛;防风散肝舒脾胜湿,为理脾引经要药;陈皮利气,尤能燥湿醒脾,使气行则痛止。数者,皆所以泻木而益土也。

桂枝麻黄各半汤

太阳风寒两感,八九日如疟状,发热恶寒,一日二三度,面赤反有热者,表未解也,以其不能得小汗出,身必痒,此方主之。

桂枝三钱二分　麻黄、白芍、杏仁去皮、甘草炙,各二钱　生姜三钱　大枣二枚

水煎麻黄去沫,入群药煎服,覆取微汗。

此风寒两感之轻剂也,不比大青龙之峻险。麻黄发汗,祛太阳之寒邪;桂枝止汗,解太阳之风邪。一发一止,则汗不得大泄矣。

人参败毒散

治伤寒三阳经合病,头痛发热,及时行感冒,风寒咳嗽,风湿身肿者。

人参、羌活、独活、柴胡、前胡、薄荷、川芎、茯苓、枳壳、桔梗各一钱　甘草五分　生姜一钱

水煎温服。内热口燥加黄芩一钱。

按:羌活、独活、柴、前、薄、芎皆风药,升浮轻散开发之剂也,故用之以解寒邪散风热;用枳壳者,取其清膈而利气也;用参、苓、甘草者,取其补益中气,外邪不能深入也。涤其邪气,培其正气,故曰败毒。此散乃解伤寒太阳、阳明、少阳三经之药,全在详证加减,以尽其妙。虚怯人借人参之力,补正气以驱邪气

耳。若温病杂气郁热内迫，流布三焦，人参岂可轻投？表药岂可妄用？执泥此方以治温病，恒恐误人，切庵盛称其妙，未免溢美，不可印板眼目，总缘人不知温病为杂气。

冲和汤

治伤寒三阳经合病。一名九味羌活汤。

羌活一钱五分　白芷、黄芩、苍术泔浸　细辛、川芎、防风、生地、甘草各一钱　生姜二钱　葱白一茎

水煎温服。喘加杏仁，夏加石膏、知母。

此方分经而主治，伤寒邪在太阳者主以羌活，邪在阳明者主以白芷，邪在少阳者主以黄芩，邪在太阴者主以苍术，邪在少阴、厥阴者主以细辛、川芎，而防风者又风药之卒徒也，生地所以去血中之热也，甘草又所以和诸药，补脾胃而除气中之热也。余谓九味合为一方，然用者不可执方，当视其经络，前后左右之不同，从其多少大小，轻重之不一，增损与之，乃能效矣。今人视为四时套药，无论感冒、伤风、伤寒、时气、温病，亦无论经络脏腑，概以冲和汤和之。此张元素之说误之也，须知之。

葛根加半夏汤

太阳阳明合病，下利而呕，又云不利但呕，此方主之。此以利呕辨风寒之不同也。寒为阴，阴性下行，里气不和，故利而不呕；风为阳，阳性上行，里气逆，故呕而不利，加半夏之辛散，以下逆气。下利而呕，则风寒两感也。

葛根三钱　半夏姜制、麻黄去节，泡去黄汁，炒干，各二钱　桂枝、白芍、甘草炙，各钱半　生姜二钱　大枣二枚

水煎麻黄、葛根，去沫，次入诸药煎服，覆取微汗。

增损普济消毒饮

太和年，民多疫疠，初觉憎寒壮热体重，次传头面肿盛，目不能开，上喘，咽喉不利，口燥舌干，俗名大头瘟。东垣曰：半身以上天之阳也，邪气客于心肺，上攻头面而为肿耳。经

谓"清邪中于上焦"，即东垣之言益信矣。

元参三钱　黄连二钱　黄芩三钱　连翘去心、栀子酒炒、牛蒡子炒研、蓝根如无，以青黛代之、桔梗各二钱　陈皮、甘草生，各一钱　全蝉蜕十二个　白僵蚕酒炒、大黄酒浸，各三钱

水煎去渣，入蜜、酒、童便冷服。

芩、连泻心肺之热为君，元参、陈皮、甘草泻火补气为臣，翘、栀、蒡、蓝、蚕、蝉散肿消毒定喘为佐，大黄荡热斩关，推陈致新为使，桔梗为舟楫，载药上浮，以开下行之路也。

真武汤

太阳病，发汗太过，仍发热汗虽出而表不除之故也。心下悸心生血，汗为心液，多则心虚，头眩身瞤，振振欲擗地振摇欲伏地不能起。[批：喻氏注云："振振欲擗地"五字，形容亡阳之状如绘，汗多则卫气解散，振振然四顾无可置身，欲擗地中而避处也。犹阴证似阳，欲坐井中而就冷也。何得安指《诗经》注，擗拊心貌为解哉？]及少阴病腹痛，小便不利，四肢沉重疼痛，自下利者，此为有水气，或咳，或呕，或小便利者，并此方主之。

白术土炒，二钱　白茯苓三钱　白芍三钱　生姜三钱　附子炮，一钱半

水煎温服。少阴病加减法：咳加干姜、细辛、五味子各一钱，呕去附子倍生姜，小便利去茯苓，下利去白芍，加干姜二钱。

汗多而心下悸，此心亡津液，肾气欲上而凌心也。头眩而身，此汗多亡阳，虚邪不靖而内动也。真武，北方之神，司水火者也。今肾气凌心，虚邪内动，有水火奔腾之象，故名此汤以主之。白术、茯苓补土利水之物也，可以代肾而疗心悸。附子、生姜回阳益卫之物也，可以壮火而制虚邪。白芍酸以收阴，用白芍者，以小便不利，则知其人不但真阳不足，真阴亦已亏矣。若不用白芍以固护其阴，岂能胜附子之雄悍乎！

栀子豉汤

汗吐下后，虚烦不得眠邪入胸中，挟饮生烦，心为水凌故也，若剧者，反复颠倒辗转反

侧之象,心中懊恼悔恨也,此方主之吐无形之虚烦。

山栀子生研,七枚 淡豆豉四钱

水煎温服,得吐便止,不吐再作服。

栀子涌膈上虚热,香豉散寒热恶毒,能吐能汗,为伤寒汗下后不解,虚烦闷乱之圣药。若呕则加生姜以涤饮,名栀子生姜豉汤;若少气则加甘草以缓中,名栀子甘草豉汤;若心烦腹满,起卧不安,则去香豉而加厚朴、枳实,名栀子厚朴汤。又《伤寒论》曰:伤寒以丸药大下之,身热不去,微烦者,栀子干姜豉汤主之。又曰:伤寒五六日,大下之后,身热不去,心中结痛者,未欲解也,栀子豉干姜汤主之。故凡欲涌虚烦,必先顾虑中气,所以病人素有微溏者,有不可吐之戒。按:栀子干姜汤主之,当是栀子豉汤;栀子豉汤主之,当是栀子干姜汤。断无烦热用干姜,结痛用香豉之理,当移之。

柯韵伯曰:伤寒,太阳以心腹为里,阳明以心腹为表。盖阳明之里,是胃实,不特发热恶热,目疼鼻干,汗出身重谓之表,一切虚烦虚热,咽燥口苦,舌苔,腹满,烦躁不得卧,消渴而小便不利,凡在胃之外者,悉属阳明之表也。仲景制剂,是开太阳表邪之出路;制吐剂,是引阳明表邪之出路。若太阳当汗而反吐之,便见自汗出不恶寒,饥不能食,朝食暮吐,欲饮冷水,不欲近衣等证,此太阳转属阳明之表,当栀子豉汤主之。阳明当吐而不吐,反行汗、下、温针等法,以致心中愦愦怵惕,懊恼烦躁,舌苔等证。然仍阳明之表,仍当栀子豉汤吐之。栀子苦能涌泄,寒能胜热,其形像心,又色赤通心,故主治心中上下一切证。豆形像肾,又色黑入肾,制而为豉,轻浮上行,能使心腹之浊邪上出于口,一吐而心腹得舒,表里之烦热悉除矣。所以然者,二阳之病发心脾,此乃心脾热,不是胃家实,即所云"有热属脏者,攻之不令发汗"之义也。急除胃中之热,不致胃家之实,即此一汤,为阳明解表里之圣剂矣。

瓜蒂散吐有形之实邪

病如桂枝证,头不痛,项不强,寸脉浮,胸中痞硬,气上冲咽喉不得息者,此为胸有寒也,寒者,痰饮也。此方主之。

甜瓜蒂炒黄、赤小豆各等份

为末,热水二盅,入淡豆豉三钱,煎一盅,去渣,和药末一钱,温服之。不吐再加,得快吐即止。或烧盐熟汤调服,以指探吐,治霍乱宿食,热痰冷痛。《千金》曰:凡病皆宜,大胜用药。

炙甘草汤

伤寒脉结代,心动悸,此方主之。

炙甘草二钱 阿胶二钱 麻仁去皮、麦冬去心,各四钱 生地八钱 桂枝二钱 人参一钱 生姜二钱 大枣二枚

水、酒各半,煎去渣,入阿胶化服。薛氏加当归、酸枣仁炒,各三钱、五味子炒,研,一钱。

脉结心悸,由血气虚衰,不能相续也。缘其人汗下不解,真阴衰竭,津液枯涸,滋阴之药当倍于补气,故参、草、桂枝、姜、枣补益中气,调和荣卫。阿胶、麻仁、麦冬、生地,药味即多,分两亦重,所以润经益血,复脉通心也。《圣济经》曰:津液耗散为枯,五脏痿弱,荣卫涸流,湿剂所以润之,与水停心悸之治法不同。汪切庵曰:《千金翼》用治虚劳,《宝鉴》用治呃逆,《外台》用治肺痿。愚按:开后人滋阴降火无穷之法门,此方是也。

生脉散

治夏月金受火囚,绝寒水生化之源,以致咳嗽喘促,肢体痿软,脚软,眼黑,口渴汗出者。

人参二钱 麦冬去心,二钱 五味子一钱

水煎温服。

东垣曰:人参甘寒,泻火热而益元气;麦冬苦寒,滋燥金而清水源;五味酸温,泻丙火而补庚金。以肺朝百脉,故名曰生脉散。今人因生脉之名,用治脉微欲绝,阳气将脱之证,误人多矣!何如独参一味?

左归丸减两为钱,大剂煎饮,名为丸料

治真阴肾水不足,不能滋养荣卫,渐至衰弱,或虚热往来,自汗盗汗,或神不守舍,血不归原,或气虚昏晕,或眼花耳聋,或口燥舌干,或腰酸腿软,或遗淋涩痛。凡精髓内亏,津液枯涸等证,俱宜壮水之主,以培左肾之元阴,而精血自充矣。

熟地八两　山药炒、山茱萸蒸,去核、菟丝子酒蒸、枸杞子蜜蒸、鹿角胶打碎,炒珠、龟甲胶切碎,炒珠,各四两,无火不必用此味　牛膝酒蒸熟三两,滑精者不用

为末,炼蜜丸,任下。如真阴失守,虚火上炎者,宜用纯阴至静之剂,去枸杞、鹿胶,加女贞子三两、麦冬三两;火燥灼金,干枯多嗽,加百合三两;夜热骨蒸,加地骨皮三两;水不利不清,加白茯苓三两;大便燥结,去菟丝,加肉苁蓉三两;血虚血滞,加当归四两;腰膝酸痛,加杜仲盐水炒断,三两;脏平无火而肾气不充者,去龟甲胶,加破故纸炒香,三两、莲肉去心、胡桃肉各四两;气虚加人参三两。

右归丸以两作钱,大剂煎饮,名为丸料

治元阳不足,或先天禀弱,或劳伤过度,以致命门火衰,不能生土,而为脾胃虚寒,饮食少进,或呕恶膨胀,或反胃噎膈,或怯寒畏冷,或脐腹多痛,或大便不实,泻痢频作,或小水自遗,虚淋寒疝,或寒在溪谷而肢节痹痛,或寒在下焦而水邪浮肿。总之真阳不足者,必神疲气怯,或心跳不宁,或四肢不收,或眼见邪祟,或衰弱无子等证,俱宜益火之源,以培右肾之元阳,而神气自强矣。

熟地八两　山萸肉微炒,三两　杜仲姜汤炒断、枸杞子微炒、菟丝子酒蒸、鹿胶各四两　当归三两　肉桂去粗、附子制,各二两

为末,炼蜜丸,任下。如阳虚气衰,必加人参以为之主,随人虚实增损。盖人参之功,随阳药则入阳分,随阴药则入阴分,欲补命门之阳,非加人参不能捷效。阳虚精滑,或带浊便溏,加故纸酒炒,三两。飧泄肾泄不止,加五味子三两、肉豆蔻面煨去油,三两;饮食减

少,或不易化,或呕恶吞酸,加干姜炒黄,二两;腹痛不止,加吴茱萸二两;腰膝酸痛,加胡桃肉连皮四两;阴虚阳痿,加巴戟肉四两,肉苁蓉三两,或黄狗外肾二副,酒煮捣入之。

蜜煎导法

阳明病自汗,若发汗小便自利者,此为津液内竭,便虽硬不可攻。此仲景心法,后人罕知。当自欲大便时,以此法导之,乃承气之变法也。

蜂蜜

入铜杓内微火煎,稍凝,勿令焦,入皂角末五分,食盐五分,并手作挺子,长寸许,令头锐,欲大便时,入谷道中,自下。

参归养荣汤

邪留心下,令人痞满,下之痞应去,今反痞者,虚也。以其人或禀赋娇怯,或素病亏损,如失血崩带等证,因下益虚,失其健运,愈令痞满,再用行气破气之剂,转成坏病矣。

人参一钱　半夏三钱　生姜炮,三钱　甘草炙,一钱　白芍酒炒,一钱半　当归二钱　生地二钱　熟地三钱　大枣二枚

水煎温服。

果如前证,一服痞如失。若下后仍潮热口渴,脉洪大而痞者,投之祸不旋踵,此有虚实之分,须详辨之。

犀角地黄汤

伤寒温病,胃火热盛,衄血吐血,咳咯血衄行清道,吐行浊道,以喉通天气,咽通地气也。循经之血走而不守,随气而行,火气急迫,故随经直犯清道,上脑而出于鼻为衄;其从肺而出于咽者,则为咳咯;其存胃中者,为守荣之血,守而不走,胃虚不能摄,或为火逼,故呕吐从咽而出也。衄血之热在经,吐血之热存腑,伤寒衄血为表热,温病衄血为里热。《内经》曰:心移热于肺,则咳嗽出血也,当详细辨而治之,便血、蓄血如狂,漱水不欲咽伤寒便血,为传经热邪;温病便血,为里热蓄血。在上则喜忘,在下则如狂。漱水不欲咽,热在经,里无热也。蓄血发燥而内不渴,故虽漱水

而不欲咽。海藏云：大凡血证多不饮水，惟气证则饮水。《经》云：阳明病，口燥漱水不欲咽者，必衄。伤寒当发汗而不发汗，邪热妄行，逼血外出，故见此证，及阳毒发斑热甚伤血，发于皮肤见红点者为疹，如锦纹者为斑。伤寒不当下而下，热毒乘虚入胃则发斑疹；温病当下而不下，热留胃中亦发斑疹；或误服热药太过亦发斑疹，并妇人血崩赤淋以火胜故治之，此方并治之。

怀生地六钱　白芍四钱　牡丹皮三钱　犀角镑，二钱，磨汁或末入

水煎，入犀汁服。瘀血甚者加大黄三钱以行之，或因怒致血，或热极如狂，加柴胡平少阳、厥阴之火。黄芩泻上、中二焦之火，栀子泻三焦之火也。

生地甘寒，凉血以滋肾水；丹皮苦寒，泻血中之伏火；犀角大寒，解胃热而清心火；白芍酸寒，和阴血而散肝火，以共平诸经之僭逆也。

通脉四逆汤

下利，里寒外热，面反赤，手足厥，脉微欲绝，及脉不出，系群阴格阳于外不能内返也，此方主之。

附子生，三钱　干姜生，三钱　甘草炙，二钱
水煎温服。一云冷服。解见四逆汤下。

按：《蕴要》云：四逆汤一名通脉四逆汤，细玩伤寒通脉四逆汤所治之证，里寒外热，其面反赤，阴盛于内，逼阳于外，而脉不出，较四逆汤所治之证为更重。若通脉四逆汤即四逆汤，何故多加"通脉"二字耶？《医统》及《医宗必读》俱云：即四逆汤加甘草一倍。然厥逆脉不出，反加甘草缓味，殊不近理。《缵论》云：即四逆汤加干姜一倍。然回阳通脉，全赖生附子雄悍之力，岂宜单加干姜耶？再按四逆汤原方甘草炙，二两，干姜一两五钱，附子一枚，生用。方下云：强人可大附子一枚，干姜三两，此即通脉四逆汤也。故通脉四逆汤方，甘草炙二两，与四逆汤同；干姜三两，是为倍用；附子大者一枚生用。夫即云大者其为倍

用，可想而知，细心较定，通脉四逆汤即四逆汤倍附子、干姜是耶。

仲景加减法：面色赤加葱白二茎，腹痛去葱白加白芍二钱，呕加生姜二钱，咽痛去白芍加桔梗二钱，利止脉不出加人参一钱，去桔梗。

白头翁汤

下利欲饮水亡津液而内燥，以有热故也。又热痢下重者邪热下利，气滞后重，并此方主之。

白头翁二钱　秦皮三钱　黄连三钱　黄柏三钱

水煎温服。

此胃与肝、肾药也。白头翁苦寒，入胃经血分，而凉血止澼；秦皮苦寒性涩，清肝益肾而固下焦；黄连清心凉血；黄柏泻火补水，并能燥湿止利而厚肠，湿热除而利自止矣。

桔梗杏仁煎

治咳嗽吐脓，痰中带血，或胸膈隐痛，将成肺痈者。

桔梗、杏仁炒、研、甘草各一钱　枳壳麸炒，一钱五分　麦冬去心、百合、阿胶、夏枯草、金银花各二钱　连翘二钱五分　川贝母、红藤各三钱　火胜兼渴者加天花粉二钱

水煎温服。

肠痈秘方

凡肠痈生于小肚角，微肿而小腹阴痛不止者，是毒气不散，渐大内攻而溃，则成大患矣，急以此方治之。

先用红藤一两，酒二碗，煎一碗，午前一服，醉卧之。午后用紫花地丁一两，酒二碗，煎一碗服之，服后痛必渐止为效。然后服后药末除根。

当归五钱　石蜡虮五钱，蜜蜡也、白僵蚕白而直者、蝉蜕全，各二钱　天龙即蜈蚣也、川大黄各一钱　老蜘蛛二个，捉住放新瓦上，以酒盅盖定，外用炭火煅干存性

上为细末，每空心好酒调服一钱许，日逐渐服，自消。

连翘金贝煎

治阳分痈毒,或在肺、膈、胸、乳、脏腑之间者,此方最佳,连用数服,无有不愈。

连翘去心、红藤各七钱　金银花、蒲公英、夏枯草、土贝母各三钱

火胜烦渴乳肿者,加天花粉三钱,好酒二碗,煎一碗,服后暖卧片时。若阳毒内热,或在头顶间者,水煎亦可。

蜡矾丸

生白矾二两　白及一两

为细末,用黄蜡四两熔化,去净渣,入药末为丸,白滚水送下一钱,日三服。护膜托里,解毒化脓之功甚大。一方无白及,一方有琥珀三钱。

附子汤

少阴病,口中利,背恶寒者。少阴病,骨节痛,身体痛,手足厥,脉沉者。并此方主之。

人参一钱　附子生、白术土炒、白茯苓、白芍各二钱

水煎温服。

伤寒以阳为主,上证皆阴证,几于无阳矣。辛甘皆阳也,故用参、附、苓、术以养阳;辛温之药过多,恐有偏阳之弊,故又用白芍以扶阴。《经》云:火欲实,水当平之,此用白芍之意也。若温病阳邪怫郁,而厥逆脉沉,一用辛温之药治之,正如抱薪投火矣。

桂枝加附子汤

太阳病中风,误汗遂漏不止,恶风表虚则玄府疏,小便难汗多则亡津液,四肢微急四肢为诸阳之本,阳虚则血滞,难以屈伸筋骨不和,风邪客之,此方主之。

桂枝、白芍各三钱　附子生、甘草炙,各一钱五分　生姜三钱　大枣二枚

水煎温服。

误汗亡阳则血滞,兼有风入而劲急也,故用桂枝汤疏风解肌以和荣卫,加附子以助元阳而固表也。此中风误汗而见此证,故以此汤救之。若湿家重发汗,必恍惚心乱汗为心液,心无血养,故神不宁,小便已,阴痛水道干涸,故阴痛也,炙甘草汤加白茯苓四钱。

甘草附子汤

风湿相搏,骨节烦痛,掣痛不能屈伸,汗出短气,小便不利,恶风不欲去衣,身微肿者,此方主之。风则上先受之,湿则下先受之,迫两相搏激,注经络,流关节,无处不到,则无处不痛也,风胜则卫气不固,故汗出恶风,湿胜则水道不行,故便涩身肿。

甘草炙,二钱　附子生,二钱　白术土炒,二钱　桂枝四钱

水煎温服。

成氏曰:甘草、桂枝之辛甘,散风邪而和卫;附子、白术之辛温,解湿气而温经。

卷　五

吴茱萸汤

厥阴头痛,呕而吐沫;少阴犯真寒,吐利,手足厥,烦躁欲死;及寒邪入阳明,食谷欲呕者,并此方主之。

吴茱萸拣净,三钱　生姜三钱　大枣三枚　人参一钱

水煎温服。

厥阴肝也。寒邪内格,故呕而吐沫。厥阴与督脉会于颠,故头痛。少阴肾也。肾脏中寒,则上格乎阳而为呕吐。《经》云:肾主二便,肾寒则大便不禁而为利下。手足得阳气而温,内有真寒,故令手足厥冷。烦躁者,阴盛格阳,故令阳烦阴躁,其证多危,故曰欲死。吴茱萸辛热而气厚,专司开豁胸中逆气。经曰:气为阳,气厚为阳中之阳。故能走下焦而温厥阴少阴也,臣以生姜散其寒也,佐以参、枣补中虚也。

小建中汤

伤寒三四日,心悸而烦,及少阴恶寒,腹中急痛,此方主之。加黄芪蜜炙,三钱,名黄芪建中汤。

白芍酒炒,四钱　桂枝、甘草炙,各二钱　生姜二钱　大枣二枚　饴糖三钱

水煎去渣,入饴糖熔化服。

《医方考》曰：小建中汤宜用肉桂，枝则味薄，故用之以解肌；桂则味厚，故用之以建中也。

愚按：开后人补中益气无穷之法门，此方是也。

《缵论》曰：桂枝汤中白芍、桂枝等份，用白芍佐桂枝以治卫气；小建中汤中白芍四钱，桂枝二钱，用桂枝佐白芍以治荣气，更加饴糖以缓其脾，故名之曰建中，则其功用大有不同耳。

当归四逆汤

手足厥寒阳邪陷内，四肢逆冷，脉细欲绝阴盛阳衰，此方主之。

当归、白芍、桂枝各二钱　细辛、通草、甘草各一钱四分　大枣二枚

水煎温服。加吴茱萸二钱，生姜二钱，酒煎，名当归四逆加吴茱萸生姜汤，治前证内有久寒者。

手足厥寒，脉细欲绝，似乎阴证之极。盖缘阳邪传入厥阴荣分，以本虚不能作热，故厥而脉细欲绝也。此为阴阴是指厥阴经也郁阳邪，故用桂枝、细辛以解表，白芍、甘草以泻热，当归以和厥阴之荣血，通草以通太阳之本府，使阳邪得从外解，原非治阴寒四逆之药也。故药宜归、芍以济阴，不宜姜、附以劫其阴也。是证也，自表入里，虽曰传至厥阴，始终只是阳证，与阴寒直中三阴不同，故不用四逆汤，而用桂枝汤加当归、细辛通草耳，明者自知之。

按：昔人云，人有阴血亏于阳分，不能胜辛热者，更宜此汤主之，殊不知此惟有阳邪者宜之，若无阳邪而见此证，则是阴血大亏矣，投之祸不旋踵。盖细辛为少阴中表药，随桂枝汤以解肌，加当归以和荣血。至于通草甘淡微寒，能泻丙丁，能通水道，为虚寒者禁用。此汤治法，本是和荣血以缓脉，使阳邪得从肌表而散，或从膀胱而泄也。若循其名，以治阴亏寒中之四逆，则谬甚矣。观于《伤寒论》曰：若其人素有久寒者，宜当归四逆汤加茱萸、生姜主之。正如四逆散，本以散传经之热邪，腹中痛方加附子，则当归四逆汤，非治阴寒四逆之药也明矣。更有一等固守王道之医，辨证不明，遇有厥逆脉细之证，不敢用四逆汤，但曰用当归四逆汤极为稳当，不知此汤乃桂枝汤加当归、细辛、通草耳。细辛随桂枝汤止能解表，通草又为疏通最有力之药，当归一味果足以治阴寒四逆耶？药不对证，果可谓之稳当耶？甚矣！其不明于制方之理，而以舛错误病也。予前所云，用方贵明其所以然者，正谓此也。

干姜附子汤

少阴误下复发汗，昼日烦躁，夜而安静，不呕不渴，无表证，脉沉微，身无大热者，此方主之。又阴盛格阳，目赤面赤，烦渴引饮，脉来七八至，按之则散，为无根之脉，以此方加人参主之。

干姜二钱　附子三钱

水煎温服。或云冷服。

此即四逆减去甘缓之甘草，为回阳重剂。若加增药味，反牵制其雄悍之力，必致迟缓无功矣。干姜辛以润燥散烦，和表里之误伤；附子热以温中固表，调阴阳于既济，阳回即可用平补之药。盖阳即安堵，即宜休养其阴，切勿过用辛热，转生他患也，审之慎之。

桂枝新加汤

汗后身痛，脉沉迟者，此方主之。以桂枝汤解汗后之风邪，加参、芍益不足之血脉，亦两解表里、安内攘外之一法。曰新加者，因发汗新虚，明非桂枝汤中之旧法也。

桂枝三钱　白芍四钱　甘草二钱　人参一钱　生姜三钱　大枣二枚

水煎温服。

黄连阿胶汤

少阴病，二三日以上，心中烦不得卧，此方主之。少阴本欲寐，今反烦不得寐者，以风邪客于里，里热甚而不和也。此扶阴散热之良方也。并治邪火内攻，迫血下行者。用以治痢，亦取扶阴散热之义。

黄连清膈消闷厚肠、阿胶祛风养肾，各三钱黄芩疏风泄热、白芍利脾制木，各三钱　生鸡子

黄逐风镇胆，一枚

水煎成去渣，入阿胶烊尽，少冷，入鸡子黄搅匀服。

桂枝回阳定惊**去白芍**恐其损阳**加蜀漆龙骨牡蛎救逆汤**

太阳伤寒脉浮此风寒两伤也，医以火迫劫之，亡阳此大汗不止也惊狂神乃阳之灵，阳衰则乱矣，起卧不安者，烦躁不宁此皆停饮上逆凌心也，饮去则心神定矣，此方主之。

桂枝三钱　蜀漆去脚，三钱　龙骨四钱牡蛎粉五钱　甘草炙，二钱　生姜三钱　大枣二枚

水煎蜀漆三沸取其逐饮，次入群药煎服。去蜀漆名桂枝甘草龙骨牡蛎汤，治火逆下之复烦躁者。

按：桂枝解风邪以固表养心，甘草和中气以益阳泻火，牡蛎咸走肾而宁心，龙骨涩收神而宅心，生姜利气和胃，大枣通经健脾，蜀漆辛以逐停饮。饮去则心安，故惊狂不安者，乃水凌心火也。此仲景不传之秘也。

竹叶石膏汤

阳明汗多而渴，衄血，渴欲饮水，水入即吐，及伤寒瘥后虚羸少气，气逆欲吐，并此方主之。

竹叶二钱　石膏四钱　麦冬去心，二钱半夏二钱　人参一钱　甘草炙，一钱　生姜二钱　粳米二钱

水煎温服。本方去石膏、半夏、姜、米加柴胡、黄芩名人参竹叶汤，治汗下后烦热口渴，虚羸少气之证。

竹叶、石膏之辛寒，以止喘促散余热。参、草、粳、麦之甘平，以益肺胃生津液。生姜、半夏之辛温，以豁痰饮去呕逆。此虚羸热逆之良方也。

加味温胆汤

治汗下后不解，呕而痞闷，或虚烦不眠，肉𥆧筋惕者。

人参、甘草炙、茯苓、远志去心、酸枣仁炒研、熟地、枳实麸炒、陈皮、半夏姜汁炒，各一钱

五味子五分　生姜一钱

水煎温服。

疏表汤

治四时感冒风寒，鼻塞声重，或流涕不已，发热恶寒，头痛身痛者。

淡豆豉三钱　羌活二钱　防风、桔梗各一钱半　前胡、黄芩各一钱　苏叶、川芎各八分细辛、甘草各五分　生姜二钱　葱白二茎

水煎温服。微汗口渴加花粉、麦冬各一钱。满闷加枳壳麸炒，钱半，热甚加知母一钱。

桂枝附子汤

伤寒七八日即传里之时也，风湿相搏搏聚而为痹也，身体烦痛风胜则烦，湿胜则痛，不能自转侧湿主重浊，不呕邪在表也不渴里无热也。脉浮虚而涩浮虚为风，涩为湿也，此方主之浮虚而涩，知风湿但在经也。与桂枝以解表风，加附子以散寒湿。若其人大便难，小便自利者，去桂枝加白术汤主之。去桂恶其走表而不和里，加术喜其益土而燥湿也。

桂枝三钱　附子炮，二钱　甘草炙，一钱半生姜三钱　大枣二枚

水煎温服。去桂枝加白术三钱，名去桂加术汤。

人参固本汤

治温病虚极热极，循衣撮空，不下必死者。下后神思稍苏，续得肢体振寒，怔忡惊悸，如人将捕之状，四肢厥逆，眩运郁冒，项背强直，此大虚之兆，将危之候也，此方救之。

人参二钱　熟地三钱　生地二钱　当归二钱　杭芍一钱五分　天冬去心　麦冬去心、五味、陈皮、知母、甘草炙，各一钱

水煎温、冷服之。服后虚回，止后服。盖温病乃火邪燥证，人参固为补元气之神丹，但恐偏于益阳，恣意投之有助火固邪之弊，不可不知也。

按：温病乃天地杂气之一也，有邪不除，淹缠日久，必至虚羸。庸工妄之，不问虚实久暂可否，辄用人参，殊不知无邪不病，邪去而

正气自通,何虑虚之不复也。今妄投补剂,邪气益固,正气益郁,转郁转热,转热转瘦,转瘦转补,转补转郁,循环不已,乃至骨立而毙,犹言服参几许,补之不及奈何。余于乾隆甲戌、乙亥、丙子三年中,眼见亲友患温病服参受害者,不可枚举。病家止误一人,医家终身不悟,不知杀人无算,特书之以为滥用人参之戒,非禁之使不用也。果如前证虚危之极,非人参乌能回元气于无何有之乡哉。

当归六黄汤

治阴虚盗汗。又方用莲子七枚,黑枣七枚,浮麦七钱,马料豆七钱,水煎治同。

当归二钱　熟地二钱　生地、黄连、黄芩、黄柏各一钱　黄芪生,三钱　防风一钱　麻黄根一钱　浮麦一钱

水煎温服。

黄芪汤

治阳虚自汗。

黄芪、五味子各三钱,挝碎核　当归、白术土炒、甘草各一钱

水煎温服。汗多不止加麻黄根一钱,防风一钱,或加麻黄根一钱,牡蛎粉一钱,浮麦一钱。

《经疏》曰:凡服固表药而汗不止者,当用酸枣仁炒黑,三钱,白芍、生地、麦冬、五味子、元肉各二钱,竹叶二十片,煎服多效,以汗为心液故也。

柴胡桂枝干姜汤

伤寒五六日,已发汗而复下之,胸胁满微结,小便不利,渴而不呕,但头汗出三阳脉起于头,阳邪甚于上,阴精衰于下,故汗出也,往来寒热,心烦者,表未解也,此方主之。

柴胡四钱　花粉二钱　黄芩、桂枝、牡蛎粉各一钱半　干姜、甘草炙,各一钱

水煎,初服微烦,后服汗出愈。

按:柴胡除少阳之寒热,桂枝解太阳之余邪,花粉彻阳明之渴热,干姜去胸胁之烦满,甘草调汗下之误伤,此少阳阳明两解之治法也。

厚朴生姜半夏甘草人参汤

阳明病,中寒不能食,小便不利,手足濈然汗出者,此欲作痼瘕,大便必初硬后溏,此胃中虚冷,水谷不别故也。痼瘕者,寒气结而为积也,此方主之。并治汗解后腹胀满,此非里实,盖脾胃为津液之主,汗多则津液不足,气虚不能敷布,诸气壅滞,停饮而为胀满。与此汤以和脾胃而降气也。一云瘕泄也。盖大便初硬后溏,因成瘕泄。瘕泄即溏泄,久而不止,则曰痼瘕也,亦通。

厚朴姜炒、生姜、半夏姜汁炒,各四钱　甘草二钱　人参一钱

水煎温服。

胀非苦不泄,气非温不行,饮非辛不散,胃非甘不和。虚非补不复,五味之功用大矣。

大陷胸汤

大黄三钱　芒硝二钱　甘遂末五分

水煎大黄五六沸去渣,再入芒硝煎一二沸,调甘遂末服。

加葶苈子、杏仁去皮,炒黑。与大黄、芒硝四味等份为末,炼蜜丸如弹子大,取一丸入甘遂末三五分,蜜三匙,水煎并渣服之,此名大陷胸丸。结胸者,项亦强,如柔痉状,下之则和矣,此方主之。

小半夏加茯苓汤

心下满,头汗出,水结胸,或心悸目眩,此方主之。去茯苓即小半夏生姜汤。

半夏姜炒,五钱　茯苓五钱　生姜五钱

水煎温服。健脾渗湿,火因水下,则痞渴消而悸眩止。

小陷胸汤

小结胸病,正在心下,按之则痛,脉浮滑者,此方主之。邪气深入,尚在半表半里,为热、为痰、为饮,病有浅深,方有大小,除热下痰。

黄连姜汁微炒,一钱五分　半夏姜炒,三钱　瓜蒌捣烂,一个

水煎温服。

黄连苦以泻热,用代大黄。半夏辛以逐

痰,用代甘遂。瓜蒌润以行滞,用代芒硝。不比大陷胸汤之峻厉也。

枳实理中丸

枳实麸炒、瓜蒌、牡蛎粉、白术土炒、甘草各一两　干姜炒,八钱　人参、黄连、黄芩各三钱

为末,炼蜜丸如鸡子黄大,以热汤化服一丸,觉腹中热,则胸中豁然矣。未热,则加丸再服。

海蛤散

治血结胸,揉而痛不可抚近者。

海蛤粉、滑石、甘草各等份　芒硝减半,元明粉更妙

为末,用蜜水入鸡子清调服二钱。

桔梗枳壳汤

治痞气胸膈不痛,嗳气吐酸,或咳者。

桔梗、枳壳麸炒,各二钱

水煎温服。此二味,苦下气而散痞满,寒消热而除咳饮也。

大黄黄连泻心汤

心下痞,按之濡按之不痛而软,其脉关上浮者关候心下,浮主虚热,此方主之。

大黄二钱　黄连一钱　黄芩一钱

捣碎,麻沸汤渍之,去渣服。

《活人书》曰:《汤液论》有黄芩一钱,今无者恐传写之讹也。李时珍曰:仲景治心下痞,按之濡者,用大黄黄连泻心汤。此亦泻脾胃之湿热,非泻心也。病发于阴而下之太早,则作痞满,乃寒伤荣血,邪气乘虚结于上焦,胃之上脘在于心下,故曰泻心。

附子泻心汤

心下痞,而复恶寒汗出者,此方主之。

附子炮、大黄各二钱　黄连、黄芩各一钱

附子一味,另煎取汁,大黄、芩、连三味,以麻沸汤渍之,去渣,入附子汁,温服。

心下痞,故用三黄以泻痞,恶寒汗出,故用附子以回阳。无三黄则不能泻痞热,无附子恐三黄益损其阳气,热有三黄,寒有附子,寒热互用,斯为有制之兵矣。仲景诚医家之善将者也。俗医用寒则不敢用热,用热则不敢用寒,何异于胶柱鼓瑟乎。

《缵论》曰:泻心汤诸方,皆治汗下后表解里未和之证。其半夏、生姜、甘草三泻心汤,是治痰饮湿热结聚之痞。方中用半夏、生姜以涤痰饮,黄连、黄芩以除湿热,人参、甘草以助胃气,干姜炮黑以渗水湿。若但用苦寒治热,则格拒不入,必得辛热为之向导,是以半夏、干姜在所必需。如痞极硬满暂去人参,气壅上升勿用生姜,此一方出入而有三用也。其大黄黄连与附子二泻心汤,乃治阴阳偏胜之痞。一以大黄、芩、连涤胸中素有之湿热,一加附子兼温经中骤脱之虚寒也。三黄用沸汤渍服者,取寒药之性不经火而力峻也。附子煮汁者,取性热行经以复其阳耳。仲景寒热并用,补泻兼施,立方之妙无出乎此。以三黄涤胸中之邪热,以附子散凝结之阴寒,一举而寒热交聚之邪尽解。讵知后人目睹其方而心眩也。

按:半夏、生姜、甘草三泻心汤,人尤易晓,其大黄黄连与附子二泻心汤,具有妙用,不可不透悟也。夫大黄黄连泻心汤,孰不以为治心下之痞热也?窃详《伤寒论》曰:心下痞,按之濡,其脉关上浮者,大黄黄连泻心汤主之。成氏注曰:心下痞,按之痛,关脉沉者,实热也。按之濡,关脉浮者,虚热也。故大黄、芩、连不用煎煮,而但以麻沸汤渍服者,取其味薄而泻心下之虚热,不欲其味厚而伤中气也。附子泻心汤,人亦知为寒热之互用也。窃详《伤寒论》曰:心下痞,复恶寒汗出者,附子泻心汤主之。成氏注曰:心下痞者,虚热内伏也。恶寒汗出者,阳气外虚也。与大黄黄连泻心汤以导痞热,加附子以回阳气。夫痞热固须导除,而阳虚更为可虑。附子煮汁者,回阳之重剂也。三黄沸渍者,导热之轻剂也。《缵论》谓取寒药之性,不经火而力峻,岂其然乎?今人以大黄熟煎则无力,实《缵论》之说误之也。《内经》曰:味属阴味,厚属阴中之阴,熟煎味厚,安得无力,须辨之。

半夏泻心汤

柴胡证具,而误下之,但心下满而不痛,此为痞,此方主之。

半夏姜制四钱 人参一钱 干姜炮黑、甘草炙、黄芩各二钱 黄连一钱 大枣二枚

水煎温服。

少阳误下,变证有三等治法。呕而发热,柴胡证犹在者,复与小柴胡汤,必蒸蒸振汗而解;若心下满而硬痛,此为结胸,柴胡陷胸汤、大陷胸汤,量轻重用之;但满而不痛,此为痞,宜此汤。

否而不泰为痞。泻心者必以苦,故用黄连、黄芩;散痞者必以辛,故用半夏、干姜;交阴阳通上下者,必和其中,故用人参、甘草、大枣也。诸泻心汤,寒热并用,妙不可传。

生姜泻心汤

伤寒汗解之后火邪乍退,胃中不和正气未复,心下痞硬胃虚不运,停饮致痞,干噫为水所遏则噫食臭脾虚不运则臭,胁下有水气土弱不能制水,腹内雷鸣水气奔激,下利者湿胜濡泻,此方主之。

生姜、半夏姜制各三钱 黄芩、甘草炙各二钱 干姜炮黑、人参、黄连各一钱 大枣二枚

水煎温服。

甘草泻心汤

伤寒中风,反误下之,下利日数十行,谷不化,腹中雷鸣,心下痞硬而满,呕烦不安,医见心下痞硬,复误下之,其证益甚。此非结热,但以胃中虚,客气上逆,故使满硬,此方主之。

甘草炙、半夏姜制各三钱 干姜炮黑、黄芩各二钱 黄连一钱 大枣二枚

水煎温服。

桂枝人参汤 即理中汤加桂枝也

太阳病,表未除而下之早,热邪乘虚入里,挟热下利不止,心下痞硬,表里不解者,此方主之。

桂枝、甘草炙各三钱 干姜二钱 白术土炒二钱 人参一钱

水煎温服。

此汤以表未除,故用桂枝以解之。以里证虚,故以理中以和之。盖取两解表里之义也。

旋覆花代赭石汤

伤寒汗、吐、下解后胃气弱也,心下痞硬伏饮停膈,噫气未除者气逆也,此方主之。噫音嗳。周扬俊用治噎膈反胃,气逆不降者累效。

旋覆花三钱 代赭石二钱 半夏姜制,六钱 人参一钱 甘草炙,二钱 生姜五钱 枣三枚

水五盅,煎取二盅,去渣,再煎取一盅,温服。浓煎则不助饮。

旋覆之咸以软坚,赭石之重以镇逆,姜、夏之辛以散痞,参、草、大枣之甘以补脾,此辅正驱邪,蠲饮下气之良方也。

桂枝加芍药汤

本太阳病,反下之,因腹满时痛者,此方主之。

桂枝三钱 白芍六钱 甘草二钱 生姜三钱 大枣二枚

水煎温服。加大黄酒浸,三钱。名桂枝加大黄汤,治前证大实痛者。

黄连汤

胸中有热欲呕吐,胃中有寒腹疼痛,此方主之。

黄连三钱 半夏四钱 桂枝、干姜炒、甘草炙,各二钱 人参一钱 大枣二枚

水煎温服或冷服。日三夜一。治关格气不能上下者,与桂附八味丸相间服之。即肾气丸。

此伤寒邪气传里,而为下寒上热也。胃中有邪热使阴阳不交,阴不得升而独滞于下,为下寒腹胀痛。阳不得降而独郁于上,为上热欲呕吐。故用黄连之苦,以泻上热而降阳。姜、桂、半夏之辛,以散中寒而升阴。参、草、大枣之甘,以缓中急而益胃。寒热并用,犹奇正之相倚耳。此分理阴阳,和解上下之正治

也。或丹田有热,胸中有寒者,仲景亦用此汤治之。脏结之证,更宜以此汤调其阴阳。

柴胡桂枝汤

伤寒六七日,发热微恶寒,肢节烦痛,微呕,心下支结,此外证未除,不可攻里,以此方和解之。并治发汗后亡阳谵语,以此方和其荣卫,以通津液后自愈。

柴胡四钱　桂枝、黄芩、白芍、半夏姜制、甘草炙,各二钱　人参一钱　生姜二钱　大枣二枚

水煎温服。此太阳少阴合病治方也。

柴胡养荣汤

治温病阴枯血燥,邪热不退。

柴胡三钱　黄芩二钱　陈皮一钱　甘草一钱　当归二钱　白芍一钱五分　生地三钱知母二钱　花粉二钱　蝉蜕全,十个　白僵蚕酒炒,三钱　大枣二枚

水煎温服。去当归、白芍、生地名柴胡清燥汤。数下后余热未尽,邪与卫搏,故热不能顿除,宜此汤和解之。

五福饮

凡五脏气血亏损者,此方能兼治之,足称王道之最。

人参补心,随宜用　熟地补肾,三钱至一两当归补肝,二钱至七钱　白术补肺,泔浸,土炒,二钱　甘草补脾,蜜炙,一钱

水煎温服。或加生姜。

凡治气血两虚等证,以此为主。或宜散者加升、柴、荆、防,宜温者加姜、桂、附子,宜清者加栀子、青蒿、地骨皮之类,左右逢源,无不可也。七福饮即五福饮加酸枣仁炒研,二钱、远志甘草汤浸,去心,微炒,一钱,治气血两虚,而心脾为甚者。

四君子汤 一方去人参,加蜜炙黄芪,亦名四君子汤

白术土炒,二钱　白茯苓二钱　人参、甘草炙,各一钱

水煎温服。加半夏姜炒,一钱,陈皮一钱,木香三分,磨汁,砂仁一钱,名香砂六君子汤,补脾

养胃之要药也。

四物汤

当归酒蒸,三钱　熟地三钱　白芍酒炒,一钱五分　川芎一钱

水煎温服。合四君子汤名八珍汤,再加黄芪、肉桂名十全大补汤。补气养血之要药也。

二陈汤

半夏姜汁制,二钱　陈皮一钱　白茯苓一钱半　甘草一钱　生姜一钱

水煎温服。顺气化痰之总方也。

犀角大青汤

治斑出心烦大热,错语呻吟不眠,或咽喉不利者。

犀角镑,二钱,为末,或磨汁对汤服　大青或以青黛代之、元参各三钱　升麻、黄连、黄芩、黄柏、栀子各一钱　甘草五分

水煎去渣,入犀角汁、童便冷服。一方加白僵蚕酒炒,三钱,蝉蜕十个,全。更妙,大便秘加大黄。

大建中汤

中气不足,手足厥冷,小腹挛急,或腹满不食,阴缩多汗,腹中寒痛,唇干精出,寒热烦冤,四肢酸痛,呕吐下利,及无根失守之火出于肌表而为斑点,并此方治之。

人参、甘草炙,各五分　黄芪蜜炙、当归、白芍酒炒、桂心各一钱　附子炮、半夏姜汁制,各一钱二分五厘

水煎温服。

按:此乃汗、吐、下后,中气虚乏,则余邪无所归附,隐隐见于肌表,其色淡红而不甚显为辨也。参、芪所以补中,夏、草所以调中,此皆脾胃药也。复有归、芍之和血,则外溢之斑流而不滞。又有桂、附之温中,则失守之火引而归元,此中营之帜一端,而失位之师各就其列也。是方也,以参、芪、桂、附而治斑,犹兵法之变者也。语云:治病如杀贼。孙膑减灶灭庞涓,虞诩增灶平朝歌,临机应敌,岂有一定之法哉。

麻黄芍药人参汤

李东垣曰：予治一寒士，病脾胃弱，与补剂愈。继而居旷室，卧热炕，咳而吐血，予谓：此久虚弱，外有寒形，内有火热，上气不足，阳气外虚，当补表之阳气，泻里之虚热。盖冬居旷室，衣服单薄，是重虚其阳，表有大寒，壅遏里热，火邪不得舒伸，故血出于口。因思仲景治伤寒脉浮紧，当以麻黄汤发汗，而不与之，遂成衄血，却与麻黄汤立愈。与此甚同，因处此方，本方去麻黄、桂枝名麦冬饮子。

麻黄去外寒、白芍安太阴、甘草炙，补三焦元气而去外寒、黄芪生，各一钱，实表益卫　桂枝补表、当归酒蒸，各五分，和血养血　人参益元气而实表、麦冬蒸去心，各三分，保肺清心　五味子十五粒，蜜蒸，挞碎核，收肺气而安五脏

水二盏半，先煎麻黄去沫，入群药同煎一盏，去渣，乘热临卧一服愈。观此方足为万世模范也。盖取仲景麻黄汤，与补剂麦冬饮子各半服之，但凡虚人合用仲景方者，皆当以此为则也。

四逆散

少阴病，四逆阳邪传入少阴，手足逆冷，或咳少阴脉络肺，或悸少阴脉络心，或小便不利少阴脉络膀胱，或腹中痛少阴脉入小腹，或泄痢下重者，此方加减主之。

柴胡、白芍、枳实麸炒　甘草炙，各等份

为末，白饮调下三钱日三服。咳者加五味子、干姜，并主下利肺与大肠相表里，上咳下利治则相同，悸者加桂枝，小便不利者加白茯苓，腹中痛者加熟附子，泄利下重者先以水煎薤白，取汁二盏，入此散一两煎服。

此阳邪传至少阴，里有结热，则阳气不能交接于四肢，故逆而不温。柴胡所以升内陷之阳邪，枳实所以破内滞之结热，白芍收失位之阴，甘草和不调之气。是证也，虽曰阳邪在里，慎不可下。盖伤寒以阳为主，四逆有阴进之象，若复用苦寒之药下之，则阳亦亏矣，是在所忌。《伤寒论》曰：诸四逆不可下，此之谓也。然此原为冬月正伤寒言之，若温病四逆不在此例。

按：此散本为邪热自阳经传入阴经而发厥。《伤寒论》曰：腹中痛者加附子。清涤中又加温补，人未有不致疑者。窃详四逆散腹痛加附子，与附子泻心汤义同。盖伤寒以阳为主，热证固当用荡涤之法，而热证但兼虚寒，又不可不急作救疗，如附子泻心汤，心下痞满，自宜大黄黄连泻心汤，以导除其热。若恶寒汗出，则加附子以回阳，又何可缓也？故四逆散，邪热传至阴经而四逆，自宜柴胡、枳实以清解其热，若兼虚寒遇邪而腹痛，则加附子之温经益阳，又何可缓也？寒热各行其性，此仲景制方之妙。况伤寒始病热中，末传寒中者极多，四逆虽属阳证，已有阴进之象，兼以腹痛，则其加附子也，不亦宜乎？若温病阳邪亢闭，隔阴于外以致四逆，非急下之不为功，若执治伤寒之法，则误人矣。

桂苓甘术汤

伤寒若吐若下后，心下逆满，气上冲胸，起则头眩，脉沉紧，发汗则动经，身为振振摇者，此饮中留结外邪之证也，此方主之。

白茯苓四钱　桂枝三钱　白术土炒　甘草炙，各二钱

水煎温服。

按：人身经脉赖津液以滋养，吐下津液一伤，更汗津液再伤，坐令经脉失养，身为振摇。此汤涤饮散邪，补中益气，则津液四布，而经脉得以滋荣矣。至久而成痿，较此更甚。仲景于此汤，岂非早已用力乎？

甘草桔梗汤

主治少阴病，二三日咽痛，此阴阳通用之药也。若风痰挟邪，上壅咽痛，半夏散及汤。若咽中伤生疮，不能言，声不出者，苦酒汤。若下利咽痛，胸满心烦者，猪肤汤。三汤补后。

甘草三钱　桔梗三钱

水煎温服。

此二味，一借土气以逐水，一借金母以泻水，而少阴之邪自散矣。

黄芩加半夏生姜汤

太阳少阴合病，下利而呕，及胆腑发咳，呕苦水如胆汁胃气逆则呕苦，胆液溢则口苦，此方主之。

黄芩三钱　白芍、半夏、甘草炙，各二钱　生姜二钱　大枣二枚

水煎温服。

干姜黄连黄芩人参汤

《伤寒论》曰：伤寒本自寒下格，医复吐下之，寒格，更逆吐下，若食入即吐，此方主之。

干姜、人参、黄连、黄芩原文各三两

水六升，煎三升，去渣，分温连服。

按：《伤寒论》并无寒下之病，亦并无寒下之文。玩下文寒格更逆吐下句，可知上文本自寒下句之下字，当是格字，文义始属。注家皆释胃寒下利，不但文义不属，亦与芩、连之药不合，当改之。成氏曰：仲景之意以本自寒下，医复吐下之，治之为逆，故用干姜以温里，人参以补正气，芩、连反佐以通寒格。与四逆汤、白通汤加人尿、猪胆汁义同。原文四味各三两，恐传写之讹也。此成氏之遵经注解也，姑存以俟高明。

麻黄杏仁甘草石膏汤

太阳病汗后喘表邪未解也，此方主之。

麻黄四钱　杏仁去皮、甘草炙，各二钱　石膏八钱

水煎麻黄去沫，次入群药煎服。

按：太阳寒邪虽从汗解，然肺邪未尽，所以喘仍不止，故用麻黄发肺邪，杏仁下肺气，甘草缓肺急，石膏清肺热，即以治足太阳之药，通治手太阴也。倘误行桂枝汤，以致壅塞肺气而吐痛脓，则桔梗杏仁煎可用也太阳伤寒，误下作喘，亦用此方。

葛根黄连黄芩汤

太阳病误下，利遂不止，脉促者，表未解也脉数而止曰促。用葛根者，专主阳明之表，喘而汗出者，此方主之。

葛根四钱　黄连三钱　黄芩、甘草炙，各二钱

水煎温服。

喘而汗出者，因喘而汗出也，即里热气逆所致。与此汤以葛根散表邪，以芩、连清里热，则喘息汗停而利亦止矣。

五味子汤

治喘而脉伏，及寒热而厥，昏聩无脉者。

五味子十五粒，挞碎核　麦冬去心、陈皮各二钱　人参、杏仁去皮尖，各一钱　生姜三钱　大枣二枚，劈

水煎温服。

苏陈九宝汤

治暴感风寒，脉浮无汗而喘，并老幼素有喘急，遇寒暄不节，发则连绵不已，咳嗽哮吼夜不能卧者。

桑白皮蜜炙、大腹皮制，净、陈皮、苏叶、薄荷、麻黄、杏仁泡，去皮尖、桂枝去粗皮、甘草生，各二钱　乌梅一枚　生姜二钱

水煎温服。

十枣汤

太阳中风有头痛发热等证，下不利大便小便皆不利也，呕逆水饮停蓄于内，表解者，乃可攻之。先用桂枝解表，而后攻里。其人势势汗出邪从汗出，表解一验，发作热有时此邪热外溢也，头痛胃气上逆，此里未和者一，心下痞硬满，引胁下痛留饮在膈，溢于两胁，此里未和者二，干呕短气伏饮上逆，射于肺中，此里未和者三，汗出不恶寒者表解二验，此表解里未和也，此方主之。此表邪已散，而种种里证未平，彰明较著如此，然后用此汤以逐饮攻水也。

按：虽有发热头痛，心下痞硬满，引胁痛，干呕短气诸证，乃内邪所结之本证，里未和也，不得以表证名之。伤寒中亦有有表证无表邪者，何况温病。

甘遂面包煨，去心　紫大戟出洪山者佳，醋炒　芫花醋炒

三味等份，为末听用，大枣十枚，劈，水二盅，煎取汤一盅，调上三味药末，强人一钱，弱人五分，温服。如未下，明日加五分，再调服。

利后糜粥自养。

按："下利呕逆"句之"下"字，当是"不"字。若是"下"字，岂有上呕下利，而用十枣汤峻剂攻之之理乎？惟大便不利，痞硬满痛，始属里病；小便不利，呕逆短气，始属饮病，乃可峻攻。"发作有时"句之"作"字，当是"热"字。始与太阳阳邪热饮相合，若无热汗出，乃少阴阴邪寒饮，真武汤证也，皆当改之。此汤与大陷胸汤相仿。伤寒种种下法，咸为胃实而设，今证在胸胁而不在胃，则荡涤肠胃之药无所取矣。故用芫花之辛以逐饮，甘遂、大戟之苦以泄水，并赖大枣之甘以运脾而助诸药，祛水饮于膈胁之间，乃下剂中之变法也。愚按：开后人湿热生痰无穷之法门，此方是也。

去芫花加白芥子，等份为末，姜汁煮枣肉为丸，名控涎丹。

李时珍曰：痰涎为物，随气升降，无处不到。入心则迷成癫痫，入肺则塞窍为咳喘背冷，入肝则胁痛干呕，寒热往来，入经络则麻痹疼痛，入筋骨则牵引隐痛，入皮肉则瘰疬、痈肿。陈无择并以控涎丹主之，殊有奇效。此乃治痰之本。痰之本水也，湿也，得火与气则结为痰。甘遂能泄经络水湿，大戟能泄脏腑水湿，白芥子能散皮里膜外痰饮，生姜、大枣利气通经，健运脾土以固本，惟善用者乃能收奇功也。

茯苓甘草汤

水气乘心，振寒，厥而心下悸者火畏水故心下动也，先治其水，却治其厥。及太阳伤寒表虚汗出而不渴者，并此方主之。此乃利水解表而兼和中之药也。如太阳伤寒汗出而渴者，又宜五苓散。

白茯苓三钱　桂枝三钱　甘草炙，钱半　生姜三钱

水煎温服。

橘皮竹茹汤

治伤寒胃虚有热呃逆或因吐利之故，并治久病虚热，或吐、利后胃虚呕呃不止。

橘皮二钱　竹茹二钱　人参、甘草炙，各一钱　生姜二钱　大枣二枚

水煎温服。一方有半夏、赤茯苓、麦冬、枇杷叶。

胃火上冲，肝胆之火助之，肺金之气不得下降，故呃逆呕哕。竹茹、麦冬、枇杷叶皆能清金和胃，肺金清则肝木亦平矣。二陈降痰逆，赤苓降心火，生姜呕家圣药，久病虚羸，故以参、草、大枣扶其胃气，而诸证自退也。一方用硫黄、乳香等份，酒煎嗅之，不论虚实寒热皆效。

汪讱庵曰：此证有因胃热失下者，有因火郁者，有因血瘀者，有因气滞者，有因痰阻者，皆属实；有因下后胃虚者，有因中气不足者，有因下元虚损阴火上冲者，皆属虚。寒热虚实，要在临证活法耳，不可造次。呃在中焦谷气不通，其声短小，得食则发；呃在下焦真气不足，其声长大，不食亦然，此为辨也。

橘皮干姜汤

治胃寒呃逆，脉微细者。

橘皮、干姜、肉桂去粗、通草、甘草炙，各一钱　人参七分

水煎温服。

丁香柿蒂散

治久病呃逆，因下寒者。古方以此汤治呃逆，虽病本于寒，然亦有火也。

丁香、柿蒂各二钱　人参一钱　生姜三钱

水煎温服。一方去人参，加竹茹、橘红。一方去人参，合二陈汤加良姜，俱治同。此足阳明少阴药也。丁香泄肺温胃而暖肾，生姜去痰开郁而散寒，柿蒂苦涩降气，人参补助真元，使得展布也。

涤痰汤

治膈间痰闭呃逆者。

瓜蒌捣烂，五钱　胆星、半夏各二钱　橘红一钱五分　茯苓、枳实麸炒、黄芩、黄连、石菖蒲、竹茹各一钱　甘草炙，五分　生姜三钱

水煎温服。如痰闭呃甚者，用白矾一两，水二盅，煎一盅，入蜜三匙，少煎温服即吐。如不吐，饮热水一小盏，未有不吐者，吐后呃

即止。

理中安蛔散

治胃寒蛔厥。

人参一钱　白术土炒、茯苓、干姜炒，各一钱五分　川椒十四粒、乌梅三枚，挞碎

水煎温服。

乌梅丸

蛔厥者当吐蛔。今病者静而复时烦，此非为脏寒。时静时烦，非比脏寒，无暂时安。蛔上入膈故烦，须臾即止。得食而呕又烦者，蛔闻食臭出。当自吐蛔，此方主之。按："此为脏寒"句之"此"字，应是"非"字，若是"此"字，便是脏厥，与辨蛔厥之义不属，当改之。

乌梅三十枚　黄连一两六钱　干姜一两　附子炮、桂枝、细辛、黄柏盐水炒、人参各六钱　当归、川椒炒去汗，各四钱

为末，醋浸乌梅去核，饭上熏熟，合药末加炼蜜杵丸，每服二钱，白饮送下。

程郊倩曰：名曰安蛔，实是安胃。故仲景云并主久痢，痢本湿热，得苦则坚，得酸则敛，故亦通治。若阳厥吐蛔，入口即毙，又何论温病乎！

麻黄升麻汤

伤寒六七日大下后邪传厥阴误下，手足厥逆阳气内陷，寸脉沉迟迟为寒也，尺脉不至尺伏误下脱阴，咽喉不利，吐脓血肝脉循喉，余邪上壅；又注肺金，热甚生痈。泄痢不止者，为难治。阴气欲脱而不得回，故曰难治。此方主之。散表寒清里热，亦两解之变方也。

麻黄去节，三钱　升麻一钱五分　当归一钱五分　石膏二钱　知母一钱　黄芩一钱　葳蕤一钱　白术五分　茯苓五分　白芍五分　天冬五分　桂枝五分　干姜五分　甘草五分

水煎麻黄沸去上沫，再入群药煎服，连进二三剂，覆取汗出，则邪气散而咽清利止矣。

赤石脂禹余粮汤

论曰：白利不止下脱，此利在下焦，此方主之。

赤石脂、禹余粮各一两

水煎温服。如服后利仍不止，当利其小便，与猪苓汤。是乃膀胱不渗，一利小水，而利自止矣。

《伤寒论》曰：服泻心汤已，复以他药下之，利不止，以理中汤与之，利益甚。盖理中者理中焦，此利在下焦也，赤石脂禹余粮汤主之。长沙制方审于上下如此，取效自易易耳。薛氏曰：一人以命门火衰而下利，令服桂、附、五味、吴萸、肉蔻、故纸之类，不信，服补中益气汤而毙。此正利在下焦止补中焦而致败也。噫！后人之千方万论，孰有不出长沙者哉？

桂枝去桂芍加茯苓白术汤

太阳风寒，服桂枝汤独治风而寒固在，而或下之表未除而误攻里，仍头项强痛表邪未去，翕翕发热风寒胜则热，无汗寒胜则干，心下满微痛邪气乘虚入里，挟涎饮作满痛，小便不利者水不下行，此方主之。按：去桂应是去芍药，若去桂加苓、术，并无辛甘走荣卫之药，何以治仍头痛发热，心下满痛之表证乎？当改之。

桂枝、白茯苓、白术土炒，各三钱　甘草炙，二钱　生姜三钱　大枣二枚　白芍三两

长流水煎，连服则里气实，小水利，外邪解矣。

玉泉散

治阳明内热烦渴，头痛牙痛，二便闭结，斑疹发黄，热痰喘嗽等证。

生石膏六两　粉甘草一两

为末，新汲水或热汤，或人参汤，调下三钱，加朱砂三钱亦妙。

六一散

治温病及中暑，身热烦渴，小便不利者。

桂府滑石研末，水飞晒干，六两　粉甘草为末，一两

合研匀，每服三钱，新汲水或冷饮调下三钱。加朱砂三钱取其清心，加青黛三钱取其凉肝，加薄荷三钱取其散肺也。

《直格》曰：此散是寒凉解散郁热，设病不解，多服无损但有益耳。又曰伤寒当汗则不

可下，当下则不可汗，且如误服此散，则汗自不出，而里热亦自有效，亦有里热便得宣通而愈者。或邪在半表半里，可和解而不可汗下者，若服此散多愈，即不愈亦减。

按：河间云，六一散有益无损。大抵是温病耳，其郁热自内而达于外，故宜寒凉荡涤其热，至于正伤寒还须参之脉证，不可轻投。

桂枝甘草汤

太阳病发汗过多汗为心液，多则心虚，又手自冒心动惕不宁，怔忡无主，心下悸欲得按者心虚故欲按也，此方主之。并治太阳病小便自利，饮水多必心下悸。如小便少者，必苦里急，里急者，膀胱不行水故也，宜五苓散。

桂枝三钱　甘草炙，一钱五分

甘澜水水扬万遍而面有沸珠煎，温服。

桂枝加附桂汤

太阳伤寒，寸口脉浮而大右手关前一分为寸口，主候五脏之气，浮则为风，大为阴虚，风则生微热，虚则两胫挛，其证自汗出，小便数，心烦微恶寒，脚挛急，此方主之。

桂枝三钱　白芍三钱　甘草炙，二钱　附子生、肉桂去粗，各一钱　生姜三钱　大枣二枚

水煎温服。覆取微汗。

喻嘉言曰：仲景之圆机活法，即阳旦、阴旦二汤，已妙不可言。阳旦者，天日清明，春夏温暖之称也；阴旦者，风雨晦暝，秋冬寒凉之称也。桂枝汤加黄芩名曰阳旦，加肉桂名曰阴旦，后人不识此义耳。即如此证，《伤寒论》一日与桂枝汤，此误也。又曰证象阳旦，按法治之而增剧，即是按用桂枝汤加黄芩之法也，所以病人得之便厥。盖寒邪在里，用桂枝汤以治其表，则阳愈虚，加黄芩以助其阴，则阴愈无制，故仲景即行阴旦汤之法，以救其失。观增桂令汗出一语，岂不昭昭耶！恐阴旦不足，更加附子以温经，即咽中干，阳明内结，谵语烦乱，浑不为意，且重饮甘草干姜汤，以俟夜半阳回足热，后果如其言，岂非先有所试乎？惟阳旦汤入口而便厥，未几即以桂、附、干姜尾其后，固知厥必不久，所以可断云

夜半两脚当热。况咽干谵语，则津液亦为辛热所耗，故少与承气以和胃而止其谵，多则为下而非和矣。若不知此证之不可汗而重发之，复加烧针，则阳之虚者必至于亡，阴之无制者必至于犯上，四逆汤以回其阳而恐不足，况可兼阴以为治乎？盖伤寒以阳为主，阴进则阳亏矣。若温病阳邪亢闭，阴先受伤，治法又当滋阴以泻阳也，岂可与伤寒并论哉。

甘草干姜汤

少阴病，小便色白，吐逆而渴，动气，下之反剧，身虽有热，反欲蜷卧，此方主之。

甘草炙，四钱　干姜炮，二钱

水煎温服。

此即四逆汤去附子也。辛甘合用，专复胸中之阳气。其夹食夹饮，面赤足厥，发热喘咳，腹痛便滑，内外合邪，难于发散，或寒冷伤胃，不便参、术者，并宜服之，真胃虚挟寒之圣药也。

芍药甘草汤

妇人伤寒，汗解表除，热入血室，经水过多，无实满者，与杂病木克脾土，阴阳血气不和而痛，并此方主之。

白芍酒炒，四钱　甘草炙，四钱或二钱

水煎温服。

虞天民曰：白芍不惟治血虚，大能行气。腹痛者荣气不和，逆于肉里，得白芍之酸苦，行其荣气。又以甘草之甘缓，和其逆气，此不治之治，正所以深治之也。

本方加炮附子一钱五分，名芍药甘草附子汤，治发汗病不解，反恶寒者，虚故也。白芍敛阴于内，附子复阳于外，甘草和其阴阳，而诸病自解矣。发汗后不恶寒但恶热者，实也，与调胃承气汤和之。按："发汗病不解"句之"不"字，衍文也。发汗病不解则当恶寒，何谓反？惟病解恶寒始可谓虚，当删之。

茯苓桂枝甘草大枣汤

太阳病发汗过多，脐下悸者，欲发奔豚，此方主之。汗多心液耗散，肾乘心虚上凌而克之，故动惕于脐间。

白茯苓六钱　桂枝三钱　甘草炙,一钱五分　大枣三枚,劈

甘澜水煎,温服。

茯苓淡渗伐肾以散水蓄,甘草益气和中以补阳虚,桂枝走阴降肾御奔豚之未至,大枣益脾助土制奔豚之上冲。

生地黄连汤

治男妇血风证。此去血过多,因而燥涸,循衣撮空,错语失神,脉弦浮而虚者。加人参二钱更妙。阳生阴长之意也。

生地酒浸、当归酒蒸、白芍酒炒、川芎各一钱五分　黄连酒炒、栀子姜汁炒黑、黄芩酒炒,各一钱　防风酒润,二钱五分

水煎温服。脉实加大黄酒浸。

陶氏曰:大承气汤气药也,自外而之内者用之。生地黄连汤血药也,自内而之外者用之。气血合病,循衣摸床证同。自气之血,血而复之气者,大承气汤主之。自血之气,气而复之血者,生地黄连汤主之。二者俱不大便,此是承气汤对子。又与三黄石膏汤相表里,皆三焦包络虚火之病也,病既危急,只得以此降血中之伏火耳。《纲目》曰:四物汤与桂枝、麻黄、葛根、柴胡、青龙、白虎、凉膈、承气、理中、四逆、吴茱萸、附子等汤皆可作各半汤服之。此易老用药大略也。

茯苓四逆汤

汗下后烦躁不得眠,此方主之。

白茯苓三钱　人参、干姜、附子生、甘草炙,各一钱

水煎温服。去茯苓名四味回阳饮,治元阳虚脱。再加熟地、当归名六味回阳饮,治阴阳虚脱。

按:烦出于心,用茯苓以养心;燥发于肾,用干姜以润肾;固表生津,用人参以益虚;温里散寒,用附子以回阳;和中缓急,用甘草以安胃也。

导赤散

生地黄、木通各三钱　淡竹叶、甘草梢各一钱

水煎温服。

导赤泻心各半汤

治越经证,脉浮沉俱有力者。

黄连酒洗、黄芩酒洗　栀子姜汁炒黑、知母盐酒拌炒、犀角镑,磨汁另入、人参、麦冬、茯神去木、甘草生,各二钱　滑石二钱　灯心三分　生姜二钱　大枣二枚

水煎温服。

知母麻黄汤

治伤寒汗出不彻后证。前论中已辨明。

知母二钱　黄芩酒洗、麻黄去节、桂枝、白芍、甘草炙,各一钱

水煎温服。详证加酒炒黄连一钱尤妙。

黄连犀角汤

狐惑病,咽干声嗄,此方主之。

黄连酒炒,二钱　犀角镑,二钱,磨汁另入　乌梅三枚　木香三分,磨汁

水煎黄连、乌梅去渣,入犀角汁、木香汁和服。

雄黄锐丸

治狐惑虫蚀脏。

雄黄、黄连、苦参、桃仁、青葙子各等份

为末,以艾汁丸,如枣核样,棉裹入谷道中。

百合地黄汤

治百合病,不经汗吐下,病形如初者。

百合七个,劈破,以泉水浸洗去沫,另用泉水五盏煎取一盏半,生地黄二两,洗净,用泉水五盏煎取一盏半。

二汁合一处,分二服。大便下恶物如漆,中病即止。不中,再作服。

三甲散

主客交浑病。详论中。

鳖甲酥炙、龟甲酥炙,如无酥,二味并用醋炙,各一钱　穿山甲土炒黄,五分　白僵蚕一钱,生用切断　蝉蜕五分,全　牡蛎粉五分,咽燥不用　当归五分　白芍酒炒,七分　甘草五分　䗪虫三个,捣烂,入酒取汁听用,其渣与诸药同煎

水煎去渣,入䗪虫汁和服。若素有老疟

或瘅疟者,加何首乌一钱、怀牛膝一钱,胃弱欲作泻,宜九蒸九晒。若素有郁痰者,加川贝母去心,一钱。若素有老痰者,加瓜蒌捣烂,二钱,呕则勿用。若咽干作痒者,加知母五分、天花粉五分。若素有内伤瘀血者,倍蘆,俗谓土鳖是也。无此物用桃仁泥一钱,干漆炒烟尽,研。五分代之,服后病减七八,渐进调理法可也。

桂枝加附子红花汤

治妇女伤寒,表虚自汗,身凉,四肢拘急,经水适断,脉沉而迟者。

桂枝二钱　白芍二钱　甘草炙,一钱　附子炮,八分　红花七分　生姜二钱

水煎温服。

黑龙丹

治瘀血沁入心脾,经病百出,危急恶疾,诸药不效者。并治难产、胞衣不下,及一切瘀血不行之证。

全当归、生地黄、川芎、五灵脂去砂、良姜各二两

上五味为粗末,入砂罐内,纸筋盐泥封固,炭火煅红,候冷取出,研为细末,再入后五味:

百草霜乡外人家者佳,五钱　乳香、花蕊石火煅,醋淬七次　生硫黄、琥珀另研,各二钱

上五味各为细末,同前五味合研匀,用米醋煮面糊为丸,如弹子大,每服一丸。以炭火煅药丸通红,投生姜自然汁中淬之,或豆淋酒,或童便化下。

《准绳》曰:金华君产七日不食,始言头痛,痛已,心痛又作,既而目睛又痛,更作更止,如刺如割,相去无瞬息间。每头痛作欲取大石压之,良久渐定,心痛作则以十指抓壁,血流满掌,稍定目睛痛又作,则以两手指剜之,如是十日不已,众医无计。偶进黑龙丹半丸,痛苦稍间,中夜再服半丸,寝如平时,至晨下一行约二升许,如蝗子状,三疾减大半,已刻又下如前,则顿愈矣。

麻仁丸

趺阳脉在足趺之上浮而涩浮为阳盛,涩为阴虚,浮则胃气强阳盛多热,则胃气旺,涩则小便难或数阴虚则便难,或不禁则频矣,浮涩相搏相合为病,大便则难热伤津液之故,其脾为约。胃强则脾弱,不能为胃行其津液以润大便,反若为胃所约束者。此方主之。

大麻仁去皮、杏仁泡,去皮尖,炒、大黄、厚朴姜汁炒,各一两　枳实麸炒、白芍各五钱

为末,炼蜜丸,白饮下二钱,连服渐加,以和为度。

枳实栀子豉汤

病瘥劳复者因劳烦热,此方主之。若有宿食加大黄。本方去豉加厚朴三钱,名栀子厚朴汤。加神曲六钱治食复效。腹胀疼,量加大黄。

枳实麸炒　栀子生,各三钱　豆豉五钱

清浆水二盅,入栀、实先煎,后入豆豉,煎服微汗愈。劳热以汗解。

牡蛎泽泻散

大病瘥后,从腰以下有水气者,此方主之。腰以上属阳,腰以下属阴。水,阴物也,上浸阳界则危矣。

牡蛎粉软坚行水、泽泻泻坚利水、葶苈子炒研,通水道消浮肿、蜀漆散结行水、海藻泻肾,下十二水肿、商陆根疏通宿水、栝楼根各等份,撤胃热而滋土,以利水道

为末,白饮调下二钱,日三进,小便利渐愈,不可过。

《金匮》曰:腰以下肿,当利小便,此定法矣。乃大病后脾土告困,不能摄水,以致水气泛溢,用此散峻攻,何反不顾其虚耶?抑知正因水势未犯半身以上,急驱其水,所全甚大。设用轻剂则阴水必袭入阳界,驱之无及。可见活人之事,迂疏辈必不能动中机宜。庸工遇大病后,悉行温补脾土,自以为善,孰知其为鲁莽灭裂哉?

大营煎

治男子真阴精血亏损,及妇人经迟血少,

或腰膝筋骨疼痛,或虚寒心腹疼痛者。

熟地三、五、七钱 当归二、三、五钱 枸杞二钱 杜仲盐炒,二钱 牛膝钱半 肉桂一钱 甘草炙,二钱

水煎温服。如寒滞在经,气血不能流通,筋骨疼痛之甚,必加制附子一二钱方妙。中气虚寒呕恶者,加干姜炒,一二钱。营虚于上,而为惊恐怔忡不眠多汗者,加酸枣仁炒、研、茯神各二钱。带浊腹痛者,加故纸盐炒,一钱。气虚有痛者,加香附米二钱以行之。阳衰气虚者,加人参二钱以补之。

五苓散

太阳膀胱本热,小便不利,发热口渴,脉浮者,此方主之。脉浮为表证仍在,便秘热渴为腑证已急,用此两解表里。

泽泻二钱五分 猪苓、茯苓、白术土炒,各一钱半 桂枝一钱

水煎温服。合小柴胡汤名柴苓汤。

汪切庵曰:猪苓汤泻热胜,故用滑石、五苓散泻湿胜,故用桂、术。但伤寒太阳宜五苓,阳明宜猪苓。

《伤寒论》曰:太阳病发汗后,若脉浮小便不利,微热消渴者,五苓散主之。又曰:多饮暖水汗出愈。成氏注曰:桂枝之辛甘以和肌表,脉浮者表未解也。微热消渴者,热未成实,上焦燥也,与五苓散,生津液和表里,乃两解之药也。今之知用桂枝者少矣,殊不知兼治表邪,必用桂枝。专用利水,则宜肉桂,以肉桂辛热,能引诸药直达热邪蓄结之处。故泽泻味咸,所以泻肾止渴也。二苓味淡,所以渗水涤饮也。白术味甘,所以补脾逐湿也。兼以肉桂有化气之功。《内经》曰:膀胱者,州都之官,津液藏焉,气化则能出矣。浊阴既出下窍,则清阳自出上窍。又热随溺而泄,发热口渴之证,不治自愈。

解毒承气汤

温病三焦太热,痞满燥实,谵语狂乱不识人,热结旁流,循衣摸床,舌卷囊缩,及瓜瓤、疙瘩瘟,上为痈脓,下血如豚肝等证,厥逆脉沉伏者,此方主之。加瓜蒌一个,半夏二钱,名陷胸承气汤,治胸满兼有上证者。

白僵蚕酒炒,三钱 蝉蜕全十个 黄连一钱 黄芩一钱 黄柏一钱 栀子一钱 枳实麸炒,二钱五分 厚朴姜汁,炒五钱 大黄酒洗,五钱 芒硝三钱,另入。甚至痞满燥实坚结非常,大黄加至两余,芒硝加至五、七钱,始动者又当知之

按:此乃温病要药也。然非厥逆脉伏,大热大实,及热结旁流,舌卷囊缩,循衣摸床等证,见之真而守之定,不可轻投。予用此方,救坏证、危证、大证而愈者甚众。虚极加人参二钱五分,如无参用熟地黄一两、归身七钱、山药五钱,煎汤入前药煎服,亦屡有奇验。《内经》曰:热淫于内,治以咸寒,佐之以苦,此方是也。加人参取阳生阴长,所谓无阳则阴无以生。加熟地等取血旺气亦不陷,所谓无阴则阳无以化其理一也。

猪苓汤

阳明病发热,渴欲饮水,小便不利。少阴病下利,咳而呕渴,心烦不眠,并此方主之。通治湿热黄疸,口渴便赤。

猪苓渗下焦蓄水、茯苓引肺气而右降、泽泻咸以助肾行水、滑石滑以利窍通淋、阿胶滋肾水干润,各三钱

水煎上四味,去渣,入阿胶烊化,温服。

桂枝加厚朴杏仁汤

太阳病下之微喘者,表未解也,此方主之。

桂枝三钱 白芍三钱 甘草二钱 厚朴二钱 杏仁一钱 生姜三钱 大枣二个

水煎温服。

此太阳中风误下作喘之治法也。其太阳伤寒误下作喘,用麻黄杏仁甘草石膏汤,乃天造地设两不易之良方。凡下后利不止,而加上气喘急者,乃上争下夺之象。但骤病之人,中气足供上下之用,邪尽而喘利自止。若中气素馁,加以上下交蒸,立尽之数矣。此证不云下利,但云微喘,表不解,则是表邪因误下上逆,与虚证不同,故仍用桂枝汤以解表,加

厚朴、杏仁以利气,亦彻里之意也。

栀子柏皮汤

伤寒身热湿热郁于肌表发黄者,此方主之。

栀子三钱　黄柏三钱　(甘草)茵陈三钱

水煎温服。按:此方之甘草三钱无着,应是茵陈蒿,必传写之讹也,当改之。

麻黄连轺赤小豆汤

伤寒瘀热在里表,身必发黄,此方主之。按:"瘀热在里"之"里"字,应是"表"字,若是"里"字,岂热在里而药反治其表哉?当改之。

麻黄三钱　连轺三钱　赤小豆五钱　生梓白皮五钱　杏仁一钱　甘草炙,一钱　生姜二钱　大枣二枚

连轺乃连翘根也。水煎麻黄去沫,入群药煎服。

金沸草散

治感冒风寒,咳嗽多痰,头目昏痛,身热,鼻塞声重。风热上壅,故生痰作嗽,荆芥解肌散风,前胡消痰降气,半夏燥痰散逆,甘草发散缓中,细辛温经,茯苓利湿,赤则入血分,而泻丙丁也。

金沸草去蒂,二钱　荆芥穗三钱　前胡二钱　半夏一钱　赤茯苓一钱半　细辛一钱　甘草炙,七分　生姜二钱　大枣二枚

水煎温服。《局方》无细辛、茯苓,有麻黄、赤芍。热加柴胡、黄芩,痞闷加桔梗、枳壳,头痛加川芎、白芷。

《准绳》曰:人只知此散治风寒咳嗽,及加杏仁、五味子治诸咳嗽皆效,独未知用之治舌肿牙痛。辛未,有人舌肿满塞,粥药不入,危甚,煎此散乘热以纸笼熏之,遂愈,况服之乎!《三因》亦云:一妇人舌肿牙痛,口颊皆肿,以此散大剂煎汤,熏漱而愈。

地榆散

治伤寒温病热毒不解,日晡壮热,腹痛,便利脓血,甚如烂瓜肉、屋漏水者。

地榆二钱　当归四钱　白芍四钱　黄芩、黄连、栀子炒黑、犀角镑,磨汁,各二钱　薤白

四钱

水煎去渣,入犀汁冷服。

桃花汤

少阴病二三日至四五日,腹痛小便不利,下利不止,便脓血者。及少阴下利,便脓血,腹不痛者,并此方主之。

赤石脂煅,二两　干姜二钱四分　粳米五钱

水煎米熟去渣,再调赤石脂末二钱,温服。

桂枝加桂汤 即阴旦汤

主太阳中风,烧针令出其汗,针处被寒,核起而赤者,必发奔豚。气从少腹上冲心者,灸其核上各一壮,与桂枝加桂汤更加桂。本方去桂,加黄芩即阳旦汤。

桂枝二钱　白芍二钱　桂四钱,去粗　甘草一钱二分　生姜二钱　大枣二枚

水煎温服。

喻氏曰:奔豚者肾邪也。肾邪一动势必自少腹上逆而冲心,状若豕突,以北方亥位属猪故也。肾邪惟桂能伐之,所以加桂一倍于桂枝汤中,外解风邪,内泄阴气也。尝即此例推之,凡伤寒发表,误入寒药,服后反加壮热,肤起赤块,畏寒腹痛,气逆而喘,或出汗时覆盖未周,被风寒复侵,红肿喘逆,其证同者,用此方良验。一妇病风寒外感,服表药后,忽面若妆赤,散发叫喘,双手上扬,予知其少腹作奔豚也,服此方顷之即定。

麻黄附子甘草汤

少阴病,得之二三日,但欲寐无里证者,此方主之。

麻黄二钱　附子一钱　甘草炙,二钱

水煎麻黄去沫,再入二味煎服,微发汗则愈。

此少阴病无里证者,知表邪未患并阴也,故以附子[批:少阴病]温少阴之脏寒,

甘草和表里之阴阳,麻黄发未尽之传邪,而病斯瘥矣。不然,大汗淋漓,则阳气愈虚而阴邪愈盛,故戒之曰微发汗。

白通加人尿猪胆汁汤

少阴病下利脏寒不禁则下利,水性趋下故也,脉微者阳虚也,与白通汤。利不止用方切当,若犹不止,厥冷无脉脉微而至于绝,干呕烦者阳为阴拒而不能入也,此方主之。反佐以和之也。服汤后脉暴出者死阳欲尽而忽焰,势必成灰,微续者生。气渐回而微续,机有更生。去人尿、胆汁名白通汤。

葱白二茎　干姜三钱　附子生,三钱　人尿一小杯　猪胆汁三茶匙

水煎去渣,入人尿、胆汁,和匀温服。如无胆汁,亦可用。

葱白通阳接阴,有升发之能;干姜健脾暖胃,有化谷之长;附子温中散寒,有回阳之善;人尿、胆汁性寒而续真阴,引姜、附而为肝肾之向导。起死回生之方,造化神工之妙也。

桂枝二越婢一汤

太阳病发热恶寒,热多寒少风多寒少也,脉微弱者为阳虚也,弱为阴虚也,微此无阳也。不可发汗,此方主之。风多用桂枝二以解之,寒少用越婢一以发之。

桂枝、白芍、甘草、麻黄各二钱五分　石膏三钱三分　生姜四钱三分　大枣二枚,劈

水煎麻黄去沫,入群药煎服。

即此一方,知仲景酌量脉证,毫厘不差。因风多寒少,故用桂枝二以解之,越婢一以发之也。后世医家,那得窥其万一。

八正散

治湿热下注,口渴咽干,淋痛尿血,小腹急满者。

木通、车前子炒,研、瞿麦、栀子、大黄、滑石、萹蓄、甘草梢各等份　灯心一团

水煎温服。一方有木香。

通、麦、灯心降心火,入小肠;车前清肝火,入膀胱;栀子泻三焦郁火;大黄、滑石又泻火和水之捷药;萹蓄利便通淋。草梢入茎止痛。虽治下焦,而不专于治下,必三焦通利,水乃下行也。

太平丸酒

温病愈后,元神未复,腰脚无力,浑身酸软者,此方主之。

糯米酒糟晒干,炒黄色,为末二两四钱,主温中消食,除冷气,杀腥,去草菜毒,润皮肤,调脏腑,和血行气止痛。红曲陈久者佳,炒黄黑,为末二两四钱,主健脾消食,养阴滋血。六神曲陈久者佳,炒黄黑,为末四两八钱,主健脾养胃,化谷消食。小麦麸陈麦麸佳,去净面筋,晒干,炒黑色,为末四两八钱,主天行温毒,热极发狂,发斑疹太渴者。又主调中养气,健人生力,助五脏,除烦闷,利小肠。麦乃养心之谷,属火。而麸则能退心热与胸膈之热,盖取同气相求,亦从治之意也。

白僵蚕白而直者,黄酒炒黄褐色,为末八钱,全蝉蜕去土,为末四钱。二味前已注明。加枳壳、木通治食滞饱闷,服散亦妙。

上六味合研匀,水丸。每服一两,以冷黄酒三两,调蜜一两送下,隔五日如法再服,如是三次。开胃进食,健人生力,只十余日仍如无病一般,因名其方为太平丸酒。

升麻鳖甲汤

升麻、甘草各一两　鳖甲酥炙、当归、蜀椒炒去汗,各五钱　雄黄研,二钱五分

水六盅,煎二盅,分二次连服之。老小再服,取汗愈。

玉枢丹 一名紫金锭

专治暴中杂气病,昏晕欲倒,如霍乱吐泻,绞肠痧,青筋胀,心腹痛胀,诸般危证。并一切山岚瘴气,水土不服,解诸毒,疗诸疮,利关窍,通百病,奇效不可殚述。

山慈菇洪山出者,洗去毛皮,焙,二两　川文蛤一名五倍子,制净捶破,焙,二两　红芽大戟去净骨,焙,一两五钱　千金子一名续随子,用鲜者,去壳去油,一两　朱砂有神气者,研末,三钱　明雄黄鲜红大块者,研末,三钱　麝捴净皮毛干者,研末,三钱

上七味,称准,合研匀于细石臼内,渐加

糯米浓饮调和,燥湿得宜,杵千余,以光润为度,每锭重一钱。每服一锭,病重者连服二锭,取通利后,以温粥补之。

治一切饮食药毒蛊毒,及吃自死牛、马、猪、羊等肉,菌中毒,并山岚瘴气、烟雾恶毒等证。昏乱猝倒,或生异形之状,悉用凉水磨服。

治阴阳二毒,瘟疫痧胀,或狂言乱语,或胸腹肿痛,并喉痹咽肿,俱用薄荷汤待冷磨服。

治痈疽发背,对口天疱,无名肿毒,蛀节红丝等疔,诸恶等疮,诸风瘾疹,久痔红肿,及杨梅结毒,俱用无灰酒磨服。外用凉水磨涂,日夜数次,觉痒即消,溃烂者亦可少减。

治男妇急病,痴邪奔走叫号,失心狂乱,羊儿猪癫等风。俱用石菖蒲煎汤磨服。

治心胃痛,及诸般气痛,及诸般血痛,并赤白痢,泄泻急痛,霍乱绞肠之类,俱用姜汤磨服。

治中气、中风、中痰,口眼歪邪,牙关紧急,语言謇涩,筋脉挛缩,骨节风肿,遍身疼痛,行步艰难等证,用酒磨炖热服之。

治风犬毒蛇,涧溪诸虫伤人,及注遍身毒气入里,命在旦夕,俱用酒磨服。外以水磨涂之,再服葱汤汗出愈。

治年深日久,头胀头痛,偏正头风,及温病后毒气攻注脑门作胀者,俱用葱、酒磨服,仍磨涂太阳穴上。

治小儿急惊风,五疳,五痢,黄疸,俱用薄荷汤磨,加蜜调服。

治小儿遗毒,生下百日内皮塌肉烂,谷道眼眶损者,凉水磨服,并磨涂。

拨正散

专治杂气为病,阴阳毒,痧胀及一切无名恶证,并食厥、痰厥、气厥皆验。

华芨、雄黄精为上、火硝各二钱　冰片、麝各五厘

上为细末,男左女右,以筒吹入鼻中即苏。

半夏散及汤

半夏、桂枝、甘草炙,各等份

为末,白饮调服一钱五分,日三次。如不能服散,以水二盅,煮五六沸,入散一两,再煮四五沸,冷,徐咽之。

苦酒汤

半夏为末,一钱　苦酒

以鸡子一个,去黄,入半夏、苦酒于壳内,置铁环中,安火上,令三沸,去渣,少少咽下,不瘥,再作三剂服之。

猪肤汤

猪毛下附皮薄黑肉一斤

以水四碗,煮取二碗,去渣,入白蜜二两,白粉一两,熬香,和相得,温分三服。

当归导滞汤

当归一两　白芍一两　莱菔子四钱　车前子炒研、枳壳麸炒、槟榔、甘草炙,各二钱

水煎,入蜜温服看后加味最妙。红痢加桃仁。

此方之奇妙,全在当归、白芍。盖泄泻最忌当归之滑,而痢疾最喜其滑也。白芍味酸,入肝以和木,使木不侵脾土;枳壳、槟榔消逐湿热之邪,车前分利其水湿,而又不耗真阴之气;莱菔辛辣,除热去湿,又能上下通达,消食利气,使气行于血分之中,助归、芍以生新血,而荡涤其瘀血也;加甘草、蜂蜜以和中,则又无过烈之患。奏功之神奇,实有妙理耳。热加黄连二钱、黄芩二钱;日夜无度,或里急后重之甚者,再加大黄、木香;温病后痢疾,加白僵蚕、蝉蜕。

芳香饮

温病多头痛身痛,心痛胁痛,呕吐黄痰,口流浊水,涎如红汁,腹如圆箕,手足搐搦,身发斑疹,头肿舌烂,咽喉痹塞等证,此虽怪怪奇奇,不可名状,皆因肺胃火毒不宣,郁而成之耳。治法急宜大清大泻之。但有气血损伤之人,遽用大寒大苦之剂,恐火转闭塞而不达,是害之也,此方主之。其名芳香者,以古人元旦汲清泉以饮芳香之药,重涤秽也。

元参一两　白茯苓五钱　石膏五钱　蝉蜕全,十二个　白僵蚕酒炒,三钱　荆芥三钱　天花粉三钱　神曲炒,三钱　苦参三钱　黄芩二钱　陈皮一钱　甘草一钱

水煎去渣,入蜜、酒冷服。

三和汤

加减生化、小柴胡、小清凉三方而一之。治产后温病,大热神昏,四肢厥逆,谵语或不语等证。若发狂躁结,量加大黄、芒硝。《内经》曰:热淫于内,治以咸寒,佐之以苦。又曰:有病则病当之是也。

当归八钱,酒洗　川芎三钱　桃仁不去皮尖,炒研,一钱　红花一钱,酒洗　益母草去老梗,五钱　软柴胡四钱　黄芩三钱　栀子三钱　粉丹皮三钱　白僵蚕酒炒,三钱　蝉蜕全,十二个　金银花三钱　泽兰叶三钱　生甘草一钱

滚痰丸

老痰积饮,怪病百出,此方主之。《准绳》备言之。

川大黄八两,酒蒸一次　黄芩酒洗,八两　青礞石火硝煅如金色,一两　沉香五钱

为末,水丸。姜汤送下。量虚实服。《准绳》加百药尖五钱尤妙。

礞石性慓悍,能攻陈积伏匿之痰为君。大黄荡热实,以开下行之路为臣。黄芩凉心肺,以平僭上之火为佐。沉香能升降诸气,以导诸药为使也。

文蛤散

文蛤咸寒走肾,专于行水,一两

为末,沸汤调服二钱。[批:大黄、附子、茵陈。]

白散

桔梗开胸下气,三钱　川贝母宽郁利痰,三钱　巴豆散寒逐结,炒黑去油为霜,一钱

二味为末,入巴豆霜,再研匀,白饮和服。强人五六分,弱人减半。在上吐,在下利、不利,进热粥一杯;过利不止,进冷粥一杯。

加味茵陈蒿汤 通治黄疸

茵陈、栀子、大黄各三钱　山药二钱　甘草、白术、猪苓、茯苓、木通、黄芩、黄柏、生姜各一钱

水煎温服。

卷六　本草类辨

补剂类

人参 反藜芦

味甘微苦,阳中微阴,入手太阴肺,升也。阳气虚竭者,回之于暂败之初。阴血崩溃者,障之于决裂之后。独参汤主之。惟其气轻而不辛,所以能固气。惟其味甘而纯正,所以能补血。故凡虚而发热,虚而自汗,虚而眩晕,虚而困倦,虚而短气,虚而惊惧,虚而遗泄,虚而泻痢,虚而头疼,虚而腹痛,虚而饮食不运,虚而痰涎壅滞,虚而吐血衄血,虚而淋沥便闭,虚而呕逆烦躁,虚而下血失气等证,是皆不可不用者。第以气血相较,则人参气味颇轻,而属阳者多,所以得气分者十之八,得血分者十之二。总之为气分之物,而血分亦必不可少,未有气不生而血能自生者也。生脉散:人参五分,麦冬一钱,五味子十粒。治夏月火旺烁金,暑淫少气,汗多口渴,病危脉绝。盖心生脉,肺朝百脉,补肺清心,则气充脉复,转危为安矣。故扁鹊曰:损其肺者,益其气。须用人参以益之。肺气既旺,他脏之气皆旺矣。凡脏腑之有气者,皆能补之。然其性温,积温亦能成热,虽东垣云参、芪为退火之圣药,丹溪云虚火可补,参、术之类是也,此皆言虚火也。而虚火二字,最有关系,最有分解。若内真寒而外现假热之象,是为真正虚火,非放胆用之不可也。参附汤主之。附减半于参是也。然有一等元阴亏乏,而邪火燔烁于表里,神魂躁动,内外干枯,真正阴虚一证,谁谓其非虚火?如过用人参,实能助热,若节庵云:阳旺则阴愈消,《节要》云:阴虚火动者不用。又云肺热还伤肺等说,固有此理,不可谓其尽非。而李月池辈皆极不然之,恐亦未必然也。夫“虚火”二字,当分实中有虚,虚中有

实，阳中有阴，阴中有阳，就证论证，勿以成心而执偏见斯可矣。若龙雷之火，原属虚火，如巴蜀有火井，投以水则燔，投以火则灭，是即假热之火，故补阳即消矣。至于亢旱尘飞，赤地千里，得非阳旺阴虚，而可以补阳生阴乎？或曰：此正实火也，得寒则已。余曰：不然。夫炎暑酷烈，热令大行，此为实火，非寒莫解。而干枯燥旱，泉源断流，是为阴虚，非水莫济。此实火与阴虚，亦自判然可别。是以阴虚而火不盛者，自可用参为君。若阴虚而火稍盛者，但可用参为佐。若阴虚而火太盛者，则诚有暂避人参，而惟甘寒壮水之剂，庶可收功。六味地黄汤，大剂浓煎。或人参固本丸：熟地、干地各二两，天冬、麦冬、青蒿、枸杞各一两，人参五钱。为末，炼蜜丸。盖天下之理，原有至是。谓之曰阴虚，必当忌参固不可，谓之曰阴虚，必当用参亦不可，要在斟酌病原，适其可，求其当而已。言闻曰：人参恶皂角。东垣理脾胃，泻阴火，人参、皂角同用，是恶而不恶也。人参畏五灵脂，古方疗月闭，四物汤加人参、五灵，是畏而不畏也。又吐痰在胸膈，人参、藜芦同用，而取其涌越，是激其怒性也，此非洞达经权者不能知。

熟地黄 北方纯阴，土肥力大，怀庆者佳

味甘微温，阴中微阳，气薄味厚，降也。《本草》言：手足少阴、厥阴经药，大补心血，滋培肾水，兼益脏血之经。此论盖得其大略，而未尽其奥妙。夫地黄产于中州沃土之乡，得土气之最厚者，其色黄，土之色也，其味甘，土之味也，得土之气味与色，而曰非太阴、阳明之药，吾不信也。惟是生用性寒，脾胃喜温，固所宜慎。至于熟则性平，禀至阴之德，气味纯静，故能补五脏之真阴，而于统血多血之脏为至要，岂非脾胃经药耶？仲景八味丸，以熟地黄为君，脾肾兼补也。《经》云：饮食生化而输于肾。夫人之所以有生者，气与血耳。气主阳而动，血主阴而静。补气以人参为君，而芪、术为之佐。补血以熟地为君，而芎、归为之佐。然在芪、术、芎、归则又有所当避。而

人参、熟地无有出其右者，故诸经之阳气大虚，非人参不可，诸经之阴血大虚，非熟地不可。凡阴血亏损，有为发热，为头痛，为焦思，为喉痹，为嗽痰，为喘气，或肾寒上冲为呕吐，或虚火载血于口鼻，或水湿泛溢于皮肤，或肾枯而泄利，或阴脱而跌仆，或阴虚而狂乱，或阴虚而神散，或阴虚而火升，或阴虚而躁动，或阴虚而刚急，或阴虚而水泛为痰，或阴虚而真气散失等证，舍熟地何以填精补髓，滴滴归源，使先天后天之阴血大旺，而阳有以化乎？然而阳性速，故人参少用暂用可以成功。阴性缓，故熟地非多用常用难以奏效。而今人有畏其滞腻者，则崔氏何以用肾气丸而治痰浮？有畏其滑湿者，则仲景何以用八味丸而治肾泄？有自蒸而用者，则带鲜而蒸者熟，既干而蒸者生，地头之甑大，气足而火候到，家常之甑小，气薄而火候微，此生熟之有殊，而功力之有间也。有谓阳能生阴，阴不能生阳者，盖亦偏说。夫阴阳之理原自互根，无阳则阴无以生，无阴则阳无以化。《内经》曰：精化为气，得非阴亦能生阳乎？又若制用之法，有用姜汁炒者，则必中寒兼呕而后可。有用砂仁制者，则必胀满不行而后可。有用酒拌蒸者，则必经络滞壅而后可。使无此三证，而妄用此制法，是不知用熟地者，正欲其静重而反为动散，以逆其性，是蛇足也。余意总不如用黑豆煮汤肉黄皮黑，补脾补肾，鲜者洗净，干者泡透，循环津润，九蒸九晒九露，以熟为度耳。今人即欲用之补阴，而必兼以渗利，则焉知补阴不利水，利水不补阴，而补阴之法不宜渗。既欲用之补血，而复疑其滞腻，则焉知血虚非燥土旱极望云霓，而枯竭之肠极喜滋润，设不明此，乃少用之，尚欲兼之以利，又孰敢单用之，而任之以多，单用而多且不敢，又孰敢再助以甘，而尽其所长，是又何异噎而废食也。悲夫！生地黄甘苦大寒，气薄味厚，沉也，阴也。入心包、肝、肾，泻丙丁导赤散，清燥金，消瘀通经，平诸血逆，治吐衄崩中，淋痢尿血，骨蒸烦躁，及伤寒温病阳强，痘疹大热。

干地黄性味功用与生地略同而稍缓。滋阴退阳，凉血和血而生血，润燥除烦而止渴，治一切阴虚发热之证。乌龙丸治两目昏而复明，则他证可知。干地、熟地、川椒等份，为末，炼蜜丸，温酒送下。生地、熟地、归身、白芍、丹皮四钱，元参、沙参、云苓、牛膝、荆芥二钱，柴、芩、犀一钱，热逆呕血验。[批：此加味犀角地黄汤，血热呕吐，男女皆宜。犀角磨汁另入，荆芥穗炒黑用。]

甘草 反甘遂、大戟、芫花、海藻，大忌无鳞鱼

味甘气平，性缓，生用补脾胃不足而泻心火，蜜炙补三焦元气而散表寒，可升可降，无毒而善于解毒，得中和之性，有调补之功。仲景有炙甘草汤。故毒药得之解其毒，刚药得之和其性，表药得之助其升，下药得之缓其行，助参、芪成阳虚之功，人所知也，助地、黄疗阴虚之危，谁其晓之。健脾胃，坚筋骨，长肌肉，祛邪热，随气药入气，随血药入血，无往不可，故称国老。余每用人参、熟地、甘草大剂浓煎，治气血两虚，阴阳将脱证，屡收奇功。惟中满勿加，恐其作胀。欲速下勿入，恐其缓功。恶心恶甘，呕吐亦忌。纯寒纯热之药，必用之以缓其力。《金匮》方，饮馔中毒，未审何物，煎甘草荠苨汤，入口便活。《千金方》阴头生疮。蜜煎甘草末频频敷之。梢达肾茎，止疼。小蓟饮子用之。小蓟、藕节、当归、黑蒲黄、黑栀子、生地、木通、滑石、甘草梢、竹叶等份，水煎服，治尿血、血淋效。

黄芪 生凉，炙温

味甘气平，气味俱轻，升也，阳也。专于气分而达表，故能补元阳，壮脾胃，充腠理，长肌肉，治虚劳，除虚热，气虚难汗可发，表虚多汗可止。其所以止血崩血淋者，以气固而血自止也。故《经》曰：血脱补气。其所以除带浊泄痢者，以气升而陷自起也。故《经》曰：陷者举之。然而气味俱浮，专于气分，性不纯良，表实者不宜用，里虚者宜少用，恐升气于表，而里愈虚也。气实误用，则致喘急、胀满、关格；血虚过用，则致吐衄，痰壅咳嗽。仲景有黄芪建中汤。升阳益胃汤：黄芪二钱，人参、甘草、半夏一钱，陈皮、白术、白芍、白茯苓、泽泻、羌活、独活、柴胡、防风五分，黄连三分，生姜七分，大枣二枚，水煎。切庵曰：东垣首重脾胃，而益胃又以升阳为先，故每用补中上升下渗之药，此汤补中有散，发中有收，脾胃诸方，多从此方也。

白术

味甘涩气温。气味俱厚，可升可降，阳中微阴。乳制润其燥，土炒窃其气，气温燥，故实脾胃，驱呕逆，止泻泄，祛劳倦，进饮食，除湿运痰，津液自生。味涩滞，故止汗实表，痛疽得之反多脓，奔豚遇之反增气，上焦燥热，气多壅塞者不可用。佐黄芩以安胎，君枳实以消痞。白术三两，枳实三两，水煎分三服，治心下水积，坚大如盘。在气主气，在血主血，四肢困倦，目不欲开，怠惰嗜卧，不思饮食，当加用之。无汗则能发，有汗则能止。

茯苓 云南者佳

味甘淡气平，性降而渗，阳中阴也。上达肺气，而下通膀胱。《本草》言：白行壬癸，赤泻丙丁，故能利窍渗湿。仲景有茯苓甘草汤。利窍则开心益志，导浊生津，渗湿则逐水燥脾，补中健胃。祛惊痫，厚肠脏，治痰之本，助药之降。以其味甘，故曰补阳，但补少利多耳。皮专行水，盖以皮行皮之义，治水肿肤胀。脾不能为胃行其津液，故肿胀。《澹寮》五皮饮：茯苓皮、五加皮、桑白皮、大腹皮、陈皮等份，加生姜皮煎。此于消肿之中，仍寓补脾之意。茯神附根而生，专理心经，补心气健忘，止恍惚惊悸，然总不外渗利，与茯苓不相远也。茯苓皮非补剂类也，一种而性味不同者甚多，观者勿以连及而误之，余仿此。

芍药 反藜芦

味微苦、微甘、微酸，气微寒，气薄于味，敛降多而升散少，阴中阳也。白补赤泻，生用气微凉，酒炒气极平，其性降，故入血。补肝虚，泻肝实，固腠理，消痈肿，止泻泄，利小便，

除眼疼，缓三消，敛血虚之发热，驱血虚之腹痛。白者安胎热不宁，赤者能通经破瘀。按芍药特补药中之微寒者，非若极苦大寒之比，乃产后补血和气之要药也。若谓其色白属金，寒伐生发，产后当忌，则凡白过芍药，寒过芍药者，又将何如？丹溪之言不可泥也。仲景芍药甘草汤，治荣气不足腹疼甚验。

当归

味甘辛，气温，味重气轻，可升可降。其味甘而重故补血，其气轻而辛故行血，补中有动，阴中有阳，血中气药也。头止血上行，身养血中守，尾破血下流，全和血不走。佐以补药则润，故能养荣，佐以攻药则通，故能止疼。荣虚而表不解，佐以葛根等剂，亦能散表。卫热而表不敛，佐以六黄之类亦能固表。惟其气辛而动，欲其静者当避之；惟其性滑而行，大便溏者当避之。若血滞为痢者，正所当用也。当归导滞汤，治痢神效。其要在"动滑"二字。入心生血，入脾统血，入肝藏血，凡血分受病必用之。血壅而不流则疼，须当归辛温以散之，使血气各有所归。诸头疼与心腹两胁疼，俱属肝木，故以血药主之耳。当归养血汤：黄芪一两，当归四钱，阳生阴长之义也。

远志 甘草汤浸，去心，炒

味辛苦，气温，升也，阳也。功专心肾，故可镇心定神，祛邪安梦，壮阳益精，强志助力，增益智慧不忘，和悦颜色耐老。治小儿惊痫客忤，疗妇人口噤失音。因其气升，同参、草、枣仁能举陷摄精，交接水火，但可佐不可多。小草，其苗叶也。除胸痹心疼气逆，禁虚损梦遗精滑。古方定志丸：远志、茯神、石菖蒲、人参为末，蜜丸。

山药

味甘淡性涩，健脾补肺，坚骨益心。治诸虚百损，疗五劳七伤、健忘、滑精、泻痢、痈肿。但其气味轻缓，难胜专任，故补心肺必主参、术，滋肾水必主地、萸，涩滞浊须故纸同煎，固精滑仗茯、菟相济，止泻痢必借扁豆、莲子与芡实，生捣敷毒，能消肿硬耳。诸凡固本丸

药，并可煮捣为糊。安道曰：仲景八味丸用之以强阴。

杜仲 盐水拌，炒，断丝

味甘气温，色紫入肝，润燥补虚。子能令母实，故又滋肾，肝充则筋健，肾足则骨强，益精秘气，除阴囊湿痒，止小水梦遗，暖子宫，固胎气，坚筋骨，壮腰膝及足弱难行。孙琳曰：一少年新娶，得脚软病且疼甚，作脚气治不效。予思此肾虚也，用杜仲一两，水、酒各半煎服，六日痊愈。

牛膝 川出者佳，怀次之

味甘苦，气微凉，性降而滑，阴也。酒蒸补髓填精，益阴和血，疗腰膝酸疼，滋须发枯白。酒渍走十二经络，助一身元气，主手足痿痹，血燥拘挛，通膀胱秘涩，大肠干结。生用其性下走如奔，破血癥，通血闭，引诸药下行。治心腹诸疼，淋沥尿血，堕胎极速，滑泄勿设。古方地髓汤，治尿血、血淋。牛膝一两，水煎服。切庵曰：热蓄膀胱，尿涩而疼曰淋。气淋便涩余淋，劳淋房劳即发，冷淋寒战后溲，膏淋便出如膏，石淋肝经移热于胞中，日久熬煎精结成石，非肾与小肠病也。色鲜心与小肠实热，色瘀肾与膀胱湿热，宜通气清心，平火利湿，不宜用补，恐湿热得补增剧也。牛膝诸淋要药，血淋尤宜。又有中气不足致小便淋沥者，宜补中益气，《经》云"气化则能出"是也，忌用淋药。李时珍曰：虎杖根尤通五淋，破宿血。《本事方》虎杖根二两水煎，去渣，入乳香、麝香少许服。一妇人砂石淋已十三年，每溺痛楚不可忍，偶得此服之，一夕而愈，此予眼见者。又《圣惠方》治月经不通，癥瘕腹大如瓮，虚胀雷鸣，四肢沉重，气短欲死。虎杖根一斤，锉碎，水十碗，浸一宿，煎取二碗，再入苦根汁二碗，牛膝汁二碗，同煎如饧，每用三钱，酒化冲服，日二夜一，宿血当下，男积亦治。

何首乌

味苦甘涩，气温。夜则交藤，有阴阳交合之象。坚肾补肝，养血祛风，消瘰疬散痈肿，疗五痔止肠风，驱恶疟，乌须发，明耳目，添精

神,长肌肉,补虚劳,强筋骨,益精髓,壮腰膝,治妇人经胎产崩漏等证。老弱尤为要药,久服生子延年,应节处方,嘉靖验之,此七宝美髯丹之所以传也。赤白合用,气血兼补,黑豆拌蒸,勿犯铁器。七宝美髯丹:赤、白何首乌二斤,黑豆汤浸,蒸晒九次,牛膝酒浸,蒸晒三次,白茯苓乳蒸,归身、枸杞子、菟丝子酒蒸八两,故纸四两,黑脂麻拌炒为末,炼蜜丸,盐水送下。

山茱萸 酒蒸去核

味辛酸,涩收敛,气平微温,阴中阳也。入肝、肾,益精秘气,助水脏以暖腰膝,充精气以利九窍,壮阳道节小便,涩带浊敛汗止渴,调经收血,主心下邪气,除一切风,逐一切冷。所云滑则气脱,涩剂所以收之也。仲景八味丸用之,其性味可知。或云畏酸者暂已之。古方草还丹益元阳补元气,固元精滋元血,续嗣延年之要药也。山茱萸酒蒸去核一斤,破故纸酒炒八两,当归酒蒸四两,麝一钱,为末,炼蜜丸如桐子大,每服八十一丸,酒下。

胡桃仁

味甘气平,肉润皮涩,其汁青黑,入肺、肝、肾、命门、三焦。温肺润肠,固精秘气,养血滋阴。佐故纸减半,治肾虚腰疼,有木火相生之妙。上而虚劳喘嗽,中而遗精滑泄,下而腰脚痿躄,内而心腹之痛,外而痈疡之毒,皆可除也。加味青娥丸,治肾虚腰疼,并外邪所侵腰腿筋骨疼。胡桃仁八两,破故纸盐水炒、杜仲姜汁炒、牛膝酒炒、黄柏盐水炒四两,知母盐水炒三两,草薢四两,盐、酒、童便、米泔各浸炒一分,晒干为末,春夏米粥为丸,秋冬炼蜜为丸,任下。

女贞子

味甘微苦,气平。其树似桂,少阴之精。益肝肾安五脏,养精神强腰膝,补风虚乌发须,疗百病聪耳明目,久服延年,古方罕用何哉?女贞子酒蒸二十两,椹干十两,旱莲草十两,炼蜜丸,补肾益肝,强阴壮阳,治虚损百病。如四月捣桑椹汁,七月捣旱莲汁,不必用

蜜。因其树隆冬不凋,故又谓之冬青子,亦女贞之义,也非两种也。

枸杞子

味甘微辛,气平,可升可降,润肺滋肾养肝。以其味重而纯,故能补阴,以其阴中有阳,故能补气。阴滋则血盛,气足则阳旺。谚云:去家千里,勿食枸杞,谓其能壮阳也。实则壮阳而无动性,故用以佐熟地最妙。其功聪耳明目。杞菊丸:等份炼蜜丸。益神魂添精髓,强筋骨补虚劳,止消渴,真阴虚而脐腹疼不止者,多用神效。地骨皮即枸杞根皮也。味甘辛微苦,性寒,走血分,入肝、肾、三焦、胆经。退阴虚血热,疗有汗骨蒸。凡不因风寒而热在阴分骨髓者,最宜此物。凉而不峻,可理虚劳,气轻而平,故亦清肺。时珍曰:枸杞骨皮佐以青蒿,甘寒退大热,不比芩、连苦寒之伤胃也。

菟丝子 先以甜水洗净,浸胀,次酒浸,蒸熟,杵烂捏饼,晒干,炒

味甘辛,气温性固。入肝、脾、肾。补髓添精,助阳起痿《千金方》菟丝饼五两,雄鸡肝三具,雀卵和丸,如小豆大,温酒每下六十丸,日二次服,暖腰膝冷疼,壮气力筋骨,开胃进食肥肌,尤安梦寐。《局方》茯菟丸,治精滑淋浊,及强中消渴。菟丝饼十两,五味子八两,白茯苓、石莲肉三两,山药六两,酒煮,山药糊为丸。精滑淡盐水下,赤浊灯心汤下,白浊白茯苓汤下,强中元参汤下,消渴米饮下。此方于补正气中泻肾邪也。

覆盆子 淘净酒蒸

味甘,气温,入肝、肾。主肾伤精滑,阳痿不起,小便频数,补虚续绝,调气温中,安和五脏,益肾强阴,补肝明目,泽肌肤,乌须发,亦疗中风成惊。古方五子衍宗丸:覆盆子、菟丝子、枸杞子、五味子、沙苑、蒺藜子等份,为末,炼蜜丸,余意加车前子减半,强阴益精,利水不走气,亦犹仲景八味丸用泽泻之义。

五味子

皮甘肉酸,性平而敛,核味辛苦,性温而

缓,兼有咸味,故名五味。入肺、肾。南治风寒咳嗽,北主虚损劳伤。整者,用其甘酸生津解渴,止泻除烦,收耗散之金,滋不足之水,敛虚汗解酒毒。敲碎,用其辛温敛气强阴,补虚明目,固元阳《千金方》治阳痿不起,为末,温酒调二钱,日三服,一月见功,壮筋骨,除喘满五味子汤,治喘而脉伏,及寒热而厥,昏冒无脉者。肝旺吞酸,助木克土。《卫生方》治久嗽肺胀。五味子二两,罂粟壳五钱,饧炒为末,饧丸弹子大,每水煎一丸服。又丹溪方治久嗽不已。五味子一两,五倍子、风化硝四钱,甘草三钱,为末,蜜丸噙化。

五加皮

味辛苦,气温。顺气化痰,胜湿祛风,坚筋健步,强志益精。去妇女阴痒难当,扶男子阳痿不举,小便遗淋可止,腰膝足痹能除。五加皮二两,牛膝一两,酒浸,木瓜一两,为末,米饮入酒一茶匙,调服二钱,尤治小儿三四岁不能行者。逐四肢因气不遂,祛肌肤瘀血多年。芬香五叶者佳。

按:五加皮乃五车星之精也。才应五湖,人应五德,位应五方,物应五车。故青精入茎,有东方之液;白气入节,有西方之津;赤气入花,有南方之光;元精入根,有北方之饴;黄烟入皮,有戊己之灵。五神镇生,相转育成。饵之延年,胀者反婴。《千金方》五月五采茎,七月七采叶,九月九采根,合为末,治五缓虚羸。

胡芦巴

味苦,气温,纯阳。《本草》云:番国萝卜子也。入右肾,暖丹田壮元阳。驱胀满腹胁中,退青黄面颊上。同硫黄、黑附子疗肾脏虚冷佳三味等份,为末,炼蜜丸,温酒下;合桃仁、大茴香治膀胱疝气效三味等份,麸炒,为末,半以酒糊丸,盐汤下,半以散,米饮调下,丸散相间,早晚服;长服补火滋水,健脾和胃延年。桃仁,胡桃仁也。

锁阳酥炙

味甘咸,性温。入肾。补精壮阳,滋燥养筋,疗痿弱,润大便。因其固精,故有锁阳之

名。老人枯秘煮粥弥佳,最为要药。锁阳三钱,肉苁蓉三钱,苏子一钱,升麻五分,水煎入蜜服。

肉苁蓉

味甘咸辛酸,气温味重,沉也,阴也。以其味重甘温,故壮元阳补精髓,并绝阴不生,暖腰膝坚筋骨,除下焦冷疼。以其补阴助阳,故禁虚寒遗漏泄精,止淋沥带浊崩中;以其味酸性滑,故骤服立通大便,必需酒蒸五钱,性与锁阳相近。便滑溏泻勿掺。

骨碎补去毛,蜜炙

味苦,气温,入肾。破血有功,止血甚验。主折伤,补精髓,疗耳鸣,治周痹,固牙齿,去湿热疼痛,及肾虚久泻。研末,入猪肾中,煨熟食之。盖肾主二便,久利多属肾虚,不专责脾胃也。六味丸料加骨碎补,治肾虚牙疼效。

阿胶

味甘辛,气平而厚,能升能降,阳中阴也。入肺、肝、肾。其性温和,故润肺疗痈痿,益气定喘嗽。其味甘辛,故除吐衄淋痢,扶劳伤羸瘦。其味甘缓,故安胎固漏下血酒煎服,理带止崩,补肝血,滋肾水,利大小肠,并治瘀浊,及逆上之痰也。杨士瀛曰:小儿惊风后瞳仁不正,阿胶倍人参服最良。以阿胶育神,人参益气。仲景胶艾汤,治胎动血漏腹疼,并月水不调,淋沥不断。阿胶、艾叶、川芎二钱,当归、生地黄三钱,白芍四钱,水酒煎服。热加黄芩。

龟甲胶河水洗净,搥碎入水,桑柴火熬成膏

味甘,气平,属金与水,纯阴无阳。补心益肾,养阴资智。主骨蒸劳热,腰脚痿软,一切阴虚血弱之证。甲酥炙或猪油炙。与胶功同而力微。

鹿角胶寸断,河水浸刮,桑柴火熬,入醋少许,再熬成膏,取角捣霜

味甘咸,气平,纯阳无阴。填精益气,大补阴中之阳。手足腰腿肩臂骨节疼痛,酒化服立效。头旋眼黑,遗浊崩带,大有殊功。敲

碎炒珠,安胎亦神,入丸亦同此制。霜与胶功同而力微。鹿茸甘温,纯阳。补命火,壮元阳,养血生精,壮骨强筋,其力更峻于胶,主一切虚劳危急之证,相火旺者并忌。《医余》曰:一人有臁疮,赤肿而疼,用黄柏久不愈,加霜灰、发灰、乳香之类则愈。此阴阳寒暑往来之理也。《备要》曰:龟、鹿皆灵而有寿。龟首长,脏向腹,能通任脉,故取以补心、补肾、补血,以养阴也。鹿鼻长反向尾,能通冲脉,故取以补命门、补精、补气,以养阳也。此物理之元微,神功之能事。观其一主阴虚血弱,一主阳虚气弱之病,可悟矣。龟甲鹿角合熬去粗,入人参熬成,名龟鹿二仙膏,大益气血,兼理阴阳。

丹砂

味甘微寒,色赤属火,体阳性阴。离中虚有阴也。镇心安神,益气明目,发汗定惊,祛风解毒,通血脉,除烦热,止消渴,疗百病。多服久服,令人痴呆,炼熟大热有毒。丹砂安神丸:黄连、元参、云苓一两,归身、生地七钱五分,远志、黑枣仁五钱,琥珀、犀角、甘草二钱五分,丹砂三钱为衣,为末,竹叶、灯心汤丸,滚水送下。治一切神短烦躁不安,夜卧不宁,惊悸怔忡,恍惚健忘,甚验。

磁石色黑吸铁者真,火煅醋淬。诸石皆毒,独磁石冲和无猛气

味辛咸,沉也。色黑属水,引肺入肾。补精益气,通耳明目,除烦祛热,疗虚羸周痹,骨节痛,治惊痫肿核吞针铁。时珍曰:《千金》磁辰丸但云明目,而未发出微义。磁石二两,镇养肾阴,使神水不外溢;辰砂二两,镇养心血,使邪火不上侵;佐以炒熟神曲一两,以敛其暴气;生神曲三两以生发脾胃之气,为末,炼蜜丸,熟水送下。乃黄婆媒合婴姹之理也。

玉竹一名葳蕤

味甘,气平,性温,阳中之阴。润肺补中。主心腹结气,腰脚冷疼,止眦烂双眸,逐风淫四末,泽容颜,调气血,全体康健。但性缓力微。《本草》言用代人参,若遇虚危证,纵加斤

许,曾何益于毫末哉!惟多用常用,所主风湿虚劳之缓证耳。

润剂类

天门冬去心,酒蒸

味甘苦,气寒,沉也,阴也。上达肺气,清金降火,益水之上源;下通少阴,滋肾润燥。治肺痿、肺痈吐血痿为正虚,素感风寒,咳嗽短气,鼻塞胸胀,久而成痿。痈为邪实,热毒蕴结,咳嗽脓血,胸中隐疼。治痿宜养血补气,保肺清火。治痈宜泻热清痰,开提升散。痿重而痈轻也,疗虚劳内热,定喘,除骨蒸,解烦渴,清痰嗽,并足下热疼及骨痿难行。三才封髓丹降心火,益肾水,润而不燥,滋阴养血。治心火旺盛,肾精易于施泄。天冬二两,熟地二两,人参一两,黄柏三两,砂仁一两五钱,炙甘草七钱五分,为末,炼蜜丸,肉苁蓉五钱酒浸,煎汤送下。

麦门冬酒浸,去心

味甘苦,气寒,降也,阳中阴也。以其甘多苦少,故能清心润肺,肺中伏火,非此不除。补上焦津液,解胸膈烦渴,止胃火呕吐胃火上冲则呕吐,宜麦冬。又有因虚、因寒、因痰、因食之不同,随证治之,不可执一也,疗手足痿躄手足缓纵曰痿躄。阳明湿热上蒸于肺,肺热叶焦发为此证。《经》云:治痿独取阳明。《经疏》曰:麦冬实足阳明胃经之正药,益精强阴,泽肌润结,肺痿肺痈,咳唾衄血,经枯乳汁不行,肺燥痰嗽不绝。午前嗽多属胃火,宜芩、连、栀、柏、知母、石膏;午后嗽及日轻夜重多属阴虚,宜麦冬、五味子、元参、知母、六味。降火清心,消痰补怯,金受火囚,生脉须加人参。便滑泻利,胃寒二冬勿设。古方麦冬饮子治劳嗽虚热,咳喘痰血。麦冬二钱,五味子、人参七分,黄芪二钱,归身、白芍、炙甘草一钱,水煎服。

款冬花甘草汤浸

味甘辛,性温,阳也。入心、肺。主中风喉痹,治肺痈脓血腥臭,疗肺咳痰唾稠黏,润

肺泻火邪,下气定喘促,驱久嗽。凡阴虚劳嗽,用款冬花、紫菀、百合、沙参、生地、麦冬、五味、知、柏、苓、芍。如内热骨蒸加丹皮、地骨皮、青蒿皆宜。如嗽而复泻,为脏腑俱病,嗽而发热不止,为阴虚火炎,皆难治。

紫菀 蜜炙

味苦辛,性温。入心、肺。主咳逆上气,喘嗽脓血,补虚调中,消痰泻热,开喉痹之恶涎,疗小儿之惊痫,散结下气,善利小便,专治血痰,为血劳圣药。海藏:紫菀汤治肺伤气极,劳热久嗽,吐痰吐血,肺痈肺痿。紫菀二钱,阿胶、知母、贝母一钱,人参、云苓、甘草、桔梗五分,五味子十二粒。便溏加莲子一钱,一方有款冬。

酸枣仁

味甘,气平,性润。其肉味酸,故名酸枣而入肝,其仁居中,故主收敛而入心。不眠炒用,多眠生用。宁心志,止虚汗,解烦渴,养血安神,益肝补中,收敛魂魄,祛心腹寒热,能安和五脏,润剂上品也。

按:枣仁味酸,本入肝经,而心则其所生者也,脾则其所制者也,胆又其所依之府也,并宜入之。《圣惠方》云:胆虚不眠,寒也。炒熟为末,竹叶汤下。盖以肝胆相为表里,血虚则肝虚,肝虚则胆亦虚,得熟枣仁之酸温,以助肝气。则木乘土位,又主困倦,所以令人多睡。又《济众方》云:胆实多眠,热也。生研为末,姜汤调下。盖以枣仁秋成者也,生则得兑金之全气,而能制木,肝木有制,则脾不受侮,而运行不睡矣。此皆自然之理也。归脾汤用之。

柏子仁 鲜者

味辛甘,性润。气香透心肾而悦脾,养心气,润肾燥,助脾滋肝,资智宁神,聪耳明目,益血止汗,除风湿,愈痫惊,通关窍,泽皮肤,润剂上品也。切庵曰:补脾药多燥,此润而香能舒脾,燥脾药中兼用最良。柏子仁丸:柏子仁二两,人参、白术、半夏、五味子、牡蛎粉、麻黄根一两,麦麸五钱,为末,煮枣肉丸,米饮下。此养心宁神,补阳敛汗之要药也。阴虚多汗加熟地黄、杜仲。

大麻仁 即作布之麻,去皮用

味甘,气平,性润。入脾、胃、大肠。缓脾润燥,疗胃热汗多而便难三者皆燥也,汗多则津枯而便燥。仲景有麻仁丸。麻仁苏子粥酌量与服,破积血,通乳而利水。又木谷也。亦能治风。

百合 白花入药,红花者不可用

味甘淡,气平。故益气补血,安心定魄,调中润肺,逐惊悸,止涕泪,缓风湿咳嗽,散乳痈喉痹,解蛊毒,润大小便秘。仲景用治百合病,有百合地黄汤。盖借其平缓不峻,收失散之缓功耳。并治肺伤劳嗽,喘咳痰血。葴庵百合固金汤:百合、生地二钱,熟地三钱,麦冬钱半,元参、当归、白芍、贝母、桔梗、甘草一钱,此以甘寒培本,不以苦寒伤生发之气也。

枳椇子

味甘,气平。润五脏,解酒毒,除烦渴。赵以德治酒毒房劳而病热者,于补气血药中加葛根,反汗出懈怠,不禁葛根之散也,得枳椇子加入即愈。

牛乳

味甘,微寒。润肠胃,解热毒,主噎膈反胃。

按:东垣云:上膈由气,治在和中降气;中膈由积,治在行气消积;下膈由寒,治在温中散寒。气血不足其本也,痰涎停滞其标也。非胃枯则胃寒,服香燥药取快一时,破血散气,是速其死也,韭汁牛乳饮主之。张氏随宜加姜汁、藕汁、梨汁名五汁安中饮。或酌加竹沥、莱菔汁、芦根汁、陈米酒,佐以理中汤、八味丸加减用之,无不愈者,此其大略也,润泽存乎一心。郑奠一治噤口痢,服牛乳即瘥,可想其性味功用耳。凡用牛乳十分,诸汁只二分。

竹沥

味甘,气平。疗阴虚发热,理中风噤牙,小儿天吊惊搐,入口便定。妇人胎产闷晕,下咽即苏。《衍义》云:胎前不损子,产后不碍虚。却老痰,除涎饮,止惊悸,祛癫痫。痰在手足四末,非此不达;痰在皮里膜外,有此可驱。竹沥达痰丸酌用六君子汤合滚痰丸为末,以竹沥三浸三晒,竹沥打面糊为丸。每服二钱,竹沥入姜汁送下,前证皆验。世人反以为寒,疑置不用。殊不知竹之有沥,犹人之有血也。气味甘平,经火煅出,何寒之有?

蜂蜜 七月勿食生蜜,令人霍乱暴下

味甘,性平。入脾、肺经。益气补中,润燥解毒,除心烦,通便闭,止泻痢,悦颜色,润脏腑,和百药,却众病。蜜、酥等份,熔化一处,或汤或酒,日数调服不拘时,治久病血枯,并润燥止渴。蜡味淡渗。去陈积,主下利。古方蜡匮巴豆丸,治一切寒澼宿食,积滞疟痢。巴豆去心膜油,杏仁炒,各四十九粒,为末,熔蜡和丸,绿豆大,水下三五丸。炙疮固膜。蜡矾丸护膜托里解毒,成脓心烦加雄黄。

寒剂类

元参 反藜芦

味甘苦咸。甘能滋阴,苦能清火。因其味甘故降,性亦缓。《本草》言惟咸入肾经,不知其尤走肺脏,故退无根浮游虚火,散周身经络热壅,逐颈项喉咽痹毒,驱男子传尸骨蒸,解温病潮热晚来,及烦躁懊怵发斑,疗妇人产乳余疾,并肠中血瘕癥坚,补肾水滋阴明目,祛劳嗽痰血渴烦。肾脉贯肝膈,循喉咙,系舌本。肾虚则真阴失守,孤阳飞越,此喉痹咽肿,痰嗽吐衄之所由来也。骨蒸潮热亦本于此。元参壮水以制火,故并治之。元参、麦冬、生地、白芍、丹皮大剂煎汤,磨犀角汁对饮,治热嗽痰血甚验。

沙参 反藜芦

味甘苦,气薄体轻,性微寒。除邪热,专清肺,兼益脾、肾。滋养肝血,散游风瘙痒,消痈疡疮肿,疗胸痹止频惊,除疝疼心腹疼。但性缓力微,难胜专任。易老曰:人参补五脏之阳,沙参补五脏之阴。特以其甘凉而和,补中益气,故有是论。若言对待人参,相去天渊。沙参一两,阿胶五钱,大剂煎饮。治虚劳久嗽

肺痿。《局方》沙参五钱水煎,治肺热咳嗽。

苦参 反藜芦

味苦,性寒,沉也,阴也。入胃、大肠、肝、肾。主肠风下血,及热痢刮疼难当,疗温病狂乱,致心燥结胸垂死酒煎一两,能吐天行温毒,赤癞眉脱,驱风除湿有力切庵云:郑莫一用苦参、蒺藜,倍胡麻,治大风癞疥屡有愈者,黄疸食劳,失饥过饱所致苦参、龙胆草等份为末,牛胆汁和丸,如桐子大,渐服五、七、九丸,日三次,生大麦芽汁送下,甚验,并一切痛疡风热斑疹。皂角四两,水揉搅汁,入苦参末二两和丸。温水送下钱余,治通身风疹痹疼不可忍,即近隐处皆然者,亦多痰涎,夜不能卧,甚验。

黄连 川出

味苦,大寒,味厚气薄。诸凉药皆润,而此独燥,降中微升,阴中微阳,专泻诸火。古方有黄连解毒汤。火在上米酒炒,火在下童便炒,火而呕者姜汁炒,火而伏者盐水炒,吴茱萸炒止疼,陈壁土炒止泻,同大黄治温病邪热,同枳实除宿食火胀,同花粉消痰热烦渴,同广木香治滞下泻利腹疼,同吴茱萸治肝热吞吐酸水。黄连六两,吴茱萸一两,名左金丸。清肝凉血,和胃厚肠,凉胆止惊痫,泻心除痞满,散阴户肿疼,驱食积热疳,去恶疮痈肿,除湿热郁烦,善消痔漏,亦治火眼。解乌、附、巴豆毒,泻血气痰食火。若虚火犯之,反从火化助热。仲景诸泻心汤用之。

胡黄连

味苦,性寒。入肝、胆、心、胃。与黄连同功。治温病疫疟,骨蒸劳嗽,三消五痔,五心烦热,火毒血痢同乌梅、伏龙肝等份为末,茶清调服,明耳目益颜色,疗胎蒸虚惊,除五疳虫热。胡黄连、黄连等份,丹砂减半,入猪胆内煮熟,取出,加芦荟同连数,麝少许,糯米粥丸服。

黄芩

味苦,气寒。气轻于味,降而能升,阴中微阳。枯者入肺,条者入大肠。欲其上酒炒,

欲其下生用。枯者清上焦之火,消痰利水,定喘止嗽,解温疫热毒,退往来寒热,清咽利膈,尤祛肌表之热,故治赤眼斑疹,鼠漏疮疡。条者凉下焦之热,能除赤痢,热蓄膀胱,大肠秘结,便血漏血。胎因火动不安,酌佐砂仁、白术。肠因火滞为疼,可加黄连、厚朴。仲景黄芩汤治太阳少阳合病下利。

黄柏

味苦微辛,大寒。阴中微阳。善降三焦之火,但其性多沉,专入足少阴本经,为足太阳、厥阴之引经也。清胃火呕哕蛔虫,除伏火骨蒸烦渴,去肠风热痢下血,逐二便邪火结淋,上可解热渴口疮,喉痹痛疡,下可去足膝湿热,疼痛痿躄。黄柏、苍术名二妙散,治下焦湿热。总之寒润降火最速。《本草》言其制伏龙火,补肾强阴。然吾谓龙火岂沉寒可制,水枯岂苦劣可补?阴虚水涸,得降愈亡,扑灭元阳,莫此为甚。水未枯而火盛者,用以抽薪则可。水即枯而发热者,用以补阴实难。当局者勿泥陈言,认为补剂。泻膀胱邪火,利小便热结,降下焦湿肿,治痢疾便血。但脾虚胃弱者,宜慎用之。脉滑大有力,盐水炒用。

知母 酒、盐、水炒

味苦辛,气寒,气味俱薄,性沉而降,阴也。上清肺金而泻火,下润肾燥而益气,漏无根之浮火,退有汗之骨蒸,润肺解渴,消痰止嗽。治伤寒烦躁,疗温病大热,利二便,清浮肿。

按:《本草》言其滋阴,又言滋化源者,正因苦寒灭火以救肾水,不至于涸耳。与黄柏略同,非真补肾也。时珍曰:知母佐黄柏,有金水相生之义,但黄柏入血分,知母入气分,各一两,肉桂二钱为末,炼蜜丸,名滋肾丸,治下焦积热小便不通。此东垣治王善夫方也。

栀子

味苦,性寒,味厚气浮。轻飘像肺,色赤入心。泻心、肺邪热,屈曲下行,而三焦之郁火以解,则热厥心疼以平,吐衄痢血以息,及心烦懊恼不眠,五疸五淋,津枯口渴,目赤紫癜,疱皶疮疡悉除。留皮除热在肌表,去皮却

热在心腹。仲景因气浮而苦,极易动吐,合淡豆豉用为吐药,以去上焦之滞痰。《本经》谓其治大、小肠及胃中热,丹溪谓其解郁热行结气,其性屈曲下行,大能降火从小便泄出。非利小便,乃清肺也。肺清而化,膀胱为津液之府,故小便得以出也。余谓助以佐使,治各不同。加茵陈除湿热疸黄,加豆豉除烦躁不眠,加厚朴、枳实除烦满,加陈皮、生姜除呕哕,加生姜汁除心胃久疼,加元胡索除疼因血结。又止霍乱转筋,去目赤痛疥。炒黑尤清肝胃之火,解郁止血,服末治吐,吹鼻治衄。

连翘 去心

味苦辛,气寒,气味俱薄,轻清升浮,阳中有阴。入手少阴、手足少阳、阳明。泻心经客热殊功,降脾胃湿热神效。去寸白、蛔虫,通月水五淋。以其味苦轻,故达肌表,散痛毒斑疹,疮家号为圣药。以其气辛散,故走经络,通血凝气滞,结聚所不可无。河间双解、凉膈俱用之。

青黛 波斯者良,次则福青

味甘苦,性寒。入肝、脾。除郁火,解热毒,散肿硬同马齿苋捣,敷一切湿热疮,止血痢,疗伤寒、温病发斑,面黄鼻赤耳聋,目直视,治小儿疳疮虫瘦,惊痫狂邪稠痰,唇焦渴。青黛散治发颐,及两腮肿硬。青黛一钱,甘草、蒲公英二钱,银花五钱,瓜蒌半个,酒煎。

白头翁 近根有白茸,得酒良

味苦,性寒。坚骨凉血,入阳明血分。主火毒血痢仲景白头翁汤,温疟发狂,癥瘕积聚,瘰疬吐衄,齿骨疼痛,男子偏疝,小儿秃膻。

石莲子 去壳

味苦,性寒。入心、胃、膀胱。主噤口痢浓煎石莲汤,磨入沉香汁,及湿热渗入膀胱,而为遗浊淋沥,清心除烦,开胃进食。按:噤口痢由元气虚脱,大便频数,心气与胃不安故也。得石莲以通心气,而胃气自开矣。

川楝子 浆水煮,去核

味苦,气寒,有小毒。入肝舒筋,治脏毒

下血炒末蜜丸,大米饮下,疗肾消膏淋同茴香炒,等份为末,温酒调下,尤导小肠、膀胱之热,引心包相火下行,通利小便,为疝气主药。按:疝气初起,未有不因内虚外袭,留而不行,其病则实。然必先疏泄其气,所谓通则不滞不疼矣。若骤加补益,入腹攻心,变成危证。古人用五苓散加楝子、橘核、茴香,少加木通、槟榔,立方之工稳极矣。兼治伤寒、温病热厥热狂,心疼腹疼,疗疡疥,杀三虫,《夷坚志》曰:楝根白皮浓煎,入麝少许,治消渴有虫,耗其津液者,下其虫而渴自止。合乌梅、生姜、使君子,或煎或丸服,诸虫皆下。

牛蒡子 酒蒸

味苦,气平,性寒。入十二经络。主风湿瘾疹盈肌,退风热咽喉不利,散瘰疬疮疡诸肿之毒,利手足腰膝凝滞之气,润肺止嗽,降气消痰,其性通散。温酒调末,每服二钱,祛齿牙虫疼,消面目浮肿。

青蒿

味微苦,性微寒,气清香。童便熬膏,退骨蒸劳嗽,治虚劳之圣药也。世以茵陈蒿代之,大混。鼻中息肉,用青蒿灰、石灰等份,淋汁熬膏,点之甚效。

茵陈蒿

味苦,性寒。入脾、胃、膀胱。利湿清热,专治疸黄,佐用栀子。黄而湿多肿,再加渗利;黄而燥干涩,再加凉润。惟阴黄一证不治。黄疸、谷疸、酒疸、黄汗疸、女劳疸。亦有蓄血发黄,不尽脾胃湿热。女劳疸必属肾虚。酌用四物、茜紫、六味、知柏壮其水,四君培其气,随证加利湿清热药自效。痰火湿热泻痢固宜,寒热疟疾发黄尤效。仲景茵陈蒿汤。

山豆根 广出者佳

味苦寒。泻心火以保肺金,而大肠之风热亦清。主喉痛喉风,龈痛齿疼,热咳喘满,下利腹疼,疗人马之急黄,治蛇狗之咬伤。桔梗甘草汤加山豆根、元参、荆芥穗、防风,治咽喉龈齿肿疼甚验。

防己 车前草对蒸晒,干以心花黄色为佳

味辛苦,气寒。入十二经,尤善腰以下至足湿热肿盛,疗风湿手脚挛疼拘急,口眼㖞斜,止嗽清痰,利大小便。惟十二经真有湿热壅闭,及膀胱积热下注脚气,诚为要药。但臭味拂人,妄用令人减食。木、汉二种,木主风,汉主水,为不同。脚气乃寒湿郁而为热,治以防己为主药。湿加苍术、木瓜,热加芩、柏,风加羌活、萆薢,痰加竹沥、南星,活血加四物,大便秘加桃仁、红花,小便秘加牛膝、泽泻,疼连胁加龙胆,疼连臂加桂枝、灵仙,冲心加槟榔,不可骤补。

石膏

味辛甘,气大寒,气味薄,体沉重。生用速,煅用缓,降而能升,阴中有阳。以其寒散清肃,故祛肺胃三焦之火,辛能清肺解肌,最逐温热暑湿而除头疼。甘能缓脾益气,极善生津止渴而却烦热。邪火盛不食,胃火盛多食,皆其所长。阳明热牙疼,太阴火痰喘,尤当速效。仲景有白虎汤。景岳玉女煎,滋少阴之水,泻阳明之火,良方也。

香薷

味苦辛,香散气轻,有彻上彻下之功。疗霍乱中脘绞疼,治伤暑小便涩难,清肺热拨浊四阴,降胃火郁滞潜解,去口臭水肿,亦消除烦热。麻黄为冬月发汗要药,香薷为夏天散暑良剂。《局方》香薷饮:香薷、白扁豆、厚朴、黄连等份。水煎,治中暑热盛,口渴心烦。湿加茯苓、木瓜,虚加人参、白术、陈皮、炙甘草,名十味香薷饮。

瓜蒌实 反乌头,连皮子瓤捣用,单用子误也

味甘,气寒,味厚气薄,性沉降,阴也。降胸膈结滞痰涎,开脾胃热郁气闭,解消渴定喘胀,滑大便疗胸痹。仲景有瓜蒌薤白白酒汤。《本草》言其又能补气治虚劳,恐未必然。天花粉即瓜蒌根也。酸能生津,甘不伤胃,微苦微寒,降火清金,阴中阳也。大宜虚热人,最凉心肺渴热,大降膈上热痰,消痈肿排脓,散

跌仆瘀血,除狂热杂疾杂疾者,杂气之疾也,即所谓温病也,去胃热黄疸,润枯燥利水道,止小便数。尤涤胸中郁热垢腻,为消渴之圣药。古人治消渴多用之。小柴胡汤以天花粉易半夏,仲景治少阳证口渴者。

马兜铃

味苦,性寒。阴中之阳,入肺经。主清肺除咳痰气喘,疗血痔久瘘。

按:兜铃主肺金,何以治痔瘘?盖肺与大肠相表里,肺移热于大肠,故有此证,清其里而表自清矣。马兜铃散治肺热咳喘痰血,兜铃钱半,阿胶、元参、生地、麦冬二钱,五味子、桔梗、甘草一钱,水煎服。根名青木香,下气甚速,散气最捷。

枇杷叶 去毛,蜜炙

味苦,性平。清金和胃而下气,气下则火降痰消,而热咳呕逆烦渴之证悉平。切庵曰:一妇肺热久嗽,身如火炙,肌瘦成劳,用枇杷叶、款冬、紫菀、桑白皮、杏仁、木通等份,大黄减半,炼蜜丸,早晚噙化一丸,未终剂而愈。

金银花

味甘,气寒。白入肺,黄入脾。大益气血,久服轻身延年。补虚止渴,疗水泻肠澼血痢浓煎汤入蜜服,佐他药兼用最良,兼理风气,除湿气,尤主化毒,专治痈疽银花五两,甘草一两酒煎,日三服尽,至大小肠通利,则药力到毒自消矣,未成则散,拔毒功深,已成则溃,回生力大。此有益无损之药也,世多忽之。

蒲公英

味甘苦,性寒。入脾、胃、肾。擦牙乌髭发,通淋称妙品。溃坚肿,消结核,屡著奇功。解食毒,散滞气,每臻神效。蒲公英五两,同金银花或藤,取汁入酒,日三服尽,治乳痈。按蒲公英花黄属土,质脆,断之有白津涂狐尿刺,茎如葱管而细,四时常花,花罢飞絮,絮中有子,落处即生。禀天地中和之性,故善解毒。又名地丁者,以其消疔毒也。白汁点之。

龙胆草 甘草汤浸,晒干

味苦,性大寒。入肝、胆、膀胱、胃。止泻痢,去肠中小虫,却惊痫,益肝胆二气,退胃中伏火及温病发黄,除下焦湿热,并酒疸黄胖,驱客忤疳气,疗痈疽口疮。酒浸辅佐柴胡,上治眼目赤疼,胬肉必加,翳障通用。《局方》龙胆泻肝汤:龙胆、黄芩、栀子、生地俱酒炒,木通、车前子、泽泻、柴胡、当归、甘草等份,煎服。利湿清热泻肝胆,诸方之准绳也。龙胆为末,以猪胆汁,点温酒,每调服一钱,治伤寒后盗汗。

夏枯草

味苦辛,性微寒。入肝经。主瘰疬瘿瘤,疗湿痹脚肿,肝虚目珠夜疼夏枯草、香附等份,甘草减半,水煎服,两眼冷泪羞明,散血破瘕,生肌解毒。

按:夏枯草冬至生苗,三月开花,正厥阴风木主令,其为肝经之剂无疑矣。丹溪云:夏至即枯者,盖禀纯阳之气,得阴气则枯也。

益母草 紫红花者佳,白花不堪入药,去老干

味辛苦,气寒,性滑利。调妇人经胎产诸证,故有益母之名。安生胎,落死胎,生新血,行瘀血,消乳痈,散热毒,除小儿疳痢水煎五钱,入蜜和服,男妇下血,瘾疹作痒,堪作浴汤,且善下水,又能消胀。《本草》又云:能益精轻身。按血有瘀滞则胎不安,瘀去新生胎自安矣。故用其滑利之性则可,求其补益之功则未也。益精轻身之说,殆不足信,惟其气轻不甚消耗,故宜于胎产。若虚寒者宜忌。子名茺蔚,益精明目,行气消瘀,疗血胀血逆,心烦头疼,但行中有补,较胜于草。益母草花子一斤,柔桑枝三斤,寸断,慢火同煎浓汁,去粗熬膏,温酒和服。益血明目,润皮肤活筋脉,去挛疼瘙痒,男妇皆宜,并治紫、白癜风。

牡丹皮

味辛苦,气寒,味薄气轻,阴中阳也。入心、肾、心包、肝。泻血中伏火,退无汗骨蒸,除产后滞血寒热,祛肠胃蓄血坚癥,和血凉血而生血,定神志通月经,止吐衄疗疮痈,治惊痫瘛疭皆因阴虚血热,风火相搏,痰随火涌所

致，下胎胞住疼。《本草》言其善补而实无补性，但气味和缓辛凉，善行血滞，滞去则瘀热解劳蒸退，虽行滞而不峻也。心藏神，肾藏志，心肾不足，则神驰而志衰。仲景八味丸用丹皮定神志也。

桑白皮 蜜炙

味甘辛，气寒。入肺，升中有降，阳中有阴。辛泻肺中伏火，甘故缓而不峻。止喘嗽唾血，解烦渴除痰。又水出高源，清肺亦能利水。古方泻白散：桑白皮、地骨皮、甘草、粳米。水煎服，此泻肺诸方之准绳也。桑叶甘寒。入阳明经。燥湿凉血，去风明目带露炒末，米饮下，止盗汗。经霜水煎，早洗眼，去风泪，代茶治消渴。扶桑丸：桑叶、黑芝麻等份，为末，炼蜜丸。长服补肾养肝，去风胜湿，乌须明目效。桑枝除风湿，润脏腑，壮筋骨，明耳目。桑枝煎：采桑条柔嫩者寸断，五两炒香，水煎日三服尽。治手臂挛疼，散脚气，润枯槁，去渴痒。许叔微曰：予病手臂疼数年，诸药不效，服此数剂，寻愈。

代赭石 火煅醋淬

味苦，性寒，沉也，阴中阳也。入心包、肝。养血气，平血热。疗小儿慢惊风冬瓜仁煎汤，调赭石末一钱服，自愈。与急惊实热不同。若急惊风，则升降、凉膈，证须辨之，并吐衄崩带，产难胎动，及心下痞硬噫气。仲景代赭旋覆汤，取其重以镇虚逆，赤以养阴血也。后人用治噎膈因痰气阻塞故。

羚羊角 磨汁

味苦咸，性寒。入肝，并入心、肺。疗风寒热在肌肤，温毒伏在骨间，惊梦狂越，魂魄不安，男女猝热搐搦，产妇败血攻冲，清心凉肝，舒筋明目，磨汁消怒菀于上，烧灰主食噎不通。《本事》羚羊角散，治妊娠中风，涎潮僵仆，口噤搐掣，名子痫。羚羊角磨汁入，当归、茯神、黑枣仁、薏仁一钱，杏仁、防风、独活、川芎六分，木香磨汁入，甘草三分，姜煎。

犀角 磨汁

味苦辛，气寒，气味俱轻，阳中阴也。其性走散而升，色黑功力在尖，凉心清肝，除胃中大热，辟邪解毒，祛风利痰。时珍曰：五脏六腑皆禀气于胃，风邪热毒必先干之，饮食药物必先入之。犀角之精华所聚，直入胃中，能解一切毒，疗一切血，并治伤寒，温病发狂，发斑发黄，惊悸䐜惕谵妄之证。故伤寒热毒表闭而非汗不解者，磨尖掺入发散药中取汗，速如响应。今人止知犀角能解心胃热，而不知其凉而升散，尤速于升麻也。《活人书》治吐衄血，用犀角地黄汤，无犀角代以升麻，盖亦有理。朱二允非之，殊不尽然。但升麻纯阳气浮，有升无降；犀能分水，阳中有阴，升而能降，代治大小便下血则得矣。若吐衄恐血随气升，涌出不止，如气平火不上炎者，亦可代。孕妇切忌之。

童便

味咸，气寒，沉也，阴也。咸走血，寒凉血，故善清诸血妄行，吐衄能止，阴火自退。定喘促，降痰气，解烦渴，利大小便，要之非用童便也，实则用本人小便耳。不然，《内经》何以谓之还原汤，《纲目》何以谓之轮回酒乎？以自己之小便，治自己之病痛，入口下咽，引火下降甚速也。其如愚夫愚妇，执而不用何哉！炼为秋石，反失其性。

热剂类

附子 反半夏、瓜蒌、贝母、白及、白蔹，中其毒者以犀角、黄连、甘草、黑豆煮汤解之，是其所畏者也

生者味辛甘，腌者味辛咸，性大热，有大毒，阳中之阳。其性浮中有沉，走而不守，除表里沉寒，厥逆口噤仲景有四逆汤，且能引火归原，制伏龙火仲景有白通加人尿猪胆汁汤，善助参、芪成功，尤赞地、萸建效。无论表里，但虚寒脉细无神者，皆当急用。仲景有附子汤。孕妇切忌之。川乌头即春间所采附子之嫩小者，主中风洗洗出汗。乌头、栀子等份，盐水煎服。治疝气内郁热而外束寒者。侧子，即附子旁出小棵，其性轻扬，主发散，为风

疹及四肢发散要药,反、恶、性味相类。辨附子制法:稽之古人,有单用童便煮者,有用姜汁、盐水煮者,有用黄连、甘草汤煮者,有数味兼用制之者,其中宜否,最要详辨。夫附子之性热而刚急,走而不守,土人以盐腌之,故其味咸而性降。今人所以用之者,正欲用其热性,以固元阳,以补脾胃,以行参、芪、地黄等功。若制以黄连,则何以助其回阳?若制以盐水,则更以助其降性。若制以童便,则非惟更助其降,而脾胃大虚者,尿臭一入,极易动呕,是药味入口而先受其害,且令沉降尤速,何以达脾?惟姜汁一制,直中阴寒者用之最良。若常用而欲得其补性者,又不必用此。余意总不如用甘草,酌附子之多少对用,煮极浓汤,先浸三二日,剥去皮脐,切为四块,再易甘草浓汤,浸三二日,捻之软透,切为薄片,入锅文火炒至将干,口嚼尚有辣味,是其度也。若炒太干,则过熟而无辣味,其热性全失而无用矣。其所以必用甘草者,盖以附子之性急,得甘草而后缓;附子之性毒,得甘草而后解;附子之性走,得甘草而后益心脾;附子之性散,得甘草而后调荣卫。此无他,不过济之以仁而成其勇耳。若急用,则以面裹而火炮者亦可。直中阴寒厥逆将危,缓不及待,则单用炮附,不必更用他法。夫天下之制毒者莫如火,火之制毒者,以能革物之性,故以气遇火则失其气,以味遇火则失其味,刚者革其刚,柔者革其柔。如但煮之极熟,全失辣味,状若萝卜之可食矣,尚何补益之有!今人只知附子之畏,而不知过熟之无用也。

肉桂

味辛甘,性大热,阳中之阳。气味沉重,专补命火,引火归元。桂为木中王,故平肝,味甘故补脾生血。凡木胜克土而无大热者,用之极良。与参、附、地、黄同用,最降虚火,治元阳亏乏,阴虚发热。黄芪汤加肉桂为虚劳圣药,二味加人参、甘草是也。但善于动血坠胎,观仲景治蓄血证,桃仁承气汤用肉桂可知矣。桂枝味辛甘。气轻故能走表,调和荣卫故能发汗,又能止汗,四肢有寒疾非此不能达。仲景桂枝汤治冬月中风,头疼发热,汗出脉缓者,此千古良方也,治病多多矣。

干姜

味辛,性大热。生用发汗,炮熟温中调脾,通神明去秽恶。凡脾寒而为呕吐者,鲜者煨熟用之。凡虚冷而为腹疼泻泄者,干者炒黄色用之。仲景理中汤皆治之。产后虚热者,炒黄黑色用之。虚火盛而吐血痢血者,炒黑灰用之。

按:干姜炒为黑灰,已将失其性矣。其亦可以止血者,取血色属火,黑色属水之义,亦取姜灰性涩之义耳。若阴盛格阳,火不归元而上见血者,仍留性为妙,汗多者忌之。

丁香

纯阳,泄肺温胃,疗肾虚,壮阳暖阴,去胃冷胀呕呃忒。

益智子 盐炒

味辛,气温。入心、肾。主君相二火,以补脾胃之不足,治遗精崩漏泻泄,小便余沥。同乌药酒煮,山药丸,名缩泉丸。开郁散寒,建中摄涎,合六君子汤。

按:益智辛温,善逐脾胃之寒邪,而土得所胜,则肾水无冷克之虞矣。

破故纸 盐炒

味苦辛,气大热,性燥而降。壮元阳,暖水脏,治命火不足而精流带浊,脾肾虚冷而溏泻滑痢。以其补阳,故暖腰膝酸疼;以其性降,故能纳气定喘,然气微宜避之。古方补骨脂丸,益元气,壮筋骨,治下元虚败,手足沉重,夜多盗汗,此恣欲所致也。破故纸四两,菟丝饼四两,胡桃仁一两,沉香一钱五分,为末,炼蜜丸如桐子大,每服三十丸,盐水温酒按时令送下,自夏至起冬至止。唐·张寿知广州得方于南番,诗云:三年时节向边隅,人信方知药力殊,夺得春光来在手,青娥休笑白髭须。

淫羊藿

辛香甘温。入肝、肾、命门。治绝阳不

生,绝阴不成。

石硫黄番舶者良

味酸,性大热,阳中之阳,有毒。与大黄并号将军。补命门真火,桂、附不如也。性虽热而能疏利大肠,与燥涩者不同。如元阳暴绝,脾胃虚冷,久患泄泻、寒澼、遗漏、精滑者,用之大有起死回生之功。古谓热剂兼补,此类是也。古方玉真丸:石硫黄二两,[批:硫黄入猪大肠头内,烂煮三时,取出晒干为末,蒸饼和丸,名来复丹,补命门真火,大有功效。]半夏、石膏、硝石一两。为末,姜汁糊丸。治寒厥头疼,与仲景白通汤加人尿、猪胆汁义同。古方花蕊石散:石硫黄五钱,花蕊石二两。为末服,下胞衣恶血。

米酒

味甘、辛、苦。大冰凝海,惟酒不冻,阳中之阳,过则伤人,少则养气和血,大有补益。入口下咽,上至天,下至泉,内脏腑,外皮毛,无处不到,能引诸凉药至热所,驱逐邪气外散,尤为温病圣药。《易》曰"火就燥"是也。

燥 剂 类

白附子新罗者佳,泡用

味甘辛,纯阳,性温,有毒。入胃、肝。去头面游风,可作面脂。主血痹心疼,且行药势,驱诸风冷气,解中风失音,磨醋擦身背汗斑,尤去疥癣用茄蒂裹边,捻药擦三日,愈忌澡洗,研末,收阴囊湿痒,并灭瘢痕。牵正散治中风口眼㖞斜。白附子、白僵蚕酒炒、全蝎炙,等份,温酒调末服。脾胃燥热者忌之。

蛇床子

味辛苦,气温。肾、命、三焦气分之药。强阳益阴,补精散寒,祛风燥湿。主男子阳痿囊湿,女子阴疼湿痒同吴茱萸煎汤熏洗,或同白矾煎汤,子脏虚寒,产门不闭,及腰酸体痹,带下脱肛,湿痒恶疮,一切风湿之证。

吴茱萸汤泡

味辛苦,气温性燥。气味俱厚,升少降多,有小毒。虽入脾、肾,实肝家主药。胸膈停滞而为呕逆吞酸同白茯苓为末,炼蜜丸,名吴仙丹,吞酸醋心为向导,肠胃阴寒而为脐腹胀疼,及小肠、膀胱寒疝寒疼,少阴下利,厥阴头疼,皆其所长。仲景有吴茱萸汤。东垣曰:浊阴不降,厥气上逆,膈塞胀满,非吴茱不可治也。其性虽热,而能引热下行。古方导气汤,吴茱萸钱半,小茴二钱,木香三钱,川楝子四钱,荔核二个。长流水煎,治小肠、膀胱寒疝寒疼。根杀寸白三虫,煎服即出。枝疗二便关格,入口立通,并向东南方取之方获实效。《本草》曰:凡用树根树枝宜采向东南方者,凡采根皮,出土上者杀人。

肉豆蔻面包煨熟,去油,切片,酒炒

味辛,气香。理脾燥湿,行气调中,逐冷祛痰,涩肠止泻。治积冷腹内胀疼,恶心吐沫,疗小儿胃寒吐泻,乳食不下。因其固肠,则元气不走,故曰能健脾胃,非真补益也。性尤善于下降,得中则和平,过用则泄气耳。古方四神丸,治元阳衰惫,脾泻肾泻。肉蔻二两,五味三两,故纸四两,吴茱萸一两。《准绳》加木香五钱为末,生姜四两,大枣百枚同煮,以枣肉丸,任下。

白豆蔻

味辛,气温,味薄气厚,升也,阳也。流行三焦,温暖脾胃,实肺家本药。别有清爽之气,散胸中冷滞,温胃口止疼,除呕逆反胃,祛宿食胀膨,退目眦红筋,去白睛翳膜,消痰气,解酒毒。欲其速效,嚼咽甚良。

草豆蔻

味辛,气燥,升也,阳也。入脾、胃。消痰食除胀满,祛寒湿止霍乱泻痢,辟山岚瘴气。但其性燥急,不如白蔻有清爽之气,而辛温发散,又与草果相似。同砂仁温中,佐常山截疟。胃燥发热三蔻并忌。

苍术茅山者佳,米泔浸炒

辛温燥烈,气味俱暴,可升可降,阳也。然性不纯良,能温散,故发汗宽中,去心腹胀满,散风眩头疼,消痰癖气结。能燥湿,故强脾胜湿,止吐泻消肿,驱足痿带浊,去水饮癖

囊。苍术一斤,茯苓四两,为末,以姜煮枣用肉,入脂麻汁捣丸,任下。又能总解六郁。有燥热者大忌。

涩剂类

莲子福建者佳

味甘涩,气平。益十二经脉气血,涩精气,厚肠胃,除湿热,治脾泻久痢,白浊梦遗,血淋吐衄崩漏。莲子、茯苓等份,入雄猪肚内,煮烂捣丸,莲叶汤下,治前证悉效。此脾之果也,交水火而媾心、肾,安静上下君相二火,犹黄婆媒合婴儿姹女之理也。莲藕生甘寒,凉血散瘀,止渴除烦。熟甘温,益胃补心,止泻平怒。莲须清心滋肾,益血固精。莲叶色青中空,形仰象震,补脾胃而升阳,散瘀血而生新。主一切血证,洗肾囊风湿,疗梦遗泄精。莫一云:莲叶为末,酒调服三钱,龙骨、牡蛎不若也。治浊固本丸:莲须、猪苓、黄连二两,黄柏、砂仁、益智仁、半夏、茯苓一两,甘草五钱,为末,炼蜜丸,莲叶汤下。此固本之中兼利湿清热,解郁调气而除痰也。余丙子夏在亳,一少年张姓,咳血遗精已经二年,狼狈之甚,诊其脉沉细而数,用红莲花十八片,莲子、莲须、莲房、莲叶、藕节俱二钱,水煎七服而吐遗止,后用六味丸加莲子、芡实子、金樱子、莲叶汤下,服百日康健如故,因名爱莲汤。

芡实子

味甘,气平。入脾、肾经。能健脾养阴,故治腰膝疼痛;强志益精,能补肾益髓,故令延寿耐老,目明耳聪,且收脱住泻,秘气涩精。但其性和缓,难收速功。芡实散:芡实粉、金银花、干藕,蒸熟晒,等份为末,冬汤夏水调下,久服却病延年。婴儿多食,能令形体矮小,慎之。

木瓜

味酸涩,气温。敛肺平肝,理脾和胃,化食止渴。气脱能收,气滞能散,调荣卫,利筋骨,去风湿,治霍乱转筋,脚气泻痢,肩臂腰足无力之证。木瓜酒方:治肩臂腰疼,并风湿痰气,手足腿膝麻木疼。木瓜、川续断、威灵仙、

钩藤钩、防风三钱,钻地风、金银花、归身五钱,红花、桂枝、升麻一钱,煮黑红谷酒四斤,早晚服。若腰以下疼木,去升麻加杜仲、牛膝三钱,此和荣卫利筋骨之要药也。[批:愚意腰腿疼属肾虚,加熟地黄为妙。]

秦皮渍水碧色,书纸不脱

味苦,气寒,色青,性涩。补肝、胆而益肾。以其平木,故治目疾惊痫;以其收涩而寒,故治崩带血痢仲景白头翁汤用之。加阿胶三钱,炙甘草三钱,治产后痢虚极者;以其涩而秘气,故益精有子。时珍曰:天道贵涩,惟收涩故能补。

川续断酒浸,川出者佳

味苦而涩,气微凉。入肝、肾。他产者味甘、辛,苦少涩少不效。其味苦而重,故调血脉续筋骨,疗跌仆折伤,消肿毒生肌肤,理金疮痈疡,乳结瘰疬殊功,肠风痔漏立效。其味涩而收,故治腰疼,暖子宫,止胎漏崩中,调血痢缩小便,固梦遗精滑。佐以人参、甘草、熟地、山药之属,其效尤捷。切庵曰:惯堕胎者,受孕一两月,川续断酒浸,晒干二两,杜仲糯泔浸,炒断丝八两,山药六两,煮糊丸,米饮送下。大补肾气,托住胎元,何堕之有?血热者又当别论。

沙苑蒺藜

辛温,泻肺气而散肝气,苦温补肾,治三经虚劳之证。

诃子去核

味苦酸涩,苦重酸轻,性急善降,阴也。入肺、肝、脾、胃、大肠,生用清肺,煨熟固肠,消宿食去腹胀,通津液破结气,逐滞开胃,驱风降痰。因有收敛降火之功,故定喘止嗽,下气除满。若上焦元气虚陷者,煨熟少用,虽欲固下,而苦降之性在所当避,盖能涩肠,又能泄气故也。丹溪曰:文只有六路为真东垣诃子散,治久泻久痢虚脱,诃子煨,干姜炮,罂粟壳蜜炙等份,橘红减半,调末服,即诃黎勒。

罂粟壳泡去筋膜,醋拌浸炒

味微甘,性多涩。入肺、大肠。久痢滑泄

必用,须加甘补同煎,久虚咳嗽劫药,欲用要当知慎。三元汤,治虚痢、久痢、久泻滑脱不禁。罂粟壳蜜炙三钱,莲子十枚,元肉十枚,小枣十枚,竹叶三十片,灯心三十寸,水煎,入蜜服。

椿樗白皮去粗,蜜炙

苦燥湿,寒胜热,涩收敛。椿入血分,樗入气分。去肺胃陈痰,主湿热为病,久痢滑泻,遗精便数,肠风崩带合滑石为末,粥丸,米饮下,治白带效,大有断下之功。时珍曰:一妇久痢年余,素耽饮,好食鱼蟹,积毒在脏,便与脓血杂下,肛门疼甚,诸药不效,用人参、樗皮等份为末,温酒或米饮调下二钱,数服寻愈。樗根白皮半斤捣汁,入水少许,用小枣四两,煮三炷香去枣,量调蜜数匙,露一宿,早服,治大便下血年久者。

五倍子炒

味咸酸,其性涩敛肺,其气寒,降火生津,化痰止嗽黄昏咳嗽,乃火浮肺中,宜五倍、五味敛而降之,敛汗以自己漱口水调末,敷脐上效,疗泻痢五痔,下血脱肛,脓水湿烂,子肠坠下。色黑乌须。《医学纲目》云:王元珪虚而滑精,诸药不效,后用五倍子一两,白茯苓二两,为末,丸服,遂愈。切庵曰:凡用秘涩药,必能通而后能秘,此方茯苓倍于五倍,一泻一收,是以能尽其妙也,世罕知此。

地榆

味苦酸涩,性寒,气味俱薄,阴中阳也。入肝与大肠。虽理血病,惟治下焦。禁肠风下血,塞痔瘘来红,疗月信不调,并带下崩中,去疳热泻痢,及积瘀时行。《纲目》曰:地榆三两醋煎,日三服尽,治下血痢血不止,并妇人漏下,赤白带下。加鼠尾草三两水煎,如前法服,治下血二十余年者验。又曰:地榆三钱,炙甘草三钱,砂仁一钱水煎,治结血下血腹疼。

赤石脂

味甘温酸涩,性平。色赤入心养血,甘温益气生肌而调中,酸涩收湿止血而固下。疗

久痢肠澼仲景有桃花汤,崩带遗精,痛痔脱肛合伏龙肝、白矾等份为末,敷之,催生下胞。东垣曰:固肠胃有收敛之能,下胞衣无推荡之峻。

牡蛎煅粉

味咸涩,入肾。涩收敛,咸软坚。同熟地、山萸肉固精秘气。同杜仲、麻黄根补阴止汗。柴胡为引,疗胁下硬疼。茶牙为引,消颈下结核。禁梦交淋沥,止精滑崩带。牡蛎粉两半,苦参二两,雄猪肝煮烂,捣末和丸,酒下二钱,治妇女赤白带下。

龙骨五色者佳

味甘,性涩。入心、肝、肾、大肠。收敛浮越之正气,治惊痫风热,祛崩中带下,止肠风下血,疗泻痢便滑,敛虚汗缩小便,皆涩以止脱之义。龙齿涩凉,镇心安魂,主惊痫痉癫狂热。《宝鉴》所谓虎属金定魄,龙属木安魂是也。仲景柴胡牡蛎龙骨汤,治少阳病误下,胸满烦惊,谵语身重,小便涩。

消剂类

缩砂仁

味辛温,气香窜。入肺、脾、胃、大、小肠、膀胱、肾。补肺益肾,和胃醒脾,行气消食,醒酒逐寒,祛痰嗽逆咳立止,疗霍乱大除恶心,消胀满安气滞之胎同枳壳服,去腹疼驱脏寒之泻同干姜、五味服,治泻痢呕吐膈噎,散咽喉口齿浮热。欲其温散姜汁炒研。益智、人参为使,入脾、胃;白蔻、檀香为使,入肺;茯苓、黄柏为使,入膀胱、肾;赤石脂为使,入大小肠。总之,砂仁为行散之药,故能引入七经。性温而不伤于热,行气而不伤于克,尤为太阴脾之要药。常嚼最妙。《尊生书》曰:漫言水谷消融,且化骨髓铜铁,因收入消剂。安胎散治跌坠损伤。凡因所触,致胎不安,痛不可忍者,砂仁炒熟,去皮为末,温酒调服二钱,觉腹内胎动极热则安矣。又方:砂仁、威灵仙、砂糖、醋煎服,治诸骨鲠。

沉香 忌火

味苦辛，气温，可升可降，有阳有阴。其性缓，故抑阴扶阳，补助相火；其气香，故通天彻地，条达诸气。《谈野翁试验方》：沉香五钱，芫花三钱，月季花头二钱，锉碎，入大鲫鱼腹中，就以鱼肠封固，水酒各半煮熟，食之即愈。所用之鱼，须安粪水内游死者方效。原文曰：此家传方，治瘰疬未破者，活人多矣。行气不伤气，温中不助火，除心腹疼痛，治禁口毒痢，坠痰涎平怒，调翻胃呕逆。古方摄生饮，治中风、中痰、中气、中食、上壅垂危。沉香五分磨汁，入木香、半夏、南星钱半，枳实、细辛、石菖蒲一钱，痰盛加全蝎二枚，生姜水煎。一方有苍术。

广木香 忌火

味苦辛微甘，气味俱厚，降也，阳中阴也。行肺、肝、脾、气滞如神，去心腹胁气疼甚捷，和胃气止呕泻，散逆气除胀满，气顺癥癖自散，气调胎孕亦安。佐黄连治暴痢，固大肠。《本草》言其性补，或以滞去食进，而脾自健耳，非真能补也。子和木香槟榔丸，推荡一切实积，泻痢食疟咸宜。木香、槟榔、青皮、陈皮、枳实、黄连、黄柏、三棱、莪术五钱，香附、大黄一两，牵牛二两。为末，芒硝水丸，量虚实服。清火利气破滞，为摧坚峻品。湿热积聚去，则二便调，而三焦通泰矣。盖宿垢不净，清阳终不能升也。

枳实、枳壳 麸炒

时珍曰：实、壳上世未分，至魏晋始分用，乃一物也。小如指顶而实者为实，长成而空者为壳。枳实，味苦酸微寒，气味俱厚，阴中微阳，性沉急于枳壳。除胀满消宿食，削坚积化稠痰，逐瘀血破滞气，疗结胸胸痹。仲景枳实薤白汤，治胸痹结胸。其证心下痞坚，留气结聚胁下，逆气抢心。枳实五钱，厚朴五钱，薤白一两，肉桂一钱，瓜蒌实一枚，连皮子瓤捣烂。水煎分二服，连进。热加黄连。佐白术能健脾，佐大黄能推荡，但损真气，虚者忌之。下气泻痰滑窍，有推墙倒壁之功。故心

下痞，脾血积也，东垣有枳实白术汤。若胸中痞，肺气结也。《活人》有枳壳桔梗汤。皆取其疏通快泄，破结散滞之义。枳壳，其气略薄，味亦稍轻，性亦稍缓，功亦相类。但枳实性重，多主下行心腹削坚，而枳壳气轻，多主上行胸膈破气。因其性缓，故用以束胎，虚者亦忌。治胸中痞塞，泄肺气，凡刺疼皆宜用，破滞气亦用，看何经分，以引经药导之。

青、陈皮 皆橘子皮也

陈皮味苦，气辛气实，痰滞必用。留白味甘缓，去白味辛速。泻脾胃浊痰，散心腹滞气，饱逆胀满堪除，呕吐恶心皆效。解酒除烦，利水破积，通达上下，统治百病，皆理脾燥湿之功。丹溪曰：二陈汤能使大便润而小便长，岂独治痰一节乎？橘核治疝气，橘叶散乳痈。橘叶七片，青皮二钱，石膏八钱，甘草节一钱八分，瓜蒌实一枚，酒煎服。一方加蒲公英三钱，金银花三钱，连翘二钱，川芎钱半，并治吹乳寒热交错者。青皮即橘之嫩小者，苦能去滞，辛能散气，酸能入肝，又入三焦、胆。消坚癖除胁疼，驱恶疟散乳痈，解郁怒劫疝疏肝，破滞气宽胸消痰。肝虚者忌之。盖有滞气则破滞气，无滞气则损真气也。

厚朴 姜炒

味苦辛，气温，气味俱厚，可升可降，有阳有阴，有小毒。治霍乱转筋，消膨胀下气，止呕逆吐酸，除腹疼泻痢，能缓脾，善走气。与苍、陈、甘草同用谓之平胃，能除湿满，与枳实、大黄同用谓之承气，能泻实满，孕妇忌之。

按： 胀满证治各不同，气虚血虚宜补，湿热宜清利，痰食宜消导，寒郁散寒，怒郁行气，蓄血消瘀，清补贵得其宜，不可专用行散药，亦不可概作脾虚肾虚治也，临病宜致详焉。

藿香叶 广出

味辛甘，气温。气味俱薄，香甜不峻，快脾顺气，开胃进食。除口臭水肿，止霍乱吐泻。藿香五钱，陈皮五钱，黄土澄水煎服。理脾滞同乌、沉等剂，健脾土入六君同煎。

桔梗

味苦辛,气微凉,气轻于味,阳中阴也。载药上浮,有舟楫之名。入心、肺、胸膈、上焦。载散药清理风寒头目,载寒药冷利齿牙咽喉,载肺药解肺热,疗痈痿唾脓咳嗽,载痰药消痰涎,止喘呕利膈宽胸,引大黄可使上升,引青皮平肝止疼。仲景桔梗甘草汤,治咽喉肿疼,阴阳通用。

槟榔海南子佳,今所用者皆大腹子

味辛涩,微苦,气微温,味厚气薄,降也,阴中阳也。攻坚去胀,逐水除痰,消食醒酒,温中快气,疗瘴疠疟痢,脚气冲心童便、姜汁、温酒调槟榔末二钱,连服,杀三虫,开停滞,止心疼,坠胸中至高之气至于下极。

按:《本草》言"治后重如奔马"。夫后重乃毒聚大肠而气陷所致。此物性降,气必愈降,味涩,毒必不散,恐非后重所宜。《本草》又言"泄气极速,较枳壳、青皮尤甚"。而广南之人终年朝夕啖噬,似非泄气极速者。两说极言其效,皆未尽其妙。盖此物辛温而燥,故能解毒利气,逐胀导滞。然其味涩,故行中有留,气薄,故降中有升,虽泄气散毒而不伤气,故治后重,长啖噬皆无妨也。《鹤林玉露》曰:饱能使之饥,饥能使之饱,醉能使之醒,醒能使之醉。详味斯言,可得其性味矣。大腹皮,大腹子皮也。撧碎。黑豆汤洗。辛泻肺,温和脾,下气行水,通大小肠。治瘴疟霍乱,痞胀痰膈,水肿脚气。气虚者忌。

乌药

味苦辛,性温。入胃、肾。诸冷能除,凡气堪顺,止翻胃,消食积作胀,缩小便,逐气冲致疼,辟瘴疠时作,解蛊毒卒中,攻妇人凝滞血气,去小儿积聚蛔虫。又疗痈疖疥癞,猫犬病磨汁灌效。严氏四磨汤:乌药、沉香、枳壳、槟榔等份。磨汁煎服,治七情气逆。虚加人参磨,若暴怒气厥,加枳实、木香、白酒磨服。

香附海南者佳

味苦辛,性温,气味俱厚,阳中有阴,气中血药也。童便炒下行,醋炒理血滞,酒炒散气疼。行气开结,和血解郁,去皮肤瘙痒,消腹胁胀疼。治经胎产诸证,号为妇女圣药。若阴虚燥热,汗出血妄者忌。绀珠正气天香散:香附四钱,乌药、苏叶、陈皮一钱,干姜五分,水煎服。平肝行气,则气顺血和而经自调,疼自止矣。

滑石桂府者佳

味甘淡,气寒,性滑,降也,阴也。入膀胱、大肠。利六腑之涩结六一散:滑石六两,甘草一两为末服,分水道逐凝血,行津液利九窍,实大肠清热降火,堕胎亦捷。炼石丹,治痧胀屡效。滑石三钱,琥珀三钱,陈石灰一两,为末,水丸。茶清送下二钱,烦躁青黛为衣,心闷乱丹砂为衣。

猪苓

味淡而苦,气平,降也,阳中阴也。入膀胱、肾。通淋消肿满,除湿利小便。因其苦故泻滞,因其淡故滑窍。仲景有猪苓汤,利湿兼清热,治黄疸便秘渴呕。《衍义》云:行水之功居多。仲景五苓散用之。

按:五苓为治水之总剂。切庵谓:曾世荣治惊风,亦用五苓。盖以茯苓安心神,猪泽导小水,水利则火降,金得木而旺,木得桂而枯,抑木则风息,风火宁而惊自定。曾可谓善用五苓者矣。可知仲景制一方,即可通百病,人特不善体会耳。

泽泻

味苦淡微咸,气寒,气味颇厚,沉而降,阴中微阳。入膀胱、胆。渗水去湿利小便,泻伏火收阴汗,引药下行。《经》云:除湿止渴圣药,通淋利水仙丹。若湿热壅闭而目不明,非《本草》久服昏目之说也。泽泻三两,白术二两,水煎分三服,治心下有水。久服泽泻,未有不与熟地、山萸同用者。古人制方,有补必有泻,此仲景八味丸用泽泻之微义也。后人处方,多填塞补药,何益之有!当局者悟之。

木通

味苦,气寒,沉也,降也。泻小肠火郁,利膀胱热淋,导痰湿呕哕,消腹疼壅塞木通二两,水煎服。通则不壅不疼矣,利血脉九窍,通达上下,以其利水故也。小水利则心火降,故导赤散用之。古谓消剂兼通,此类是也。

通灵散,治血瘀绕脐腹疼甚验。木通、五灵脂、赤芍三钱,水煎服。

车前子

味苦,气寒。入膀胱与肝。祛风湿目赤翳膜,通尿管热淋涩疼炒末,米饮调服二钱,并治水泻皆效,利水除湿痹,性滑善催生,凉血止吐衄,强阴能益精。茎、叶治淋沥癃闭,并尿血衄痢生,捣汁频服。更妙,不走肾气。子、叶性味无异。古方三奇丸治目内障。车前子、麦冬、熟地等份为末,炼蜜丸服。

灯草

味淡,性寒。入心、小肠。通阴窍利小水,除癃闭成淋,消水湿作肿,烧灰敷金疮止血,疗小儿夜啼,少加冰片,吹喉中治急喉痹,再加珠子煅研,其效更捷。钵擂乳香,少入油润全无,罐藏冰片,多加分两不耗。

山楂

味甘酸,性消导,然其气轻,故不耗真气。解宿食,化痰滞,去瘀血,克肉积,除疝,祛膨胀,发痘疹,润肠胃,健脾土。保和丸:山楂三两,神曲、麦芽、半夏、茯苓各一两,陈皮、莱菔子、连翘各五钱,蜜丸。此内伤气未病者,但以平和之味,消而化之,不必攻补也。加白术二两,名大安丸,则兼补矣。

六神曲

味甘,气平。生发脾气,熟敛暴气。走脾、胃二经,助中焦土气。逐痰消积,化滞调中,运化水谷,开胃破癥。其气腐故除食热,其性涩,故止泻痢。疗妇人胎动因滞,治小儿腹坚因积。化生丹:神曲半生半炒五两,香附三两,陈香丸二两,卜子半生半炒,三棱、莪术、橘红、茯苓、泽泻各一两,山楂、青皮各五钱,为末,蜜丸,米饮下。治气蛊、血蛊、食蛊、水蛊。

附:造神曲法,白曲五斤,杏仁炒研五两,赤小豆四两煮熟,捣烂。外用苍耳草、野蓼、青蒿,俱取自然汁,及河水各一小碗,于六月六日合一拌匀,干湿得所,握团以荷叶裹之,悬风处,经年用。

使君子 忌茶

味甘,气温。健脾、胃,除虚热,杀脏虫,治五疳泻痢同芦荟为末,米饮下,白浊疮癣,浑身头面阴囊虚肿蜜炙为末,米饮调服,小儿尤宜。上证皆由脾胃虚弱,因而乳停食滞,湿热瘀塞而成。脾胃健则诸证悉平。消癖丸,治小儿痞块腹大,面黄肌瘦,渐成疳疾。使君子仁三钱炒、木鳖子仁炒五钱,为末,水丸,龙眼大,鸡子一个,破顶入药一丸,封固蒸熟食之。肥儿丸,治小儿脾弱疳积诸大证。使君子肉炒、芡实粉、黄连、神曲、麦芽、青皮五钱,陈皮一两,胡黄连、白茯苓、芦荟三钱,木香、人参二钱五分,为末,饴丸如芡实大,米饮化下一丸,冬姜汤化下。加五谷虫、山楂、枳实各五钱更妙。泻,加建莲子五钱,蜜丸。

莱菔子

味大辛,气温,气味俱厚,可升可降。入脾、肺。下气消痰食,有推墙倒壁之功。捣汁掺薄荷汁服,立吐痰食。磨墨服止血。凡胃有气、食、痰饮停滞,致成膨胀者,非此不除。合皂角烧去皮、子,等份为末,姜汁入炼蜜丸,白水下二钱,治一切痰气。生升气,炒降气。升则散风寒,吐痰食,宽胸膈;降则定痰喘,止咳嗽,去内疼除后重,皆利气之功。莱菔即萝卜也生捣汁调蜜服,治噤口痢重者用黑膻羊肝一叶,以箸戳数十孔,入甘草末四两,煮熟,续吃效,止消渴,涂跌伤汤火伤。炒熟用宽中降气,化痰消瘀,治吐衄咳喘,吞酸利便,制面毒、豆腐积。服何首乌、熟地忌之,恐白须发,以多食渗血故也。古方滋补丸:莱菔汁、藕汁、梨汁、人乳各一碗,熬成膏,入炼蜜一斤,用小黑药豆炒焦为末,同蜜膏和令得所,每丸重一钱五分,丹砂为衣,细嚼,滚水送,日三服。

白芥子

味大辛,气温。调五脏消痰癖,除胀满平喘急,宽中利膈开结散滞,辟除冷气。然味厚气轻,故开导虽速,而不甚耗气。能去胁肋皮膜之痰,则他处可知,过煎则无力。三子养亲汤:白芥子、紫苏子、莱菔子。合二陈汤更妙。

旋覆花 即金沸草

味甘咸,性温。入肺、肝、大肠、膀胱。主结气、风气、胁下气,膈上痰如胶漆,下气利大肠,逐水湿。丹溪曰:走散之药,虚者少服。金沸草散加杏仁、五味子,下气降痰,治诸咳嗽皆验。

前胡

味苦,气寒,性降。下痰气如神,开结滞亦速,去胸中喘满,消风热霍乱。除肝胆风痰,解婴儿热疳。己卯岁试,商邑庠生宋知,年四五十岁一子,月子内得疳热已经三岁,骨蒸肌瘦,危迫极矣。余用前胡、柴胡、秦艽、青蒿、黄芩、栀子、龙胆草、胆星、生地黄一钱,人参、甘草五分,生梨、生藕二片,一服热退神清而愈,快哉!

半夏 反乌头,生嚼戟喉闭气,生姜制

味大辛,气温,能走能散,可升可降,阳中阴也。体滑性燥,和胃健脾,补肝润肾,发表开郁,下逆气止烦呕,发声音利水道,除痰涎胁疼,呕恶气结,消痰核肿突,脾湿泻泄,祛痰结头疼、眉棱骨疼。《经》云:半夏和胃而通阴阳。若呕吐不止,加姜汁微炒,即孕妇服之亦无妨也。二陈汤加枇杷叶,去毛蜜炙,三钱,治孕妇恶阻。古有三禁,血家、汗家、渴家,然间有用之者。

按:《局方》半硫丸:半夏、硫黄等份,姜汁糊丸服,治老人虚秘,取其润滑也。《内经》云:胃不和则睡不安,治之以半夏汤。半夏二升,秫米二升,水煎服。是果性燥者乎?不知湿去则土燥,痰涎不生,非半夏之性燥也。世徒以性燥而治湿痰,则半夏之功用不彰矣。

川贝母 反乌头

味辛,气寒,气味俱轻,用须加倍。解肝经郁怒,散心中逆气,祛肺痈痰脓喘嗽,降胸中因热结胸。足生人面疮,烧灰油调频敷。产难胞不下,研末用酒和吞。亦除瘰疬喉痹,亦止消渴烦热,赤眼翳膜堪点,脾郁黄疸能

驱。但贝母治肺燥之痰嗽,与半夏治脾湿之痰嗽为不同耳,须辨之。

胆星 九套者佳

味苦,性沉而平。降痰涎因火动如神,疗急惊有痰搐必用。总之有实痰实火壅闭上焦,而气喘烦躁,焦渴胀满者,非此不除。古方金星散治大人小儿犯咸哮吼者。胆星一钱,紫苏叶一钱,甘草五分,水煎,调鸡内金末七分服。南星祛风散血,胜湿除痰,下气破瘀,攻积拔肿,性更烈于半夏。

郁金 楚产蝉肚者佳

味辛苦,性寒,纯阴之品。入心、肺。主顺气破血、开郁,治尿血吐衄,驱血气作疼,消血积归经经不下行,上为吐衄。郁金二钱,和韭汁、姜汁、童便服,血自下行。有痰涎入竹沥,且善治蛊毒。同升麻煎服,不吐则下矣。其性轻扬上浮,故散郁遏有功,入血分兼入气分,行滞气不损正气,破瘀血亦生新血。白金丸,治产后败血攻心,癫狂失心者,郁金七两,白矾三两为末,米粥丸服。盖郁金入心散恶血,白矾化顽痰故也。

姜黄 广产

性味与郁金相似,然较烈。下气最捷,破血立通,调月信,消瘴肿升降散用为佐,但稍损真气,用宜慎之。

丹参 反藜芦

味苦,性微寒。入心定神,破瘀除癥,消痈散肿,生肌排脓。治风邪留热,眼赤狂闷,驱骨节疼痛,四肢不遂,破宿血生新血,落死胎安生胎。理妇女经脉不调,血崩带下。郑奠一曰:养神定志,通利血脉,实有神验。一味丹参散,功同四物。温酒调末三钱,治妇人经、胎、产诸证。

五灵脂 去砂

味甘,性温。入心、肝。主心腹冷气疼痛,肠风产后血晕,去疳蛔疳热有虫肚胀,同胡黄连为末,丸服,散目翳,解蛇毒。酒浸行血,醋炒止血,其功最捷。失笑散,散瘀结甚验。

延胡索

味辛苦,气温。入肺、脾、心包、肝。行血中气滞,气中血滞。止腹疼通经,调月水淋闭,除跌仆凝血,散癥瘕疝气,一切因血作疼之证,悉治之。生用破血,炒用调血,酒炒行血,醋炒止血,但其力迅堕胎,血枯勿加。延胡索、当归、肉桂等份为末,温酒调服三钱,治肢体拘疼,并冷气腰疼,皆气血凝滞所致也。

红花 酒炒

味甘微苦,气微寒。阴中微阳,惟入血脉,尤宜女科。少则和血行经,多则破血通瘀,瘀行则血活,热结于中,吐紫黑血者,吐出为妙。吐未尽,加桃仁、红花以行之。大抵鲜血宜止,瘀血宜行也,能下死胎,亦疗血晕,达痘疮血热难出,散斑疹血滞不清。《金匮》红蓝花酒云:治妇人三十二种风。子能解消渴。与麦门冬同煎更妙。

泽兰叶

味甘苦,性微温。入小肠,通肝、脾之血。治经胎产百病,通九窍利关节,散头风目疼,疗吐血鼻红,消痈疔排脓。

按:泽兰叶通利小肠,则脾肝无壅瘀之患,故透窍以理血脉,行血无推荡之苦,养血无滞腻之虞,女科为圣药,有自来矣。痈疽由血热,故亦治之。泽兰叶汤,治产后阴户燥热成翻花,名曰阴翻。先以泽兰叶四两煎汤熏洗三次,再加枯矾五钱煎洗之即安。又方治产后水肿,泽兰叶、防己等份为末,酒、醋调服二钱。

紫草茸

味甘咸,气寒。茸初得阳气,和血凉血,利九窍通二便。治温病邪热,小清凉散用之。蓄血黄疸,痘疹血热,恶疮疥癣,皆血分湿热所致也。

桃仁

味甘苦,气平,阴中有阳。入心包、肝。甘缓肝气而生新血,苦泻血滞而破瘀血。生研用行血,治血瘀血闭血结,通血膈,破血癥,逐血瘀,皮肤血热燥痒,蓄血发热如狂。仲景桃仁承气汤悉治之。炒研用和血,治热入血室小柴胡汤加生地、丹皮、红花、桃仁,润秘结大肠。血枯不可妄用,双仁有毒难当。《尊生书》曰:桃仁不可去皮尖,以皮红取其入血,尖取利气而行瘀也。花治阳狂。

杏仁 炒研

味苦甘辛,气温平,味厚于气,降也,阴中阳也,有小毒。入肺、胃、大肠。其味苦降,故定气逆气喘上冲,通大肠气闭干结;其味辛甘,故泻肺中滞气逐膈上痰涎,佐以半夏、生姜尤散风寒咳嗽。仲景麻黄汤、大青龙汤俱用之。

按:桃仁、杏仁俱治大便秘,但当以血气分之。脉沉在血分,桃仁、陈皮治之。脉浮在气分,杏仁、陈皮治之。贲门上主往来,魄门下主收闭,故言肺与大肠为通道。

茜根

味咸,气寒,阴中微阳,血中要药。或云茜草、蒷茹一物也,非也,破瘀同。《内经》蒷茹合乌贼骨等份为末,雀卵为丸,鲍鱼汤下,治妇女血枯甚验。味咸故能通经闭,气寒故能止动血。惟能通,故能止。治劳伤吐衄时来,除血虚崩漏不止,散跌仆血凝瘀聚,解蓄血疸黄燥肝,有胎须忌之。凡血闭酒煎服一两效、血枯、血热、血动并建奇功。八珍汤加茜根五钱,治脾虚而吐衄崩漏尿血便血者。

雄黄

味辛,性温。得正阳之气,搜肝强脾,杀百毒。治惊痫痰涎,暑湿疟利,化瘀血为水,散百节大风。除劳疳疮疥,破结滞杀虫。孕妇佩之生男,姑存此说。解毒丸,治缠喉急痹。雄黄一两,郁金二钱,巴豆七粒,为末,面糊丸,津咽三五丸。如不能咽,先吹末喉中,后自下。

散 剂 类

白僵蚕 去丝,酒炒

味辛咸,性平,气味俱薄,升也,阳中之阳也。三眠三起,生于甲木,成于丙火,胎于午土,僵得金水之化,色白而不腐,喜燥恶湿,食桑叶而不饮,有大便无小便。余因其不饮,而用之不饮之病邪热渴饮非正味之也饮；因其有大便，而用治大便不通之病。火泻无度亦治之。盖以天地清化之气，涤疵疠旱潦之气，于温病尤宜。可见温病乃天地之杂气为病，非四时风、寒、暑、湿、燥火之六气为病也。热病即温病，特以春夏分别言之耳，所以世人多误以为时气。知此者希矣。陶弘景曰：人家养蚕，时有合簿皆僵者。余因合簿皆僵之蚕，而用治合家皆病之疫。李时珍曰：蚕病风，其色白，死不腐，故曰僵。余因病风之蚕，而用治病风之人，古谓因其气相感而以意治之者也。又曰：散风痰头疼，风热齿疼，咽喉痹疼，皮肤斑疹，风疮丹毒风痒，一切风热肿毒。观此则僵蚕之升阳散火，祛风胜湿，清热解毒可知。《普济方》夸其善于治腹内之疼，余谓腹内之风热火毒可知。《圣惠方》称其长于去头上之风，余谓大头瘟、虾蟆瘟，用升降散、加味凉膈散立消，以方有僵蚕、蝉蜕也。张元素曰：此物气味俱薄，轻浮而升，阳中之阳，故能去皮肤诸风如虫行。余谓升其清阳之气，而浊阴之气自降也，故止渴除烦并验。朱丹溪曰：此物属火，兼木与土，老得金气，僵而不化。上治咽喉，取其清化之气，从治相火，散浊逆结滞之痰也。余谓春夏多温病，势如火炎土燥，焚木灼金，一得秋分之金气，而炎热自退，故僵蚕为温病之圣药。时珍又曰：蚕属火，喜燥祛风胜湿，主疗温病风湿之证。余谓：若温病而误用麻黄、桂枝、羌活、独活、细辛、白芷、苍术等味，辛温发汗以散风湿，则烦躁益甚，而热毒愈炽，此麻黄汤、桂枝汤、冲和汤、人参败毒散，治温病之所以坏事也。千年长夜，万古遗憾。世人何曾梦见，余经阅历而悟此。

蝉蜕

味甘咸，性寒。土木余气所化，升也，阳中之阳也。夫蜕者退也，脱然无恙也。岂独能疗惊痫，除失音，止夜啼，发痘疹，杀疳虫，为小儿要药已哉！又岂独退翳膜侵睛，祛胬肉满眦，为眼科要药已哉！吸风饮露而不食，

有小便无大便。余谓人一日不再食则饥，七日不食则死。肺气不下降，膀胱不气化则死。肾虚膀胱不约则遗尿亦死。因其不食，而用治不食之病，因其有小便，而用治小便不通之病。短赤淋遗亦治之。以意治病，其义深，其理微，与蚕之食而不饮，有大便无小便，彼此相资，化育流行，天然配偶，此造物神功之妙，皆温病之圣药也。宗奭曰：蝉性善蜕，胎前禁用。余谓有病则病当之。《内经》云：有故无殒，亦无殒也。孕妇患温病，余屡用之，每收奇功。未见动胎，此阅历之言，不必致疑于禁用二字矣。时珍曰：主治头风眩晕，皮肤壮热，斑疹作痒。余谓：温病有头目眩晕者，有皮肤发热斑疹杂出作痒者，总是热毒攻冲，所以用之大验。又曰：主治惊痫狂乱，瘛疭心悸。余谓风热生惊，惊则瘛疭心动，去其风热则肝气和心神安，惊搐自定，瞤惕自止，发狂奔叫自息矣。又曰：主治头风疼痛。又曰：去壮热，治肠中幽幽作声。余谓蝉乃清虚之品，处极高之上，与肺相似，肺热移于大肠，肺热去而大肠之热自去，而声亦无矣。头疼目眩，风热上攻，故并治之。《卫生方》中有清膈散，治胃热吐食用蝉蜕、蜂蜜。余谓呕哕吐食皆胃热也，故亦用蝉蜕、蜂蜜。古人有先得我心者，非余之杜撰也。

淡豆豉

味苦辛，形腐类肾，性寒泻肺。虽理瘴气，专治伤寒。佐葱白散寒热头疼，助栀子除烦躁懊憹，足疼酒浸速尝，痢疾薤白同煎，盗汗炒渍酒饮。按：豆豉之入肺，《内经》所云肺苦气上逆，急食苦以泄之之意。毒丹臭雾，山岚瘴气，以及杂气流行，风寒暑湿，皆肺先受之，喘吸燥闷，亦肺气有余耳，何弗治之耶！

附：造豆豉法 黑豆水浸透，淘蒸，摊匀蒿覆。候生黄衣，取晒簸净，水拌得所，筑瓮中，桑叶厚盖，泥封，晒七日，取出再晒，即水拌入瓮如前法七次，再蒸收用。

石菖蒲 九节者佳，米汁浸蒸

味辛微苦，性温。入心、肺、膀胱。主手

足湿痹,可使屈伸,开心气洞达,能出声音,通九窍,明耳目,益智慧,除健忘,温心腹,坚齿牙,疗恶疮疥癣,驱上气咳逆。《本草》又言:常服成仙,此医家夸张之说,殆不可信。菖蒲补心丸:石菖蒲、茯苓、茯神、远志、酸枣仁、柏子仁、地骨皮、熟黄精、山药、枸杞子、预知子等份,人参、朱砂减半,为末,炼蜜丸,如芡实子大,每嚼一丸,人参汤下,治心气不足,精神恍惚,语言错妄,怔悸烦郁,健忘少睡,忧喜惨凄,夜多异梦,寐即惊魇,或发狂眩暴,不知人等证。

甘菊花

味甘,性平,可升可降,阴中阳也。入肺、脾、肝、肾。以其味甘补阴血,故驱头风眩晕,清脑第一,收眼泪翳膜,明目无双,利一身血气,逐四肢游风。冬芽秋花,多得金水之化。冬春采根,夏秋采叶,疗肿垂死,取汁顿服立活。甘菊丸,治肾水枯竭,肺肝侵伤,五脏俱损,瞳仁倒背者。甘菊花四两,枸杞子二两,五味子二两,肉苁蓉一两五钱,巴戟天一两五钱,为末,炼蜜丸服。余谓加车前子七钱五分更妙。

威灵仙忌茶

辛泄气,咸泄水,气温属木。其性善走,能宣疏五脏,通行十二经络。中风,痛风顽痹,癥瘕积聚,膈噎灵仙一两,生姜一两,水煎去渣,入砂糖一两,再煎数沸,温服,痰水疟疾,黄疸浮肿,大小便秘,一切风湿痰气之证。性极快利,积疴不痊者服之有捷效。然疏泄真气,虚人慎用。

按:顽痹由湿热流于肢节之间,肿属湿,疼属热,汗多属风,麻属气虚,木属湿痰死血。十指麻木亦是胃中有湿痰死血,以脾主四肢故也。痛风当分新久,新疼属寒,宜辛温;久疼属热,宜清凉。河间所云“暴病非热,久病非寒”是也。《威灵仙传》曰:一人手足不遂数十年,遇一人令服威灵仙而愈。

钩藤用有钩者,过煎无力

味甘苦,性微寒。入十二经。主肝风相火,疗瘈疭惊痫,胎风客忤,热壅痰喘,中风失音,煎汤频服。夜啼不眠,舒筋活血,头旋目眩。盖风静火自息矣。

荆芥穗

味辛,气散,浮而升,阳也。其味辛,散血中之风,故解肌表,消头目发痘疹,通血脉疗疼痒诸疮,去皮毛诸风;其性升,故提血崩眩晕;其气散,故行五脏瘀血。华佗愈风散:荆芥穗醋炒燥为末,豆淋酒调服三钱,治产后血晕不省,并中风危笃,及妊娠腰疼,且能发表。《千金》曰:一以去风,一以消血结。后人加芎、归煎,并验。

薄荷苏出者佳

味辛微苦,升也,阳也。凉散透窍入肺、肝。清六阳会首,散一切毒风。其气辛香,通窍发汗,引诸药入荣卫,开风涎透利关节,下气消胀。薄荷煎汤调服蝉蜕末一钱,治小儿久疳,天柱骨倒。

辛夷花

辛温,入肺、胃。助胃中清阳上升通于头脑,主九窍风热之证。

柴胡南出者佳

味辛气温,升也,阳中之阴也。辛者,金之味,故平肝;温者,春之气,故就之以入胆,专主往来寒热,肌表潮热,肝胆火炎,胸胁疼结。又主升散火郁,伤寒邪热,温疟寒热,少阳头疼,肝风郁结。尤善理热入血室,月经不调。虽引清气上升,中气虚寒宜避。仲景有小柴胡汤、大柴胡汤、柴胡芒硝汤,酌定前证,皆验。

川芎

味大辛,气温,升也,阳也。专入胆,并入心包、肝。气中血药也,助清阳而开诸郁,四物汤用以宣血气之滞耳。行气和血而通阴阳,散风寒头疼,破瘀血经闭,解气结逐腹疼,补肝虚胁风,排痈脓消肿。同艾叶服,验胎孕有无;合细辛煎,治金疮作疼。然升散太过,故风寒头疼极宜。若三阳火壅于上而头疼者,得升反甚。今人不明升降,一概用之,误矣!多服久服致暴亡,极言其辛散太甚也。

天麻 煨熟,酒炒

味辛,气平。入肝。疗风热眩晕,治惊悸瘛疭,祛风湿痹不仁,主瘫痪语言不遂,和血脉疏痰气,强筋骨利九窍。《内经》曰:诸风眩掉,皆属肝木是也。易老曰:头旋眼黑,非天麻不能定,是也。古方天麻丸:天麻、川芎等份为末,炼蜜丸,茶酒任下。主消气散痰,清利头目,宽胸快膈,治心忪烦闷,头晕欲倒,项急肩背拘蜷,神昏多睡,肢节烦疼,皮肤瘙痒,偏正头疼,鼻齆,面目浮肿并验。河间曰:中风非外来之风,良由将息失宜,心火暴甚,肾水衰败不能制之,故猝倒无知也。莫如地黄饮子,补水火和脏腑,养气血通经络,其证自愈。熟地四钱,肉桂、附子、苁蓉、巴戟、山萸、茯苓、远志、石斛、石菖蒲、麦冬、五味子一钱,薄荷七分,水煎服。亦可炼蜜丸服。此口噤身冷,四肢不收之良剂也。古人云:治风先活血,血活风自灭,非此之谓乎!

秦艽

味辛苦,散风胜湿,去肠胃之热,益肝胆之气,养血荣筋。主风寒湿痹,周身挛拘,虚劳骨蒸,和血便利,去下牙疼。《直指》秦艽扶赢汤,治肺痿骨蒸,劳嗽声嗄,体倦自汗,秦艽、鳖甲、当归、地骨皮各钱半,柴胡二钱,半夏、紫菀、人参、甘草各一钱,生姜一钱二分,枣二枚,水煎。此肺劳蒸嗽之剂也。

升麻

味苦辛,气味俱薄,浮而升,阳也。入肺、脾、胃、大肠。升清阳之气于浊阴之下,提胃气之下陷,举大肠之滑脱,散皮肤肌热斑疹,解腹内下痢后重。引石膏驱齿牙热肿,使葱白除阳明头疼。《内经》曰:地气上为云,天气下为雨。天地不交,则万物不通也。升麻葛根汤:升麻、葛根、白芍各二钱,甘草一钱,葱白,水煎服。此钱仲阳治阳明伤寒,发热头疼无汗,升发表邪之剂也。

葛根

味甘寒,气轻浮而升,阳中微阴。以其凉散,故虽达诸阳而阳明为最;以其凉甘,故虽主发表而泻热独良。仲景有葛根汤。发痘疹解肌,祛酒毒热痢。仲景有葛根黄连黄芩汤。古谓散剂发汗此类是也。

白芷

味辛,气温,味薄气浮,升也,阳也。以其温散祛毒,故逐阳明寒邪以止头疼,去肺经风热以发斑疹。以其辛香达表,故消痈疡排脓,止痒定疼,托肠痔久瘘,生肌长肉。炒黑提妇人漏下赤白,血闭阴肿。欲去面斑,仍须生用。为末,炼蜜丸弹子大,煎荆芥汤,点腊茶嚼下,治诸风头疼。

羌活

味微苦,气辛微温,气味俱轻,升也,阳也。以其温散定疼,虽入诸经而太阳为最。散肌表之邪热,利周身之疼痛,逐新久之风湿,排太阳之痈疽。气雄力健,大有拨乱反正之功,虚者禁用。羌活胜湿汤,治湿气在表,头腰疼且重者:羌活、独活钱半、藁本、川芎、蔓荆子、防风、甘草八分。寒湿加炮附子、防己六分,水煎温服。

独活

味苦,气香,性降微凉。入肾与膀胱。理下焦风湿,除两足疼痹。因风湿而头眩齿疼,亦以此降之。文彦博方:生地二两,独活二钱,治牙疼甚验。

细辛 辽出者佳

味大辛,气温,气味俱厚,升也,阳也,有小毒。入肝、肾。散阴分寒邪,逐本经头疼仲景有麻黄附子细辛汤,辛散利窍,除诸风湿痹,驱风泪眼疼,口臭牙疼煎含。多服大散真气。

按:此物辛甚,故能大散阴分之寒邪。阴分且然,阳分可知,亦岂有辛甚而不入阳分者?但阳证忌热,当慎用耳。

蔓荆子

辛苦,入肝、胃。通利九窍,主头面风热之证。

防风

味甘辛,微温,气平,升也,阳也。虽脾、胃、膀胱经药,然随诸药各经皆至,为风药卒徒。发脾中伏火,于土中泻木。气味俱轻,故散风邪,治周身之疼痹。性能胜湿,故去湿热,除遍体之湿疮。虽云风药中润剂,亦能散上焦元气。泻黄散:防风一两,甘草五钱,栀子二钱五分,石膏、藿香二钱,为末炒香,蜜酒调服三钱,发脾胃郁火,治口烂唇焦甚验。

汗剂类

麻黄

味辛,气温,气味俱薄,轻清而浮,升也,阳也。入心与大肠、膀胱。实肺家专药。发汗解表,治冬月正伤寒里胜,泻卫实去荣寒,利血脉通九窍,开毛孔除身热头疼,疗咳逆气喘。春夏温病最忌,秋燥疟疾切减。或醋泡,或蜜炙,陈久者良。根止汗固虚。按:麻黄专主冬月伤寒,发汗解表,春、夏、秋不可妄用。即伤寒六脉不浮紧者,亦不可轻投。盖汗乃心之液,若不可汗而汗,与可汗而过汗,则心血为之动矣。或至亡阳,或至口鼻、目出血,而成大患。丹溪以麻黄、人参同用,亦攻补兼施法也,当局者宜悟。仲景有麻黄汤,又麻黄升麻汤。

紫苏叶

味辛入气分,色紫入血分。以其辛香气烈,故发汗解肌,祛风寒甚捷。开胃益脾,疗胀满亦佳。和血下气,宽中消痰,止疼安胎。去风定喘,利肠宜加,口臭能辟。严氏紫苏饮子,治子悬。紫苏叶钱半,大腹皮三钱,当归、川芎、白芍、陈皮、人参、甘草各一钱,青葱五叶,水煎服。子降滞气,消痰喘润大便。梗性缓而和,顺气安胎,虚人最宜。《局方》有苏子降气汤,气降则痰行。苏子、前胡、橘红、半夏、厚朴各二钱,当归、甘草各一钱,沉香五分。虚极加五味。

苍耳子 去刺,酒蒸

味甘苦,气温。善发汗散风湿,通脑顶行足膝,达皮毛。治头疼目暗,鼻渊肢挛,乳痈瘰疬瘙痒之证。苍耳散,治鼻渊。苍耳子二钱,薄荷四钱,辛夷四钱,白芷八钱,为末,任

调下。《内经》云:中气不足,九窍为之不利。治以补中为主,专用行散药,恐不可救。《斗门方》云:一妇人血风攻脑,头旋闷绝倒地,不省人事,用喝起草为末,温酒调服钱许,其功甚捷。此物善通顶门连脑,盖即苍耳也。

水萍 紫背者佳,青色者不堪用

辛散轻浮,入肺达皮毛,通脉利窍。其发汗甚于麻黄,止消渴,捣汁服。浴瘙痒,煮汁。又能下水气利小便,治一切风湿瘫痪。为末,炼蜜丸,酒服。治三十六种风。高供俸采萍歌云:不在山不在岸,采我之时七月半,选甚瘫风与缓风,些小微风都不算,豆淋酒下三五丸,铁扑头儿也出汗。

下剂类

大黄 川产者良

味辛,气大寒,气味俱厚,阴中之阴,降也。推陈致新,走而不守,酒浸上下通行,清脏腑蓄热,夺土郁壅滞,逐坚癥,涤痰食,导瘀血,疗吐衄仲景有大黄黄连泻心汤,通月闭,消痈肿。因其峻烈威风,号为将军,故积聚能荡之顷刻。水渍便饮生,泻心下痞气仲景泻心汤类;入汤煎服,熟除肠胃热瘀。仲景承气汤类。气虚同人参名黄龙汤承气汤加人参,减大黄之半,蓄血同四物名玉烛散四物汤合调胃承气汤,佐甘草、桔梗可缓其行,佐枳、朴、芒硝益助其锐,多寡量人虚实。误用与鸩为类。

按:阳药用气,阴药用味。大黄味厚,属阴中之阴,水渍生用,为心下痞,恐味厚伤中气也。煎熟无力之说,《缵论》错悟,一唱百和之失,谁其辨之。或问心气不足而吐衄,何不补心而反泻心?丹溪曰:少阴不足,亢阳无辅,致阴血妄行,故以大黄泻其亢甚之火。又心本不足,肺、肝各受火邪而病作,故以黄芩救肺,黄连救肝。肺者阴之主,肝者心之母,血之舍也,肺、肝火退,则血归经而自安矣。李士材所谓,浊阴不降,则清阳不升,瘀血不去,则新血不生是也。古人精义入神,岂后人所能及乎?《本草汇》曰:治实火之血,顺气为

先,气降血自归经;治虚火之血,养正为先,气壮自能摄血,此虚实所由分,而治法之不同也,临证者宜详之。《千金方》治妇人嫁痛,即阴户肿痛也。大黄一两,酒三盏,煎二三沸,顿服。

芒硝

味辛苦咸,气大寒,降也,阴中之阴也。有毒。性峻速,柔金化石。咸能软坚,推逐陈积,去脏腑壅滞,破瘀血癥瘕。治伤寒温病,疟疾胀闭,热积谵妄。凡属各经,实邪悉可泻除。《内经》曰:热淫于内,治以咸寒芒硝是也,佐之以苦大黄是也,二味合枳实、厚朴即大承气汤。合甘草即调胃承气汤。孕妇忌之。然有故无殒,亦无殒也。

巴豆 不去心作呕,不去膜伤胃,烧存性,去油为霜。中其毒者,以大黄、黄连,或黑豆、甘草,或凉水解之,皆其所畏者也味辛热,有大毒,可升可降,能行能止。生猛熟缓,峻用大可去病,缓用亦可和中,通经坠胎,主开窍宣滞,去脏腑陈寒,为斩关夺门之将,破痰食癥癖,血瘕聚积,生冷硬物,治癫痫泻痢,口喎眼斜,耳聋喉痹。但属峻剂,不可轻投。

按:大黄、巴豆同为峻下之剂,但大黄性寒,腑病多热者宜之;巴豆性热,脏病多寒者宜之。故仲景治伤寒传里用大黄,东垣治五积属脏用巴豆,各有所宜也。

甘遂 反甘草,面裹煨

味苦,气寒,有小毒。泻肾及隧道水湿,直达水气所结之处,以攻决为用,为下水之圣药。主十二经水。凡大腹水肿,邪热结胸,留饮宿食,痰迷癫痫之证。仲景大陷胸汤治之。孕妇切忌。丹溪曰:治水肿健脾为主,脾实气运则水自行,以四君子汤视所挟证加减之,不可徒恃利水药。仲景方治妇女血结,小腹满如敦状,小便微难不渴,此为水与血俱结在血室也。甘遂一两,阿胶一两,大黄二两,水碗半,煮半碗,顿服,其血当下。

紫大戟 反甘草,杭产,面裹煨

味苦,性寒,有小毒。入十二经。主水肿蛊毒,癥结腹满腹疼,利小便,通月经。苗名泽漆。退皮肤邪热,去面目浮肿,大腹水气立遣。孕妇并忌。

芫花 反甘草,醋煮

味苦辛,气温,有小毒。去水饮痰癖,散皮肤五脏水肿,消胸膈痰沫善唾,咳逆上气能除,咽肿短气可驱。仲景十枣汤:芫花、大戟、甘遂等份为末,十枣汤调服一钱,《经》云:洁净府去陈莝是也。

葶苈子 糯米汁炒,再酒浸

味辛,气大寒。属火性急,大能下气,行膀胱水,肺中有水气奔急者,非此不除。所谓大黄泻血分,葶苈泻气分是也。仲景葶苈大枣泻肺汤治肺气喘急不得卧。葶苈为末,用大枣十枚煎汤,调服一钱,辅以大枣补土,所以制水,与十枣汤义同。

牵牛子 白属金,黑属水,炒取头末

味辛,性寒,有小毒。达右肾走精隧,入肺与大小肠。主下气通二便,祛壅滞气急,退水肿,消风毒,疗膀胱疼痛,有孕妇忌,杀寸白虫。肉汤调末二钱。按牵牛自宋以后,刘河间、张子和始倡为通利下药,汉以前未入《本草》,此仲景所以无用法也。如顺气丸治一切积气宿食不消。黑牵牛头末四两,萝卜剜空,安末于内,盖定蒸熟,入白蔻末二钱,捣丸,白汤送下钱许。古方牛郎散:牵牛末一两,槟榔末五钱,紫苏叶汤调服二钱,治气筑奔冲,疼不可忍,并能追虫取积。炼蜜丸,陈皮、生姜汤送下,治五积神效,再辅以补脾之剂。时珍曰:予甥素多酒色,二便不通,胀疼呻吟七昼夜,通利之不效。予思此湿热之邪在精道,壅隧路病在二阴之间,前阻小便,后阻大便,不在膀胱,大肠经也。用川楝子、大茴香、穿山甲一钱,牵牛子二钱,水煎,一服减,三服平。亦可丸服。

攻剂类

穿山甲 土炒或油煎,色宜黄

味甘咸,微寒,有小毒。入肝、胃。以其

穴山寓水,故能出入阴阳,贯穿经络,直达荣卫至于病所,以破邪结。治风湿冷痹,通经下乳,消痈排脓,和伤发痘,克血积,攻痰癖,疮家、疟家须为上剂。又治痔漏蚁瘘。山甲烧存性,敷之立愈。去皮风。复元和血汤治跌坠损伤,停滞瘀血痛疼,至不敢喘咳唾者。穿山甲、当归、桃仁、红花、茜根、天花粉、香附、甘草一钱,柴胡二钱,川大黄三钱,酒煎,连进效。

鳖甲 忌苋菜,酥炙,醋炙

味咸,性属金与土。色青入肝,并入肺、脾。主骨蒸劳嗽,化积聚癥瘕,除息肉阴蚀,痔疽血瘀,且愈肠痈消。肿并治温疟寒热,及妇人五色漏下,催生坠胎。时珍曰:介虫阴类,故皆补阴。谦甫鳖甲秦艽散:鳖甲、归身、柴胡、地骨皮二钱,牡丹皮、知母、秦艽、元参、青蒿一钱,乌梅一枚。汗多加黄芪,此劳嗽骨蒸,退热敛汗之剂也。

干漆 炒令烟尽

味辛咸,气温。入胃、大小肠。追积杀三虫,补中安五脏,疗男子风寒湿痹,时作痒疼。治妇人癥瘕坚结,和脉通经。痞积腰疼可驱,血风心疼能除。丹溪曰:漆性急而飞补,用之中节,瘀去新生,人所不知也。指南万应丸,治月经瘀闭,绕脐疝气疼彻,及产后血气不调,痞积癥瘕。干漆炒透、牛膝酒浸等份,为末,生地黄取汁熬膏,入药和丸如桐子大。初服三丸,渐加五、七、九丸,温酒或米饮下。

京三棱

味苦辛。入脾、肺。主行气行血,多年癥癖如石能化为水,为血中气药。盖气随血行,气聚则不流,故生癥癖之患,非此不能治也。然有斩关之势,欲先入血醋炒,欲先入气火炮,与莪术同,虚人并忌之。

莪术

味苦辛,性温。开胃进食,疗心腹疼,行瘀血,破积聚,利月水,除奔豚,定霍乱,下小儿食积。性亦猛厉,大能开气,不能益气耳。古方三棱莪术散,治浑身燎泡如棠梨状,每个

出水,有石如片,如指甲盖大,其泡复生,抽尽肌肉,即不可治。三棱醋炒,莪术醋炒等份,为末,每服一两,日三夜一,温酒调,连进以愈为度。一方加穿山甲减半。

青礞石 硝石、礞石等份,打碎拌匀,煅至硝尽,礞色如金为度

味甘咸,有小毒。体重沉坠,色青入肝,并入肺、大肠、胃。主荡涤宿食,消磨陈积,平肝下气,为治惊利痰之圣药。王隐君滚痰丸,千古良方也。砀邑监生刘效郭,年近六旬,因惊气裹痰,致怪病百出,百药不效,七年不能起于床,自分必死。丁亥秋,余诊之脉沉滑,枯瘦而声宏,令服滚痰丸钱半,竹沥入姜汁送下,大便下恶物倾盆,两服而足能行,病如扫,快哉!

按:攻积诸药,如莱菔子、麦芽攻面积;六神曲、谷芽攻米积;山楂、阿魏攻肉积;陈皮、苏叶攻鱼蟹积;枳椇子攻酒积;当门子攻酒果积;甘遂、大戟攻水积;雄黄、腻粉攻涎积;礞石、蛤粉攻痰积;木香、槟榔、枳壳攻气积;肉桂、干漆、桃仁攻血积;三棱、莪术、穿山甲、鸡内金攻癥瘕;巴豆攻冷积;大黄、芒硝攻热积。认证施药,各从其类也。

又按:《内经》云:诸疼为实。此实字要参酌,不必虚实之"实"为实也。凡有痰水、寒热、酒食、气血之实邪,皆可言实。《内经》又曰:疼随利减。则涤痰逐水,泻热祛寒,解酒消食,破气攻血,皆可言利。邪气去,正气复,何虚之有?若真虚疼而无实邪,独参汤可矣。有寒加附子,有热加黄连,大便不通加酒炒大黄。总当斟酌轻重,随证攻补,自得之矣。

吐 剂 类

瓜蒂

味苦,有毒。入口即吐,实热痰涎多用之。《类编》曰:一女子病搁喘不止,遇一人令取瓜蒂七枚为末,调服其汁,吐痰如胶之黏,三进而病如扫。仲景有瓜蒂散。子和用瓜蒂、藜芦、防风等份为末,名三圣散,莘荠汁调

末一钱,吐风痰。

白矾

味酸咸寒,性涩而收。燥湿追涎,化痰,坠浊,解毒,生津,止血,定疼,通大小便。主疳疾,生好肉蚀恶肉,除痼热在骨髓。时珍曰:能吐风热痰涎,取其酸苦涌泻也。白矾、茶芽为末,冷水调服,吐一切毒。古方白矾滑石汤,治热毒怪证,目赤鼻胀大喘,浑身生斑,毛发如铁,此热毒气结于中下焦也。白矾二两,滑石二两,水三碗,煎减半,不住饮之,饮尽再作。鹤顶丹,治结胸胸痹,痰火声嘶。白矾三钱,银朱一钱五分,同研,入瓦盏,置炭火上熔化,去火,候干为末。每服一钱五分,姜茶煎汤调下。听其心上隐隐微声,结者自散。白矾化痰解毒,银朱破积消滞也。铁化汤,洗一切眼疾,痘后翳膜侵睛,赤烂云点尤妙。生白矾、枯白矾、胆矾、青盐、五味子各二钱,川椒五分,乌梅二枚,杏仁七粒,新针七个,无根水泡七昼夜,针亦化为水矣。一日三洗效。

牙皂

味辛咸,性温,有小毒。入肝、肾。主风痹死肌,头风目泪,通关窍,理痈疽,妇人吹乳及乳痈,牙皂烧灰同蛤粉研末,调服二钱。消胀满化水谷,除咳嗽疗骨蒸,搐鼻喷嚏立至,敷肿疼痛即除。和白矾可吐风痰,拌蜜煎名为导箭。刺主疠风,鼻梁崩倒,眉发自脱。又主痈疽未溃者能发空窍,已溃者引药排脓,直透达脓处成功。诸般恶疮咸不可缺。《千金方》治二便关格,皂荚烧末,米饮调服三钱立通。《宣明》酒打面糊,丸如桐子大,温酒下二钱。又方铁角散,治痰喘咳逆,及哮吼神验。长皂角三条,一条入半夏十粒,一条入杏仁十粒,一条入巴豆十粒,用蜜炙入半夏条,姜汁炙入杏仁条,麻油炙入巴豆条,俱黄色为度,去皮子研为末,每服二三分,安手心以姜汁调之,舌舐咽下。

常山

味辛苦,微寒,有小毒。能引吐行水,祛老痰积饮,痰有六:风痰、寒痰、湿痰、热痰、气痰、食痰。饮有五:流于肺为支饮,于肝为悬饮,于心为伏饮,于经络为溢饮,于肠胃为痰饮。常山力能吐之下之。同甘草用则吐,同大黄用则下,多用生用亦必吐。若酒浸炒透,但用钱许能起沉疴,每见奇功,未见其或吐也,勿泥雷公久病忌服之说。切庵曰:常山吐疟痰,藜芦吐风痰,瓜蒂吐热痰,附子尖吐湿痰、寒痰,莱菔子吐气痰、食痰。若体虚人涌吐痰涎,惟人参芦为最。

藜芦 反细辛、芍药、诸参。取根去头

味辛苦,性寒,有大毒。入口即吐,善通顶,令人嚏,风痫证多用之。藜芦一钱,郁金五分,为末,温浆水和服探吐。通顶散治诸风头痛。藜芦一钱,黄连一分,为末,搐鼻。子和曰:一妇病痫数年,采食百草,状若葱苗,误蒸食之,觉不安,吐胶涎数日,昏困汗出后,轻健如常,以所食访人,即藜芦也。

人参芦

味苦,气轻。以逆流水煎服五钱或入竹沥,涌出痰涎,虚人无损。《千金方》烧盐熟汤调服,以指探吐,凡病皆宜,亦无损也。

按:《内经》云:其高者,因而越之,在上者涌之,木郁夺之。越以瓜蒂、豆豉之苦,涌以赤小豆之酸,夺去上焦有形之物,而木得舒畅,则是天地交而万物通也。丹溪曰:吐中就有发散之义,以吐发汗,人所不知也。切庵曰:汗、吐、下、和,治疗之四法。仲景瓜蒂散、栀豉汤并是吐法。子和治病用吐尤多。丹溪治许白云大吐二十余日,小便不通,亦用吐法。甚至四君、四物以引吐。成法俱在,今人惟知以和为上,汗下次之,而吐法绝置不用,遇邪在上焦当吐不吐,致结塞而成坏病,背弃古法,枉人性命,可痛也夫!

跋　一

世尝谓伤寒家,如戴复庵偏于温补,刘河间偏于寒泻,是殆循迹以求,而未深尝其味者。盖复庵以伤寒汗下失宜,寒凉太过,始为热中,未传寒中,诚得治伤寒坏病之要诀,而非偏于温补也。河间以伤寒为杂病,温病为大病,特制双解、凉膈、三黄石膏表里两解,诚得治温病郁热之要诀,而非偏于寒泻也。各擅其胜,易地则皆然矣。不得要领,而动相非议,又何怪人异其旨,家异其学耶! 余才浅学疏,未入阃奥,惟是博考先哲议论,零星辐辏,详辨温病脉证与伤寒大异,病分常气杂气,治分气分血分,与夫阴阳寒热,表里虚实,条分缕晰,而理归一贯,其论证处方,于先哲之隐深者明显之,诘屈者流利之,以就浅近非,故点金成铁也。将使因证检书,而求治方者,寒温补泻各适其宜,不至多歧而惑,则幸甚。

戊子春栗山璿书

跋　二

自黄帝氏作,而生民之命,遂悬于医人之手,其或专心致志,钩深探微,如古所称扁鹊之徒,可以使病者立愈,危者立安,岂不快然无憾。乃世之为医者,吾惧焉,朝学看书,暮即自夸其能,其于药性犹未深辨,脉理犹未深悉,虚实寒热补泄因应之宜犹未深解,剽窃肤末,持其一偏之见物焉而不化,卒使疾轻增重,疾重趋危,可悲也夫! 余以辛丑秋,筮仕江左,适大都孙公亦官兹土,因得与之交。其为人也,济人之急,扶人之难,好善杂义,光明磊落,有古君子风。甲辰夏,其第三子适遭温疫,医者凡数十辈,竟无能名其为何疾者,最后得栗山杨先生《寒温条辨》编,始知其误,而病已不可为矣。嗣后公家复有患是疾者,公乃取是编而详味之,因遵其方以治家之人,无不应手而愈。往时金陵染是疾者甚众,公恻然悯之曰,是不可以独愈吾家人。于是悬帖通衢,使病者咸来取药。公于公退之余,亲问其证,按证而予之剂,虽费不吝,虽劳不辞,不取赀,不受谢,踵接于门,欢声载路,金陵内外凡赖公而活者,殆未易更仆数焉。吾尝谓人心之善,可以挽天时之疠气而使之平,然不得是编则此疾无由治,或得是编而不广施而博济之,则穷独而罹此疾者终无由治。若公之仁心为质,尽捐其岁俸,以拯人于危殆之际,恩施而不自有,真可谓近世所罕观者,迺公之心犹歉然也。公之言曰,吾一子亡而千百人之命以全,吾何憾焉! 所可惜者,书无刊本,而人苦于誊写之难,不可以行远。遂发愿创刻是书,捐赀而付梓人。于是书之传益广,其活人也益多,而公之德亦益以无穷矣。呜呼! 医岂可轻言哉? 苟非体天地好生之心,数十年沉潜于兹,鲜有臻其奥者,如编中所论伤寒温病之殊,与其治法之必不可混,皆凿凿不易,发前人所未发。人命至重也,一药之投,失之毫厘,谬以千里,呼吸之间,生死遂判,片时偶误,虽悔何追。世之人得是编而遵之,又取而融会贯通之,以无负我孙公之意,则咸登寿域可也。为医者其慎宝之哉。

乾隆四十九年岁次甲辰桂月　平阴朱续孜敬跋

跋 三

大都静川孙公,官于江南,与余为同僚。其人敦以和,直以爽,慷慨好施与,余与志交七载,意气勤勤恳恳,久而弥挚,盖诚笃君子也。甲辰夏,余自淮至白下,公之第三子适以是日殇,相对垂泣,究不辨致殇之为何疾也。余时奉檄赴昆邑,匆匆别去,今年春旋返金陵,复与公追话曩昔,公始而愀然,继乃慨然曰,吾今始知亡儿致殇之由,乃以温证作寒证,向未有深于此者,为之条分缕辨也。因盛称栗山杨先生《寒温条辨》一书,为发千古未发之秘,且缕述以方药治疾奇效状,并出手录一编授余曰:因儿亡而得是书,因是书而吾家之患疾者咸获无恙,因一家之获效而得以推及路人。嘻!使是书传,儿虽亡无憾矣!今将锓以传世,乞子一言序之。余不知医者也,即公亦素非以医自见者也。兹之捐廉俸,选梓人,汲汲若不可一日缓者,夫固有所信之也。呜呼!公之书,杨氏之书也。杨氏不暇以其书治人,而公治之,杨氏不暇以其书传人,而公传之。则凡因是书而得免疫疠夭札之虞者,杨氏济世之心,亦公济世之心也。世之读是书者,一如公之信杨氏,济人宁有量耶。至其分晰寒温,如快刀破竹,水断葛藤,如明镜取形,不隐毫发。即余不知医者,读之豁然有以自明,况深探之微者乎!愿与天下之人共宝之。

乾隆乙巳夏五　山阴无恙邵飒拜手跋

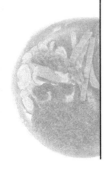

中篇
名医名方

目　录

仲景经方

1. 麻黄汤《伤寒论》

【药物】 麻黄(去节)9克 桂枝(去皮)6克 甘草(炙)3克 杏仁(去皮尖)9克

【制用法】 水煎,温服。覆取微似汗,不须啜粥,余如桂枝法将息。

【功用】 发汗解表,宣肺平喘。

【适应证】 外感风寒,恶寒发热,头身疼痛,无汗而喘,口不渴,舌苔薄白,脉浮而紧。现用于流行性感冒、支气管炎、支气管哮喘、某些皮肤疾病等具有上述症状者。

【历代名医方论】

汉·张仲景《伤寒论·辨太阳病脉证并治》:太阳病,头痛发热,身疼腰痛,骨节疼痛,恶风,无汗而喘者,麻黄汤主之……太阳病,脉浮紧,无汗,发热,身疼痛,八九日不解,表证仍在,此当发其汗……麻黄汤主之。

宋·许叔微《普济本事方》:以麻黄发其汗,又以桂枝、甘草助其发散,欲涤除内外之邪,营卫之病尔。大抵二药皆发汗,而桂枝则发其卫之邪,麻黄并营卫治之,亦自有深浅也。

明·许宏《金镜内台方议》:麻黄味苦辛,专主发汗,故用之为君;桂枝味辛热,以辛热之气佐之散寒邪,用之为臣;杏仁能散气解表,用之为佐;甘草能安中,用之为使;《经》曰:寒淫于内,治以甘热,佐以辛苦是也;先圣配此四味之剂,以治伤寒者,乃专主伤寒脉浮紧,恶寒无汗者之所主也。若脉微弱自汗者,不可服此也。

明·方有执《伤寒论条辨》：然桂枝汤中忌麻黄，而麻黄汤中用桂枝，何也？曰：麻黄者，突阵擒敌之大将也；桂枝者，运筹帷幄之参军也。故委之以麻黄，必胜之算也；监之以桂枝，节制之妙也。甘草和中而除热，杏仁下气而定喘，惟麻黄有专功之能，故不须啜粥之助。

清·柯韵伯《伤寒来苏集》：此为开表逐邪发汗之峻剂也。古人用药法象之义。麻黄色青入肝，中空外直，宛如毛窍骨节状，故能旁通骨节，除身疼，直达皮毛，为卫分祛风散寒第一品药；然必藉桂枝入心通血脉，出营中汗，而卫分之邪乃得尽去而不留，故桂枝汤不必用麻黄，而麻黄汤不可无桂枝也；杏为心果，温能散寒，苦能下气，故为驱邪定喘之第一品药；桂枝汤发营中汗，须啜稀热粥者，以营行脉中，食入于胃，浊气归心，淫精于脉故尔；麻黄汤发卫中汗，不须啜稀热粥者，此汗是太阳寒水之气，在皮肤间，腠理开而汗自出，不须假谷气以生汗也。

清·王子接《绛雪园古方选注》：论其相制七法，桂枝外监麻黄之发表，不使其大汗亡阳；甘草内守麻黄之出汗，不使其劫阴脱营；去姜、枣者，姜性上升，又恐碍麻黄发表；枣味缓中，又恐阻杏仁下气。辗转回顾，无非欲其神速，一剂奏绩。若喜功屡用，必不戢而召亡阳之祸矣。故服已又叮咛不须啜粥，亦恐有留恋麻黄之性也。

清·张锡纯《医学衷中参西录》：麻黄发汗，力甚猛烈，先煮之去其浮沫，因其沫中含有发表之性也。麻黄不但善于发汗，且善利小便，外感之在太阳者，间有由经入腑而留连不去者，以麻黄发其汗，则外感之在经者可解；以麻黄得其小便，则外感之由经入腑者，亦可分消也。且麻黄又兼入手太阴，能泻肺定喘，俾外感之由皮毛窜入肺者，亦清肃无遗。是以发太阳之汗者不但麻黄，而仲景定此方时独取麻黄也。桂枝味辛性温，亦具发表之力，而其所发表者，惟在肌肉之间，故善托肌肉中之寒外出，《神农本草经》谓其主上气咳逆吐吸，是桂枝不但能佐麻黄发表，兼能佐麻黄入肺定喘也。杏仁味苦性温，佐麻黄定喘可知，而其苦降之性又善通小便，能佐麻黄以除太阳病之留连于腑者，故又加之以为佐使也。至于甘草之甘缓，能缓麻黄发汗之猛烈，兼能解杏仁之小毒，即以填补出汗后之汗腺空虚也。药止四味，面面俱到，且又互相协助，此诚非圣手莫办也。

清·费伯雄《医方论》：仲景立方之祖，医中之圣也。所著《伤寒》《金匮要略》诸书，言言典要，为后人度尽金针。即如伤寒太阳一症，头绪最繁，有风伤卫者，有寒伤营者，有风寒两伤营卫者。不得其解，无所措手。今观其用桂枝汤治风伤卫，用麻黄汤治寒伤营，大青龙汤治风寒两伤营卫。劈分三项，开三大法门，后人察脉辨证，庶不至于偾事。但仲景本为随受随发，冬月之正伤寒而设，非可以此法混施于春温、瘟疫等症。后人不明此理，一概混投，误人实多。于是辩论者纷纷而起，遂将温证寒证纠缠不已。愈辩愈明者固多，愈辩愈晦者亦不少。予则以为春温归春温，瘟疫归瘟疫，伤寒归伤寒，各分门类划然了然，不必互相引证，反使人多所惶惑也。

【按语】 麻黄汤是治疗外感风寒表实证的基础方。临床应用以恶寒发热，无汗而喘，脉浮紧为辨证要点。方中麻黄苦辛性温，归肺与膀胱经，善开腠发汗，祛在表之风寒；宣肺平喘，开闭郁之肺气，故本方用以为君药。桂枝解肌发表，温通经脉，透营达卫，既助麻黄解表，使发汗之力倍增，又畅行营阴，使疼痛之症得解为臣药。二药相须为用，是辛温发汗的常用组合。杏仁降利肺气，与麻黄相伍，一宣一降，以恢复肺气之宣降，加强宣肺平喘之功，是为宣降肺气的常用组合，为佐药。炙甘草既能调和麻、杏之宣降，又能缓和麻、桂相合之峻烈，使汗出不致过猛而耗伤正气，是使药而兼佐药之用。四药配伍，表寒得散,营卫得通,肺气得宣,则诸症可愈。总结其配伍特点:一为麻、桂相须,发卫气之闭以开腠理,透营分之郁以畅营阴,则发汗解表之功益彰;二为麻、杏相使,宣降相因,则宣肺平喘之效甚著。

后世医家称麻黄汤为发汗峻剂,制约了该方在临床上的广泛应用。如清代柯琴指出:"此为开表逐邪发汗之峻剂也。过于发散,如单刀直入之将,投之恰当,一战成功。不当则不戢而招祸。故用之发表,可一而不可再。"尽管《伤寒论》原书对诸如"疮家""淋家""衄家""亡血家",以及外感表虚自汗、血虚而脉兼"尺中迟"、误下而见"身重心悸"等列为禁用,所述"禁例"虽多,但其实质却只有一点,即正虚者忌用,如无虚则不须避忌。只要遵照张仲景《伤寒论》中病即止这一使用通则,应用得当,不会出现"峻汗"之结果。应该摒除固有成见,全面正确地应用麻黄汤。

刘渡舟先生经验,辨麻黄汤证的关键,第一要细细询问病人的口感,只要口不苦,口不干,口不渴,也就是说,只要"口中和",而见麻黄汤证,如发热、恶寒、无汗者,就可以率先用麻黄汤。第二,麻黄汤证的脉一定是数脉,多浮紧而数,因为发热,甚至高热而无汗,脉不可能不数。万万不能纸上谈兵,认为是风寒而非风热,脉不会数;也万万不能一见脉数,就误认为是外感温热而不是麻黄汤证。第三,麻黄汤证的舌象多见舌质红,甚至红赤、红绛,但苔不黄、不干而润,苔上水分较多,甚至滑。万万不可一见舌质红、赤、绛,就误认为是热证而不是麻黄汤证。第四,体温高低不能作为辨识麻黄汤证的要点:外感病,麻黄汤证既可以恶寒、无汗而不发热,也可以恶寒、无汗而发热,甚至高热,体温在39℃以上。辨麻黄汤证绝对不能以发热时体温的高低作为辨证标准,即使发热近40℃,只要恶寒、无汗、浑身疼痛,而口中和,口不干、不渴,舌苔润,就可以用麻黄汤。第五,扁桃体红肿化脓不能排除麻黄汤证:扁桃体肿大或化脓

是体征,不是热证的辨证指标。感冒发热出现典型的麻黄汤证时,不少病人,特别是儿童,往往可以出现扁桃体红肿,或有脓点。对此,不能一见扁桃体红肿就认为是热毒壅盛,而否定麻黄汤证的诊断。其实,这是太阳寒邪束表,表郁而气血壅郁的一种表现,同类表现还有咽喉肿痛、咽后壁充血等。用麻黄汤发散风寒,汗出而表郁解除,则气血壅郁状态也随之解除。此时(麻黄汤证存在)如果只着眼于扁桃体而用清热解毒或寒凉清解,则遏制病邪外达,延误病机,甚至导致表证入里而发为种种变证。

临床实际应用中,围绕麻黄汤证病机特点可能伴随出现的兼症,可酌情随症加减。若出现喘急痰多而表证较轻者,去桂枝,加子、半夏;鼻塞流涕重者,加苍耳、辛夷;挟湿兼骨节疼痛,加苍术、苡仁;兼里热烦躁、口干,加石膏、黄芩。其中,出现喘急痰多表证较轻这种情况就不须要桂枝协助麻黄发汗,增加化痰降逆,平喘止咳之苏子、半夏。鼻塞流涕重是常见的肺气不和,肺气不利,加苍耳、辛夷,宣通鼻窍。对于挟湿的情况,麻黄汤后面第一个附方就是麻黄加术汤。苍术发散力量强,既可以解表,又可以燥湿,适合外感风寒挟湿所致骨节酸痛。外寒可能入里化热,出现心烦、口干,可能是初期状况,酌加石膏、黄芩以清热。

2. 桂枝汤《伤寒论》

【药物】 桂枝(去皮)、芍药各9克 甘草(炙)6克 生姜(切)9克 大枣(擘)12枚

【制用法】 水煎服。药后啜热稀粥适量,以助药力。温覆令一时许,遍身微似有汗者益佳,不可令如水流漓,病必不除。若1服汗出病愈,停后服,不必尽剂;若不汗,更服依前法,又不汗,后服小促其间,半日许令3服尽。若病重者,1日1夜服,周时观之。服1剂尽,病症犹在者,更作服,若不汗出,乃服至2~3剂。

【功用】 解肌发表,调和营卫。

【适应证】　外感风寒表虚证，汗出恶风，头痛发热，鼻鸣干呕，苔白不渴，脉浮缓或浮弱；现用于感冒、流行性感冒见上述症状者。

【历代名医方论】

汉·张仲景《伤寒论》：太阳中风，阳浮而阴弱。阳浮者，热自发；阴弱者，汗自出。啬啬恶寒，淅淅恶风，翕翕发热，鼻鸣干呕者，桂枝汤主之……太阳病，头痛发热，汗出恶风，桂枝汤主之。

金·成无己《伤寒明理论》：盖桂枝汤本专主太阳中风，其于腠理致密，荣卫邪实，津液荣固，寒邪所胜者，则桂枝汤不能发散。必也皮肤疏腠，又自汗，风邪干于卫气者，乃可投之也。仲景以解肌为轻，以发汗为重，是以发汗吐下后，身疼不休者，必与桂枝汤。而不与麻黄汤者，以麻黄汤专于发汗，其发汗吐下后，津液内耗，虽有表邪，而止可解肌。故须桂枝汤小和之也。桂味辛热，用以为君，必谓桂犹圭也，宣道诸药，为之先聘，是犹辛甘发散为阳之意。盖发散风邪，必以辛为主，故桂枝所以为君也。芍药味苦酸微寒，甘草味甘平，二物用以为臣佐者，内经所谓：风淫所胜，平以辛，佐以苦，以甘缓之，以酸收之，是以芍药为臣。而甘草为佐也，生姜味辛温，大枣味甘温，二物为使者，内经所谓：风淫于内，以甘缓之，以辛散之，是以姜枣为使者也。姜枣味辛甘，固能发散，而此又不特专于发散之用。以脾主为胃行其津液，姜枣之用，专行脾之津液，而和荣卫者也。麻黄汤所以不用姜枣者，谓专于发汗，则不待行化，而津液得通矣。用诸方者，请熟究之。

清·柯韵伯《伤寒附翼》：此为仲景群方之祖，乃滋阴和阳，调和营卫，解肌发汗之总方也。用桂枝发汗，即用芍药止汗，生姜之辛，佐桂以解肌，大枣之甘，佐芍以和里。桂、芍之相须，姜、枣之相得，阴阳表里，并行而不悖，是刚柔相济以为和也。甘草甘平，有安内攘外之功，用以调和气血者，即以调和表里，且以调和诸药矣。而精义尤在啜稀热粥以助

药力。盖谷气内充，外邪勿复入，热粥以继药之后，则余邪勿复留，复方之妙用又如此。故用之发汗，自不至于亡阴，用之止汗，自不至于贻患。

清·吴谦《医宗金鉴》：桂枝君芍药，是于发汗中寓敛汗之旨；芍药臣桂枝，是于和营中有调卫之功。生姜之辛，佐桂枝以解表；大枣之甘，佐芍药以和中。甘草甘平，有安内攘外之能，用以调和中气，即以调和表里，且以调和诸药。以桂、芍之相须，姜、枣之相得，借甘草之调和，阳表阴里，气卫血营，并行而不悖，是刚柔相济以相和也。而精义在服后须臾啜稀粥以助药力。盖谷气内充，不但易为酿汗，更使已入之邪不能少留，将来之邪不得复入也。又妙在温覆令一时许，啜热微似有汗，是授人以微汗之法也。

清·吕震名《伤寒寻源》：再按仲景于桂枝汤一方，独自注云：桂枝本为解肌，解肌者，乃解肌表之邪，不使扰动营血，以是示微发汗于不发汗之中也。而要之桂枝本入营作汗之品，赖有芍药以收敛汗之功。今人误谓桂枝一味，能固卫而敛汗，失之远矣。观其服法云：服已须臾热稀粥一升，以助药力，温覆令一时许，遍身微似有汗者益佳，不可令如水流漓。此段斡旋之法，具有精义。热稀粥者，欲藉谷气以助营血而资其汗，若如水流漓，则营弱者益不能胜，故曰病必不除，此中用法之妙，全在营卫强弱上讨消息，处桂枝汤方者，先须参透此一关。

清·黄元御《伤寒说意》：卫秉金气，其性清肃，清肃则窍闭，闭则无汗。风以泄之，卫气不敛，则汗出。卫以收敛为性，风愈泄而卫愈闭，闭而不开，故郁遏营血，而为内热。风性疏泄，孔窍不秘，是以恶风。风性浮散，是以脉缓。卫司于肺，肺窍于鼻，卫郁不能外达，逆行鼻窍，则见鼻鸣。卫统于阳明，卫气裹束，阳明不降，则生干呕。桂枝汤，桂枝行经脉之郁，芍药泻营血之热，甘草培中，大枣补其脾精，生姜泻其肺气，此中风之法也。

清·张秉成《成方便读》：麻黄汤治寒多风少，寒气之重者也；桂枝汤治风多寒少，寒气之轻者也。故此方以桂枝入营散寒，随生姜外出于卫，微微汗出，使寒去即风亦去，营中本为风邪扰攘，恐桂枝、生姜之过于辛散，故以白芍护阴而敛营，甘草和中而缓急，大枣以养脾阴，以脾者营之源，且与生姜合用，又可以和营卫致津液也。

清·郑钦安《医法圆通》：桂枝汤一方，乃调和阴阳，澈上澈下，能内能外之方，非仅治仲景原文所论病条而已……今人不明圣意，死守陈法，不改变通，由其不识阴阳之妙，变化之机也……桂枝汤方，原不仅治一伤风证，凡是太阳经地面之病，皆可用得。

【按语】 桂枝汤为仲景群方之冠，根据《伤寒论》的地位和桂枝汤的广泛应用，桂枝汤也可以称为是千古第一方。桂枝汤所治疗的风寒感冒，是正气不足的类型，称之为"表虚证"。"汗出"一症是外邪来袭，正气不足以抵抗的表现，也是判断是否属于桂枝汤证的关键。其方证为风寒伤人肌表，腠理不固，卫气外泄，营阴不得内守，肺胃失和所致。治疗以解肌发表，调和营卫为主。桂枝辛温，辛能散邪，温从阳而扶卫，鼓舞阳气，祛邪外出，故为君药。芍药酸寒，酸能敛汗，寒走阴而益营，可以松弛筋脉和肌肉，缓解疼痛。桂枝君芍药，是于发散中寓敛汗之意；芍药臣桂枝，是于固表中有微汗之道焉。桂枝往外伸展，白芍往内收敛，通俗地说桂枝将阳气送到体表，于是该发汗的会发汗，该止汗的会止汗。白芍的作用相反，负责将阴气收回，阴成形的力量强了，阴血充足乃病愈的之根本。生姜之辛，温散寒湿，佐桂枝以解肌表；大枣之甘，补脾而兼入心补心，佐芍药以和营里。甘草甘平，补充中土元气，有安内攘外之能，即以调和表里，且以调和诸药矣。以桂、芍之相须，姜、枣之相得，借甘草之调和阳表阴里，气卫血营，并行而不悖，是刚柔相济以为和也。

简而言之，桂枝就是"阳化气"，白芍就是"阴成形"，调和阴阳，一阴一阳之谓道；姜、草、枣守中。仲景的核心法门就是这两个。所以桂枝汤被称为伤寒第一方，不仅是单指治疗虚人外感的第一方，也可以说其实是针对体质较为虚弱之人的一剂补药。历代方书对桂枝汤的解释都认可一点就是"平补阴阳第一方"。甚至有学者认为桂枝汤为天下第一补益方剂。可见，桂枝汤临床应用并不仅仅拘泥于太阳中风证而已，如清末名医郑钦安谓："能内能外之方，非仅治仲景原文所论病条而已。"柯韵伯谓："凡头痛发热，恶风恶寒，其脉浮而弱，汗自出者，不拘何经，不论中风、伤寒、杂病，咸得用此"。后世在此基础上扩大应用范围，用于无名低热之久治不愈、顽固自汗服固表药无效、慢性功能性腹泻、虚寒性胃痛、痉挛性腹痛、血管性头痛、关节炎、原发性坐骨神经痛、面神经麻痹、荨麻疹、皮肤瘙痒症、妊娠恶阻、过敏性鼻炎等属营卫不和者。

桂枝汤古方用量相对较大，桂枝三两，芍药三两，炙甘草二两，生姜三两，大枣十二枚。现在的教科书用量相对保守。临床可根据病情及体质酌量增减。桂枝汤服法，特别值得重视。药后啜热稀粥，原理在于：一是助药力以取汗，一是益胃气以化精微。徐灵胎对此论曰："桂枝本不能发汗，故须助以热粥。《内经》云'谷入于胃，以传于肺'，肺主皮毛，汗所从出，啜粥充胃气以达于肺也。"除了啜热稀粥，还须温覆以取微汗。清末民初名医张锡纯在应用桂枝方中加入知母、防风、黄芪，认为这样就可以不用药后服热粥了，可供临床借鉴。

3. 桂枝人参汤《伤寒论》

【药物】 桂枝、甘草（炙）各12克 白术、人参、干姜各9克

【制用法】 以水先煮4味，再纳桂，更煮取400毫升，去滓，温服，日再服，夜服1次。

【功用】 和解表里。

【适应证】 太阳病外证未除而数下之，

遂致中焦虚寒,利下不止,心下痞硬,表里不解者。

【历代名医方论】

汉·张仲景《伤寒论》:太阳病,外证未除,而数下之,遂协热而利,利下不止,心下痞硬,表里不解者,桂枝人参汤主之。

清·柯韵伯《伤寒来苏集》:此之谓有表里证,然病根在心下,非辛热何能化痞而软硬,非甘温无以止利而解表。故用桂枝、甘草为君,佐以干姜、参、术,先煎四物,后纳桂枝,使和中之力饶,而解肌之气锐,于以奏双解表里之功,又一新加法也。

清·汪昂《医方集解》:欲解表里之邪,全藉中气为敷布,故用理中以和里,而加桂枝以解表。不名理中,而名桂枝者,到底先表之意也。

清·王子接《绛雪园古方选注》:理中加人参,桂枝去芍药,不曰理中,而曰桂枝人参者,言桂枝与理中表里分头建功也。故桂枝加一两,甘草加二两。其治外协热而里虚寒,则所重仍在理中,故先煮四味,而后纳桂枝,非但人参不佐桂枝实表,并不与桂枝相忤,宜乎直书人参而不讳也。

清·黄元御《伤寒悬解》:桂枝人参汤,桂枝通经而解表热,参、术、姜、甘温补中气,以转升降之机也。太阴之胸下结硬,即痞证也。自利益甚,即下利不止也。中气伤败,痞与下利兼见,人参汤助中气之推迁,降阳中之浊阴则痞消,升阴中之清阳则利止,是痞证之正法。诸泻心,则因其下寒上热,从此而变通也。

【按语】 桂枝人参汤为理中汤加桂枝而成,具有健脾养胃、温中散寒解表的作用。治疗脾胃阳气不足,里虚寒兼表不解之表里同病,但以太阴里虚寒为主。表证未除,故发热恶寒、头身疼痛;损伤脾阳,运化失职,升降反作,浊阴不降,壅塞胃脘,则心下痞硬;清阳不升,则见下利不止;气机阻滞,则腹痛;中焦虚寒,故见口不渴,舌淡苔白滑;脉浮虚乃外有

表寒里有虚寒之证。故治宜温里解表。方中人参补脾益气,干姜温中散寒,白术健脾燥湿,甘草和中益虚,四味相合,共奏温中散寒止利之功;桂枝解太阳之表邪,并能助理中汤温中散寒。诸药相伍,共成温里解表之剂。对于有脾胃不足而容易感冒的人大有裨益,长期服用可以改善体质,提高机体的免疫力。

现代临床常用于治疗感冒、流行性感冒等而有本方见证及胃溃疡、急慢性胃肠炎等属中阳不足者,兼表与否皆可用之。

应用本方时当注意方中剂量的比例,尤其是桂枝、甘草用量。桂枝于方中有表证则解肌散邪,若无表证则尽走里以温中散寒通阳,切不可固执桂枝于方中但解表证,当从具体应用中去揣度桂枝效用,只有这样,方可对桂枝人参汤疗脾胃虚寒证以阳虚为主者有正确的认识,方可有效地运用桂枝人参汤。本方理中汤先煎、久煎,桂枝汤后下。理中汤先煎,使其发挥温中散寒、补益脾胃之作用;桂枝汤后下,使其气锐先行以解表。若治单一里证者,则不需后下;诸药同煎煮者,取其温中散寒补阳也。本方煎煮方法不同于一般方药煎煮,当煎后去滓再煎。再煎者,取方药醇和之性,使药物功用既能有效地驱邪,又能和协脾胃之气,以使病证除而脾胃之气复。本方服用方法是白天2次,夜间服用1次,夜间服药者,顺应脾胃之气,促脾胃主时之气旺而病愈也。

也有学者认为,桂枝人参汤证虽然兼有表证,但用桂枝的目的不仅在于解表。桂枝一药,解肌发汗,温经通脉,其用甚多。《长沙药解》云:"桂枝,升清阳之脱陷,降浊阴之冲逆。"《本经疏证》谓其用有六:"曰和营、曰通阳、曰利水、曰下气、曰行瘀、曰补中。"其中补中一用,世人很少问津。桂枝人参汤用桂枝正取解表、补中、下气之用。故凡脾虚湿盛兼心下悸、气上冲、面烘热而无明显热象者,或虽有口干、舌红、苔黄、脉数,而舌体润滑、不思饮、不多饮者,皆可用桂枝补中下气。此外

桂枝人参汤方中的桂枝用量是四两,按仲景的用药习惯,用四两桂枝之方中,没有一方属解表剂,如桂枝甘草汤、茯苓桂枝甘草大枣汤、甘草附子汤、桂枝附子汤等。而一般解表剂的桂枝用量是三两,如桂枝汤、桂枝加附子汤、桂枝加厚朴杏子汤等。可见根据仲景的用药习惯推测,桂枝用量在四两以上多用于温通心阳、平冲降逆、通阳散寒除湿等,而用于解表,多在三两或以下。凡此经验之谈,可供临床应用借鉴。

4. 葛根汤《伤寒论》

【药物】 葛根 12 克 麻黄(去节)9 克 桂枝(去皮)6 克 生姜(切)9 克 甘草(炙)6 克 芍药 6 克 大枣(擘)12 枚

【制用法】 以水先煮麻黄、葛根,去白沫,纳诸药煎,温服。覆衣被,取微似汗。

【功用】 发汗解表,升津舒筋。

【适应证】 外感风寒束表,太阳经输不利,项背强,无汗恶风;痉病,气上冲胸,口噤不语,无汗,小便少。

【历代名医方论】

汉·张仲景《伤寒论》:太阳病,项背强,无汗,恶风,葛根汤主之。太阳与阳明合病者,必自下利,葛根汤主之。

明·方有执《伤寒论条辨》:麻黄散太阳之表,葛根解阳明之肌,桂枝主营卫之和,姜、枣健脾之弱,甘草者,和中之国老,芍药者,缓中而佐使。夫如是而经中之邪散,则胃中之正回,不分清者自分清,不显治者而治在其中矣。

清·柯韵伯《伤寒来苏集》:此开表逐邪之轻剂也。其证身不疼,腰不痛,骨节不痛,是骨不受寒矣;头项强痛,下连于背,牵引不宁,是筋伤于风矣;不喘,不烦躁,不干呕,是无内症;无汗而恶风,病只在表,若表病而兼下利,是表实里虚矣,比麻黄、青龙之剂较轻。故以桂枝汤为主,而加麻、葛以攻其表实也。葛根味甘气凉,能起阴气而生津液,滋筋脉而舒其牵引,故以为君;麻黄、生姜,能开玄府腠理之闭塞,祛风而出汗,故以为臣;寒热俱轻,故少佐桂、芍,同甘、枣以和里,此与麻、桂二方之间,衡其轻重,而为调和表里之剂也。要知葛根秉性轻清,赋体厚重,轻可去实,重可镇动,厚可固里,一物而三美备,然惟表实里虚者宜之。胃家实者,非所宜也。故仲景于阳明经中不用葛根,东垣用药分经不列于太阳而列于阳明,易老云未入阳明者不可服,皆未知此义。喻氏谓仲景不用于阳明,恐亡津液,与《本草》生津之说左;又谓能开肌肉,又与仲景治汗出恶风桂枝汤中加葛根者左矣。盖桂枝、葛根俱是解肌和里之剂,故有汗无汗、下利不下利皆可用,与麻黄专于治表者不同。麻黄、葛根俱有沫,沫者浊气也,故仲景皆以水煮去其沫,而后入诸药,此取其清扬发腠理之义。

清·王子接《绛雪园古方选注》:葛根汤,即桂枝汤加麻黄、倍葛根,以去营实,小变麻、桂之法也。独是葛根、麻黄治营卫实,芍药、桂枝治营卫虚,方中虚实互复者,其微妙在法。先煮麻黄、葛根减二升,后内诸药,则发营卫之汗为先,而固表收阴袭于后,不使热邪传入阳明也。故仲景治太阳病未入阳明者,用以驱邪,断入阳明之路,若阳明正病中,未尝有葛根之方。东垣、易老谓葛根是阳明经主药,误矣。

【按语】 葛根汤是桂枝汤加入葛根、麻黄而成。方中葛根解肌散邪,生津通络;辅以麻黄、桂枝疏散风寒,发汗解表;芍药、甘草生津养液,缓急止痛;生姜、大枣调和脾胃,鼓舞脾胃生发之气。诸药配伍,共奏发汗解表,升津舒经之功效。本方配伍特点具有桂枝汤药配伍关系,桂枝汤者,有调理脾胃和生化阴津,阴津可随营卫和畅,气机升降而运行以濡泽筋脉,并有升清降浊。本方以恶寒发热无汗,项背拘急不舒为辨证要点。现代常用于治疗感冒、流感、急性肠炎、菌痢、流脑、乙脑初起,早期,小儿秋季腹泻及发热,内耳眩晕症,三叉神经痛,腓总神经痛,面神经瘫痪,重症肌无力,肩颈肌痉挛,肩凝症,荨麻疹,过敏性鼻炎,眼睑脓肿等。现代药理研究证实,本方具有扩张脑血管,增加脑血流量,降低脑血管阻力,对抗血小板聚集等作用。素有阴虚火甚,上盛下虚的病人不可用。禁生冷、黏滑、肉、面、五辛、酒酪、臭恶等物。

5. 小青龙汤《伤寒论》

【药物】　麻黄(去节)、芍药各 10～15 克　细辛 3～6 克　干姜、甘草(炙)各 6～10 克　桂枝(去皮)10～15 克　五味子 3～6 克　半夏(洗)10～15 克

【制用法】　先煮麻黄去上沫,内诸药去滓,温服。

【功用】　解表散寒,温肺化饮。

【适应证】　主治外寒里饮证。恶寒发热,头身疼痛,无汗,喘咳,痰涎清稀而量多,胸痞,或干呕,或痰饮喘咳,不得平卧,或身体疼重,头面四肢浮肿,舌苔白滑,脉浮。

【历代名医方论】

汉·张仲景《伤寒论》:伤寒表不解,心下有水气,干呕,发热而咳,或渴,或利,或噎,或小便不利,少腹满,或喘者,小青龙汤主之。伤寒,心下有水气,咳而微喘,发热不渴,服汤已渴者,此寒去欲解也,小青龙汤主之。

清·俞根初《重订通俗伤寒论》何秀山按:风寒外搏,痰饮内伏,发为痰嗽气喘者,必须以小青龙加减施治。盖君以麻、桂辛温泄卫,即佐以芍、草酸甘护营;妙在干姜与五味拌捣为臣,一温肺阳而化饮,一收肺气以定喘;又以半夏之辛滑降痰,细辛之辛润行水,则痰饮悉化为水气,自然津津汗出而解。若不开表,而徒行水,何以解风寒之搏束。若一味开表,而不用辛以行水,又何以去其水气?此方开中有合,升中有降,真如神龙之变化不测。

清·张锡纯《医学衷中参西录》:仲景之方,用五味即用干姜,诚以外感之证皆忌五味,而兼痰嗽者尤忌之,以其酸敛之力甚大,能将外感之邪锢闭肺中永成劳嗽,唯济之以

干姜至辛之味,则无碍。而愚近时临证品验,则另有心得,盖五味之皮虽酸,其仁则含有辛味,以仁之辛济皮之酸,自不至因过酸生弊。

清·柯韵伯《伤寒来苏集》:两青龙俱两解表里法,大青龙治里热,小青龙治里寒,故发表之药同,而治里之药殊也。此与五苓,同为治表不解而心下有水气,在五苓治水蓄而不行,故大利其水而微发其汗,是为水郁折之也。本方治水之动而不居,故备举辛温以散水,并用酸苦以安肺,培其化源也,兼治肤胀最捷。

【按语】　小青龙汤是《伤寒论》治疗表寒里饮的代表方,这张以古代神话中的东方之神为命名的古方,已沿用数千年,屡用屡效。现在依然是中医治疗呼吸道疾患的主要方剂。因其以温化寒饮为主要作用,在临床运用时有表寒实证之恶寒发热、头痛、舌苔白滑、脉浮紧,又有寒水射肺之咳逆倚息不得卧时可用;亦可在无明显表证而见咳嗽突然加剧,痰多而清稀,背上寒冷如巴掌大,或见喘促、心悸、短气、胸满、小便不利、眼睑浮肿等单纯的寒饮证时运用。对外寒内饮之证,若不疏表而徒治其饮,则表邪难解;不化饮而专散表邪,则水饮不除。故治宜解表与化饮配合,一举而表里双解。小青龙汤作为治痰饮咳喘之千古名方,其配伍之灵魂,当属干姜、五味子配之以麻黄、桂枝。辛散与酸收相配,散中有收;温化与敛肺相伍,开中有合。方中麻黄、桂枝相须为君,发汗散寒以解表邪,且麻黄又能宣发肺气而平喘咳,桂枝化气行水以利里饮之化。干姜、细辛为臣,温肺化饮,兼助麻、桂解表祛邪。然而素有痰饮,脾肺本虚,若纯用辛温发散,恐耗伤肺气,故佐以五味子敛肺止咳、芍药和养营血;半夏燥湿化痰,和胃降逆,亦为佐药。炙甘草兼为佐使之药,既可益气和中,又能调和辛散酸收之品。

关于去麻黄的问题:原方后在或然证中有去麻黄说法,为什么?一般的解释,寒饮内停之人,胃阳多虚,而麻黄能发越阳气,故去

麻黄,以免阳气更伤,但麻黄本身就有主治咳喘的作用,应是方中主药,岂可去而不用? 其实去不去麻黄,当根据病人的实际情况灵活掌握。一般阳虚不甚,可以不去,但阳虚较严重者当去。

仲景在《伤寒论》中提到小青龙汤证有"不渴""或渴""服汤已渴者"之异? 水饮证一般口不渴,此为小青龙汤证正局,但如果饮阻气机,气不化津,亦可见口渴,然渴喜热饮且不多饮。如服药后口渴,则是药已中病,寒去欲解之兆,此为暂时性口干,不可多饮。

刘渡舟教授提出临床运用小青龙汤要抓住6个关键环节:①辨气色:寒饮为阴邪,易伤阳气,胸中阳气不温,使荣卫行涩,不能上华于面,患者可见面色黧黑,称为"水色";或见两目周围有黑圈环绕,称为"水环";或见头额、鼻柱、两颊、下巴的皮里肉外之处出现黑斑,称为"水斑。"②辨咳喘:或咳重而喘轻,或喘重而咳轻,或咳喘并重,甚则倚息不能平卧,每至夜晚加重。③辨痰涎:肺寒津冷,阳虚津凝,成痰为饮,其痰涎色白质稀;或形如泡沫,落地为水,或吐痰为蛋清状,触舌觉冷。④辨舌象:肺寒气冷,水饮凝滞不化,故舌苔多见水滑,舌质一般变化不大,但若阳气受损时,则可见舌质淡嫩,舌体胖大。⑤辨脉象:寒饮之邪,其脉多见弦象,因弦主饮病;如果是表寒里饮,则脉多为浮弦或见浮紧;若病久入深,寒饮内伏,其脉则多见沉。⑥辨兼证:水饮内停,往往随气机运行而变动不居,出现许多兼证,如水寒阻气,则兼噎;水寒犯胃,则兼呕;水寒滞下,则兼小便不利;水寒流溢四肢,则兼肿;若外寒不解,太阳气郁,则兼发热、头痛等症。以上六个辨证环节,是正确使用小青龙汤的客观标准,但六个环节不必悉具,符合其中一两个主证者,即可使用小青龙汤。

黄煌先生认为,咳喘是本方主证,但多是咳与喘并见,先咳后喘,有时咳喘剧烈,导致咳逆倚息不得卧。痰与鼻涕的性状在本方证的诊断中十分重要。其痰液、鼻涕等分泌物必须是量多清稀,呈黏液性的,或如水样。同时,舌苔白滑,黏液满布。为便于记忆,戏称为"青龙水"。因神话中的青龙善倒海翻江,兴风作浪。如果痰液黄黏难咯、舌苔干腻的咳喘,便不是小青龙汤证了。恶寒也是必见的症状,特别是背部怕冷,但发热、无汗却不定。有发热者,也有不发热者,甚有低体温者,特别是老年体弱者,体温均较常温为低。无汗常见,在寒冷的冬季,出汗更少。但在"咳逆倚息不得卧"的情况下,有的患者可以见汗出,但不可能大汗淋漓。而且,虽然咳喘不休,但神志尚清,无麻黄附子细辛汤证的精神萎靡等证。

现代研究证明:小青龙汤有解热,扩张外周血管,降低血流阻力,改善微循环,平喘,抗过敏,改善肾上腺皮质功能及肺功能,抗癌等作用。临床用于治疗慢性阻塞性肺气肿、支气管哮喘、急性支气管炎、肺炎、百日咳、过敏性鼻炎、卡他性眼炎、卡他性中耳炎等属于外寒里饮证者。因本方多温燥之品,故阴虚干咳无痰或痰热证者,不宜使用。

6. 大青龙汤《伤寒论》

【药物】 麻黄(去节)12克 桂枝(去皮)6克 甘草(炙)6克 杏仁(去皮尖)40枚 生姜(切)9克 大枣(擘)12枚 石膏(碎)18克

【制用法】 水煎服。取微似汗,汗出多者,温粉扑之;一服汗者,停后服。

【功用】 发汗解表,清热除烦。

【适应证】 外感风寒,内有郁热,发热恶寒俱重,头痛身疼,无汗烦躁,脉浮紧;或咳嗽气喘;或溢饮有表证兼里热者。

【历代名医方论】

汉·张仲景《伤寒论》:太阳中风,脉浮紧,发热,恶寒,身疼痛,不汗出而烦躁者,大青龙汤主之。若脉微弱,汗出恶风者,不可服之,服之则厥逆,筋惕肉瞤,此为逆也。伤寒脉浮缓,身不疼但重,乍有轻时,无少阴证者,

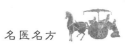

大青龙汤发之。

清·陆渊雷《伤寒论今释》：大青龙汤麻石相伍，所以散发郁阳，麻桂相伍，所以出汗去毒。而起副作用亦能蒸散体温，故用不当，则体温低落，心力为之衰弱。是以有厥逆亡阳之戒也。又麻黄之量，三倍桂枝，则排出水气之力亦峻。

清·沈金鳌《伤寒论纲目》：大青龙汤治病，与麻黄汤证相似，但病尤重，而又加烦躁者，用大青龙汤也。以其风寒俱盛，故青龙汤添麻黄作六两，又似合桂枝汤药味在内，添石膏，所以为紧。此治荣卫俱病，若症不审，误用大青龙则发汗多伤人。

清·吴谦《医宗金鉴》：名大青龙者，取龙兴云雨之义也。治风不外乎桂枝，治寒不外乎麻黄，合桂枝、麻黄二汤以成剂，故为兼风寒中伤者之主剂也。二证俱无汗，故减芍药，不欲其收也；二证俱烦躁，故加石膏，以解其热也。仲景于表剂中加大寒辛甘之品，则知麻黄证之发热，热全在表；大青龙证之烦躁，热兼肌里矣。初病太阳即用石膏者，以其辛能解肌热，寒能清胃火，甘能生津液，是预保阳明存津液之先招也。观此，则可知石膏乃中风、伤寒之要药，故得麻、桂而有青龙之名；得知、草而有白虎之号也。

清·张锡纯《医学衷中参西录》：大青龙汤所主之证，原系胸中先有蕴热，又为风寒锢其外表，致其胸中之蕴热，有蓄极外越之势。而其锢闭之风寒，犹恐芍药苦降酸敛之性，似于发汗不宜，而代以石膏，且多用之以厚其力，其辛散凉润之性，既能助麻、桂达表，又善化胸中蕴蓄之热为汗，随麻、桂透表而出也，为有云腾致雨之象，是以名为大青龙也。

左季云《伤寒论类方汇参》：烦躁是热伤其气，无津不能作汗，故发热恶寒，身疼不解，特加石膏之泄热生津，以除烦躁，然其性沉而大寒，恐内热顿除，表寒不解，变为寒中协热下利，故必倍麻黄以发表，又倍甘草以和中，更用姜、枣调和营卫，一汗而表里俱解，风热

两除，何患诸证不平。

【按语】 大青龙汤方证是外感风寒兼有里热，治疗以发汗解表，兼清郁热为主。临床应用以恶寒发热，头身疼痛，无汗，烦躁，口渴，脉浮紧为辨证要点。方中用麻黄、桂枝、生姜辛温发汗以散风寒，能使内热随汗而泄。甘草、生姜、大枣甘温补脾胃，益阴血，以补热伤之津；无津不能作汗，又可以充汗源。石膏甘寒清解里热，与麻黄配伍能透达郁热。杏仁配麻黄，一收一散，宣降肺气利于达邪外出。诸药配伍，一是寒热并用，表里同治，侧重于"于在表者，汗而发之"；二是发中寓补，汗出有源，祛邪而不伤正。里热明显者，增加石膏用量，配以天花粉。石膏的辛寒与黄芩、黄连的苦寒作用不同。石膏配伍麻黄，不似芩、连能明显影响麻黄的走表、解表作用，故《伤寒论》中，表里双解的多用石膏来配伍麻黄，如大青龙汤等。生姜在《伤寒论》和《金匮要略》中屡次出现，常用来解表、和胃散饮、止呕等，其具有解表发汗而不伤津液的作用。后世医家称生姜为"胃家圣药"，故临床上多重视生姜和胃止呕的作用，却忽略了生姜的独特解表作用。正确理解生姜药性的前提是抓住生姜的辛温发散之性，《伤寒论》用生姜无论是解表，还是温胃止呕、化饮，都是利用生姜的辛温发散之性。

仲景于表剂中加大寒辛甘之品，则知麻黄证之发热，热全在表；大青龙证之烦躁，兼肌里矣。初病太阳即用石膏者，以其辛能解肌热，寒能清胃火，甘能生津液，是预保阳明存津液之先着也。粗工疑而畏之，当用不用，必致热结阳明，斑黄狂冒，纷然变出矣。观此则可知石膏乃中风伤寒之要药，得麻、桂而有青龙之名，得知、草而有白虎之号也。

大青龙汤是麻黄汤与越婢汤的合方，也可以认为是麻黄汤加重麻黄、甘草的用量再加石膏、生姜、大枣所组成。麻黄汤功能发汗解表，本方加重麻黄则发汗解表之力更强；增加石膏清内热，除烦躁；倍甘草，加姜、枣，是

和中气,调营卫,助汗源。诸药合用,共奏发汗解表,清热除烦之功。麻黄汤已为发汗峻剂,为何大青龙汤方不仅要将麻黄用量由三两增至六两,还要加入辛温发散的生姜三两以强解表发汗的力度?就是源于方为表里双解,麻黄解表发汗,石膏清解里热,一表一里,一升一降,一散一收,一定程度上牵制了麻黄升发解表发汗的力度,故需要相对增加麻黄用量,以达到表里双解的目的。因此,我们临床上对于大青龙汤、小青龙汤证时,适当地增大麻黄的用量,否则不易达到汗出。该方一直被誉为发汗重剂,如成无己曰:大青龙汤,发汗之重剂也,非桂枝汤之所同,用之稍过,则又有亡阳之失。

由于本方发汗作用强烈。体质较好者,用之无妨;体质较弱者,应当慎用;若脉搏微弱,出汗容易受凉者,应当禁用。临床应用中,患者一出汗即停药,不可过量服用,否则,会因出汗过多而伤身。现代医学认为,麻黄的有效成分麻黄碱,有兴奋中枢神经和心脏的作用。用药过量时易引起精神兴奋、失眠、不安、神经过敏、震颤等症状;有严重器质性心脏病或接受洋地黄治疗的患者,可引起心律紊乱。麻黄是大青龙汤的主要药物,过量服用会出现多种不良反应,特此提醒患者必须在医师指导下应用。

大青龙汤是表里双解法的代表,可以看作是表里双解法的肇始,金元四大家之一刘河间双解散、防风通圣散的辛温解表配合寒凉清热的治法其实与仲景的大青龙汤法一脉相承,因此不必囿于后世所谓"伤寒宗仲景,热病主河间"之说。

7. 麻黄杏仁甘草石膏汤《伤寒论》

【药物】 麻黄(去节)12 克 杏仁(去皮尖)9 克 甘草(炙)6 克 石膏(碎,绵裹)18 克

【制用法】 以水先煮麻黄,去上沫,纳诸药煎,去滓温服。

【功用】 辛凉宣泄,清肺平喘。

【适应证】 邪热壅肺,身热不解,咳逆气急、鼻煽、口渴,有汗或无汗,舌苔薄白或黄,脉滑而数者。现用于肺炎、猩红热(烂喉痧)、过敏性哮喘等。

【历代名医方论】

汉·张仲景《伤寒论》:发汗后,不可更行桂枝汤。汗出而喘,无大热者,可与麻黄杏仁甘草石膏汤。

清·罗美《古今名医方论》:石膏为清火之重剂,青龙、白虎皆赖以建功。然用之不当,适足以招祸,故青龙以恶寒、脉紧,用姜、桂以扶卫外之阳;白虎以汗后烦渴,用粳米以存胃脘之阳也。此但热无寒……故于麻黄汤去桂枝之辛热,取麻黄之开,杏仁之降,甘草之和,倍石膏之大寒,除内蓄之实热,斯溱溱汗出,而内外之烦热悉除矣。此治寒深入肺,发为喘热也。汗既出矣,而喘是寒邪未尽,若身无大热,则是热壅于肺。故以麻黄散邪,石膏除热,杏仁利肺,于青龙汤内减麻黄,去姜、桂,稳为发散除热清肺之剂也。石膏去热清肺,故肺热亦可用。

清·张锡纯《医学衷中参西录》:用麻黄协杏仁以定喘,伍以石膏以退热,热退其汗自止也。复加甘草者,取其甘缓之性,能调和麻黄、石膏,使其凉热之方溶和无间,以相助成功,是以奏效甚捷也。

清·曹颖甫《经方实验录》:麻杏甘石汤为麻黄汤之反面。二汤中三味相同,所异者,一为桂枝,一为石膏。而后知麻黄汤证为寒实,麻杏甘石汤证为热实。攻实虽同,寒热不一。麻黄汤证有喘,麻杏甘石汤证亦有喘。其喘虽同,而其喘之因不一。喘为肺闭,而其所以闭之因不一。人当健时,肺部寒温调匀,启阖合度,无所谓闭。及其受寒,则闭,受热,则亦闭。闭者当开,故均用麻杏以开之,甘草以和之,而以桂枝石膏治其原,于是因寒而闭者开,因热而闭者亦开,仲圣制方之旨,于焉大明!……麻黄汤证,由或未发热进为发热,其证势为由郁而发。麻杏甘石汤证,由身大

热转为身无大热,其证势为由表入里。惟其逐渐由表入里,由寒化热,故无汗渐转为汗出。独其喘则必不除。然后知"热喘"二字实为本汤之主证。得此一隅,庶几三反。而经文何必涂改之耶!

《中国医药汇海·方剂部》:按仲师大论,于发汗后不可更行桂枝汤,汗出而喘,无大热者,麻杏石甘汤主之。柯韵伯于此则谓"无汗而喘,大热。"盖汗出而喘者,热壅于肺也;无汗而喘者,热闭于肺也。壅于肺者,皮毛开,故表无大热。热闭于肺,则皮毛亦闭,故表热甚壮。是以不论有汗无汗,皆以麻杏石甘为主。盖以石膏清其里热;有汗者,得麻黄疏泄,而壅者亦宣;无汗者,得麻黄疏散,而闭者亦开;有杏仁以定喘,甘草以泻火,烦热乌有不解者乎。

【按语】 本方证为风寒束表,卫阳被遏,热伤津液所致。治疗以发汗解表,兼清郁热为主。方中用麻黄、桂枝、生姜辛温发汗以散风寒,能使内热随汗而泄。甘草、生姜、大枣甘温补脾胃、益阴血,以补热伤之津;无津不能作汗,又可以充汗源。石膏甘寒清解里热,与麻黄配伍能透达郁热。杏仁配麻黄,一收一散,宣降肺气利于达邪外出。诸药配伍,一是寒热并用,表里同治,侧重于"于在表者,汗而发之";二是发中寓补,汗出有源,祛邪而不伤正。麻黄与石膏相配,以及麻黄与杏仁相配,是清热宣肺及平喘止咳的常用对药。

本方是麻黄汤去桂枝加石膏半斤组成。柯韵伯《伤寒来苏集》云:"一加一减,温解之方转为凉散之剂矣。"本方石膏之量大于麻黄,使其成为辛凉之剂,长于清肺平喘,故适用于外感风邪,肺热壅闭之咳喘证。麻黄在本方中并无发汗作用,因为没有桂枝之相助,又加上石膏用量大于麻黄。

麻黄杏仁甘草石膏汤证的汗出而喘,是表邪已解,邪热壅肺;麻黄汤证的无汗而喘,桂枝加厚朴杏子汤证的有汗而喘,均为太阳表邪未解,影响肺气的宣降所致,临证应注意

区别。麻黄杏仁甘草石膏汤临证应用,首先应注意麻黄与石膏的比例,一般用量应控制在1:5;若肺热甚者,可加金银花、连翘、鱼腥草等;痰热甚者,可加桔梗、贝母、前胡等。

现代药理研究证明,麻黄杏仁甘草石膏汤具有解热、平喘、镇咳、祛痰、抗病毒、利尿、镇静等多种作用,并对金黄色葡萄球菌、铜绿假单胞菌有一定的抑制作用。临床用本方治疗小儿肺炎、麻疹合并肺炎、非典型性肺炎、百日咳、上呼吸道感染、急慢性支气管炎、支气管哮喘、肺心病等病。

8. 大承气汤 《伤寒论》

【药物】 大黄(酒炒)12克　厚朴(炙,去皮)15克　枳实(炙)12克　芒硝9克

【制用法】 用水先煮二物,去滓;纳大黄,更煮,去滓;纳芒硝,更上微火一二沸,分温再服。得下,余勿服。

【功用】 峻下热结。

【适应证】 伤寒、温病或瘟疫阳明腑实。身热,大便秘结,频转矢气,胸脘痞满,腹部胀痛拒按,甚或潮热谵语,舌苔焦黄而厚,甚或起刺,或焦黑燥裂,脉象沉实或弦数,甚或沉迟;或热结旁流,下利清水臭秽,脐腹疼痛,按之坚实,口舌干燥者;或热厥、痉痛,神志昏迷而见阳明热实者。

【历代名医方论】

汉·张仲景《伤寒论》:伤寒,若吐若下后,不解,不大便五六日,上至十余日,日晡所发潮热,不恶寒,独语,如见鬼状;若剧者,发则不识人,循衣摸床,惕而不安,微喘,直视,脉弦者生;涩者死;微者,但发热、谵语者,大承气汤主之,若一服利,则止后服。阳明病,谵语,有潮热,反不能食者,胃中必有燥屎五六枚也;若能食者,但鞕耳;宜大承气汤下之。

明·吴昆《医方考》:伤寒阳邪入里,痞、满、燥、实、坚全俱者,急以此方主之。调胃承气汤不用枳、朴者,以其不作痞满,用之恐伤上焦无氤氲之气也;小承气汤不用芒硝者,以其实而未坚,用之恐伤下焦血分之真阴,谓不

伐其根也；此则上中下三焦皆病，痞、满、燥、实、坚皆全，故主此方以治之。厚朴苦温以去痞，枳实苦寒以泄满，芒硝咸寒以润燥软坚，大黄苦寒以泄实去热。

明·吴又可《温疫论》：三承气汤功用仿佛，热邪传里，但上焦痞满者，宜小承气汤；中有坚结者，加芒硝软坚而润燥，热病久矢下，虽无结粪，然多黏腻极臭恶物，得芒硝则大黄有荡涤之能；设无痞满，惟存宿结而有瘀热者，调胃承气汤宜之。三承气功效俱在大黄，余皆治标之品也。不耐汤药也，或呕或畏，当为细末，蜜丸汤下。

清·柯韵伯《伤寒来苏集》：夫诸病皆因于气，秽物不去，由于气之不顺，故攻积之剂必用行气之药以主之。亢则害，承乃制，此承气之所由；又病去而元气不伤，此承气之义也。夫方分大小，有二义焉，厚朴倍大黄，是气药为君，名大承气；大黄倍厚朴，是气药为臣，名小承气。味多性猛，制大其服，欲令泄下也，因名曰大；味少性缓，制小其服，以微和胃气也，故名曰小。二方煎法不同，更有妙义。大承气用水一斗，先煮枳、朴，煮取五升内大黄，煮取三升内硝者，以药之为性，生者气锐而先行，熟者气钝而和缓，仲景欲使芒硝先化燥屎，大黄继通地道，而后枳、朴除其痞满。缓于制剂者，正以急于攻下也。若小承气则三物用煎，不分次第，而服只四合，此求地道之通，故不用芒硝之峻，且远于大黄之锐矣，故称为微和之剂。

清·吴谦《医宗金鉴》：诸积热结于里而成痞、满、燥、实者，均以大承气汤下之也。满者，胸胁满急胀，故用厚朴以消气壅；痞者，心下痞塞硬坚，故用枳实以破气结；燥者，肠中燥屎干结，故用芒硝润燥软坚；实者，腹痛大便不通，故用大黄攻积泻热。然必审四证之轻重，四药之多少，适其宜，始可与之，若邪重剂轻，则邪气不服；邪轻剂重，则正气转伤，不可不慎也。

【按语】 本方证是由伤寒之邪内传阳明之腑，入里化热，或温病邪入胃肠，热盛灼津所致。以痞（心下闷塞坚硬）、满（胸胁脘腹胀满）、燥（肠有燥粪，干结不下）、实（腹中硬满，痛而拒按，大便不通或下利清水而腹中硬满不减）四证及苔黄、脉实为辨证要点。治疗方法以峻下热结为主。实热内结，胃肠气滞，腑气不通，故大便不通，频转矢气，脘腹痞满，腹痛拒按；里热炽盛，上扰神明，故谵语；舌苔黄燥起刺，或焦黑燥裂，脉沉实是热盛伤津之征。"热结旁流"证，乃燥屎坚结于里，胃肠欲排出则不能，逼迫津液从燥屎之旁流下所致。热厥、痉病、发狂等，皆因实热内结，或气机阻滞，阳气被遏，不能外达于四肢；热盛伤筋、筋脉失养而挛急；或胃肠燥热上扰心神所致。方中大黄泻热通便，荡涤肠胃，为君药。芒硝助大黄泻热通便，并能软坚润燥，为臣药，二药相须为用，峻下热结之力甚强；积滞内阻，则腑气不通，故以厚朴、枳实行气散结，消痞除满，并助硝、黄推荡积滞以加速热结之排泄，共为佐使。

方名承气，而立方用药之内容，即侧重气药。腹满燥实坚痛，为用下之要证。惟是用下法，则病已深沉，急转直下，为出死入生之关键。昔贤谓既有下之重伤其阴之大戒，复有下之急救其阴之活法，而仲景伤寒，对本方本证，反复推勘，不下二十条，其叮咛示人之意，至深切矣，学者当潜心体会。本方为泻下峻剂，如气虚阴亏，或表证未解，或胃肠无热结，均不适用；孕妇禁用。本方作用峻猛，得效即止，过度会损耗正气。严格按照用法煎药，以免影响疗效。

现代药理研究证明，本方具有增加胃肠道的蠕动，增大胃肠道的容积；促进肠套叠的还纳，解除梗阻；改善胃肠道的血液循环，降低毛细血管通透性；促进胆囊收缩、胆汁分泌，松弛胆道口括约肌；抑菌、抗感染等作用。现代常用于治疗急性胆囊炎、胆石症、急性阑尾炎、肠梗阻、急性胰腺炎、便秘、细菌性痢疾、乙型脑炎、流行性出血热、伤寒及副伤寒、破伤风、流感等热性疾病过程中出现高热,谵语,神昏,惊厥,发狂而见大便不通,苔黄脉实者。

大承气汤、小承气汤、调胃承气汤俗称"三承气汤",三方均用大黄以荡涤胃肠积热。大承气汤硝、黄并用,大黄后下,且加枳、朴,故攻下之力颇峻,为"峻下剂",主治痞、满、燥、实四症俱全之阳明热结重证;小承气汤不用芒硝,且三味同煎,枳、朴用量亦减,故攻下之力较轻,称为"轻下剂",主治痞、满、实而燥不明显之阳明热结轻证;调胃承气汤不用枳、朴,虽后纳芒硝,但大黄与甘草同煎,故泻下之力较前二方缓和,称为"缓下剂",主治阳明燥热内结,有燥、实而无痞、满之证。

9. 大陷胸汤《伤寒论》

【药物】　大黄(去皮)、芒硝各10克　甘遂1克

【制用法】　以水先煮大黄,去滓;纳芒硝,煮1~2沸;纳甘遂末,温服适量。得快利,止后服。

【功用】　泻热逐水。

【适应证】　结胸证。从心下至少腹硬满而痛不可近,大便秘结,日晡潮热,或短气躁烦,舌上燥而渴,脉沉紧有力。现用于肠梗阻、胆道感染、胆石症、急性胰腺炎等见有上述证候者。

【历代名医方论】

汉·张仲景《伤寒论》:太阳病,脉浮而动数,浮则为风,数则为热,动则为痛,数则为虚,头痛发热,微盗汗出,而反恶寒者,表未解也。医反下之,动数变迟,膈内拒痛,胃中空虚,客气动膈,短气烦躁,心中懊憹,阳气内陷,心下因硬,则为结胸,大陷胸汤主之。

伤寒六七日,结胸热实,脉沉而紧,心下痛,按之石硬者,大陷胸汤主之。

伤寒十余日,热结在里,复往来寒热者,与大柴胡汤;但结胸无大热者,此为水结在胸胁也,但头微汗出者,大陷胸汤主之。

太阳病,重发汗而复下之,不大便五六日,舌上燥而渴,日晡所小有潮热,从心下至少腹硬满而痛不可近者,大陷胸汤主之。

金·成无己《伤寒明理论》:结胸,由邪结在胸中,处身之高分。邪气与阳气互结,不能分解,气不通,壅于心下,为硬为痛,是邪正因结于胸中,非虚烦、膈实之所同,是须攻下之物可理。低者举之,高者陷之,以平为正。结胸为高邪,陷下以平之,故治结胸,曰陷胸汤。甘遂味苦寒,苦性泄,寒胜热,陷胸破结,是以甘遂为君;芒硝味咸寒,《内经》曰:咸味下泄为阴。又曰:咸以软之。气坚者,以咸软之;热胜者,以寒消之,是以芒硝为臣;大黄味苦寒,将军也,荡涤邪寇,除去不平,将军之功也,陷胸涤热,是以大黄为使。利药之中,此为快剂。伤寒错恶,结胸为甚,非此汤则不能通利之。剂大而数少,取其迅疾,分解结邪,此奇方之制也。

明·吴昆《医方考》:三阳经表证未解,而用承气汤以攻里者,此下之早也。下之早则里虚,里虚则表邪乘之而入,三焦皆实,故心下至少腹硬满而痛不可近也。此其为证危急,寻常药饵不能平矣,故用大黄以荡实,硝石以软坚,甘遂以直达。

清·张秉成《成方便读》:治太阳表邪不解而反下之,热陷于里,其人素有水饮停胸,以致水热互结心下,满而硬痛,手不可近,不大便,舌上燥而渴,成结胸胃实之证。以甘遂之行水直达所结之处,而破其辟囊;大黄荡涤邪热;芒硝咸润软坚。三者皆峻下之品,非表邪尽除、内有水热互结者,不可用之。

清·王子接《绛雪园古方选注》:大陷胸汤,陷胸膈间与肠胃有形之垢,并解邪从心下至少腹硬满而痛不可近,邪不在一经矣。胸膈为阳明之惟,太阳之门户,太阳寒水之气结于阳明,当以猛烈之剂,竟从阳明攻陷。大黄陷热结,甘遂攻水结,佐以芒硝之监制二者苦,不令直行而下,使其引入硬满之处,软坚破结,导去热邪。

清·罗美《古今名医方论》柯韵伯曰:胸

中者,宗气之所出,故名气海。气为阳,故属太阳之部。气为水母,气清则水精四布,气热则水浊而壅结矣。水结于胸,则津液不下;无以润肠胃,故大便必燥;不下输膀胱,其水道不通。大黄、芒硝,善涤肠胃之热实。此病在胸中,而亦用以为君者,热淫于内,当治以苦寒,且以润阳明之燥,是实则泻子之法。补膀胱之寒,亦制之以其所畏也。任甘遂之苦辛,所以直攻其水结;然水结因于气结,必佐杏仁之苦温,以开其水中之气,气行而水自利矣。水结又因于气热,必佐葶苈之大寒,以清其气分之热,源清而流自洁矣。若胸中水结而未及中焦者,当小其制,而复以白蜜之甘以缓之,使留连于胸中,过宿乃下;但解胸中之结滞,而保肠胃之无伤,是又以攻剂而为和剂矣。是方为利水攻积之剂,故治水肿、痢疾之初起者甚捷。然必视其人壮实,可以一战成功,如平素虚弱者,病久而任攻伐者,则念虚虚之戒矣。

清·尤在泾《伤寒贯珠集》:大陷胸与大承气,其用有心下与胃中之分。以愚观之,仲景所云心下者,正胃之谓;所云胃中者,正大小肠之谓也。胃为都会,水谷并居,清浊未分,邪气入之,夹痰杂食,相结不解,则成结胸;大小肠者,精华已去,糟粕独居,邪气入之,但与秽物结成燥粪而已。大承气专主肠中燥粪,大陷胸并主心下水食。燥粪在肠,必藉推逐之力,故须枳、朴;水食在胃,必兼破饮之长,故用甘遂。且大承气先煮枳、朴而后纳大黄;大陷胸先煎大黄而后纳诸药。夫治上者制宜缓,治下者制以急,而大黄则行速,熟则行迟,盖即一物,而其用又有不同如此。

清·张锡纯《医学衷中参西录》:结胸之证,虽填塞于胸中异常满闷,然纯为外感之风热内陷,与胸中素蓄之水饮结成,纵有客气上干至于动膈,然仍阻于膈而未能上达,是以若枳实、厚朴一切开气之药皆无须用。惟重用大黄、芒硝以开痰而清热,又虑大黄、芒硝之力虽猛,或难奏效于顷刻,故以少佐以甘遂,

其性以攻决为用,异常迅速,与大黄、芒硝化合为方,立能清肃其空旷之府,使毫无障碍。制此方者,乃霹雳手段也。

【按语】 本方用于水热互结之结胸证,临床应用以心下疼痛,拒按,大便秘结,舌上燥而渴,苔黄,脉沉而有力为辨证要点。方名"陷胸"者,点明病机是邪从外入内,陷入胸中。而方证所指,则是水饮与邪热互结于胸腹之间,治宜攻泻在上之水热。方中有大黄、芒硝,则其攻下作用十分明显,方后"得快利,止后服"注语,说明本方通过通便来达到治疗目的。

大陷胸汤证与大柴胡汤证均有胸胁部支撑疼痛,应予鉴别。大柴胡证腹痛在胁,按之虽疼痛,但未至石硬,伴往来寒热等少阳证,无头汗出;大陷胸疼痛在胸中或上腹胃脘甚至波及全腹,疼痛剧烈,局部肌紧张,压痛、反跳痛,按之石硬,不伴往来寒热,有头汗出,脉沉紧有力。

大陷胸汤与大承气汤虽同为寒下峻剂,都用大黄、芒硝以泻热攻下,但二方主治证之病因、病位不同,故其配伍及用法均有差异。大陷胸汤证热邪虽入阳明之里,却是热与水互结于胸胁胃脘的大结胸证,故外无大热,只是"日晡所小有潮热",提示热势不高。大陷胸汤大黄先煮,乃取其"治上者治宜缓",此煎煮方法与大承气汤有别,应注意区分。《伤寒寻源》明确指出:"本方虽用硝、黄,而关键全在甘遂一味,使下陷之阳邪,上格之水邪,俱从膈间分解,而硝、黄始得成其下夺之功。若不用甘遂,便属承气法,不成陷胸汤矣。"因此,甘遂是本方主药。若先煮甘遂,则原意顿失,因甘遂熟用,几近无效;大黄后下,则攻势倍增。如此与承气汤何异?观仲师对热结在里,复往来寒热者,用大柴胡汤;心下但满而不痛者,用半夏泻心汤,俱不用本方。

凡素体虚弱,或病后不任攻伐者,禁用此方。因本方为泻热逐水峻剂,下利过度,伤及正气;又要利下及时,以防留邪为患。

10. 小柴胡汤《伤寒论》

【药物】 柴胡30克 黄芩、人参、半夏、甘草(炙)、生姜(切)各9克 大枣(擘)4枚

【制用法】 水煎温服,1日3次。

【功用】 和解表里。

【适应证】 伤寒少阳病,寒热往来,胸胁苦满,不思饮食,心烦喜呕,口苦咽干,目眩头痛,舌苔薄白,脉弦数。

【历代名医方论】

汉·张仲景《伤寒论》:伤寒五六日中风,往来寒热,胸胁苦满,默默不欲饮食,心烦喜呕,或胸中烦而不呕,或渴,或腹中痛,或胁下痞硬,或心下悸、小便不利,或不渴、身有微热,或咳者,小柴胡汤主之。

血弱气尽,腠理开,邪气因入,与正气相搏动,结于胁下。正邪分争,往来寒热,休作有时,默默不欲饮食。藏腑相连,其痛必下,邪高痛下,故使呕也。小柴胡汤主之。服柴胡汤已,渴者属阳明,以法治之。

伤寒四五日身热恶风,颈项强,胁下满,手足温而渴者,小柴胡汤主之。

伤寒中风,有柴胡证,但见一证便是,不必悉具。凡柴胡汤病证而下之,若柴胡证不罢者,复与柴胡汤,必蒸蒸而振,却复发热汗出而解。

妇人中风,七八日续得寒热,发作有时,经水适断者,此为热入血室,其血必结,故使如疟状,发作有时,小柴胡汤主之。

阳明病发潮热,大便溏,小便自可,胸胁满不去者,与小柴胡汤。

阳明病,胁下硬满,不大便而呕,舌上白苔者,可与小柴胡汤。上焦得通,津液得下,胃气因和,身濈然汗出而解。

本太阳病不解,转入少阳者,胁下硬满,干呕不能食,往来寒热,尚未吐下,脉沉紧者,与小柴胡汤。呕而发热者,小柴胡汤主之。

明·许宏《金镜内台方议》:病在表者宜汗,病在里者宜下,病在半表半里之间者宜和。此小柴胡汤,乃和解表里之剂也。柴胡味苦性寒,能入胆经,能退表里之热,祛三阳不退之邪热,用之为君;黄芩味苦性寒,能泄火气,退三阳之热,清心降火,用之为臣;人参、甘草、大枣三者性平,能和缓其中,辅正除邪,甘以缓之也;半夏、生姜之辛,能利能汗,通行表里之中,辛以散之也,故用之为佐为使。各有所能,且此七味之功能,至为感应。能解表里之邪,能退阳经之热,上通天庭,下彻地户。此非智谋之士,其孰能变化而通机乎!

清·王子接《绛雪园古方选注》:柴胡汤,不从表里立方者,仲景曰:少阳病汗之则谵语,吐下则悸而惊,故不治表里,而以升降法和之。盖遵《经》言,少阳行身之侧,左升主乎肝,右降主乎肺。柴胡升足少阳清气,黄芩降手太阴热邪,招其所胜之气也。柴、芩解足少阳之邪,即用参、甘实足太阴之气,截其所不胜之处也。仍用姜、枣和营卫者,助半夏和胃而通阴阳,俾阴阳无争,则寒热自解。《经》曰:交阴阳者,必和其中也。去渣再煎,恐刚柔不相济,有碍于和也。七味主治在中,不及下焦,故称之曰小。

清·吴谦《医宗金鉴》:邪传太阳、阳明,曰汗、曰吐、曰下,邪传少阳惟宜和解,汗、吐、下三法皆在所禁,以其邪在半表半里,而角于躯壳之内界。在半表者,是客邪为病也;在半里者,是主气受病也。邪正在两界之间,各无进退而相持,故立和解一法,既以柴胡解少阳在经之表寒,黄芩解少阳在腑之里热,犹恐在里之太阴正气一虚,在经之少阳邪气乘之,故以姜、枣、人参和中而预壮里气,使不受邪而和,还表以作解也。

清·王清任《血证论》:此方乃达表和里、升清降浊之活剂。人身之表,腠理实营卫之枢机;人身之里,三焦实脏腑之总管。惟少阳内主三焦,外主腠理。论少阳之体,则为相火之气,根于胆腑;论少阳之用,则为清阳之气,寄在胃中。方取参、枣、甘草以培养其胃;而

用黄芩、半夏降其浊火；柴胡、生姜升其清阳。是以其气和畅，而腠理三焦罔不调治。其有太阳之气，陷于胸前而不出者，亦用此方，以能清里和中，升达其气，则气不结而外解矣。有肺经郁火，大小便不利，亦用此者，以其宣通上焦，则津液不枯，自能下行。肝经郁火，而亦用此，以能引肝气使之上达，则木不郁，且其中兼有清降之品，故余火自除矣。其治热入血室诸病，则尤有深义，人身之血，乃中焦受气，取汁变化而赤，即随阳明所属冲、任两脉，以下藏于肝，此方非肝胆脏腑中之药，乃从胃中清达肝胆之气者也。胃为生血之主，治胃中是治血海之上源，血为肝之所司，肝气即得清达，则血分之郁自解。是正治法，即是隔治法，其丹妙如此者。

清·徐灵胎《伤寒论类方》：此汤除大枣共二十八两，较今秤亦五两三钱零，虽分三服已为重剂。盖少阳介于两阳之间，须兼顾三经，故药不宜轻。去渣再煎者，此方乃和解之剂，再煎则药性和合，能使经气相融，不复往来出入，古圣不但用药之妙，其煎法俱有精义。

《金匮要略方义》：本方为和解少阳之主方。少阳胆经之脉循胸布胁，位于太阳、阳明表里之间，而称为半表半里。邪入少阳，与正气相搏，邪气胜则恶寒，正气胜则发热，邪正分争，故往来寒热。邪入少阳，经枢不利。气机不畅，故胸胁苦满，邪气由表入里，驱于热化，热郁则烦。胆气不泄，胃气失和，则不欲饮食而喜呕。治宜和解少阳。以其病不在太阳之表，故不可汗之；邪亦不在阳明之里，故亦不可下之。惟有和之一法，方属惬当。方中以柴胡为君，取其入少阳而解邪热。但柴胡之性偏于外散，故臣以适量之黄芩，在柴胡作用下，则入少阳，而偏于清里热，柴、芩相伍，直达少阳，和解退热。邪入少阳，正气已虚，故佐以人参扶正益气，一者取其益气以御邪内传；一者取其扶正以祛邪外出。于是则邪无内入之机，故服汤后，间有蒸蒸而振，却复汗出而解者。又佐以半夏、生姜之降逆和胃，配合人参之益气，使清气得升，浊气得降；更加大枣之益脾和胃，甘草之力调和，俾邪气即去，表里得和，清升浊降，气机调畅，故有上焦得通，津液得下，胃气因和，身濈然汗出而解之效。方中柴胡能疏肝，黄芩能清热，人参益气，半夏降逆，故对肝胆郁热而病呕而发热者，或诸黄，腹满而呕者，用本方又可疏利肝胆，解郁清热。对于热入血室之寒热如疟，以及产妇郁冒，大便坚，呕不能食者，又取其疏肝泄热，理气和中而并治之。从之，本方确有和解少阳，疏利肝胆，理气和胃之功。故不仅外邪入于少阳者宜之，杂证之肝胆郁热，气机不畅，或因之胃气失和者，亦均可用之。

【按语】 小柴胡汤用于伤寒少阳证，多由邪在少阳，经气不利，郁而化热所致，临床以往来寒热，胸胁苦满，默默不欲饮食，心烦喜呕，口苦，咽干，目眩，舌苔薄白，脉弦为辨证要点。治疗以和解少阳为主。方中柴胡苦平，入肝胆经，透解邪热，疏达经气；黄芩清泄邪热；法夏和胃降逆；人参、炙甘草扶助正气，抵抗病邪；生姜、大枣和胃气，生津。使用以上方剂后，可使邪气得解，少阳得和，上焦得通，津液得下，胃气得和，有汗出热解之功效。本方配伍特点为柴胡苦平升散，黄芩降泄，二者配伍，为和解少阳的基本结构。柯韵伯称小柴胡汤为"少阳机枢之剂，和解表里之总方""先辈论此汤，转旋在柴、芩二味，以柴胡清表热，黄芩清里热也；卢氏以柴胡、半夏得二至之气而生，为半表半里之主治；俱似有理。然本方七味中，半夏、黄芩俱在可去之列，惟不去柴胡、甘草，当知寒热往来，全赖柴胡解外，甘草和中。"柯氏据加减法而认为柴胡、甘草为方中主药，似有道理。秦伯未先生在《谦斋医学讲稿》里讲到：和解，是和其里而解其表。和其里不使邪再内犯，解其表仍使邪从外出，含有安内攘外的意义，目的还在祛邪。所以小柴胡汤用柴胡、黄芩清热透邪，又用人参、甘草和中，佐以半夏、姜、枣止呕而和营卫。这方法不仅用于外感发热,内伤杂证出现不规则的寒热往来,也能用来加减。

服用小柴胡汤后,一般是不汗出而病解,但也有药后得汗而愈者,这是正复邪去,胃气和降而致。若少阳病证经误治损伤正气,或患者素体正气不足,服用本方,亦可见到先寒战后发热而汗出的"战汗"现象,此种情况虽属正盛邪却,但也应严密观察,防其虚脱。

小柴胡汤作为张仲景《伤寒论》名方,随着后世医家不断衍化发展,应用范围更为广泛。如《世医得效方·卷第二》柴苓汤用治少阳失枢、三焦不利之湿疟;《太平圣惠方·卷第十六》大黄丸治疗少阳病兼热盛便秘,柴胡丸治时气余热不退、烦躁发渴、四肢无力、不能食饮诸症;《圣济总录·卷八十七》柴胡丸用治伤寒发热、咳嗽、心神不安诸症;《增补内经拾遗方论·卷三》柴平汤用于夏月伤暑所致疟疾;《古今医鉴·卷之三》柴胡竹茹汤用治少阳证兼阴虚呃逆诸症;《景岳全书·卷之五十一德集》柴胡饮用治妇人热入血室,或产后经后因冒风寒,以致寒热如疟等证。清代随着温病学派的兴盛,出现的小柴胡汤衍化方大多都以治疗温病、热病为主,如《重订通俗伤寒论·六经方药》柴胡达原饮用于邪伏膜原,阻碍气机,郁而化热之证;《温热经纬·卷三叶香岩外感温热篇》陶氏小柴胡汤用于热入血室,瘀热搏结之血结胸证;《血证论·卷七》柴胡清骨散用于少阳疏泄失调所致之阴虚发热。除此之外还有用于其他疾病的,如《重订通俗伤寒论·六经方药》柴胡枳桔汤用治邪犯少阳、气机不利之证。

黄煌教授认为,典型的柴胡体质为体型中等或偏瘦,面色微暗黄,或夹青,缺乏光泽。肌肉偏紧,四肢清冷。主诉以自觉症状为多。对气温、气压等外界环境的变化敏感,情绪波动较大,食欲易受情绪的影响。胸胁部憋闷感或有压痛,易恶心呕吐。女性月经周期不准,经前多见胸闷、胀痛结块等。易患疾病谱:发热性疾病,过敏性疾病,自身免疫性疾

病,结核性疾病,肝胆系统疾病及精神神经系统疾病。病情具有反复迁延、易慢性化的特点。

现代研究表明小柴胡汤具有免疫调节作用,可抑制细胞增殖及诱导异常增殖细胞凋亡,可使子宫内膜异位症大鼠异位内膜明显萎缩。临床常用于感冒、流行性感冒、疟疾、慢性肝炎、肝硬化、急慢性胆囊炎、胆结石、急性胰腺炎、胸膜炎、淋巴腺炎、中耳炎、产褥热、急性乳腺炎、睾丸炎、胆汁反流性胃炎、胃溃疡等属少阳证者。

11. 柴胡桂枝干姜汤《伤寒论》

【药物】　柴胡 24 克　桂枝(去皮)9 克　干姜 6 克　瓜蒌根 12 克　黄芩 9 克　牡蛎(熬)6 克　甘草(炙)6 克

【制用法】　水煎温服,1 日 3 次。初服微烦,复服汗出便愈。

【功用】　和解少阳,兼化痰饮。

【适应证】　伤寒四五日,身热恶风,颈项强,胸胁满微结,渴而不呕,但头汗出,往来寒热,及牡疟、劳疟、疟久不愈者。

【历代名医方论】

汉·张仲景《伤寒论》:伤寒五六日,已发汗而复下之,胸胁满微结,小便不利,渴而不呕,但头汗出,往来寒热,心烦者,此为未解也。柴胡桂枝干姜汤主之。

金·成无己《伤寒明理论》:《内经》曰:热淫于内,以苦发之。柴胡、黄芩之苦,以解传里之邪;辛甘发散为阳,桂枝、甘草之辛甘,以散在表之邪;咸以软之,牡蛎之咸,以消胸胁之满;辛以润之,干姜之辛,以固阳虚之汗;津液不足而为渴,苦以坚之,栝楼之苦以生津液。

清·柯韵伯《伤寒来苏集》:伤寒五、六日,发汗不解,尚在太阳界,反下之,胸胁满微结,是系在少阳矣。此微结与阳微结不同,阳微结对纯阴结言,是指结实在胃;此微结对大结胸言,是指胸胁痞硬;小便不利者,因下后下焦津液不足也;头为三阳之会,阳气不得

降，故但头汗出；半表半里之寒邪未解，上下二焦之邪热已甚，故往来寒热已烦耳。此方全从柴胡加减；心烦不呕不渴，故去半夏之辛温，加瓜蒌根以生津；胸胁满而微结，故减大枣之甘满，加牡蛎之咸以软之，小便不利而心下不悸，是无水可利，故不去黄芩，不加茯苓；虽渴而太阳之余邪不解，故不用参而加桂，生姜之辛易干姜之温苦，所以散胸胁之满结也。初服烦即微者，黄芩、瓜蒌之效；续服汗出周身，内外痊愈者，姜、桂之功。小柴胡加减之妙，若无定法，而实有定局矣。更其名曰柴胡桂枝干姜，以柴胡证具而太阳之表犹未解，里已微结，须此桂枝解表，干姜解结，以佐柴胡之不及耳。

清·吴谦《医宗金鉴》：少阳表里未解，故以柴胡桂枝合剂而主之，即小柴胡汤之变法也。去人参者，因其正气不虚；减半夏者，以其不呕，恐助燥也。加栝楼根，以其能止渴兼生津液也；倍柴胡加桂枝，以主少阳之表；加牡蛎，以软少阳之结。干姜佐桂枝，以散往来之寒；黄芩佐柴胡，以除往来之热，且可制干姜不益心烦也。诸药寒温不一，必需甘草以和之。初服微烦，药力未及；复服汗出即愈者，可知此证非汗出不解也。

清·章虚谷《伤寒论本旨》：此方柴胡用八两，实为少阳主治之方，佐以调和肝胃，而桂枝仅用二两，取以通中焦之营气也。其胸中满，往来寒热，心烦皆少阳病。三焦气窒，故小便不利。以干姜、甘草、花粉、牡蛎，调肝胃之阴阳，肝胃调和，少阳枢转，则外邪自解。三焦气化，小便亦通，故不用茯苓之利水也。

胡希恕解："甘草干姜理中气以复津液；桂枝甘草调营卫以解外邪；花粉牡蛎润燥止渴；柴胡黄芩解热除烦。故治柴胡证渴而不呕，寒多热少或但寒不热而大便干者"。

【按语】 柴胡桂枝干姜汤由小柴胡汤变化而来，与小柴胡汤证相似而体更虚致陷于阴证者，故用桂枝解表而治气上冲，用干姜温里寒，去半夏加花粉以滋津润燥，用牡蛎润燥

散结潜阳。凡久病津血不足，有柴胡证，疲乏无力而渴者，盖属本方证。胡希恕先生认为：本证有柴胡证，故用小柴胡汤为底方；因胃不虚，故不用人参、大枣；因不呕，故不用半夏、生姜；口渴，故用瓜蒌根、牡蛎，二药相配有润下通便作用。瓜蒌根即天花粉，临床祛痰宽胸用全瓜蒌，去热解渴则用瓜蒌根。桂枝甘草汤合干姜解未尽之表邪，降上冲之逆气。

刘渡舟教授对柴胡桂枝干姜汤情有独钟，他认为，《伤寒论》中少阳为半表半里，是表里传变的枢机，少阳为枢，不仅是表证传里的枢机，也是三阳病传入三阴的枢机。所以少阳病多有兼见证，如少阳兼表的柴胡桂枝汤证，少阳兼里实的大柴胡汤、柴胡加芒硝汤证。而柴胡桂枝干姜汤正是与大柴胡汤证相对的方剂，是少阳兼里虚寒之证。如此，则兼表兼里，里实里虚俱备，少阳为枢之意义才完美。仲景于146条论少阳兼表的柴胡桂枝汤，紧接着在147条论少阳传入太阴的柴胡桂枝干姜汤证，其用意之深，令人玩味无穷。在其《伤寒论十四讲》中云："用本方和解少阳兼治脾寒，与大柴胡汤和解少阳兼治胃实相互发明，可见少阳为病影响脾胃时，需分寒热虚实不同而治之。""余在临床上用本方治疗慢性肝炎，证见胁痛、腹胀、便溏、泄泻、口干者，往往有效。若糖尿病见有少阳病证者，本方也极合拍。"据此可以认为按胆热脾寒对本方主证进行解释，则顺理成章。胸胁满微结，但头汗出，口渴，往来寒热，心烦诸证，均为病在少阳，少阳枢机不利，胆热郁于上所致；小便不利之因，一则少阳枢机不利，影响气化，二则脾阳不足，津液转输不及所致；而不呕则是少阳之邪转入太阴，未影响胃腑之故。仲景虽未明言大便情况，便溏之证在所难免，不言者，病变虽涉太阴，未必影响大便，故曰有"阴证机转"也。此与太阳病提纲证未言"发热"意义相同。方以柴胡、黄芩清利肝胆，以干姜、炙甘草温补脾阳，而桂枝则有交通寒热阴阳的作用。临床应用之时，便溏重者，重用干姜，而减

轻黄芩用量;口苦重者,加重黄芩用量,而减少干姜用量。若不能掌握药量调整之法,则徒用无益而反受其害,不可不慎。

郝万山教授认为:柴胡桂枝干姜汤的药物组成中,柴胡、黄芩是小柴胡汤的两个最主要的药物,清解少阳、解经邪、清腑热、畅气机、清郁火,针对了少阳病的两大主要特征;第二组是干姜二两,甘草二两,就是甘草干姜汤,温补脾阳,和解少阳。桂枝通阳化气,调畅、畅达三焦;天花粉生津止渴;牡蛎软坚散结。软什么坚,散什么结?在这个证候中是散气机之凝结,气滞于少阳经脉。少阳经脉布两胁,兼有两胁的胀满、疼痛。全方寒温并用,温补同施,补是补津液,治疗少阳不和,太阴脾虚,津液不足。所以柴胡桂枝干姜汤适应证是肝胆有热,脾阳虚衰,津液不足,临床上抓住三个方面的要点就可以用。第一个抓肝胆有湿热,肝胆有气郁,临床表现为胁痛,胸胁胀满;第二个抓脾阳不足、脾气虚就是有便溏,大便溏薄;第三个就抓津液不足的口干,口渴。

关于服后出现"微烦"症状,而《血证论》则认为是"初服桂姜,反助其火;后服则桂姜之性已得升达"。可以理解为服药后正邪相争,药物取效的"瞑眩"反应。

柴胡桂枝干姜汤与小柴胡汤证均有往来寒热、心烦、胸胁满。小柴胡汤证为半表半里少阳证,正虚邪盛,正邪相持而病情迁延,以寒热交替或发热不退,伴精神抑郁等神经症状,食欲不振、口苦咽干等为特点,呕吐明显而胸胁苦满较重;本证为半表半里厥阴证,较小柴胡汤证体更衰而阴津阳气俱虚,正不胜邪而邪陷入阴,以上热下寒、寒热错杂或但寒不热为特点,伴小便不利、渴而不呕、头汗出、腹部动脉悸动等津伤表未解而气上冲表现,且"胸胁满微结"较柴胡证"胸胁苦满"肋缘下肌紧张程度轻。

12. 大柴胡汤《金匮要略》

【药物】　柴胡15克　黄芩、芍药、半夏(洗)各9克　生姜(切)15克　枳实(炙)9克　大黄6克　大枣(擘)12枚　大黄6克

【制用法】　水煎温服,1日3次。

【功用】　和解少阳,通下里实。

【适应证】　少阳、阳明合病。往来寒热,胸胁苦满,呕不止,郁郁微烦,脘腹痞硬或满痛,大便不解或协热下利,舌苔黄,脉弦有力。急性胰腺炎、急性胆囊炎、胆石症见上述证候者均可选用。

【历代名医方论】

汉·张仲景《伤寒论》:太阳病,过经十余日,反二三下之,后四五日,柴胡证仍在者,先与小柴胡汤。呕不止,心下急,郁郁微烦者,为未解也,与大柴胡汤,下之则愈。伤寒发热,汗出不解,心中痞硬,呕吐而下利者,大柴胡汤主之。

汉·张仲景《金匮要略》:按之心下满痛者,此为实也,当下之,宜大柴胡汤。

金·成无己《伤寒明理论》:大柴胡为下剂之缓也。柴胡味苦平微寒,伤寒至于可下,则为热气有余,应火而归心。苦先入心,折热之剂,必以苦为主,故以柴胡为君;黄芩味苦寒,王冰曰:大热之气,寒以取之。推除邪热,必以寒为助,故以黄芩为臣;芍药味酸苦微寒,枳实味苦寒,《内经》曰:酸苦涌泄为阴。泄实折热,必以酸苦,故以枳实、芍药为佐;半夏味辛温,生姜味辛温,大枣味甘温,辛者,散也,散逆气者,必以甘,故以半夏、生姜、大枣为之使也。一方加大黄,以大黄有将军之号,而功专于荡涤,不加大黄,恐难攻下,必应以大黄为使也。

明·吴昆《医方考》:表证未除者,寒热往来,胁痛口苦尚在也;里证又急者,大便难而燥实也。表证未除,故用柴胡、黄芩以解表;里证燥实,故用大黄、枳实以攻里。芍药能和少阳,半夏能治呕逆,大枣、生姜,又所以调中和荣卫也。

清·周扬俊《金匮玉函经二注》:心下者,胸也。满且痛,不属有形乎?故曰实。实则

当去,然何取于大柴胡汤?柴胡,表药也,非有外邪,无取两解。乃必出于此者,正以实则必满,按则必痛,以至内发热,津液耗而元气下陷,势所必致也。故仲景以柴胡升清阳为主治。而散满者,去热者,收阴者,下结者,各有分治。且兼姜、枣以益脾液,取意岂浅显哉!

清·俞根初《重订通俗伤寒论》:少阳证本不可下,而此于和解中兼以缓下者,以邪从少阳而来,渐结于阳明。而少阳证未罢,或往来寒热,或胸痛而呕,不得不借柴胡、生姜以解表,半夏、黄芩以和里。但里证已急,或腹满而痛,或面赤燥渴,或便秘溺赤,故加赤芍以破里急,枳实、生姜以缓下阳明将结之热;佐以大枣,以缓柴胡、大黄发表攻里之烈性,而为和解少阳阳明、表里缓治之良方。但比小柴胡专于可解少阳一经者,力量较大,故称大。

清·王子接《绛雪园古方选注》:热邪从少阳而来,结于阳明,而少阳未罢,不得不借柴胡汤以下阳明无形之热,故于小柴胡汤去人参、甘草实脾之药,倍加生姜,佐柴胡解表,加赤芍破里结,则枳实、大黄下之不碍表邪矣。柴胡治中,大黄导下,二焦并治,故称大。

清·汪琥《伤寒论辨证广注》:大柴胡汤即小柴胡汤加减。何为乎不留人参也?余答云:小柴胡汤中用人参者,乃辅正气以除邪气也;大柴胡证,为邪实而未虚,故去人参而加大黄、枳实。并甘草亦恐其满中而不用。其留大枣者,和诸药之性也。其加芍药者,非酸以涌泻之意,取其和营而助阴也。况病热之人,止虞阴虚,勿虑阳损。

清·吴谦《医宗金鉴》:柴胡证在,又复有里,故立少阳两解法也。以小柴胡汤加枳实、芍药者,仍解其外以和其内也。去参、草者,以里不虚。少加大黄,以泻结热。倍生姜者,因呕不止也。斯方也,柴胡得生姜之倍,解半表之功捷。枳、芍得大黄之少,攻半里之效徐,虽云下之,亦下中之和剂也。

现代·李畴人《医方概要》:寒热往来,胸下硬满,呕吐不止,甚至心烦便秘,是胃家热结已重,少阳证少,阳明证多。故宜去小柴胡之参、草,以免壅滞,而以柴胡、黄芩疏少阳来路之邪以清热,芍药助柴胡泄犯胃之肝邪以止呕,半夏和胃气之滞,枳实、大黄攻其满而清其热,生姜、大枣以回复胃气之疲,则证可解。故大柴胡汤为胃凝已重,少阳未尽之主方。

现代·王邈达《汉方简义》:发热汗出,谓发热、自汗出也。系伤寒已传阳明之候,再见呕吐,则更入少阳,其与阳明并病也。阳明之腑属胃,夫惟邪入胃腑而化热,故犯胃中则呕吐,犯上则痞硬,犯下则泄利,无非邪热入胃所致,故宜攻下。然不用调胃承气而独任大柴胡,盖由呕吐一症,止见于太、少二阳,今即伤寒,又曰汗出,则知伤寒非太阳之伤寒,而呕吐为少阳之呕吐矣。故用姜、半扶胃阳以平呕,芩、芍抑邪热以止利,枳以消痞,枣以生津,然后使轻芳之柴胡策外,沉雄之大黄靖内,一切姜、半、芩、芍、枳、枣为佐辅以成功。其邪之在阳明、少阳者,均得而解散矣。方名大柴胡者,即由柴胡加芍药、枳实、大黄而扩之使大云。

胡希恕:病初传少阳,势需人参、甘草补中益气,既防邪侵及里,又助正以驱邪于外。但已并于阳明,则需大黄兼攻里,人参之补,甘草之缓,反非所宜,故去之。此大、小柴胡汤之所以用药不同,而主治各异也。

【按语】 大柴胡汤证以往来寒热,便秘腹痛,苔黄脉弦为辨证要点。病位在少阳阳明,临床以"心下急、痞硬、按之满痛"心情郁闷而胸中烦苦为特点。方中重用柴胡为君药,配臣药黄芩和解清热,以除少阳之邪;轻用大黄配枳实以内泻阳明热结,行气消痞,亦为臣药。芍药柔肝缓急止痛,与大黄相配可治腹中实痛,与枳实相伍可以理气和血,以除心下满痛;半夏和胃降逆,配伍大量生姜,以治呕逆不止,共为佐药。大枣与生姜相配,能和营卫而行津液,并调和脾胃,功兼佐使。总之,本方既不悖于少阳禁下的原则,又可和解少阳,内泻热结,使少阳与阳明合病得以双解,可谓一举两得。正如《医宗金鉴·删补名医方论》所说:"柴胡得生姜之倍,解半表之功捷;枳芍得大黄之少,攻半里之效徐,虽云下之,亦下中之和剂也。"然较小柴胡汤专于和解少阳一经者力量为大,名曰"大柴胡汤"。

大柴胡汤与承气诸汤的作用类似,但所主病机却须辨明:承气汤作用单一,专致攻下阳明燥实;而本方以和解为主,兼下里实。大黄在方中作用虽然突出,但不能与承气类相提并论。后世在应用中发现,承气类方剂多用于肠道疾病,而本方则对胆道、胰腺疾病疗效卓著,可见两类方剂的作用部位有所不同。

大小柴胡汤证均可治往来寒热、胸胁满,二者应于鉴别。小柴胡证病位在少阳,体质黑瘦而干燥,神经质;腹证为"胸胁苦满"即肋弓下如有物充塞满闷感,按之有中等抵抗或压痛;临床以呕吐、食欲缺乏为主,伴心烦、神情抑郁,无下利或便秘,或下利、便秘的程度轻;苔白,脉或浮或弦或细。大柴胡证病位在少阳阳明,体质粗壮、颈短肩宽、上腹部饱满充实,全身肌肉紧张而坚实,性情急躁;临床以"心下急、痞硬、按之满痛"即胃脘部牵及右肋弓下痞满堵塞不适伴局部压痛、肌紧张,上腹部饱满充实,其紧张程度较小柴胡证更重;兼呕吐剧重"呕不止",心情郁闷而胸中烦苦,腹满腹痛剧,伴便秘、尿黄,或下痢里急后重;舌红苔黄,脉紧实滑数有力或沉紧。

张仲景《伤寒论》《金匮要略》都载有大柴胡汤,《伤寒论》大柴胡汤正方中无大黄,《金匮要略》大柴胡汤中有大黄二两,结合方证实际,本书选自《金匮要略》大柴胡汤。

13. 半夏泻心汤《伤寒论》

【药物】 半夏(洗)12克 黄芩、干姜、人参、甘草(炙)各9克 黄连3克 大枣12个

【制用法】 上七味,以水一斗,煮取六升,去滓,再煎,取三升,温服一升,日三服。现代用法:水煎服。

【功用】 辛开胃滞,苦降胆火,甘调脾虚。

【适应证】 寒热错杂之痞证。心下痞,但满而不痛,或呕吐,口干口苦,肠鸣下利,舌苔腻而微黄。临床常用于治疗急慢性胃肠炎,慢性结肠炎,慢性肝炎,早期肝硬化等属中气虚弱,寒热错杂者。

【历代名医方论】

汉·张仲景《伤寒论》:伤寒五六日,呕而发热者,柴胡汤证具,而以他药下之,柴胡证仍在者,复与柴胡汤。此虽已下之,不为逆,必蒸蒸而振,却发热汗出而解。若心下满而硬痛者,此为结胸也,大陷胸汤主之。但满而不痛者,此为痞,柴胡不中与之,宜半夏泻心汤。

汉·张仲景《金匮要略》:呕而肠鸣,心下痞者,半夏泻心汤主之。

金·成无己《伤寒明理论》:凡陷胸汤,攻结也;泻心汤,攻痞也。气结而不散,壅而不通为结胸,陷胸汤为直达之剂。塞而不通,否而不分为痞,泻心汤为分解之剂,所以谓之泻心者,谓泻心下之邪也。痞与结胸有高下焉。结胸者,邪结在胸中,故治结胸曰陷胸汤。痞者,留邪在心下,故治痞曰泻心汤。黄连味苦寒,黄芩味苦寒,《内经》曰:苦先入心,以苦泄之,泻心者必以苦为主,是以黄连为君,黄芩为臣,以降阳而升阴也。半夏味辛温,干姜味辛热,《内经》曰:辛走气,辛以散之,散痞者必以辛为助,故以半夏、干姜为佐,以分阴而行阳也。甘草味甘平,大枣味甘温,人参味甘温,阴阳不交曰痞,上下不通为满。欲通上下,交阴阳,必和其中。所谓中者,脾胃是也,脾不足者,以甘补之,故用人参、甘草、大枣为使,以补脾而和中。中气得和,上下得通,阴阳得位,水升火降,则痞消热已,而大汗解矣。

清·张璐《伤寒缵论》:泻心汤诸方,皆治中风汗下后表里未和之证。其生姜、甘草、半

夏三泻心是治痰湿结聚之痞。方中用半夏、生姜以涤痰饮,黄芩、黄连以除湿热,人参、甘草以助胃气,干姜炮黑以渗水湿。若但用苦寒治热,则拒格不入,必得辛热为之向导,是以干姜、半夏在所必需。若痞极硬满,暂去人参;气壅上升,生姜勿用;痞而不硬,仍用人参。此一方出入而有三治也。

【按语】 半夏泻心汤配伍特点为寒热并用以和阴阳,苦辛同施以调升降,补泻共进以理虚实,用黄连、黄芩清泄郁热;法半夏、干姜和胃散寒,辛开导滞;党参、大枣、炙甘草健脾益气。紧扣"热在胆腑,寒在胃腑,虚在脾脏"的基本病理改变。用于寒热之邪结于中焦,升降失职,气机不畅,致心下痞满,按之柔软不痛。仲圣谓由太阳病或柴胡证误下而成。然临床所见,有饮食不节、损伤脾胃而成者,有嗜酒酿痰而成者,有脾胃虚弱而成者,原因众多,故不能被误治一说所限。凡见呕吐、恶心、噫气、口干口苦,下有大便失调者,皆脾胃升降失调,不能斡旋上下,胆腑郁热也。故凡脾胃虚弱,升降失度所致之寒热错杂,清浊无序病证,皆可用本方治之。黄芩、黄连、干姜量可据寒热之多少予以增减,宜小不宜大。

黄煌教授指出,辨别本方证应注意以下几点:①要掌握病机特点,寒热错杂、虚实错综;②要把握主症,为心下痞满,按之柔软而不痛,伴有肠鸣、恶心呕吐、便溏或下利等胃肠道症状及心烦、失眠等精神症状;③要掌握其舌象特征,舌质淡红或边尖红、苔腻,黄白相兼,或朝白暮黄,或朝黄暮白,或今日白而明日黄,黄白交替出现,这是黄连舌、干姜舌并见的舌象。

张仲景在本方煎服法中要求"去滓再煎",意在使寒热药性和合,利于调中和胃。在《伤寒论》中去渣再煎的方为和解剂。其中半夏、生姜、甘草三泻心汤、旋覆代赭汤是和解肠胃的;而大、小柴胡汤、柴胡桂姜汤是和解半表半里枢机。

对于痞证的治疗,《伤寒论》用的是泻心汤,共计有五个泻心汤。治痞为什么要用泻心汤?这个泻不能理解为补泻,而是言其通。因为这个脘域,脾胃所居,乃为半表半里;痞者塞也,气滞而不行,中实无物,非血非水,按之则濡,实乃气痞。我们知道,胃气主降,脾气主升,反之升降失常,闭塞了,不通了,就痞塞了,泻心汤实际上是帮助脾胃恢复升降功能之方。通常而言,方名中的药物多是该方剂主药,本方虽命名为"半夏泻心汤",但半夏却是佐药,治疗也是以湿热为主的证候。《伤寒论》诸泻心汤中的主药都是黄连,主治证都有热象。尽管分别以半夏、生姜、甘草等药名作为方名,这些药物却不是主药。

半夏泻心汤、生姜泻心汤、甘草泻心汤三方,药物组成完全相同,只是主药用量有别,所主病证亦相类似。生姜泻心汤即半夏泻心汤减干姜二两,加生姜四两而成。方中重用生姜,取其和胃降逆,宣散水气而消痞满,配合辛开苦降、补益脾胃之品,故能用治水热互结于中焦,脾胃升降失常所致的痞证。甘草泻心汤即半夏泻心汤加重炙甘草用量而成,方中重用炙甘草调中补虚,配合辛开苦降之品,故能用治胃气虚弱,寒热错杂所致的痞证。黄连汤即半夏泻心汤加黄连二两,并以黄芩易桂枝而成,本方证为上热下寒,上热则欲呕,下寒则腹痛,故用黄连清上热,干姜、桂枝温下寒,配合半夏和胃降逆,参、草、枣补虚缓急。综上诸方,或一二味之差,或药量有异,虽辛开苦降、寒热并调之旨不变,而其主治却各有侧重。正如王旭高所说:"半夏泻心汤治寒热交结之痞,故苦辛平等;生姜泻心汤治水与热结之痞,故重用生姜以散水气;甘草泻心汤治胃虚气结之痞,故加重甘草以补中气而痞自除。"此论十分精辟,对全面理解和合理使用三首泻心汤非常有帮助。

14. 白虎汤《伤寒论》

【药物】 知母 18 克 石膏(碎)30~45克 甘草(炙)6 克 粳米 18 克

【制用法】 水煎,温服,1 日 3 次。

【功用】 清热生津。

【适应证】 伤寒阳明热盛，或温病热在气分证，壮热面赤，烦渴引饮，大汗出，脉洪大有力或滑数。

【历代名医方论】

汉·张仲景《伤寒论》：三阳合病，腹满身重，难以转侧，口不仁，面垢，谵语遗尿。发汗则谵语；下之则额上生汗，手足逆冷。若自汗出者，白虎汤主之。伤寒，脉浮滑，此以表有热，里有寒，白虎汤主之。伤寒，脉滑而厥者，里有热，白虎汤主之。

金·成无己《伤寒明理论》：白虎，西方金神也，应秋而归肺；夏热秋凉，暑热之气，得秋而止。秋之令曰处暑，是汤以白虎名之，谓能止热也。知母味苦寒，《内经》曰：热淫所胜，佐以苦甘。又曰：热淫于内，以苦发之。欲彻表寒，必以苦为主，故以知母为君。石膏味甘微寒，热则伤气，寒以胜之，甘以缓之，欲除其热，必以甘寒为助，是以石膏甘寒为臣。甘草味甘平，粳米味甘平，脾欲缓，急食甘以缓之，热气内蕴，消灼津液，则脾气燥，必以甘平之物缓其中，故以甘草、粳米为之使。

清·柯韵伯《伤寒来苏集》：石膏大寒，寒能胜热，味甘归脾，质刚而主降，备中土生金之体；色白通肺，质重而含脂，具金能生水之用，故以为君。知母气寒主降，苦以泄肺火，辛以润肺燥，内肥白而外皮毛，肺金之象，生水之源也，故以为臣。甘草皮赤中黄，能土中泻火，为中宫舟楫，寒药得之缓其寒，用此为佐，沉降之性，亦得留连于脾胃之间矣。粳米稼穑作甘，气味温和，禀容平之德，为后天养命之资，得此为佐，阴寒之物，则无伤损脾胃之虑也。煮汤入胃，输脾归肺，水精四布，大烦大渴可除矣。

清·汪昂《医方集解》：烦出于肺，躁出于肾，石膏清肺而泻胃火，知母清肺而泻肾火，甘草和中而泻心脾之火，或泻其子，或泻其母，不专治阳明气分热也。

清·王子接《绛雪园古方选注》：白虎汤治阳明经表里俱热，与调胃承气汤为对峙。调胃承气导阳明腑中热邪，白虎泻阳明经中热邪。石膏泄阳，知母滋阴，粳米缓阳明之阳，甘草缓阳明之阴。因石膏性重，知母性滑，恐其疾趋于下，另设煎法，以米熟汤成，辛寒重滑之性得粳米，甘草载之于上，逗留阳明，成清化之功。名曰白虎者，虎为金兽，以明石膏，知母之辛寒，肃清肺金，则阳明之热自解，实则泻子之理也。

清·张锡纯《医学衷中参西录》：方中重用石膏为主药，取其辛凉之性，质重气轻，不但长于清热，且善排挤内蕴之热息息自毛孔达出也；用知母者，取其凉润滋阴之性，既可佐石膏以退热，更可防阳明热久者之耗真阴也；用甘草者，取其甘缓之性，能逗留石膏之寒凉不致下趋也；用粳米者，取其汁浆浓郁，能调石膏金石之药，使之与胃相宜也。药止四味，而若此相助为理，俾猛悍之剂，归欲和平，任人放胆用之，以挽回人命于垂危之际，真无尚之良方也。

【按语】 白虎汤被历代医家奉为治疗热病经典之方，无论是伤寒阳明热盛，或温病热在气分证均有良效。主治范围有四：①阳明病外证见身热，汗自出，不恶寒，反恶热者；②温病初起见发热而渴，不恶寒，或风温而见脉寸关尺俱浮而有力，身灼热、自汗出、身重、多睡眠、鼻息必鼾、语言难出者；③三阳合病见腹满身重，难以转侧，口不仁、面垢、谵语、遗尿、自汗出者；④热厥证见脉滑而手足厥冷者。

中医认为"白虎"为西方金神，对应着秋天凉爽干燥之气。以白虎命名，比喻本方的解热作用迅速，就像秋季凉爽干燥的气息降临大地一样，一扫炎暑湿热之气。白虎汤突出特征是汗出，口渴，为热盛伤津及热邪迫津外泄所致。虽言发热不恶寒为阳明病热型，但也有脉滑而厥，时时恶风，背恶寒等假象。白虎汤的石膏用量独重，并配以甘苦寒之知母，其清热作用最强，经方凡有石膏而无知母的清热方,其功皆居其下。石膏、知母也是清阳明经邪热,或肺胃邪热的常用对药。使用本方应以大汗、大热、大烦渴、脉洪大四大症为主要依据。但临床不一定四大症俱全,凡无形热炽,均可使用。吴鞠通在《温病条辨》中提出白虎汤有四禁,如云:"白虎汤本为达热出表,若其人脉浮弦而细者,不可与也;脉沉者,不可与也;不渴者,不可与也;汗不出者,不可与也。常须识此,勿令误也。"

后世在本方基础上衍化出白虎加苍术汤、化斑汤、白虎承气汤等一系列名方。其辨证掌握"四大"要点,即大热、大汗、大烦、脉洪大。主药石膏,历代均认为宜重用,如张锡纯"重用至四五两,或七八两"。方中石膏与知母已成为经典药对,有"石膏无知母不寒"之说。

临床用于治感冒发热、肺炎、伤寒及副伤寒、乙型脑炎、脑型钩端螺旋体病、流行性出血热、风湿热、糖尿病、夏季皮炎等疾病。

15. 射干麻黄汤《金匮要略》

【药物】 射干6克 麻黄9克 生姜9克 细辛3克 紫菀、款冬花各6克 五味子3克 大枣3枚 半夏(大者,洗)9克

【制用法】 先煎麻黄二沸,去上沫后纳余药再煎,温服。

【功用】 温肺化饮,下气祛痰。

【适应证】 寒痰郁肺结喉证。症见咳嗽,气喘,喉间痰鸣似水鸡声,或胸中似水鸣音,或胸膈满闷,或吐痰涎,苔白腻,脉弦紧或沉紧。临床常用于急慢性支气管炎、肺炎、支气管哮喘、慢性阻塞性肺病等。

【历代名医方论】

汉·张仲景《金匮要略》:咳而上气,喉中水鸡声,射干麻黄汤主之。

清·张璐《千金方衍义》:上气而作水鸡声,乃是痰碍其气,气触其痰,风寒入肺之一验。故于小青龙方中,除桂心之热,芍药之收,甘草之缓,而加射干、紫菀、款冬、大枣。专以麻黄、细辛发表,射干、五味下气,款冬、

紫菀润燥,半夏、生姜开痰。四法萃于一方,分解其邪,大枣运行脾津以和药性也。

清·尤在泾《金匮要略心典》:射干、紫菀、款冬降逆气;麻黄、细辛、生姜发邪气;半夏消饮气。而以大枣安中,五味敛肺,恐劫散之药并伤及其正气也。

当代·《金匮要略释义》:从喉中水鸡声及主以射干麻黄汤两点观之,必为寒邪挟痰;允宜散寒、降气、祛痰、开结为治,故以擅长上四者之射干冠一方之首;麻黄温能散寒,主因寒之咳逆上气;盖肺者皮毛之合,麻黄能从皮毛而泄肺邪,故次于射干。至紫菀、款冬皆温肺降痰之品,半夏下逆气,细辛驱寒,大枣和中、保脾胃,而生姜、五味子乃治外感咳证之必需品,以其一开一阖,能清咳嗽之源。

【按语】 射干麻黄汤宣肺药配降肺药,以调和肺气宣发肃降;收敛药配宣降药,宣散降泄而不伤肺气。是主治寒痰郁肺结喉证的基础方,所治之证乃寒饮郁肺,痰结咽喉所致。临床应用以咳喘,喉中痰鸣,痰多色白,舌质淡,苔白腻,脉浮紧或沉迟为辨治要点,"咳而上气,喉中水鸡声"是本方证特征。类似小青龙汤证而外感表证不明显,且痰涎更盛,喉中痰鸣较重。方中麻黄宣肺温肺,化饮散寒,止咳平喘,开达气机;寒饮结喉,以射干泻肺降逆,利咽散结,祛痰化饮,其为君药。寒饮内盛,以细辛温肺化饮,温宣肺气;肺主宣降,以款冬花宣肺化饮止咳;紫菀泻肺止咳,降逆祛痰,温化寒饮,调畅气机,与款冬花相配,一宣一降,调理肺气;痰饮蕴结,以半夏醒脾燥湿化痰,温肺化饮,利喉涤痰;生姜降逆化饮,畅利胸膈,助半夏降逆化痰,共为臣药。肺气上逆,以五味子收敛肺气,使肺气宣降有序,兼防宣发降泄药伤肺气,为佐药。大枣补益中气,生化气血,滋荣肺气,为佐使药。诸药配伍,以奏温肺化饮,下气祛痰之效。正如喻嘉言《医门法律》云:"发表、下气、润燥、开痰,四法萃于一方,用以分解其邪。"

《医学心悟》云:"喘以气息言,哮以声响

言。"本方证"咳而上气,喉中水鸡声",即哮喘病。射干麻黄汤的宣肺、开结、化饮、降逆的组方原则,给治疗哮喘病发作奠定了基本用药原则。对哮喘、喘息性支气管炎、百日咳等病,都有较好的疗效。临床用此方治疗哮喘病,在缓解症状方面有较理想的疗效。凡外寒内饮郁闭肺气所致的喘咳痰鸣,喉中水鸡声,用之可很快控制症状,为治标的有效方剂。标缓即停服,酌证从本图治。

射干麻黄汤与小青龙汤均能温肺散寒,止咳平喘,治外寒内饮咳喘。本方较小青龙汤平和,化痰止咳功胜,治疗寒饮郁肺,有无外感风寒皆可应用。适用于饮重于寒,痰鸣突出,或无表证;小青龙汤解表散寒力强。适用于寒重于饮,咳喘较剧,多兼表证。

16. 真武汤《伤寒论》

【药物】 茯苓、芍药、生姜(切)、附子(炮,去皮,破八片)各9克 白术6克

【制用法】 以水八升,煮取三升,去滓,温服七合,每日三次。

【功用】 温脾肾以助阳气,利小便以祛水邪。

【适应证】 畏寒肢厥,小便不利,心下悸动不宁,头目眩晕,身体筋肉瞤动,站立不稳,四肢沉重疼痛,浮肿,腰以下为甚;或腹痛,泄泻,或咳喘呕逆。舌质淡胖,边有齿痕,舌苔白滑,脉沉细。

【历代名医方论】

汉·张仲景《伤寒论·辨太阳病脉证并治》:太阳病,发汗,汗出不解,其人仍发热,心下悸,头眩,身瞤动,振振欲擗地者,真武汤主之。

汉·张仲景《伤寒论·辨少阴病脉证并治》:少阴病,二三日不已,至四五日,腹痛,小便不利,四肢沉重疼痛,自下利者,此为有水气。其人或咳,或小便利,或下利,或呕者,真武汤主之。

金·成无己《伤寒明理论》:青龙汤主太阳病,真武汤主少阴病。少阴,肾水也,此汤可以和之,真武之名得矣。茯苓味甘平,白术味甘温。渗水缓脾,必以甘为主,故以茯苓为君,白术为臣。芍药味酸微寒,生姜味辛温。《内经》曰:湿淫所胜,佐以酸辛,除湿正气,是用芍药、生姜酸辛为佐也。附子味辛热,《内经》曰:寒淫所胜,平以辛热,温经散湿,是以附子为使也。水气内渍,至于散,则所行不一,故有加减之方焉。若咳者,加五味子、细辛、干姜。咳者,水寒射肺也,肺气逆者,以酸收之,五味子酸而收也;肺恶寒,以辛润之,细辛、干姜辛而润也。若小便利者,去茯苓,茯苓专渗湿泄者也。若下利者,去芍药,加干姜,酸之性泄,去芍药以酸泄也;辛之性散,加干姜以散寒也。呕者,去附子加生姜,气上逆则呕,附子补气,生姜散气,两不相损,气则顺矣。增损之功,非大智孰能贯之?

清·张璐《伤寒缵论》:真武汤方本治少阴病水饮内结,所以首推术、附兼茯苓、生姜之运脾渗水为务,此人所易明也。至用芍药之微旨,非圣人不能。盖此证虽曰少阴本病,而实缘水饮内结,所以腹痛自利,四肢疼重,而小便反不利也。若极虚极寒,小便必清白无禁矣,安有反不利之理哉?则知其人不但真阳不足,真阴亦已素亏,或阴中伏有阳邪所致。若不用芍药固护其阴,岂能胜附子之雄烈乎?即如附子汤、桂枝加附子汤、芍药甘草附子汤,皆芍药与附子并用,其温经护营之法,与保阴回阳不殊。

清·罗美《古今名医方论》:真武一方,为北方行水而设,用三白得以其燥能制水,淡能伐肾邪而利水,酸能泄肝木以疏水故也。附子辛温大热,必用为佐者何居?盖水之所制者脾,水之所行者肾也。倘肾中无阳,则脾之枢机虽运,而肾之关门不开,水虽欲行,敦为之主?故脾家得附子,则火能生土,而水有所归矣;肾中得附子,则坎阳鼓动,而水有所摄矣。更得芍药之酸,以收肝而敛阴气,阴平阳秘矣。若生姜者,并用以散之水气而和胃也。盖五苓散行有余之水,真武行不足之水,两者

天渊。

清·吴谦《医宗金鉴》：小青龙汤治表不解有水气，中外皆寒实之病也；真武汤治表已解有水气，中外皆寒虚之病也。真武者，北方司水之神也，以之名汤者，赖以镇水之义也。夫人一身制水者脾也，主水者肾也；肾为胃关，聚水而从其类者；倘肾中无阳，则脾之枢机虽运，而肾之关门不开，水虽欲行，孰为之主？故水无主制，泛溢妄行而有是证也。用附子之辛热，壮肾之元阳，而水有所主矣；白术之苦燥，建立中土，而水有所制矣；生姜之辛散，佐附子以补阳，温中有散水之意；茯苓之淡渗，佐白术以健土，制水之中有利水之道焉。而尤妙在芍药酸敛，加于制水、主水药中，一以泻水，使子盗母虚，得免妄行之患；一以敛阳，使归根于阴，更无飞越之虞。然下利减芍药者，以其阳不外散也；加干姜者，以其温中胜寒也。水寒伤肺则咳，加细辛、干姜者，散水寒也；五味子者，收肺气也。小便利者去茯苓，以其虽寒而水不能停也。呕者，去附子倍生姜，以其病非下焦，水停于胃也。所以不须温肾以行水，只当温胃以散水，佐生姜者，功能止呕也。

【按语】 真武汤为治疗脾肾阳虚，水湿泛溢的基础方，其证因于阳虚水泛，以温阳利水为基本治法。以小便不利，肢体沉重或浮肿，舌质淡胖，苔白脉沉为辨证要点。方中附子辛热下温肾阳，使水有所主；白术燥湿健脾，使水有所制；生姜宣散，佐附子以助阳，是主水之中而又有散寒之意；茯苓淡渗，佐白术以健脾，是制水之中而有利水外出之功。妙义在于芍药，一举数用：一可敛阴和营；二可制附子之刚燥；三可利尿去水，《神农本草经》云：芍药能"利小便"，《名医别录》亦谓之"去水气，利膀胱"，而有行阴利水之功。

真武汤临床运用广泛，对阳虚夹饮之发热，即阳虚发热以及脾肾阳虚之慢性腹泻有较好疗效，可与理中汤合用。凡阳虚水停之病证，皆可应用。心肾阳衰之下肢水肿，或全身水肿，伴小便量少不利，心悸气短等，中老年人之夜尿频、尿量多或遗尿、尿失禁，或膀胱括约肌松弛憋不住尿，稍有尿意须立即如厕者，可用真武汤合防己黄芪汤、桂枝茯苓丸。

真武汤与苓桂术甘汤均能治水饮，真武汤证是附子证伴水饮，在眩晕心悸的同时伴有恶寒、精神萎靡、腹满腹痛、四肢沉重疼痛、脉沉微弱等少阴太阴阳虚之证；苓桂术甘汤是桂枝证伴水饮，于眩晕、心悸的同时伴有气上冲胸、心下逆满等症，且发病急，常因精神刺激诱发。

真武汤与附子汤均有附子、茯苓、白术、芍药，真武汤有生姜，重在温阳化气而散水饮，主治少阴太阴阳虚，水饮内停，水气泛滥而见心悸、头眩、身体肌肉跳动、腹痛、下利、四肢沉重疼痛、小便不利者。附子汤有人参，重在温补元阳而除湿，主治少阴阳虚表证夹水饮、寒湿痹，见口中和、背恶寒、身体痛、关节痛、手足寒、脉沉者。

17. 苓桂术甘汤《伤寒论》

【药物】 茯苓 12 克　桂枝（去皮）9 克　白术、甘草（炙）各 6 克

【制用法】 水煎，去滓，分 3 次温服。

【功用】 温阳健脾，利水降冲。

【适应证】 伤寒，若吐若下后，心下逆满，气上冲胸，起则头眩，脉沉紧，发汗则动经，身为振振摇者。心下有痰饮，胸胁支满，目眩；短气有微饮。

【历代名医方论】

汉·张仲景《伤寒论》：伤寒若吐若下后，心下逆满，气上冲胸，起则头眩，脉沉紧，发汗则动经，身为振振摇者，苓桂术甘汤主之。

汉·张仲景《金匮要略》：心下有痰饮，胸胁支满，目眩，苓桂术甘汤主之。夫短气有微饮，当从小便去之，苓桂术甘汤主之；肾气丸亦主之。

清·吴谦《医宗金鉴》：此汤救麻黄之误汗，其邪尚在太阳，故主以桂枝，佐以甘草、

苓、术,是扶表阳以涤饮也。

清·王子接《绛雪园古方选注》:此太阳、太阴方也,膀胱气钝则水蓄,脾不行津液则饮聚。白术、甘草和脾以运津液,茯苓、桂枝利膀胱以布气化。崇土之法,非但治水寒上逆,并治饮邪留结,头身振摇。

清·尤在泾《金匮要略心典》:痰饮,阴邪也,为有形。以形碍虚则满;以阴冒阳则眩。苓、桂、术、甘温中祛湿,治痰饮之良剂,是即所谓温药也。盖痰饮为结邪,温则易散,内属脾胃,温则能运耳。

现代·王邈达《汉方简义》:用淡渗之茯苓为君,先通降其依附之水饮,辛温之桂枝以补助其被残之阳气,更用气温味甘兼苦辛之白术,甘能补中,苦能降逆,辛能散寒,以扶正祛邪,甘平之甘草,更固守其中,因此四味,皆辛甘温平之阳药,责于渗泄中,已寓长阳消阴之功用矣。岂仅为吐下后顾及中焦而已哉。

【按语】　本方所治痰饮乃中阳素虚,脾失健运,气化不利,水湿内停所致。配伍重点是茯苓与桂枝同用以温化渗利。即《金匮要略》所谓"病痰饮者,当以温药和之"之法,桂枝温阳平冲,与茯苓相配,有温阳以助化饮,化气以资利水之功。白术为佐,功能健脾燥湿,苓、术相须,为健脾祛湿的常用组合,在此体现了治生痰之源以治本之意;桂、术同用,也是温阳健脾的常用组合;炙甘草用于本方,其用有三:一可合桂枝以辛甘化阳,以襄助温补中阳之力;二可合白术益气健脾,崇土以利制水;三可调和诸药,功兼佐使之用。

本方证与真武汤证均系阳虚水停,但一偏重在脾,一偏重在肾,有轻重之别。

18. 麻黄附子细辛汤《伤寒论》

【药物】　麻黄(去节)、细辛各6克　附子(炮去皮)9克

【制用法】　先煮麻黄减二升,去上沫,纳诸药,煮取三升,去滓,温服一升,日三服。

【功用】　温经通阳散寒,助阳解表。

【适应证】　素体阳虚,外感风寒,无汗恶寒,发热,蜷卧,苔白,脉沉。

【历代名医方论】

汉·张仲景《伤寒论》:少阴病,始得之,反发热脉沉者,麻黄细辛附子汤主之。

清·尤在泾《伤寒贯珠集》:此寒中少阴之经,而复外连太阳之证,以少阴与太阳为表里,其气相通故也。少阴始得本无热,而外连太阳则反发热。阳病脉当浮而仍紧,脉不浮而沉,故与附子、细辛专温少阴之经,麻黄兼发太阳之表,乃少阴温经散寒,表里兼治之法也。

清·徐灵胎《伤寒论类方》:附子、细辛为少阴温经之药,夫人知之。用麻黄者,以其发热,则邪犹连太阳,未尽入阴,犹可引之外达。不用桂枝而用麻黄者,盖桂枝表里通用,亦能温里,故阴经诸药皆用之。麻黄则专于发表,今欲散少阴始入之邪,非麻黄不可,况已有附子以温少阴之经矣。

清·王子接《绛雪园古方选注》:用麻黄发太阳之表汗,细辛散少阴之浮热,相须为用。欲其引麻黄入于少阴,以出太阳陷入之邪,尤借熟附合表里以温经,外护太阳之刚气,内固少阴之肾根,则津液内守,而微阳不致外亡,此从里达表,由阴出阳之剂也。

清·章虚谷《伤寒论本旨》:仲景用麻黄先煎一二沸去上沫者,取其发表迅速也。先煮减水二升者,杀其轻扬之性,欲其徐缓与诸药和合同行也。此方细辛、附子皆少阴里药,欲使麻黄和合,由里祛邪出表,故麻黄先煮减水二升,则与前之葛根汤先煮麻、葛同一义也。

清·费伯雄《医方论》:此症机窍,全在反发热,脉沉五字。盖太阳之邪,初传少阴,故脉症如此。方中用细辛、附子温肾,以捍卫本经,格外来之邪不使深入;用麻黄以散太阳之邪,使之仍从原路而出。只此三味,而治法之妙如此,非仲景其孰能之?

清·张秉成《成方便读》:方中附子以助少阴之阳,温阳救逆,细辛以散少阴之邪,祛

风止痛,麻黄以达太阳之表,辛温发散,邪自表而入里者,仍由里而还表,此以表里相通,一理耳。

清·张锡纯《医学衷中参西录》:故用附子以解里寒,用麻黄以解外寒,而复佐以辛温香窜之细辛,既能助附子以解里寒,更能助麻黄以解外寒,俾其自太阳透入之寒,仍由太阳作汗而解,此麻黄附子细辛汤之妙用也。

【按语】《伤寒论》原方治太阳少阴两感之伤寒,既有阳虚之本,又有感寒之标,实乃标本并治之剂。临床以恶寒甚,发热轻,无汗蜷卧,脉不浮反沉者为应用要点。方中麻黄发汗解表,附子温经助阳,以鼓邪外出,良药相合,温散寒邪而恢复阳气,共为主药;辅佐细辛外解太阳之表,内散少阴之寒,既能助麻黄发汗解表,又助附子温经散寒。麻黄、附子、细辛三味药概括起来就是分别能升发阳气、温补阳气、通达阳气。三药合用,补散兼施,可使外感寒邪从表散,又可固护其阳,使里寒为之散逐,共奏助阳解表之功。值得一提的是附子这味药非常神奇,是温阳的大药,做中医的,应该掌握好附子这味药的用法。细辛可以启动肾中阳气,祛除外邪。清末伤寒名家陆渊雷认为:"麻黄附子细辛汤当用于正气虚弱,且有外感表证。"湖北中医药大学王悟川老师认为:"少阴表证,所以脉沉者,因少阴阳虚,无力鼓动气血达表抗邪,故用温经扶阳达表散邪之麻黄附子细辛汤治之"。

现代医学研究认为麻黄附子细辛汤具有抗炎、抗过敏、抗氧化的作用,可灵活用于过敏性支气管炎、慢性支气管炎、脊髓空洞病、过敏性鼻炎、百日咳、无汗征、低血压、重症肌无力、疲劳综合征、心动过缓、坐骨神经痛、压痛等病,辨证属外寒里饮者,凡证见发热或不发热、恶寒倦怠、脉沉细或浮紧等均有运用麻黄附子细辛汤的机会。

19. 麻黄连翘赤小豆汤《伤寒论》

【药物】 麻黄(去节)6克 连翘6克杏仁(去皮尖)6克 赤小豆10克 大枣

(擘)12枚 生梓白皮(切)10克 生姜(切)6克 甘草(炙)6克

【制用法】 以潦水先煮麻黄再沸,去沫,次纳诸药煎,分3次温服,半日服尽。

【功用】 解表散邪,清热除湿。

【适应证】 湿热蕴郁于内,外阻经络肌肤之病候。临床使用以黄疸、恶寒发热、身痒、小便不利为辨证要点。

【历代名医方论】

汉·张仲景《伤寒论》:伤寒瘀热在里,身必黄,麻黄连翘赤小豆汤主之。

明·许宏《金镜内台方议》:伤寒瘀热在里,身必发黄,此盖其人素有湿热,就因伤寒汗不尽,则阳明之经为瘀热所凝,则遍身必黄。经云:湿热相交,民多病瘅,是也。此汤盖为发汗不尽,脉浮身发黄者所设也。麻黄能散表邪,用之为君;杏仁、生姜能散气解表,用之为臣;连翘味苦性寒,生梓白皮性寒,能除湿热,赤小豆味甘平,能去脾胃之湿,用之为佐;甘草、大枣性甘,能入脾益胃气,用之为使;以此八味之剂,专治表邪不尽,瘀热在里,遍身发黄者之用也。《内经》云:湿热上甚,治以甘温,佐以甘平,以汗为故。此之谓也。

清·王子接《绛雪园古方选注》:麻黄连翘赤小豆汤,表里分解法,或太阳之热,或阳明之热,内合太阴之湿,乃成瘀热发黄,病虽从外至内,而黏着之邪,当从阴以出阳也。杏仁、赤小豆泄肉里湿热,生姜、梓白皮泄肌表湿热,仍以甘草、大枣奠安太阴之气,麻黄使湿热从汗而出太阳,连翘根导湿热从小便而出太阳,潦水助药力从阴出阳。经云:湿上甚为热,若湿下行则热解,湿热解则黄退也。

现代·傅衍魁、尤荣辑《医方发挥》:本方治证是伤寒表不解,热不外泄,其人又素有湿热内蕴,以致形成表有邪,里有湿热的发黄证。方中麻黄、杏仁宣肺利气,以散表邪;连翘、赤小豆、生梓白皮清热利湿;姜、枣、甘草辛甘相合,健脾和中,共成解表清热祛湿之功。文中生梓白皮现代临床多用桑白皮代替,连翘多用根。张璐说:连翘根寒降,专下热气,治湿热发黄。仲景治瘀热在里发黄,麻黄连翘赤小豆汤主之。如无根以实代之。

【按语】　本方原为湿热黄疸偏表而设,七分清利湿热,三分表散外寒。现被较广泛地应用于风水、湿热壅滞的水肿,皮肤湿热疹毒等。方中麻黄、杏仁、生姜为一组,散寒表邪,以解阳郁之热;连翘、桑白皮、赤小豆为一组,皆苦寒而清利湿热,连翘透邪热之结,赤小豆清中而又活血;甘草、大枣健脾和胃,以补后天。原方中生梓白皮不易寻找,所以多以桑白皮代之,也可去而不用,或治疗皮肤病时见患者瘙痒较重则以白鲜皮代之。

麻黄连轺赤小豆汤能治表,利小便,解郁热,现代临床常用于以下病症。①以发热、水肿为表现的泌尿系疾病。如急慢性肾小球肾炎、肾盂肾炎、尿毒症、非淋球菌性尿道炎、淋病、膀胱炎等。②湿热黄疸、小便不利,见于急性传染性黄疸型肝炎、重型病毒性肝炎、肝硬化腹水、术后黄疸、胰头癌、妊娠期黄疸等。③以皮肤瘙痒、水疱、糜烂、渗出等为特征的皮肤科疾病。如荨麻疹、急性湿疹、红皮病、脂溢性皮炎、寻常性痤疮、水痘、玫瑰糠疹、病毒性疱疹、过敏性皮炎、汗腺闭塞证、皮肤瘙痒症、狐臭等。本方治疗急慢性荨麻疹、小儿鱼鳞病等皮肤瘙痒类疾病疗效显著,可以说是治疗此类疾病的一首经典高效古方。

20. 麻黄杏仁薏苡甘草汤《金匮要略》

【药物】　麻黄(去节,汤泡)7克　甘草(炙)14克　薏苡仁7克　杏仁(去皮尖,炒)3克

【制用法】　水煎,温服。有微汗避风。

【功用】　发汗解表,祛风利湿。

【适应证】　汗出当风或久伤取冷所致风湿,一身尽痛,发热,日晡所剧者。

【历代名医方论】

汉·张仲景《金匮要略·湿病篇》:病者一身尽痛,日晡所剧者,名风湿。此病伤于汗出当风,或久伤取冷所致也,可与麻杏薏甘汤。

元·赵以德《金匮方论衍义》:《内经》太阴阳明论曰:太阴阳明为表里,脾胃脉也;外合肌肉。故阳受风气,阴受湿气。所以风湿客之,则一身肌肉尽痛。方用麻黄治寒湿,取汗为主;杏仁利气,薏苡仁除风热湿痹,为臣;甘草和脾胃,解肌肉,为使。

清·徐彬《金匮要略论注》:一身尽痛发热,则是湿由皮毛遍体蒸郁,不止关节矣。但未淫于肌肉,故身不重。风为湿所搏,故无汗。尤日晡所剧,日晡为申酉时金之气,肺主之,肺之合皮毛,风湿从肺之合而浸淫内着,至肺金旺时助邪为虐而加甚,与湿从下受者不同,故曰此为风湿。然皮毛受邪,风何以夹湿,所以知因汗出当风或久伤取冷所致。故以麻黄、杏仁利肺气,微发汗以清皮毛之邪。但肺病必传肝,皮毛必及肌肉,故以薏苡、炙甘草壮筋悦脾,而祛风胜湿,此前方去桂、术,加薏苡,而炙甘草独多,余剂概轻,治在上故小其制也。

清·尤在泾《金匮要略心典》:此亦散寒除湿之法。日晡所剧,不必泥定肺与阳明,但以湿无来去,而风有休作,故曰此名风湿。然虽言风而寒亦在其中,观下文云,汗出当风,又曰久伤取冷,意可知矣。盖痉病非风不成,湿痹无寒不作,故以麻黄散寒,薏苡除湿,杏仁利气,助通泄之用,甘草补中,予胜湿之权也。

清·曹颖甫《金匮发微》:一身尽疼,为寒湿凝滞肌理,血络阻滞作痛,若阴疽然。发热者,寒湿外闭,血分之热度,以阻遏而增剧也。日晡所为地中蒸气上腾之时,属太阴湿土,故阳明病欲解时,从申至戌上。所以解于申至戌上者,为热盛之证,当遇阳衰阴盛而差也。明乎此,可知申至戌上为太阴主气,湿与湿相感,故风湿之证,当日晡所剧。究病之所由成,则或由汗出当风或久伤取冷。《内经》云:形寒饮冷则伤肺。肺主皮毛,务令湿邪和表热,由皮毛一泄而尽,其病当愈。师所以用麻黄

汤去桂枝加薏苡者,是以薏苡能去湿故也。

【按语】 麻杏薏甘汤出自《金匮要略·痉湿暍病脉证治篇》,是张仲景治疗风湿所致周身疼痛的有效方剂,原文曰:"病者一身尽痛,日晡所剧者,名风湿。此病伤于汗出当风,或久伤取冷所致也,可与麻杏苡甘汤。"从上面的条文病机分析,此乃系风湿并重,阻滞经络,气血运行不利,卫阳不充,失于防御,风湿之邪乘虚而入,或经脉久有劳伤,复感风湿之邪。麻杏薏甘汤中麻黄疏风散邪,除湿温经,杏仁宣肺卫之表,充卫通阳,苡仁除湿驱风,兼能运脾化湿,甘草和诸药、建中州。四药合用有除风、祛湿、解表、通阳的作用。

麻杏薏甘汤是宣肺利湿的方剂,亦是提壶揭盖法的最好阐释。本方实为麻黄汤以薏苡仁易桂枝,使得全方药性由辛温变为辛凉,故可用于湿热或痰热内蕴之证。

21. 越婢汤《金匮要略》

【药物】 麻黄 12 克 石膏 25 克 生姜 9 克 大枣 15 枚 甘草 6 克

【制用法】 以水先煮麻黄,去上沫,纳诸药,温服,1 日 3 次。

【功用】 疏风解表,宣肺利水。

【适应证】 风水证,症见发热、恶风寒、一身悉肿、骨节疼痛;或身体反重而酸、汗自出;或目窠上微拥即眼睑水肿,如蚕新卧起伏,其颈脉动,按手足肿上陷而不起、脉浮或寸口脉沉滑。

【历代名医方论】

汉·张仲景《金匮要略·水气病脉证并治第十四》:风水恶风,一身悉肿,脉浮不渴,续自汗出,无大热,越婢汤主之。

元·赵以德《金匮玉函经二注》:麻黄之甘热,自阴血走手足太阴经达于皮肤,行气于三阴,以去阴寒之邪;石膏之甘寒,自气分出走于足阳明经达于肌肉,行气于三阳,以去风热之邪。用其味之甘以入土,用其气之寒热以和阴阳,用其性之善走以发越脾气。更以甘草和中,调其寒热缓急,三药相合,协以成

功。必以大枣补脾中之血,生姜之辛益胃中之气。恶风者阳虚,故加附子以入阳;风水者,则加术以散皮肤间风水之气,发谷精以宣荣卫,与麻黄、石膏为使,引其入土也。越婢之名,不亦宜乎。

清·罗美《古今名医方论》:喻嘉言曰:越婢汤者,示微发表于不发之方也,大率取其通调营卫。麻黄、石膏二物,一甘热,一甘寒,合而用之。脾偏于阴,则和以甘热;胃偏于阳,则和以甘寒。乃至风热之阳、水寒之阴,凡不和为中土者,悉得用之。何者?中土不和,则水谷不化,其精悍之气,以实营卫;营卫虚,则或寒或热之气,皆得壅塞其隧道而不通于表里。所以在表之风水用之,而在里之水兼渴而小便自利者,咸必用之,无非欲其不害中土耳!不害中土,自足消患于方萌矣。

清·张璐《张氏医通》:越婢者,发越湿土之邪气也。水湿之气,因风流播中外,两相激搏,势难分解,不得不藉麻黄祛之从表而越,石膏清之从里而化,《内经》开鬼门法也。本方加术以助腠理开,汗大泄;于加术方中更加附子,以治脚痹恶风,开中寓阖,信手合辙。其大青龙汤、小续命汤、麻杏甘石汤,或加桂枝以和营,或加参、归以鼓气,或加杏仁以泄满,总以此方为枢局也。或问表无大热,何得轻用麻黄;内无烦渴,何得轻用石膏?盖恶寒、身肿、自汗、浑身湿气郁著,非风以播之,不能解散,麻黄在寒伤营剂中,则为正治,在开痹湿门中,则为导引;石膏在白虎汤中则为正治,在越婢、青龙、续命方中,则为导引,不可以此碍彼也。

清·魏荔彤《金匮要略方论本义》:麻黄驱邪于表,生姜、甘草、大枣补中益胃于里,石膏兼治为湿所挟之热。方中无治水之药者,散邪清热,补中益胃,无非治水也。法有用力于此,而成功于彼者,此类是也。恶风甚者,加附子一枚,而壮阳正所以除湿,且用其流走之烈性,以治周身之肿,凡正阳所行之地,岂水湿之邪可留之区乎。此亦不专治水,而水

治之法也。风水加术四两,术专燥土健脾,制水之义显然矣。风水原兼风邪,加术以治风水者,必风邪轻而水气重,但治其表不足以行水也。加术以助水之堤防,水由地中行,而安澜奏绩矣。

【按语】 本方由麻黄杏仁甘草石膏汤衍化而来。组方简单、配伍精妙,后世医家认为其是温病辛凉解表法的开山之作。为治疗风水而肺胃有郁热之主要方剂,以一身悉肿、脉浮不渴、续自汗出、无大热为辨证要点。麻黄为君药(主药),发汗解表,宣肺行水;佐以生姜、大枣则增强发越水气之功,不仅使风邪水气从汗而解,尤可借宣肺通调水道之力,使水邪从小便而去。因肺胃有热,故加石膏以清其热。使以甘草,调和药性,与大枣相伍,则和脾胃而运化水湿之邪。综合五药,乃为发越水气、清泄里热之剂,对风水证有很好的疗效。

关于方中麻黄与石膏用量,张仲景明言"续自汗出",本方麻黄用至 6 两,与大青龙汤用量相同,是仲景经方应用麻黄的最大剂量。越婢者,一阴一阳,阳者麻黄,阴者石膏。麻黄辛温发汗、宣肺利水,欲宣发莫过麻黄,又恐麻黄过汗,故以石膏半斤重于麻黄,来佐制麻黄。所以,张仲景应用麻黄非发汗为功,意在宣通肌腠,发越水气。石膏的作用,在于佐制麻黄辛温发散之性。"无大热",有热用石膏,无热也要用石膏,只不过要斟酌用量,若果有郁热,不仅要应用石膏,还要加量增味。关于石膏的佐制作用,《伤寒论条辨》喻嘉言谓:"石膏之辛凉,以兼解其寒,其柔缓之性,比之女婢。""比之女婢"就是石膏的佐制作用。

麻杏石甘汤与越婢汤皆治外邪里热,均用麻黄、石膏。麻杏石甘有杏仁无姜枣,重在解表清热平喘,治外寒内热之喘咳;越婢汤中有姜枣无杏仁,重在解表清热利水,治风水夹热之水肿。

大青龙汤与越婢汤均用麻黄配石膏,均治外邪里热。大青龙汤为外寒闭表夹里热水饮,表邪重,骨节疼痛,不汗出而烦躁;越婢汤为外邪里饮夹阳明里热,里热重,一身悉肿,自汗出而无大热。

本方与防己黄芪汤均治风水证,均有脉浮、汗出恶风。越婢汤是风水挟热,偏邪实有内热,恶风在汗出前,以一身悉肿为主;防己黄芪汤是风水表虚,偏正虚无内热,恶风在汗出后,以身重为主。

现代临床常用于治疗急性肾炎、流行性出血热(发作期)、肾炎初期、慢性肾炎急性发作、不明原因之水肿、过敏性皮肤病等属肺胃郁热类疾病。

22. 越婢加半夏汤《金匮要略》

【药物】 麻黄 12 克 石膏 25 克 生姜 9 克 大枣 15 枚 甘草 6 克 半夏 9 克

【制用法】 以水先煮麻黄,去上沫,纳诸药,温服,1 日 3 次。

【功用】 宣肺清热,降逆平喘。

【适应证】 肺胀。咳而上气,其人喘,目如脱状,脉浮大者。

【历代名医方论】

汉·张仲景《金匮要略·肺痿肺痈咳嗽上气病脉证治》:咳而上气,此为肺胀,其人喘,目如脱状,脉浮大者,越婢加半夏汤主之。

清·魏荔彤《金匮要略方论本义》:咳逆肺胀,外感风寒,内气郁塞也。喘而目如脱,气上逆之甚也。诊之脉浮大,外有风寒,内且有蓄热也。越婢汤之义,寓发散之理于柔道也,且以摄孤阳之根,不令随上逆之气飞越也。加半夏者,意在开其闭塞,知郁而气逆如此,肺窍中必有痰涎之结聚,为肺痈之根基也。麻黄、生姜解其郁,石膏清其热,半夏开其痰,大枣、甘草益其胃,而表里兼治矣。

现代·段富津《金匮要略方义》:本方所治之肺胀,系饮热内蕴,复感风邪所致。风邪外束,肺气不宣,饮热内蕴,肺失通调,故上气喘咳,身形如肿,其目如脱。治当宣肺平喘,清热化痰。方中麻黄宣肺平喘,发散风邪;臣以石膏清泄内热;佐以半夏降逆散结,燥化痰湿;更以生姜之辛散,外配麻黄发越水气,内助半夏降逆化饮;大枣补脾制水,与生姜合用,调和营卫;使以甘草调和诸药,且缓麻黄之散,石膏之寒,使攻邪而不伤正。

【按语】 本方是由越婢汤加半夏而成,也可以分解为麻黄杏仁甘草石膏汤去杏仁,加生姜、大枣、半夏。方证为饮热壅肺,热甚于饮。其证以咳喘为主,且喘重于咳。因热壅饮聚,憋气严重,致使眼球胀突,犹如脱出之状,此实证之咳喘,故其脉必浮大有力。治以越婢加半夏汤清热蠲饮,降肺平喘。本方以越婢汤发越水气,兼清里热,加半夏以散水降逆。临床用于饮热壅肺之咳喘、水肿等证,效果甚优。临证据病情表现,可适当调整麻黄、石膏、半夏三味药用量比例,总原则是石膏量必须大于麻黄,才能达到辛寒清热;半夏既能化饮,又能降肺气、降饮逆,绝不能恐其温燥而弃之不用。本方临床用于治疗急慢性支气管炎、支气管哮喘、百日咳、肺气肿、肺心病等疾病。

23. 五苓散《伤寒论》

【药物】 猪苓(去皮)9克 泽泻15克 白术9克 茯苓9克 桂枝(去皮)6克

【制用法】 捣为散,以白饮和服方寸匕,日三服,多饮暖水,汗出愈,如法将息。现代用法:散剂,每服6~10克;汤剂,水煎服,多饮热水,取微汗,用量按原方比例酌定。

【功用】 利水渗湿,温阳化气。

【适应证】 外有表证,内停水湿,头痛发热,烦渴欲饮或水入即吐,小便不利,苔白脉浮;水湿内停,水肿身重,霍乱吐利,泄泻;水饮停积,脐下动悸,吐涎沫而头眩,或短气而咳。

【历代名医方论】

汉·张仲景《伤寒论·辨太阳病脉证并治》:太阳病,发汗后,大汗出,胃中干,烦躁不得眠,欲得饮水者,少少与饮之,令胃气和则愈。若脉浮,小便不利,微热消渴者,五苓散主之……中风发热,六七日不解而烦,有表里证,渴欲饮水,水入则吐者,名曰水逆,五苓散主之。

金·成无己《伤寒明理论》:苓,令也,号之令矣。通行津液,克伐肾邪,专为号令者,苓之功也。五苓之中,茯苓为主,故曰五苓散。茯苓味甘平,猪苓味甘平,甘虽甘也,终归甘淡。《内经》曰:淡味渗泄为阳。利大便曰攻下,利小便曰渗泄。水饮内蓄,须当渗泄之,必以甘淡为主,是以茯苓为君,猪苓为臣。白术味甘温,脾恶湿,水饮内蓄,则脾气不治,益脾胜湿,必以甘助,故以白术为佐。泽泻味咸寒,《内经》曰:咸味下泄为阴,泄饮导溺,必以咸为助,故以泽泻为使。桂味辛热,肾恶燥,水蓄不行则肾气燥,《内经》曰:肾恶燥,急食辛以润之,散湿润燥,故以桂枝为使。多饮暖水,令汗出愈者,以辛散水气外泄,是以汗润而解也。

明·许宏《金镜内台方议》:发汗后,烦渴饮水,脉洪大者,属白虎汤;发汗后,烦渴饮水,内热实,脉沉实者,属承气汤;今此发汗后,烦渴欲饮水,脉浮,或有表,小便不利者,属五苓散主之。五苓散乃汗后一解表药也,此以方中云覆取微汗是也。故用茯苓为君,猪苓为臣,二者之甘淡,以渗泄水饮内蓄,而解烦渴也。以泽泻为使,咸味泄肾气,不令生消渴也;桂枝为使,外能散不尽之表,内能解有余之结,温肾而利小便也。白术为佐,以其能燥脾土而逐水湿也。故此五味之剂,皆能逐水而祛湿也。

清·吴谦《医宗金鉴》:是方也,乃太阳邪热入腑,水气不化,膀胱表里药也。一治水逆,水入则吐;一治消渴,水入则消。夫膀胱者,津液之腑,气化则能出矣。邪热入之,若水盛则水壅不化而水蓄于上,膀胱之气化不行,致小便不利也;若热盛则水为热耗,而水消于上,膀胱之津液告竭,致小便不利也。水入吐者,水盛于热也;水入消者,热盛于水也。二证皆小便不利,故均得而主之。然小便利者不可用,恐重伤津液也。由此可知五苓散非治水热之专剂,乃治水热小便不利之主方也。君泽泻之咸寒,咸走水府,寒胜热邪;佐二苓之淡渗,通调水道,下输膀胱,并泻水热也;用白术之燥湿,健脾助土,为之堤防以制水也;用桂之辛温,宣通阳气,蒸化三焦以行水也。泽泻得二苓下降,利水之功倍,小便利而水不蓄矣。白术须桂上升,通阳之效捷,气腾津化渴自止也。若发热表不解,以桂易桂枝,服后多服暖水,令汗出愈。是此方不止治停水小便不利之里,而犹解停水发热之表也。加人参名春泽汤,其意专在助气化以生津。加茵陈名茵陈五苓散,治湿热发黄,表里不实,小便不利者,无不克也。

清·唐笠山《吴医汇讲》:《伤寒论》治小便不利,汗出而渴者,五苓散主之;不渴者,茯苓甘草汤主之。盖渴为阳气不足,水不上升也。不升则不降,故用肉桂以升之,二苓、泽泻以降之,而用白术一味以为中枢。乃注者莫不以渴为热入膀胱,津液被劫所致,如果热入而复用桂、术以温液耗津,又二苓、泽泻以渗之,是热之又热,耗之又耗,速之毙矣。且不渴者,反不用五苓,而用茯苓甘草汤,可知不渴则无需桂、术之蒸腾津液,而桂、术之非治太阳而治三焦,更不待言矣。有小便不通而以桂枝易桂者,此必命门之火未衰,而外有太阳表证,因邪伤太阳,传入三焦,故表邪未解,而三焦之水道不利,即《伤寒论》所谓中风发热,六七日不解而烦,有表里症,渴欲饮水,水入则吐者,名曰水逆,五苓散主之是也。表证为太阳不足,故用桂枝以宣阳气,通津液于周身,即经文水精四布,五经并行之旨,非用之以通水道下出也。里证为三焦之气化不宣,故用二苓、泽泻以通三焦之闭塞,非开膀胱之溺窍也。夫下焦之气化不宣,则腹膨而小便不利,水蓄膀胱。此乃水蓄于膀胱之外,不能化入膀胱,故用五苓以化之。

清·王孟英《随息居重订霍乱论》:仲圣于霍乱分列热多、寒多之治,皆为伤寒转为霍乱而设,故二多字,最宜玩味。所云热多者,谓表热多于里寒也;寒多者,里寒多于表热也,岂可以热多二字,遂谓此方可治热霍乱哉?沈果之云:其用桂者,宣阳气,通津液于周身,非用之以通水道下出也;用泻、术、二苓,以通三焦之闭塞,非开膀胱之溺窍也。如果热入而渴,复用桂、术以温液耗津,又加苓、泽以渗之,是热之又热,耗之又耗,速之毙矣。余谓:观此则多饮暖水汗出愈之义益明。故霍乱无阳气郁遏身热之表证,无三焦闭塞气化不宣之里证,而欲饮水者,切勿误解热多为热证,而妄援圣训,浪投此药也。

胡希恕指出:四苓均利小便,泽泻用量独重,取其甘寒,用为方中主药,以解烦渴也。复以桂枝,不但解外,而且降气冲,气凌于上,诱导水不往下行,则小便不利,桂枝使水不上犯而就下,故亦能治水逆也。

【按语】　五苓散主治病症虽多,但其病机均为水湿内盛,膀胱气化不利所致。临床应用以小便不利,舌苔白,脉浮为辨证要点。本方配伍特点为甘淡渗利为主,佐以温阳化气,使水湿之邪从小便而去。方中重用泽泻为君,以其甘淡,直达肾与膀胱,利水渗湿。臣以茯苓、猪苓之淡渗,增强其利水渗湿之力。佐以白术、茯苓健脾以运化水湿。《素问·灵兰秘典论》谓:"膀胱者,州都之官,津液藏焉,气化则能出矣",膀胱的气化有赖于阳气的蒸腾,故方中又佐以桂枝温阳化气以助利水,解表散邪以祛表邪,《伤寒论》示人服后当饮暖水,以助发汗,使表邪从汗而解。胡希恕指出:"小便不利,水蓄于里,上下气有所阻,表里亦失宣通,此即所谓'北牖不开,南风不入'也,故表证里有停饮,尤其是小便不利者,若不兼利其水,则表必不解。若误发了里有停饮者的汗,必会形成内有水液代谢失常而水蓄体内;外有表证未解而表里同病之五苓散证"。

现代临床用于急慢性肾炎水肿、心源性水肿、肝硬化腹水、脑积水、急性肠炎、尿潴留等属阳不化气、水湿内停者。

24. 猪苓汤《伤寒论》

【药物】 猪苓(去皮)、茯苓、泽泻、阿胶、滑石(碎)各10克

【制用法】 以水四升,先煮四味,取两升,去滓,内阿胶烊消,温服七合,日三服。现代用法:水煎服,阿胶分二次烊化。

【功用】 利湿泻热,滋阴利水。

【适应证】 水热互结证。小便不利,发热,口渴欲饮,或心烦不寐,或兼有咳嗽、呕恶、下利,舌红苔白或微黄,脉细数。又治血淋,小便涩痛,点滴难出,小腹满痛者。

【历代名医方论】

汉·张仲景《伤寒论·辨阳明病脉证并治》:若脉浮,发热,渴欲饮水,小便不利者,猪苓汤主之。

汉·张仲景《伤寒论·辨少阴病脉证并治》:少阴病,下利六七日,咳而呕渴,心烦不得眠者,猪苓汤主之。

清·罗美《古今名医方论》:仲景制猪苓汤,以行阳明、少阴二经水热,然其旨全在益阴,不专利水。盖伤寒在表,最忌亡阳,而里虚又患亡阴。亡阴者,亡肾中之阴与胃家之津液也。故阴虚之人,不但大便不可轻动,即小水亦忌下通。倘阴虚过于渗利,津液不致耗竭乎?方中阿胶养阴,生新去瘀,于肾中利水,即于肾中养阴;滑石甘滑而寒,于胃中去热,亦于胃家养阴;佐以二苓之淡渗者行之,既疏浊热,而不留其瘀壅,亦润真阴,而不苦其枯燥,源清而流有不清者乎?顾太阳利水用五苓者,以太阳职司寒水,故急加桂以温之,是暖肾以行水也;阳明、少阴之用猪苓,以二经两关津液,特用阿胶、滑石以润之,是滋养无形,以行有形也。利水虽同,寒温迥别,惟明者知之。

清·周扬俊《伤寒论三注》:热盛膀胱,非水能解,何者?水有止渴之功,而无祛热之力也。故用猪苓之淡渗与泽泻之咸寒,与五苓不异。而此易白术以阿胶者,彼属气,此属血分也;易桂以滑石者,彼有表,而此为消暑也。然则所蓄之水去,则热消矣,润液之味投,则渴除矣。

清·汪昂《医方集解》:此足太阳、阳明药也。热上壅则下不通,下不通热益上壅。又湿郁则为热,热蒸更为湿,故心烦而呕渴,便秘而发黄也。淡能渗湿,寒能胜热,茯苓甘淡,渗脾肺之湿;猪苓甘淡,泽泻咸寒,泻肾与膀胱之湿;滑石甘淡而寒,体重降火,气轻解肌,通行上下表里之湿;阿胶甘平润滑,以疗烦渴不眠。要使水道通利,则热邪皆从小便下降,而三焦俱清矣。

清·柯韵伯《伤寒来苏集》:脉证全同五苓,彼以太阳寒水,利于发汗,汗出则膀胱气化而小便行,故利水之中仍兼发汗之味;此阳明燥土,最忌发汗,汗之则胃亡津液,而小便不利,所以利水之中仍用滋阴之品。二方同为利水,太阳用五苓者,因寒水在心下,故有水逆之证,桂枝以散寒,白术以培土也;阳明用猪苓者,因热邪在肠胃中,故有自汗证,滑石以滋土,阿胶以生津也。散以散寒,汤以润燥,用意微矣。

清·尤在泾《金匮要略心典》:此与前五苓散病证同,而药则异。五苓散行阳之化,热初入者宜之,猪苓汤行阴之化,热入久而阴伤者宜之也。按渴欲饮水,本文共有五条,而脉浮发热,小便不利者,一用五苓,为其水与热结故也,一用猪苓,为其水与热结,而阴气复伤也;其水入则吐者,亦用五苓,为其热消而水停也;渴不止者,则用文蛤,为其水消而热在也;其口干燥者,则用白虎加人参,为其热甚而津伤也。此为同源而异流者,治法亦之各异如此,学者所当细审也。

清·王子接《绛雪园古方选注》:五者皆利水药,标其性之最利者名之,故曰猪苓汤,与五苓之用,其义天渊。五苓散治太阳之本,利水监以实脾守阳,是通而固者也。猪苓汤治阳明、少阴热结,利水复以滑窍育阴,是通而利者也。盖热邪壅闭劫阴,取滑石滑利三

焦;泄热救阴淡渗之剂,唯恐重亡其阴,取阿胶即从利水中育阴,是滋养无形以行有形也。故仲景云:汗多胃燥,虽渴而里无热者,不可与也。

现代·段富津《金匮要略方义》:本方所治之身热口渴,小便不利,与五苓散所治者相似,但病机不同,亦即《医宗金鉴》所谓文同义异。五苓散证系表邪未尽,水蓄膀胱,津失输布所致;本方证则系邪已入里化热,水热互结,阴津已伤之象。水气内停,则小便不利;水热互结,津液已伤,故口渴引饮。治当渗湿利水,清热养阴。方中二苓、泽泻渗利小便;滑石清热通淋;阿胶滋阴润燥。五药相合,利水而不伤阴,滋阴而不敛邪,使水湿去邪热清,阴气复,则诸症自解。至于《伤寒论》中少阴病用此方者,亦系水热互结,热邪伤阴之证。其下利者,乃水湿不从小便出,反渗于大肠之故;咳逆者,则系水气上犯于肺;呕者,系水气中攻于胃;心烦不眠,则系阴虚邪热上扰所致。此虽见症不同,但病源则一故均可以一方统治之。

【按语】 伤寒之邪传入于里,化而为热,与水相搏,遂成水热互结,热伤阴津之证。猪苓汤以利水为主,兼以养阴清热,主治水热互结而兼阴虚之证。临床应用以小便不利,口渴,身热,舌红,脉细数为辨证要点。治宜利水清热养阴。方中以猪苓为君,取其归肾、膀胱经,专以淡渗利水。臣以泽泻、茯苓之甘淡,益猪苓利水渗湿之力,且泽泻性寒兼可泄热,茯苓尚可健脾以助运湿。佐入滑石之甘寒,利水、清热两彰其功;阿胶滋阴润燥,既益已伤之阴,又防诸药渗利重伤阴血。五药合方,利水渗湿为主,清热养阴为辅,体现了利水而不伤阴、滋阴而不碍湿的配伍特点。水湿去,邪热清,阴津复,诸症自除。

现代临床主要用于治疗复发性尿路感染、肾病综合征、肝硬化腹水、乳糜尿、膀胱过度活动症、膀胱炎、前列腺炎、尿道炎、糖尿病肾病、变态反应性口炎、小儿急性腹泻、小儿轮状病毒性肠炎等证属水热互结伤阴者。

25. 葛根黄芩黄连汤《伤寒论》

【药物】 葛根 15 克　甘草(炙)6 克　黄芩、黄连各 9 克

【制用法】 上药四味,以水 1600 毫升,先煮葛根,减 400 毫升,纳入诸药,煮取 400 毫升,去滓,分二次温服。

【功用】 解表清里。

【适应证】 外感表证未解,热邪入里,身热,下利臭秽,肛门有灼热感,心下痞,胸脘烦热,喘而汗出,口干而渴,苔黄,脉数。

【历代名医方论】

汉·张仲景《伤寒论》:太阳病,桂枝证,医反下之,利遂不止,脉促者,表未解也;喘而汗出者,葛根黄芩黄连汤主之。

明·许宏《金镜内台方议》:用葛根为君,以通阳明之津而散表邪;以黄连为臣,黄芩为佐,以通里气之热,降火清金而下逆气;甘草为使,以缓其中而和调诸药者也。且此方亦能治阳明大热下利者,又能治嗜酒之人热喘者,取用不穷也。

清·柯韵伯《伤寒附翼》:君气轻质重之葛根,以解肌而止利;佐苦寒清肃之芩、连,以止汗而除喘;用甘草以和中。先煮葛根后纳诸药,解肌之力优,而清中之气锐,又与补中逐邪之法迥殊矣。

清·王子接《绛雪园古方选注》:是方即泻心汤之变,治表寒里热。其义重在芩、连肃清里热,虽以葛根为君,再为先煎,无非取其通阳明之津,佐以甘草缓阳明之气,使之鼓舞胃气而为承宣苦寒之使。清上则喘定,清下则利止,里热解而邪亦不能留恋于表矣。

清·吴谦《医宗金鉴》:太阳病,桂枝证,宜以桂枝解肌,而医反下之,利遂不止者,是误下,遂协表热陷入而利不止也。今下利不止,脉促有力,汗出而喘,表虽未解而不恶寒,是热已陷入阳明,即有桂枝之表,亦当从葛根黄芩黄连汤主治也。方中四倍葛根以为君,

芩、连、甘草为之佐。其意专解阳明之肌表，兼清胃中之里热，此清解中兼解表里法也。

清·尤在泾《伤寒贯珠集》：太阳中风发热，本当桂枝解表，而反下之，里虚邪入，利遂不止，其证则喘汗出。夫促为阳盛，脉促者，知表未解也。无汗而喘，为寒在表；喘而汗出，为热在里也。是其邪陷于里者十之七，而留于表者十之三，其病为表里并受之病，故其法亦宜表里双解之法。葛根解肌于表，芩、连清热于里，甘草则合表里而并和之耳。盖风邪初中，病为在表，一入于里，则变为热矣。故治表者，必以葛根之辛凉；治里者，必以芩、连之苦寒也。

现代·王邈达《汉方简义》：方以甘平之葛根，能散阳邪，兼能起阴气者，用至半斤，且先煮之，奉以为君。更以甘平之甘草，能缓中，以解风热之搏结；苦平之黄芩，能疗胃中热，且以清肺止喘；苦寒之黄连，取其形之生成相连属，而名之曰连者，以清其自胃及小肠与大肠三腑，亦生成相连属者之热。得胃调肠，厚以止其利，更清心以止汗。且三物平配，胥听令于既入胃又解肌、既散阳又起阴之葛根，不但误入阳明之腑邪解，而太阳之经邪亦解。立方者圣乎而至于神矣！

《伤寒论方解》：本方是解热剂而不是解表剂。前贤因葛根能协助麻、桂以发汗解肌，便误认葛根为解表药。但《本经》只说它发汗解表。尽管《别录》曾说它解肌发表出汗，但根据临床经验，葛根必须在麻、桂配合之下，才可以起一些解肌发汗作用，否则只能解热、解毒、解渴而已。本方里的葛根不配以麻、桂而配以芩、连，可见其主要作用是解热而不是解表。如误用于发热而恶寒未罢的太阳病，就非但无效，反可能撤其热而招致不良的后果。

【按语】 葛根黄芩黄连汤的功效是解表、清里、清热、止痢，所主之证，是表未解而里热已炽，用于治疗表证未解，邪陷阳明之热利，相当于现在的一些急性腹泻和痢疾。它的特点是急性腹泻，大便里面可能有脓血，且

味道臭秽，同时病人有舌红、脉数、身热、口渴等一系列的表证未解又合并里热的症状。方中葛根甘平，《本经》谓"主消渴、身大热"，重用葛根解肌发表以散热，升发脾胃清阳之气而止利，使表解里和；同时先煎而后纳诸药，俾"解肌之力优而清中之气锐"（《伤寒来苏集》）；黄芩、黄连苦寒，清热燥湿除烦，坚阴止利于内；合葛根升津止泻而共治下利。炙草甘缓和中，健脾胃而缓急迫，合三药以治疗热烦下利不止，泻利重而病势急迫者。葛根止泻作用随其用量不同其效果亦异，量越大效果越强。本方重用至半斤，止利作用更强，用治热利暴注下迫，便次频（日数十行）而质稀如黄水者。不同于葛根汤之葛根四两，仅为大便溏或糊状便。

临床上在选用葛根芩连汤治疗泻痢时，要抓住"湿、热"两点。所谓"热"主要表现为发热、口渴、大便后肛门灼热，小便发黄等；"湿"则相对抽象一点，主要表现是大便黏腻不爽，有排不尽的感觉，或者大便里有白色脓样物，不思饮食，舌苔厚等，如果大致符合这些症状，则可以认为是"湿热"所致的腹泻。

葛根黄芩黄连汤证与葛根汤证均属表里同病下利，应予鉴别。葛根黄芩黄连汤证为表邪内陷下迫大肠，下利重兼发热喘汗口渴脉数，以里证为主。葛根汤证为表证迫及大肠，下利轻而兼恶寒发热脉浮紧，以表证为主。

26. 泻心汤《金匮要略》

【药物】 大黄 10 克 黄连、黄芩各 5 克

【制用法】 上以水三升，煮取一升，顿服之。

【功用】 泻火燥湿。

【适应证】 邪火内炽，迫血妄行，吐血、衄血；或湿热内蕴而成黄疸，胸痞烦热；或积热上冲而致目赤肿痛，口舌生疮；或外科疮疡，见有心胸烦热，大便干结者。

【历代名医方论】

汉·张仲景《金匮要略》：心气不足，吐

血、衄血,泻心汤主之。

清·吴谦《医宗金鉴》:心气"不足"二字,当是"有余"二字。若是不足,如何用此方治之,必是传写之讹。心气有余,热盛也,热盛而伤阳络,迫血妄行,为吐、为衄。故以大黄、黄连、黄芩大苦大寒直泻三焦之热,热去而吐衄自止矣。

清·陈修园《金匮要略浅注》:此为吐衄之神方也。妙在以芩、连之苦寒泄心之邪热,即所以补心之不足;尤妙在大黄之通,止其血,而不使其稍停余瘀,致血瘀后酿成咳嗽虚劳之根。

清·陆渊雷《金匮要略今释》:黄连、黄芩治心气不安,即抑制心脏之过度张缩,且平上半身之充血。大黄亢进肠蠕动,引起下腹部之充血,以诱导方法,协芩、连平上部充血也。

段富津《金匮要略方义》:本方为苦寒清热泻火之剂,所治之吐血衄血,是为心火亢盛,迫血妄行所致。方中以大黄为君药,泻血分之实热,导火热下行,具有釜底抽薪之意;佐以黄连、黄芩,苦寒泻火,使火热下降,热去则血宁;三药合用,大有苦寒降泻,直折火邪之效。凡由火热内盛,迫血妄行而致吐衄者,均宜用之。此外,本方不仅清热泻火,尚能苦寒燥湿,故又可用于湿热黄疸,胸中烦热,心下痞痛,目赤肿痛,口舌生疮等症属于热重于湿者。

傅衍魁、尤荣辑《医方发挥》:本方治热盛吐衄证。心藏神,主血脉,心火亢盛,扰乱心神于内;迫血妄行于上,故见心烦不宁,吐血、衄血。治以泻心汤,取大黄、黄连、黄芩苦寒清泄,直折其热,使火降则血亦自止。故具有泻火解毒,燥湿泄热功效。主治心胃火炽,迫血妄行,以致吐衄便秘;或三焦积热,目赤口疮;或外科痈肿,属于热毒炽盛者。

【按语】 本方虽名"泻心",但并非专泻心火,而对一切实火均可以用此方泻之。吴谦说:"黄芩泻上焦火,黄连泻中焦火,大黄泻

下焦火,三焦实火大便实者,诚为允当。"方中以黄连、黄芩苦寒泻心火,清邪热,除邪以安正;尤妙在大黄之苦寒通降以止其血,使血止而不留瘀。唐容川:"方名泻心,实则泻胃,胃气下泄,则心火有所消导,而胃中之热气,亦不上壅,斯气顺而血不逆矣"。故为火热旺盛,迫血妄行,而致吐血、衄血之良方。

黄煌教授指出:"泻心汤是人体上部出血的特效止血剂。可用于吐血、衄血、咯血及颅内出血(包括脑出血、蛛网膜下腔出血等出血性中风和脑外伤造成的颅内出血)。用药关键是'以利为度'。适用本方的患者,大多面色潮红、脉实有力,往往伴有烦躁不安或失眠,或上腹部不适等症状。其大便倒不一定是秘结者,相反有不少大便一天几次,或黏滞不爽,本方中大黄可用制大黄,药后相反大便转干而顺畅。鼻衄,不论何人,只要无严重贫血或全身虚弱状态,就可考虑使用本方,而且,原方就有效果。血小板减少性紫癜,也属于衄血的范畴,是所谓的'肌衄',可用本方合牛角地黄汤,另服用阿胶等"。

泻心汤与黄连解毒汤均用黄连、黄芩,为苦寒直折、泻火解毒之剂。泻心汤伍大黄泻火消痞,导热下行,使热从大而去,体现"以泻代清"之法,主治热壅心下之痞证,以及火热迫血妄行之吐血衄血;黄连解毒汤配黄柏、栀子清热泻火,导热下行,使热从小便而出,体现"苦寒直折"之法,主治火毒充斥三焦之证。

现代临床常用于肺炎,细菌性痢疾,疮痈肿毒,肺结核及支气管扩张咯血,胃肠道出血,口腔溃疡等。

27. 白头翁汤《伤寒论》

【药物】 白头翁6克 黄柏、黄连、秦皮各9克

【制用法】 上药四味,以水七升,煮取二升,去渣,温服一升,不愈再服一升。现代用法:水煎服。

【功用】 清热解毒,凉血止痢。

【适应证】 热毒痢疾。腹痛,里急后重,

肛门灼热,下痢脓血,赤多白少,渴欲饮水,舌红苔黄,脉弦数。

【历代名医方论】

汉·张仲景《伤寒论·辨厥阴病脉证并治》:热利下重者,白头翁汤主之。下利欲饮水者,以有热故也,白头翁汤主之。

清·柯韵伯《伤寒来苏集》:四味皆苦寒除湿胜热之品也。白头翁临风偏静,长于祛风,盖脏腑之火,静则治,动则病,动则生风,风生热也。故取其静以镇之,秦皮木小而高,得清阳之气,佐白头翁以升阳,协连、柏而清火,此热利下重之宣剂。

清·汪昂《医方集解》:此足阳明、少阴、厥阴药也。白头翁苦寒,能入阳明血分而凉血止澼;秦皮苦寒性涩,能凉肝益肾而固下焦;黄连凉心清肝;黄柏泻火补水,并能燥湿止利而厚肠,取其寒能胜热,苦能坚肾,涩能断下也。

清·吴谦《医宗金鉴》:厥阴下利,属于寒者,厥而不渴,下利清谷;属于热者,消渴下利,下利便脓血也。此热利下重,乃火郁湿蒸,秽气奔逼广肠,魄门重滞而难出,即《内经》所云:暴注下迫者是也。君白头翁,寒而苦辛;臣秦皮,寒而苦涩,寒能胜热,苦能燥湿,辛以散火之郁,涩以收下重之利也;佐黄连清上焦之火,则渴可止;使黄柏泻下焦之热,则利自除也。

【按语】 白头翁汤是《伤寒论》著名的治痢方剂。仲景谓本方主治"热痢"而见"欲饮水"与"下重"之症,其病机为热毒深陷,下迫大肠。《素问·至真要大论》云:"暴注下迫,皆属于热"。临床应用以下痢赤多白少,腹痛,里急后重,舌红苔黄,脉弦数为辨证治要点。治宜清热解毒,凉血止痢,热退毒解,则痢止而后重自除。方用苦寒而入血分的白头翁为君,清热解毒,凉血止痢。黄连苦寒,泻火解毒,燥湿厚肠,为治痢要药;黄柏清下焦湿热,两药共助君药清热解毒,尤能燥湿治痢,共为臣药。秦皮苦涩而寒,清热解毒而兼

以收涩止痢,为佐使药。四药合用,共奏清热解毒,凉血止痢之功。

胡希恕教授对急性细菌性痢疾的辨证用方经验 ①单纯热利,腹痛、便脓血的,用白头翁汤,里急后重者加大黄;②赤白痢便下如血水,或赤多白少者,用白头翁加甘草阿胶汤,阿胶对大便血水效果好;③噤口痢见发热、呕吐不食,用小柴胡汤加石膏;④痢疾发热而热势高,伴有里急后重者,可用大柴胡汤加石膏;⑤既有下利,又有谵语,按压腹部,现腹痛拒按,为内有宿食燥屎,可用小承气汤。

白头翁汤与芍药汤、葛根黄芩黄连汤同为治痢之方。但白头翁汤主治热毒血痢,乃热毒深陷血分,治以清热解毒,凉血止痢,使热毒解,痢止而后重自除;芍药汤治下痢赤白,属湿热痢,而兼气血失调证,故治以清热燥湿与调和气血并进,且取"通因通用"之法,使"行血则便脓自愈,调气则后重自除"。白头翁汤重在清肠道热毒,"甚者独行",组方用药较为简捷;芍药汤治疗则清热解毒与调和气血并举,"间者并行",组方用药面面俱到。而葛根黄芩黄连汤则解表与清热并重,治疗太阳阳明合病的协热下利证,辨证则以下利兼发热汗出而喘为要点。

28. 茵陈蒿汤《伤寒论》

【药物】 茵陈 30 克 栀子(擘)15 克 大黄(去皮)6 克

【制用法】 上三味,以水一斗二升,先煮茵陈,减六升,内二味,煮取三升,去滓,分三服。

【功用】 清热利湿,退黄。

【适应证】 湿热黄疸。一身面目俱黄,黄色鲜明,发热,无汗或但头汗出,口渴欲饮,恶心呕吐,腹微满,小便短赤,大便不爽或秘结,舌红苔黄腻,脉沉数或滑数有力。

【历代名医方论】

汉·张仲景《伤寒论》:阳明病,发热汗出者,此为热越,不能发黄也。但头汗出,身无汗,剂颈而还,小便不利,渴引水浆者,此为瘀

热在里,身必发黄,茵陈蒿汤主之……伤寒七八日,身黄如橘子色,小便不利,腹微满者,茵陈蒿汤主之。

《金匮要略·黄疸病脉证并治》:谷疸之为病,寒热不食,食即头眩,心胸不安,久久发黄为谷疸,茵陈蒿汤主之。

明·吴又可《温疫论》:茵陈为治疸退黄之专药。今以病证较之,黄因小便不利,故用山栀除小肠屈曲之火,瘀热既除,小便自利,当以发黄为标,小便不利为本。及论小便不利,病源不在膀胱,乃系渭家移热,又当以小便不利为标,胃实为本,是以大黄为专功,山栀次之,茵陈又其次也。设去大黄而服山栀、茵陈,是妄本治标,鲜有效矣。或用茵陈五苓,不惟不能退黄,小便间亦难利。

清·柯韵伯《伤寒来苏集》:太阳、阳明俱有发黄症,但头汗而身无汗,则热不外越;上便不利,则热不下泄,故瘀热在里面渴饮水浆。然黄有不同,症在太阳之表,当汗而发之,故用麻黄连翘赤小豆汤,为凉散法;症在太阳、阳明之间,当以寒胜之,用栀子柏皮汤,乃清水法;症在阳明之里,当泻之于内,故立本方,是逐秽法。茵陈秉北方之色,经冬不凋,傲霜凌雪,历遍冬寒之气,故能除热邪留结,佐栀子以通水源,大黄以除胃热。令瘀热从小便而泄,腹满自减,肠胃无伤,仍合引而竭之义,亦阳明利水之奇法也。

清·吴谦《医宗金鉴》:茵陈禀北方之气,经冬不凋,傲霜凌雪,偏受大寒之气,故能除热留结,率栀子以通水源,大黄以调胃实,令一身内外瘀热悉从小便而出,腹满自减,肠胃无伤,乃合引而竭之之法。此阳明利水之圣剂也。以推陈致新之茵陈佐以屈曲下行之栀子,不用枳、朴以承气与芒硝之峻剂,则大黄但可以润胃中,而大便之不遽行可知,故必一宿而腹始减,黄从小便去而不由大肠去。

清·张锡纯《医学衷中参西录》:茵陈性寒味苦,具有生发之气,寒能胜热,苦能胜湿,其生发之气能逐内蕴之湿热外出,故可为湿

热身黄之主药。佐以栀子、大黄者,因二药亦皆味苦性寒也。且栀子能屈曲引心火下行以利小便。大黄之色能直透小便,故少用之亦善利小便。至茵陈虽具有生发之性,《名医别录》亦谓其能利小便。三药并用,又能引内蕴之热自便泻出,是以服之能随手奏效也。

【按语】　茵陈蒿汤被誉为治疗湿热黄疸第一方,以身面俱黄,黄色鲜明,小便黄赤,脘痞腹胀,苔黄腻等为辨证要点。《伤寒论》用其治疗瘀热发黄,《金匮要略》以其治疗谷疸。病因皆缘于邪热入里,与脾湿相合,湿热壅滞中焦所致。治宜清热,利湿,退黄。方中重用茵陈为君药,本品苦泄下降,善能清热利湿,为治黄疸要药。臣以栀子清热降火,通利三焦,助茵陈引湿热从小便而去。佐以大黄泻热逐瘀,通利大便,导瘀热从大便而下。三药合用,利湿与泄热并进,通利二便,前后分消,湿邪得除,瘀热得去,黄疸自退。方中重用茵陈是关键(仲景原方用量六两)。遵“治黄必通腑,腑通黄易除”,方中大黄用量宜稍重,务必得溏便退黄效果方能满意。本着“治黄必活血,血活黄易却”的原则,适当加入凉血活血之赤芍、丹参、泽兰以加强退黄。本方药性寒凉,寒湿黄疸(阴黄)不宜使用。

现代药理研究证实,茵陈蒿汤具有明显的收缩胆囊和利胆作用,改变血清胆汁酸、胆脂质含量,减轻肝细胞的肿胀、气球样变、脂肪变性和坏死。可使肝细胞内蓄积的糖原颗粒与核糖核酸含量有所复原,血清谷丙转氨酶活力明显下降。现代常用于治疗急性传染性肝炎、胆石症、胆囊炎、钩端螺旋体病引起的黄疸属于湿热之症者。

29. 茵陈五苓散《金匮要略》

【药物】　茵陈蒿末 30 克　白术 9 克　赤茯苓 9 克　猪苓 9 克　桂枝 6 克　泽泻 15 克

【制用法】　上药和,每次 6 克,1 日 3 次。

【功用】　清热祛湿。

【适应证】 湿热黄疸,湿重于热,小便不利,烦渴。

【历代名医方论】

汉·张仲景《金匮要略》:黄疸病,茵陈五苓散主治。

元·赵以德《金匮方论衍义》:此亦止言曰黄疸,不言他证,乃与猪膏发煎对出者也。彼以燥在血,此以燥在气。然则病得之汗出入水,何其成是燥也?曰:湿热相纽而不解,则肺金治节之政不行,津液不布,则成燥也。燥郁之久,其湿热蒸为黄疸矣。不然,何以本草谓茵陈能除热结黄疸,小便不利?其热结与不利,非燥涩禁固而然欤?其燥有因湿郁而燥者,有因热胜而燥者。其因湿郁者,则以茵陈五苓散治之;热甚者,则以栀子柏皮汤治之。五苓散非惟利湿而已,亦且润燥也,如桂枝开腠理,致津液,通气;白术、茯苓之生津,皆润燥者也。虽然,古人尝论黄疸有湿黄,有热黄;湿黄者,色如熏黄;热黄者,色如橘色黄。更有阳黄、阴黄,阳黄者,大黄佐茵陈;阴黄,以附子佐茵陈。而此用五苓散佐者,可见其湿热郁成燥者矣。

清·沈明宗《金匮要略编注》:胃为水谷之海,营卫之源。风入胃家气分,风湿相蒸,是为阳黄。湿热流于膀胱,气郁不化,则小便不利,当用五苓散宣通表里之邪,茵陈开郁而清湿热,则黄自退矣。

清·喻嘉言《医门法律》:湿热郁蒸于内,必先燥其肺气,以故小水不行。五苓散开腠理,致津液,通血气,且有润燥之功,而合茵陈之辛凉,清理肺燥。肺金一润,其气清肃下行,膀胱之壅热立通,小便利而黄去矣。

清·徐大椿《医略六书》:脾亏寒湿,少火不振,不能健运,而湿伏不化,故小便不利,身体发黄焉。白术健脾土以制湿,肉桂壮少火以通闭,猪苓利三焦之湿,茯苓渗脾肺之湿,泽泻通利膀胱以利水,茵陈清利湿热而退黄也。为散水煎,使少火气充。则脾健湿行而小便自利,麻黄无不退矣。此壮火崇土渗湿之剂,为虚黄小便不利之方。

【按语】 茵陈五苓散所治之黄疸,亦属湿热郁蒸之阳黄,但湿多而热少,临床以小便短少或不利为主要见症。方中以茵陈蒿为君,清热利湿而退黄;佐之五苓散,化气行水而利小便,二者相伍,利湿之功胜于清热。用作散剂,药力较缓,可知本方主治乃为黄疸之轻症,属于湿重于热,小便不利者。盖黄疸病由湿热瘀郁。熏蒸成黄,非茵陈蒿推陈致新,不足以除热退黄;非五苓散转输利湿,不足以发汗行水。二者之用,取其表里两解,为治黄之良剂也。

30. 竹叶石膏汤《伤寒论》

【药物】 竹叶15克 石膏30克 半夏(洗)9克 麦门冬(去心)15克 人参6克 甘草(炙)6克 粳米15克

【制用法】 水煎,去滓,纳粳米,煮米熟,汤成去米,温服,1日3次。

【功用】 清热生津,益气和胃。

【适应证】 伤寒、温病、暑病之后,余热未清,气津两伤,虚羸少气,身热多汗,呕逆烦渴,唇干口燥,或虚烦不寐,舌红少苔,脉虚数。现用于中暑、糖尿病、小儿夏季热等出现气阴两伤证候者。

【历代名医方论】

汉·张仲景《伤寒论·辨阴阳易差后劳复病脉证并治》:伤寒解后,虚羸少气,气逆欲吐,竹叶石膏汤主之。

清·汪昂《医方集解》:此手太阴、足阳明药也。竹叶、石膏之辛寒,以散余热;人参、甘草、麦冬、粳米之甘平,以益肺安胃,补虚生津;半夏之辛温,以豁痰止呕。故去热而不损其真,导逆而能益其气也。

清·王子接《绛雪园古方选注》:竹叶石膏汤分走手足二经,而不悖于理者,以胃居中焦,分行津液于各脏,补胃泻肺,有补母泻子之义也。竹叶、石膏、麦冬泻肺之热,人参、半夏、炙甘草平胃之逆,复以粳米缓于中,使诸药得成清化之功,是亦白虎、越婢、麦冬三汤变方也。

清·吴谦《医宗金鉴》：是方也，即白虎汤去知母，加人参、麦冬、半夏、竹叶也。以大寒之剂，易为清补之方，此仲景白虎变方也。《经》曰：形不足者，温之以气；精不足者，补之以味。故用人参、粳米，补形气也；佐竹叶、石膏清胃热也；加麦冬生津，半夏降逆，更逐痰饮，甘草补中，且以调和诸药也。

清·尤在泾《伤寒贯珠集》：大邪虽解，元气未复，余邪未尽，气不足则因而生痰，热不除则因而上逆，是以虚羸少食，而气逆欲吐也。竹叶石膏汤乃白虎汤之变法，以其少气，故加参、麦之甘以益气；以其气逆有饮，故用半夏之辛，以下气蠲饮，且去知母之咸寒，加竹叶之甘凉，尤于胃虚有热者，为有当耳。

清·张锡纯《医学衷中参西录》：竹叶石膏汤，原寒温大热退后，涤余热，复真阴之方。故其方不列于六经，而附载于六经之后。其所以能退余热者，不特能用石膏，而恃石膏与参并用。盖寒温余热，在大热铄涸之余，其中必兼有虚热。石膏得人参，能使寒温后之真阴顿复，而余热自消，此仲景制方之妙也。又麦冬甘寒黏滞，虽能为滋阴之佐使，实能留邪不散，致成劳嗽；而惟与石膏、半夏并用则无忌，诚以石膏能散邪，半夏能化滞也。

【按语】　竹叶石膏汤由白虎汤合麦门冬汤加减而成，补气养阴，清解余热。对恢复体力，改善津液不足状态，有较好的效果。临床以身热多汗、心胸烦热，气逆欲呕，气短神疲，舌红少苔，脉虚数为辨证要点。白虎汤证为热盛而正不虚，竹叶石膏汤证为热病后期、高热虽除，但余热留恋气分，故身热有汗不解，脉数。方中竹叶、石膏清热除烦，据《本草求真》记载：竹叶"合以石膏同治，则能解除胃热，而不致烦渴不止"，故为主药；辅以人参、麦冬益气养阴，《本经》谓麦冬主"胃络脉绝，羸瘦短气"；佐以半夏和胃降逆止呕，配合大量麦冬，尤有妙用，盖半夏得麦冬则不燥，麦冬得半夏则不腻，于清热养阴，和胃降逆方中用此最宜；使以甘草、粳米益胃和中，且防竹叶、石膏寒凉伤胃。合而用之，清热而兼和胃，补虚而不恋邪，确为清补并行的良方。半夏性温，与清热生津药配伍使用，消除其温燥之性，使降逆止呕的功效增强，使人参、麦冬补而不滞，使石膏清而不寒。方中石膏、麦冬用量宜大，半夏用量宜小，主次不可颠倒。

竹叶石膏汤与白虎加人参汤同治热盛伤津，应予鉴别。本方证为病后气阴两伤偏于虚，特点为高热午后为重，咳喘呼吸迫促，心烦口干渴时欲呕，体瘦肤燥，舌红少津，脉虚数；白虎加人参汤证为阳明热盛、气津两伤，偏于热，特点为高热不分昼夜，汗出多而口干燥大渴，时时恶风背微恶寒，舌红苔黄，脉洪大。

现代临床报道多见于竹叶石膏汤治疗心肌炎、急性热病恢复期、无名低热、癌性发热、流行性出血热、小儿夏季热等多种疾病辨证属于"余热未尽，气阴两伤，胃失和降"者。

温热类方

1. **桑菊饮**《温病条辨》

【药物】　桑叶10克　菊花6克　杏仁10克　连翘10克　薄荷6克　苦桔梗6克　甘草6克　苇根10克

【制用法】　水二杯，煮取一杯，日二服。方中药物均为轻清之品，故不宜久煎。

【功用】　疏风清热，宣肺止咳。

【适应证】　风温初起。咳嗽，身热不甚，

口微渴,苔薄白,脉浮数者。

【历代名医方论】

吴鞠通《温病条辨》:此辛甘化风、辛温微苦之方也。盖肺为清虚之脏,微苦则降,辛凉则平,立此方所以避辛温也。今世用杏苏散通治四时咳嗽,不知杏苏散辛温,只宜风寒,不宜风温,且有不分表里之弊。此方独取桑叶、菊花者,桑得箕星之精,箕好风,风气通于肝,故桑叶善平肝风;春乃肝令而主风,木旺金衰之候,故抑其有余;桑叶芳香有细毛,横纹最多,故亦走肺络而宣肺气;菊花晚成芳香味甘,能补金水二脏,故用之以补其不足。风温咳嗽,虽系小病,常见误用辛温重剂,销烁肺液,致久嗽成劳者,不一而足。圣人不忽于细,必谨于微,医者于此等处,尤当加意也。

李畴人《医方概要》:此方比银翘散更轻。桑叶、菊花泄风宣肺热,杏仁泄肺降气,连翘清热润燥,薄荷泄风利肺,甘、桔解毒利咽喉,能开肺泄肺,芦根清肺胃之热,合辛凉轻解之法,以泄化上焦肺胃之风温。

【按语】桑菊饮为辛凉轻剂,用于治疗风温初起,临床应用以咳嗽,身热不甚,口微渴,苔薄白,脉浮数为辨证要点。治疗以疏风清热,宣肺止咳为主。方中桑叶、菊花甘凉轻清,疏散上焦风热,且桑叶善走肺络、清泻肺热为主药;辅以薄荷助桑、菊疏散上焦之风热;连翘苦寒清热解毒,芦根甘寒清热生津止渴,共为佐药;甘草调和诸药,且有疏风清热、宣肺止咳作用,为使药。本方配伍特点是杏仁和桔梗二药相须为用,一宣一降,以复肺脏宣降功能而止咳,是宣降肺气之常用组合;一以轻清宣散之品,疏散风热以清头目;一以苦辛宣降之品,理气肃肺以止咳嗽。本方为风热咳嗽轻证的常用方,风寒咳嗽不宜使用。

现代研究桑菊饮有强大的抗病原微生物作用,尤其对多种病毒、大多数常见革兰阳性及阴性细菌均有抑制作用,因此能从病原上对流感、上感、扁桃体炎及支气管炎进行治疗;更重要的是该方剂对免疫功能有促进和调节作用,这就更有利于病原微生物的清除;同时该方剂还有抗炎、抗氧化损伤作用,有解热镇痛作用,又有止咳化痰、平喘等作用,从而起到对症治疗作用。故常用于治疗感冒、急性支气管炎、上呼吸道感染、肺炎、急性扁桃体炎等属风热犯肺之轻证。

2. 银翘散《温病条辨》

【药物】 连翘30克 银花30克 苦桔梗18克 薄荷18克 竹叶12克 生甘草15克 芥穗12克 淡豆豉15克 牛蒡子18克

【制用法】 上为散。每服18克,鲜苇根汤煎,香气大出,即取服,勿过煮。肺药取轻清,过煎则味厚而入中焦矣。病重者,约2时1服,日3服,夜1服;轻者3时1服,日2服,夜1服;病不解者,作再服。

【功用】 辛凉透表,清热解表。

【适应证】 温病初起。发热无汗,或有汗不畅,微恶风寒,头痛口渴,咳嗽咽痛,舌尖红,苔薄白或薄黄,脉浮数。

【历代名医方论】

吴鞠通《温病条辨》:太阴风温、温热、温疫、冬温,初起恶风寒者,桂枝汤主之;但热不恶寒而渴者,辛凉平剂银翘散主之。

吴鞠通《温病条辨》:本方谨遵《内经》风淫于内,治以辛凉,佐以苦甘;热淫于内,治以咸寒,佐以甘苦之剂。又宗喻嘉言芳香逐秽之说,用东垣清心凉膈散,辛凉苦甘,病初起,且去入里之黄芩,勿犯中焦;加银花辛凉,芥穗芳香,散热解毒,牛蒡子辛平润肺,解热散结,除风利咽,皆手太阴药也。此方之妙,预护其虚,纯然清肃上焦,不犯中下,无开门揖盗之弊,有轻以去实之能,用之得法,自然奏效。

清·张秉成《成方便读》:银翘散,治风温温热,一切四时温邪。病从外来,初起身热而渴,不恶寒,邪全在表者。故以辛凉之剂,轻解上焦。银花、连翘、薄荷、荆芥,皆辛凉之品,轻扬解散,清利上焦者也;豆豉宣胸化腐,牛蒡利膈清咽,竹叶、芦根清肺胃之热而下达,桔梗、甘草解胸膈之结而上行,此淮阴吴氏特开客气温邪之一端,实前人所未发耳。

李畴人《医方概要》:治温邪初起。以牛蒡宣利肺气而滑利窍道,豆豉发越少阴沉伏之邪,为君;以银花、连翘甘凉轻清,宣泄上焦心肺之邪为臣;荆芥散血中之风;薄荷辛凉,宣肺胃之热而泄风;竹叶清心肺;甘、桔解毒开肺,载诸药上浮;芦根清胃热,合辛凉轻剂而治肺胃上焦风湿,但热无寒;咳嗽不爽,加杏仁、象贝;口燥加花粉;热重加山栀、黄芩;脉洪口渴,石膏亦可加。吴氏以银翘散为主,治津气内虚之人。

秦伯未《谦斋医学讲稿》:一般用银翘散,多把银花、连翘写在前面。我认为在温病上采用银翘散,当然可将银、翘领先,但银、翘是否君药,值得考虑。如果银、翘是君药,那么臣药又是什么呢?我的意见,银翘散的主病是风温,风温是一个外感病,外邪初期都应解表,所以银翘散的根据是风淫于内,治以辛凉,佐以苦甘,称为辛凉解表法。这样,它的组成就应该以豆豉、荆芥、薄荷的疏风解表为君;因系温邪,用银、翘、竹叶为臣;又因邪在于肺,再用牛蒡、桔梗开宣上焦;最后加生甘草清热解毒,以鲜芦根清热止渴煎汤。处方时依次排列,似乎比较恰当。既然以解表为主,为什么用清热药作方名,这是为了纠正当时用辛温发汗法治疗温病的错误,不等于风温病只要清热不要解表。

【按语】　银翘散是吴瑭论治温病所创第一方,在《温病条辨》中的地位犹如桂枝汤之于《伤寒论》。吴氏倡导用三焦辨证阐述温病发生、发展、传变规律和判断预后,主张立法处方紧扣病机。银翘散为温病初起,邪在上焦所设,并随证加减,衍生出多个变方。银翘散作为近世治温热病辛凉解表之通方,其配伍特点有二:一是辛凉之中配伍少量辛温之品,既有利于透邪,又不悖辛凉之旨。二是疏散风邪与清热解毒相配,具有外散风热、内清热毒之功,构成疏清兼顾,以疏为主之剂。方

中重用银花甘寒芳香,清热解毒,辟秽祛浊,连翘苦寒,清热解毒,轻宣透表,两药相配,在透散卫分表邪的同时,兼顾了温热病邪易蕴结成毒及多夹秽浊之气的特点,故重用为君药;薄荷辛凉,发汗解肌,除风热而清头目,荆芥、豆豉虽属辛温之品,但温而不燥,与薄荷相配,辛散表邪,共为臣药;牛蒡子、桔梗、甘草宣肺祛痰,解毒利咽,竹叶、芦根甘寒轻清,透热生津,均为佐药;甘草并能调和诸药,以为使。合而用之,共成疏散风热,清热解毒之剂。

吴鞠通称银翘散为治疗温热病初起的"辛凉平剂",并解释说:"盖肺位最高,药过重,则过病所;少用又有病重药轻之患,故从普济消毒饮时时清扬法。"方中所用药物均系清轻之品,加之用法强调"香气大出,即取服,勿过煎",体现了吴氏"治上焦如羽,非轻莫举"的用药原则。后世皆认为银花、连翘为本方主药,惟秦伯未在《谦斋医学讲稿》中强调豆豉、荆芥、薄荷是本方主药,值得大家重视。

现代临床多用于流行性感冒、流行性腮腺炎、扁桃体炎、急性上呼吸道感染有很好疗效。还常用于乙型脑炎、流行性脑脊髓膜炎、咽炎、咽峡疱疹、麻疹、肺炎、药物性皮炎、小儿湿疹、产褥感染等病属中医风热表证者。

3. 桑杏汤《温病条辨》

【药物】　桑叶3克　杏仁4.5克　沙参6克　象贝、香豉、栀皮、梨皮各3克

【制用法】　水二杯,煮取一杯,顿服之,重者再作服。现代用法:水煎服。

【功用】　轻宣温燥,润肺止咳。

【适应证】　外感温燥证。身热不甚,口渴,咽干鼻燥,干咳无痰或痰少而黏,舌红,苔薄白而干,脉浮数而右脉大者。

【历代名医方论】

清·吴鞠通《温病条辨》:前人有云:六气之中,惟燥不为病,似不尽然。盖以《内经》少秋感于燥一条,故有此议耳。如阳明司天之年,岂无燥金之病乎?大抵春秋二令,气候较冬夏之偏寒偏热为平和,其由于冬夏之伏气

为病者多,其由于本气自病者少,其由于伏气而病者重,本气自病者轻耳。其由于本气自病之燥证,初起必在肺卫,故以桑杏汤清气分之燥也。

清·张秉成《成方便读》:此因燥邪伤上,肺之津液素亏,故见右脉数大之象,而辛苦温散之法,似又不可用矣。止宜轻扬解外,凉润清金耳。桑乃箕星之精,箕好风,故善搜风,其叶轻扬,其纹象络,其味辛苦而平,故能轻解上焦脉络之邪;杏仁苦辛温润,外解风寒,内降肺气;但微寒骤束,胸中必为不舒,或痰或滞,壅于上焦,久而化热,故以香豉散肌表之客邪,宣胸中之陈腐,象贝化痰,栀皮清热,沙参、梨皮养阴降火,两者兼之,使邪去而津液不伤,乃为合法耳。

【按语】 本方为治疗温燥伤肺轻证的常用方。乃辛凉甘润之法,轻宣凉润之方。临床应用以身热不甚,干咳无痰或痰少而黏,右脉数大为辨证要点。本方证虽似于风热表证,但因温燥为患,肺津已伤,治当外以清宣燥热,内以润肺止咳。方中桑叶清宣燥热,透邪外出;杏仁宣利肺气,润燥止咳,共为君药。豆豉辛凉透散,助桑叶轻宣透热;贝母清化热痰,助杏仁止咳化痰;沙参养阴生津,润肺止咳,共为臣药。栀子皮质轻而入上焦,清泄肺热;梨皮清热润燥,止咳化痰,均为佐药。

桑杏汤作为以燥邪犯肺而立法处方遣药的范例,要特别强调一个配伍特点,即虽然燥邪已损肺津,方中却仍配伍化痰的象贝,之所以如此,是因为知此证干咳少痰诚属燥热证象,但肺气闭郁必然导致肺津不布,痰液虽少却仍有津凝成痰的病理存在。于润燥生津方中配伍少量化痰药物,相反相成,各行其是,符合此证机理。

桑杏汤是治疗温燥轻剂,若属于重证,则应选用清燥救肺汤。桑杏汤与杏苏散均可轻宣外燥,用于治疗外燥咳嗽。但杏苏散所主是外感凉燥证,凉燥外束,津液不布,故以杏仁与苏叶为君,配以宣肺化痰药品,所谓苦温

甘辛法,意在轻宣凉燥,宣肺化痰,必使肺气宣畅,津液布散,肺燥自解。桑杏汤所主是外感温燥证,温燥外袭,肺津受灼,故以杏仁与桑叶为君,配伍清热润燥,止咳生津药品,所谓辛凉甘润法,意在轻宣温燥,凉润肺金,必使燥热清而津液复,其症方除。

现代临床常用于治疗上呼吸道感染、急慢性支气管炎、支气管扩张咯血、百日咳等证属外感温燥,邪犯肺卫者。

4. 清燥救肺汤《医门法律》

【药物】 桑叶(经霜者,去枝、梗,净叶)9克 石膏(煅)8克 甘草、胡麻仁(炒,研)、真阿胶、枇杷叶(刷去毛,蜜涂,炙黄)各3克 麦门冬(去心)4克 人参、杏仁(泡,去皮尖,炒黄)各2克

【制用法】 水一碗,煎六分,频频二三次,滚热服。现代用法:水煎,频频热服。1日3次。

【功用】 清燥润肺,养阴益气。

【适应证】 温燥伤肺,气阴两伤证。身热头痛,干咳无痰,气逆而喘,咽喉干燥,鼻燥,心烦口渴,胸满胁痛,舌干少苔,脉虚大而数。

【历代名医方论】

清·喻嘉言《医门法律》:桑叶经霜者,得金气而柔润不凋,取之为君;石膏禀清肃之气,极清肺热;甘草和胃生金;人参生胃之津,养肺之气。命名清燥救肺汤,大约以胃气为主,胃土为肺金之母也。

清·吴谦《医宗金鉴》:《经》云,损其肺者益其气。肺主诸气故也。然火与元气不两立,故用人参、甘草甘温而补气,气壮火自消,是用少火生气之法也;火燥奥郁于肺,非佐甘寒多液之品不足以滋肺燥,而肺气反为壮火所食益助其燥矣;故佐以石膏、麦冬、桑叶、阿胶、胡麻仁辈使清肃令行,而壮火亦从气化也。《经》曰:肺苦气上逆,急食苦以降之;故又佐以杏仁、枇杷叶之苦以降气,气降火亦降,而治节有权,气行则不郁,诸痿喘呕自除

矣。要知诸气膹郁则肺气必大虚,若泥于肺热伤肺之说而不用人参,郁必不开而火愈炽,皮聚毛落,喘咳不休而死矣。此名救肺,凉而能补之谓也。若谓实火可泻,而久服芩、连,苦从火化,亡可立待耳。

清·张秉成《成方便读》:此必六淫火邪,外伤于肺,而肺之津液素亏,为火刑逼,是以见诸气膹郁,诸痿喘呕之象。然外来之火,非徒用清降可愈,《经》有火郁发之之说,故以桑叶之轻宣肌表者,以解外来之邪,且此物得金气而柔润不凋,取之为君;石膏甘寒色白,直清肺部之火,禀西方清肃之气,以治其主病;肺与大肠为表里,火逼津枯,肺燥则大肠亦燥,故以杏仁、麻仁降肺而润肠;阿胶、麦冬,以保肺之津液;人参、甘草以补肺之母气;枇杷叶苦平降气,除热消痰,使金令得以下行,则膹郁喘呕之证皆可痊矣。

清·罗美《古今名医方论》录柯琴:古方用香燥之品以治气郁,不获奏效者,以火就燥也。惟缪仲淳知之,故用甘凉滋润之品,以清金保肺立法。喻氏宗其旨,集诸润剂而制清燥救肺汤,用意深,取药当,无遗蕴矣。石膏、麦冬秉西方之色,多液而甘寒,培肺金主气之源,而气不可郁。土为金母,子病则母虚,用甘草调补中宫生气之源,而金有所持。金燥则水无以食气而相生,母令子虚矣,取阿胶、胡麻黑色通肾者,滋其阴以上通生水之源,而金始不孤。西方虚,则东方实矣,木实金平之,二叶秉东方之色,入通于肝,枇杷叶外应毫毛,固肝家之肺药,而经霜之桑叶,非肺家之肝药乎?损其肺者,益其气,人参之甘以补气。气有余便是火,故佐杏仁之苦以降气,气降火亦降,而治节有权,气行则不郁,诸痿喘呕自除矣。要知诸气膹郁,则肺气必大虚,若泥于肺热伤肺之说,而不用人参,必郁不开而火愈炽,皮聚毛落,喘而不休,此名之救肺,凉而能补之谓也。若谓实火可泻,而久服芩、连,反从火化,亡可立待耳。愚所以服膺此方而深赞之。

近代·何廉臣《重订广温热论》:喻氏宗缪仲淳甘凉滋润之法,制出此方,名曰清燥,实以滋水,即《易》所谓润万物者,莫润乎水是也。名曰救肺,实以补胃,以胃液为肺津之母也。

现代·李畴人《医方概要》:喻氏改《内经》秋伤于燥,冬生咳嗽之文,而立此方治之。人参、甘草、阿胶、麦冬补肺气而救肺阴,杏仁泄肺化痰,石膏泻肺胃之火,麻仁润燥而滋大肠,桑叶、枇杷叶清肺络,化痰止咳。肺胃之火热去津液还,秋燥平,而津气复矣。

现代·傅衍魁、尤荣辑《医方发挥》:本方证病机为温燥伤肺,气阴两伤。当此之时,既不能用辛香之品,以防耗气,亦不可用苦寒泻火之品,以防伤津。只宜清燥润肺法。正如柯韵伯所说:古方用香燥之品以治气郁,不获奏效者,以火就燥也。惟缪仲淳知之,故用甘凉滋润之品,以清金保肺立法。喻氏宗其旨,集诸润剂,而制清燥救肺汤,用意深,取药当,无遗蕴矣。方中桑叶轻宣肺燥,《本草撮要》曰:桑叶,得麦冬治劳热,得生地、阿胶、石膏、枇杷叶,治肺燥咳血。石膏清肺金燥热,《用药心法》谓其:胃中大寒药,润肺除热,发散阴邪,缓脾益气。两药合用,能清泻肺胃燥热,以治其致病之源,共为主药;燥热伤肺,耗津灼液,故用阿胶、麦冬、胡麻仁润肺滋液,同为辅药。《难经·十四难》云:损其肺者益其气。故用人参、甘草益气生津。《素问·藏气法时论》云:肺苦气上逆,急食苦以泻之,故用杏仁、枇杷叶味苦之品以泻肺气,兼润肺燥,以治咳喘,此四药共为佐药;甘草调和诸药为使。诸药合用,使金之燥得以滋润,肺气之郁者,得以肃降,则诸证自解。

【按语】 清燥救肺汤为治疗温燥伤肺重证的常用方。全方宣、清、润、降四法并用,气阴双补,且宣散不耗气,清热不伤中,滋润不腻膈。临床应用以身热,干咳无痰,气逆而喘,舌红少苔,脉虚大而数为辨证要点。治宜清宣润肺与养阴益气兼顾,忌用辛香、苦寒之品,以免更加伤阴耗气。方中重用桑叶质轻性寒,轻宣肺燥,透邪外出,为君药;温燥犯肺,温者属热宜清,燥胜则干宜润,故臣以石膏辛甘而寒,清泄肺热。麦冬甘寒,养阴润肺。石膏虽沉寒,但用量轻于桑叶,则不碍君药之轻宣;麦冬虽滋润,但用量不及桑叶之半,自不妨君药之外散。君臣相伍,宣中有清,清中有润,是为清宣润肺的常用组合。《难经》云:"损其肺者益其气",故用人参益气生津,合甘草以培土生金;《素问·藏气法时论》云:"肺苦气上逆,急食苦以泄之"故用杏仁、枇杷叶之苦,以泄肺气,兼润燥以治咳喘;胡麻仁、阿胶助麦冬养阴润肺,肺得滋润,则治节有权。此共为佐使药。原书方后云:血枯加生地,痰多加象贝母,瓜蒌,热甚加犀、羚、牛黄。

5. 凉膈散《太平惠民和剂局方》

【药物】 川大黄、朴硝、甘草各 600 克 山栀子仁、薄荷叶(去梗)、黄芩各 300 克 连翘 1200 克

【制用法】 上为粗末。每服 6 克,加竹叶 7 片,水煎,蜜少许,去滓,食后温服。得利下住服。

【功用】 养阴退阳,清热泻火,止渴除烦。

【适应证】 上中焦邪郁生热证。面赤唇焦,胸膈烦躁,口舌生疮,谵语狂妄,或咽痛吐衄,便秘溲赤,或大便不畅,舌红苔黄,脉滑数。

【历代名医方论】

清·汪昂《医方集解》:此上中二焦泻火药也。热淫于内,治以咸寒,佐以苦甘,故以连翘、黄芩、竹叶、薄荷升散于上,而以大黄、芒硝之猛力推荡其中,使上升下行,而膈自清矣;用甘草、生蜜者,病在膈,甘以缓之也。

清·张璐《张氏医通》:硝、黄得枳、朴之重着,则下热承之而顺下;得芩、栀、翘、薄之轻扬,则上热抑之而下清,此承气、凉膈之所攸分也;用甘草者,即调胃承气之义也;《太平惠民和剂局方》专主温热时行,故用竹叶。

清·王子接《绛雪园古方选注》:薄荷、黄芩,从肺散而凉之;甘草从肾清而凉之;连翘、山栀,从心之少阳苦而凉之;山栀、芒硝,从三焦与心包络泻而凉之;甘草、大黄,从脾缓而凉之;薄荷、黄芩,从胆升降而凉之;大黄、芒硝,从胃与大肠下而凉之。上则散之,中则苦之,下则行之,丝丝入扣,周遍诸经,庶几燎原之场,顷刻为清虚之腑。

清·徐大椿《医略六书》:邪热内壅,火热结滞,故膈塞不下,大便不能通。大黄荡热结以软坚,连翘清心散热,黄芩清肺宽肠,栀子清三焦之火,甘草缓中州之气,薄荷清胸咽之邪,竹叶疗膈上之热。使火降结开则大便自通,而膈热下泄,何壅闭之有哉!此釜底抽薪之法,为火壅热闭之专方。

清·张秉成《成方便读》:以大黄、芒硝之荡涤下行者,去其结而逐其热,然恐结邪虽去,尚有浮游之火,散漫上中,故以黄芩、薄荷、竹叶清彻上中之火,连翘解散经络中之余火,栀子自上而下,引火邪屈曲下行,如是则有形无形、上下表里诸邪,悉从解散。

【按语】 凉膈散适应方证多系热毒火邪郁结于胸膈所致,治疗以泻火解毒,清上泄下为主。配伍特点为清上与泻下并行,泻下是为清解胸膈郁热而设,"以泻代清"。方中连翘用量最大,轻清透散,长于清热解毒,清透上焦之热,故为君药。张元素说连翘有三大作用:①清心热;②清上焦热,包括头面;③治痈疡,叫它疮家圣药。它质地较轻,善走上焦,能清能透能散,清热解毒和透散结合。臣药分两组。黄芩栀子联合擅长清上焦,黄芩栀子相配的基本结构可见于很多方,往往用在胸膈、胸胁以上,协助连翘清解。大黄、芒硝是用来釜底抽薪,清热泻下,引中上二焦热胁以从下排出,所以从大小便都结合排出热毒。薄荷和竹叶,有清散作用,增加连翘的清散透邪,对郁热易散了,竹叶还能保护心神,清心,保护心神,甘草它有保护胃气,防止苦寒药物伤胃。用蜜来煎服,少量白蜜煎,有缓

和作用,也协助甘草保护脾胃,还能润肠通便,能够引热下行。

凉膈散这个方体现了一种中上二焦热毒,从下窍排出的治法。以泻代清,釜底抽薪。所以成为"以泻代清"治法的一个代表性方剂。后世很多医家都认为扬汤止沸,不如釜底抽薪。一锅水开得很旺的时候,你给它泼点冷水,相当于用点清热、降火方法,清热泻火方法,像三黄这一类,但是如果你把那锅水底烧的火撤掉,则退热更快。

6. 升降散《伤寒瘟疫条辨》

【药物】　白僵蚕(酒炒)6克　全蝉蜕(去土)3克　川大黄(生)12克　姜黄(去皮)9克

【制用法】　共研细末,和匀。据病之轻重,分2～4次服,用黄酒、蜂蜜调匀冷服。中病即止。

【功用】　升清降浊,散风清热。

【适应证】　温热、瘟疫,邪热充斥内外,阻滞气机,清阳不升,浊阴不降,致头面肿大,咽喉肿痛,胸膈满闷,呕吐腹痛,发斑出血,丹毒。

【历代名医方论】

清·杨栗山《伤寒瘟疫条辨》:是方以僵蚕为君,蝉蜕为臣,姜黄为佐,大黄为使,米酒为引,蜂蜜为导,六法俱备,而方乃成。僵蚕味辛苦气薄,喜燥恶湿,得天地清化之气,轻浮而升阳中之阳,故能胜风除湿,清热解郁,从治膀胱相火,引清气上朝于口,散逆浊结滞之痰也;蝉蜕气寒无毒,味咸且甘,为清虚之品,能祛风而胜湿,涤热而解毒;姜黄气味辛苦,大寒无毒,祛邪伐恶,行气散郁,能入心脾二经,建功辟疫;大黄味苦,大寒无毒,上下通行,亢盛之阳,非此莫抑;米酒性大热,味辛苦而甘,令饮冷酒,欲其行迟,传化以渐,上行头面,下达足膝,外周毛孔,内通脏腑经络,驱逐邪气,无处不到;蜂蜜甘平无毒,其性大凉,主治丹毒斑疹,腹内留热,呕吐便秘,欲其清热润燥,而自散温毒也。盖取僵蚕、蝉蜕,升阳中之清阳;姜黄、大黄,降阴中之浊阴,一升一降,内外通和,而杂气之流毒顿消矣。

【按语】　升降散是杨氏治疗外感温病的基本方。病机总属三焦火郁、气机失畅。近人总结其组方所体现的治法为升降相因法。方中僵蚕为君,蝉蜕为臣,姜黄为佐,大黄为使,取"僵蚕、蝉蜕,升阳之中清阳;姜黄、大黄降阴中之浊阴,一升一降,内外通和,而杂气之流毒顿消矣。"全方升清降浊、表里双解,内外通用,利用药物的疏通调和作用来调理脏腑气机,调节阴阳平衡,以祛除疾病。杨栗山对内经"火郁发之"之旨颇有研究。他认为:温病乃怫郁为重,郁而化热,阻塞气机升降,治疗上须采用"郁而发之"的原则,倡导宣郁清热为法则以调节表里三焦气机升降,使周身气血流通,升降复常,阴阳平衡,独创升降散即是此意。

升降散本为温病郁热内伏所设,因其宣郁清热之力卓著,可广泛应用于多种内科杂病及疑难重症。临床不论外感内伤,辨证属火热内郁、脏腑气机升降出入失常,均可在升降散基础上化裁应用。遵循同病异治、异病同治、辨证论治的原则,依法治病而非以方求病。已故三代御医之后赵绍琴就不仅将该理论用于治疗温热病中之郁热症,对湿热病的治疗也独辟蹊径。在升降散基础上加藿香、佩兰、苏叶以芳香化湿;或加菖蒲、防风、豆豉、杏仁以辛温宣透;或加黄连、黄芩、栀子以苦寒燥湿清热;或加竹叶、木通、滑石以淡渗利湿。此外,赵绍琴教授还用方治疗小儿遗尿、癫痫、贫血、低热、新生儿原发性血小板减少症等,多获良效。

现代临床常以此方为基础加减,运用于各种急性传染病和感染性疾病,如流脑、麻疹、高热、病毒性肺炎及丹毒、腮腺炎、急性扁桃体炎等。

7. 清营汤《温病条辨》

【药物】　犀角(水牛角代替)30克　生地黄15克　元参9克　竹叶心3克　麦冬

9克 丹参6克 黄连5克 银花9克 连翘6克。

【制用法】 上药,水八杯,煮取三杯,日三服。现代用法:作汤剂,水牛角镑片先煎,后下余药。

【功用】 清营解毒,透热养阴。

【适应证】 热入营分证。身热夜甚,神烦少寐,时有谵语,目常喜开或喜闭,口渴或不渴,斑疹隐隐,脉细数,舌绛而干。

【历代名医方论】

清·吴鞠通《温病条辨》:太阴温病,寸脉大,舌绛而干,法当渴,今反不渴者,热在营中也,清营汤去黄连主之……阳明温病,舌黄燥,肉色绛,不渴者,邪在血分,清营汤主之……脉虚夜寐不安,烦渴舌赤,时有谵语,目常开不闭,或喜闭不开,暑入手厥阴也。手厥阴暑温,清营汤主之。

清·张秉成《成方便读》:方中犀角、黄连,皆入心而清火,犀角有轻灵之性,能解夫疫毒,黄连具苦降之质,可燥乎湿邪,二味为治温之正药;热犯心包,营阴受灼,故以生地、元参滋肾水,麦冬养肺金,而以丹参领之入心,皆得遂其增液救焚之助;连翘、银花、竹叶三味,皆能内彻于心,外通于表,辛凉轻解,自可神安热退,邪不自留耳。

方中犀角咸寒清解营分之热毒,为君药。热甚伤阴,故以玄参、生地、麦冬甘寒清热与养阴兼顾,共为臣药。温邪初入营分,根据叶天士《外感温热篇》入营犹可透热转气的理论,以连翘、银花清热解毒,并透于外,使热邪转出气分而解;黄连清心解毒;丹参清热凉血,并能活血散瘀,以防血与热结,均为佐药。竹叶心引诸药入心,为使药。诸药合用,共奏清营解毒,透热养阴之效。

【按语】 本方是吴鞠通根据《素问·至真要大论》"热淫于内,治以咸寒,佐以甘苦"理论制订而成。清营解毒为主,配以养阴生津和"透热养阴",使入营之邪透出气分而解。是治疗温病邪热入营的代表方。临床应用以身热夜甚,神烦少寐,时有谵语,斑疹隐隐,舌绛而干,脉细数为辨证要点。邪热传营,伏于阴分,入夜阳气内归营阴,与热相结,故身热夜甚;营气通于心,热扰心神,故神烦少寐,时有谵语;邪热深入营分,则蒸腾营阴,使血中津液上潮于口,故本应口渴但不渴;若邪热出入营分,气分热邪未尽,灼伤血络,血溢脉外之征。方中犀角清解营分之热毒,故为君药。生地黄凉血滋阴,麦冬清热养阴生津,玄参滋阴降火解毒,三药共用,既清热养阴,又助清营凉血解毒,共为臣药。温邪初入营分,故用银花、连翘、竹叶清热解毒、营分之邪外达,此即"透热转气"的应用。黄连清心解毒,丹参清热凉血、活血散瘀,可热与血结。以上五味药为佐药。

使用本方应注意舌诊,原著说:"舌白滑者,不可与也",并在该条自注中说:"舌白滑,不惟热重,湿亦重矣,湿重忌柔润药",以防滋腻而助湿留邪。

现代常用于治疗流行性脑脊髓膜炎、乙型脑炎、麻疹、皮炎、败血症、药疹、小儿肺炎、血小板减少性紫癜、过敏性紫癜、白血病、淋巴肉瘤、恶性网状内皮细胞增生症。

8. 安宫牛黄丸《温病条辨》

【药物】 牛黄、郁金、犀角(现水牛角代)、黄连、朱砂各30克 梅片、麝香各7.5克 珍珠母15克 山栀、雄黄、金箔衣、黄芩各30克

【制用法】 炼蜜为丸,每丸3克,金箔为衣,蜡护。口服。一次1丸,一日1次;小儿三岁以内一次1/4丸,四岁至六岁一次1/2丸,一日1次;脉虚者,人参汤送下;脉实者,银花、薄荷汤送下。或遵医嘱。

【功用】 清热解毒,镇惊开窍。

【适应证】 用于热病,邪入心包,高热惊厥,神昏谵语;中风昏迷及脑炎、脑膜炎、中毒性脑病、脑出血、败血症见上述证候者。

【历代名医方论】

《温病条辨》:牛黄得日月之精,通心主之

神;犀角主治百毒、邪鬼、瘴气;珍珠母得太阴之精,而通神明,合犀角补水救火;郁金草之香,梅片木之香,雄黄石之香,麝香乃精血之香,合四香以为用,使闭固之邪热温毒深在厥阴之分者,一齐从内透出,而邪秽自消,神明可复也;黄连泻心火,栀子泻心与三焦之火,黄芩泻胆、肺之火,使邪火随诸香一齐俱散也;朱砂补心体,泻心用,合金箔坠痰而镇固,再合珍珠母、犀角为督战之主帅也。

清·俞根初《重订通俗伤寒论》:此方芳香化秽浊而利诸窍,咸寒保肾水而安心体,苦寒通火腑而泻心用,专治热陷包络,神昏谵语,兼治飞尸猝厥,五痫中恶,及大人、小人痉厥之因于热者,多效。

现代·《古今名方发微》:根据安宫牛黄丸证的病因、病机,本方除牛黄、蜂蜜外,大抵由三方面药物组成:清热解毒药——黄芩、黄连、黑栀、犀角。开窍化痰药——麝香、雄黄、郁金、冰片。镇心安神药——珍珠、辰砂、金箔。诸药合用,有清热解毒、豁痰开窍、镇心安神之效。用于温热病,热邪内陷心包,痰热壅闭心窍者,颇为适宜。

【按语】　安宫牛黄丸为热闭神昏所设,居中医"凉开三宝"之首。功用为清热开窍、豁痰解毒,主要用于热病、邪入心包、高热惊厥、神昏谵语等急危重病症。以神志昏迷、高热烦躁、喉间痰鸣、抽搐惊厥、面赤气粗、大便秘结、口臭、舌质红或绛、苔黄腻为辨证要点。方中牛黄、犀角、麝香为主药,牛黄性凉,清心及肝脏之热,透达包络之邪,有清热解毒、豁痰开窍之功,犀角(现水牛角代)性寒,主清心肝实火,解心包热邪,并能入营血而解血中热毒,麝香芳香开窍,通达经脉。三味药配伍具有清心、通脉、开窍、醒脑之功效。黄连、黄芩、栀子清热降火为辅药,黄连清心火,黄芩清上焦火,山栀子泻心火之外,尚能清三焦火热。郁金能清热开窍,冰片清心宁神,雄黄涤痰解毒,朱砂、珍珠金箔镇静、安神。诸药合用,共奏清热解毒、豁痰开窍之功。口服困难

者,当鼻饲给药。安宫牛黄丸是一种急救清热开窍药,只适用于热闭神昏重证,一般发热及寒闭神昏不得使用,气血亏虚类脱证亦不适合用。由于本药中含有麝香,芳香走窜,有损胎气,孕妇应慎重服用。

现代研究表明,安宫牛黄丸可改善脑缺血缺氧状态,延长缺氧状态下的存活时间,保护血脑屏障,从而修复受损的神经系统,对脑神经细胞有明显的保护作用;促使广泛的大脑皮质神经元被活化,缩短恢复清醒时间;降低血压,减轻水肿脑组织的含水量;抑制脑出血后的炎症;减轻脑出血导致的脑组织损伤,缩小脑梗死体积。现代临床常用于治疗中风急性期(痰热腑实者)、流行性脑脊髓膜炎、乙型脑炎、颅脑外伤昏迷、中毒性肺炎、败血症等病所引起的高热、神昏、谵语、抽搐、牙关紧闭诸症。

9. 至宝丹《灵苑方》

【药物】　生乌犀(现水牛角代)、生玳瑁、琥珀、朱砂、雄黄各 30 克　牛黄、龙脑、麝香各 3 克　安息香(酒浸,重汤煮令化,滤去滓,约取 30 克净)45 克　金银箔各 50 片

【制用法】　上丸如皂角子大,人参汤下一丸,小儿量减。现代用法:水牛角、玳瑁、安息香、琥珀分别粉碎成细粉;朱砂、雄黄分别水飞成极细粉;将牛黄、麝香、冰片研细,与上述粉末配研、过筛、混匀。加适量炼蜜制成大蜜丸,每丸重 3 克。口服,每次 1 丸,每日 1 次。

【功用】　清热开窍,化浊解毒。

【适应证】　痰热内闭心包证。神昏谵语,身热烦躁,痰盛气粗,舌绛苔黄垢腻,脉滑数。亦治中风、中暑、小儿惊厥属于痰热内闭者。

【历代名医方论】

清·王子接《绛雪园古方选注》:至宝丹,治心脏神昏,从表透里之方也。犀角、牛黄、玳瑁、琥珀以有灵之品,内通心窍;朱砂、雄黄、金银箔以重坠之药,安镇心神;佐以龙脑、

麝香、安息香搜剔幽隐诸窍。李杲曰:牛黄、脑、麝入骨髓,透肌肤。故热入心包络,舌绛神昏者,以此丹入寒凉汤药中用之,能祛阴起阳,立展神明,有非他药之可及。若病起头痛,而后神昏不语者,此肝虚魂升于顶,当用牡蛎救逆以降之,又非至宝丹所能苏也。

清·徐大椿《医略六书》:诸中卒倒,痰热闭遏,血气不能流利而神志失养,故寒热交错,神昏不语焉。生犀、玳瑁清心热以存阴,朱砂、琥珀散瘀结以安神,牛黄、雄黄燥湿豁痰,麝香、龙脑通窍开闭,金箔、银箔镇坠心热以安神明也。诸药为末,入安息膏丸,取其解热散结、通窍辟邪,为暴仆卒中,痰血闭结之专方。调化用人参汤、用童便、用姜汁,乃扶元、散瘀、降火、开痰之别使也。

清·吴鞠通《温病条辨》:此方荟萃各种灵异,皆能补心体,通心用,除邪秽,解热结,共成拨乱反正之功。大抵安宫牛黄丸最凉,紫苏次之,至宝又次之。主治略同,而各有所长,临用对证斟酌可也。

清·张秉成《成方便读》:治一切卒中,痧岚瘴气。或痰热内闭,或蛊毒水毒,以及小儿痫痉等证,牙关紧急,先须用此开关,然后可以进药者。夫内闭一证,却亦有风痰寒热之不同,如苏合丸之偏温,玉枢丹之偏于泻,牛黄、紫雪之偏于凉,虽各有不同,其大要皆不外乎芳香开气、解毒除邪之意,用者均可随证投之。此方似亦略偏于凉,但不似牛黄、紫雪之过于寒,故治痧岚瘴气、蛊毒水毒。观其用药,亦似乎解毒之功长于开窍,与玉枢丹有两相上下之势。玉枢丹之攻毒,以刚猛之品;至宝丹之解毒,用镇化之功。一则猛而一则宽,亦在医者之善用耳。方中犀角、牛黄皆秉清灵之气,有凉解之功;玳瑁、金箔之出于水,朱砂、雄黄之产于山,皆得宝气而可以解毒镇邪;冰、麝、安息芳香开窍,辟鬼通神,领诸药以成功。拯逆济危,故得谓之至宝也。

现代·冉小峰《历代名医良方注释》:冉雪峰:香可避邪,麝香、龙脑,香臭甚浓,又益

之安息香,解秽宣结,悦心透脑,醒豁神经,宣通经隧。佐以乌犀、玳瑁二鳞介药,金箔、银箔二金药,朱砂、雄黄二石质药,镇降潜纳之功甚大。又佐琥珀通瘀,牛黄化痰,秽浊黏滞,络阻痰塞,得之靡不开豁。西法有芳香神经剂及镇定神经剂,此方两两兼收萃为双璧。细察方义,不宁诸香药窜透力大,而朱砂含汞,雄黄含砒,何一非大力窜透?不宁二金属药镇降力大,而乌犀、玳瑁、琥珀、朱砂、雄黄,何一非大力镇降?且香而不烈,镇而不泄,尤显优异。

【按语】 至宝丹是清热化浊开窍的重要方剂,以神昏不语,痰盛气粗,舌红苔黄,脉滑数为辨证要点。中风、中暑、小儿惊厥,皆可因痰热内闭,而见身热烦躁、痰盛气粗,甚至时作惊搐等症。邪热固宜清解,然痰盛而神昏较重,尤当豁痰化浊开窍,故治以化浊开窍、清热解毒为法。叶天士所谓"舌绛而苔黄垢腻,中夹秽浊之气,急加芳香逐之"即是此义。方中麝香芳香开窍醒神;牛黄豁痰开窍,合犀角清心凉血解毒,共为君药。臣以安息香、冰片(龙脑)辟秽化浊,芳香开窍,与麝香同用,为治窍闭神昏之要品;玳瑁清热解毒,镇惊安神,可增强牛黄、犀角清热解毒之力。由于痰热瘀结,痰瘀不去则热邪难清,心神不安,故佐以雄黄助牛黄豁痰解毒;琥珀助麝香通络散瘀而通心窍之瘀阻,并合朱砂镇心安神。原方用金银二箔,意在加强琥珀、朱砂重镇安神之力。本方清热之力相对不足,可用《温病条辨》清宫汤送服本方,以加强清心解毒之功。夏月无故昏倒,昏不知人,面垢,汗自出,手足微冷,亦可用本方急救开窍,醒脑回苏。方中芳香辛燥之品较多,有耗阴劫液之弊,阳盛阴虚之神昏窍闭忌用。孕妇禁用。

现代临床多用于流行性乙型脑炎、流行性脑脊髓膜炎、脑血管意外、肝昏迷等属痰热内闭,神昏痉厥者。

10. **紫雪丹**《苏恭方》,录自《外台秘要》

【药物】 寒水石1.5千克 石膏1.5千

克　磁石 1.5 千克　滑石 1.5 千克　玄参 500 克　羚羊角(屑)150 千克　犀角(现水牛角代)(屑)150 千克　升麻 270 克　沉香 150 克　丁香 30 克　青木香 150 克　甘草(炙)240 克　黄金 3 千克

【制用法】　上药以水 60 升,先煮五种金石药,得 24 升,去滓后纳八物,煮取 9 升,去滓,取硝石 2.16 千克,芒硝亦可,用朴硝精者 5 千克投汁中,微火上煮,柳木篦搅,勿住手,有 4.2 升,投在木盆中,半日欲凝,纳研朱砂 90 克,细研麝香 37.5 克,纳中搅调,寒之二日,成霜雪紫色。病人强壮者一服 3 克,当利热毒;老弱人或热毒微者,一服 1.5 克。

【功用】　镇惊安神,清心开窍。

【适应证】　热邪内陷心包,热盛动风证。高热烦躁,神昏谵语,痉厥,斑疹吐衄,口渴引饮,唇焦齿燥,尿赤便秘,舌红绛苔干黄,脉数有力或弦数,以及小儿热盛惊厥。

【历代名医方论】

清·张山雷《阎氏小儿方论笺正》:此方清火降气,盖与至宝丹相近,而重用二硝,则地道通,泄热下行,尤为釜底抽薪要诀。凡气火甚盛,有升无降诸证,尤为相宜。故温热昏狂,尤以此方为必需之品。但犀、羚并用,在今日已是价值奇昂,而益之以黄金煎熬,贵而无裨实用。此乃方士之陋,《太平惠民和剂局方》本用百两,阎氏只用其十之一已有见于此而减之。近人有以金箔代之者,亦是无谓。若欲镇定火升,则龙、牡、磁石、石决之类。何不可用?况二硝为主,导之下行,则决去壅塞,已得其要,又何必依赖重药?惟升麻、丁香二物最不可解,既欲其降,何又杂之以升提?本欲其清,忽复济之以温燥,不可不知改革。

清·汪昂《医方集解》:此手足少阴、足厥阴、阳明药也。寒水石、石膏、滑石、硝石以泻诸经之火,而兼利水为君;磁石、玄参以滋肾水,而兼补阴为臣;犀角、羚角以清心宁肝,升麻、甘草以升阳解毒,沉香、木香、丁香以温胃调气,麝香以透骨通窍,丹砂、黄金以镇惊安魂,泻心肝之热为佐使。诸药用气,硝独用质者,以其水卤结成,性峻而易消,以泻火而散结也。

清·俞根初《重订通俗伤寒论》:此方辟秽开窍,泻火散结。徐洄溪云:邪火毒火,穿经入脏,无药可治,此能消解,其效如神。

清·徐大椿《医略六书》:毒侵经腑,热闭神明,故狂越躁乱,心腹疼痛焉。此方驱降毒瘴,护心宁神,专治一切实火闭结证。《太平惠民和剂局方》于紫雪方中掺入甘草、丁香、朱砂三味,仍用紫雪之名,一方而兼两方之制,但此专主石药毒火。方中丁香一味,用方者审之。黄金本无气味,必辅中叶子曾经煅炼煮过,方有气味可用,此乃坠热、通关之剂,为火壅猝厥之专方。

清·吴鞠通《温病条辨》:诸石利水火而通下窍,磁石、元参补肝肾之阴而上济君火,犀角、羚羊泻心、胆之火,甘草和诸药而败毒,且缓肝急,诸药皆降,独用一味升麻,盖欲降先升也。诸香化秽浊,或开上窍,或开下窍,使神明不至于坐困于浊邪,而终不克复其明也。丹砂色赤,补心而通心火,内含汞而补心体,为坐镇之用。

清·雷少逸《时病论》:是方药力峻猛,体非强壮,证非实火,不宜浪用。尝见今之医者,一遇神昏谵语,不分虚实,遂谓邪火心包,随手用之,毫无忌惮。倘郑声喃喃,由心神不宁而致者,一妄用之,祸必旋踵。临证之际,当分虚实而施,庶无差误。

近代·李畴人《医方概要》:黄金、寒水石、磁石、石膏、滑石,皆寒凉镇坠之品,犀、羚清心肝肺之火而解毒,合木香、丁香、沉香宣发三焦气分,升麻、元参、甘草解毒救阴,二硝开结,麝香透窍,朱砂入心,萃气血三焦,通彻表里上下之药,而解穿经入络之邪火,其效如神,乃治瘟毒邪火奇怪之症。

【按语】　本方出自《苏恭方》名紫雪,《成方便读》更名为紫雪丹,是清热开窍,镇痉安神的重要方剂,针对高热、神昏、狂躁、惊厥等四大热闭症状而设,立旨于清热开窍。所治证属温热邪入营分,热陷心包,扰动肝风所致。本方以其色和用命名,言此药如法制成之后,其色呈紫,状似霜雪;又言其性大寒,清热解毒之方,犹如霜雪之性,故而称之曰“紫雪丹”。方中石膏、寒水石、滑石甘寒清热,犀角、元参、升麻凉血解毒,羚羊角、磁石平肝息风,木香、沉香、丁香调气畅中,朴硝、牙硝软坚通便,麝香开窍,朱砂安神。综观其作用,是以清气营之热,并导之而下行,以抑制炎上之火,为全方之要键。盖毒解而热清,火降而风息,此为因高热而引起痉厥昏迷的基本治则。全方药物性类似乎繁杂,但主次仍属分明,生津助泻火(针对热盛伤津)、升散泄热助解毒(针对热毒郁结)、重镇安神助息风(针对狂躁谵语)、宣通行气助开窍(针对神志昏迷)。本方之妙,尤有滑石的通调水道,朴硝的软坚导结,其与现代医学之脱水疗法,似出一辙,值得重视。现代常加减运用于治疗乙型脑炎、流行性脑脊髓膜炎、重症肺炎、化脓性感染败血症、斑疹伤寒、猩红热、小儿高热惊搐等急性热病,症见高热神昏、抽搐痉厥、口渴唇焦属热盛风动者。使用本方中病即止,不宜过用。孕妇忌服。

安宫牛黄丸、紫雪丹、至宝丹,被称为中医“凉开三宝”。三方均能清热开窍,用治热闭证。安宫牛黄丸长于清热解毒,豁痰开窍,清热之力最强,其组方特点是清热与开窍并重,又善豁痰,用治高热与神昏并重之证;紫雪丹长于清热开窍,息风止痉,清热之力次之,其组方特点是清热开窍,兼息风止痉,用治高热神昏兼痉厥抽搐之证;至宝丹长于芳香开窍,化浊解毒,清热之力最次,其组方特点是开窍为主,清热为辅,用治高热神昏不语之证。俗称“糊里糊涂安宫丸,乒乒乓乓是紫雪,不声不响至宝丹”。

11. 清瘟败毒饮《疫疹一得》

【药物】 生石膏大剂(180～240克),中剂(60～120克),小剂(24～36克),小生地大剂(18～30克),中剂(9～15克),小剂(6～12克),乌犀角大剂(180～240克),中剂(90～150克),小剂(60～120克),真川连大剂(12～18克),中剂(6～12克),小剂(3～4.5克),生栀子、桔梗、黄芩、知母、赤芍、玄参、连翘、竹叶、甘草、丹皮、黄连

【制用法】 先煮石膏后下诸药。疫证初起,恶寒发热,头痛如劈,烦躁谵妄,身热肢冷,舌刺唇焦,上呕下泄,六脉沉细而数,即用大剂;沉而数者,用中剂;浮大而数者,用小剂。

【功用】 清热解毒,凉血泻火。

【适应证】 温疫热毒,气血两燔证。大热渴饮,头痛如劈,干呕狂躁,谵语神昏,视物错瞀,或发斑疹,或吐血、衄血,四肢或抽搐,舌绛唇焦,脉沉数,可沉细而数,或浮大而数。

【历代名医方论】

清·余师愚《疫疹一得》:此十二经泄火之药也。斑疹虽出于胃,亦诸经之火有以助之。重用石膏直入胃经,使其敷布于十二经,退其淫热;佐以黄连、犀角、黄芩泄心肺火于上焦,丹皮、栀子、赤芍泄肝经之火,连翘、玄参解散浮游之火,生地、知母抑阳扶阴,泄其亢甚之火,而救欲绝之水,桔梗、竹叶载药上行,使以甘草和胃也。此皆大寒解毒之剂,故重用石膏,先平甚者,而诸经之火自无不安矣。

清·王孟英《温热经纬》庄制亭:此方分两太重,临床时不妨量裁一二味,或减轻分两,如石膏由三五钱以至二三两,皆可取效。

现代·舟小峰《历代名医良方注释》:本方为大寒解毒之剂。方中综合白虎、犀角地黄、黄连解毒三方加减,合为一方。白虎汤清阳明经大热,犀角地黄汤清营凉血,黄连解毒汤泻火解毒,加竹叶清心除烦,桔梗、连翘载药上行。共奏清热解毒,凉血救阴之功。

【按语】 清瘟败毒饮是清代著名温病学

家余师愚所创制的名方,诚如余氏所言"此十二经泄火药也"。主治瘟疫热毒,气血两燔证。以大热渴饮,头痛如劈,谵语神昏,或热发斑,吐血衄,脉数,舌红唇焦为证治要点。余氏对具有强烈传染性的"热疫"的认识、斑疹形色的论辨及其对疫病预后的判断都有独到见解,被王士雄誉为"独识淫热之疫,别开生面,洵补昔贤之未逮,堪为仲景之功臣。"本方由白虎汤、犀角地黄汤、黄连解毒汤三方化裁而成。其中,重用石膏配知母、甘草、竹叶,是取法白虎汤,意在清热保津,使肺胃气分热清,则壮热、烦渴等症可除;其次,黄连、黄芩、栀子、连翘,是仿黄连解毒汤,意在清泻三焦火热,使热清毒解,则诸症随之而解;再次,犀角、地黄、丹皮、赤芍、玄参,即犀角地黄汤加味,是为清热解毒、凉血救阴而设,使血分热清,则发斑、吐衄、舌绛、神昏等症可解。余师愚谓:此大寒解毒之剂,故重用石膏,先平甚者,而诸经之火,自无不安矣(《疫疹一得》)。可知本方虽合三方而成,但以白虎汤大清阳明经热为主,配以泻火、凉血,则气血两清的作用尤强。此外,元参、桔梗、甘草、连翘同用,还能清润咽喉;竹叶、栀子同用则清心利尿,导热下行。综合本方诸药的配伍,对疫毒火邪,充斥内外,气血两燔的证候,确为有效的良方。

关于本方生石膏一味用量最多达240克,后世颇有争议。原书认为:"遇有其证辄投之,无不得心应手,数十年来,颇堪自信。"清代医家王士雄说:"先议病,后议药,中病即是良药。然读书以明理,明理以致用,苟食而不化,则粗庸偏谬,贻害无穷,非独石膏为然。"似有一定道理,供临床应用时借鉴。本方为大寒解毒、气血两清之剂,能损人阳气,故素体阳虚,或脾胃虚弱者忌用。

现代临床常用于乙脑、流脑、败血症、流行性出血热、产后高热等病见于上述气血两燔证候。

12. 沙参麦冬汤《温病条辨》

【药物】　沙参15克　玉竹10克　生甘草6克　冬桑叶10克　麦冬15克　生扁豆10克　花粉10克

【制用法】　水五杯,煮取二杯,每日服二次。

【功用】　甘寒生津,清养肺胃。

【适应证】　燥伤肺胃或肺胃阴津不足,咽干口渴,或热,或干咳少痰。现用于气管炎、肺结核、胸膜炎、慢性咽炎等属于肺胃阴伤者。

【历代名医方论】

清·吴鞠通《温病条辨·上焦篇·秋燥》中云:燥伤肺胃阴分,或热或咳者,沙参麦冬汤主之。

近代·李畴人《医方概要》:此方治深秋燥热伤肺咳嗽之症。以沙参、麦冬、玉竹清滋甘润,并补肺气,而养肺液,桑叶清肺络,花粉清胃热,白扁豆清脾热而养阴,生甘草生津和胃,共收清肺热,养肺阴之效。挟外感者不宜,嫌沙参、麦冬滋腻也。

现代·舟小峰《历代名医良方注释》:本方证为燥伤肺胃阴津,尤以胃阴损伤为甚所致。胃津伤则咽干口渴,肺津伤则干咳不已而少痰。方中沙参、麦冬清养肺胃,玉竹、花粉生津止咳。生扁豆、生甘草益气培中、甘缓和胃,配以桑叶轻宣燥热。诸药相配,具有清养肺胃,生津润燥之功。

【按语】　沙参麦冬汤为燥伤肺胃之阴而设,配伍特点以甘寒养阴药为主,配伍辛凉清润和甘平培土之品,有清养肺胃、生津润燥之功。临床应用以身热不甚或不发热,咽干口渴、干咳少痰、舌红少苔为其辨证要点。方中沙参、麦门冬清养肺胃,玉竹、天花粉生津解,生扁豆、生甘草益气培中、甘缓和胃,以甘草能生津止渴,配以桑叶,轻宣燥热,合而成方,全方清不过寒,润不呆滞,而清养肺胃之功甚宏,乃王道之制。吴氏称本方为"甘寒救其津液"之法,功专滋养肺胃,生津润烛。本方与桑杏汤、清燥救肺汤两方比较,沙参、麦冬用量较大,所治之证较桑杏汤证又深一层,较清燥救肺汤证燥热为轻。

沙参麦冬汤在临床上常用于呼吸系统疾病的治疗。因为沙参麦冬汤里面有沙参、麦冬、玉竹、甘草及桑叶之类润肺、止咳的药物,能够清肺胃热,对于咳嗽尤其一些久治不愈且干咳无痰的患者,或伴有鼻燥、咽干、身热不扬、心烦的患者特别适宜。沙参麦冬汤还能够清虚热,用于五行烦热、潮热盗汗的患者,或者是一些临床上症状不典型的阴虚患者。

临床报道本方广泛应用于治疗支气管扩张、口腔溃疡、肺炎、肺结核、遗精、腰腿痛、干燥综合征、剥脱性唇炎、甲亢、痤疮、小儿秋季腹泻等证属肺胃阴虚的病证。

13. 养阴清肺汤《重楼玉钥》

【药物】 大生地 6 克 麦冬、玄参各 9 克 生甘草、薄荷各 3 克 贝母(去心)、丹皮、白芍(炒)各 5 克

【功用】 养阴清肺,解毒利咽。

【适应证】 白喉之阴虚燥热证。喉间起白如腐,不易拭去,并逐渐扩展,病变甚速,咽喉肿痛,初起或发热或不发热,鼻干唇燥,或咳或不咳,呼吸有声,似喘非喘,脉数无力或细数。

【历代名医方论】

清·郑梅涧《重楼玉钥》:喉间起白如腐一证,其害甚速。缘此症发于肺肾,凡本质不足者,或遇燥气流行,或多食辛热之物,感触而发。初起者发热,或不发热,鼻干唇燥,或咳或不咳,鼻通者轻,鼻塞者重,音声清亮气息调匀易治,若音哑气急即属不治。经治之法,不外肺肾,总要养阴清肺,兼辛凉而散为主。

现代·冉小峰《历代名医良方注释》:阴虚白喉,多由肺肾阴虚,复感疫毒,津液被灼,热毒熏蒸于咽喉所致。方中生地、玄参、麦冬清热解毒,养肺肾之阴。白芍助生地、玄参养

阴清肺而润燥;丹皮助生地、玄参凉血解毒,而消痈肿。佐以贝母润肺止咳、清热化痰;薄荷宣肺利咽;使以生甘草泻火解毒,调和诸药。诸药合用,具有养阴清肺解毒的作用。

【按语】 养阴清肺汤出自新安名医郑梅涧之手,配伍特点为邪正兼顾,养肺肾之阴以扶正;凉血解毒,散邪利咽以祛其邪。《重楼玉钥》说:"经治之法,不外肺肾,总要养阴清肺,兼辛凉而散为主。"方中重用大生地甘寒入肾,滋阴壮水,清热凉血,为君药。玄参滋阴降火,解毒利咽;麦冬养阴清肺,共为臣药。佐以丹皮清热凉血,散瘀消肿;白芍敛阴和营泄热;贝母清热润肺,化痰散结;少量薄荷辛凉散邪,清热利咽。生甘草清热,解毒利咽,并调和诸药,以为佐使。诸药配伍,共奏养阴清肺,解毒利咽之功。

养阴清肺汤原为治疗阴虚燥热之白喉而设,现代临床白喉比较少见,依据其清肺养阴,利咽解毒的功效,遵循异病同治的原则,针对病机,现广泛用于呼吸道和肺部疾病及肿瘤后期的患者。如急性扁桃体炎、急性咽喉炎、鼻咽癌这类疾病,属于阴虚热毒型者可以用养阴清肺汤为基础治疗。特别是一些肿瘤放疗、化疗以后,人体往往气阴不足,特别是阴伤,放疗、化疗以后也感有邪毒的特点,所以用这个养阴清热解毒,对放化疗后的辅助治疗和支持疗法,有一定的意义。

14. 增液汤《温病条辨》

【药物】 元参 30 克 麦冬(连心)24 克 细生地 24 克

【制用法】 水煎服。

【功用】 滋阴清热,润肠通便。

【适应证】 阳明温病,津液不足,大便秘结,口渴,舌干红,脉细稍数或沉而无力。

【历代名医方论】

清·吴鞠通《温病条辨》:温病不大便,偏于阴亏液涸之半虚半实证。方取元参为君,其味苦咸微寒,壮水制火,通二便,启肾水上潮于天;麦冬治心腹结气,能补能润能通,故

以为佐；生地亦主寒热积聚，逐血痹，用细者取其补而不腻，兼能走络也。三者合用，可收增水行舟之功。

清·张秉成《成方便读》：夫大便闭结一证，有虚有实。其实者，或热积于中，或寒结于内，有寒下、温下之法，固当详察。至其虚者，或因气馁，或因津枯；气馁者，宜用辛温补运，以助其传送；其津枯者，非甘寒养阴，增水行舟之法，何以使肠中坚结之浊，顺流而下。此方妙在寓泻于补，以补药之体，作泻药之用，既可攻实，又可防虚。元参味苦咸微寒，壮水制火通二便，启肾水上潮于天，其能治液润，固不待言，《本经》称其主治腹中寒热积聚，又能解热结可知；麦冬、生地补肺阴，壮肾水，使金水相生，津自充而肠自润，热邪自解，闭结自通矣。

现代·傅衍魁、尤荣辑《医方发挥》：热结阳明，须分虚实论治。若偏于热邪炽盛，腑实壅结的实证，当用承气汤以急下存阴；若偏于阴亏液耗，即所谓无水舟停，宜滋养阴液润燥为主，以增水行舟。故本方重用玄参养阴生津，润燥清热为主药。《本草正义》：玄参，禀阴之性，专主热病，味苦则泻降下行，故能治脏腑热结等证。麦门冬滋液润燥，生地黄养阴清热，为辅助药。三药均属质润之品，共奏滋液清热，润肠通便之功。本方药少力专，妙在寓泻于补，以补药之体，作泻药之用，既可攻实，又可防虚。本方治证，原书比喻为无水舟停，并指出非重用不为功，不便，再作服，说明本病津伤严重，故宜增液润燥。热病伤津，故存津极为重要，即所谓存得一分津液，便有一分生机。

【按语】 增液汤有滋阴清热润燥的功效，既是治疗津亏肠燥所致大便秘结的常用方，又是治疗多种内伤阴虚液亏病证的基础方。温病迁延日久，或素体阴虚，使液涸肠燥，肠失濡润，传导不利，故大便秘结，即所谓"无水行舟"，此证乃"液干多而热结少者"，其治不可用承气汤重竭其津，当用增液润燥之

法，以"增水行舟"。方中重用玄参为君药，其性咸寒润下，善滋阴降火，润燥生津。麦冬甘寒滋润，大有滋阴润燥之功；生地黄滋阴壮水，清热润燥。二药共为臣佐。三药合而用之，大补阴津，即以增水，水满则舟自行。全方药少力专，吴鞠通谓："妙在寓泻于补，以补药之体，作泻药之用，既可攻实，又可防虚"。

本方为阳明下证三法之一，吴鞠通云："热结液干之大实证，则用大承气。偏于热结而液不干者，旁流是也，则用调胃承气。偏于液干多而热结少者，则用增液。所以固护其虚，务存津液之心法也。"使用增液汤后，仍大便不下，可合用调胃承气汤微和之。

临床上呼吸、消化、内分泌以及皮肤等疾病，如慢性牙周炎、慢性咽喉炎、复发性口腔溃疡、糖尿病、皮肤干燥综合征、肛裂、习惯性便秘等证属阴津不足者均可选用本方治疗。

15. 增液承气汤《温病条辨》

【药物】 玄参30克 麦冬（连心）24克 细生地24克 大黄9克 芒硝4.5克

【制用法】 水八杯，煮取二杯，先服一杯，不知，再服。

【功用】 滋阴增液，泻热通便。

【适应证】 阳明温病，燥屎不行，下之不通，脘腹胀满，口干唇燥，舌红苔黄，脉细数。

【历代名医方论】

现代·冉小峰《历代名医良方注释》："温病热结阴亏，燥屎不行者，下法宜慎。此乃津液不足，无水舟停，间服增液汤（生地、玄参、麦冬），即有增水行舟之效；再不下者，然后再与增液承气汤缓缓服之，增液通便，邪正兼顾。方中生地、玄参、麦冬甘寒、咸寒，滋阴增液；配伍大黄、芒硝苦寒、咸寒，泄热通便，合为滋阴增液，泄热通便之剂。"

【按语】 增液承气汤即增液汤加硝、黄而成。配伍特点在于滋阴药与泻下药同用，取增液汤滋养阴液，润肠通便，更加大黄、芒硝以泻热软坚，攻下腑实。主要用于温病后期，津液损伤后，又内有积滞，热结阴亏，燥屎

不行之证,也可用于痔疮日久,大便燥结不通,属热结阴亏者。温热之邪,最易伤津耗液,热结胃肠,津液被灼,肠腑失调,传导失常,故燥屎不行。燥屎不行,邪热愈盛,阴津渐竭,故肠中燥屎虽用下法而不通,此即《温病条辨》"津液不足,无水舟停"之证。口干舌燥,舌红苔黄,乃热伤津亏之证。根据以上病机,治当滋阴增液,泄热通便。方中重用玄参为君,滋阴泄热通便,麦冬、生地为臣,滋阴生津,君臣相合,即增液汤,功能滋阴清热,增液通便;大黄、芒硝泄热通便、软坚润燥。滋阴与攻下相合,使阴液得复,热结得下,正邪合治,共成"增水行舟"之剂。偏于阴亏者,应重用玄参、麦冬、生地;偏于积滞者,则重用大黄、芒硝。热结津亏、燥屎不行,属虚实夹杂之证,使用攻下剂当审慎,故《温病条辨》指出,阳明温病,如属津液枯竭,水不足以行舟而燥结不下者,间服增液汤以滋阴增液,若再不下,是燥结太甚,宜予增液承气汤缓缓服之,且在得下后,停服余药,避免攻伐太过。

16. 宣白承气汤《温病条辨》

【药物】 生石膏 15 克　生大黄 9 克　杏仁粉 6 克　瓜蒌皮 4.5 克

【制用法】 用水 1 升,煮取 400 毫升。先服 200 毫升,不知再服。

【功用】 清肺定喘,泻热通便。

【适应证】 阳明温病,下之不通,喘促不宁,痰涎壅滞,大便闭结,脉右寸实大,证属肺气不降者。

【历代名医方论】

清·吴鞠通《温病条辨》:喘促不宁,痰涎壅滞,右寸实大,肺气不降者,宣白承气汤主之……肺气不降,而里证又实者,必喘促寸实,则以杏仁、石膏宣肺气之痹,以大黄逐肠胃之结,此脏腑合治法也。

【按语】 宣白承气汤是吴鞠通《温病条辨》中"脏腑合治"的代表方,用药精当,配伍严谨,特色突出。本方原为吴氏治疗温病应下失下,而见邪热炽盛,痰涎壅滞,肺气郁而不降所创。主要用于肺热腑实证,症见潮热便秘、痰涎壅滞、喘促不宁、舌苔黄燥或黄滑、脉右寸实大。方取白虎、承气两方之意变制而成。宣白,指宣通肺气;承气,谓承顺腑气,故名宣白承气汤。一宣肺气之痹,一清肠腑热结。方中杏仁味苦降泄,肃降而宣发肺气;石膏、瓜蒌皮性寒,清热化痰、行气宽胸;大黄荡涤胃肠积滞,融白虎、承气于一方,泻脏通腑,脏腑合治。如吴鞠通曰:"以杏仁、石膏宣肺气之痹,以大黄逐肠胃之结,此脏腑合治法也"。六腑以通为用,肺气以降为和,肺气降则六腑之气流通。所以宣白承气汤可清肺热、宣肺痹、润肺燥、通腑气。由于其有通腑之功,能使肺脏热邪痰浊有泻下之机,常用于痰热壅肺,肺气不降,而阳明肠腑又有热结之证。凡出现高热喘嗽,舌红苔黄,脉实数有力,证属痰热蕴肺、腑气不通的患者,均可用宣白承气汤原方或加减化裁治疗。

现代临床还将本方用于治疗一些肺系疾病危急重症,如肺心病急性发作期和慢性阻塞性肺疾病急性加重期,痰热壅肺证尤为常见,以咳、喘、痰、热为主要临床表现,兼有腹胀、便秘、舌苔厚腻。如果病情危重,发生痰热腑实型肺性脑病,应改变给药途径,以加味宣白承气汤直肠滴注治疗。

17. 黄龙汤《伤寒六书》

【药物】 大黄 9 克　芒硝 12 克　枳实 6 克　厚朴 3 克　当归 9 克　人参 6 克　甘草 3 克

【制用法】 水二盅,姜三片,枣二枚,煎之后,再入桔梗煎一沸,热服为度。

【功用】 泻热通便,益气养血。

【适应证】 阳明腑实,气血不足证。自利清水,色纯清,或大便秘结,脘腹胀满,腹痛拒按,身热口渴,神疲少气,谵语,甚则循衣摸床,撮空理线,舌苔焦黄或焦黑,脉虚。

【历代名医方论】

明·陶节庵《伤寒六书》:"治患心下鞕

痛,下利纯清水,谵语,发渴,身热。庸医不识此证,但见下利便呼为漏底伤寒,而用热药止之,就如抱薪救火,误人死者多矣。殊不知此因热邪传里,胃中燥屎结实,此利非内寒而利,乃日逐自饮汤药而利也,直急下之,名曰结热利证;身有热者,宜用此汤;身无热者,用前六乙顺气汤。”

明·吴又可《瘟疫论》:证本应下,耽误失治,或为缓药因循,火邪壅闭,耗气搏血,精神殆尽,邪火独存,以致循衣摸床,撮空理线,肉瞤筋惕,肢体震颤,目中不了了,皆缘应下失下之咎。邪热一毫未除,元神将脱,补之则邪毒愈甚,攻之则几微之气不胜。攻之不可,补之不可,攻补不能,两无生理,不得已勉用陶氏黄龙汤。

清·张璐《张氏医通》:“汤取黄龙命名,专攻中央燥土,土既燥竭,虽三承气萃集一方,不得参、归鼓舞胃气,焉能兴云致雨,或者以为因虚用参,殊不知参在群行剂中,则迅扫之威愈猛。”

清·俞根初《重订通俗伤寒论》何秀山按:此方为失下证,循衣撮空,神昏肢厥,虚极热盛,不下立死者立法。故用大承气汤急下以存阴,又用参、归、草、枣气血双补以扶正,此为气血两亏,邪正合治之良方。

【按语】　黄龙汤为攻补兼施的代表方,又是治疗阳明腑实兼气血不足证的常用方。原治热结旁流而兼气血两虚证。后世用治温病应下失下,邪实正虚者。其病机为肠胃燥结,气血不足。辨证要点为大便秘结,或自利清水,脘腹胀满,身热口渴,神倦少气,舌苔焦黄或黑,脉虚。整个方的结构,就是一个大承气汤,加人参当归补气养血,桔梗开宣肺气,以畅通腑气,甘草协助人参,甘草佐药兼使药。生姜大枣看作药引,调和气血,调和脾胃。配伍特点,祛邪不伤正,扶正不恋邪。这是以经方大承气汤为基础的一个加味方剂。陶节庵很擅长利用仲景方的思路,或利用它基础方配伍,成后来时方这种结构。本方的

另一个配伍特点是桔梗与大黄配伍,上宣下通,肺与大肠相表里,欲通胃肠,必先开宣肺气。九药合用,既攻下热结,又补益气血,使祛邪不伤正,扶正不留邪。

现代常用于治疗伤寒、副伤寒、流行性脑脊髓膜炎、乙型脑炎等病症属阳明腑实而兼气血不足者。

18. 新加黄龙汤《温病条辨》

【药物】　细生地、元参、麦冬(连心)各五钱(15克)　人参(另煎)、当归各一钱五分(4.5克)　芒硝一钱(3克)　生甘草二钱(6克)　生大黄三钱(9克)　海参(洗)二条　姜汁六匙

【制用法】　水八杯,煮取三杯,先用一杯,冲参汁五分,姜汁二匙,顿服之。如腹中有响声,或转矢气者,为欲便也,候一二时不便,再如前法服一杯,候二十四刻不便,再服第三杯。如服一杯即得便,止后服。酌服益胃汤一剂,余参或可加入。

【功用】　益气养阴,缓下热结。

【适应证】　阳明温病,下之不通,应下失下,正虚邪实。热结里实,兼有气阴不足之证。临床应用以大便秘结,腹胀而硬,神疲少气,口干燥,舌苔焦黄燥裂为证治要点。

【历代名医方论】

清·吴鞠通《温病条辨》:旧方(黄龙汤)用大承气加参、地、当归,须知正气久耗,而大便不下者,阴阳俱备,尤重阴液消亡,不得再用枳、朴伤气而耗液。故改用调胃承气汤,取甘草之缓急,合人参补正;微点姜汁,宣通胃气,代、朴之用,合人参最宣胃气;加麦地、玄参保津液之难,而又去血结之积聚。姜汁为宣气分之用,当归为宣血中气分之用。再加海参者,海参咸能化坚,甘能补正。按海之液,数倍于其身,其能补液可知,且动之物,能走络中血分,病久必入络,故以之为使也。

近代·蔡陆仙《中国医药汇海》:此虽变为咸寒苦甘法,但苦甘多而咸寒为佐焉。故

治法亦同中略有小异。用苦甘者,重用泻火生液也;佐咸寒者,取以软坚润燥也。大概肠胃火结之燥实证,而又津液大伤,不可不攻下,而又不任攻下者,此法宜之。本方所治,为阳明燥实,屡下不通之证。方中生地、甘草、人参、麦冬大甘,生液养津;大黄苦寒泻火,益以芒硝之软坚润燥;玄参、海参之咸寒,大生津液;又有归之滑润,姜之开结,俾少火实结之邪,一鼓宣通滑泄而尽去之。臂水涸舟停,既有人力之推挽,复得潮汛之泛滥,则巨舰中流而自在行矣。不然,虽有风帆篙手何益哉?此又攻下法中之别有法门,而为学者之所宜究心者也。

【按语】 新加黄龙汤是温病学派在黄龙汤基础上化裁的一个方。体现了扶正祛邪,攻补兼施法则。化裁之后则侧重于泻下热结和益气养阴兼顾,特别是养阴力量非常强。这和温病学派学术思想有关,温病学派很强调保胃气,存津液。伤寒派是强调温阳气,化津液,角度有不同。针对正虚不能鼓运和阴亏液竭这一基本病理,配伍补气养血,滋阴增液之品,才是正确的治疗方法。也只有通过补虚增液等治疗措施,才能协助芒硝、大黄达到通便祛邪目的。方中大黄、芒硝泻热通便,荡涤肠胃实热积以攻邪,为方中君药。人参、当归益气养血,扶正补虚,运药力行药势以利攻积祛邪,又可使下不伤正,为方中臣药。生地、玄参、麦冬、海参甘寒质润,滋阴养液,既补耗竭之阴液,又能滋润肠燥,以助通便,寓有"增水行舟"之义。甘草益气和中,顾护胃气,又制硝、黄峻猛泻下之力,以防其伤正,姜汁和胃止呕防止拒药不纳,同时借其降逆作用,以助通降肠胃气机。二味为方中佐使之用。姜汁为宣气分之用,当归为宣血中气分之用。再加海参者,海参咸能化坚,甘能补正,其液数倍于其身,其能补液可知,且蠕动之物,能走络中血分,病久者必入络,故以之为使也。诸药配伍,泻热通便,益气养阴,邪正兼顾,扶正有助祛邪,祛邪以利安正,共成

攻补兼施之剂。

新加黄龙汤证这类阳明腑实证,因下失下以后气阴两伤,往往伴有胃气上逆,下面不通,所以用药下去,容易药病格拒,用姜汁少量偏温,在全方起到防止药病格拒作用,是反佐用法。既是佐助药,振奋胃气,又有反佐意义,防止药病格拒。它的性味和全方的偏凉性,又有不同,它偏温,符合反佐的含义。当然姜汁自身也有和胃降逆作用。

黄龙汤、新加黄龙汤均为攻补兼施之剂。然黄龙汤含大承气汤之意,泻下热结之力强,适用于热结较甚,兼气血不者;新加黄龙汤以调胃承气汤缓下热结,滋阴增液之力强,适用于热结里实,气阴不足者。

19. 普济消毒饮《东垣试效方》

【处方】 黄芩(酒炒)、黄连(酒炒)各15克　陈皮(去白)、甘草(生用)、玄参、柴胡、桔梗各6克　连翘、板蓝根、马勃、牛蒡子、薄荷各3克　僵蚕、升麻各2克

【用法】 上药为末,汤调,时时服之,或蜜拌为丸,嚼化。现代用法:水煎服。

【功用】 清热解毒,疏风散邪。

【主治】 大头瘟。恶寒发热,头面红肿焮痛,目不能开,咽喉不利,舌燥口渴,舌红苔白而黄,脉浮数有力。

【历代名医方论】

金·李东垣《东垣试效方》:用黄芩、黄连味苦寒泻心肺间热以为君;橘红苦辛,玄参苦寒,生甘草甘寒,泻火补气以为臣;连翘、黍粘子、薄荷叶苦辛平,板蓝根味苦寒,马勃、白僵蚕味苦平,散肿消毒定喘以为佐;升麻、柴胡苦平,行少阳、阳明二经不得伸;桔梗辛温为舟楫,不令下行。

清·王子接《绛雪园古方选注》:时行疫疬,目赤肿痛胞烂者属湿热;憎寒壮热,头面肿胀者属风热,此皆邪发于手三阴者也。普济消毒饮本自《太平惠民和剂局方》,谦甫遵于其师济源,东垣注释见于《证治准绳》。黄芩、黄连、连翘、玄参泻心肺之热为君;人参、橘红

负荷其正、驱逐其邪为臣；升麻、柴胡伸少阳、阳明之正气，桔梗、甘草载引诸药不令下行为佐；牛蒡散风消毒，僵蚕消风散结，板蓝根解天行热毒，马勃消头面毒肿，使药四味，为诸药驱使于上焦，以成消散之功。手经病在上，故不用下法。

清·吴鞠通《温病条辨》：其方之妙，妙在以凉膈为主，而加清气之马勃、僵蚕、银花，得轻可去实之妙；再加元参、牛蒡、板蓝根，败毒而利肺气，补肾水以上济邪火；去柴胡、升麻者，以升腾飞越太过之病，不当再用升也，说者谓其引经，亦甚愚矣！凡药不能直至本经者，方用引经药为引，此方皆系轻药，总走上焦，开天气，肃肺气，岂须用升、柴直升经气耶？去黄芩、黄连者，芩、连里药也，病初起未至中焦，不得先用里药，故犯中焦也。

清·张秉成《成方便读》：大头瘟，其邪客于上焦。故以酒炒芩、连之苦寒，降其上部之热邪；又恐芩、连性降，病有所遗；再以升、柴举之，不使其速下；僵蚕、马勃解毒而消肿；鼠、元、甘、桔利膈以清咽；板蓝根解疫毒以清热；橘红宣肺滞而行痰；连翘、薄荷皆能轻解上焦，消风散热。合之为方，岂不名称其实哉！

近代·曹炳章《增补评注温病条辨》：此方有升、柴之升散，亦有芩、连之苦降，开合得宜，不得讥东垣之误也。去升麻、黄连尚可，去黄芩、柴胡则不可。只知泥执三焦，不知有阴阳十二经脉；只知外感之温邪，不知有伏气之温病温毒，乃内伏疫邪，借少阳为出路，舍柴胡何以驱转伏邪？况数证亦难以一方？

近代·傅衍魁、尤荣辑《医方发挥》：本方之证为风热疫毒所致，风热之邪宜疏散，疫毒之邪宜清解。病位在上，病势向外，又宜因势利导，疏散上焦风热之邪，清解心肺头面之疫毒。故以清热解毒为主，助以疏散风热为辅。本方重用黄连、黄芩清泄上焦之热毒为主；又芩、连皆用酒炒，令其通行周身，直达病所；牛蒡子、连翘、薄荷、僵蚕气味轻清，辛凉宣泄，疏散上焦头面风热为辅；此二组药皆针对病因而设，如是则疫毒得以清解，风热得以疏散。玄参、马勃、板蓝根、桔梗、甘草以清利咽喉，并增强清热解毒作用。陈皮理气而疏通壅滞，使气血流通则邪无藏身之地，有利于肿毒消散，以此为佐；升麻、柴胡升阳散火，疏散风热，此即火郁发之之意，使郁热疫毒之邪宣散透发，协助诸药上达头面，如舟楫之用，为使。芩、连得升、柴之引，直达病所，升、柴有芩、连之苦降又不至于发散太过。此一升一降，一清一散，相反相成，有利于疫毒清解，风热疏散。又升麻且善清解时令疫疠之毒，柴胡解郁散结，诸药合用，共奏清热解毒，疏风散邪之效。

【按语】　普济消毒饮方证多由风热疫毒之邪，壅于中焦，发于面部所致。治疗以清热解毒，疏风散邪为主。方中酒炒黄连、酒炒黄芩，清降发于头面热毒为君；牛蒡子、连翘、薄荷、僵蚕辛凉疏散头面风热为臣；玄参、马勃、板蓝根有加强清热解毒之功，配伍甘草、桔梗、玄参一清利咽喉，玄参并有防止伤阴的作用，陈皮理气疏壅，以散邪热郁结；升麻、柴胡疏散风热，即"火郁发之"之意。黄芩、黄连得升麻、柴胡可以引药上行，以清头面热毒；升麻、柴胡配伍黄芩、黄连可以预防升发太过，二者相反相成，共收疏散风热、清热解毒之功。李东垣这一善于制方、长于配伍、用药具有法度的特点，被清代名医吴鞠通称为"时时轻扬法"。受此启发，吴鞠通创立享誉后世的名方"银翘散"。

现代药理研究证实，普济消毒饮煎剂对甲型和乙型链球菌、肺炎双球菌、白色葡萄球菌、金黄色葡萄球菌均有良好的抑菌作用，对其他细菌亦有不同程度的抑菌作用，特别是对耐药性细菌具有较强抑菌作用。临床应用不必拘泥于大头瘟，大凡属外邪热毒炽甚类之痈疡疖肿，如急性扁桃体炎、急性咽喉炎、流行性出血热、猩红热、丹毒、呼吸道感染等属风热邪毒为患者皆可加减用之。

20. 青蒿鳖甲汤《温病条辨》

【药物】 青蒿9克 桑叶6克 丹皮6克 花粉6克 鳖甲15克 知母6克

【制用法】 上药以水五杯,煮取二杯,日再服。现代用法:水煎服。

【功用】 养阴透热。

【适应证】 温病后期,邪伏阴分证。夜热早凉,热退无汗,舌红少苔,脉细数。

【历代名医方论】

清·吴鞠通《温病条辨》:夜热早凉,热退无汗,热自阴来者,青蒿鳖甲汤主之。青蒿鳖甲汤,用小柴胡法而小变之,却不用小柴胡之药者,小柴胡原为伤寒立方,疟缘于暑湿,其受邪之源,本自不同,故必变通其药味,以同在少阳一经,故不能离其法。青蒿鳖甲汤,以青蒿领邪,青蒿较柴胡力软,且芳香逐秽开络之功,则较柴胡有独胜。寒邪伤阳,柴胡汤中之人参、甘草、生姜皆护阳者也,胃热伤阴,故改用鳖甲护阴,鳖甲乃蠕动之物,且能入阴络搜邪。柴胡汤以胁痛、干呕为饮所致,故以姜、半通阳降阴而清饮邪。青蒿鳖甲汤以邪热伤阴,则用知母、花粉以清热邪而止渴,丹皮清少阳血分,桑叶清少阳络中气分。宗古法而变古方者,以邪之偏寒偏热不同也,此叶氏之读古书,善用古方,岂他人之死于句下者,所可同日语哉。

【按语】 青蒿鳖甲汤用于热病伤阴而余热伏于下焦之证,以夜热早凉,低热无汗,形体消瘦,舌红少苔为应用要点。治疗以养阴透热为主,先入厥阴搜邪,再领邪外出少阳。温病后期,阴虚邪伏,症见夜热早凉者,为邪气深伏厥阴不能从少阳转出的表现。此邪气深伏阴分,阴气虽虚,但不能纯用养阴,滋腻太过则恋热留邪,更不得任用苦寒,防化燥伤阴。所以既不适合黄连阿胶汤养阴泻火,也不宜复脉汤甘润养阴。必须养阴与透热并进。方用直入阴分咸寒之鳖甲滋阴退热,配气味芳香,苦辛而寒之青蒿清热透络,引邪外出,两药相配,青蒿清透阴分之邪热,鳖甲补

充耗损之阴血,一祛其邪,一扶其正,滋中有清,清中寓透,使阴分伏热宣泄而解,共为君药。即如吴瑭自释:"此方有先入后出之妙,青蒿不能直入阴分,有鳖甲领之入也;鳖甲不能独出阳分,有青蒿领之出也。"生地甘凉,滋阴清热,又凉血分热;知母苦寒而润,滋阴降火,又清气分热,二药助鳖甲养阴退虚热,丹皮辛苦凉,能泻血中伏火,使火退阴生,并助青蒿清透阴分伏热外出,三药共为佐使药。诸药合用,有养阴退热之功。现代运用本方常用于治疗原因不明的发热、手术后低热、慢性肾盂肾炎、肺结核、肾结核等属阴虚内热,低热不退者。

青蒿鳖甲汤与竹叶石膏汤均治热病后期,余热未尽而阴液已伤之证,但有在气在血之别。此方以夜热早凉为主证,自与竹叶石膏汤证之发热无时有别。

21. 清骨散《证治准绳》

【药物】 银柴胡5克 胡黄连、秦艽、鳖甲、地骨皮、青蒿、知母各3克 甘草2克

【制用法】 水煎服;或研末,每日3次,每次9克,冲服。

【功用】 清虚热,退骨蒸。

【适应证】 骨蒸潮热证,表现为午后或夜间潮热,骨蒸心烦,形瘦盗汗,两颊潮红,手足心热,舌红少苔,脉细数。肺结核、其他慢性消耗性疾病等证属阴虚内热、虚劳骨蒸者,可用本方加减治疗。

【历代名医方论】

清·汪昂《医方集解》:此足少阳厥阴药也,地骨皮、黄连、知母之苦寒,能除阴分之热而平之于内,柴胡、青蒿、秦艽之辛寒,能除肝胆之热而散之于表,鳖阴类而甲属骨,能引诸药入骨而补阴,甘草甘平,能和诸药而退虚热也。

【按语】 清骨散立意,一为内清骨蒸之热;二为透伏热使从外解;三是滋肾填阴,以治阴虚之本。配伍特点清透伏热以治标,滋养阴液以治本。用于肝肾阴虚,虚火内扰证,

临床应用以骨蒸劳热,困倦盗汗,舌红少苔,脉细数为辨证要点。治疗以清虚热,退骨蒸为主。方中银柴胡能清骨髓之热,治虚劳之骨蒸;地骨皮、胡黄连、知母均入阴分,而清伏热于里;青蒿、秦艽均具辛散之功,能宣内伏之热而出于表;更以鳖甲滋阴潜阳,补益肝肾,又引诸药入里;甘草调和脾胃,以免寒凉滋腻之味损伤脾胃之气。全方共奏补肾而滋阴液,使骨蒸潮热得以清退。

现代研究证实,本方具有解热、镇静、消炎、滋养强壮、降低自主神经系统兴奋性等作用。临床常用于治疗创伤发热、产后发热、不明原因发热、小儿夏季热、肺结核等。

清骨散与青蒿鳖甲汤比较,两方均用青蒿、知母、鳖甲清热养阴,都能治阴虚发热之证。清骨散又配伍了清虚热的银柴胡、地骨皮、胡黄连、秦艽、芍药,其清虚热作用较强,而滋阴之力较弱。青蒿鳖甲汤配养阴凉血之生地、丹皮,其滋阴作用较强。可见前者以清热为主,为治骨蒸劳热的专用方;后者养阴力强,治外感热病后期伤阴,邪热深伏阴分为主。

22. 清暑益气汤《温热经纬》

【药物】 西洋参 5 克 石斛 15 克 麦冬 9 克 黄连 3 克 竹叶 6 克 荷梗 6 克 知母 6 克 甘草 3 克 粳米 15 克 西瓜翠衣 30 克

【用法】 上药㕮咀。用水 300 毫升,煎至 150 毫升,去滓,空腹时温服。

【功用】 清暑益气,养阴生津。

【适应证】 暑热气津两伤证。身热多汗,口渴心烦,小便短赤,体倦少气,精神不振,脉虚数。

【历代名医方论】

现代·冉小峰《历代名医良方注释》:暑为阳邪,当升当散,热蒸外越,则腠理开而多汗;汗泄过多,耗气伤津,则见口渴心烦,体倦少气,脉虚数等症。治疗上应清暑退热,益气生津并进。故方中西瓜翠衣、荷梗、黄连、知

母、竹叶清暑退热;西洋参、石斛、麦冬、粳米、甘草益气生津。方名清暑益气汤,其意在此。以治疗暑热病气津两伤者为宜,若温而挟湿,呕恶吐泻者忌用。

现代·傅衍魁、尤荣辑《医方发挥》:本方所治乃暑热耗气伤津之证。张元素说:肺主气,夏热火盛灼金,则肺受伤而气虚。所以,治疗暑热伤气者,不仅要清其暑热,而且还须益气生津。故本方药大略可分为两部分,一组清热涤暑,一组益气生津。方中以西瓜翠衣、知母、荷梗、淡竹叶、黄连清热涤暑;以西洋参、麦冬、石斛、甘草、粳米益气生津;西瓜翠衣甘凉,清透暑热,止渴又利小便,西洋参甘微苦凉,益气生津止渴,性凉而补,共为主药;荷梗清热解暑,通气行水,泻火清心,石斛甘淡,清热养阴,益气除热,麦冬甘寒,养阴润肺,益胃生津,三药共奏清热解暑、养阴生津之功,为辅药;黄连苦寒,其功专于泻火,以助清热祛暑之力,知母苦寒质润,滋阴泻火,竹叶甘淡寒,清热除烦,三药合用专于清热除烦,为佐药;甘草、粳米益胃和中,为使药;诸药合用,具有清暑益气,养阴生津之功。

【按语】 本方在《温热经纬》中未出方名,后世根据其立方之意,取名为"清暑益气汤"。为区别《脾胃论》同名方剂,不少方书亦称此方为"王氏清暑益气汤"。本方以清暑益气,养阴生津为主,方中用了大量甘凉濡润之品,稍佐苦寒清泄,兼顾清热解暑与益气生津,使清热而不伤阴,补虚而不留邪。用于暑热气津两伤证,临床应用以身热多汗,口渴心烦,体倦少气,脉虚数为辨证要点。药用西洋参益气生津,养阴清热,合西瓜翠衣清热解暑,共为君药;荷梗可以解暑清热,又可理气宽胸;石斛、麦冬助西洋参养阴生津,共为臣药。黄连苦寒,其功专于泻火,以助清热祛暑之力。知母苦寒质润,滋阴泻火;竹叶清热除烦,为佐药。甘草、粳米益胃和中,为使药。本方因有滋腻之品,故暑病夹湿者不宜使用。

《温热经纬》之王氏清暑益气汤于清暑益

气之外,重在养阴生津(用石斛、麦冬),宜于暑热伤津耗气之证。《脾胃论》之李氏清暑益气汤清暑生津之力稍逊,但重于健脾燥湿,用治元气本虚,伤于暑湿证。

23. 牛黄清心丸《痘疹心法》

【处方】 黄连(生)15克 黄芩、山栀仁各9克 郁金6克 辰砂4.5克 牛黄2.5克

【制用法】 古代用法:上为细末,腊雪调面糊为丸,如黍米大。每服七八丸,灯心汤送下。现代用法:共研细末,炼白蜜为丸,每丸重1.5克,每次服2丸,日2～3次,小儿酌减。

【功用】 清热解毒,开窍安神。

【适应证】 温邪内陷,热入心包,痰涎壅塞,烦热神昏,谵语抽搐。

【历代名医方论】

清·张秉成《成方便读》:牛黄芳香,气清之品,轻灵之物,直入心包,辟邪而解秽。然温邪内陷之证,必有黏腻秽浊之气,留恋于膈间,故以郁金芳香辛苦,散气行血,直达病所,为之先声;而后芩、连苦寒性燥者,祛逐上焦之湿热;黑栀清上而导下,以除不尽之邪;辰砂色赤气寒,内含真汞,清心热,护心阴,安神明,镇君主,辟邪解毒,两者兼优。丸以蒸饼者,取其化滞耳。

清·王子接《绛雪园古方选注》:温热入于心胞络,邪在里矣,草木之香仅能达表,不能透里,必借牛黄幽香物性,乃能内透胞络,与神明相合,然尤在佐使之品配合咸宜。万氏用芩、连、山栀以泻心火,郁金以通心气,辰砂以镇心神,合之牛黄相使之妙。是丸调入羚羊角、金汁、甘草或人中黄、连翘、薄荷等汤剂中,定建奇功。

近代·李畴人《医方概要》:牛黄丸有数方。若治温邪邪热入于包络,惟万氏此方最合法。调入犀羚金汁、人中黄、连翘、薄荷等汤剂中,颇建奇功。盖邪犯胞络已入里,与气血混合,草木之香仅能达表,必借牛黄幽香物性乃能内透。然尤在佐使合宜内用芩连、山

栀以泻心火。郁金以通心气,辰砂以镇心神,合牛黄相使之妙。

【按语】 牛黄清心丸为清热开窍之轻剂,临床以身热嗜睡,烦躁不安,舌红苔黄,脉数为辨证要点。牛黄芳香,气清之品,轻灵之物,直入心包,辟邪而解秽。然温邪内陷之证,必有黏腻秽浊之气,留恋于膈间,故以郁金芳香辛苦,散气行血,直达病所,为之先声;而后芩、连苦寒性燥者,祛逐上焦之湿热;黑栀清上而导下,以除不尽之邪;辰砂色赤气寒,内含真汞,清心热,护心阴,安神明,镇君主,辟邪解毒,两者兼优。丸以蒸饼者,取其化滞耳。

现代临床常用于流行性乙型脑炎、流行性脑脊髓膜炎、中毒性痢疾、肝昏迷等见上述症状者属邪入心包,高热不退,神昏谵语者。

牛黄清心丸具有镇肝息风、清热散毒、开窍醒脑等功效,还能降低胆固醇,抗疲劳,改善睡眠和情绪,能增强机体对各种有害刺激的防御能力,对于平时压力过大、心火旺盛者也是非常好的调理药品。也可以用于亚健康的调理,如慢性疲劳综合征,常伴有失眠、肌肉疼痛、头痛低热、注意力不集中、记忆力下降、情绪低落、夜间盗汗、体重改变、喉部酸痛、关节疼痛等,均可服用牛黄清心丸来进行调理。

24. 化斑汤《温病条辨》

【药物】 石膏30克 知母12克 生甘草9克 元参9克 犀角6克 白粳米9克

【制用法】 上药以水800毫升,煮取300毫升,日间分三次服,滓再煮取200毫升,夜一服。

【功用】 清热凉血,化斑解毒。

【适应证】 温热邪入阳明气分,气血两燔之发斑。壮热口渴,或身热夜甚,外透斑疹,色赤,发斑谵语,舌绛苔薄黄,脉洪大滑数者。

【历代名医方论】

清·吴鞠通《温病条辨》:此热淫于内,治

以咸寒,佐以苦甘法也。前人悉用白虎汤作化斑汤者,以其为阳明证也。阳明主肌肉,斑家遍体皆赤,自内而外,故以石膏清肺胃之热,知母清金保肺而治阳明独胜之热,甘草清热解毒和中,粳米清胃热而保胃液,白粳米阳明燥金之岁谷也。本论独加元参、犀角者,从斑色正赤,木火太过,其变最速,但用白虎燥金之品,清肃上焦,恐不胜任,故加元参启肾经之气,上交于肺,庶水天一气,上不循环,不致泉源暴绝也。犀角咸寒,禀水木火相生之气,为灵异之兽,具阳刚之体,主治百毒蛊疰,邪鬼瘴气,取其咸寒,救肾水,以济心火,托斑外出,而又败毒辟瘟也;再病至发斑,不独在气分矣,故加二味凉血之品。

【按语】　化斑汤由白虎汤加犀角、玄参组成。临床应用以壮热口渴、头痛烦渴、神昏谵妄、肌肤发斑,舌绛苔黄为辨证要点。方中犀角以水牛角代替。此乃治阳明气分热毒炽盛,势渐迫入营分之法。以其壮热烦躁、烦渴自汗,非白虎之辛寒清气,不能挫其亢炎之势。然其谵语发斑,舌色紫绛,是邪毒渐入营也。以故复入玄参、犀角清心解毒,凉营泄热,亦复方之例焉。证属气分热炽,而血热又起,气血两燔,故以清气生津药与凉血解毒药相配,两清气血,使邪热退则血自止,而斑可化,故名"化斑汤"。临床也可用于治疗玫瑰糠疹、过敏性紫癜等病症。

25. 清络饮《温病条辨》

【药物】　鲜荷叶边6克　鲜银花6克　西瓜翠衣6克　鲜扁豆花1枝　丝瓜皮6克　鲜竹叶心6克

【制用法】　用水400毫升,煮取200毫升,日二服。或上药加食盐2克,置于热水瓶中,冲入沸水适量,盖闷10多分钟。频频饮用。可上午冲泡1剂,下午再冲泡1剂。

【功用】　清透暑热。

【适应证】　手太阴暑温,发汗后,暑证悉减,但头微胀,目不了了,余邪不解者。主要用于夏月中暑,小而夏季热等属于暑伤气分

轻症者。

【历代名医方论】

清·张璐《本经逢原》说:"西瓜,能引心包之热,从小肠、膀胱下泄。能解太阳、阳明中暍(中暑)及热病大渴,故有天公白虎汤之称。"

【按语】　清络饮体现了吴瑭"治上焦如羽,非轻不举"学术思想,为治疗上焦温病的代表方剂之一。主要用于治疗暑伤肺经,邪浅病轻者。临床应用以暑夏身热口渴、头目不清、昏眩微胀、舌淡红,苔薄白为辨证要点。本方所用六味药均系鲜品,只有夏季可以取用,且药性相当平和,轻清走上,专清肺络之邪,故名"清络饮"。荷叶主入心、肝、脾经,兼入肺经,清暑利湿,升发清阳;西瓜翠衣清热解暑,生津利尿;鲜扁豆花解暑之力最强,长于健脾和胃,清热化湿;竹叶心长于清心除烦,生津利尿,引热下行;金银花为气分要药,长于清热解毒,全方聚集诸辛凉轻清、祛暑解热之品于一方,轻清走上,以清肺经暑热之邪。现代常用于治疗夏季热、乙型脑炎、肺炎、支气管炎等。

26. 泻白散《小儿药证直诀》

【药物】　地骨皮30克　桑白皮(炒)30克　甘草(炙)3克

【制用法】　上药锉散,入粳米一撮,水二小盏,煎七分,食前服。现代用法:水煎服。

【功用】　清泻肺热,平喘止咳。

【适应证】　肺热咳喘证。症见肺热壅盛,气喘咳嗽,甚则气急,皮肤蒸热,发热日晡尤甚,舌红苔黄,脉细数。

【历代名医方论】

明·吴昆《医方考》:肺火为患,喘满气急者,此方主之。肺苦气上逆,故喘满;上焦有火,故气急,此丹溪所谓气有余便是火也。桑白皮味甘而辛,甘能固元气之不足,辛能泻肺气之有余;佐以地骨之泻肾者,实则泻其子也;佐以甘草之健脾者,虚则补其母也。此云虚实者,正气虚而邪气实也。又曰:地骨皮之

轻,可使入肺。生甘草之平,可使泻气,故名以泻白。

清·王子接《绛雪园古方选注》:肺气本辛,以辛泻之,遂其欲也。遂其欲当谓之补,而仍泻者,有平肺之功焉。桑皮、甘草其气俱薄,不燥不刚,虽泻而无伤于娇脏。《经》言肺苦气上逆,急食苦以泄之。然肺虚气逆,又非大苦大寒如芩、连、栀、柏辈所宜,故复以地骨皮之苦,泄阴火,退虚热,而平肺气。使以甘草、粳米,缓桑、骨二皮于上,以清肺定喘。

清·罗美《古今名医方论》季楚重曰:经云:肺苦气上逆。上逆则上焦郁热,气郁生涎,火郁生热,因而制节不行,壅甚为喘满肿嗽。白者肺之色,泻白泻肺气之有余也。君以桑白皮,质液而味辛,液以润燥,辛以泻肺。臣以地骨皮,质轻而性寒,轻以去实,寒以胜热。甘草生用泻火,佐桑皮、地骨皮泻诸肺实,使金清气肃而喘嗽可平,较之黄芩、知母苦寒伤胃者远矣。夫火热伤气,救肺之治有三:实热伤肺,用白虎汤以治其标;虚火刑金,用生脉散以治其本;若夫正气不伤,郁火又甚,则泻白散之清肺调中,标本兼治,又补二方之不及也。

清·张秉成《成方便读》:夫肺为娇脏而属金,主皮毛,其性以下行为顺,上行为逆。一受火逼,则皮肤蒸热,喘嗽气急之证见矣,治此者,皆宜清之降之,使复其清肃之令。桑白皮皮可行皮,白能归肺,其甘寒之性,能入肺而清热,固不待言,而根者入土最深,能清而复降。地骨皮深入黄泉,无所底止,其甘淡而寒之性,能泻肺中之伏火,又能入肝肾,凉血退蒸。可知二皮之用,皆在降肺气,降则火自除也。甘草泻火而益脾,粳米清肺而养胃。泻中兼补,寓补于宣,虽清肺而仍固本耳。

【按语】 泻白散,顾名思义就是泻肺的意思。配伍特点:清中有润,泻中有补,清泻肺中伏火以消郁热。以气喘咳嗽,皮肤蒸热,日晡尤甚,舌红苔黄,脉弦数为辨证要点。本方原为小儿肺热咳嗽而设。根据小儿"易虚易实,易寒易热,脏腑娇嫩,元气未充"的体质特点,泻肺中伏火,不宜特别苦寒的黄芩之类,故以桑白皮为君药,甘寒性降,清中有润,泻中有补,清肺热而不燥,充分照顾正气和小儿特点。臣以地骨皮养阴,既针对肺热,又能补充肺热伤津的正虚。炙甘草与粳米培土生津来养肺,为佐使药。诸药合用,主以甘寒,清中有润,泻中寓补,培土生金,祛邪不伤正,清泻肺中伏火以适稚阴娇脏之性。对小儿"稚阴"之体具有标本兼顾之功,与肺为娇脏、不耐寒热之生理特点亦甚吻合。本方功专力薄,成人用之酌情化裁。肺经热重者,可加黄芩、知母等以增强清泄肺热之效;燥热咳嗽者,可加瓜蒌皮、川贝母等润肺止咳;阴虚潮热者,加银柴胡、鳖甲滋阴退热;热伤阴津,烦热口渴者,加花粉、芦根清热生津。风寒咳嗽、肺虚喘咳不宜使用。现代常用于治疗百日咳、肺炎、肺脓肿、气管炎、哮喘、鼻衄、声音嘶哑、小儿多汗症等属肺中郁热者。

27. 六一散《黄帝素问宣明论方》)

【药物】 滑石 甘草。

【制用法】 由滑石六份加甘草一份组成,调服或包煎服,一次6~9克,一日1~2次;外用,扑撒患处。

【功用】 清暑利湿。

【适应证】 暑湿或湿温证属暑湿或湿热内蕴,症见身热汗出,口渴心烦,小便短赤或涩痛,或见呕吐泄泻,皮肤湿疹,痱子等。

【历代名医方论】

明·李时珍《本草纲目·石部第9卷》:滑石利窍,不独小便也。上能利毛腠之窍,下能利精溺之窍。盖甘淡之味,先入于胃,渗走经络,游溢津气,上输于肺,下通膀胱。肺主皮毛,为水之上源。膀胱司津液,气化则能出。故滑石上能发表,下利水道,为荡热燥湿之剂。发表是荡上中之热,利水道是荡中下之热,发表是燥上中之湿,利水道是燥中下之湿。热散则三焦宁而表里和,湿去则阑门通而阴阳利。刘河间之用益元散,通治表里上下诸病,盖是此意,但未发出尔。

明·吴昆《医方考》:中暑,身热烦渴,小便不利者,此方主之。身热口渴,阳明证也。小便不利,膀胱证也。暑为热邪,阳受之则入六腑,故见证若此。滑石性寒而淡,寒则能清六腑,淡则能利膀胱。入甘草者,恐石性太寒,损坏中气,用以和中耳。经曰:"治温以清,凉而行之",故用冷水调服。是方也,简易而效捷,暑途用之,诚为至便。但于老弱阴虚之人,不堪与也。此虚实之辨,明者详之。否则蹈虚虚之戒,恶乎不慎。

清·费伯雄《医方论》:六一散,施之于体壮热盛,浓厚太过之人则可,若体虚气弱者,则寒伤脾而滑伤肾,反致饮食减少,津亏作渴。

清·汪昂《医方集解》:此足太阳、手太阴药也。滑石气轻能解肌,质重能清降,寒能泻热,滑能通窍,淡能行水,使肺气降而下通膀胱,故能祛暑住泻,止烦渴而行小便也。加甘草者,和其中气,又以缓滑石之寒滑也。加辰砂者,以镇心神,而泻。丁之邪热。其数六一者,取天一生水,地六成之之义也。

清·吴谦《医宗金鉴·删补名医方论》:元气虚而不知者死,邪气盛而无制者亦死。今热伤元气,无气以动,斯时用参、芪以补气,则邪愈甚;用芩、连以清热,则气更伤。唯善攻热者,不使败人元气;善补虚者,不使助人邪气,必得气味纯粹之品以主之。滑石禀土中冲和之气,行西方清肃之令,秉秋金坚重之形,寒能胜热,甘不伤脾,含天乙之精而具流走之性,异于石膏之凝滞,能上清水源,下通水道,荡涤六腑之邪热从小便而泄。炙甘草禀草中冲和之性,调和内外,止渴生津,用以为佐,保元气而泻虚火,则五脏自和矣。然心为五脏之主,暑热扰中,神明不安,必得朱砂以镇之,则神气可以遽复;凉水以滋之,则邪热可以急除,此清心之阳热可通行也。至于热痢初起,里急后重者宜之,以滑可去著也。……益气而不助邪,逐邪而不伤气,不负益气

之名,宜与白虎、生脉三方鼎足也。

清·张秉成《成方便读》:治伤暑感冒,表里俱热,烦躁口渴,小便不通,一切泻痢淋浊等证属于热者。此解肌行水,而为却暑之剂也。滑石气清能解肌,质重能清降,寒能胜热,滑能通窍,淡能利水,加甘草者,和其中以缓滑石之寒滑,庶滑石之功,得以彻表彻里,使邪去而正不伤,故能治如上诸证耳。本方加辰砂少许,名益元散,以镇心神而泻丙丁之邪热。盖暑为君火之气,物从其类也。河间曰:此方能统治上下表里三焦湿热,然必暑而挟湿者,用之为宜。若津液亏而无湿者,又当以生脉散之类参用之。本方加薄荷少许,名鸡苏散,治前证兼肺部风热者。本方加青黛少许,名碧玉散,治前证而兼有肝火者。本方加红曲五钱,名清六散,治暑伤营而为赤痢者。本方加干姜五钱,名温六丸,治暑湿伤于气分而成白痢者。神而明之,存乎其人,总贵于临病制宜耳。

清·张锡纯《医学衷中参西录》:六一散,为河间治暑之圣药,最宜于南方暑证。因南方暑多挟湿,滑石能清热兼能利湿,又少加甘草以和中补气(暑能伤气),是以用之最宜。若北方暑证,不必兼湿,甚或有兼燥,再当变通其方,滑石、生石膏各半,与甘草配制,方为适宜。

【按语】 六一散为金元四大家之一的刘完素(别号刘河间)所创,为暑热挟湿之证而设。被誉为"凡人之仙药",是祛暑良方。适应病症可以概括为热、渴、淋、泻4个字。临床上以上症状中的三种就可考虑服用,不必悉具。判断关键在于是否兼有小便赤黄短涩之症。本方原名益元散,一名天水散。后人通称为六一散,既取"天一生水,地六成之"之义;又说明方药用量比例,以示区别加辰砂之益元散。方中滑石甘淡性寒,体滑质重,既可清解暑热,以治暑热烦渴,又可通利水道,使三焦湿热从小便而泄,以除暑湿所致的小便不利及泄泻,《本草通玄》称其能"利窍除热,

清三焦,凉六腑,化暑气"《本草再新》谓其能"清火化痰,利湿消暑,通经活血,止泻痢呕吐,消水肿火毒"故用以为君;生甘草甘平偏凉,能清热泻火,益气和中,李东垣称其"生用则气平,补脾胃不足,而大泻心火",与滑石相伍,一可甘寒生津,使利小便而津液不伤;二可防滑石之寒滑重坠以伐胃,为臣药。二药合用,清暑利湿,能使三焦暑湿之邪从下焦渗泄,则热、渴、淋、泻诸症可愈。本方加辰砂少许,名益元散;加薄荷少许,名鸡苏散;加青黛少许,名碧玉散。临床上对于湿热下注病症都可以用之,比如膀胱炎、尿道炎、胆囊炎等。

28. 防风通圣散《宣明论方》

【药物】 防风、川芎、当归、芍药、大黄、薄荷叶、麻黄、连翘、芒硝各15克 石膏、黄芩、桔梗各30克 滑石90克 生甘草60克 荆芥穗、白术、栀子各7.5克

【制用法】 每服4钱,水1盏,加生姜3片,煎至6分,去滓温服,不拘时候,每日3次。病甚者,5~7钱至1两;极甚者,可下之,多服2两或3两,得利后,却当服3~5钱,以意加减。病愈,更宜常服,则无所损,不能再作。

【功用】 疏风解表,清热泻下。

【适应证】 外感风邪,内有蕴热,表里皆实。症见恶寒发热,头痛眩晕,目赤睛痛,口苦口干,咽喉不利,胸膈痞闷,咳呕喘满,大便秘结,小便短赤及疮疡肿毒,肠风痔漏,惊狂谵语,手足瘛疭,丹斑瘾疹等。

【历代名医方论】

明·吴昆《医方考》:防风、麻黄解表药也,风热之在皮肤者,得之由汗而泄;荆芥、薄荷清上药也,风热之在巅顶者,得之由鼻而泄;大黄、芒硝通利药也,风热之在肠胃者,得之由后而泄;滑石、栀子水道药也,风热之在决渎者,得之由溺而泄。风淫于膈,肺胃受邪,石膏、桔梗清肺胃也,而连翘、黄芩又所以祛诸经之游火;风之为患,肝木主之,川芎、归、芍和肝血也,而甘草、白术又所以和胃气

而健脾。诸痛痒疮痒,皆属心火,故表有疮疡,必里有实热。是方也,用防风、麻黄泄热于皮毛;用石膏、黄芩、连翘、桔梗泄热于肺胃;用荆芥、薄荷、川芎泄热于七窍;用大黄、芒硝、滑石、栀子泄热于二阴;所以各道分消其势也。乃当归、白芍者,用之于和血;而白术、甘草者,用之以调中尔。

清·汪昂《医方集解》:此足太阳、阳明表里气血药也。防风、荆芥、薄荷、麻黄轻浮升散,解表散寒,使风热从汗出而散之于上;大黄、芒硝破结通幽,栀子、滑石降火利水,使风热从便出而泄之于下。风淫于内,肺胃受邪,桔梗、石膏清肺泻胃;风之为患,肝木受之,川芎、归、芍和血补肝。黄芩清中上之火,连翘散结血凝,甘草缓峻而和中,白术健脾而燥温。上下分消,表里交治,而能散泻之中犹寓温养之意,所以汗不伤表,下不伤里也。

清·费伯雄《医方论》:虽云通治一切内外诸邪,然必如注中表里三焦俱实者,方可用。否则硝、黄之峻烈,石膏、滑石之沉寒,寻常之症,岂能堪此?双解散,已除去大黄、芒硝,而石膏、滑石二味,予意尚以为过当,不如一并除去,加木通、青皮二味为妥也。

清·王泰林《王旭高医书六种·退思集类方歌注》:此即凉膈散变法,去竹叶、白蜜,而加发表之气血药。荆、防、麻黄、薄荷,发汗而散热搜风,栀子、滑石、硝、黄,利便而降火行水,芩、桔、石膏清肺泻胃,川芎、归、芍养血补肝,连翘散气聚血凝,甘、术能补中燥湿,生姜通彻表里。汗不伤表,下不伤里,名曰通圣,极言其用之效耳。此为表里、气血、三焦通治之剂。

近代·谢观《中国医学大辞典》:此方以防风、麻黄,解风热之在皮肤者,使由汗而泄;荆芥、薄荷,清上焦风热之在巅顶者,使由鼻而泄;大黄、芒硝,通肠胃风热之在内部者,使由后而泄;滑石、栀子,利水道风热之在膀胱者,使由溺而泄;石膏、桔梗,清肺胃之邪;连翘、黄芩,祛诸经之火;川芎、归、芍,和血以平

肝;甘草、白术,和胃而健脾。于表里三焦病,皆可解矣。然非表里俱实,大小便秘者,宜慎用。

现代·秦伯未《谦斋医学讲稿》:防风通圣散治疗寒热、目赤、鼻塞、口干、咳嗽、咽喉不利、便秘溲赤等证。用麻、防、荆、薄、桔梗宣肺散风;芩、栀、翘、膏、滑石清里热,硝、黄泻实通便;又因饥饱劳役,气血怫郁,加入归、芍、芎、术、甘草等调肝健脾。此方用药较多,牵涉面较广,总的说来,也是以祛除表里之邪为目的。所以双解不等于和解,和解是双方兼顾,重在邪正,双解则着重在清除表里之邪。虽然防风通圣散亦用调气养血的药,但主力仍在散风、清热、通便。

【按语】　防风通圣散配伍特点:上下分消,表里并治,散泻之中犹寓温养之意,诚如王旭高所云:"此为表里、气血、三焦通治之剂""汗不伤表,下不伤里,名曰通圣,极言其用之效耳。"用于风热郁结,气滞蕴滞证,临床应用以憎寒壮热无汗,口苦咽干,二便秘涩,舌苔黄腻,脉数为辨证要点。方中防风、荆芥、薄荷、麻黄轻浮升散,解表散寒,使风热从汗出而散之于上;大黄、芒硝破结通幽,栀子、滑石降火利水,使风热从便出而泄之于下。风淫于内,肺胃受邪,桔梗、石膏清肺泻胃。风之为患,肝木受之,川芎、当归、芍药和血补肝。黄芩清中上之火,连翘散结血凝,甘草缓峻而和中,白术健脾而燥湿。合用有疏风解表,清热泻下之功。本方汗不伤表,清、下不伤里,达到疏风解表,清热通里之效。适用于体格壮实肥胖,精力旺盛,面色黧黑,性格开朗或者烦躁易怒,平时食量大,腹部充实,大便干结,结膜易充血的患者。临床常用于感冒、荨麻疹、湿疹、银屑病、玫瑰糠疹、过敏性鼻炎、支气管哮喘、高血压、高血脂、习惯性便秘、结膜炎、毛囊炎等的治疗。现代药理研究,防风通圣散有抗过敏、减肥、降血脂、降血压、降血糖、抗动脉硬化的作用。也可用来治疗胃火旺盛,食多便少之肥胖症,有解邪热、

泻宿垢,健腰身的作用。本方汗、下之力峻猛,有损胎气,虚人及孕妇慎用。若时毒饥馑之后胃气亏损者,须当审察,非大满大实不用。荆芥、麻黄、防风疏风解表,使在皮肤的风热之邪得汗而泄,但麻黄量不宜太大,少用即可。

29. 柴葛解肌汤《伤寒六书》

【药物】　柴胡12克　干葛9克　甘草3克　黄芩9克　羌活6克　白芷6克　芍药6克　桔梗6克　石膏3克

【制用法】　水二盅,加生姜三片,大枣二枚,槌法加石膏末3克,煎之热服。现代用法:加生姜3片,大枣2枚,石膏12克,水煎温服。

【功用】　散寒解肌,护阴清热。

【适应证】　外感风寒,郁而化热证。恶寒渐轻,身热增盛,无汗头痛,目疼鼻干,心烦不眠,咽干耳聋,眼眶痛,舌苔薄黄,脉浮微洪。临床常用于治疗感冒、流行性感冒、牙龈炎、急性结膜炎等属外感风寒,邪郁化热者。

【历代名医方论】

明·陶节庵《伤寒六书》:柴葛解肌汤治阳明胃经受邪,目疼,鼻干,不得眠,头疼,眼眶痛,脉来微洪,宜解肌,属阳明经病。

清·汪昂《医方集解》:此是太阳、阳明药也。寒邪在经,羌活散太阳之邪(用此以代麻黄),芷、葛散阳明之邪,柴胡散少阳之邪(此邪未入少阳,而节庵加用之);寒将为热,故以黄芩、石膏、桔梗清之(三药并泄肺热),以芍药、甘草和之也(芍药酸寒敛阴,散中有收)。

清·吴谦《医宗金鉴·删补名医方论》:陶华制此以代葛根汤。不知葛根汤只是太阳、阳明药,而此方君柴胡,则是治少阳也;用之于太阳、阳明合病,不合也。若用之以治三阳合病,表里邪轻者,无不效也。仲景于三阳合病,用白虎汤主之者,因热甚也。曰汗之则谵语遗尿,下之则额汗厥逆,正示人惟宜以和解立法,不可轻于汗、下也。此方得之葛根、白芷,解阳明正病之邪。佐膏、芩治诸经热,

而专意在清阳明。佐芍药敛诸散药而不令过汗，桔梗载诸药上行三阳，甘草和诸药通调表里。施于病在三阳，以意增减，未有不愈者也。

清·费伯雄《医方论》：此证无胁痛、耳聋之象，与少阳无涉，乃首用柴胡，开门揖盗，一忌也；大青龙汤用石膏，全为烦躁而设，辄用石膏以伤胃气，二忌也。此方断不可用。

清·张秉成《成方便读》：治三阳合病，风邪外客，表不解而里有热者。故以柴胡解少阳之表，葛根、白芷解阳明之表，羌活解太阳之表，如是则表邪无容足之地矣。然表邪盛者，内必郁而为热，热则必伤阴，故以石膏、黄芩清其热，芍药、甘草护其阴，桔梗能升能降，可导可宣，使内外不留余蕴耳。用姜、枣者，亦不过藉其和营卫，致津液，通表里，而邪去正安也。

【按语】 柴葛解肌汤，乃表里双解之法，陶节庵谓：治阳明胃经受邪，目疼，鼻干，不得眠，头疼，眼眶痛，脉来微洪，宜解肌，属阳明经病。和一般辛凉解表以治风热表证之方有别，其配伍特点为温清并用，侧重于辛凉清热；表里同治，侧重于疏泄透散。临床应用以发热重，恶寒轻，头痛眼眶痛，鼻干，脉浮微洪为辨证要点。方以葛根、柴胡为君。葛根味辛性凉，辛能外透肌热，凉能内清郁热，《本草经疏》谓葛根入阳明经，是"解散阳明温病热邪之要药也"；柴胡味辛性寒，既为"解肌要药"，且有疏畅气机之功，又可助葛根外透郁热。羌活、白芷助君药辛散发表，并止诸痛；黄芩石膏清泄里热，四药俱为臣药。其中葛根配白芷、石膏，清透阳明之邪热；柴胡配黄芩，透解少阳之邪热；羌活发散太阳之风寒，如此配合，三阳兼治，并治阳明为主。桔梗宣畅肺气以利解表；白芍、大枣敛阴养血，防止疏散太过而伤阴；生姜发散风寒，均为佐药。甘草调和诸药而为使药。诸药相配，共成辛凉解肌，兼清里热之剂。若表邪未入里者，不宜使用本方，恐其引邪入里；若里热而见阳明

腑实（大便秘结不通）者，亦不宜使用。

需要强调的是，陶节庵的柴葛解肌汤之阳明经病，实乃二阳合病，邪偏阳明之表；仲景之阳明经证是阳明主病，邪偏阳明之里。故有医家将前者称之为阳明经之表证，后者称之为阳明经之里证。治疗既当辛温以外散太阳之风寒，尤应辛凉以清透阳明之热邪，故陶氏制柴葛解肌汤可以说是对仲景六经辨证的完善与发展。探究本源，陶氏立本方治阳明经病，乃宗仲景葛根汤之意。仲景葛根汤主治恶寒、发热、无汗、头身疼痛、下利之太阳阳明合病，是方治太阳为主，兼疗阳明。陶氏柴葛解肌汤循仲景治二阳合病的用药思路，结合阳明经病的特点，着重解肌清热，治阳明为主，兼疗太阳。清代医家吴谦等认为本方有治少阳的柴胡，宜治"三阳合病，头痛发热，心烦不眠，嗌干耳聋，恶寒无汗，三阳证同见者"（《医宗金鉴·删补名医方论》卷3），是对本方应用范围的发展。

在临床应用本方，不必拘泥于古人所谓二阳合并或三阳合病，见有表证兼里热甚者即可使用。经典古方的运用，在于变通，机圆法活，通常达变。《伤寒论》仲景云："但见一证便是，不必悉俱"就是这道理。

柴葛解肌汤是治疗感冒常用方。现代常用本方治疗感冒、流行性感冒、牙龈炎、急性结膜炎等，属外感风寒，邪郁化热证候者。有报道称以此方治支气管哮喘，发作期以寒包热多见，其疗效优于定喘汤。

30. 双解散《宣明论方》

【药物】 防风通圣散、益元散各七两（各210克）

【制用法】 每服9克，用水220毫升，入葱白15厘米，盐豉50粒，生姜3片，煎至150毫升，温服。

【功效】 祛风解表清暑，泻热通便利湿。

【适应证】 外感风邪，头痛身疼、恶寒发热、咽痛咳嗽、咯痰气急；暑湿，胸闷纳呆、尿少、口苦口干；大饥大饱、劳役所伤，大便秘

结、脘腹胀闷、头目昏眩、目赤睛痛、身热心烦、汗多口渴、尿赤不畅、呕恶不舒;疮疡肿毒;肠风痔漏;丹斑瘾疹等。

【历代名医方论】

清·杨栗山《伤寒瘟疫条辨》:防风、麻黄以解表,薄荷、荆芥以清上,大黄、芒硝以涤肠胃,滑石、栀子以利水道,桔梗、石膏以清肺胃之邪,而连翘又所以祛诸经之游火。风热为患,肝木主之,芎、归、白芍和肝血以息风热,而白术、甘草又所以健运脾土,能胜湿热御风火故也。方中倍用六一者,以伏气所蒸之湿热,半从肌表而泄,半从水道而利也。

【按语】　双解散方用祛风清热、表里同治的防风通圣散,合以清热解暑、利尿除湿的益元散,再助以发汗解表和中的生姜、豆豉、葱白等,表里双解,风暑湿并驱。临床主要用于治疗流行性感冒、荨麻疹、生殖器疱疹等病症。以外感风邪、头痛恶寒、发热咽痛、咳嗽气急、周身酸痛、暑日湿阻、大便秘结、口干口苦、尿赤不畅、身热心烦为辨证要点。方中益元散由滑石、甘草和朱砂组成,朱砂历代本草都载有毒,而其于煎煮过程中能游离出金属汞,使毒性增强,所以多入丸散,不入煎剂,成方益元散也应调服使用。本品不宜大量服用,亦不宜少量久服,肝肾功能不全患者禁用。

历代方书中与本方同名者,尚有:①《疫痧草》双解散,由大黄、玄明粉、葛根、牛蒡子、荆芥、连翘、薄荷、蝉蜕、枳壳、人中黄、桔梗组成;功能疏解表邪,内泻积热;主治烂喉痧,痧现隐约,喉烂气秽,神烦目赤,便秘,脉实者。②《疡医大全》双解散,由当归、白芍、川芎、防风、大黄、薄荷叶、连翘、石膏、桔梗、黄芩、桂枝、荆芥穗、滑石、甘草、生姜组成;功能表里双解;主治痘疮表里俱实者。

31. 神解散《伤寒瘟疫条辨》

【药物】　白僵蚕(酒炒)3克　蝉蜕5个　神曲9克　金银花6克　生地6克　木通3克　车前子(炒,研)3克　黄芩(酒炒)3克　黄连3克　黄柏(盐水炒)3克　桔梗3克

【制用法】　水煎去渣,加冷黄酒半小杯,蜜三匙,和匀冷服。

【功用】　清热透邪,泻火解毒。

【适应证】　温病初觉,憎寒体重,壮热头痛,四肢无力,遍身酸痛,口苦咽干,胸腹满闷者。

【历代名医方论】

清·杨栗山《伤寒瘟疫条辨》:此方之妙,不可殚述。温病初觉,但服此药,俱有奇验。外无表药而汗液流通,里无攻药而热毒自解,有斑疹者即现而内邪悉除,此其所以为神解也。

【按语】　本方是杨氏以升降散为基础进行加减而成,治疗温病初起表里俱热的清透之方。方中僵蚕味辛苦气薄,喜燥恶湿,得天地清化之气,轻浮而升阳中之阳,故能胜风除湿,清热解郁,从治膀胱相火,引清气上朝于口,散逆浊结滞之痰也;蝉蜕气寒无毒,味咸且甘,为清虚之品,出粪土之中,处极高之上,自甘风露而已,吸风得清阳之真气,所以能祛风而胜湿,饮露得太阴之精气,所以能涤热而解毒;温病最怕表气郁闭,故用二者之升之散,使表开热散为君。温病更怕里热郁结,故加以清透上焦之黄芩、疏风清热之金银花助君药之透散;阳明本多气多血,故内结之火热,恐其不能避嫌,故以清热解毒主入中焦之黄连,清泻里热;黄柏直走下焦,恐上中二焦之后下犯,有叶氏"先安未受邪之地"之意。生地清热凉血,木通通行上下三焦,车前清热利小便,三者取导赤散之意,使邪热从小便而出。热郁于内,脾胃运化受阻,故有腹满者,加神曲解郁行气开胃。以上诸药相伍,使热达腠开,里热得解,气机得行,则诸症可除。

宣畅气机,透达表里的治疗原则,贯穿温病治疗的始终。所以在除热的基础上调畅气机显得尤为关键。而灵活选用利气、导气、宣气、理气药,又可使下、清、透、散等治疗方法倍增效用。神解散就是一个除热与调气结合

的完美方剂。此方不仅运用了导赤、解毒清热的思想,更是加入了调畅气机的升降散,以调气带动清热,以清热促进气机调和。此外,温邪极易伤阴,故此方未病先防,加入了生地补肾水真阴,除皮肤干燥,去除湿热。这几个思想的结合,使得此方有助于我们对于临床上常见的发热、头痛、咽痛、斑疹、腹满等热阻气机的病证,无论哪个阶段均可进行加减治疗。

32. 清化汤《伤寒瘟疫条辨》

【药物】 白僵蚕(酒炒)10克 蝉蜕6克 金银花6克 泽兰6克 陈皮2克 黄芩6克 黄连3克 炒栀子3克 连翘3克 龙胆草(酒炒)3克 玄参3克 桔梗3克 白附子(炮)1.5克 甘草1.5克

【制用法】 水煎,早晚分2次,蜂蜜、黄酒各一小汤勺入煎成的药液内兑服。连服5天为1个疗程。服药禁忌:生冷油腻、肥甘厚味、辛辣酸咸之品。

【功用】 清热透邪,泻火解毒。

【适应证】 温病壮热,憎寒体重,舌燥口干,上气喘吸,咽喉不利,头面猝肿,目不能开者。

【历代名医方论】

清·杨栗山《伤寒瘟疫条辨》:此方名清化者,以清邪中于上焦,而能化之,以散其毒也。芩、连、栀、翘清心肺之火;玄参、橘、甘清

气分之火;龙胆草清肝胆之火,而且沉阴下行,以泻下焦之湿热;僵蚕、蝉蜕散肿消毒,定喘出音,能使清阳上升;金银花清热解毒;泽兰行气消毒;白附子散头面风毒;桔梗清咽利膈,为药之舟楫;蜜润脏腑;酒性大热而散,能引诸凉药至热处,以行内外上下,亦火就燥之意也。其中君明臣良,佐使同心,引导协力,自使诸症悉平矣。

【按语】 方中黄芩、黄连、栀子、连翘清上焦之痰瘀热毒;玄参、陈皮、甘草清气分火毒之邪;龙胆草清肝经之热毒,沉阴下行,以泻火毒之郁;僵蚕、蝉蜕息风散邪消毒,使清阳上升;金银花清热解毒;泽兰行气消毒;白附子散头面之风热痰毒;桔梗清上,化痰利膈,载药上行;蜂蜜润痰结以开,黄酒引诸药上行至病所。全方共奏息风清痰、解毒通经之效。

杨氏治疗瘟疫的特点是主张重用苦寒之品祛除病邪,其清泻之法,"非清则泻,非泻则清,原无多方"。然在临床实际中,重用苦寒时还需时时顾护人体阳气,本方中白附子便是一个很好的例证,于大量苦寒清热泻火中,加一味大热大辛纯阳之品,防止苦寒郁阻气机。可见即便是十分严重的温热之邪,在用药时也不可过于苦寒,这种顾护胃气的思想也从侧面反映出温病与伤寒是一脉相传,相互联系不可分割的。

湿热类方

1. 达原饮《温疫论》

【药物】 槟榔6克 厚朴3克 草果仁1.5克 知母3克 芍药3克 黄芩3克 甘草1.5克

【制用法】 上用水二盅,煎八分,午后温服。现代用法:水煎服。

【功用】 开达膜原,辟秽化浊。

【适应证】 瘟疫或疟疾,邪伏膜原证。憎寒壮热,或一日三次,或一日一次,发无定时,胸闷呕恶,头痛烦躁,脉弦数,舌边深红,舌苔垢腻,或苔白厚如积粉。常用于疟疾、流行性感冒、病毒性脑炎属温热疫毒伏于膜原者。

【历代名医方论】

明·吴又可《温疫论》:槟榔能消能磨,除

伏邪,为疏利之药,又除岭南瘴气;厚朴破戾气所结;草果辛烈气雄,除伏邪盘踞,三味协力,直达其巢穴,使邪气溃败,速离膜原,是以为达原也。热伤津液,加知母以滋阴;热伤营气,加白芍以和血;黄芩清燥热之余;甘草为和中之用。以后四品,乃调和之剂,如渴与饮,非拔病之药也。

清·张秉成《成方便读》:吴氏以此方治瘟疫初起,邪伏膜原,尚未传变之证。夫疫乃天地之病气,中之者必从口鼻而入,最易传染,最易传变,属温者居多,属寒者间有,似与伏邪不同。伏邪者,乃四时之正邪,如冬伤于寒,春必病温之类,凡正邪皆可伏而后发,发则自内而至外,初起尚未化热,每见胸痞恶心,舌白,口渴不欲引饮,脉数溺黄等象。此时未见表里形证,表里之药,均不可用,当与宣疏一法,化其伏邪,然后随证治之。此方以槟榔、厚朴能消能磨、疏利宣散之品,以破其伏邪,使其速化;更以草果辛烈气雄之物,直达伏邪盘结之处而搜逐之;然邪既盛于里,内必郁而成热,故以黄芩清上焦,芍药清中焦,知母清下焦,且能预保津液于未伤之时;加甘草者,以济前三味之猛,以缓后三味之寒也。合观此方,以之治伏邪初起者甚宜,似觉治瘟疫为未当耳。

清·张锡纯《医学衷中参西录》:北方医者治温病,恒用吴又可达原饮,此大谬也。达原饮为治瘟疫初得之方,原非治温病之方也。疫者,天地戾气,其中含有毒菌,遍境传染若役使然,故名为疫。因疫多病热,故名为瘟疫,瘟即温也。是以方中以逐不正之气为主。至于温病,乃感时序之温气,或素感外寒伏于膜原,久而化热,乘时发动,其中原无毒菌,不相传染,治之者惟务清解其热,病即可愈。若于此鉴别未清,本系温病而误投以达原饮,其方中槟榔开破之力既能引温气内陷,而厚朴、草果之辛温开散大能耗阴助热,尤非温病者所宜,虽有知母、芍药、黄芩各一钱,其凉力甚轻,是以用此方治温病者,未有见其能愈

也。且不惟不能愈,更有于初病时服之,即陡然变成危险之证者,此非愚之凭空拟议,诚有所见而云然也。

清·俞根初《重订通俗伤寒论》:膜者,横膈之膜;原者,空隙之处。外通肌腠,内近胃腑,即三焦之关键,为内外交界之地,实一身之半表半里也。

现代《瘟疫论评注》:吴氏认为入侵人体的疬气潜伏在膜原而发病。这种膜原之说,是吴氏引申《内经》有关膜原的论述,创造性地应用于瘟疫病的临床实践的结果。因为吴氏观察到当时流行的瘟疫病的初起证候,既不同于一般外感表证,又无里证的表现,而出现憎寒壮热,脉不浮不沉而数等症状。为了说明与此类症状相应的病变部位,吴氏特别提出了内不在脏腑,外不在经络,舍于伏脊之内,去表不远,附近于胃,表里分界即膜原这个部位。由此可见,邪在膜原这种理论是吴氏根据瘟疫初起的症候群,以症状反证病理,用以说明其病变部位的一种方法。也是吴氏创制达原饮的理论依据。

【按语】 达原饮为治疗瘟疫初起,邪伏膜原的要方。凡瘟疫之邪,多夹湿浊,病症特点是舌红而苔白厚如积粉,为湿遏热伏之象。方中槟榔、厚朴、草果三味药,气味辛烈,能燥湿辟秽,杀虫,破结,截疟,除瘴,为本方之主药。瘟疫之邪,内郁成热,最易伤津劫液,出现高热伤津,口干,舌红等症,故以黄芩、知母、芍药清里热,保津液,凉血和营作为辅助药;甘草为调和诸药之用。全方合用,共奏开达膜原,辟秽化浊,清热解毒之功,可使秽浊得化,热毒得清,阴津得复,则邪气溃散,速离膜原,故以"达原饮"名之。

开达膜原法及达原饮出自吴又可所著的《瘟疫论》,全书基本观点以逐邪为第一要义,重视攻下法,尤其推崇大黄。

现代临床报道可见于本方治疗各种发热、肺脓肿、艾滋病并发症、急性支气管肺炎、慢性荨麻疹、逆行性胆道感染、流行性感冒、

病毒性脑炎、急性类风湿关节炎等证属邪伏膜原的病症。

2. 藿香正气散《太平惠民和剂局方》

【药物】 大腹皮、白芷、紫苏、茯苓(去皮)各30克 半夏曲、白术、陈皮(去白)、厚朴(去粗皮,姜汁炙)、苦桔梗各60克 藿香(去土)90克 甘草(炙)75克

【制用法】 上为细末,每服二钱,水一盏,姜三片,枣一枚,同煎至七分,热服,如欲出汗,衣被盖,再煎并服。现代用法:散剂,每服9克,生姜、大枣煎汤送服;或作汤剂,加生姜、大枣,水煎服,用量按原方比例酌定。

【功用】 解表化湿,理气和中。

【适应证】 外感风寒,内伤湿滞证。恶寒发热,头痛,胸膈满闷,脘腹疼痛,恶心呕吐,肠鸣泄泻,舌苔白腻,以及山岚瘴疟等。

【历代名医方论】

宋《太平惠民和剂局方》:治伤寒头疼,憎寒壮热,上喘咳嗽,五劳七伤,八般风痰,五般膈气,心腹冷痛,反胃呕恶,气泄霍乱,脏腑虚鸣,山岚瘴疟,遍身虚肿;妇人产前、产后,血气刺痛;小儿疳伤,并宜治之。

明·吴昆《医方考》:内伤、外感而成霍乱者,此方主之。内伤者调其中,藿香、白术、茯苓、陈皮、甘草、半夏、厚朴、桔梗、大腹皮,皆调中药也,调中则能正气于内矣;外感者疏其表,紫苏、白芷,疏表药也,疏表则能正气于外矣,若使表无风寒,二物亦能发越脾气,故曰正气。

清·徐大椿《医略六书》:脾胃不调,感冒暑湿,中气不能运化,故身热不解,腹满吐泻焉。藿香快胃祛暑,苏叶解表散湿,大腹绒泻滞气,冬白术健脾元,厚朴散满除湿,半夏醒脾燥湿,陈皮利中,茯苓渗湿邪,白芷散阳明之湿,桔梗利太阴之气,甘草甘缓中州,姜、枣调和营卫也。此调中散邪之剂,为感冒暑湿之专方。其治不服水土亦强,扶土胜湿之义。

清·张秉成《成方便读》:夫四时不正之气,与岚瘴疟疾等证,无不皆有中气不足者,方能受之。而中虚之人,每多痰滞,然后无形之气,挟有形之痰,互结为患。故此方以白术、甘草补土建中者,即以半夏、陈皮、茯苓化痰除湿继之。但不正之气,从口鼻而入者居多,故复以桔梗之宣肺,厚朴之平胃,以鼻通于肺,而口达乎胃也。藿香、紫苏、白芷,皆为芳香辛散之品,俱能发表宣里,辟恶祛邪;大腹皮独入脾胃,行水散满,破气宽中;加姜、枣以和营卫,致津液,和中达表。如是则邪有不退、气有不正者哉?

清·汪昂《医方集解》:此手太阴、足阳明药也。藿香辛温,理气和中,辟恶止呕,兼治表里为君。苏、芷、桔梗散寒利膈,佐之以发表邪;厚朴、大腹行水消满,橘皮、半夏散逆除痰,佐之以疏里滞。苓、术、甘草益脾去湿,以辅正气为臣使也。正气通畅,则邪逆自除矣。

【按语】 藿香正气散主治外感风寒,内伤湿滞证。临床以恶寒发热,上吐下泻,舌苔白腻为辨证要点。配伍特点为外散风寒与内化湿滞相伍,健脾利湿与理气和胃共施,使风寒外散,湿浊内化,气机通畅,脾胃调和,清升浊降,则霍乱自已。临床常用于治疗急性胃肠炎或四时感冒属湿滞脾胃,外感风寒者。方中藿香为君,既以其辛温之性而解在表之风寒,又取其芳香之气而化在里之湿浊,且可辟秽和中而止呕,为治霍乱吐泻之要药。半夏曲、陈皮理气燥湿,和胃降逆以止呕;白术、茯苓健脾运湿以止泻,共助藿香内化湿浊而止吐泻,俱为臣药。湿浊中阻,气机不畅,故佐以大腹皮、厚朴行气化湿,畅中行滞,且寓气行则湿化之义;紫苏、白芷辛温发散,助藿香外散风寒,紫苏尚可醒脾宽中,行气止呕,白芷兼能燥湿化浊;桔梗宣肺利膈,既益解表,又助化湿;煎用生姜、大枣,内调脾胃,外和营卫。使以甘草调和药性,并协姜、枣以和中。

本方重在化湿和胃,解表散寒之力较弱,故服后宜温覆以助解表。湿热霍乱之吐泻,则非本方所宜。

3．一加减正气散《温病条辨》

【药物】　藿香根6克　厚朴6克　杏仁6克　茯苓皮6克　广陈皮3克　神曲5克　麦芽5克　绵茵陈6克　大腹皮3克

【制用法】　加水1升，煮取400毫升，分二次温服。

【功用】　芳香化湿，理气和中。

【适应证】　三焦湿郁，升降失司，脘腹胀满，大便溏垢不爽。

【按语】　一加减正气散方证虽属三焦湿郁，但以中焦为病变重心。湿邪夹食滞郁阻中焦，脾胃升降失司，气机不畅，故脘腹胀满，便下不爽，当以升降中焦为治法。藿香用梗，为君药，取其走中不走外，芳香化湿兼有理气之功；中焦湿温，无风寒表证，故减去紫苏、白芷等散寒解表药，去甘草之壅滞则无留恋湿邪之虞，不用桔梗因邪在中焦恐其引药入上焦，药过病所。病为湿温去术之温燥；气机之升降除依靠脾胃之斡旋，亦有赖于肺气之肃降、肝气之宣发，故佐以杏仁肃降肺气，茵陈疏肝理气，合茯苓皮、大腹皮以利湿清热，四药俱为佐药。本方以恢复脾胃气机为法，诸药合用，为苦辛微寒之法，使湿浊去，气机畅通，食滞消化，则脾胃升降自然复常。

4．二加减正气散《温病条辨》

【药物】　藿香梗9克　广皮6克　厚朴6克　茯苓皮9克　木防己9克，大豆黄卷6克　川通草4.5克　薏苡仁9克

【制用法】　上药用水800毫升，煮取300毫升，分2次服。

【功用】　芳香化湿，宣通经络。

【适应证】　湿郁三焦，脘腹胀满，大便溏薄，身体疼痛，舌苔白，脉象模糊者。

【按语】　二加减正气散以祛经络之湿为主，方证为湿邪留注经络，经气阻滞，不通则痛，故见身痛，脾为湿困，清气不升，水湿偏渗于大肠则见便溏，胃气不舒故脘闷，舌白、脉象模糊亦提示湿邪偏胜。本方之特点所选加诸药长于淡渗利湿兼能除痹，标本兼治，两擅

其长所以保留正气散之藿、朴、陈、苓祛湿滞；加薏苡仁味甘淡，性凉，功能利湿健脾，舒筋除痹，清热排脓；大豆黄卷清解表邪，分利湿热，兼除湿痹，《本经》谓其"主湿痹，筋挛、膝痛"；木防己祛风除湿，通经活络，合通草清热利尿，"利小便之所以实大便"。

5．三加减正气散《温病条辨》

【药物】　藿香（连梗叶）9克　茯苓皮9克　厚朴6克　广皮4.5克　杏仁9克　滑石15克

【制用法】　水1升，煮取500毫升，分两次服。

【功用】　芳香化浊，清热利湿。

【适应证】　秽湿着里，舌黄脘闷，气机不宣，久则酿热者。

【按语】　三加减正气散有芳香开泄、清利湿热之功，为苦辛寒剂。病机为"秽湿着里，久则酿热"，症见"苔黄、脘闷"，故仍取正气散之藿、朴、陈、苓泻湿满，《本草正义》认为藿香"芳香而不嫌其猛烈，温煦而不偏于燥热，能祛阴霾湿邪而助胃正气，为湿困脾阳，倦怠无力，饮食不甘，舌苔浊垢者最捷之药"。辅以厚朴行气化湿，宽胸除满，陈皮理气和中，二药辛开苦降，疏理中焦气机而为臣药。加杏仁利肺与大肠之气且宣利上焦肺气，气化则湿亦化，滑石助茯苓皮渗湿泄热。全方以芳化之品清疏胃热，芳化脾湿，又融健脾理气为一体。脾运则湿除气畅，胃热去则胃气和。临床常用于泄泻、急慢性胃炎、肠炎等证属三加减正气散证者，亦用于冠心病，症见心前区胀闷感，腹胀，纳食少，舌苔白腻，属湿热阻滞中焦者。

6．四加减正气散《温病条辨》

【药物】　藿香梗9克　厚朴6克　茯苓9克　广皮4.5克　草果3克　神曲6克　楂肉（炒）15克

【制用法】　用水1升，煮取400毫升，滓再煮200毫升，分三次服。

【功用】　化湿和中，行气消滞。

【适应证】 湿温，秽湿着里，邪阻气分，脘闷，舌苔白滑，脉缓。

【按语】 四加减正气散，病机为秽湿着里，邪阻气分，脾阳为湿阻而不运，症见苔白滑，脉右缓，治疗重点在于运脾消积，温化寒湿。故仍取藿、朴、陈、苓，加草果、山楂、神曲以运脾阳。正如吴鞠通所云："以右脉缓之故，知气分之湿阻，故加草果、楂肉、神曲，急运坤阳，使足太阴之地气不上蒸手太阴之天气也。"方以藿香为君，芳香化湿，醒脾和胃，臣以草果、楂肉、神曲。其中，草果辛温燥烈，功能燥湿温中，祛痰截疟消食，善除寒湿而温燥中宫，为脾胃寒湿主药；楂肉酸甘，健胃补脾，消食活血；神曲健脾消食，理气化湿，解表。三药共奏健脾燥湿、消食化痰之功。佐以陈皮、厚朴理气燥湿，茯苓健脾利湿。本方特点为温阳健脾，不给湿邪以停聚之机。

7. 五加减正气散《温病条辨》

【药物】 藿香梗6克 广皮5克 茯苓块9克 厚朴6克 大腹皮5克 谷芽3克 苍术6克

【制用法】 水1升，煎煮至400毫升，日再服。

【适应证】 秽湿着里，脘闷便泄。

【按语】 五加减正气散治"秽湿着里"，症见"脘闷、便泄"，病机为湿困中焦，脾胃不和。故本方除用藿、朴、陈、苓外，又选原方中大腹皮、苍术运脾气，加麦芽一味升胃气。吴鞠通所谓："伤脾阳，在中则不运、痞满，传下则洞泻腹痛。伤胃阳，则呕逆不食，膈胀胸痛。两伤脾胃，既有脾证，又有胃证也。"秽湿入里，两伤脾胃，脾失升清，水湿并走大肠则便泄，胃失和降则脘闷。治疗当调和脾胃，温化寒湿。方取藿香化湿和胃，为君药。苍术辛苦而温，功能燥湿健脾，祛风散寒。陈皮理气健脾，燥湿化痰两药共为臣药。佐以厚朴行气除满，燥湿消痰。大腹皮下气宽中，行水。茯苓利湿健脾。谷芽健脾开胃，和中消食。本方着力于调和脾胃，恢复其升清降浊

之职，如此则无内外合邪之虞，辅以祛湿则诸症自愈。

五个加减正气散方，从不同角度体现了"以升降中焦为定法"的立方之旨。湿温病病机为湿热之邪，蕴结中焦，脾胃气机升降失常，故五方均以正气散为主方，用藿、朴、苓、陈以化湿、行气、健脾，而五个加减正气散治疗各有所侧重，即一加减调升降，二加减宣经络，三加减利湿热，四加减运脾阳，五加减和脾胃之不同。所以吴鞠通在五加减正气散方后云："按今人以藿香正气散，统治四时感冒，试问四时止一气行令乎？抑各司一气，且有兼气乎？况受病之身躯脏腑又各有不等乎？历观五法均用正气散，而加法各有不同。亦可知用药非丝丝入扣，不能中病，彼泛论四时不正之气，与统治一切诸病之方，皆未见轩岐之堂室也，乌可云医乎！"

吴氏精辟论述了用成方治病，要根据时令不同，脏腑差别，病机的变化，条分缕析，加减变化，方能切中肯綮，并纠正一方统治四时之病的偏颇。五个加减正气散虽为湿温病而设，但对临床选用成方做出了规范。加减正气散方的应用也体现出湿性黏滞，湿邪致病易阻滞气机，以及湿邪兼证较多的特点。

8. 连朴饮《霍乱论》

【药物】 制厚朴6克 川连（姜汁炒）、石菖蒲、制半夏各3克 香豉（炒）、焦栀各9克 芦根60克

【制用法】 水煎，温服。

【功用】 清热化湿，理气和中。

【适应证】 湿热蕴伏而成霍乱。

【历代名医方论】

现代·赵绍琴《温病纵横》：本证属湿热并重，治疗宜清热与燥湿并行。方中黄连、栀子苦寒，清热泻火燥湿；厚朴、半夏、石菖蒲三药相配，苦温与辛温并用，辛开苦泄，燥湿化浊；半夏又有和胃降逆止呕之功；豆豉宣郁透热；芦根清热生津。诸药配伍，为燥湿清热之

良方。

《温病学讲义》:本方以川连苦寒清热化湿,厚朴苦温理气化湿,半夏降逆和胃,菖蒲芳香化浊,栀子、豆豉清宣郁热,芦根清利湿热,生津止渴。

【按语】 连朴饮是治疗湿热霍乱之主方,以吐泻烦闷、小便短赤、舌苔黄腻、脉滑数为证治要点。亦可用于湿温病而见身热心烦,胸闷呕恶,溲赤苔黄者。配伍特点为主用苦辛开降,畅利气机,消胀除满;辅佐以辛宣芳化,散邪与化湿浊并行。具有辛开苦泄、升清降浊之功用。方中黄连清热燥湿,厚朴理气化湿;焦栀、香豉清郁热,除烦闷,芦根清热生津;石菖蒲芳香化浊,制半夏化湿和中。诸药相伍,共奏清热化湿,理气和中之效。本方证治以呕吐为主,若腹泻较著者,宜加扁豆、薏苡仁以利湿止泻。根据现代药理研究,黄连、厚朴、栀子等有较好的抑菌作用,半夏、厚朴、石菖蒲等对胃肠功能有调整作用。临床常用于治疗急性胃肠炎、肠伤寒、副伤寒等多种急性消化道感染性疾病证属湿热并重者。

9. 甘露消毒丹《医效秘传》

【药物】 飞滑石 450 克 淡黄芩 300 克 绵茵陈 330 克 石菖蒲 180 克 川贝母、木通各 150 克 藿香、连翘、白蔻仁、薄荷、射干各 120 克

【制用法】 生晒研末,每服三钱,开水调下,或神曲糊丸,如弹子大,开水化服亦可。现代用法:散剂,每服 6～9 克;丸剂,每服 9～12 克;汤剂,水煎服,用量按原方比例酌定。

【功用】 利湿化浊,清热解毒。

【适应证】 湿温时疫,邪在气分,湿热并重证。发热倦怠,胸闷腹胀,肢酸咽痛,身目发黄,颐肿口渴,小便短赤,泄泻淋浊,舌苔白或厚腻或干黄,脉濡数或滑数。

【历代名医方论】

清·叶天士《医效秘传》:时毒疠气……邪从口鼻皮毛而入,病从湿化者,发热目黄,胸满,丹疹,泄泻,其舌或淡白,或舌心干焦,湿邪犹在气分者,用甘露消毒丹治之。

清·王孟英《温热经纬》:此治湿温时疫之主方也……温湿蒸腾,更加烈日之暑,烁石流金,人在气交之中,口鼻吸受其气,留而不去,乃成湿温疫疠之病,而为发热倦怠,胸闷腹胀,肢酸咽肿,斑疹身黄,颐肿口渴,溺赤便闭,吐泻疟痢,淋浊疮疡等证。但看病人舌苔淡白,或厚腻,或干黄者,是暑湿热疫之邪尚在气分,悉以此丹治之立效,并主水土不服诸病。

【按语】 甘露消毒丹治疗湿温时疫,湿热并重之证,为夏令暑湿季节常用方,故王士雄誉之为"治湿温时疫之主方"。临床应用以身热肢酸,口渴尿赤,或咽痛身黄,舌苔白腻或微黄为辨证要点。方中重用滑石、茵陈、黄芩,其中滑石利水渗湿,清热解暑,两擅其功;茵陈善清利湿热而退黄;黄芩清热燥湿,泻火解毒。三药相合,正合湿热并重之病机,共为君药。湿热留滞,易阻气机,故臣以石菖蒲、藿香、白豆蔻行气化湿,悦脾和中,令气畅湿行;木通清热利湿通淋,导湿热从小便而去,以益其清热利湿之力。热毒上攻,颐肿咽痛,故佐以连翘、射干、贝母、薄荷,合以清热解毒,散结消肿而利咽止痛。纵观全方,利湿清热,两相兼顾,且以芳香行气悦脾,寓气行则湿化之义;佐以解毒利咽,令湿热疫毒俱去,诸症自除。

李士懋先生认为,本方兼有化痰之功,对于湿热并重兼有热痰之病证颇为合适。因为方中石菖蒲、射干、川贝母都有良好的清热化痰之功。石菖蒲辛苦性平,除具有化湿开胃之外,尚具有良好的豁痰之功。其诸多功效如开心窍、通气机、止遗尿、除烦闷、醒神益智、安胎、除肿痛之功皆是其豁痰之功的延续。临床常用于治疗痰邪阻滞气机导致的神昏、健忘、耳聋、心胸烦闷、胃痛、腹痛、癫痫、厥逆、痈疽肿毒、风寒湿痹、跌打损伤等。射干味苦性寒,有小毒,除具有清热解毒、散结消

肿止痛外,尚可以止咳化痰,用于痰热壅盛所致的咳嗽气喘、咽喉肿痛、喉痹不通、腹部积水、乳痈初起、皮肤发黑等病证。不仅将该方应用于夏令暑湿季节的外感和内伤热病,更多是将该方用于湿热并重兼有热痰所导致的各种内伤疑难杂病。现代医学的病毒性腮腺炎、急慢性中耳炎、急慢性支气管炎、急慢性肺炎、急慢性咽喉炎、病毒性心肌炎、急慢性胃肠炎、急慢性胆囊炎、急慢性尿道炎等证属湿热并重兼有热痰者,皆可应用本方化裁治疗。

甘露消毒丹与三仁汤相比,同为清热利湿之剂,均治湿温病证,但三仁汤偏于化湿,清热力弱,适用于湿重于热者;本方清热利湿并重,适用于湿热并重者。

10. 蒿芩清胆汤《通俗伤寒论》

【药物】 青蒿脑6克　淡竹茹9克　仙半夏5克　赤茯苓9克　黄芩9克　生枳壳5克　广陈皮5克　碧玉散(包)9克

【制用法】 水煎服。煎煮时间不宜过长,15分钟即可。服药以昼夜频服为要,不可过量过急。

【功用】 和解少阳,清胆利湿,和胃化痰。

【适应证】 少阳湿热证。寒热如疟,寒轻热重,口苦膈闷,吐酸苦水,或呕黄涎而黏,甚则干呕呃逆,胸胁胀疼,小便黄少,舌红苔白腻,间见杂色,脉数而右滑左弦者。

【历代名医方论】

清·俞根初《重订通俗伤寒论》:足少阳胆经与手少阳三焦合为一经,其气化一寄于胆中以化水谷,一发于三焦以行腠理。若受湿遏热郁,则三焦之气机不畅,胆中之相火乃炽,故以蒿、芩、竹茹为君,以清泄胆火。胆火炽,必犯胃而液郁为痰,故臣以枳壳、二陈和胃化痰。又佐以碧玉,引相火下泄。何秀山曰:此为和解胆经之良方,凡胸痞作呕,寒热如疟者,投无不效。

【按语】 蒿芩清胆汤实为小柴胡汤、温胆汤、碧玉散相合裁减而成。临床应用以治

疗湿热郁阻少阳胆经之证,临床应用以寒热如疟、寒轻热重、胸闷口苦、苔腻、脉弦滑为辨证要点。方中青蒿脑为青蒿新发嫩芽,性味苦寒而气味芳香,既能清透少阳邪热,领少阳之邪外出,又擅长化湿辟秽,其辟秽宣络之功尤胜于柴胡,伍以清热之黄芩为君;竹茹善清胆胃之热,化痰止呕;枳壳下气宽中,除痰消痞;半夏燥湿化痰,和胃降逆;陈皮理气化痰。四药配合,使热清湿化痰除,故为臣药。赤茯苓、碧玉散清热利湿,导邪从小便而出,故为佐使药。全方共奏清胆利湿,和胃化痰之功。少阳胆热一清,脾胃痰湿得化,则诸症自愈。临床应用本方要抓住胆热犯胃、湿热痰浊中阻之热重于湿病机特点。临床报道常用本方治疗急性胆囊炎、胆汁反流性胃炎、慢性胃炎、湿温发热等病症。

11. 藿朴夏苓汤《感证辑要》,引《医原》

【药物】 藿香6克　川朴3克　姜半夏4.5克　赤苓9克　杏仁9克　生薏苡仁12克　白蔻仁3克　猪苓9克　淡豆豉9克　泽泻4.5克　通草3克

【制用法】 水煎服。

【功用】 宣通气机,燥湿利水。

【适应证】 湿温初起,湿热病邪在气分而湿偏重者。身热恶寒,肢体困倦,胸闷口腻,舌苔薄白,脉濡缓。

【按语】 中医治湿有三法,即芳香化湿、苦温燥湿、淡渗利湿。藿朴夏苓汤集治湿三法为一方,外宣内化,通利小便,可谓治湿之良方。方以祛湿药为主而未用清热药,可分消上中下湿邪,湿去则热无所依则自清,即"湿去热孤"之法,此法是温病学对和法的发展,为和解法的变局。方中用白蔻仁、藿香、厚朴芳香化湿,白蔻仁偏于醒脾,藿香偏于和胃,厚朴偏于下气;赤苓、通草、薏苡仁、泽泻、猪苓利湿,赤苓偏于益气,通草偏于通利血脉,薏苡仁偏于健脾,泽泻、猪苓偏于清热;半夏苦温醒脾燥湿;杏仁降泄痰浊;淡豆豉辛散透达,方药相互为用,以芳香化湿、渗利水湿

为主。正如石芾南所言:"湿去气通,布津于外,自然汗解"。全方用药照顾到了上、中、下三焦,以燥湿芳化为主,开宣肺气,淡渗利湿为辅,与三仁汤结构略同,而利湿作用过之。

现代药理研究表明:本方具有对肠胃蠕动呈双向调节、调节内分泌、增强机体免疫力、抗炎、抗菌、抗病毒等作用。临床报道尚见于治疗肠伤寒、肾盂肾炎、慢性结肠炎、布氏杆菌病、风湿性关节炎等病临床表现符合湿温证者。

12. 三仁汤《温病条辨》

【药物】 杏仁15克 飞滑石18克 白通草6克 白蔻仁6克 竹叶6克 厚朴6克 生薏仁18克 半夏15克

【制用法】 甘澜水八碗,煮取三碗,每服一碗,日三服。

【功用】 宣畅气机,清利湿热。

【适应证】 湿温初起及暑温夹湿之湿重于热证。头痛恶寒,身重疼痛,肢体倦怠,面色淡黄,胸闷不饥,午后身热,苔白不渴,脉弦细而濡。

【历代名医方论】

清·吴鞠通《温病条辨》:头痛恶寒,身重疼痛,舌白不渴,脉弦细而濡,面色淡黄,胸闷不饥,午后身热,状若阴虚,病难速已,名曰湿温。汗之则神昏耳聋,甚则目瞑不欲言,下之则洞泄,润之则病深不解,长夏深秋冬日同法,三仁汤主之。

清·吴鞠通《温病条辨》:湿为阴邪,自长夏而来,其来有渐,且其性氤氲黏腻,非若寒邪之一汗而解,温热之一凉则退,故难速已。世医不知其为湿温,见其头痛恶寒身重疼痛也,以为伤寒而汗之,汗伤心阳,湿随辛温发表之药蒸腾上逆,内蒙心窍则神昏,上蒙清窍则耳聋目瞑不言。见其中满不饥,以为停滞而大下之,误下伤阴,而重抑脾阳之升,脾气转陷,湿邪乘势内渍,故洞泄。见其午后身热,以为阴虚而用柔药润之,湿为胶滞阴邪,再加柔润阴药,二阴相合,同气相求,遂有锢

结而不可解之势。惟以三仁汤轻开上焦肺气,盖肺气一身之气,气化则湿亦化也。

现代·秦伯未《谦斋医学讲稿》:三仁汤为湿温证的通用方。它的配合,用杏仁辛宣肺气,以开其上;蔻仁、厚朴、半夏苦辛温通,以降其中;苡仁、通草、滑石淡渗湿热,以利其下。虽然三焦兼顾,其实偏重中焦。

【按语】 三仁汤主治属湿温初起,湿重于热之证。临床应用以头痛恶寒,身重疼痛,午后身热,苔白不渴为辨证要点。湿为阴邪,旺于申酉,邪正交争,故午后身热。其证颇多疑似,每易误治,故吴瑭于《温病条辨》中明示"三戒":一者,不可见其头痛恶寒,以为伤寒而汗之,汗伤心阳,则神昏耳聋,甚则目瞑不欲言;二者,不可见其中满不饥,以为停滞而下之,下伤脾胃,湿邪乘势下注,则为洞泄;三者,不可见其午后身热,以为阴虚而用柔药润之,湿为胶滞阴邪,再加柔润阴药,两阴相合,则有锢结不解之势。故治疗之法,惟宜宣畅气机、清热利湿。方中杏仁宣利上焦肺气,气行则湿化;白蔻仁芳香化湿,行气宽中,畅中焦之脾气;薏苡仁甘淡性寒,渗湿利水而健脾,使湿热从下焦而去。三仁合用,三焦分消,是为君药。滑石、通草、竹叶甘寒淡渗,加强君药利湿清热之功,是为臣药。半夏、厚朴行气化湿,散结除满,是为佐药。

综观三仁汤全方,体现了宣上、畅中、渗下,三焦分消的配伍特点,气畅湿行,暑解热清,三焦通畅,诸症自除。吴鞠通认为"唯以三仁汤轻开上焦肺气,盖肺主一身之气,气化则湿亦化也"。其实三仁汤不单开肺气,而是能很好地调达三焦气机,使邪气外出。医家总结的"宣上、畅中、渗下"六字真言,颇似和解少阳,祛除半表半里之邪的小柴胡汤证,与"上焦得通,津液得下,胃气因和,身濈然汗出而解"之理相同,三仁汤称得上温病学中的小柴胡汤。

三仁汤在临床中多用于持续午后发热不退,更多见于失治误治,尤其是用退热药或抗

感染输液后,虽汗出而热不能尽退者,其身热特点表现为午后身热,初扪及皮肤不觉热而体温颇高。临床报道尚见于治疗肠伤寒、胃肠炎、肾盂肾炎、布氏杆菌病、肾小球肾炎及关节炎等属湿重于热者。

三仁汤与藿朴夏苓汤、黄芩滑石汤皆为治疗湿温之常用方。其中藿朴夏苓汤以三仁、二苓配伍藿香、淡豆豉化气利湿兼以疏表,故主治湿温初起,表证较明显者;三仁汤以三仁配伍滑石、淡竹叶于化气利湿之中佐以祛暑清热,故主治湿温初起,湿重热轻之证;黄芩滑石汤以黄芩配伍滑石、二苓,清热与利湿并用,故主治湿温邪在中焦,湿热并重之证。

13. 黄芩滑石汤《温病条辨》

【药物】 黄芩9克 滑石9克 茯苓皮9克 大腹皮6克 白蔻仁(后下)3克 通草3克 猪苓9克

【制用法】 用水1.2升,煮取400毫升,滓再煮取200毫升。分三次温服。

【功用】 清热利湿,行气化浊。

【适应证】 湿温病,身疼痛,口不渴,或渴不多饮,汗出热解,继而复热,舌苔淡黄而滑,脉缓。

【按语】 本方以黄芩苦寒清热燥湿,滑石、茯苓皮、通草、猪苓清利湿热,白蔻仁、大腹皮化湿利水,兼以畅气,使气化则湿化。众药合用,则湿祛热清,诸症自解。本方与三仁汤均用蔻仁、通草、滑石以清热祛湿,治疗湿温。但本方尚配黄芩、二苓、大腹皮,为清热化湿并施之剂,其清热作用强于三仁汤,适用于邪滞中焦,湿热并重,胶着不解者;三仁汤则用杏仁、苡仁、竹叶、半夏、厚朴,于化气利湿之中佐以清热,其祛湿作用优于本方,适用于湿温初起,湿重热清之证。

14. 菖蒲郁金汤《温病全书》

【药物】 石菖蒲、炒栀子、鲜竹叶、牡丹皮各9克 郁金、连翘、灯心各6克 木通5克 竹沥(冲)10克 玉枢丹(冲)1.5克

【制用法】 用水1.2升,煮取400毫升,

滓再煮取200毫升。分三次温服。

【功用】 清营透热,开窍辟秽。

【适应证】 伏邪风温,辛凉发汗后,表邪虽解,暂时热退身凉,而胸腹之热不除,继则灼热自汗,烦躁不寐,神识时昏时清,夜多谵语,脉数舌绛,四肢厥而脉陷,症情较轻者。

【历代名医方论】

现代·程门雪《书种室歌诀二种》:痰浊蒙闭心包,仍属气分,所谓气分,指以气分为主,并非与营分无涉。不过主次之分而已。辨证关键,在舌苔黄垢腻和身热不扬。治宜涤痰开窍,用菖蒲郁金汤加减。菖蒲配郁金,芳香开窍,竹沥、姜汁豁痰开窍,力嫌单薄,应增入胆星、竺黄,以增药力;银花、连翘清温解毒;竹叶、滑石渗利湿热;山栀、丹皮泻火凉营。方中菊花、牛蒡子似与病情无涉,可去。玉枢丹泄化痰水,芳香通神,却邪解毒,如用之不应,热重者易至宝丹,湿重者易白金丹。

【按语】 菖蒲郁金汤是治热入气营之神识昏蒙的方剂,证以身体灼热汗出、烦躁不安、神志昏迷、夜寐不宁、妄语、舌红绛、脉细数为辨证要点。方中石菖蒲辛温方香,化湿痰,开心窍;郁金辛寒,行气开郁,二药配伍,相辅相成,共奏行气化痰,芳香开窍之功;以连翘配菊花、牛蒡子、竹叶轻清宣透,宣泄湿热邪气;以滑石配炒山栀、竹叶导湿热从小便而驱;竹沥苦寒,清化痰热而开其窍,加姜汁可制竹沥之寒凉,保护胃气;牡丹皮行血脉,泻血中伏热;玉枢丹为成药,研末冲于汤剂中服用,有辟秽化浊之功。诸药配伍,芳化痰湿,清利湿热,共成化湿清热,芳香开窍之剂。但其开窍之力毕竟不足,临床可配入苏合香丸或至宝丹同服。

现代常用于治疗流行性脑脊髓膜炎、流行性乙型脑炎、流行性感冒、风湿热、夏季发热、中暑等病症。

15. 新加香薷饮《温病条辨》

【药物】 香薷6克 银花9克 鲜扁豆花9克 厚朴6克 连翘6克

【制用法】 水煎服。水五杯,煮取两杯,先服一杯,得汗,止后服,不汗再服,服尽不汗,再作服。

【功用】 祛暑解表,清热化湿。

【适应证】 暑温初起,复感风寒。证见恶寒发热,无汗,心烦面赤,口渴,苔白,脉右洪大左反小者。

【历代名医方论】

清·吴鞠通《温病条辨》:香薷辛温芳香,能由肺之经而达其络。鲜扁豆花,凡花皆散,取其芳香而散,且保肺液,以花易豆者,恶其呆滞也。夏日所生之物,多能解暑,惟扁豆花为最,如无花时,用鲜扁豆皮,若再无此,用生扁豆皮。厚朴苦温,能泻实满,厚朴皮也,虽走中焦,究系肺主皮毛,以皮从皮,不为治上犯中。若黄连、甘草,纯然里药,暑病初起,且不必用,恐引邪深入,故易以银花、连翘,取其辛凉达肺经之表,纯从外走,不必走中也。温病最忌辛温,暑病不忌者,以暑必兼湿,湿为阴邪,非温不解,故此方香薷、厚朴用辛温,而余则佐以辛凉云。

清·张秉成《成方便读》:夫夏月暑热炎蒸,人在气交之中,似乎得风则爽,何得有暑风之证?然风有虚邪贼风,从克贼之方来者,皆能致病,故感之者,即见发热无汗之表证。香薷辛温芳香,能由肺之经而达其络,以解外感之风邪。鲜扁豆花产于夏月,凡夏月所生之物,均能解暑,又凡花皆散,且轻清入肺,又能保液存阴。连翘、银花,辛凉解散,以清上焦之暑热。厚朴辛温苦降,能散能宣,燥湿而除满,以暑必兼湿,故治暑方中,每加厚朴,相须佐使,用其廓清胸中之湿,使暑热自离而易

解耳,决无治上犯中、治热用温之害也。

清·薛生白《温热经纬·薛生白湿热病篇》:用其香薷辛温以散阴邪而发越阳气,厚朴之苦温以除湿邪,而通行滞气,扁豆甘淡,利水和中,倘无寒热之表证,即无取香薷之辛温走窜矣。无腹痛吐利之里证,亦无取厚朴、扁豆之疏滞和中矣。

清·雷少逸《时病论》:香薷辛温香散,宜于阴暑而不宜于阳暑也。盖阴暑无汗,用香薷以发之;阳暑发汗,用之能无害乎?李时珍曰:香薷乃夏月解表之药,犹冬月之麻黄,由是论之,其发表之功可见矣。今人不别阴阳,一概用之则误甚。

【按语】 新加香薷饮由《局方》香薷散去扁豆加银花、连翘、鲜扁豆花而成,吴鞠通创立此方主要针对暑月外感寒湿,内有暑热之证而设,多因夏日贪凉饮冷,暑温蕴阻于内,复因起居不慎,当风露宿,致寒邪外束肌表而成病。故治宜外解寒湿,内清暑热。方中香薷辛温芳香,发汗解表,以祛在表之寒湿,香薷有"夏月之麻黄"之称,所以,必须发热无汗而有明显恶寒者才可使用;配以鲜扁豆花、银花、连翘之辛凉芳香,清透内蕴之暑热;厚朴辛温,理气燥湿。清温和用,以清为主,银翘之凉,正合暑为阳邪,非凉不清;香薷、厚朴之温,正合湿为阴邪,非温不化。诸药合用,一是辛温解表祛寒湿,一是辛凉清透里热,共成治暑兼清暑热之剂。所以,吴鞠通称本方是"辛温复辛凉法",并认为:"温病最忌辛温,暑病不忌者,以暑必兼湿,湿为阴邪,非温不解。故此方用香薷,厚朴之辛温,而余则佐以辛凉云"。

新冠肺炎三方三药

1. 清肺排毒汤

【药物】 麻黄9克,炙甘草6克,杏仁9

克,生石膏(先煎)15～30克,桂枝9克,泽泻9克,猪苓9克,白术9克,茯苓15克,柴胡

16 克,黄芩 6 克,姜半夏 9 克,生姜 9 克,紫菀 9 克,冬花 9 克,射干 9 克,细辛 6 克,山药 12 克,枳实 6 克,陈皮 6 克,藿香 9 克。

【制用法】 采用传统中药饮片,水煎服。每天 1 剂,早晚两次(饭后四十分钟),温服,三剂一个疗程。如有条件,每次服完药可加服大米汤半碗,舌干津液亏虚者可多服至一碗。(注:如患者不发热则生石膏的用量要小,发热或壮热可加大生石膏用量)。若症状好转而未痊愈则服用第二个疗程,若患者有特殊情况或其他基础病,第二疗程可以根据实际情况修改处方,症状消失则停药。

【功用】 宣肺止咳,清热化湿,透邪排毒。改善发热、咳嗽、乏力等症状。有效促进患者肺影像改善,促进肺部病灶吸收。

【适应证】 用于治疗新型冠状病毒感染的肺炎轻型、普通型、重型患者,该方也可用于普通感冒和流感患者。

【名医方论】

国医大师薛伯寿:这次新冠肺炎为仲景时代的寒湿疫,治疗新冠肺炎的清肺排毒汤,就是仲景相关经方融合创新运用。此方为麻黄汤、五苓散巧妙相合,既祛寒闭又利小便祛湿,麻黄可增五苓散祛湿,五苓散控制麻桂发汗之峻,桂枝甘草辛甘化阳扶正,苓桂术甘又有健脾化饮之用。因新冠肺炎胸憋气短,虽无明显喘,其实肺闭不宣,比有喘咳更为严重,又合用射干麻黄汤及橘枳姜汤,小柴胡汤为少阳病,半表半里,又可通利三焦,既防疫邪入里,又调肝和胃,顾护消化功能,加藿香为芳香化湿,用石膏防郁而化热。

【按语】 清肺排毒汤是 2020 年国家卫健委、国家中医药管理局向全国推荐使用的新冠肺炎诊疗方案的通用方剂。经过临床观察,清肺排毒汤显示出了在阻断轻型、普通型向重型和危重型方面发展的重要作用。同时在重型和危重型抢救过程中也发挥了非常好的作用。清肺排毒汤是由中国中医科学院特聘研究员葛又文先生根据新冠肺炎的核心病机,结合气候变化因素,特别是 2020 年岁末年初突来寒潮且阴雨绵绵,湿气更盛,因寒湿而致病的发病特点,依据中医五运六气理论,从汉代张仲景《伤寒杂病论》这一经典医籍里,选取麻黄汤、麻杏石甘汤、射干麻黄汤、小柴胡汤、五苓散五个方剂有机化裁,古方新用、融会贯通,创新组合为一个新的方剂。此方以麻黄汤、五苓散巧妙相合,既祛寒闭又利小便祛湿,合用射干麻黄汤,温肺化饮,下气祛痰;小柴胡汤和解少阳,可使邪气得解,少阳得和,上焦得通,津液得下,胃气得和,有汗出热解之功效。新冠肺炎患者症状表现有发热(部分患者热型呈持续波动的往来寒热)、咳嗽、咽痛、胸憋气短、乏力、肢重等为主要症状,喘而发热用肺热咳喘良方麻杏石甘汤;咳而上气,咽痛用寒痰阻肺咳嗽哮喘专方射干麻黄汤;发热、乏力、肢重用寒湿内盛水蓄霍乱良方五苓散。考虑到疫邪为寒湿温疫,加藿香清轻芳香,醒脾化湿,叶天士谓此药"禀天初春之木气""气味俱升",为温病学家常用芳香化湿之药,再配伍枳实、陈皮行气宽胸、理气化痰,方中陈皮与半夏组成了著名的化痰剂"二陈汤";山药养阴益气、清补肺脾、顾护中焦。在此基础上,去掉了原方中人参、大枣、甘草和五味子这些补气敛肺的中药,唯恐留恋邪气。诸药合而成方,解热清肺,宣畅气机,化气利水,辟秽排毒,故能安全、快速获效。这个方剂不以药为单位,而以方剂为单位去作战,方与方协同配合,使其在同等药量的情况下产生几倍量的效果,寒湿热毒排出的速度就更快。

清肺排毒汤全方 21 味药,整体攻补兼施,升降相因,寒热并用,宣清导浊,思虑周密,谨遵仲景六经辨证,突出了被誉为"经方之祖"《伤寒论》的重要指导作用,更突出了中医在瘟疫治疗中无可替代的重要性。全方重点在疏不在堵!凸显给邪气以出路,而不是旨在围堵、对抗、棒杀毒邪,能够使得毒热之邪从肺卫宣泄而去,湿毒之邪从小便化解而去。故名之曰清肺排毒汤。方中细辛的用量是 6 克,超出药典的标准。在葛又文先生看来,想要破除湿毒郁肺,就要温肺化饮。应对疫情,3 克达不到效果,前三剂建议用到 6 克,这是医生在临床中常用剂量,也得到专家的认可。王永炎院士在《清肺排毒汤通过中医药抗疫百年大考》一文中说到,"以清肺排毒汤为代表,中医药通过了抗疫百年大考。"

据国家中医药管理局网站报道,2020 年 1 月 27 日,国家中医药局以临床急用实用效用为导向,紧急启动"防治新型冠状病毒感染的肺炎中医药有效方剂筛选研究"专项,在山西、河北、黑龙江、陕西四省试点开展清肺排毒汤救治新型冠状病毒感染的肺炎患者临床疗效观察,重点观察确诊患者乏力、发热、咳嗽、咽痛、纳差等症状及影像学表现变化情况,旨在迅速找到针对本次疫病有良好疗效乃至特效的核心方药。据统计,截至 2020 年 2 月 5 日 0 时,4 个试点省份运用清肺排毒汤救治确诊病例 214 例,3 天为一个疗程,总有效率达 90%以上,其中 60%以上患者症状和影像学表现改善明显,30%患者症状平稳且无加重。

2021 年 3 月 31 日,植物科学和药学一区(2020 年中科院 SCI 期刊分区)杂志——*Phytomedicine* 发表了一项国家心血管病中心中国医学科学院阜外医院教授李静团队的研究成果,此项研究成果曾于 2020 年 12 月 27 日在国际知名 medRxiv 平台发布。该研究成果显示,通过对湖北省近万例病历的整理分析,我国新冠肺炎诊疗方案持续推荐和临床广泛使用的清肺排毒汤可使得新冠肺炎住院患者的死亡率下降一半。

2. 化湿败毒方

【药物】　生麻黄 6 克,藿香(后下)10 克,生石膏(先煎)15 克,杏仁 9 克,法半夏 9 克,厚朴 10 克,苍术 15 克,草果 10 克,茯苓 15 克,生黄芪 10 克,赤芍 10 克,葶苈子 10 克,生大黄(后下)5 克,甘草 3 克。

【制用法】　1 日 1~2 剂,水煎服,每次 100~200 毫升,1 日 2~4 次,口服或鼻饲。

【功用】　解毒化湿、清热平喘。

【适应证】　新型冠状病毒肺炎轻型、普通型、重型患者的治疗方。改善发热、咳嗽、乏力等症状。

【按语】　化湿败毒方由麻杏石甘汤、宣白承气汤、达原饮、藿香正气散、黄芪赤风汤等多个经典名方化裁而成。由黄璐琦院士团队在国家诊疗方案推荐方剂清肺排毒汤的基础上,结合武汉市金银潭医院的临床实践优化而成,适用于轻型、普通型和重型患者治疗。化湿败毒方传承了中医理论的精华,具体来说,上焦选取麻杏石甘汤、宣白承气汤,用麻黄宣肺,生石膏清热,配合赤芍清热凉血,半夏、葶苈子化痰湿,起到宣肺清泄、疏散透邪的作用。中焦则选取达原饮、藿香正气散化湿和胃,方中的茯苓利水渗湿,健脾宁心,草果燥湿温中,截疟除痰,藿香化湿醒脾,辟秽和中,苍术燥湿健脾,祛风散寒,这四味药,对于水湿内停的痰饮,有着极好的疗效,用于湿阻中焦,脾虚湿聚。下焦选取桃仁承气汤、葶苈大枣泻肺汤部分药物活血解毒,通达下焦。很多新冠肺炎重症患者会有便秘的问题,便秘会加剧肺热喘咳,出现呼吸急促甚至呼吸衰竭而死亡。其原因乃肺热移于大肠,此时就要给邪气找到出口,一旦重症患者出现便秘,第一时间就要通便,而方子中的大黄就是用来泄热通便;厚朴下气除满,给大肠增加一股动力;黄芪补一身之气,增强肺的宣发和肃降功能,同时能给脾胃和肠道增加动力;最后,再用杏仁来润肠,这样大便的问题就可以迎刃而解。这便是抗"疫"小能手——化湿败毒方。

化湿败毒方在武汉市多家医院开展了临床疗效观察:金银潭医院临床对照试验入组的 75 例重型患者,CT 诊断的肺部炎症及临床症状改善明显,核酸转阴时间及住院时间平均缩短 3 天;将军路街卫生院治疗的 124

例普通型患者,东西湖方舱医院治疗的 894 例(中药组 452 例)轻型、普通型患者,临床观察结果均确证了化湿败毒方的有效性。

3. 宣肺败毒方

【药物】 生麻黄、广藿香、生石膏、苦杏仁、生薏苡仁、矛苍术、葶苈子、青蒿草、虎杖、马鞭草、干芦根、化橘红、甘草。

【制用法】 颗粒剂,按照说明书服用。

【功用】 宣肺化湿、清热透邪、泻肺解毒。

【适应证】 新型冠状病毒肺炎轻型、普通型患者。改善发热、咳嗽、憋喘、乏力等症状。

【按语】 宣肺败毒方是张伯礼院士团队根据《伤寒论》麻杏石甘汤、麻薏杏甘汤,《金匮要略》葶苈大枣泻肺汤及孙思邈《备急千金要方》千金苇茎汤等四方加减化裁,加上虎杖和马鞭草这两味药研制而成的颗粒剂。是中医古代验方和现代科学技术的结晶。张院士团队研究发现虎杖和马鞭对抑制气道的炎症和直接杀死冠状病毒都有效。临床观察发现,该方在改善新冠肺炎患者的发热、咳嗽、憋喘、乏力方面有一定效果。研究显示,该方可缩短新冠肺炎患者临床症状消失时间、体温复常时间、平均住院天数等,在一定程度上阻断了轻型、普通型转为重型。在武汉市中医院、湖北省中西医结合医院等单位开展的宣肺败毒方对照试验显示,该方在控制炎症、提高淋巴细胞计数等方面具有显著疗效,淋巴细胞的恢复提高 17%,临床治愈率提高 22%。

4. 金花清感颗粒

【药物】 金银花、石膏、蜜麻黄、炒苦杏仁、黄芩、连翘、浙贝母、知母、牛蒡子、青蒿、薄荷、甘草。

【制用法】 颗粒剂,按照说明书服用。

【功用】 疏风宣肺,清热解毒。

【适应证】 新型冠状病毒肺炎轻型、普通型患者。临床可用于外感时邪引起的发热,恶寒轻或不恶寒,咽红咽痛,鼻塞流涕,口渴,咳嗽或咳而有痰,舌质红、苔薄黄,脉数。亦可用于治疗泻痢、暑热证及急慢性扁桃体炎、疮疖肿毒和牙周炎。

【按语】 金花清感颗粒组方来源于银翘散和麻杏石甘汤合方加减,二方均为温病常用方。金花清感方具有解热、抗病毒等作用,能够有效改善发热症状。组方中,金银花味甘,性寒,具有清热解毒的作用;生石膏味辛、甘,性寒,清热泻火,辛寒解肌透热,甘寒清胃热、除烦渴,故善清泄肺胃之火以生津;黄芩味苦,性寒,善泄少阳 与上焦之火;知母味苦,性寒,功能为清热泻火、生津润燥;炙甘草味甘,以调和诸药;诸药配伍,和解少阳,清解阳明。

金花清感颗粒是 2009 年在抗击甲型 H1N1 流感中研发出的有效中药。该药对治疗新冠肺炎的轻型、普通型患者疗效确切,可以缩短发热的时间,不仅能够提高淋巴细胞、白细胞的复常率,而且可以改善相关的免疫学指标。在用于治疗新冠肺炎的临床观察中发现,金花清感颗粒具有退热快,抗生素使用率低,症状改善提高的临床优势。

金花清感颗粒基础研究由中国工程院院士、中国中医科学院院长黄璐琦牵头,中国中医科学院中药研究所等多家单位参与,证实了金花清感颗粒具有抗病毒、解热、消炎、免疫调节等作用。中国工程院院士王辰也领衔成立了由北京朝阳医院、北京呼吸疾病研究所等 11 家医院参加的课题组,进行达菲与金花清感治疗甲型 H1N1 流感临床效果对比研究。结论显示,金花清感颗粒治疗效果与达菲相当,且无副作用。此项研究内容于 2011 年 8 月发表在国际权威医学期刊《内科学年鉴》,这也是中医药历史上首个经过Ⅲ期临床、循证医学的中成药。

新冠肺炎疫情暴发后,国家卫健委、国家中医药管理局等先后将金花清感颗粒作为首选临床试验用药,在疫情初期进行了多项临床对照研究,收到了非常好的效果。主要优势有:缩短发热时间;降低转重症率;提高白细胞和淋巴细胞复常率;缩短核酸转阴时间;促进患者对于肺炎渗出的吸收。新冠肺炎疫情发生后,国家卫健委、国家中医药管理局先后下发了七版《诊疗方案》,从第4版至第7版,金花清感都被列为中医临床治疗用药,还被国家卫健委、国家中医药管理局列为对新冠肺炎有明显疗效的"三药三方"。

5. 连花清瘟胶囊

【药物】　连翘、金银花、炙麻黄、炒苦杏仁、石膏、板蓝根、绵马贯众、鱼腥草、广藿香、大黄、红景天、薄荷脑、甘草。辅料为葡萄糖。

【制用法】　胶囊剂,1次4粒,1日3次。

【功用】　清瘟解毒,宣肺泄热。

【适应证】　新型冠状病毒肺炎轻型、普通型患者。流行性感冒,属热毒袭肺证,常见症状有发热或高热,恶寒,肌肉酸痛,鼻涕流塞,咳嗽,头痛,咽干,咽痛,舌头发红,苔黄等。

【按语】　连花清瘟是2003年非典(SARS)时期研发治疗流感的创新中药。清瘟解毒、宣肺泄热,治疗轻型、普通型有确切疗效。在治疗轻型、普通型患者方面显示出良好的疗效,在缓解发热、咳嗽、乏力等症状方面疗效明显,在改善乏力、肌肉痛、鼻塞、头痛症状方面也显示出良好趋势。同时可以有效地减轻转重率。对于目前治疗新冠肺炎缺乏有效抗病毒药物的情况下,发挥复方中药"整体调节、多靶点治疗"的特色优势,对缓解病情及缩短病程等方面具有重要的临床应用价值。

中国工程院院士吴以岭组建针对SARS病毒的中药科研团队,挖掘中医药两千年治疗"疫"病的精华,制定处方、探讨工艺、制定标准等。以汉代张仲景"麻杏石甘汤"、明代吴又可治疫病善用的"大黄"、清代吴鞠通的"银翘散"三朝名方为基础,结合现代中药学抗病毒抗炎药物研究成果,并加入增强人体免疫的"红景天",芳香化湿辟秽的藿香,集两千年中医药治疗外感热病的智慧,研制出连花清瘟这一创新中药。作为现代中医药的代表,连花清瘟胶囊对新冠肺炎疫情的抑制和缓解作用逐渐获得了海内外的一致首肯。

国家卫生健康委与国家中医药管理局发布的第4版至第7版新冠肺炎诊疗方案中,均推荐服用中成药连花清瘟颗粒,用于医学观察期乏力伴发热患者的防治。组方中,连翘外疏肌表,内清郁热;金银花、板蓝根清热解毒;炙麻黄疏风解表、宣畅肺气和润肺平喘;石膏清泄肺热,与麻黄相配,既可制其温散之性,又可协同加强宣肺清热之效;大黄通肺泄热;绵马贯众清热解毒,且有抗病原微生物的作用;红景天益气养阴、清肺化瘀,有活血、清肺止咳和解热之功效,还有抗缺氧、抗病毒及对神经系统、新陈代谢的双向调节作用;鱼腥草可清热、消肿和解毒,有增强免疫系统功能的作用。

6. 血必净注射液

【药物】　红花、赤芍、川芎、丹参、当归。辅料为葡萄糖。

【制用法】　针剂,注射用。静脉注射。全身炎症反应综合征:50毫升加生理盐水100毫升静脉滴注,在30～40分钟内滴毕,一天2次。病情重者,一天3次。多器官功能失常综合征:100毫升加生理盐水100毫升静脉滴注,在30～40分钟内滴毕,一天2次。病情重者,一天3～4次。本品在静脉滴注过程中禁止与其他注射剂配伍使用。

【功用】　化瘀解毒。

【适应证】　用于温热类疾病,症见发热、喘促、心悸、烦躁等瘀毒互结证。适用于因感染诱发的全身炎症反应综合征;也可配合治疗多器官功能失常综合征的脏器功能受损期。

【按语】　血必净属于中药注射剂,是2003年非典期间研发上市的中成药。血必净由我国危重病急救医学的奠基人和开拓者王今达教授通过不断优化清代"血府逐瘀汤"组方,历经30年研制成功,由红花、赤芍、川芎、丹参和当归组成,兼具活血化瘀、凉血养血、溃散毒邪功效,以治疗感染诱发的全身炎症反应综合征和多器官功能障碍综合征为适应证。对于救治重症、危重症病人有奇效。尤其是面对西医难以处理的炎症风暴、提升血氧饱和度等方面,可以促进炎症因子的消除,主要用于重型和危重型患者的早期和中期治疗,可以提高治愈率、出院率,减少重型向危重型方面的转化概率。取名血必净,就是寄希望于清除血液中的内毒素和炎症因子等致病因素,必须保持血液干净的意思。2003 年还是院内制剂的血必净,在救治 SARS 患者时显示出明确的疗效,由此进入抗 SARS 新药快速审批绿色通道,并于 2004 年初获批上市,成为防治严重感染性疾病的一项重大科技成果,填补了脓毒症和多器官功能障碍综合征治疗药物的空白。

血必净注射液在临床上用于肺炎治疗已有十余年,主要用于重症肺炎及重症肺炎合并脓毒血症、呼吸窘迫及呼吸衰竭、发热等,效果显著。新冠肺炎诊疗方案(试行第 7 版)指出血必净注射液为新冠肺炎重型气营两燔证患者的推荐中成药。血必净注射液主要由红花、赤芍、丹参、当归、川芎等组成,其功效为活血化瘀、清热、疏通络脉和溃散毒邪。减轻细胞超微结构损伤,防止凝血机制紊乱和微循环障碍的发生,改善弥散性血管内凝血的凝血机制,保护和修复应激状态下受损的器官。用于温热类疾病,症见发热、喘促、心悸、烦躁等瘀毒互结证;有研究表明血必净能够拮抗内毒素,抑制干扰素、白细胞介素等炎性介质的过度释放,从而抑制炎症反应、增强免疫力。也可用于因感染诱发的全身炎症反应综合征;也可配合治疗多器官功能失常综合征的脏器功能受损期。新冠肺炎的治疗需要控制肺部病灶增多,抑制炎症反应加重,避免病情恶化;既往研究表明血必净治疗重症肺炎疗效明确。血必净能够促进普通型新冠肺炎肺部病灶吸收好转并提高疗效,可进一步减少重症病例的发生。也有研究显示血必净注射液联合常规治疗相比单纯常规治疗对重症肺炎有较好的治疗效果。我们认为在常规抗病毒治疗基础上,联合应用血必净注射液,对新冠肺炎普通型、重型或者危重型均为合理有效联合用药处方。为治疗该病启迪了新的思路,值得临床推广应用。

在常规抗病毒治疗基础上,联合应用血必净注射液治疗新冠肺炎,能促进患者临床症状改善,加快患者病情好转,能降低血液黏稠度,改善微循环,减少炎症反应,能显著改善患者肺部氧合功能,促进患者肺部病灶吸收并减少重症病例的发生,缩短了患者住院时间,并可减少患者不良反应情况。尤其相比于单纯常规治疗效果更加显著,收到了较好的治疗效果。该处方具有良好的临床疗效和救治前景。对于目前治疗该病缺乏有效抗病毒药物的情况下,发挥复方中药"整体调节、多靶点治疗"的特色优势,对改善患者症状、缓解病情及缩短病程等方面具有重要的临床应用价值。在常规抗病毒治疗基础上,联合应用血必净注射液,对新冠肺炎普通型、重型或者危重型均为合理有效联合用药处方。

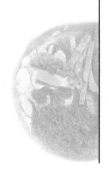

下篇
当代医家
论外感热病（新冠肺炎）防治

路志正

重温石家庄乙脑疫情，定位中医治疫新角色

20 世纪 50 年代，河北省石家庄市暴发了流行性乙型脑炎疫情，这是新中国成立以来，第一次大规模的疫情流行，在党的领导下，中国人民取得了同流行性乙型脑炎斗争的胜利。这次来之不易的胜利，既是中西医合作与瘟疫在对决中取得的瞩目成绩，也是中医界拿到的一份"治疗有效"的证明书。当今，在举国应对新冠肺炎疫情取得阶段性胜利之际，重温那段历史，必然对我们重新理解中西医协作在传染病防治中的重要意义，并为正确认识中医在疫情防治中的地位和作用，打开另一扇窗子。

一、治疗乙型脑炎 西医遭遇临床困境

流行性乙型脑炎（以下简称乙脑），是一种由蚊子传播的烈性传染病，当叮咬过病人或病畜的蚊虫再叮咬健康人时，会将一种嗜神经性病毒带入人体内，使大脑神经系统受到侵害，出现高热、剧烈头痛、呕吐、意识障碍、抽搐等症状，一般病程 10 天左右，轻者向愈，重者丧生，存活者中将有 7%～20% 的人留下精神失常、痴呆、偏瘫、智力减退等严重后遗症。

1954 年，由于石家庄地区洪水泛滥，水灾过后，乙脑疫情呈现出暴发流行的态势，死亡率很高。当时西医对于乙脑的治疗没有特效疗法，临床效果不能令人满意。比如，中央人民医院（现为北京大学人民医院）西医专家高崇基同志曾说："西医对流行性乙型脑炎的治疗，没有针对病原的特效药物，只是面对这种严重的病状施用一般的对症疗法。高热就用冰枕，头部敷冰袋，温水或酒精擦澡，冰水灌肠，发汗药或退烧药物，但是这些处置对脑炎的高热，并不能使之有效地降低；抽风就给镇静药物，严重的病人也不能终止发作；对脑炎病人的昏迷，根本无办法解救，只能针对呼吸和循环衰竭给予输氧和兴奋呼吸或循环之药物；防止并发症可给予抗生素药物，以及安装胃管，鼻饲输入饮食、水分和服药，其他则是护理方面防止褥疮，尿便处理等。总之，单纯以西医治疗乙型脑炎，不是主动的根本治疗，而是侧面的治标的方法，并不能达到所期望的效果。很多的重病人，仍不免遭到死亡的侵袭。血浆疗法及免疫血清疗法，虽可降

低一些病死率,但从治疗观点上仍难使人满意。"

鉴于当时西医的临床困境和疫情播散的严峻形势,石家庄市卫生局紧急组织在石家庄市传染病医院工作的老中医郭可明和其所在的七人小组,在医院和卫生局领导的支持下,运用中医温病学理论,以解毒、清热、养阴为法,忌用发汗、泻下、利尿以及辛燥等药物,并忌用冰袋冷敷。方用白虎汤和清瘟败毒饮、安宫牛黄丸等,重用生石膏,取得了令人满意的效果。一般患者服药后都能在短期内退热,1~2 周痊愈出院,很少留下后遗症。1954 年,治疗小组收治的 34 例乙脑患者,竟然全部获愈,无一死亡。1955 年的治疗也获得了 90% 以上的治愈率,其中甚至包括极重型乙脑患者。

二、调查组三下石家庄确定中医疗效

当时,我在刚刚成立的卫生部中医司工作,听到这个消息大为振奋。因为,这则消息在乙脑死亡率高达 30%~50% 的当时,对于整个医学界犹如一声春雷!卫生部对这则消息也十分重视,在看到上报的纸质材料之后,卫生部马上就组成了一个 3 人调查组,到石家庄市去调查。这个调查组,有我,还有朱颜和汪思益两位同志。朱颜同志原来是中医,后来改学了西医,毕业之后到协和医院工作,研究药理很有成绩。汪思益同志是西医,当时在中国中医研究院广安门医院外科研究所任所长。

当时的石家庄市传染病医院占地面积不大,医院的条件不是很好,在一个院子里只有 6 张病床,而能提供的乙脑患者的病历记录,则是既不完整,书写亦非规范,这些病历记录中有纯用中医治疗者,也有纯用西医治疗者,还有中西医结合治疗者,三者错杂有之。这就为我们调查工作留下了很多疑问:如何界定这次治疗乙脑的突出成绩,是中医的,还是西医的?

因为我本是做中医临床出身,多年的中医学习和临床实践使我认识到:以发热为主要表现的疾病,几千年来一直是历代中医学家研究的重要内容,从"热病""伤寒"到"瘟疫""温病"等,其中都包含了多种急性传染病,虽然古籍未曾明言"乙脑"其病,但诸多古籍中关于"暑温""暑风""暑厥"等疾病的描述,与乙脑在发病季节和临床表现上极为相近,虽然不能肯定就是乙脑,但至少应包括在其中,而中医众多的理论和实践对于此次乙脑的临床治疗,肯定颇有可资借鉴之处。例如老中医郭可明使用的主要方剂白虎汤,就是汉代张仲景《伤寒论》的著名经方,用这个方剂加减治疗高热,历代均有记载,而我也有过类似的临床治疗经验。另外,结合现场调查的资料记载,有的患者用了青霉素,我当时学习过西医知识,知道虽然用了青霉素,但对于乙脑病毒是没有疗效的。所以我认定,当时石家庄市传染病医院治疗乙脑,一开始死亡率很高,后来就降下来了,这是中医的治疗在其中起了主要作用。后来,回到北京,当时的卫生部部长助理郭子化告诉我说,其实早在 1952 年 8 月,山东省立医院就曾有 6 例乙脑患者全部由中医治愈,只是当时并未得到各方面的注意,亦未引起卫生部的足够重视。

在这个调查认定过程中,因为对石家庄具体治疗情况的认识不同,我们三个人的意见并未统一。分析原因,我认为和每一个人是否有中医药治疗疾病的相关经验有关。就这样,三人中,我对中医药持支持认同态度;朱颜同志的态度模棱两可,认为我说的有一定道理,但是并不肯定;汪思益同志则认为,病死率的降低,主要是西医治疗措施的改进,而不是中医参与治疗的结果。这样,调查组三个人三种不同意见,这个报告就很难写了。

回到北京后,我们到了卫生部中医司,见到薛和舫司长,就把三个人的不同意见进行了汇报。薛司长听后,觉得我这个"少数人见解"很有价值,不能轻易放弃。因此,就又派了一个调查组再次前去调查。当时卫生部中医司对于中医工作是很认真的,没有简单地采取否定或者肯定的态度,这种精神在今天看来仍旧十分可贵。第二个调查组到了石家庄传染病医院调查之后,反映的情况就如我们汇报的那样。回来之后,大家继续讨论,可仍然不能得出最后结论。

1955年8月,迫于当时形势,卫生部决定再次派遣调查组三下石家庄,调查组由负责中医工作的卫生部部长助理郭子化负责,并从中央人民医院、北京医院、北京市儿童医院及卫生部抽调数名中医和西医,事先还研究制定了调研方案,要求当地卫生部门重新整理资料,把只用中药而未经西药治疗的病例专门整理出来,进行系统整理和客观分析,以判定中医治疗是否有效。

调查组于8月17日抵达石家庄,我们通过座谈、访问、听汇报、临床观察等多种形式,进行了详细而深入的考察。后来调查组成员、中央人民医院西医专家高崇基同志在汇报中说:"我们翻阅了1955年度中医治疗的病案(石家庄市传染病医院),并在临床观察了10例病人,访问了医院的工作人员及病人家属,以及治疗脑炎短期训练班学员们的座谈,我们有根据地说,在临床诊断上流行性乙型脑炎是确定的,中医治愈率的统计结果也是肯定的。首先石家庄是乙型脑炎的流行区,发病季节又与乙型脑炎相符合,年龄性别上又不专限于某些个别情况,症状表现及身体检查神经系统症状都和乙型脑炎相同;化验检查方面,血液、脑脊液检查及血清学检查,也不例外地都证实了乙型脑炎的诊断。"汇报中还说:"截至8月22日,1955年度石家庄市传染病医院中医治疗的20例乙型脑炎中,治愈17例(包括重型和极重型者9例,轻型者7例),死亡3例(一例因并发中耳炎败血症,一例因治疗过晚,一例死

因未明)。总结1954年34例、1955年20例乙脑病人,治愈率分别为100%和90%以上,中医这样卓越的疗效,在近代医学对流行性乙型脑炎的治疗效果上,无出其右者。"

三、功绩当属中国特色的中西医合作

1955年9月2日,卫生部召开了扩大部务会议,听取调查组关于石家庄中医治疗乙脑疗效的视察工作汇报。被邀请参加会议的有苏联专家、在京的中西医学专家和北京各医院的负责人等。"会议确认了中医治疗流行性乙型脑炎的显著疗效,并做出决定:卫生部责成凡是有流行性乙型脑炎发生的地区的卫生部门及医院必须学习和推行这种疗法。"同年12月19日,在卫生部中医研究院成立典礼大会上,石家庄流行性乙型脑炎治疗小组还受到卫生部的表扬,接受了卫生部颁发的奖状和奖金。而老中医郭可明则在1956年,受到毛泽东、周恩来等党和国家领导人的亲切接见。

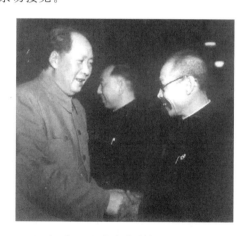

1956年,郭可明在中南海怀仁堂受到毛泽东主席亲切接见

《周易》云:眇能视,跛能履。我国在历史上是一个多疫病流行的国家,忧劳可以兴国,多难可以兴邦,中医在数千年与疫病抗争的实践中,积累了丰富的治疗理论和经验,这可以说是中医贡献给全世界最靓丽的成果之

一。不论是1954年的乙脑,还是2003年的SARS,在中医参与下取得的"中国疗效"都是举世瞩目的,这一成绩首先是中国抗疫斗争中制度优势的成绩。但也同样是中医在数千年积淀中厚积薄发所取得的成绩。这些成绩,是中医传统治疗在西医密切辅助和科学护理配合下取得的,更是由具有鲜明中国特色的中西医合作所取得的!应当指出,如果没有中医进入现代化的医院工作,没有患者被收进专门机构隔离治疗,即使传统散在的开业中医有机会对乙脑辨证施治,也很难单独取得如此显著的成绩。

古人云:"夫知古不知今,谓之陆沉;夫知今不知古,谓之盲瞽。"回首往昔,如历历在目。近年来,我年齿渐长,而阅事兹多,每与人言,辄询实时事务;每读书史,多求至理深道,逐渐明白了"文章合为时而著,歌诗合为事而作"的至深幽义。当今,我们刚刚取得应对新冠肺炎疫情的阶段性胜利,知往鉴今,以启未来,希望我们能合理认识中医药在疫情防控中的地位和作用,为延展未来中西医合作发展的视角和潜力,打好铺垫!意之所致,信笔成书,特为此小文,殆所谓眇之能视,不足以有明;跛之能履,不足以与行也。

张伯礼

中医药参与武汉抗疫将被载入史册

一、中医药全程深度介入治疗,总有效率达90%以上

此次抗击疫情中,中医药全程深度介入治疗,形成覆盖预防、治疗和康复全过程诊疗方案。由湖北省42家中医院作为定点医院,中医医疗队整建制接管8个重症病区和江夏方舱医院,其他方舱医院都派驻4~8名中医专家。各定点医院把中医药纳入使用范围,对轻症患者,中医药早介入、早使用;对重症和危重症患者,中医医师全程参与救治方案制定、病例讨论和查房;对医学观察的发热患者和密切接触者,主动送药上门;对出院患者,实施中医康复方案。

在全国新冠肺炎确诊病例中,有74 187人使用了中医药,占91.5%,其中湖北省有61 449人使用了中医药,占90.6%。临床疗效观察显示,中医药总有效率达到了90%以上,能够有效缓解症状,减少轻型、普通型向重型发展,能够提高治愈率、降低病亡率,促进恢复期人群机体康复。

对于轻症、普通型患者,中医药完全可以治疗。可显著改善临床发热、咳嗽、乏力等症状,核酸转阴时间、肺部炎症吸收等也优于对照组,特别是核心指标由轻症转重症比例明显降低。同时,中医药可使血液中淋巴细胞数目增多,RCP等炎症介质降低,说明新冠肺炎免疫功能在改善,炎性因子在减少。

二、中西医结合是中国抗击疫情重要方案

西医、中医的目的都只有一个,治病救人!这次疫情防控救治中,中西医合作得很默契,用事实证明在疾病救治中中西医是可以很好结合的,也对未来我国医学临床和预防结合、中医与西医结合、实践同教育衔接都有很好的启示。

以中医药为特色、中西医结合救治患者的系统方案,成为中医药传承创新的一次生

动实践,得到国际社会高度评价,"中西医结合的方式是抗击疫情的重要方案,正为全球抗疫做出贡献。"

在重症、危重症患者救治中,呼吸支持、循环支持、生命支持至关重要,西医为主,中医配合。

中医虽是配合,但在某些临床关键环节中医药也能够"四两拨千斤"。如有的患者氧合水平比较低,血氧饱和度波动,这种情况下,尽早使用生脉注射液、参麦注射液,服独参汤,往往一两天后患者的血氧饱和度就稳定了,再过一两天氧合水平就上去了。有的患者上了呼吸机,但人机对抗,患者腹部胀满,腹压抬高膈肌,影响氧疗效果,此时采用通腹泄热的承气汤类方药,一两剂药大便泄通,胀满消除,氧疗效果明显提高。炎性因子风暴,加重炎症反应,也是由轻症转重的关键,使用清热凉血的血必净注射液,对控制炎性反应综合征有明确作用。有些患者肺部感染控制不佳或吸收慢,加注热毒宁注射液、痰热清注射液,就可以和抗生素起到协同效应,很多患者这样被治愈了。

现在武汉市金银潭医院、武汉市肺科医院、华中科技大学同济医学院附属协和医院重症患者都是中西医联合会诊,较多患者使用了中西结合治疗,取得了很好的效果。

三、通过国际援助,中医药知名度得到大幅提升

如今,新冠肺炎疫情在多国、多点暴发,据报道截至 2020 年 4 月 15 日全球确诊人数已超 190 万人。中国政府也多次表示愿同有需求的国家,开展中医药参与疫情防控的国际合作,并提供力所能及的援助。

目前,中国已及时主动同世界卫生组织(WHO)合作,分享中医药参与疫情防控的有关情况,把中国最新版本的新冠肺炎中医药诊疗方案翻译成英文等多种语种,世界中联、世界针联、中华中医药学会等还通过远程视频进行了数十次的学术交流,主动跟有需求的国家和地区的同道和华侨、留学生等分享预防、救治经验。

同时,中国政府派出的援外医疗队中大都有中医师参加,中国有关组织和机构向伊朗、泰国、法国、俄罗斯等十多个国家和港澳地区等捐赠了中成药、中药饮片、针灸针等药品和器械。此外,国内中医专家一直与境外相关单位、专家保持着密切联系。

通过参与国际援助,中医中药在世界上的认知度得到了很大的提升。3 月 26 日,我也通过世界中联组织的中医药参与全球抗疫支持行动向国际分享了"中西医结合救治新冠肺炎——中国方案的亮点"。全程共计 64 个国家地区数十万参与者,包括部分疫情国世界中联监事会主席、副主席和理事会副主席等。在此之前,我和仝小林院士等专家也和法国、菲律宾、意大利、韩国、日本、澳大利亚、美国等十多个国家医务工作者分享中医药经验,提供中医验方等。

四、中医药参与国际抗疫,需要标准先行

中医药参与国际抗疫的重点在于中医药如何走向国际,在部分国家和地区获得认同和准入是关键。

中药现代化经过 20 多年的努力,成就斐然,包括中药产值增加,在 180 多个国家推广应用,并与 80 多个国家签署政府间协议,在海外建立几十个中医中心,开设 20 万家中医诊所,中医药相关国际论文发表数量增长很快等。但是仍有两大问题需要解决。一个就是要提升中药材的品质,规范化种植,保证道地药材基本药效,生成无公害中药材。第二个问题就是提供更多的临床有效证据。不仅需要通过现代医学研究它的作用机制,还需要拿出过硬的循证证据,这是中医药国际化的前提。同时,我们要统一标准,因为任何一个学科成熟发达的标志,就是要建立标准。中国是中医药宗主国,有责任发挥引领作用。

这次疫情对中药来说是一次"难得的机遇",中药也确实有效,得到广泛共识。以临床科研协作为切入点,让海外病患体验到中医药疗效,同道认知中医药疗效。这是必要的基础。中医走向国际,一看需求,二靠标准,一定是标准先行,而科技是基础,要练好内功,把自己的工作做好了。这样走出去,中医就会飞得更高、飞得更远。

总之,中医药近些年越来越得到国外民众的认同,但是由于文化和医疗准入、药物标准等差异,中医药参与国际抗疫任重而道远,但是我们持开放胸怀,只要国际社会提出要求,调整医疗药物准入标准,我们愿意分享中医药经验,援助中药。我相信在广大群众推动下,大疫当前,会让更多的政府和组织重新认知中医药,逐步接受中医药。

五、中医药参与武汉抗疫将被载入中国抗疫史册

根据中国中医科学院编辑出版的《中国疫病史鉴》,从西汉到清末,中国至少发生过321次大型瘟疫。每次疫情,都能让当时的社会为之紧张。但是,中国历史上从来没有出现过西班牙大流感、欧洲黑死病、全球鼠疫那样一次瘟疫就造成数千万人死亡的悲剧。

中国历史也是一部战"疫"史。此次新冠肺炎疫情暴发,在党中央、国务院统筹指挥下,在中央指导组强有力指导下,全国人民万众一心、众志成城、联防联控、共克时艰,进行了一场史诗般雄浑壮观的大国抗疫战争,这段抗疫一定会被载入史册,成为中国医学防疫史上的重要篇章。

但是书写今天这段抗疫史时切不要遗忘属于中医药的篇章,中医药在此次抗击疫情中发挥了重要作用,一如抗击SARS,阻击甲流,一如三千年来中华民族历史上的每次瘟疫,中医都不曾缺席,而中医药是这次疫情防控的一大特色和亮点。

在没有特效药和疫苗的情况下,注重发挥中医药治未病、辨证施治、多靶点干预的独特优势,探索形成了以中医药为特色、中西医结合救治患者的系统方案,成为中医药传承创新的一次生动实践。大疫出良药,深入发掘古代经典名方,结合临床实践,筛选了以"三药三方"为代表的一批有效方药,也成为中国方案的重要特色和优势。

相信群众自有公论,历史将记住中医药的贡献!

六、五个"首次",是中医药两千年来前所未有的

在这次抗击新冠肺炎中,中医药得到国内民众的广泛认同,并且还会持续为国际抗疫做出贡献,产生了广泛的学术影响和世界意义。

中医药抗疫形成了五个"首次",即首次大范围有组织实施早期干预,首次全面管理一个医院,首次整建制接管病区,首次中西医全程联合巡诊和查房,首次在重型、危重型患者救治中深度介入,这是两千年以来所未有的。

对中医药参与此次抗击疫情的治疗效果我并不意外,因为17年前在国务院领导支持下我参与了抗击SARS的后半程工作,担任天津抗击SARS中医总指挥,请缨组建了两个独立的中医"红区",采用中西结合方法救治,取得了良好效果。

此次我和刘清泉教授主动请战,提出由中医承包方舱医院,承担定点医院,对于中医药参与此次抗击疫情的治疗效果我是有把握的。临床疗效观察显示,中医药总有效率达到了90%以上。江夏方舱医院共收治轻症和普通型新冠肺炎患者564人,在收治的患者中,没有一个转成重症患者,医护人员也是零感染。

如果让我为此次中医药表现打分的话,我打85分,既是勉励,又是鞭策。因为中医药是中华民族的医学,保护国民健康

是它的历史使命与责任担当,虽然在此次疫情中发挥了重要作用,但如果更早更全面地介入疫情防治,有更多的定点医院和方舱,有更多的急重症人才,中医药将发挥更大的作用。

七、重视中医药在我国医学发展和医学教育中的定位

经此疫情最值得我们思考和重视的是中医药在今后我国医学发展和医学教育中的定位。

此次疫情防控工作中,我们在新冠肺炎防治方面总结了很多的经验,也有很多思考。

一是完善体制机制。将中医药真正融入公共卫生应急管理体系中来,实现中西医并重参与传染病防控体系;完善中西医协作的机制,确保中医第一时间了解疫情、全程参与,整建制承包定点医院,按照中医的理论指导治疗。

二是加强中西结合人才培养,长学制、宽口径,以岗位胜任力为基础,两套基础知识如何融汇好是关键。

三是加强人才队伍建设。在高等院校教育中,加强中医疫病学、传染病学及公共卫生管理课程的教学,建立起中医药防治传染病的学科体系;培养建设一支中医功底深厚、急重症救治能力强的临床人才队伍,特别是急重症临床骨干人才培养;加强中医药从业人员公共卫生管理能力与水平的培养。

若是从具体事上分析还有很多可以改进的空间:

1. 中医药临床研究方法的顶层设计有待完善,临床诊疗和研究力量的协同性需要优化,形成优势互补、资源整合的综合力量。

2. 虽然中医有了定点医院,但数量及床位仍较少,缺乏系统全面的中医诊疗体系。

3. 对中医药的偏见或者说是信心不足的现象还是普遍存在,包括一些医生及各层

次管理人员,中医药在综合性医院的地位和作用有待提高。

4. 加快推进中药注射剂上市后再评价。对于临床多年实践有效且经过安全评价的中药注射剂,应该予以推广使用,对于重危患者在关键时刻是能救命的。分类管理,目前市场上有近三分之一的中药注射剂工艺技术落后、安全疗效无保证,应该果断淘汰。

八、突发公共卫生事件应急管理体系应在组织管理和人才队伍上下功夫

随着近年来我国突发公共卫生事件增多,公共卫生应急问题成为人们瞩目的焦点。虽然此次新冠肺炎疫情已得到基本控制,但前期的乱象也显示出我国在应对突发重大疾病的能力方面仍存在不足,突发公共卫生事件应急管理体系需要进一步完善。

在组织管理上,建议创建常设公共卫生事件应急管理机构。每次在公共卫生事件发生时均采取临时领导小组的方式,会加大各部门机构之间协调所需时间,且不利于危机后的经验总结。应当建立一套成熟的危机应对机制和组织架构,必要时能协调各级政府机构应对突发事件。应完善从中央到地方的疾病预防控制体系,以国家疾病预防控制中心为主,明确与各省、市、县疾控机构的关系。修改传染病直报机制,情况紧急时可直报中央。完善国家传染病预防和治疗体制机制,建设规模适当的预防医学队伍,培养更多的预防医学和临床医学结合的人才,平时临床治疗,战时进入"红区"。

将中医药真正融入公共卫生应急管理体系中来,实现中西医并重参与传染病防控;完善中西医协作的机制,确保中医第一时间了解疫情、全程参与,整建制承包定点医院,按照中医理论诊治,有利于快速总结出中医药诊治方案。

在人员队伍上,加大公共卫生与防疫医学人才培养力度,加强流行病学队伍建设。

我国应建设一支拥有丰富经验、过硬技术且经过有素训练的突发疫情快速反应队伍，包括中西医专家、护士、传染病相关专家学者、社会工作者、媒体工作者等，直属中央管辖。

九、3月19日，武汉数字归零，这天是我的生日，也是我最高兴的一天

中医药是我热爱的事业，治病救人也是我的职责，大疫当前，国难当头，宁负自己，不负人民！医生就是战士，治病救人义不容辞！

我是1月27日接到国务院紧急命令来到武汉抗疫前线的。两个多月以来每天忙于定点医院、社区隔离点、方舱医院、康复驿站、会诊病患、调查疫情、调制处方、制定方案。疫情之初就向中央指导组建言献策：早期介入、全程参与，采用以中医药为主的中西医结合方案可以治疗新冠肺炎！以后陆续提出采用"中药漫灌"隔离点治疗、承包定点医院、组建中医方舱、中医参与重症救治、开展康复治疗、主动向世界介绍中医经验等建议十多项。同时牵头组织来自五省市八家单位的科研骨干组成项目突击队，火线开展中西医结合防治新冠肺炎的临床研究，取得重要进展。通过1000多个确诊病例流调明确了新冠肺炎的证候特征为"湿毒疫"，为治疗明确了方向。开展队列、对照观察等研究取得了良好的成果。开展了对金花清感颗粒、连花清瘟胶囊的评价，宣肺败毒颗粒研发也申报了临床批件。两个多月非常紧张忙碌，过得很充实很有成就感。

在党中央和国务院领导下，在中央指导组决策指导下，中医药在疫情防治中发挥了重要作用。在武汉，中医药介入已从当初的30%上升到90%以上，全程救治，在每个阶段都取得了成效，被中央领导誉为"中西医结合治疗是中国方案的亮点"。为此我感到由衷的自豪和无比高兴。

要说最难忘的是3月19日这天，因为这一天武汉新增确诊病例、新增疑似病例、现有疑似病例第一次全部归零，这一天也恰好是我72岁生日，我觉得这是最好的生日礼物，也是到武汉以来最高兴的一天。

摘自国家中医药管理局官方微信公众号中国中医 2020-04-17（记者：李娜）

王永炎

中医药通过了抗疫大考

新冠肺炎疫情属于寒湿疫。近三百年来，从疫毒的寒、热、湿、燥的属性来看，以湿寒为重所发生的寒疫已经极其少见了。中国工程院院士、中央文史馆馆员王永炎认为，这次新冠肺炎疫情对于中医是一个新挑战，也是一个新机遇。

王永炎说："中医药及时介入本次疫病防治是国之幸事。"首批国家中医医疗队于1月25日就赶赴湖北武汉，支援当地新型冠状病毒感染肺炎疫病的防治工作。中医药人勇赴疫区、在疫病重灾区展开中医的诊治工作。全国各地中医药医疗科技工作者积极参与、踊跃献计献策来探索防治方案。从历史上看，在我国重大疫病防治中，中医药积累了丰富经验，形成了独特的理论和有效方法，是我国防治传染性疾病的重要医疗卫生资源。

结合抗疫一线传来的病例和相关信息，王永炎阅读了《中医杂志》《北京中医药大学学报》以及一些刊物和网络首发的文章，同时参考古代疫病流行的年表，重点是明清两代。在明末清初，吴又可著有《温疫论》，之后是叶天士、吴鞠通等为代表的中医温病学和温病学派，他们提出的"疫病是由毒邪上受首先犯肺，顺传阳明，逆传心包，卫气营血"，是温病辨证的纲领。这是中医药学对于疫病诊疗的伟大创新。

本次疫情有两大临床特征。第一，中期湿寒闭肺向重症转化，由呼吸肌疲劳状态引发呼吸困难。进入到危重的阶段时，就出现呼吸窘迫，既有炎症反应，又有呼吸窘迫综合征。第二，中医所观察到的舌象，表现为舌质暗、舌苔白厚腻，显示出来湿重，很多重症患者没有出现高热，甚或不发热，这种湿应是秽浊之气的寒湿。提取证候要素是毒、寒、湿。寒邪郁而化热，形成寒热错杂，日久必然成瘀，加之内有燥邪，最终导致了虚，形成气阴两虚、内闭外脱的厥脱证。

因此，这次疫情与2003年非典疫情证候要素有很明显的区别。2003年7月份结束以后，分析全部论文发现，非典主要证候要素中，第一位是毒，第二位是热、火，第三位是湿、瘀、阴虚、气虚，符合温疫。这一次疫情是毒、寒、湿、燥，而后成瘀，主病都在肺，早期兼有卫表，中间可能出现脾胃的一些症状，有轻度的腹泻，后期伤及心肾等脏腑。从证候的病机来看，气机升降出入的障碍，就引起了血瘀、交变闭阻的状态。静脉血氧迅速减少，由于血氧交换的障碍，氧气进不到血络里面了，从而出现了颈动脉的短路，这样就形成了呼吸困难，最后发展到呼吸窘迫。发展到中期，寒湿痹肺后可以发展成为重症。

对于处方遣药治疗，王永炎认为，毒、戾气、疫病的传播、传变要纳入人群——自然社会的复杂巨系统考虑，中医更重视人体的反应状态。邪与正既是对立的，又是关联的。要符合邪与正对称消长、辨证交替的韵律，方能保持阴阳平衡。国医大师、中国中医科学院广安门中医院主任医师薛伯寿和王永炎研究了宋代《局方》所载的治寒疫的十神汤，与人参败毒散合方化裁，加之认真研读了《新药学杂志(总462期)》刊发的已故中医名家蒲辅周用十神汤治寒疫的论文，他们合方拟出来一个十神败毒饮，建议用来治寒湿痹肺，于中期或者中期转重症的时候推荐使用。十神汤的主治是时令不正、瘟疫妄行，蒲辅周警示用药不宜辛凉、苦寒。宣闭解毒，以解毒为第一要义，应当是解毒、除湿、活络，作为大法。

相较于西医需要病毒分析、动物实验、临床试验等复杂程序，中医药在疫情暴发时以症状收集、病机分析、临床分析后即可确定中医治疗方案，可迅速用于临床，具有应对及时等优势。在对新病毒知之甚少、相关研究还在路上的时候，2月6日，国家卫生健康委和国家中医药管理局就向全国推荐在中西医结合临床救治中使用清肺排毒汤。王永炎和薛伯寿分析后确定为寒湿疫。中国中医科学院特聘研究员葛又文拟定并提供的清肺排毒汤，之所以能够快速有效救治新冠肺炎患者，也在于精确抓住了这一核心病机。这个方剂由麻杏石甘汤、小柴胡汤、射干麻黄汤、五苓散等《伤寒论》名方组成，组方很好，对外寒内热或者是痰饮阻肺的患者都可以使用。王永炎对此方非常赞同，希望清肺排毒汤能得到更广泛使用，以使更多患者获益。"以清肺排毒汤为代表，中医药通过了抗疫百年大考。"王永炎说。

摘自2020-03-23国家中医药管理局官网转载：人民日报

仝小林

新冠肺炎病患应第一时间服中药

"新冠肺炎当属'寒湿疫',是感受寒湿疫毒而发病。"之所以这样归属,仝小林认为,主要有以下两个原因:首先,病发于冬季,而且主要是从冬至(2019 年 12 月 22 日)开始,经历了小寒(2020 年 1 月 6 日)、大寒节气(2020 年 1 月 20 日),这个时间段是一个高发期。按照"冬九九"来看,发病正值"一九"前后(2019 年 12 月 22 日至 12 月 30 日)。所以,在这个季节,"寒"邪是毫无疑问的。其次,武汉的湿气大,今冬尤甚。以往这个时候,武汉开始降雪了。而 2020 年 1 月至今,阴雨绵绵天气持续了 16 天,湿气重,气候反常。散寒除湿为治疗大法。

仝小林说,中医药在早期预防和治疗方面均有一定优势。比如:密切接触者,通过中成药预防,可以使其减少或者不发病。已经有发热的病人,但不能够排除是新冠肺炎的患者,推荐用 5 种中成药降温,这些发热病人里可能也有普通感冒者和流感患者,也可能有新冠肺炎的早期感染者,用这些药主要是降体温,使其快速恢复正常。但一定要根据疾病的病因、病位、病基、病理,抓住他们的核心病机和主要症状拟定方子。

按照仝小林的建议,首先应该对密切接触者重点进行预防,防止该病的发生。一旦发现新冠肺炎初期,第一时间吃上中药,防止由轻症转为重症。而患者到了重症时,中西医结合去救治,可减少死亡。

在用药上,总的原则是散寒除湿,辟秽化浊,而且应该一以贯之。初期,可以用藿香正气散、神术散、达原饮等;中期,用宣白承气汤、藿朴夏苓汤等;重症期,用参附四逆汤或加苏合香丸等;恢复期,用六君子汤、理中汤等。

中医应根据病情变化,随时调整处方。重症患者,转变迅速,需要根据病情及辨证,及时调整诊疗方案。老年体弱多病、乏力明显患者,应及早加用补药。高龄或有心脏病者,注意麻黄用量或者不用。应该注意的是,体质、年龄、基础病不同,感染疫戾之气有轻重之分,证候可能有所差别。但"万变不离其宗",伤阳为其主线。有些偏于阳性体质者,很快就化热、化燥,甚至伤阴。

对于部分无发热的新冠肺炎病人的防控,仝小林说,自始至终没有发热症状的部分患者,在防控上容易放松警惕。这部分患者,是以乏力起病,一周左右也未见发热,同时伴有轻度咳嗽胸闷、食欲不振、胃肠道不适等,拍片后肺部出现毛玻璃样改变。此类患者初起阶段尽量采用中医药治疗,减少不必要的输液。湿邪缠绵难愈,过度输液反而会加重寒湿。该病病邪为"寒湿",所以应该慎用苦寒药,患者饮食要避免寒凉,食用温热饮食。除了服用中药,中医还有一些简单的治疗方法可以试用,如艾灸神阙、关元、气海、胃脘、足三里等,可以温阳散寒除湿,调理脾胃,提高机体的免疫功能。

推荐一款一线医务人员预防方:生黄芪 15 克,党参 9 克,紫苏叶 9 克,羌活 6 克,防风 6 克,藿香 6 克,金银花 9 克,茯苓 15 克,炒白术 9 克,陈皮 6 克,生姜 6 克。煎服法:水煎服,日一副,分两次早晚服用。在中成药预防上,仝小林说,可用藿香正气软胶囊(或

水),剂量减半。

摘自 2020 年 2 月 21 日人民日报海外版
(作者:卫庶、喻京英)

刘清泉

新冠肺炎因机证治再思考

当新冠肺炎病例出现以后,应该说西医在很短的时间之内就对他的病因学就有了非常精准的认识,是一种新的冠状病毒,既不同于 2003 年的 SARS,也不同于"中东呼吸综合征(Middle East respiratory syndrome, MERS)",其发病特征和发病特点也不相同。那么对于这样一个疾病,从中医角度怎么来认识的? 它是什么样的一个病? 我 1 月 21 日受国家中医药管理局专家组的委托,就前去武汉,对疾病进行实地考察,去认识它到底是什么样的病? 它的临床特征是什么? 通过中医的望、闻、问、切又能得到什么? 这恰恰是我们开始中医治疗,中医认识的根本。我 1 月 21 号到了武汉以后,先后在金银潭医院、武汉市中医院和武汉市中西结合医院,进行了 100 多例的临床特征考察,大概有几种特征:

第一,关于新冠肺炎的传染性认识。它是一个传染性很强的、烈性的传染病。这也可以说是我国解放以后少见的这么烈性的一种传染病。那么从鼠疫也好,黑死病也好,包括 1918 年的大流感,它的传染性都很难与这一次新冠肺炎相比,所以说第一个特征是传染,是烈性的传染,中医叫疫病,人传人,人和人的传染。

第二,新冠肺炎的发病特点是什么? 我到武汉以后,在对重症、危重症、轻症病人都

进行了考察。对重症、危重症主要考察他当时的症状表现。对于一些轻症和重症中可以交流的(患者),那么我们要对他的病史去进行了解。发现这个病很有意思,他的第一个特征是起病非常缓慢,反反复复地加重。这个病有发热的特点,但是对这种发热如何去描述? 属于我们中医理论所说的哪种发热? 我和张伯礼院士、王琦院士、王玉光教授和齐文升教授,反复判断,它到底是什么样的一种发热,那么最后用中医的一个术语,"身热不扬,午后尤甚",对这种发热特点进行描述。第二个特征是发病早期病人普遍的反应是乏力、倦怠,非常疲倦。第三个特征就是咽喉疼痛,甚至出现后背的疼痛。

武汉的一些专家总结出新冠肺炎的特点:低热、反复加重、乏力、倦怠、咽喉疼痛、背痛,结合 CT 的影像依据,基本上可以确定为新冠肺炎,以上临床特征的总结非常形象。那么为什么会出现后背痛呢? 是与新冠病毒侵犯部位有关系,往往在肺的背叶侵犯的比较多,然后出现成片的影像改变。以上这些是新冠肺炎的早期临床特征,这样的临床特征,在病程中大概持续 7～10 天。早期症状:发热、或未发热,身热不扬,午后尤甚;乏力、倦怠;咽喉疼痛,背痛持续 7～10 天后,病人会出现一个突然的变化,发热由原来的 37 度多,37.8 度、37.9 度,突然会高到 38.5 度到

39度，会突然出现咳嗽，会出现干咳、无痰、出现胸脘的痞满、脘腹胀满。在 7 到 10 天之内，有一部分病人出现大便不畅、大便不爽、便溏等；或出现纳食不香，运化呆滞等脾胃症状，这些症状在很多病人身上都有明显表现。那么因为患者出现大便不爽，大便黏滞、便溏这些症状，西医的治疗方案，常常运用思密达来止泻，但止泻以后往往反而对病情并不利，并没有对病人有很好的阻断作用。

那么在这里面我们要考察这个疾病在这个时间段的另外几个特征，我们反复研究，去询问病人，有没有恶风寒？恶寒有没有？恶风有没有？有没有肌肉酸痛？这两个症状西医是不大关注的，但对于我们中医来说，了解这些症状对辨识疾病性质特点是很重要的。那么绝大部分病人在早期没有明显的恶风寒，有的患者有轻微的恶风寒，也有一部分人在出现发热的时候，才会出现肌肉酸痛，在体温到 38.5 度以上出现，在早期没有恶风寒，只是一个倦怠、乏力的症状表现。恶风寒重要不重要？非常重要，它是我们鉴别病人是否有表证的一个重要指征。"有一分恶寒，便有一分表证"。实际上恶寒和表证是什么呢？是针对于伤寒而谈的，而真正的温病是没有明显的恶寒的，只是有轻微的恶风。张仲景在伤寒论中也讲到："太阳病温病，发热而渴，不恶寒"，温病著作中也讲到太阴温病也是发热而渴不恶寒，但是它有一个微微的恶风寒。恶风寒是什么？是一种表证。所以说恶风寒、肌肉酸痛，它是表证的特征，这是针对于伤寒和温病的鉴别而言。那么对于这一次的新发传染病，它的恶风寒表现明显不明显呢？我们在大量的病例观察和询问过程中发现，并没有明显的恶风寒这一特点。恶寒重是伤寒，而恶风、恶热，这是一种温病。那么针对传染病，我们中医称为瘟疫的疾病中，它的恶风寒是一种什么样的表现？在吴鞠通的《温病条辨》以及吴又可的《温疫论》中都提出是"憎寒"，非常冷的一种恶寒，"憎寒"和恶风、

恶寒是不一样的。所以我想我们描述一个外感病，如伤寒、温病常常用恶风寒来描述，那么我们对一个瘟疫这样的疾病，是不是也需要有恶风、恶寒的描述？那么我们在真正的外感病里要进行认真分析恶风恶寒的表现，它是对于伤寒和温病的鉴别，而恶风恶寒确确实实不是瘟疫的典型特征表现。所以，从我们学习中医从古到今关于疫病的文献，以及我们现在接触传染病越来越多了以后，我们才会发现，外感的伤寒、温病和瘟疫是有明显的差异和区别，值得我们去认真思考。这是我想说的第二个问题，在整个病史的发展过程中，新冠肺炎有一个非常典型的阶段性临床表现。

第三，病人会出现一组症状，这组症状表现需要我们用不同的词汇去描述，需要我们对病机进行重新的认识？比如病人在进一步出现体温升高，发热的时候，病人会出现喘、闷、憋气、干咳、咳嗽。这一组症状到底如何认识？例如喘，但是新冠肺炎所表现出来的喘又不同于我们临床当中见到的哮喘病和COPD（慢阻肺）患者所表现出来的喘；表现为闷，也不是慢阻肺患者所表现的闷，咱们中医所说的肺胀那种闷，憋气和咳嗽也与临床常见的类型有所区别。这种喘从咱们中医来看，它是一种气闭，是一种肺气的郁闭，肺的宣发和肃降的功能没有了，而出现咳也咳不出来，降也降不下去，是一种宣肃功能的失司所导致的，而临床上我们很容易把它和闷、和喘相混淆。这种憋气不同于喘，也不同于闷。所以我们治疗它的方法，绝不是简单的宣肺、降肺能解决的，要开窍，要调中焦。那么使中焦的升清降浊功能调整好以后，肺窍才开，这种憋气的症状才能很好地解决。我们想想为什么吴又可在《温疫论》里面提出三消饮？三消饮中非常重要的一点是在达原饮里面加了大黄，用大黄作为第一要义，疫病的病人也可以出现喘闷等上焦的肺系症状，像这种肺系症状，不是我们简单地用一个宣肺的麻黄、杏

仁能完全解决掉的，我们需要用通降的办法，以及把中焦脾胃的升清降浊问题解决好以后，才能真正地把这种憋闷解除。也就是说，早期通腑，运用大黄对于这些症状的解除，是非常有好处的。这是我想说的对这一组症状的描述，应该描述为："憋气，动则尤甚"。他动什么？就是他稍微走两步，他就喘；在床上稍微一翻身，他就憋气。那么，如果我们用现代医学的指标去进行观察，它的氧饱和度（在运动状态下）会迅速下降到 50% 甚至 40%，这样一个状态。在吸氧的情况下，需要 10 到 20 分钟，才能把氧饱和度提到 92%、93% 这样一个水平。所以，我想对于喘、憋、闷这种症状的特点，我们随后可能会看到很多文献，很多病例的描述，我们来继续观察体验。其他专家在论文中，也有对它的描述，那么我认为应该描述为"憋气、动则尤甚"，这是一种短气，而不是一种气短。这是说的第三个问题。

第四，关于痰，有没有痰？痰非常少，少痰，如果有痰的话是一种黏痰。对于重病人、危重病人，尤其是危重病人在做气管镜的情况下，会观察到整个气管，大气管、支气管里面有很多黏痰，这种黏痰就像蛋清一样的，这样的痰黏滞不爽。这个痰的性质，我们如何描述呢？它到底是热痰、燥痰呢？寒痰、湿痰，还是什么痰呢？那么我对它的定性，首先是一个热痰，是一种热灼炼津液而变成的痰，所以说又是一种黏痰。这种痰我们用单纯的清热化痰的办法，在早期很难把它去掉，因为这是一种津液凝炼而成的痰，我们单纯的去化痰是化不掉的。那么我稍后会跟大家讲，我提出用一个增液化痰法，增液化痰才能把痰真正的给它去掉，也可能我增完液以后痰不需要化，自然就消掉了，也就是说痰变成津液回到正常状态去了。这是第四个问题，关于痰的问题。当然，如果病人随着病情的发展，如果合并细菌性感染，他会出现很多的脓性的痰，但那是另外一种疾病了，与新冠肺炎还是不相关的这样一个特征。

第五，是神昏。这个病有没有神昏？有神昏。重症的病人会因为缺血缺氧以后会出现神昏，实际上就是我们讲的重症病人出现了一种闭，出现闭证。出现这种热邪内闭的闭证，也是一种邪气内陷营血，内陷心包而导致的闭证。这种闭证非凉血开窍之法不能解决。所以说神昏呢，又是我们在整个治疗，观察病人的过程中，需要重点观察的问题。这种神昏往往有烦躁同时出现，都是一种邪闭扰神，神机失用的这样一种临床特征和表现。以上是我们对于新冠肺炎的临床特征观察和思考。

第六，我们通过 CT 可见，新冠肺炎早期会出现像雪花、雪片那种毛玻璃样的改变，进而出现实性的病变，出现严重的肺间质病变，纤维化的表现。所以 CT 可以说对于新冠肺炎的诊断具有非常重要的临床价值和临床意义，这是一个特征。

第七，我们从化验检查里面可以看出，白细胞是下降的，淋巴细胞是下降的，C 反应蛋白是增高的，D-二聚体是增高的。那么这些指标的异常说明什么？第一，说明它的免疫受到严重的抑制。第二，炎症是极度的亢进。第三，它的凝血系统很早就出现了凝血功能紊乱。这也和后来的解剖观察结果相吻合，患者的病变主要在于肺、脾、淋巴。脾脏可以萎缩得很小，脾脏可以小到正常的一半，在腹腔淋巴结处可以找不到淋巴。在肺里面，肺黏膜下、肺泡下和黏膜下可以有很多病毒的包涵体，同时也有很多微血栓、微痰栓凝聚。这些病理和解剖观察的结果，实际上和我们中医对本病病机的认识是相通的，没有什么不一致的地方。这是我们通过 100 多例的临床观察和后续我们解剖、病理结果出现以后，对于这个疾病总体特征的中西医认识。

我们总结其特点，一是（早期）病情缠绵、反复，传染性强。二是（进展期）病情进展非常快，病情可以"日进"。一旦进入危重期，它每半天、每个小时发生的症状和病理改变都不一样。另外从临床表现上，早期发热或未发热，身热不扬，乏力尤甚，7～10日后出现高热、烦热，甚至出现干咳、少痰、憋气、动则尤甚，为大便不爽，便溏等等这样的描述。从舌象上来看，这种瘟疫病是非常关注舌象的，不管是吴又可，还是叶天士，还是吴鞠通这些温病医家对于舌象观察和描述都很重视。当然我们看张仲景《伤寒论》中对舌象的描述并不多，而到了温病这个阶段，舌象就很重要了。新冠肺炎患者从温病角度去看，舌象的变化是这样的，常见有舌色淡、淡红、黯、紫黯；舌体都是胖的，很少出现瘦的舌。舌苔呢？以腻为主，不管是薄的、厚的、黄的、燥的，腻苔是核心。那么我在这次疫情中间，也看了国外的一些病人的情况，比如伊朗的，其他国家新冠肺炎患者的舌象情况，跟咱们中国的一样的，也是一种腻苔，然而有红舌这样的特点。基于这样的临床特征，中医对这个病诊断为什么？诊断为"疫病"。

疫病早在《黄帝内经》就描述过，"五疫之至，皆相染易，无问大小，病状相似"，这是《黄帝内经》那个年代对于疫病的一种非常准确的描述，而且进行了医学分类——金木水火土五疫。这种分类在当时可能是很流行的一种分类方法，但后世的医家对于这种分类方法使用的并不多。后世医家对于疫病的分类更多集中在寒疫、热疫、杂疫等等这样的一个分类，这样一种分类应该说更贴近于我们临床观察到的特征。

结合新冠肺炎的特征，这一次的疾病，我个人认为它属于湿毒疫，是属于杂疫的一种。不是寒，也不是典型的热疫，是一种湿毒疫。总体上属于咱们瘟疫的一个种类，病字边的瘟疫。瘟疫，以湿为主，所以说湿毒疫是这次新冠肺炎所表现的非常重要的特征和特点。那么大家如果感兴趣的话，我和玉光教授、张伯礼院士近期写了关于这个病诊断的若干篇文章可供参考。大家可能会讲，目前关于这个病是寒是热众说不一，稍后我给大家进行

分析。实际上疫病的特点是非寒非热的，而是以湿毒为特征，可以进行各种变化的这样一个传染病。

刚才第一部分笼统概括地把新冠肺炎的基本特征给大家做了介绍。第二部分我想跟大家讨论一下关于病因的问题。

张苍主任也跟我谈了这个问题，到底是什么样的病因？病因重要不重要？非常重要。病因是我们诊断疾病、治疗疾病关键中的关键。中医学这些年来老谈到辨证论治，而审因论治呢？恰恰在很多疾病里面，我们缺乏了对于因的认识，就只有对于证的认识，使我们整个治疗有时候就抓不出一个核心特点。

对于新冠肺炎它的病因是什么？叫"湿毒疫疠之气"，也就是吴又可所讲的"异气"。我给它描述叫湿毒疫疠之气。这个邪气的特点是什么？病性属于湿，病的根本是一种毒，是一种合邪，是多种邪气杂合而至的一种疫疠之气，非风、非寒、非湿、非热。

对于外感疾病，我们常常会说，那不是外感六淫之邪吗？风、寒、暑、湿、燥、火。没错，这是春夏秋冬四时自然气候变化而产生的致病因素。那么对于这个病的病因到底怎么来认识？经过我这两个多月近三个月对疾病的考核、考察和认识过程中，"疫病、瘟疫"，它的病因是"疫疠之气"。而我们所讲的六淫之邪是什么？是一种诱因。我们只有知道它的病源、病因是什么，我们才知道我们治疗的核心是什么、我们治疗的重点是什么。

大家看看《千金方·论诊候》一句话讲的"夫欲理病，先察其源，候其病机"，源是什么？就是病因。对于新冠肺炎来说，病因就是疫疠之气，疫疠之气的寒热属性是什么？疫疠之气它的属性可热化、可寒化、可燥化，所以在中国不同的地方会出现热、寒、燥的表现。我初到武汉的时候，看到了什么？有一种寒象，实际上这寒象是什么？是因为武汉气候导致的一种自然之气，自然的六淫之气，这寒

只是个诱因。诱因是什么呢？诱发完疾病以后它随着就走了，而疫疬之气才是这个疾病根本。有一些专家在整个过程中发现它有夹风的、有夹寒的、夹热的，可以夹风、夹寒、夹湿、夹热等等，但这些只是个诱因，其根本还是疫疬之气，可以寒化、可以热化、可以燥化。湿是特征，毒是根本。

新冠肺炎和我们之前遇到过的 2003 年的 SARS 和后来的 MERS 截然不同，SARS 和 MERS 是什么？是一种热毒，热毒导致了疫疬之气，这两种疾病没有湿的特征，而毒的特征很明显。这个病（新冠肺炎）湿的特征很明显，毒的特征也很明显。这就是我们对于病因的认识，要知道对于疫疬之病（传染病），主因是疫疬之气，诱因是风、寒、暑、湿、燥、火，因为东南西北之地域气候不同，它会出现一些不同的夹杂，目前该病在全球范围都发生，依然是如此。在不同的区域有不同的兼夹，可以夹风夹寒夹湿夹热，那么也可以寒化，可以热化，可以燥化，但是它的湿毒性质绝不会发生变化。有人强调散寒，没问题，那个地方可能暂时以寒为主；有的说是以化湿为主，也没问题；有的说清热，也没问题。所以说中医三因制宜，它于气候有变化，于地域有变化，只有湿毒疫疬的特征是绝不会发生变化的。对于病因要有一个客观的认识，我们总是强调风、寒、暑、湿、燥、火，那是六淫之气，绝不是疫疬、疫病和瘟疫的根本病因，根本病因在疫疬之气。吴又可在《温疫论》里面就已经发现了非风、非寒、非暑、非湿的天地之间别有的一种异气，这是对的，绝对是当时就有一种非常准确认识。当然现在认为它是一种新的病毒，那是现代医学对于病原学的认识。病因的描述，我们暂时就说这么多，我想大家在随后的过程中会有一些思路和想法，我们再去探讨。在全球，不管是欧洲、美洲、还是非洲，我们都可以对它的病因去进行探索，但是湿毒疫疬之气不会发生变化。

第三部分我想谈谈病机，"夫欲理病，先察其源，候其病机"，新冠肺炎的病机是什么？第一，它的病位在太阴，手足太阴。它所侵犯的部位主要在太阴，肺和脾。第二，疾病发生的变化是湿、毒、热、痰、瘀、虚，这样一个变化。湿毒是它的病因，湿毒（转化传变）在咱们中国所见最多的是以化热为主。热邪会炼津液为痰，也可以湿毒内阻而成瘀。这种瘀、痰、热的内聚，会造成虚。虚的变化是什么？是津液的耗伤。首先是津伤，其次是阴亏，再进一步变化是一种阳脱，脱证，这是整个病机的发生变化。它主要在肺又在脾胃，病情变化是围绕着手足太阴去发生变化的。再一个肺的宣降失司，那么湿毒化热，热耗津、耗气，津液外渗以后，热炼津为痰，那么湿毒内阻而化成瘀。湿、毒、热、痰瘀阻滞中焦气机，升清降浊出了问题以后，病情就发生了巨大的变化，进入了一个非常难以纠正的局面，这是这个病的病机特点。

那么这几十年来，我在临床上看的热病也应该说很多了，但是这一次能够看出它整个中医的传变规律。因为在疾病的早期病人得不到正确的救治以后，确确实实我们能够看出疾病的发生、发展和变化，这种湿、毒、热、痰、瘀、虚的传变规律和基本的变化表现得非常清楚，也非常清晰。

我想简单地把这个病的病机特点给大家做一个描述，大家也可以根据自己的体验和体会去进行归纳和总结新冠肺炎的一些病机特点。当然随着我们对于疾病的进一步的认识和深化以后，我们会逐渐地对这个病的全貌有更加深刻的认识和理解，这是我关于病机的认识跟大家做一个交流和沟通。

第四（部分），确定了疾病的病名、病位、病因、病机和疾病的变化特点之后，我们怎么来进行治疗呢？中医的治疗讲究辨证论治，实际上刚才说那一大段内容就是我们对疾病已经进行了辨证分析，对它的证候特点分析已经做了很好的描述。怎么论治？吴鞠通《温病条辨》的条辨论治是我们的根本。那么对于新冠肺炎我们可以看出它的疾病特点，传变是有规律的，从早期到极期的情况变化就是我们分期论治的依据。

我们认真思考一下，咱们中医在治疗这种外感病、温热病的过程中有这么几种体系和方法，比如张仲景的六经辨证，叶天士提出卫气营血辨证，吴又可提出表里传变，再早一点的话，华佗对于伤寒病的皮、肤、肌、胸、腹的论治，不管是哪种认识方法都有由表到里、分期论治这样一个内涵在里面，都是由表入里，由浅入深。我们知道它的传变规律以后，可以进行阻断治疗，也就是发挥中医的"治未病"的特点，去防患于未然，以此为治疗法则。

针对新冠肺炎的疾病特征，我们将疾病分成几个期，大家如果感兴趣可以去《中医杂志》上去查一下，我、张伯礼院士和王玉光写的几篇文章，将新冠肺炎分成早期、进展期、极期和恢复期这几期的变化，给大家去做参考，供大家思考、学习和运用。

对于轻症的病人症状表现、证候特点以及辨证论治，我们可能相对容易认识到，那么重症病人和危重病人的特点是什么呢？我想给大家做一个简要的说明。极少数病人，大概 15% 左右，他发病就是重症和危重症的，这是一种特点。一般在发病的 3 到 5 天之内就成为重症，这是发病即为重症的，也可能是大家说的"直中"或是其他原因。但是绝大部分病人是由轻症转变而来的，轻症转变为重症的时间大概是在 7~10 天，由轻症转为重症往往是失治、误治造成的。失治是根本没有得到及时有效的治疗，也没有经过什么药物干预，而误治是治疗的方法不对，而变成了张仲景所讲的逆证、坏证。

危重的特点是什么？第一个临床特点是高热、咳嗽。干咳无痰，咳声连连，什么叫咳声连连？他一张嘴说话就咳嗽，根本说不了话。第二，疲乏非常的严重，憋气，不能够活动。我们如果看一下他的检查，在平静的情况下，他的氧饱和度小于 90%，他外周血的

淋巴细胞持续下降，淋巴细胞绝对计数可以降到 200 个、300 个、500 个，甚至能降到 0，C 反应蛋白持续升高，D-二聚体升高，这是新冠肺炎病情重的特点。然后我们从 CT 上也可以看出，大概在 48 小时内，患者肺内病变迅速进展，大于 50%，也就是从肺的内带和外带全部牵涉，多肺叶受损的特点。而我总结从患者舌象的变化进行观察，舌体的紫、黯、红、绛，舌体胖大，舌苔厚腻，或焦燥，这类舌象往往是重症的明显特点。

我们了解了疾病的临床特点之后，到底怎么来进行治疗？用什么办法来治疗？我简单地说一下这两个多月以来在诊治新冠肺炎过程中的一些体会。是利用三种基本治疗方法进行综合治疗的。第一，祛湿。祛湿的办法有很多，芳香化湿、苦温燥湿、利湿、渗湿，所以祛湿是它的一个核心的治疗。湿浊内蒙、湿浊内闭是新冠肺炎的特点，所以说要把祛湿作为一个核心的治疗方法去运用。第二，解毒。我们选择一些有抗病毒作用的中药，如黄连、黄芩、虎杖这些解毒药物去配合使用。第三，清热、增液、凉血、活血。除了使用这些方法之外，我们要配合泻肺、开窍，如果病情再进一步发展，可以综合使用救阴、通阳、益气、固脱等方法，这就是我们在救治过程中所运用的一些基本治疗方法。

当然对于危重症，机械通气、血滤、EC-MO、液体治疗都发挥了很好的作用，这些技术手段往往弥补了我们中医的不足，比如从中医角度去认识这些现代技术手段，呼吸机具有很好的温阳作用，血滤具有凉血解毒的作用，ECMO 有固脱的作用，当然液体治疗对我们防止病人津液的流失也有非常好的治疗作用。所以说我们用中医的理念来思考现代技术，对我们的治疗是有非常重要的一种辅助，也是我们提高临床救治能力的一个根本。

那么这几种治法的体现，我们可以选择古方来具体用于治疗。为什么要选择古方

呢？是因为古人在这几种治法当中都有非常著名、非常有效的处方供我们参考使用，我们没有必要再去重新组一个方子来治疗。如果我们现在不在中国，在意大利、在希腊，在这些国家，那么我们可以利用当地的草药去按照这几法来组合，但是在国内我们还是要用我们经典名方。

那么我想给大家推荐的名方有几种：

首先说达原饮，达原饮可以说是化湿法的杰出代表。它是对于浊邪伏于膜原，起到开达膜原的作用，它就是个化湿的方法，当然除了化湿之外，里面也有养阴的，也有清热的，它是综合的作用。

另外，麻杏石甘汤、千金苇茎汤、升降散、柴胡剂，包括大柴胡、小柴胡和柴胡桂枝干姜汤、射干麻黄汤、葶苈大枣泻肺汤都可以很好地发挥作用。随着病情发展，我们可以考虑生脉散、增液汤、独参汤、参附汤。那么承气汤的使用，实际上是只选用了大黄，这里面我们可以看出，大黄是发挥核心的治疗作用，我们选好用好大黄，就能对这个病很好的干预和治疗。

在整个救治的过程中，对于轻症的病人和普通型的病人，也就是在早期和进展期，我们运用化湿清热、泻热泻肺的方法能够很好地阻断疾病的发展，很好地救治病人。（中药治疗）用得越早，效果越好；用得越晚，效果越差。一旦进入坏证和变证，那是很麻烦的。在刚去武汉的时候，中药没有，不好找，那么我就想，用好大黄就行。瘟疫的治疗，湿毒疫的治疗，大黄是核心，逐邪是第一要义，邪去正安，用药宜速不宜迟。大家可以看吴又可《温疫论》里讲，说这个病是一日之间有三变，变化很快。数日之法须于一日行之，确实如此。

你上午看的病人，到下午看变化不一样了；你晚上看的病人，第二天早上不一样了，所以真的是像吴又可讲的，"数日之法一日行之"，真的是这么一个特点。所以说我们在用好大黄的同时，一定要观察病人的变化，尤其是在实际治疗过程中常配合了液体治疗，那

么他有没有耗气之变？如果有的话，我们要及早地用上补气药，例如黄芪和西洋参，在早期合理地使用补气药，对于阻断疾病向重症转化，也是起到重要作用。

这一次的新冠肺炎，他的输液的治疗，不像我们过去所看到的一些方案，液体量很大。这一次的疾病到了重症的时候往往是ARDS，从西医的治疗理念ARDS是要控制液体输入的，所以说液体治疗往往不足。从中医讲，高热状态下津液是严重损耗的，补液不足加上津液外渗，又被热毒灼炼成痰，津液就显得更加不足了。痰邪内阻导致气机不畅。

对于化痰，我早期使用了许多方法，比如瓜蒌、浙贝母、黄芩等等这样一些清热化痰之法，有效但不明显。当我发现存在津液不足之后，改用吴鞠通讲的增液法，有效地降低了这种痰的黏稠度，达到很好的化痰的效果。吴鞠通是增液行舟，我们在这里干嘛？是增液化痰。津液增加了以后痰自然就稀释了，稀释以后要么被排出来了，要么它气化重新变成津液了，对于疾病的治疗是非常有利的。

当然对于重症的病人来讲，我们常常可以用到中药注射液，如对于抗炎作用非常好的血必净，血必净是一种治疗脓毒症的药物。而这一次的整个新冠肺炎就是病毒所导致的脓毒症，如果大家有机会可以看看这两天刚刚曹彬教授在 *Lancet* 发表的《新冠肺炎脓毒症》，它是脓毒症的特点。而血必净是适合它的治疗的。第一，它可以抗炎，第二可以调整免疫，第三它对于微血栓也有很好的治疗效果，当然一定要早用、用好、用足，这是我们在早期治疗的一个非常好的治疗方法。除了要用血必净之外，我们也可以选用参麦注射液，参麦注射液补气养阴，对于正气耗伤的治疗效果是非常好的。当然了，如果病人一旦合并肺部感染，出现了一种脓痰、黄痰、黏痰的时候，我们就毫不犹豫地选择痰热清。痰热清是用清热化痰的方法治疗的，那么单用痰热清够不够？痰热清只是对于细菌感染的治

疗,如果出现了黏痰,痰量非常少的情况下,要生脉注射液合痰热清。那么对于这个(痰热伴随气阴耗伤)病机是有很好的控制作用的。一旦患者出现一些烦躁神昏症状的时候,我们要及早用上安宫牛黄丸。

吴鞠通谈到安宫牛黄丸和承气汤的联合使用,合大黄的使用,是有道理的。我们在治疗中强调泻热、开窍,早期即要重视"窍"开,这个"窍",包括脑窍、肺窍,心包之窍,开窍是非常好的治疗手段,所以说安宫牛黄的合理使用是我们这一次抢救危重症的一个重要药物,"开窍"也成为危重症治疗的重要环节。这些药物使用好了以后,能够挽救人的生命。临床上常常出现患者用完通泄的方法以后,病人都出现腹气一通,浑身出现小小的出汗,慢慢喘憋减轻,然后神清气爽,体力恢复,病情得到缓解。我们用上中药以后,病人的大便一通,他就好了,感觉很舒服。曾经有几个病人在我们进去查房时说,大夫我感觉我挺好了,我也感觉很舒服了,我给你唱首歌吧!唱首歌的目的干什么?这是说明我气力充足的表现。所以对于重症病人早期的通腑泄热,是我们治疗的很重要的一点,当然我们也要考虑保护正气这一前提。

在这 80 多天里,我看的危重病人也非常多,我既看到了一些古人对其特征有所描述,但我之前从未见过的危重症病人,也看到了一些古人看不到的一些危重症状态特征。在 ARDS 的中早期的时候,病人呼吸很喘闷,这种病人大部分在数小时之内就死亡了。我想不管是吴鞠通也好,叶天士也好,很难看见这种病人的一些症状表现。但是现在给他上了呼吸机,插了管,给他上了血滤,给他上完 ECMO,病人的命暂时保住了。下一步该怎么办?在这次新冠肺炎的危重病人里面,插了管上了呼吸机后,绝大部分病人出现了非常严重的人机对抗。那么人和呼吸机不能够协调一致,怎么办?西医的处理原则非常干脆利落,就是镇静、镇痛、肌松。那么镇静、镇

痛、肌松的病人和呼吸机相互可以合拍了,但是对于病人的生命的抢救的难点就出现了,如何脱掉呼吸机?

那么我讲如何从中医角度认识 ARDS?它是一个实热内闭的症状,而我们的呼吸机是起到益气温阳的作用,所以从中医角度理解一个实热内闭症用益气温阳法是矛盾的,出现人机对抗是可以理解的正常现象。所以我们怎么样能够让人机合拍?西医用镇静、镇痛、肌松,使病人变成了假的虚证,在这种情况下我们又该怎么办?那么我们不如用通腑泄热的办法,把病人的热邪泄下去以后,快速地让它变成一种真正的虚证。变成虚证以后,这种"虚"和呼吸机的"益气温阳"作用就相适应了。它既可以没有人机对抗,同时又可以维持人的生命,又可以给后续治疗提供支持。

利用这种办法来解决人机对抗,达到了非常好的效果,也使我们在后来的整个临床巡诊的过程中,病人脱机的成功率越来越高,与这一思路方法有一定关系。我跟 ICU 大夫讲得很清楚,你就选这几个药:第一大黄,第二人参,第三安宫牛黄丸,第四血必净、痰热清。然后再一个就是你们 ICU 的呼吸机、血滤、ECMO,这些治疗,这基本上是 ICU 的十八般武器,那么我们这种中西医有效的配合使用,能够使危重症的死亡率下降,抢救成功率上升,这是我们中西医有效配合、有机融合的最佳结果。

也常常有一些病人在用上呼吸机以后,仍然出现氧合不是很好,这是什么原因呢?很多是中气不足。那么我们这时候给他及时地用一点生脉注射液,是有很好的效果的,尤其在血压不稳定,循环不稳定的时候更是如此。

我记得我在一天晚上抢救一个重病人,刚刚上了呼吸机,氧合一直上不去,我去会诊的时候病人插了管上了机,冷汗出,四肢冰凉,怎么办?我就告诉他们两种办法:第一,生脉注射液 30 毫升/小时,持续泵入 10 个小时,这是第 1 个治疗方法。第二,用 150 克的

人参熬成人参汤,从胃管里面给他频频服入。150克的人参给它炖成300毫升的参汤,每两小时打一次,每一次打20～30毫升。从胃管打以后,那么等到第2天早上,病人血压由前一天60/0毫米汞柱、70/0毫米汞柱这样状态,然后就慢慢变成了120/70毫米汞柱。四末也见温了,心率也稳定住了,病人的这种厥脱症状得到很好的逆转,随后病人就慢慢的抢救逐渐稳定以后,转入一个很好治疗,所以说我们在早期很好地使用我们的中药,早期使用,而且放胆使用,是我们抢救危重症治疗最终能够成功的一个重要经验。

我也治疗过ARDS出现人机对抗导致氧合上不去,出现腹胀、便秘的患者,一次给他用90克大黄,120克全瓜蒌,以通腑泻热的宣白承气汤为主,腹气一通,病人人机对抗得到缓解,症状得到改善,这种类型的患者也经常使用这种方法。所以说在危重状态下,是我们中西医结合,有了现代医学手段的支持治疗以后,才有我们中医用药的机会;有了中医用药的机会,才使我们的呼吸机能脱下来,ECMO能脱下来,我们的血滤能脱下来,病人能转危为安。所以说在危重症的情况下,中西医的有机融合治疗是我们取得成功的根本中的根本,所以这里面谁也离不开谁,谁也脱不开谁。

包括我们在早期的轻症、普通症的治疗,一样是中西医结合。为什么这么说?因为这个病的诊断需要西医的诊断,包括核酸诊断等等。这个病人的一些积极的支持治疗是需要西医治疗手段的。所以说对于新发的传染病、未知的传染病,我们中国人的中西医结合,应该说是最好的手段、最好的办法、最好的一种理念。

对于轻型和普通型,也就是早期和进展期的患者,因为疾病的症状是一致的,病因是一致的,所以我们往往用一个方子可以解决。一个方子是不是就足够了?不一定。有的患者可能以化湿为主,有可能以解毒为主,有可能以清热养阴为主,只要灵活合理运用,最终

都可以得到很好的治疗。

当然对于重病人和危重病人,那么我们一定是采取的是一人一法,一人一方,但是"一人一法,一人一方"里面,我们遵循的原则依然是我们刚才所讲到的原则。如何进行中西医有效的配合,有机融合,是最后达到提高病人的治愈率,降低病死率这一目标的关键。

一个小时了,我用这个东西讲得也不惯,我想简单地把我这两个多月在救治病人的过程中的一些体会、体验和想法,给大家做一个沟通,供大家参考。我想目前中国的疫情控制非常好的情况下,我们要进一步的去思考、凝练。在这次新冠肺炎治疗过程中,我们中医干了什么?取得了什么?我们什么干的不好,什么干的差?

在这里我想跟大家跟各位同道们沟通的一个问题是:我们不要过分地强调中医的治疗,中医对于传染病治疗,对疫病治疗有很好的疗效。在当今的科技发展到如此之先进的情况下,在中国,我们只有中西医的融合治疗、中西医的配合治疗、中西医的结合治疗、中西医的协同治疗,这是我们中国人的一个非常好的、独有的礼物。我们过分地强调其中一个,实际上是我们对我们自己的,对于整个中国医学的一种不认可。所以我想大家在整个救治过程中,通过一些文献的搜寻,通过一些专家的沟通,能够对于新冠肺炎这一个新发传染病有更加深入的认识和理解。比如最近,西医的认识也在增加,我们中医的认识也在增加。那么早期我们可能认为它是寒,是一种这样或那样了,但是随着疾病的发展以后会发生一些变化。那么这种变化使我们对疾病的认识的会越来越深入,越来越深刻,而不是说简单地对一个疾病的描述。因为毕竟它是一个复杂的疾病,从现在看来它可能对于人类的影响还会有一段时间。我们中医的治疗可能对于杀灭这个病毒不会具有非常好的效果。你说把病毒杀掉,不会的,这也不是通过中医治疗能根本解决的。我们中医中

药能不能通过我们治疗以后,使这样一个病毒它的危害性变得更小一点。那么用我个人的描述来说,我们能不能驯服这个病毒,把它驯服成一个常见的病毒,对人的健康影响越少越低,像其他的病毒一样,成为我们普通小感冒的一个病因,可以不可以?这是我想中医作为抗击疫情疫病治疗过程中的一个想法而已,但是我们能不能实现,还需要大家来努力,去思考,去研究。

今天晚上就跟大家沟通这么多,希望我的这些思路、想法对大家有帮助,有不对之处,我们可以在今后的工作中进行讨论、进行争论,进行更多的一些研究的争论都可以,但最终使我们能够对一个新发病有更好的认识,更深的认识,最终使我们中医的理论上有升华,病因学上有升华,病机学上有升华,治疗学上有升华,使中医学有根本的提升,这才是根本的。因为大疫出现以后,必然会推进医学的发展,我们怎么样在中间梳理出我们新的一些理论,推进中医的发展,才是我们最根本目的。

最后再次感谢大家,听我在微信里面一个多小时的交流。谢谢!

(本文转自 2020-04-22 北京赵炳南中医皮科流派微信公众号,根据刘清泉教授 2020 年 4 月 18 日晚 20 点在北京中医医院皮肤科聚友会微信群讲课录音整理而成,整理:王桂娟、卢良君、刘羽飞、黎金凤、陈妍霏、张苍、孙晓光、陈腾飞。校对:吕景晶)

薛伯寿

蒲老治寒疫,倡导选用十神汤

自古以来严重瘟疫可分三种:①张仲景时代的寒湿疫,主要善用麻桂剂,开创倡导六经辨证论治,随证治之;②吴又可《温疫论》秽浊疫,创用达原饮,然必须融会温病学中的湿温之治;③余师愚《疫疹一得》火毒疫,可选用清瘟败毒饮,温疫一日三变,必须善用阻截复方而治。针对新型冠状病毒肺炎,薛老认为基本属仲景"寒湿疫"或兼见秽浊疫。

蒲老治寒疫,倡导选用十神汤:麻黄 10 克,升麻 10 克,葛根 15 克,芍药 10 克,苏叶 8 克,香附 10 克,陈皮 8 克,川芎 10 克,白芷 10 克,甘草 10 克,生姜 4 片,葱白 3～5 寸。此方药,为十神汤,因本次新冠肺炎临床表现兼湿重,故可加苍术 10 克,防风 10 克,蝉衣 6 克,僵蚕 9 克。

外感六淫之邪与自然气候相关,春风、夏暑、长夏湿、秋燥、冬寒,然四季皆有风、湿、寒,冬发之疫,必须重视寒,尤其寒湿闭肺患者,必须善用麻黄。先师蒲老治腺病毒肺炎,寒邪闭表,选用三拗汤(麻黄、杏仁、甘草)加桔梗、前胡、蝉衣、僵蚕;即使属冬温,也应选用麻杏石甘汤加前胡、桑白皮、连翘、芦根。蒲老云:"温疫最怕表气郁闭,热不得越"。麻黄开肺闭,宣肺透邪,消散肺间质郁饮。应知麻黄为宣散肺邪之圣药;麻黄又可谓利小便祛湿圣药;麻黄亦为宣通寒闭寒凝血脉瘀滞之圣药。

一、初期:寒湿袭肺,肺气不宣

1. 三拗汤、消毒犀角饮、不换金正气散、神术散合方

功效:温化寒湿宣透肺闭。

炙麻黄 8 克　　杏仁 9 克　　厚朴 8 克　　茯

苓 10 克　苍术 10 克　防风 10 克　陈皮 9
克　荆芥 10 克　牛蒡子 8 克　生甘草 8 克
藿香 10 克

2. 十神汤合消毒犀角饮

麻黄 8 克　升麻 10 克　葛根 15 克　芍
药 10 克　苏叶 8 克　香附 10 克　陈皮 8 克
川芎 10 克　白芷 10 克　甘草 10 克　生姜
4 片　葱白 3 寸　荆芥穗 8 克　防风 8 克
牛蒡子 8 克　蝉衣 6 克

3. 十神散、人参败毒饮合方*　薛老建议
可加细辛增强麻黄温肺宣通化饮之功。

麻黄 8 克　升麻 8 克　葛根 10 克　赤
芍 10 克　香附 10 克　川芎 8 克　白芷 10
克　苏叶 10 克　茯苓 10 克　甘草 6 克　羌
活 8 克　柴胡 10 克　前胡 10 克　枳壳 10
克　桔梗 10 克　生晒参 8 克　苏梗 10 克
独活 8 克

二、初/中期:宣肺透邪,和解分消

麻杏苡甘汤、小柴胡汤、升降散、栀子豉汤合方

炙麻黄 8 克　杏仁 9 克　生薏仁 12 克
柴胡 15 克　黄芩 10 克　法半夏 9 克　党参
10 克　炙甘草 8 克　生姜 4 片　大枣 20 克
蝉衣 6 克　僵蚕 9 克　姜黄 8 克　炒栀子
10 克　淡豆豉 15 克

初期:肺气郁闭,湿热化毒。

甘露消毒饮合三仁汤加麻黄

功效:湿热化毒,宣通肺气。

连翘 12 克　黄芩 10 克　茵陈 10 克
滑石 10 克　通草 5 克　藿香 10 克　薄荷 8
克　菖蒲 8 克　白豆蔻 8 克　射干 10 克
浙贝母 10 克　炙麻黄 8 克　杏仁 9 克　生
薏仁 12 克　厚朴 8 克

中期:寒湿闭肺,化生浊毒。

麻杏苡甘汤、千金苇茎汤、升降散、凉膈散合方

功效:宣肺透邪、升清降浊、凉膈泄热。

炙麻黄 10 克　生薏仁 15 克　冬瓜仁 12

克　杏仁 10 克　芦根 15 克　浙贝 10 克　连
翘 12 克　蝉衣 6 克　僵蚕 9 克　姜黄 9 克
炒栀子 10 克　豆豉 15 克　桔梗 10 克　黄芩
10 克　生甘草 10 克　竹叶 8 克　薄荷 10 克

重症:寒湿闭肺,邪毒炽盛。

三石石膏汤合升降散、栀子豉汤

炙麻黄 8 克　杏仁 9 克　生石膏 30 克　生
甘草 8 克　浙贝母 10 克　蝉衣 6 克　僵蚕 9 克
姜黄 9 克　酒军 8 克　黄芩 10 克　黄连 8 克
连翘 12 克　炒栀子 10 克　豆豉 15 克

重症:寒湿闭肺,病入少阴。

麻黄附子细辛汤合桂枝去芍药汤

麻黄 8 克　细辛 3 克　炙甘草 10 克
制附片 8 克(先煎)　干姜 8 克　大枣 6 枚
生姜 3 片　桂枝 10 克

危重症:寒湿闭肺,病入厥阴。

麻黄升麻汤

功效:发越郁阳、宣肺救逆、清上温下、扶
正透邪。

麻黄 8 克　升麻 10 克　玉竹 12 克　当归
12 克　知母 10 克　炙甘草 10 克　生石膏 15
克　黄芩 10 克　白术 10 克　茯苓 12 克　桂
枝 10 克　白芍 12 克　干姜 8 克　天冬 10 克

危重症:救逆扶正。

四逆汤(制附片、干姜、炙甘草)加人参

功效:回阳救逆。

生脉饮(人参、麦冬、五味子)加山萸肉、黄芪

功效:益气固脱。

*严重心律失常:可选用经方炙甘草汤。

危重症:及时用有效成药。

秽浊郁闭:苏合香丸、神犀丹;

邪毒热盛:片仔癀、安宫牛黄丸、紫雪丹;
希望试用青蒿素观察一些病人。

恢复期调理(辨证选用)

小柴胡汤加白术、茯苓、陈皮(即合异功散)

柴胡 12 克　黄芩 9 克　法半夏 9 克
党参 10 克　白术 10 克　茯苓 12 克　陈皮
8 克　炙甘草 8 克　生姜 4 片　大枣 20 克

六味地黄丸合小柴胡汤

生地黄 15 克　山萸肉 8 克　山药 8 克　茯苓 8 克　泽泻 6 克　丹皮 6 克　柴胡 12 克　黄芩 8 克　法半夏 8 克　党参 8 克　炙甘草 8 克　生姜 3 片　大枣 20 克

六味地黄丸合生脉饮

生地黄 15 克　山萸肉 8 克　山药 8 克　茯苓 8 克　泽泻 6 克　丹皮 6 克　太子参 10 克　沙参 10 克　麦冬 10 克　五味子 8 克

竹叶石膏汤加山药、连翘、玉竹、石斛

竹叶 10 克　生石膏 15 克　党参 10 克　麦冬 12 克　炙甘草 10 克　山药 15 克　法半夏 9 克　玉竹 15 克　石斛 15 克　连翘 12 克

四君子汤加陈皮、黄芪、炒谷麦芽

党参 10 克　白术 10 克　茯苓 10 克　炙甘草 8 克　黄芪 12 克　陈皮 8 克　炒谷麦芽各 15 克

益胃汤加山药、石斛

沙参 10 克　麦冬 12 克　玉竹 10 克　生地 15 克　冰糖 3 克　山药 15 克　石斛 15 克

百合知母合酸枣仁汤加黄精

百合 15 克　知母 10 克　炒酸枣仁 18 克　茯苓 12 克　川芎 10 克　炙甘草 10 克　黄精 15 克

薛伯寿先生的老师蒲辅周先生素来强调"正气为本""胃气为本",疾病之所以发生,正气衰弱是根本原因,正气的盛衰存亡对疾病的发展转归与疗效起决定性作用。患者体质的强弱,由先天禀赋,后天养护,有无痼疾等多方面因素决定,治病过程中,必须时刻顾护正气,重视维护消化功能。

张再良

疫病临床与伤寒六经

疫病的临床有特殊性,伤寒的六经有普遍性。如果认定伤寒是传染病,也属于疫病范围,那么将二者放在一起看就很有意思,我们一定能够从中得到启发。今天遇到新型冠状病毒肺炎的疫情暴发,中医应该怎么认识、如何应对,往往会见仁见智,看法不一。历史在现实中会产生回响,既往的外感热病的知识,会自觉不自觉地左右我们的认识和实践。历史也是一面镜子,温故可以知新。现实是一个契机,借助这次新型冠状病毒肺炎的临床表现,联系古人的实践,可以加深我们对中医临床治疗的理解。本文对此展开一些议论,抛砖引玉,希望有助于大家的思考。

一、历史上温疫与伤寒曾经对立

古代"疫"的特点,一个是患者病状相似,另一个是致死率高。今天的传染病,其概念更加宽泛。可以说,张仲景和吴又可遇到的都是传染病,但为什么一个是《伤寒论》,一个是《温疫论》呢? 对此,我们是否已经充分注意,是否能够深刻理解呢?

从历史过程看,很明显从金元开始,温热(温疫)与伤寒分道扬镳。刘河间倡导"火热论",指出伤寒"六经传受,自浅至深,皆是热证,非有阴寒之病",临床遣方用药偏于寒凉泻火,方用双解散、防风通圣散等。到明末清初,吴又可著《温疫论》,可谓登峰造极,将温疫与伤寒对立,想要在疫病的治疗上开创新

的局面。

中医的临床辨治,伤寒奠基在前,为什么后面的医家不循常规,要另谋出路呢?这里我们注意到吴又可的叙述。原来在疫病的流行过程中,吴又可目睹当时的医者普遍"误以伤寒法治之",而患者"枉死不可胜计",书本和现实矛盾。在事实面前,吴又可观察和归纳了温疫与伤寒的不同,强调时疫是"感天地之疠气……能传染于人",治疗以"疏利为主"。而伤寒则是"感天地之正气""不传于人",治疗"以发表为先"。在吴又可的眼中,温疫和伤寒,泾渭分明,不容混淆。吴又可敏锐地觉察到疫病的发生,是天地间别有一种疠气所感,与一般的六淫之气不同。从外感六淫到疠气致病,在疫病病因的认识上是明显的进步。吴又可认为《伤寒论》为外感风寒而设,所以疾病的传变和治法与疫病完全不同。吴又可在治疗上进而产生了"一病一药"的设想:"能知以物制气,一病只有一药到病已,不烦君臣佐使品位加减之劳矣。"可见病因对抗其实并非西方专有,古人对此也曾有意识。吴又可对伤寒的认识,主要来自《伤寒论》的原文叙述。姑且不论吴又可对伤寒能够认识到何种程度,我们从治法上就可以直接感觉到吴又可面临的困惑。基于以上的归纳,今天我们的思考应该更加深入一些,应该注意到临床的疾病背景发生了巨大变化。限于篇幅,相关内容不能展开很多,请参见拙文《对〈伤寒论〉和〈温疫论〉的再思考》。

杨栗山的《伤寒温疫条辨》步吴又可后尘,同样对立伤寒与温疫,对温疫的临床治疗作进一步扩展,在治法上别出心裁,制定了升降散及其相关的系列方,提出了以升降散为代表的15首治疗方剂。基本上一个是用清法,所谓"轻则清之",相关方剂有神解散、清化汤、芳香饮、大小复苏饮、大小清凉散、增损三黄石膏汤等;另一个是用泻法,所谓"重则泻之",相关方剂有加味六一顺气汤、增损大柴胡汤、增损普济消毒饮、加味凉膈散、解毒承气汤、增损双解散、增损三黄汤等。杨栗山的临床遭遇与吴又可不同,其将温疫扩展到了温病,但其中的"温病大头六证辨"讲的是鼠疫,此六证乃温病中之最重且凶者,因为仲景的《伤寒论》中无此证治,所以提出伤寒方不可以治温病。也许在这方面,专病专方比较辨证论治疗效更加独到。杨栗山治疗用升降散加减,比普济消毒饮更有效果,同时认为:"惟刘河间《直格》、王安道《溯洄》,以温病与伤寒为时不一,温清不同治,方差强人意。"可见,温疫与温病相似处多,但和伤寒比较,则有明显不同。

温疫在温病中作为分类之一,如《温病条辨》的处理。但也有把温疫另立,分别对待的。不管怎么说,温病宽泛,温疫狭小。如果再把视野放开,伤寒六经基础,温病相对专门。温病的诊疗规律(卫气营血、三焦)可以囊括温疫,但温疫必定还有自己的特殊之处。古人对立伤寒和温疫,强调二者的不同,主要原因是出于对温疫临床治法方药的考虑。吴又可对比伤寒与温疫,临床上有着积极的一面,告诫人们不要因循守旧,面对温疫,必须另谋新法。

二、临床上六经与温疫难以分离

吴又可已经意识到了瘟疫"一病必有一气"的问题,但治疗上却对疫疠之气无奈,只能用达原饮透达膜原,使疫邪或出表或入里,然后再用汗、下祛邪外出。用六经证治的眼光一看,十分清楚,达原饮是伤寒六经辨治中应对少阳的方法,寒温并用,升降气机,扶正达邪。汗法走表是太阳温散,下法入里是阳明寒泻。把眼光移到金元时期,北方医家刘河间主"火热论",倡导伤寒六经传受皆是热证,应对热病以寒凉药为主。以后李东垣主"脾胃论"辨内外伤,有补中益气的甘温除热。用历史的眼光看,他们当时都面临着疫病的频繁高发期,用六经证治的框架看,刘河间的方法偏阳明寒泻,李东垣的方法重太阴温补,治法方药仍然不出六经。

这样一看，刘河间、李东垣、吴又可面对疫病，要想有所突破，但方药还是摆脱不了六经。古人的苦心所在，经验独到，但六经还是六经，规律客观实在，不管当事人是否能够清楚地意识到。当然，后来发生的疫病临床不一定能够体现出伤寒六经那么明显的传变规律了。从六经的治法方药看，可以说，六经无处不在，疫病的临床也如此。下面我们另外举几个例子来看。

对于小儿痘证，吴鞠通在《温病条辨》中讲到："古方精妙，不可胜数，惟用表药之方，吾不敢信，今人且恣用羌防柴葛升麻紫苏矣。更有愚之愚者，用表药以发闷证是也。痘证初起，形势未张，大约辛凉解肌、芳香透络、化浊解毒者十之七八。本身气血虚寒，用温煦保元者十之二三。大约七日以前，外感用事，痘发由温气之行，用钱（仲阳）之凉者十之八九，用陈（文中）之温者一二。七日以后，本身气血用事，纯赖脏真之火，炼毒成浆，此火不外鼓，必致内陷，用陈之温者多，用钱之凉者少。若始终实热者，则始终用钱，始终虚寒者，则始终用陈。"最后，吴鞠通总结并感叹道："痘科无一定之证，故无一定之方也……治痘若专主于寒热温凉一家之论，希图省事，祸斯亟矣。"

再看王清任在《医林改错》中有关瘟毒吐泻转筋的说法："上吐下泻转筋一症，古人立名霍乱。"道光元年（公元1821年），"瘟毒流行，病吐泻转筋者数省，京都尤甚，伤人过半""彼时业医者，有用参术姜附见效者，便言阴寒；有用芩连栀柏见效者，则云毒火。余曰：非也。不分男妇老少，众人同病，乃瘟毒也。或曰：既是瘟毒，姜附热，芩连凉，皆有见效者何也？余曰：芩连效在病初，人壮毒盛时；姜附效在毒败，人弱气衰时""活其血，解其毒，未有不一药而愈者"。王清任的解毒活血汤（四逆散、桃红四物汤加葛根、连翘）用于病初吐泻，如果见到汗多肢冷、身凉眼塌，就非用急救回阳汤（四逆汤、理中汤加桃红）不可了，不能因为患者有大渴饮冷而不敢用。

吴鞠通讲的是痘证，王清任讲的是霍乱，都是疫病。二者在治法上相通的是，或温补气血，或清热解毒，前者太阴，后者阳明，急救回阳在少阴，还是没有跳出六经证治的范畴。据此，我们可以追溯到《金匮要略》中的阴阳毒，用升麻鳖甲汤加减应对，应该是最为简练的表达，阳毒在阳明，阴毒偏太阴。我们再看喻昌对疫病治疗的归纳："未病前先饮芳香正气药，则邪不能入，此为上也。邪既入，急以逐秽为第一义。上焦如雾，升而逐之，兼以解毒；中焦如沤，疏而逐之，兼以解毒；下焦如渎，决而逐之，兼以解毒。营卫既通，乘势追拔，勿使潜滋。"上焦升散是太阳的方法，中焦疏利是少阳的方法，下焦攻逐是阳明的方法，贯穿始终的是解毒，体现出专病专药的意思。

临床上如果应对疫病没有特效药，那么治疗还是要回到辨证，用俞根初的话表达："以六经钤百病为确定之总诀；以三焦赅疫证为变通之捷诀。"吴又可以后，叶天士、吴鞠通有卫气营血、三焦辨证的明确提倡，也是针对此类疾病的证治特点，在六经中走出了一条临证的快捷通道，集中体现了寒凉药物应用的规律和技巧，有意无意之间更加充实了六经证治代表的内容。

面对疫病，我们今天的临床还会提到刘河间的防风通圣散、吴又可的达原饮、杨栗山的升降散、王清任的解毒活血汤等，这些都不是特效方，而是后人在六经治法方药上的变通。其实，即便疫病的治疗有了特效药物，临床仍然离不开辨证论治。支持疗法、对症处理仍然需要，现代医学也是如此。行文至此，可以交代一下，伤寒这种疫病比较独特，没有特效药，只能随证治之，之所以能够提供出六经辨治的方法，道理就在于此。有兴趣者请参考拙文《思考〈伤寒论〉成书的疾病背景》。

三、新型冠状病毒肺炎中医治疗的六经解析

当年的伤寒病产生了《伤寒论》，留下六经证治的方法。以后由于疾病的变化，临床的应对层出不穷，极大地丰富了六经证治的内容，补充了临床的治法方药。今天的新型冠状病毒肺炎，中医积极面对，提出了治疗上的指导方案。用六经的方法来解读，古今对照，可以理解方案中中医治疗的基本原理和规律。为了阅读方便，先把《新型冠状病毒感染的肺炎诊疗方案(试行第五版)》中的中医内容择其要列举如下(略)。

在《新型冠状病毒感染的肺炎诊疗方案(试行第六版)》中，中医治疗的内容有所扩展和补充，限于篇幅，以下仅作提示。在临床治疗期(确诊病例)中，首先推出清肺排毒汤，然后，轻型分寒湿郁肺证、湿热蕴肺证；普通型分湿毒郁肺证、寒湿阻肺证；重型疫毒闭肺证、气营两燔证；危重型增加了中药注射剂的选择；恢复期增加了气阴两虚证。

这次的新型冠状病毒肺炎的诊疗方案，《新型冠状病毒感染的肺炎诊疗方案(试行第五版)》的中医证型相对简单，治疗期分为寒湿郁肺证、疫邪闭肺证、内闭外脱证 3 型，恢复期有肺脾气虚证。在治疗上，《新型冠状病毒感染的肺炎诊疗方案(试行第六版)》除了推荐清肺排毒汤，很明显增加了湿热蕴肺证、湿毒郁肺证、寒湿阻肺证、气营两燔证，恢复期补充了气阴两虚证等，供临证选择参考的范围更大了。

从六经辨治的角度看，寒湿郁肺或阻肺证要用太阳温散(与太阴温燥也有关)，邪热壅肺证、疫邪闭肺证、气营两燔证要用阳明寒泻(与太阳凉泄也有关)，而湿热蕴肺证、湿毒郁肺证则寒温兼顾，归在少阳的位置合适，内闭外脱证用少阴回阳，肺脾气虚用太阴温补，气阴两虚则偏于太阳阳明(肺胃)的凉润。这是从六经证治中提取出来的，更加符合新型

冠状病毒肺炎的临床治疗，可以作为临证的参考。这可以视为缩小、简化了的六经治法。看清了其中六经的基础，就容易理解后来温病的卫气营血，再到具体病证的治法，都是一样的道理。每个病证都有自己的特殊之处，都有六经变通的问题，亦即各病有各自的六经(证型)。至于临床多见什么样的证型，今天明白，其实是疾病在背后起了很大的作用。

作为指导方案，需要强调若干要点，以引起临床上的充分注意。但是执行者如果不理解六经证治的原理和规律，就容易墨守成规，不知道变化。比如病初有温散和凉泄的区别，病重有寒湿(湿毒)和温热(热毒、疫毒)的不同，而在病情缠绵、寒热往来、邪正相持之际有和解少阳的方法，在高热伤阴时有少阴的救阴方法等。《新型冠状病毒感染的肺炎诊疗方案(试行第六版)》对有关内容有所补充，也是这个道理。六经证治中，温散是麻黄、桂枝同用，凉泻是麻黄、石膏同用，太阳除了温散法、凉泻法，还有调和营卫法。温燥、温补在太阴，寒泻、凉润在阳明，辛开苦降、畅达气机，扶正祛邪在少阳。回阳救逆在少阴，滋养阴液在少阴，寒热兼顾还有厥阴。这样的六经，以法统方，从基本方、类变方到加减方，脉络清楚，层次分明。

从现实回看历史，今天的新型冠状病毒肺炎，可以和过去的伤寒、温疫与温病对照。面对疫病，专家研究、政府部门出面提供指导性的防治方案，并且随时作出修正、补充。这在古代社会是不可能做到的事情，古代医家必定会有一个更加漫长的摸索过程，个人努力所起的作用其实十分有限。所以，从伤寒病中间能够摸到规律，在《伤寒论》中能够将六经病证的方法固定下来，真是一件非常不容易的事情。搞懂温疫临床和伤寒六经的关系，对我们理解问题有帮助。伤寒非疫的说法，容易造成误解，即伤寒六经的治法方药，用于后来遇到的各种疫病是否有效？很清楚，历史上应对鼠疫，确实伤寒六经乏效。这

不是六经不行,而是鼠疫(肺鼠疫)当时确实无药可治。对于各个历史时期医家留下的医著,我们不妨相互对照着看,这才有意思。把整个过程拉成一条线,然后分析各个时空位置上事物的异同。相异的地方,要多思考临床的疾病背景;相同的地方,要提升事物的内在规律。

最后,引用一下当年谢观说过的话:"伤寒与温热、瘟疫之别,尤为医家所聚讼。盖伤寒二字,古人既为天行病之总名,则其所包者广……后世医者泥于字面,一遇天行之病,辄以辛温之剂治之。于是阳明成温之症,见杀于麻桂等方者多矣。"其进一步指出,后世医者"偶遇不寒之疫,遂谓凡疫皆温,本虑医者以辛温之剂误施之温热,转致末流泥温疫之论,不敢复言伤寒。执一定之方,驭万变之病,圣散子杀人,正由于此"。谢观感叹:"有此二误,而伤寒、温热、温疫之争遂如长夜不旦矣。"谢观对时弊的针砭,是否在今天的疫病临床中仍有警世作用呢?

摘自上海中医药微信公众号 2020-02-29

黄　煌

基于经方医学对新冠肺炎的思考

新冠肺炎应该属于中医传统的时令病范畴,也就是说,其发病有季节性,同时有流行性和传染性的特点。中国古代将这些时令病称之为伤寒、温病、时气、天行、时疫等。在几千年的临床实践中,古代医家对时令发热性疾病的治疗积累了丰富的经验。如果我们将新型冠状病毒(以下简称"新冠病毒")感染的疾病看作是一种流感,并参照中医治疗发热性疾病的方法进行辨治,特别是按照经方方证相应的原则去思考,提出本次新冠肺炎的经方对策也是可行的。

一、小柴胡汤是基本方

小柴胡汤由柴胡、甘草、黄芩、半夏、人参、生姜、大枣组成,《伤寒论》原文记载是"往来寒热,胸胁苦满,默默不欲饮食,心烦喜呕,或胸中烦而不呕,或渴,或腹中痛,或胁下痞硬,或心下悸、小便不利,或不渴、身有微热,或咳者,小柴胡汤主之。"根据国内31个省市的552家三甲医院被确诊的1099例新冠肺炎的临床调查可见,最常见的症状是发热(87.9%)和咳嗽(67.7%),而腹泻(3.7%)和呕吐(5.0%)则很少见。从网上信息得知,部分新冠肺炎患者的发热往往呈现持续反复波动的特点,这与小柴胡汤证的往来寒热相一致;而胸闷、咳嗽则与小柴胡汤证的胸胁苦满、咳相一致。特别是新冠病毒感染后,患者表现为食欲不振、情绪低落等症状时,小柴胡汤及其加减方最为适合。

小柴胡汤是需要加减的,由此形成了为数众多的类方,我们称之为柴胡类方。这些类方常用来治疗发热性疾病,如柴胡桂枝干姜汤(柴胡、桂枝、干姜、黄芩、甘草、牡蛎、栝楼根)治疟疾以及不明原因的发热;柴胡桂枝汤(柴胡、黄芩、半夏、人参、生姜、甘草、大枣、桂枝、白芍)治疗伴有神经肌肉疼痛的发热性疾病及感染性疾病;大柴胡汤(柴胡、黄芩、半夏、枳实、芍药、生姜、大枣)治往来寒热、汗出热不解的发热性疾病;小柴胡汤合五苓散(桂枝、茯苓、猪苓、白术、泽泻)的柴苓汤,治伤寒、痢疾、疟疾以及小儿麻疹、痘疮等；小柴胡汤合半夏厚朴汤(半夏、厚朴、茯苓、苏叶、生姜)的柴朴汤,治发热后咳嗽痰白者；小柴胡汤合小陷胸汤(黄连、半夏、瓜蒌)的柴陷汤,治发热、咳嗽、胸痛、吐黄痰者；小柴胡汤合平胃散(苍术、厚朴、陈皮、甘草)的柴平汤,治发热、身体困重、舌苔厚腻者；小柴胡汤合四物汤(当归、川芎、芍药、地黄)的柴胡四物汤,治妇人月经不调、发热或病后瘀血咳嗽、胸痛者；小柴胡汤合当归芍药散(当归、芍药、川芎、白术、茯苓、泽泻)的柴归汤,治月经量少、皮肤痒、怕冷、浮肿者；小柴胡汤加桔梗名柴胡桔梗汤,治咳嗽、咽痛；小柴胡汤合银翘散(银花、连翘、桔梗、甘草、薄荷、竹叶、荆芥、牛蒡子、淡豆豉)治发热、咳嗽、咽干、汗出热不退者；小柴胡汤加芒硝为柴胡加芒硝汤,治发热、呕吐、便秘难解、舌苔厚者；小柴胡汤合白虎汤(知母、生石膏、甘草、粳米),治发热、多汗、脉数滑者。根据本人的经验,大剂量柴胡的退热作用比较明显,特别是与甘草、黄芩、连翘相配合,对病毒性疾病的发热尤为明显。本人经验退热方(柴胡 40 克,黄芩 15 克,生甘草 10 克,连翘 50 克,以水 1100 毫升,煮取汤液 500 毫升,每次服 100～150 毫升,每 2～3 小时 1 次,儿童减半)是一首辛凉退热发汗方,适用于病毒性感冒的持续性发热、汗出不畅、面红身热,或咽喉痛,或咳嗽,或头痛等。若汗出热退,即可停服。如果服药 3 次,仍然不得大汗,则要改方。以上提及的柴胡类方,可供新冠肺炎轻型、普通型或早期患者治疗时参考。

所谓方证,可以看作是疾病发展过程中,机体的反应方式或特点在方剂上的投影。也就是说,虽然我们讨论的是方证,其实是在分析疾病的态势。方证的变迁,折射出疾病在具体个体上变化发展的轨迹。所以,熟悉各个方证及其与其他相关方证的关联非常重要,甚至要求每个临床医生脑海里有张方证线路图,这样才能了解疾病的来路与转归并

及时干预调控。如果按照表里、寒热、虚实等概念来定位,那么,如果以小柴胡汤为中心,其柴胡类方方证变化的轨迹如下：出表：合桂枝汤、葱豉汤,或选柴葛解肌汤、葛根汤等；入里：病情复杂多变,据证而定方,如选大柴胡汤、升麻鳖甲汤、麻黄升麻汤等；化热：合黄芩汤、麻杏石甘汤、小陷胸汤、葛根芩连汤、黄连解毒汤、凉膈散、白虎汤、牛角地黄汤等；化寒：合理中汤、四逆汤、真武汤等,或选麻黄附子甘草汤、麻黄附子细辛汤、小青龙汤等；转实：加芒硝,或合承气汤、桃核承气汤,或选大陷胸汤、防风通圣散等；变虚：合桂枝汤、小建中汤、四君子汤、当归芍药散等,或选炙甘草汤、补中益气汤、竹叶石膏汤、三甲复脉汤、薯蓣丸等；夹风：加荆芥、防风、菊花、羌活、独活等,或选荆防败毒散、人参败毒散等；夹湿：合五苓散、麻杏苡甘汤、三仁汤、藿朴夏苓汤等；夹燥：合玄麦甘桔汤、三鲜汤等；夹痰：合半夏厚朴汤、温胆汤,或选射干麻黄汤等；夹瘀：合四物汤、桂枝茯苓丸,或选血府逐瘀汤、鳖甲煎丸等；夹郁：合四逆散,或选柴胡加龙骨牡蛎汤；夹冲逆：合桂甘龙牡汤、奔豚汤等。其次,患者的个体化治疗也很重要。鉴于疾病侵犯机体部位的不同,也由于个体体质的差异,可能有不少患者并不表现小柴胡汤及其柴胡类方方证,这时可据证选方。这次新型冠状病毒侵犯的脏器大多是肺,患者咳嗽、胸闷、呼吸困难,严重者可以出现急性呼吸窘迫综合征等,临床可以参考止咳平喘的经方,有麻黄汤、麻杏石甘汤、射干麻黄汤、小青龙汤、泽漆汤等麻黄类方。一些化痰理气的经方,如半夏厚朴汤、茯苓杏仁甘草汤等可以使用,后世温病家常用的三仁汤、宣痹汤等也应考虑。部分新冠肺炎患者表现为腹泻等消化道症状,可以考虑有止泻和中的葛根芩连汤、甘草泻心汤、黄芩汤、五苓散等。有些患者表现为极度疲劳,可以考虑温经散寒的麻黄附子细辛汤、附子理中汤、真武汤等。有肾损害,出现蛋白尿的,可以使用黄芩汤、黄连解毒

汤、柴苓汤等。鉴于一些轻型患者常伴有极度的恐惧、焦虑、抑郁等,可以选用温胆汤、柴胡桂枝干姜汤、柴胡加龙骨牡蛎汤、半夏厚朴汤、半夏泻心汤等予以干预。总之,按照"有是证用是方"的原则,选择合适的方药。

二、群体性预防用方

根据古代的文献记载,加上本人临床经验和近期的个案报道,本人建议可以采用两首古代相传的治疗时令病的经验成方——荆防败毒散和十神汤,作为群体性预防用方,推荐疫区使用并作进一步临床验证。荆防败毒散是人参败毒散加荆芥、防风而成。人参败毒散首先记载于北宋名医朱肱的《类证活人书》中:"治伤风、温疫、风湿,头目昏眩,四肢痛,憎寒壮热,项强,目睛疼,异常风眩、拘倦、风痰,皆服神效……瘴烟之地,或温疫时行,或人多风痰,或处卑湿脚弱,此药不可缺也。"后来宋朝官办药局作为成药方,收录于《太平惠民和剂局方》中。人参败毒散由柴胡、甘草、桔梗、人参、川芎、茯苓、枳壳、前胡、羌活、独活组成,原为煮散剂,每服二钱,生姜、薄荷少许水煎后不拘时服用,"治伤寒时气,头痛项强,壮热恶寒,身体烦疼,及寒壅咳嗽,鼻塞声重,呕哕寒热,并皆治之"。明末清初医家喻昌十分推崇此方:"人感三气两病,病而死,其气互传,乃至十百千万,传为疫矣。倘病者日服此药二三剂,所受疫邪,不复留于胸中,讵不快哉!方中所用皆辛平,更以人参大力

者,负荷其正,驱逐其邪,所以活人百千万亿""昌鄙见三气门中,推此方为第一,以其功之著也。"荆芥、防风是祛风药,加入人参败毒散后,此方的使用面更广,能治疗时气疫戾,包括伤寒头痛、恶寒发热、鼻塞咳嗽、目赤口疮、湿毒流注、痒疹斑疮等症。据林伯良先生介绍,岭南名医张公让先生(1904—1981)对此方评价甚高:"荆防败毒散治流行性感冒极效。三十年前,爪哇流行性感冒大流行,西医为之束手。先父率以荆防败毒散加黄芩、桑皮、花粉、牛蒡、连翘、知母之类治愈。普通流行性发热病、皮肤炎、疹痘等,此方皆甚效……余经验此方治流行性发热病,胜于柴胡桂枝汤,实为一极有效之退热剂。"另外,《太平惠民和剂局方》的十神汤也可以考虑,此方由葛根、升麻、陈皮、甘草、川芎、苏叶、白芷、麻黄、赤芍、香附、生姜、葱白组成,煮散剂,每服三钱,生姜煎服,治"时令不正,瘟疫妄行,人多疾病。此药不问阴阳两感,或风寒湿痹,皆可服之。"并指出"如伤寒,不分表里证,以此导引经络,不致变动,其功效非浅"。以上两方组成不同,功效也有差异。荆防败毒散偏于清热散风,十神汤偏于散寒除湿。以上两首群体性用方如果加工成散剂或袋泡剂等,分发疫区各家,既配送便利,煎服简单,还价格低廉,更利于临床观察验证。

(摘自 中国中药杂志 2020-02-20 转载于南京中医药大学学报)

肖相如

新冠疫情背景下:黄煌、肖相如的中医问答

新冠疫情暴发是对中医的考验,也是中医崛起的机遇,整个中医界乃至全体国民都

在关注、关心中医。黄煌老师作为著名的中医学者和中医传播者,除了积极参与新冠的

防治,还在思考中医的未来。期间,黄老师给我发了一个书面采访邀请,我努力完成了黄老师布置的作业。黄老师以《规范中医外感病防治体系,夯实中医临床基本功——肖相如谈中医教育教学改革》为题,其摘要于2020年3月19日发表在微信公众号"南京中医国际经方学院"。今天,以黄老师和我问答的形式,在我的公众号分享给大家,希望大家参与讨论,为中医的发展出谋划策。

黄煌:历史上,每逢大疫之后,常常有医家总结出新的学说和治疗经验,以及重要著作问世。如东汉末年的张仲景《伤寒杂病论》,明末的吴有性《温疫论》,清代乾隆年间的余霖《疫疹一得》,等等。您认为,这些既往的中医理论和临床经验是否足以指导像SARS、H1N1、H7N9、新冠肺炎等病毒性传染性疾病等疫情的防治?

肖相如:每一次传染病都是不一样的,都不会有现成的方案可用,所以每一次传染病都是对医学和医生的考验。考验医生对已有的医学理论和临床经验的掌握程度;考验医生对已有的医学理论和临床经验的运用能力;考验医生能不能根据已有的医学理论和临床经验对新的传染病提出正确的诊疗方案,发展医学理论。针对这次新冠肺炎,就有很多超过已有的医学理论和经验的地方。

1. "疫"的概念要规范

吴又可的书叫《温疫论》,显然,吴又可所论的"疫"是热性病。余师愚的《疫疹一得》序一中称为"瘟疫",将吴又可的《温疫论》称为《瘟疫论》;同时,余师愚的《疫疹一得》所论叫"热疫",主药是石膏,也将吴又可的《温疫论》称为《瘟疫论》,将"温疫"称为"瘟疫"。可见余师愚所论的"疫"也是热性病。吴鞠通的《温病条辨》上焦篇第1条:"温病者,有风温、有温热、有温疫、有温毒、有暑温、有秋燥、有冬温、有温疟。"在九种温病中,第一大类是温热类,包括风温、温热、温疫、温毒、冬温。显

然,温疫也是热性的。这次的新型冠状病毒性肺炎明显的是寒湿,不是热性病,显然不能称为"温疫"。"疫"的概念当以《内经》为准,即《素问·遗篇·刺法论》所谓"五疫之至,皆相染易,无问大小,病状相似。"凡是具有传染性的外感病为"疫"。"疫"可以有热性的,也可以有寒性的。

2. 新冠肺炎的致病因素为寒湿

这次新冠肺炎的致病因素为寒湿,已经成为共识。但寒湿在表在肺,主要表现有干咳,没有痰多清稀的表现,这和已有的理论是矛盾的。寒湿为主,病位在肺,应该是小青龙汤证多见,如果病人表现为干咳,没有痰多清稀的表现,根据已有的理论,则小青龙汤的证据不充分。所以,针对这次新冠肺炎,我给大家提出了一个运用小青龙汤的新标准:凡是舌质淡苔白水滑,胸片有磨玻璃样改变的,就可以用小青龙汤。临床实践证明,这次新冠肺炎,用温肺化饮,特别是含有麻黄的方效果好。显然,这突破了现有的医学理论。

3. 湿邪上受,首先犯肺

叶天士在《温热论》中说"温邪上受,首先犯肺",这是温病学的经典理论。湿邪主要伤脾胃,这是已有理论的共识,但这次的新冠肺炎的病因以寒湿为主,主要病位却在肺,即"湿邪上受,首先犯肺"。这也突破了现有的医学理论,需要重新认识。在《温疫论·原序》中说:"夫温疫之为病,非风、非寒、非暑、非湿,乃天地间别有一种异气所感""异气",吴氏在书中还称为杂气、疠气或疫气。吴又可认为,温疫的病因不同于非传染性的外感病,是异气,不是六淫,其临床表现也不同于非传染性的外感病,不能用外感六淫的规律来理解。

吴氏治疗温疫初起的方是达原饮,显然与非传染性的外感病不同。对于这次的新冠肺炎,也应该作如是解,即"疫"不循常理,虽是寒饮在肺,不见咳嗽痰多清稀,反见干咳;抑或是"湿邪上受,首先犯肺",都是"疫"的特

征。这也是传染病诊疗的关键点和难点。吴又可在《温疫论》中所说的"杂气",现在西医学已经找到了导致传染病的病原微生物,这次的新冠肺炎的病因就是新型冠状病毒,应该属于吴又可所说的"杂气"的一种。新冠病毒的蛋白质外壳上含有一种特定的蛋白质,能够结合人类血管紧张素转化酶2(ACE2)。这种酶主要分布在人类的呼吸道表皮细胞上,肠道表皮细胞也有分布,于是这种病毒的主要入侵部位是人类的呼吸道,引起肺炎,消化系统有时也会受到攻击,导致腹泻。**这也为"湿邪上受,首先犯肺"提供了新的理解角度。因为每次传染病病原微生物的特异性,以及由此决定的对人体特定部位的结合能力,这也就决定了每次传染病都具有新的特征,即在医学上的不循常理,中西医都是如此。**吴又可所谓的"夫温疫之为病,非风、非寒、非暑、非湿,乃天地间别有一种异气所感",当理解及此。即"疫"总是有特殊的地方,总是有现有的医学理论不能解释的地方,怎么运用人类已有的医学知识和医生的智慧对这些地方的正确研判,正是制订正确防治方案的关键所在。

4. 重症、危重症者中低热,甚至不发热

外感病的过程中,特别是传染病,发热者病重,不发热者病危。《伤寒论》第7条谓:"病有发热恶寒者,发于阳也;无热恶寒者,发于阴也。"发热是人体正气抗邪的表现,发热高是人体正气抗邪有力,说明邪实而正尚不太虚;**发热低,甚至不发热,是人体正气无力抗邪的表现,说明邪盛正衰,预后不良。**传染病的流行中是否得病,得病以后的预后转归,都以人体的正气为根据。对此,《黄帝内经》及历代医家都有论述。《素问·遗篇·刺法论》:"黄帝曰:五疫之至,皆相染易,无问大小,病状相似,不施救疗,如何可得不相移易者?岐伯曰:不相染者,正气存内,邪不可干,避其毒气,天牝从来,复得其往,气出于脑,即不邪干。"《温疫论·上卷·病原》:"凡人口鼻

之气,通乎天气,本气主充满,邪不易入,本气适逢亏欠,呼吸之间,外邪因而乘之。昔有三人,冒雾早行,空腹者死,饮酒者病,饱食者不病。疫邪所着,又何异耶?"

西医认为,细胞因子风暴可能是这次新冠肺炎致死的重要原因。细胞因子风暴是即将崩溃的免疫系统面对病毒攻击进行的殊死的、自杀式的反抗,就是调集各种免疫武器不分敌我的狂轰乱炸;结果就是人体各系统受到攻击,特别是病位在肺的时候,细胞因子风暴早期急性炎症伴随大量的渗出,所有的呼吸道瞬间全被渗出液淹没,呼吸功能丧失,失去通气功能,很容易导致死亡。所以防止细胞因子风暴的发生,是降低死亡率的关键。细胞因子风暴发生的前提是人体免疫功能的低下,只有提高人体的免疫功能,才可能避免细胞因子风暴的发生,**这也为中医治疗提供了明确的方向,即要始终注意保护正气;**重症患者及死亡病例,也大多是高年的、有基础疾病的虚弱人群,也说明了扶正的重要性。这也解释了人参败毒散对有些病人有效的原因。

在新冠肺炎的救治过程中,怎么运用扶正的方法,可以参考《如何让重症新冠肺炎患者活下去?——新冠肺炎"致死因素"的中医对策何在?》一文,2020年2月24日发表在我的微信公众号"肖相如频道"(ID:xiaoxiangru0011)。

5. "疫"多兼秽浊

"疫"除了如上所述的不循常理,还有一个重要特征就是多兼秽浊。《温病条辨》上焦篇第一条自注:"温疫者,疠气流行,多兼秽浊。"达原饮,《温疫论》第一方,芳香化浊。吴又可按:"槟榔能消能磨,除伏邪,为疏利之药,又除岭南瘴气;厚朴破戾气所结;草果辛烈气雄,除伏邪盘踞……感之重者,舌上苔如积粉,满布无隙。"达原饮的根本特征是芳香燥烈,辟秽化浊。在这次新冠肺炎的治疗中,随处都可见到达原饮的影子,即源于"疫"多兼秽浊。古人论"疫"之源,多用山岚瘴气、岭

南瘴气等,认为是感受了深山老林的秽浊之气,与现在西医研究认为,历次病毒性传染病病毒的中间宿主都是动物,有不谋而合的感觉。

6."内闭外脱"的概念有误

"内闭外脱"的概念有误,具体可参考《讨论:新冠肺炎防治方案中的"内闭外脱"概念有误》,2020 年 2 月 12 日发表在我的微信公众号"肖相如频道"。

7.中西医的互相学习至关重要

在防治新冠肺炎的过程中,中医发挥了重要的作用,这有目共睹,但西医的作用不可替代,中医必须学习西医。西医的传染病预防治疗体系很重要。**虽然《内经》中有"避其毒气"的记载,但是并没有系统的可操作的体系。**西医则从确定病原微生物,确定病原微生物的中间宿主,确定传染源,确定对病原有效的消毒措施,到对确诊病人、疑似病人、密切接触者的隔离、观察、治疗,到医护人员的防护等,**有一套完整的可操作的程序,可以有效地控制疫情扩散。**西医对传染病明确的诊断,可以区分出传染病人和非传染病人,针对不同人群采取相应的措施,可以有效地降低医疗成本,提高效率。同时疾病诊断和影像学证据还可以指导中医用药。如前所述,**确诊的新冠肺炎病人,胸片有磨玻璃样改变,舌质淡苔白水滑的,即便没有咳嗽痰多清稀的表现,也可以用小青龙汤。**重症病人的支持和对症也很重要,比如呼吸衰竭和循环衰竭的患者,运用呼吸支持和循环支持就可以维持患者的生命,为中医治疗赢得时间,即留人治病。从这次新冠肺炎的治疗情况来看,轻、中型的患者中医治疗效果很好,重症患者在西医支持的同时,积极的中医治疗也有重要作用,可以明显提高疗效,说明中西医的互相学习是至关重要的。

黄煌:伤寒学、温病学,一直是指导中医临床防治发热性疾病、感染性传染性疾病的重要理论和实践经验,也是当今高等中医院校中医临床基础学科的重要研究内容。但随着抗生素的广泛运用,新型高效的抗病毒药的成功研制,许许多多传染性感染性疾病被逐渐控制。中医学者们和临床医生也纷纷将伤寒学、温病学的理论和方法运用于慢性病和各科杂病的防治中。如北京中医药大学张文选教授撰写的《温病方证与杂病辨治》便是如此。这一次新冠病肺炎疫情的暴发,人们再一次把视线转向了中医。尤其是国家中医药管理局推荐全国各地在中西医结合救治新冠肺炎中使用的"清肺排毒汤",该方是由《伤寒杂病论》中记载的小柴胡汤、麻杏石甘汤、五苓散、射干麻黄汤、橘枳姜汤等经方组合而成。总有效率达 90% 以上。有 10 个省 57 家定点医疗机构 701 例确诊病例纳入观察,130 例治愈出院,51 例症状消失,268 例症状改善,212 例症状平稳没有加重(5.7% 病情加重),发热、咳嗽的缓解率较为满意。其中 22 例重症患者有 3 例治愈出院,8 例转为普通型。(数据来自微信公众号"经方循证情报")。**我们知道在历史上曾经出现过"寒温之争""经方与时方之争"等大讨论,在急性热病的治疗上伤寒经方是始终不被提倡和推荐的。**这些年出现的大大小小的病毒性传染性疾病,如 SARS、H1N1、H7N9 等的流行,**各地卫生主管部门推荐的中医防治方案大多都采用温病方;科研人员也都把目光聚焦在中药方是否具有抗病毒作用上,**板蓝根、金银花、连翘、贯众等等中药常常是科研、临床的座上宾。而"清肺排毒汤"是由多首经方组合而成,且并无上述清热解毒药物,您认为这次国家层面推荐使用经方意味着什么?在今后的病毒性传染病防治中如何进一步发挥经方的临床价值,您有何考虑?

肖相如:外感病的误治持续存在,严重而广泛。

1. 张仲景在《伤寒论》原序中说,"余宗族素多,向余二百,建安纪元以来,犹未十稔,其死亡者三分有二,伤寒十居其七",这是其写《伤寒杂病论》的主要原因。从《伤寒论》中伤寒的初期,即太阳病用麻黄、桂枝来看,张仲景之前,外感病误治很严重,不能排除感受的是寒邪,治疗用寒凉药的情况。这种情况可能直到唐代也很严重,孙思邈在《千金翼方·卷第九·伤寒上》中写道:"尝见太医疗伤寒,惟大青知母等诸冷物投之,极与仲景本意相反。汤药虽行,百无一效。"外感寒邪,用麻黄、桂枝治疗,疗效肯定是立竿见影的,因此也就有可能很多医生执麻、桂而治所有的外感病,当然也包括感受热邪所致的外感病,这种误治,应该从东汉至宋代,日渐严重。

北宋时期,庞安时在《伤寒总病论》"叙论"中说:"桂枝汤,自西北二方居人,四时行之,无不应验。自江淮间地偏暖处,惟冬及春可行之。自春末及夏至以前,桂枝、麻黄、青龙内宜加黄芩也。自夏至以后,桂枝内故须随证增加知母、大青、石膏、升麻等辈取汗也。"较庞安时稍晚的朱肱在《类证活人书》中也有类似的说法:"自春末及夏至以前,桂枝证可加黄芩半两;夏至后,有桂枝证,可加知母一两、石膏二两,或加升麻半两。"虽然二位对于桂枝汤加清热类药物的应用并没有清晰的思路(其实,桂枝汤加清热药,就是解表、清里两法并用,适应证应是表寒里热证),但他们肯定发现了外感病初期用仲景的麻黄、桂枝治疗后,有的人疗效不好,甚至出现了加重的表现,即感受了热邪,用麻黄、桂枝类治疗,显然是存在这种误治的情况。

2. 金代医家刘完素认为"六气皆可化火"以及"六经传变,自始至终,皆是热证"。由此认为,寒凉药可以广泛应用于外感病的任何时期。刘氏甚至认为,不管是太阳伤寒还是太阳中风,都可以一概使用天水散或双解散治疗,天水散即六一散,而双解散的组成

则是辛温解表药加大队清里泄热药。刘氏甚至还笼统地说"白虎合凉膈散乃调理伤寒之上药"。刘氏有偏执于寒凉的倾向,以至于自己感受寒邪时,也用寒凉的药误治了自己,最终由张元素救误才治好。不过,他肯定也看到了很多感受热邪被误用麻黄、桂枝的情况,说明外感病的误治始终存在。同时,从刘氏开始,对外感病的治疗明显的转变为以寒凉为主。明末医家吴又可,在崇祯辛巳年,瘟疫大流行时观察到,瘟疫初期,"时医"多用"伤寒法"(具体应该是指麻、桂等辛温解表法)治疗,很多病人往往因误治而死。所以,吴氏在《温疫论》中特别强调,温疫初起,"虽有头疼身痛,此邪热浮越于经,不可认为伤寒表证,辄用麻黄桂枝之类强发其汗"。此后的温病学著作中,大多提到了温病误治严重的现状,而且许多是自己的亲人患温病被误治致死,如余师愚、吴鞠通等。

3. 可能是明清时期外感病以热性为多,从此也开启了中医外感病的治疗以寒凉为主的时代,随之而来的是外感寒邪被误用寒凉的误治盛行,从明清至民国,直到现在。应该和仲景前时代很相似,这也是外感病误治在寒热之间的轮回。民国时期,恽铁樵先生的三个孩子都因外感寒邪误用寒凉而延误致死,这就是最悲痛的例子。现在用寒凉药治疗外感病更加普遍,清开灵、板蓝根、连花清瘟之类作为外感病常用的中成药,不胜枚举。有可能这次新冠肺炎之后,外感病的治疗会转向以辛温为主,估计误治也将不可避免,因为已经出现了一些人执仲景方而治所有病。

(摘自微信公众号:肖相如频道 ID:xiaoxiangru0011)

唐祖宣

抗击疫情　中医药在行动

中医药在防疫抗疫,救治轻型、危急重型新冠肺炎患者中,起到了中流砥柱的作用,中医药救治新冠肺炎与十几年前救治"非典"一样,疗效确切高效、容易施救、费用低廉。

清肺排毒汤是国家中医药管理局、国家卫健委防治新冠肺炎临床治疗的协定方、参考方、加减底方、导向方、核心方,对全国各地治疗新冠肺炎具有实际的指导意义和引领作用。即使西医人,不会辨证使用,也可直接使用本方,让病人迅速缓解症状。

国医大师唐祖宣表示,在河南省南阳市、邓州市防治新冠肺炎直接运用的中医辨证用药,都是在清肺排毒汤基础上,确定治疗方案和具体用药的,临床疗效可以说是高效速效。从甘肃、广东、上海等十几个省市的临床总结报道来看,也再次证明了清肺排毒汤是中医药治疗新冠肺炎的良方。

国医大师唐祖宣教授认为,清肺排毒汤是中医药界抗击新冠肺炎这一瘟疫的临床用药指南针,是对全国人民乃至全世界人民的一大贡献。清肺排毒汤是在中医药理论指导下,具有中医药思维的,针对新冠肺炎变化快、辨治难、受损重之特点,方证相应的中医药组方,是数个经方之合方,有加减有调护,有疗程并且高效。从临床大量的资料看,有效率达90%以上。清肺排毒汤是中医药在大疫面前所向披靡的亮剑,可以解决大量的新冠肺炎病人临床之"急用、实用、效用"。

清肺排毒汤:麻黄9克,炙甘草6克,杏仁9克,生石膏(先煎)15～30克,桂枝9克,泽泻9克,猪苓9克,白术9克,茯苓15克,柴胡16克,黄芩6克,姜半夏9克,生姜9克,紫苑9克,冬花9克,射干9克,细辛6克,山药12克,枳实6克,陈皮6克,藿香9克。

用法:传统中药饮片,水煎服。每天1剂,早晚两次(饭后40分钟),温服,3剂1个疗程。如有条件,每次服完药可加服大米汤半碗。如果不发热,则生石膏的用量要小,发热或壮热,可加大生石膏用量;如果舌干津液亏虚者,药后大米汤可服至一碗。

3天(剂)为1个疗程,若症状好转而未痊愈则服用第2个疗程,若患者有特殊情况或其他基础病,第2疗程可以根据实际情况修改处方,症状消失则药停。

适用范围:此方适用于轻型、普通型、重型患者,危重型患者救治中,可结合患者实际情况合理使用。

清肺排毒汤共21味药,涉及4个经方,小柴胡汤、麻杏石甘汤、射干麻黄汤、五苓散。国医大师唐祖宣明确指出:小柴胡汤,扶正祛邪,和解少阳,此乃针对新冠肺炎病实在肺位,病机在少阳之正邪交织、寒热错杂之疑难多变之证;麻杏石甘汤专清疫毒逆袭入肺化热、与伏邪共凑壅遏于肺之毒,宣降肺气,可以迅速改善由肺失宣降之发热、咳嗽之急重病症,使热毒化、喘嗽平,在瘟疫导致喘嗽之危急重症中有立竿见影之功,当代名医蒲辅周、邓铁涛先生亦多用之;射干麻黄汤,功在宣肺平喘、温肺化痰、除饮燥湿、温中健脾,功在宣肺散寒、化饮止咳。这样,可以使入肺之寒湿、郁结之痰饮得清,气逆之喘咳得平,迅速化解喘嗽之闷之苦,射干麻黄汤协同麻杏石甘汤达到挽救喘嗽之危急的效果；五苓散温阳化气、利水渗湿，可使侵入膜原之寒湿之邪，壅郁在里之痰饮之邪，使入里之郁热、热化之毒邪一并随所利之水、之湿而得以外出，给邪以出路。

与方中所言，药后服大米汤半碗到一大碗相呼应，利水而不伤阴津。尤其是，五苓散、麻杏石甘汤原文在汉朝时期是专用肉桂，而本方沿用现代用法，专用桂枝，可以说是恰逢其用．药证相符。在此用桂枝而不用肉桂，改用了原文用肉桂重在治下焦之病，而本文用桂枝专治上焦之邪，可谓中医临床中药学成果的又一重要应用实证。

综上可见，清肺排毒汤，针对新冠肺炎之虚实、寒热、湿毒诸邪，扶正与祛邪共施、辛温与辛凉共用、清热与燥湿并进、解毒与利水并行，共奏扶正抗疫、宣肺平喘、解毒化湿之功效！使毒疫得清，湿气得化，邪气外达，肺气得宣，正气得复。所以说，清肺排毒汤配方得当、用药巧妙、疗效卓著、名副其实。

清肺排毒汤在运用四大经方，小柴胡汤、麻杏石甘汤、射干麻黄汤、五苓散之时，对各经方中的一些药用进行加减，剂量进行调整。如将小柴胡汤、射干麻黄汤中共有的大枣去掉，小柴胡汤中的人参、射干麻黄汤中的五味子也去掉了。而方中加入了山药、枳实、陈皮、藿香之味，这些加减可以看出，毒疫感染之人并非都是元气、气血必虚、甚虚之人，所以去掉大补元气、强补气血之人参、大枣，而改用山药之平补五脏，重调中州之陈皮，宽胸之枳实，除秽之芳香佳品藿香，针对此新冠肺炎毒疫多胸闷喘嗽、脾胃受损之症，实乃达到中州健，邪得祛，药到病除。此加减芳香化浊、顾护胃气，祛除邪疫，颇有达原饮/柴胡达原饮之意，又合病机在少阳膜原之机。再仔细琢磨，如果本方用于预防用药，又透着藿香正气散之味道。

清肺排毒汤首选麻黄、重用柴胡，尤其是柴胡重用之16克，乃全方之重品。新冠肺炎病实邪在肺，病机在少阳。麻黄宣肺平喘利水，可使病人之喘嗽得治；柴胡，清解少阳，热得清，郁得解，使募原/膜原之湿毒浊邪得化、得清，正如《神农本草经》所言，柴胡有推陈致新之功，专治心腹肠胃中结气、寒热往来等症。可知，柴胡扶助正气、恢复元气，加速新陈代谢，和解少阳，作用于心腹肠胃多脏器。从麻黄柴胡二药之选用，不但是经方之必用品，更是中医临床中药学之"经药"理论的实证，是清肺排毒汤中之君臣药、核心药，此用药经验之妙法，中医药人不可不知，不可不学，不可不用。

（中国中医药研究促进会唐祖宣医学工作委员会 冀文鹏 高泉 杨建宇）

杨建宇

新冠肺炎中成药治疗浅述

中成药在防治新型冠状病毒肺炎中有确切的疗效，为了使大家有一个全面的了解和认识，结合各省市公布的治疗方案及国家卫生健康委员会、国家中医药管理局推荐的治疗方案，下面就中成药临床应用简述如下。

一、早期轻症型

1. 寒湿束表　热郁津伤

临床表现：发病初期，干咳，低热或高热，乏力，胃脘痞满，或恶寒，或头痛，或呕恶，或咽干咽痛，口微干。舌质淡红，苔薄白略腻。脉浮紧或浮缓。治则：解表化湿，宣肺透热。中成药：藿香正气散，连花清瘟胶囊（颗粒），疏风解毒胶囊，金花清感颗粒，九龙解毒胶囊，银黄软胶囊，板蓝根颗粒，清瘟解毒丸，感冒清热冲剂，桑菊解毒颗粒，复方西羚解毒片，羚羊感冒颗粒，抗病毒颗粒，牛黄上清片。儿童推荐：感冒解毒颗粒，保济口服液（丸），复方香薷水，小儿柴桂退热颗粒，小儿豉翘清热颗粒，芩香清解口服液，养阴清肺颗粒，槐杞黄颗粒，蜜炼川贝枇杷膏，金莲清热泡腾片。

2. 风寒袭表　气虚湿滞

临床表现：憎寒壮热，无汗，头项不舒、肢体酸痛；咳嗽有痰、鼻塞声重、胸膈痞闷；身困乏力，纳呆便溏。舌苔白腻。脉浮，按之无力。治则：散寒祛湿，益气解表。中成药：可选用防风通圣丸，热炎宁合剂，四季抗病毒合剂。

3. 热毒袭肺

临床表现：发热头痛，热势较高，口干咳嗽，咽痛目赤，口渴喜饮，小便短赤。舌质红，苔黄或腻。脉滑数。治则：辛凉透表，清热解毒。中成药：新癀片，凉膈散，银翘解毒丸，热炎宁合剂，银芩胶囊，双黄连口服液，牛黄解毒片，金莲花冲剂，急支糖浆，蛇胆川贝枇杷膏。中药注射剂：可选痰热清注射液，喜炎平注射液，鱼腥草注射液，穿琥宁注射液，穿心莲注射液。

二、中期普通型

1. 寒湿遏阻

临床表现：恶寒，发热或无热，干咳，咽干，倦怠乏力，胸闷，脘痞或恶心呕吐、便溏，舌质淡或淡红，苔白腻。脉滑濡。治则：温散寒湿，宣肺透邪。中成药：风寒感冒颗粒，发热用藿香正气丸，咳嗽合用克咳胶囊（儿童慎用），苏黄止咳胶囊，强力枇杷露，芩百清肺颗粒剂（黑龙江省中医医院制）。儿童推荐：感冒解毒颗粒，保济口服液（丸），复方香薷水。加减：伴恶心呕吐，大便稀溏可用运脾颗粒

（贵州中医药大学第二附院内制剂），芙朴感冒颗粒。

2. 湿毒郁阻

临床表现：低热或未发热，干咳，少痰，或黏痰，身痛，咽干，咽痛，倦怠乏力，伴胸闷、脘痞或呕恶、便溏。舌质淡或淡红，苔白或白腻，或薄黄腻，脉濡。治则：化湿解毒，宣肺透邪。中成药：九龙解毒胶囊，时疫清瘟丸，流感丸，发热合用小柴胡颗粒，咳嗽合用咳速停胶囊（儿童慎用）或肺力咳胶囊，岩果止咳液，清开灵口服液，通宣理肺丸，麻芩止咳糖浆（黑龙江中医药大学附属第一医院制），抗支糖浆（黑龙江中医药大学附属第二医院制）。儿童推荐：藿香正气丸（或口服液），小儿柴桂退热颗粒，小儿豉翘清热颗粒，银花平感颗粒，瓜霜退热灵，小儿清热止咳颗粒，小儿肺热咳喘口服液。加减：伴大便干结、口臭，回春颗粒；咽痛用蒲地蓝口服液，银翘散；伴咳嗽感冒止咳糖浆。

3. 湿热蕴肺

临床表现：发热，或身热不扬，汗出不畅，喘息气促，干咳或呛咳，或伴有咽痛，胸闷脘痞，口干饮水不多，口苦或口中黏腻，大便黏滞。舌暗红，苔黄腻，脉滑数。治以清热化湿，宣肺解毒。中成药：流感丸，发热合用金感胶囊（儿童慎用），小柴胡颗粒，泻热合剂，银黄软胶囊，咳嗽合用咳速停胶囊（儿童慎用），强力枇杷止咳胶囊，栀子金花丸，复方鱼腥草合剂，粘膜溃疡散，银连清瘟解毒口服液（黑龙江省中医医院制），抗支糖浆（黑龙江中医药大学附属第二医院制），连花清瘟胶囊，复方金银花颗粒，炎宁糖浆。中药注射液：清气解毒注射液，痰热清注射液，热毒宁注射液。儿童推荐：小儿清翘颗粒，金莲清热泡腾片，连花清瘟颗粒，芩香清解口服液。

三、重　型

1. 湿浊闭肺

临床表现：发热、恶寒，稽留缠绵，气喘，

气促,咳嗽,伴身痛,口干,纳差,便溏或便秘,苔白浊腻,脉滑。治则:透达膜原,温肺化浊。中成药:流感丸,气喘合用小青龙颗粒,苏黄止咳胶囊,行军散。

2. 表寒里热

临床表现:高热,恶寒,伴干咳少痰,头痛,关节痛,咽干或咽痛。舌偏红,苔薄黄微腻或黄腻。脉浮数。治则:辛凉散解,宣肺化痰。中成药:克咳胶囊,九龙解毒胶囊,牛黄八宝丸,气喘合用哮喘宁片,止嗽定喘片,宁嗽露。儿童推荐:高热,痰黄,舌红苔黄燥,用连花清瘟颗粒,小儿豉翘清热颗粒,回春颗粒,牛黄清宫丸等;有气促喘憋,腹胀便秘,苔黄腻,用金莲清热泡腾片;小儿肺热咳喘口服液,哮喘宁片等。

3. 疫毒闭肺

临床表现:身热不退或往来寒热,咳嗽喘憋,咳嗽痰少或有黄痰,腹胀便秘,胸闷气促,动则气喘。舌质红,苔黄腻或黄燥。脉滑数。治则:行气解郁,燥湿解毒。中成药:咳清胶囊,复方竹沥水,补肺活血胶囊,复方鱼腥草合剂,丹贝益肺颗粒(黑龙江省中医医院制)。儿童推荐:小儿肺炎散,小儿清热宁颗粒,小儿肺热咳喘口服液。中药注射剂:静脉注射:喜炎平注射液或炎琥宁注射液,痰热清注射液,血必净注射液,醒脑静注射液。

4. 寒湿蕴肺困脾

临床表现:气喘、气促,动则加重,身体困重,咳嗽痰白,纳差、便溏、呕恶。舌淡暗,苔白腻或厚腻。脉濡、沉。治则:逐痰化瘀,健脾除湿。中成药:保和丸;君歧肠胃合剂,补肺活血胶囊。

四、危重症

1. 毒损心肺络脉 内闭外脱 脏器虚损

临床表现:呼吸困难、动则气喘或需辅助通气,伴神昏、烦躁、汗出肢冷,舌质紫暗,苔厚腻或燥。脉浮大无根。治法:扶正固脱。中成药:芪苈强心胶囊,或苏合香丸,或安宫牛黄丸,八宝玉枢丸,紫雪丹,至宝散,万氏牛黄清心丸,牛黄散。

2. 化源欲绝

临床表现:内闭外脱高热烦躁,咳嗽气促,鼻翼煽动,喉中痰鸣,憋气窘迫,语声断续,花斑疹点,多脏衰,神昏,小便量少,面色晦暗,舌淡、舌胖,舌红或绛红,苔白厚腻,苔黄燥或苔剥脱,或无苔。脉数促无力。治则:醒脑开窍,益气回阳固脱。中成药:安宫牛黄丸,参芪扶正注射液或参附注射液或益气复脉注射液,血必净注射液,醒脑静注射液。

中成药应用实际是辨证施药,不拘泥于病证分期与轻重分型,关键是"观其脉证,知犯何逆,随证治之"。尤其是在危急重症阶段,运用中成药也可以起到良好的效果。当然在整个治疗过程中,运用中成药并不排斥其他基础对症治疗或其他非药物疗法或药物疗法的应用。临证多是综合治疗,挽救生命,促进康复。

鸣谢:北京知医堂中和医派三代传人张朝杰、杨尘二位师兄弟在抗击新冠肺炎坚守门诊值班 2 个月期间,查找、收集、整理资料给与本文的帮助与支持。

光明中医杂志社   杨建宇 范竹雯
              李 杨 郑绍明
北京知医堂中医专科门诊: 田劲盟
                      张朝杰
北京昌平天通益康中医门诊部:陈爱武
北京中医药大学:刘景源